儿童神经外科学

Pediatric Neurosurgery Tricks of the Trade

原　著　[美] Alan R. Cohen, MD, FACS, FAAP, FAANS
　　　　　Neurosurgeon-in-Chief
　　　　　Chairman
　　　　　Department of Neurosurgery
　　　　　Boston Children's Hospital
　　　　　Franc D. Ingraham Professor of Neurosurgery
　　　　　Harvard Medical School
　　　　　Boston, Massachusetts

主　审　师　蔚　费　舟　李　昊
副主审　贺晓生　胡明军　靳　文　梁　平　王　刚
主　译　史航宇
副主译　李云林　高　立　宫　杰　杨志国　杨张凯
秘　书　席　敏　张鲁毅
译　者　（按姓氏笔画排序）
　　　　王　超　王举磊　车红民　牛　璐　史永志
　　　　史永强　米伟阳　江　彬　许刚柱　苏建云
　　　　李　楠　李　霞　张　刚　邰　静　贺　莉
　　　　高　璐　郭　康　黄瑞玉　董新亚　喻孟强
　　　　赛力克　魏长杰

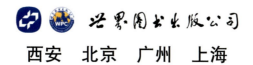

西安　北京　广州　上海

图书在版编目（CIP）数据

儿童神经外科学/（美）艾伦·R.科恩(Alan R. Cohen)主编；史航宇主译.—西安：世界图书出版西安有限公司，2019.9

书名原文：Pediatric Neurosurgery: Tricks of the Trade

ISBN 978-7-5192-4941-0

Ⅰ.①儿… Ⅱ.①艾… ②史… Ⅲ.①小儿疾病—神经外科学 Ⅳ.① R726.51

中国版本图书馆CIP数据核字（2019）第214980号

Copyright © 2016 of the original English language edition by Thieme Medical Publishers, Inc., New York, USA.（由美国纽约Thieme Medical公司2016年英文原版授权）
Original title（原书名）：
Pediatric Neurosurgery by（原著者）Alan R. Cohen
Illustrations by Thomson Press and Emily Ciosek

书　　名	**儿童神经外科学** Ertong Shenjing Waikexue
原　　著	［美］Alan R. Cohen
主　　译	史航宇
责任编辑	马元怡　岳姝婷　卢　静　张　丹
装帧设计	新纪元文化传播
出版发行	**世界图书出版西安有限公司**
地　　址	西安市高新区锦业路1号都市之门C座
邮　　编	710065
电　　话	029-87214941　029-87233647（市场营销部） 029-87234767（总编室）
网　　址	http://www.wpcxa.com
邮　　箱	xast@wpcxa.com
经　　销	新华书店
印　　刷	西安金鼎包装设计制作印务有限公司
开　　本	889mm×1194mm　1/16
印　　张	52
字　　数	1450千字
版　　次	2019年9月第1版　2019年9月第1次印刷
版权登记	25-2017-0096
国际书号	ISBN 978-7-5192-4941-0
定　　价	580.00元

医学投稿　　xastyx@163.com ‖ 029-87279745　87284035

☆如有印装错误，请寄回本公司更换☆

献给 Dody

译者序
Preface

儿童神经外科是近10年来发展起来的新兴学科，是神经外科的一个重要分支。经过外科医生和科研工作者对儿童神经外科疾病的发病机制，以及临床诊治方面的合力探索，儿童神经外科发展迅猛。但同时出现的问题是，大多数疾病的诊断及治疗没有统一的标准。本书以解决临床实际问题为目的，势必会成为儿童神经外科医生的一本重要参考书籍。

此书是涵盖儿童神经外科学各个领域的综合性大型工具书及参考书，阅读对象主要是全国各级儿童医院医生和综合性医院的儿科医生。如何实现医生队伍的专业化，则需要我们临床医生在繁重的临床工作之余，不断地学习和了解该领域的规范化诊治指南和最新的研究进展，增加交流，更新诊治理念。本书的特色即为实用，介绍了各种儿童神经外科疾病的诊断方法、诊断标准、治疗方法，以解临床医生的燃眉之急。

此书吸收了大量的国外研究成果，以图文并茂的方式为各位医疗同仁提供了解决临床实际问题的方法。此书内容翔实，涉及面广，实用性强，结构严谨，层次分明，是一部难得的系统阐述儿童神经外科疾病的参考书籍。它既阐述了儿童神经外科的基础知识，又全面系统地总结了儿童神经外科各种疾病的诊断、治疗及手术方法。相信不论是初窥门径的一线医生，还是取得成就的专家教授，都能从中获益。

史航宇
2018年9月

前 言
Foreword

大多数神经外科医生都熟知"生命是短暂的,艺术是不朽的"这句谚语。尽管这句谚语是用拉丁语书写的,但它却出自古希腊医生希波克拉底的 Aphorismi 一书。不同于其他神经外科亚专业,儿童神经外科是一门精细的学科,在医生的整个职业生涯中所有的实践行为都需要精细化。即便如此,人的一生也不会学完所有东西。当然,我指的是对儿童神经外科的认知和实践方面的问题。儿童神经外科实践历史久远,是一部方法论的结晶,我们的前辈从他们老师那里将所学传授于我们,如此周而复始,其历史可追溯到波士顿儿童医院的神经外科医生 Franc Ingraham,他自己本人就是系统神经外科之父 Harvey Cushing 的学生。对我们来说,比起接受这本书中各位专家的教诲,更重要的是要领会和学习儿童神经外科多年来的智慧结晶。

在《儿童神经外科学》这本书中提到了实践技巧,住院医师、研究人员和神经外科医生都可以找到目前最新的关于儿童神经外科疾病处理方法利弊的总结,这有助于改善患者护理和获取更好的治疗方法。从患者的体位到神经麻醉,再到最佳的术后管理,这本书很明显不仅仅是由几个作者写的一本关于儿童神经外科技术的书籍。本书所有章节都有关于神经外科的评判,我很高兴大家注意到了这一点,因为知道什么时候该做手术和什么时候不该做同样重要。此外,本书还保证了内容的全面性、创新性和时效性。例如,脊柱侧弯的管理、额面前移外部牵引、运动障碍的鞘内注射疗法和脑深部病变的激光消融等章节在 10 年前儿童神经外科医生编著的书籍中都未涉及。

《儿童神经外科学》中还包括优秀的视频内容(中文版不含视频内容),视频中通过配音逐步展示了多种神经外科操作的关键环节,包含了从患者的体位到皮肤切口、颅骨切开,再到硬膜下的手术操作。你可以看到在切开硬膜时为了避免损伤皮层静脉,术者是如何倾斜剪刀的;在进行内镜下第三脑室造瘘术时,为避免损伤基底动脉,术者要在冠状面打开内窥镜的镊子;在进行胼胝体切开时,要保护其下的室管膜,以避免术后脑脊液循环障碍等,还有很多其他的技巧。视频是本书重要的延伸,而且对学习者来说长度适中,每一个操作设置到让读者在 3~5min 就可以抓住神经外科的精髓。

Benjamin Franklin 曾说过:"告诉我,我会忘记;教给我,也许我会记住;如果关联到我,我会去学习。"这句话特别适合这本书,本书每一个章节都是作者们在其研究领域做出的权威创作,同时也给读者提供了一些警示和试验方面的知识，这样一来读者不仅可以在儿童神经外科疾病中轻松地获得学术知识，还可以通过慎重遵循前辈们的建议从而避免并发症。最后再次引用 Franklin 的话，"儿童神经外科：实践方法是最好的教学方法的典范，因为它涉及我们每个人的学习实践，这很难用几年时间去简单复制"。我们由衷感谢 Alan Cohen、编辑和每个章节的作者，因为他们给了我们一本巨著，可以帮助我们更好地管理患者并获得最好的疗效，所以，艺术是不朽的。

James T.Rutka,MD,PhD,FRCS（C）,FACS,FAAP,FAANS

R.S.McLaughlin Professor and Chair

Department of Surgery

Division of Neurosurgery

The Hospital for Sick Children

University of Toronto

Toronto,Ontario,Canada

序 言
Preface

"极致复杂就是简单。"

——列奥纳多·达·芬奇

儿童神经外科的实践在医学领域中是最值得探索的。减轻患儿痛苦，重建患者、甚至是重症患者的健康是少数医生特有的能力。这种特别的能力需要在儿童神经外科持续多年的实践积累才可获得。

总的来说，儿童神经外科是一门很难的学科。发育中的神经系统外科问题往往很复杂，对儿童神经外科医生是一个巨大的挑战，他们必须在有限的时间内学习并积累足够的知识。对儿童神经外科医生来说，掌握大量的专科解剖、病理学和病理生理学知识是必不可少的，这些学科所涉及的内容在整个儿童时期都会有所不同。过去10年，有关神经外科疾病的分子和遗传基础方面的信息大量涌现，这将为患者治疗的有效性和个体化奠定基础。同时，神经诊断影像技术和手术设备也在飞速发展。这个领域现在变得更加复杂，有时让人难以理解。

本书试图简化一些复杂的问题，其目的有：①简洁陈述由世界范围内的专家团队精心总结的儿童神经外科最新现状；②帮助读者加强手术操作能力并进一步提供指导。

伟大的神经外科医生就像伟大的音乐家一样，他们都拥有一种神奇的力量，这种力量无法用语言描述。这种特质似乎是与生俱来的技术能力与认真、持续练习的结合——这种综合因素最终使实践者变得熟练、睿智。这就像不同的方法可以演奏出相同的曲调，同样的手术也可以有不同的手术方式。那么就会有一些人明显比其他人做得好，这是为什么？是什么让某些外科医生变得杰出而其他医生最多只是良好或一般呢？创作艺术级的作品需要哪些必备因素？为了提高我们在手术室的效率，我们可以采取哪些措施？

当然，天赋很重要，有些外科医生似乎从一开始就表现出天分和轻松。但是，天赋仅仅只是一方面，我们无法改变自己的基因，所以不必过分在意。庆幸的是，我们可以通过做很多事情来完善我们的技术、加强我们的效率以及提高我们的治疗效果。

我们可以从其他人身上学习到很多经验。我认为，成功的一个重要因素是运用他人的方法（不论是好是坏）来提高我们自己的能力。手术的判断会随时间而进步。聪明的实践者会从他们自己和他人的错误中学习到很多东西。杰出的成果是耐心、练习和坚持不懈的结晶。杰出的实践者在手术室中的行为总是经济、有效的。不管是切除颅骨上小的皮样囊肿还是脊髓内大的海绵状血管瘤，他们的注意力总是高度集中在手上的问题，以患者手术安全为最高目标。他们做好充分准备来到手术室，按照术前清单有序地进行工作，甚至在危机面前也可以保持镇静。他们尊敬同事，鼓励手术室同事团队协作。

我希望这本书能为儿童神经外科医生成为业界精英提供帮助。这本书是儿童神经外科的艺术之作。目前有很多关于儿童神经外科疾病的出版物，包括期刊、教材和解剖与手术图谱。但缺少一本个人修行的总结、大师们智慧的结晶、儿童神经外科实践技巧，其中应该包含专家们过去成功与失败的经验。本书恰好填补了这个空白。

一个伟大的神经外科医生与一个好神经外科医生之间的区别就在于细节。很多时候一个巧妙的操作就可以简化一个复杂的手术或杜绝一个危险的或灾难性的后果发生。这本书总结了世界范围内神经外科大师们的手术，他们分享了自己的经典手术案例、手术细节、详细的手术步骤，以及可以避免和处理可能出现的手术误区的技术。我希望这些来自大师们的细节可以鼓舞读者去提高他们的手术技术，同时制订更高的目标。我也希望这些细节可以引导读者去进行高强度、专注、反复的练习，努力在手术室工作中表现得更加卓越。

Alan R. Cohen, MD

Boston, Massachusetts

致 谢
Acknowledgments

"脱离书本学医的人就像航行在一望无垠的大海上，而脱离患者学医的人到不了医学的海洋。"

——威廉·奥斯勒

我衷心的感谢患儿父母们信任我，将他们最亲爱的宝贝交给我照料。作为一名儿童神经外科医生，能与这些勇敢、年轻、坚韧的"英雄"分享生活与梦想是莫大的荣幸，他们教会了我比想象中更多的神经外科知识。

我也非常感谢 Thieme 出版公司帮我出版这本书。我很幸运能得到一个专业的编辑和制作团队指导，他们对这个项目倾注了无限激情。我尤其要感谢 Kay Conerly、Judith Tomat、Sara D'Emic、Liz Palumbo、Nikole Connors、Kenny Chumbley 和 Tim Hiscock。

最后，我要感谢为本书配上精致封面插图的 Jennifer Pryll。

Alan R.Cohen,MD

原著作者
Contributors

Rick Abbott, MD
Professor, Clinical Neurosurgery
Department of Neurosurgery
Albert Einstein College of Medicine
Bronx, New York

Sergey Abeshaus, MD
Attending Neurosurgeon
Department of Neurological Surgery
Pediatric Neurosurgery Unit
Rambam Health Care Campus Haifa, Israel

Laurie L. Ackerman, MD, FAANS
Assistant Professor
Department of Neurosurgery
Riley Hospital for Children at Indiana University Health
Goodman Campbell Brain and Spine
Indianapolis, Indiana

Edward S. Ahn, MD
Associate Professor of Neurosurgery, Pediatrics, and Plastic Surgery
Division of Pediatric Neurosurgery
The Johns Hopkins University School of Medicine
Baltimore, Maryland

Philipp R. Aldana, MD
Associate Professor and Chief
Department of Neurosurgery
University of Florida College of Medicine-Jacksonville
Jacksonville, Florida

Allyson Alexander, MD, PhD
Neurosurgery
Division of Pediatric Neurosurgery
Lucile Packard Children's Hospital
Stanford University School of Medicine
Stanford, California

Ron L. Alterman, MD
Professor of Neurosurgery
Harvard Medical School
Chief, Division of Neurosurgery
Beth Israel Deaconess Medical Center
Boston, Massachusetts

Richard C. E. Anderson, MD, FACS, FAAP
Associate Professor, Division of Pediatric Neurosurgery
Department of Neurological Surgery
Columbia University
Morgan Stanley Children's Hospital of New York Presbyterian
New York, New York

Jeffrey Atkinson, MD, FRCS(c)
Paediatric Neurosurgeon
McGill University Health Centre
Assistant Professor
Departments of Neurology, Neurosurgery, and Paediatric Surgery
McGill University
Montreal, Quebec, Canada

Lissa C. Baird, MD
Pediatric Neurosurgeon
Medical Director of Pediatric Neuro-oncology
Oregon Health & Science University
Portland, Oregon

James Ayokunle Balogun, MBBS, FWACS
Division of Pediatric Neurosurgery
The Hospital for Sick Children

Toronto, Ontario, Canada

Constance M. Barone, MD, FACS
Professor of Neurosurgery
Department of Neurosurgery
University of Texas Health Science Center
San Antonio, Texas

Nancy Bass, MD
Associate Professor
Department of Pediatrics and Neurology
Case Western Reserve University School of Medicine
Rainbow Babies and Children's Hospital
Case Western Reserve University
Cleveland, Ohio

Luigi Bassani, MD
Assistant Professor
Director of Pediatric Neurosurgery
Rutgers New Jersey Medical School
Newark, New Jersey

Alexandra D. Beier, DO, FACOS
Assistant Professor of Neurosurgery and Pediatrics
Division of Pediatric Neurosurgery
University of Florida Health-Jacksonville
Jacksonville, Florida

Charles Berde, MD, PhD
Sara Page Mayo Chair
Chief, Division of Pain Medicine
Department of Anesthesiology, Perioperative, and Pain Medicine
Boston Children's Hospital
Professor
Department of Anaesthesia (Pediatrics)
Harvard Medical School
Boston, Massachusetts

Alejandro Berenstein, MD
Site Chair
Senior Faculty Neurosurgery, Radiology, Pediatrics
Institute of Neurology and Neurosurgery
Mount Sinai Roosevelt
Mount Sinai St. Luke's
New York, New York

Sanjiv Bhatia, MD, FACS
Pediatric Neurosurgery
Miami Children's Hospital
Associate Professor
Department of Neurosurgery
University of Miami Miller School of Medicine
Miami, Florida

Spiros Blackburn, MD
Assistant Professor
Department of Neurosurgery
University of Florida
Gainesville, Florida

Frederick A. Boop, MD
Professor and Chairman
Department of Neurosurgery
University of Tennessee Health Sciences Center
Semmes-Murphey Clinic
Memphis, Tennessee

Robin M. Bowman, MD
Associate Professor
Department of Neurological Surgery
Northwestern University Feinberg School of Medicine
Evanston, Illinois

Douglas Brockmeyer, MD
Professor of Neurosurgery
Chief of Pediatric Neurosurgery
Department of Neurosurgery
University of Utah
Salt Lake City, Utah

Derek A. Bruce, MB, ChB
Professor of Neurosurgery and Pediatrics
Center for Neuroscience and Behavioral Medicine

Children's National Medical Center
Washington, DC

Christopher C. Chang, MD
Craniofacial Surgery
Department of Plastic Surgery
The Johns Hopkins Hospital
University of Maryland Shock Trauma Center
Baltimore, Maryland

Kaisorn L. Chaichana, MD
Assistant Professor of Neurosurgery, Oncology, and Otolaryngology
Department of Neurosurgery
Johns Hopkins Hospital
Baltimore, Maryland

Asim F. Choudhri, MD
Associate Chair-Research Affairs
Department of Radiology
Associate Professor of Radiology, Ophthalmology, and Neurosurgery
University of Tennessee Health Science Center
Director of Neuroradiology
Le Bonheur Neuroscience Institute
Le Bonheur Children's Hospital
Memphis, Tennessee

Shakeel A. Chowdhry, MD
Department of Neurosurgery
Northshore University Health System
Assistant Professor
University of Chicago Pritzker School of Medicine
Chicago, Illinois

D. Douglas Cochrane, MD, FRCS(C)
Head, Division of Neurosurgery
Professor of Surgery
Department of Pediatric Surgery
Department of Surgery
British Columbia Children's Hospital
University of British Columbia
Vancouver, British Columbia, Canada

Alan R. Cohen, MD, FACS, FAAP, FAANS
Neurosurgeon-in-Chief
Chairman
Department of Neurosurgery
Boston Children's Hospital
Franc D. Ingraham Professor of Neurosurgery
Harvard Medical School
Boston, Massachusetts

Shlomi Constantini, MD, MSc
Professor and Director
Department of Pediatric Neurosurgery
The Israeli Neurofibromatosis Center
Dana Children's Hospital
Tel-Aviv Medical Center
Tel Aviv University
Tel Aviv, Israel

David J. Daniels, MD, PhD
Assistant Professor of Neurosurgery
Pediatric Neurosurgery
Mayo Clinic
Rochester, Minnesota

Stephanie L. Da Silva, BA
Clinical Research Coordinator
Division of Neurosurgery
Children's Hospital Los Angeles
Los Angeles, California

Laurence Davidson, MD, FAANS
Director, Pediatric Neurosurgery
Division of Neurosurgery
Walter Reed National Military Medical Center
Assistant Professor of Surgery and Pediatrics
Uniformed Services University of the Health Sciences
Bethesda, Maryland

Justin Davis, MD
Department of Neurological Surgery

Neuroscience Associates of Kansas City
Overland Park, Kansas

Michael DeCuypere, MD, PhD
Department of Neurosurgery
University of Tennessee Health Science Center
Memphis, Tennessee

Concezio Di Rocco, MD
Professor
Director of Pediatric Neurosurgery
International Neuroscience Institute
Hannover, Germany

James M. Drake, BSE, MBBCh, MSc, FRCS(C), FACS
Division Head, Pediatric Neurosurgery
Professor of Surgery
University of Toronto
Shoppers Drug Mart
Harold Hoffman Chair Pediatric Neurosurgery
Director, Centre for Image Guided Innovation and
 Therapeutic Intervention
The Hospital for Sick Children
Toronto, Ontario, Canada

Ann-Christine Duhaime, MD
Director, Pediatric Neurosurgery
Massachusetts General Hospital
Professor
Department of Neurosurgery
Harvard Medical School
Boston, Massachusetts

David J. Dunaway, FDSRCS, FRCS
Specialty Lead for Craniofacial Surgery
Great Ormond Street Hospital
London, England

Charles C. Duncan, MD
Professor of Neurosurgery and Pediatrics
Department of Neurosurgery

Yale School of Medicine
New Haven, Connecticut

Michael S. B. Edwards, MD, FAANS, FACS, FAAP
Lucile Packard Endowed Professor of Neurosurgery and
 Pediatrics
Co-Director, Center for Children's Brain Tumors at
 Stanford
Department of Neurosurgery
Stanford University
Lucile Packard Children's Hospital Stanford
Stanford, California

Richard G. Ellenbogen, MD, FACS
Professor and Chairman
Department of Neurological Surgery
Theodore S. Roberts Endowed Chair
Director, Neurosciences Institute
University of Washington School of Medicine
Seattle Children's Hospital
Seattle, Washington

Michael J. Ellis, MD, FRCS(C)
Medical Director
Pan Am Concussion Program
Department of Surgery and Pediatrics Section of
 Neurosurgery
University of Manitoba
Co-Director, Canada North Concussion Network
Scientist, Children's Hospital Research Institute of
 Manitoba
Winnipeg, Manitoba, Canada

Kyle M. Fargen, MD, MPH
Faculty
Department of Neurosurgery
University of Florida
Gainesville, Florida

Jean-Pierre Farmer, MD, CM, FRCS(C)
Dorothy Williams Professor and Chair
Department of Pediatric Surgery

Professor of Neurosurgery, Pediatric Surgery, Oncology, and Surgery
McGill University
Surgeon-in-Chief and Director
Neurosurgery Division
The Montreal Children's Hospital
McGill University Health Centre
Montreal, Quebec, Canada

Brian T. Farrell, MD, PhD
Department of Neurological Surgery
Oregon Health & Science University
Portland, Oregon

Neil Feldstein, MD, FACS
Associate Professor Neurological Surgery
Department of Neurological Surgery
New York Presbyterian Hospital
Columbia University Medical Center
Director, Pediatric Neurological Surgery
Morgan Stanley Children's Hospital
New York, New York

Iván Sánchez Fernández, MD
Division of Epilepsy and Clinical Neurophysiology
Department of Neurology
Boston Children's Hospital
Harvard Medical School
Boston, Massachusetts

A. Graham Fieggen, MSc, MD, FC Neurosurg(SA)
Helen and Morris Mauerberger Professor and Head
Division of Neurosurgery
University of Cape Town
Cape Town, South Africa

Anthony A. Figaji, MMed, PhD, FC Neurosurg(SA)
SARChI Professor of Clinical Neuroscience
Division of Neurosurgery
University of Cape Town
Cape Town, South Africa

Paolo Frassanito, MD
Consultant
Pediatric Neurosurgery
Catholic University Medical School
Rome, Italy

David M. Frim, MD, PhD
Ralph Cannon Professor and Chief
Section of Neurosurgery
University of Chicago
Chicago, Illinois

Herbert E. Fuchs, MD, PhD, FAANS, FAAP, FACS
Associate Professor of Surgery
Division of Neurosurgery
Chief of Pediatric Neurosurgical Services
Department of Surgery
Duke University Medical Center
Durham, North Carolina

Hugh J. L. Garton, MD, MHSc
Associate Professor
Department of Neurosurgery
University of Michigan
Ann Arbor, Michigan

Sarah J. Gaskill, MD
Professor
Department of Neurosurgery and Brain Repair
Division of Pediatric Neurosurgery
University of South Florida
Tampa, Florida

Brian J. A. Gill, MD
Department of Neurological Surgery
Columbia-New York Presbyterian Hospital
New York, New York

Chad A. Glenn, MD
Department of Neurosurgery
University of Oklahoma Health Sciences Center
Oklahoma City, Oklahoma

Jessica H. R. Goldstein, MD
Assistant Professor of Pediatrics
Department of Pediatric Neurology
Case Western Reserve University School of Medicine
Rainbow Babies and Children's Hospital
Cleveland, Ohio

James Tait Goodrich, MD, PhD, DSci (Hon)
Director, Division of Pediatric Neurosurgery
Children's Hospital at Montefiore
Professor of Clinical Neurosurgery, Pediatrics, Surgery
    (Plastic and Reconstructive Surgery)
Leo Davidoff Department of Neurological Surgery
Albert Einstein College of Medicine
Bronx, New York

Arun K. Gosain, MD, FACS, FAAP
Professor and Chief
Division of Pediatric Plastic Surgery
Lurie Children's Hospital
Northwestern University Feinberg School of Medicine
Chicago, Illinois

Yair M. Gozal, MD, PhD
Department of Neurosurgery
University of Cincinnati College of Medicine
Cincinnati, Ohio

Liliana C. Goumnerova, MD, FRCS(C), FAANS
Director, Pediatric Neurosurgical Oncology
Boston Children's Hospital/Dana Farber Cancer Institute
Associate Professor of Neurosurgery
Harvard Medical School
Department of Neurosurgery
Boston Children's Hospital
Boston, Massachusetts

Gerald A. Grant, MD, FACS
Associate Professor
Department of Neurosurgery
Chief of Pediatric Neurosurgery
Lucile Packard Children's Hospital
Stanford University
Stanford, California

Bradley A. Gross, MD
Department of Neurosurgery
Brigham and Women's Hospital and Harvard Medical
    School
Boston, Massachusetts

Naina L. Gross, MD
Assistant Professor
Department of Neurosurgery
University of Oklahoma
Oklahoma City, Oklahoma

Daniel James Guillaume, MD
Associate Professor
Department of Neurosurgery
University of Minnesota
Minneapolis, Minnesota

Nalin Gupta, MD, PhD
Benioff UCSF Professor in Children's Health
Departments of Neurological Surgery and Pediatrics
University of California-San Francisco
Chief, Division of Pediatric Neurosurgery
UCSF Benioff Children's Hospital
San Francisco, California

Raphael Guzman, MD
Professor of Neurosurgery
Vice Chair and Chief, Pediatric Neurosurgery
Department of Neurosurgery
Division of Pediatric Neurosurgery
University Children's Hospital of Basel
Basel, Switzerland

Kyle G. Halvorson, MD
Department of Surgery
Duke University Medical Center
Durham, North Carolina

Michael H. Handler, MD, FACS, FAAP
McMurry Seebaum Chair and Chief of Pediatric
 Neurosurgery
Professor
University of Colorado School of Medicine
Denver, Colorado

David H. Harter, MD
Assistant Professor of Neurosurgery
Division of Pediatric Neurosurgery
New York University
New York, New York

Robert J. Havlik, MD
Chairman
Department of Plastic Surgery
Medical College of Wisconsin
Milwaukee, Wisconsin

Richard D. Hayward, MBBS, FRCS(Eng)
Professor
Department of Pediatric Neurosurgery
Great Ormond Street Hospital for Children NHS Trust
London, England

Alexander Ross Hengel, BSc
Clinical Research Coordinator
Department of Surgery
Division of Pediatric Neurosurgery
University of British Columbia
Vancouver, British Columbia, Canada

Tenoch Herrada-Pineda, MD
Department of Pediatric Neurosurgery
ABC Medical Center
Mexico City, Mexico

Zachary L. Hickman, MD
Department of Neurological Surgery
New York-Presbyterian Hospital
Columbia University Medical Center
Department of Neurological Surgery
Morgan Stanley Children's Hospital
Columbia University Medical Center
New York, New York

William Y. Hoffman, MD, FAAP
Professor and Chief
University of California-San Francisco Plastic Surgery
Stephen J. Mathes Endowed Chair
Vice Chair, Department of Surgery
University of California-San Francisco
San Francisco, California

Steven W. Hwang, MD
Assistant Professor
Department of Neurosurgey
Tufts Medical Center
Chief of Pediatric Neurosurgery
Floating Hospital for Children
Boston, Massachusetts

Tarik Ibrahim, MD
Department of Neurological Surgery
Loyola University
Chicago, lllinois

Bermans J. Iskandar, MD
Professor of Neurosurgery and Pediatrics
Director, Pediatric Neurosurgery
Department of Neurological Surgery
University of Wisconsin Hospital and Clinics
Madison, Wisconsin

Jordan M. S. Jacobs, MD
Assistant Professor of Plastic Surgery
Department of Surgery
Mount Sinai Health System
Director
Westchester Cleft and Craniofacial Teams
New York, New York

George I. Jallo, MD
Professor of Neurosurgery, Pediatrics and Oncology

Director, Pediatric Neurosurgery
Department of Neurosurgery
The Johns Hopkins University
Baltimore, Maryland

John A. Jane Jr., MD
Professor of Neurosurgery and Pediatrics
Department of Neurosurgery
University of Virginia Health System
Charlottesville, Virginia

Andrew Jea, MD
Associate Professor
Department of Neurosurgery
Baylor College of Medicine
Staff Neurosurgeon
Director, Neuro-Spine Program
Director, Educational Programs
Texas Children's Hospital
Houston, Texas

Dhruve Jeevan, MD, MA
Department of Neurosurgery
The Hospital for Sick Children
University of Toronto
Toronto, Ontario, Canada

David F. Jimenez, MD, FACS
Professor and Chairman
Department of Neurosurgery
University of Texas Health Science Center
San Antonio, Texas

Ignacio Jusue-Torres, MD
Salisbury Fellow
Department of Neurosurgery
The Johns Hopkins University School of Medicine
Baltimore, Maryland

Aimen S. Kasasbeh, MD, PhD
Neural Engineering Laboratory
Mayo Clinic
Rochester, Minnesota

Bruce A. Kaufman, MD
Professor
Department of Neurosurgery
Medical College of Wisconsin
Chief, Pediatric Neurosurgery
Children's Hospital of Wisconsin
Milwaukee, Wisconsin

Robert F. Keating, MD
Professor and Chief
Division of Neurosurgery
Children's National Medical Center
George Washington University School of Medicine
Washington, DC

Christopher David Kelly, MD
Department of Neurosurgery
University Hospital Basel
Basel, Switzerland

John Kestle, MD
Professor and Vice Chair, Clinical Research
Department of Neurosurgery
University of Utah
Salt Lake City, Utah

Mark W. Kieran, MD, PhD
Director, Pediatric Medical Neuro-Oncology
Department of Pediatric Hematology/Oncology
Dana-Farber Cancer Institute
Boston Children's Hospital
Harvard Medical School
Boston, Massachusetts

Paul Klimo Jr., MD, MPH
Chief, Pediatric Neurosurgery
Le Bonheur Children's Hospital
Department of Neurosurgery
Semmes-Murphey Neurologic and Spine Institute
Memphis, Tennessee

Mark D. Krieger, MD
Billy and Audrey Wilder Chair
Division of Neurosurgery
Children's Hospital Los Angeles
Professor, Department of Neurological Surgery
Keck School of Medicine
University of Southern California
Los Angeles, California

Abhaya V. Kulkarni, MD, PhD, FRCS(C)
Professor and Neurosurgeon
Division of Neurosurgery
The Hospital for Sick Children
University of Toronto
Toronto, Ontario, Canada

Jeffrey R. Leonard, MD, FAANS
Neurosurgeon-in Chief
Department of Pediatric Neurosurgery
Nationwide Children's Hospital
Professor
Department of Neurological Surgery
The Ohio State Medical School
Columbus, Ohio

Sheng-fu Larry Lo, MD, MHS
Department of Neurosurgery
The Johns Hopkins University
Baltimore, Maryland

Tobias Loddenkemper, MD
Director of Clinical Epilepsy Research
Division of Epilepsy and Clinical Neurophysiology
Associate Professor
Department of Neurology
Boston Children's Hospital
Harvard Medical School
Boston, Massachusetts

Thomas G. Luerssen, MD, FACS, FAAP
Chief, Pediatric Neurological Surgery
Chief Quality Officer-Surgery
Texas Children's Hospital
Professor of Neurological Surgery
Department of Neurological Surgery
Baylor College of Medicine
Houston, Texas

Joseph R. Madsen, MD
Director, Epilepsy Surgery Program
Associate Professor of Neurosurgery
Department of Neurosurgery
Boston Children's Hospital
Harvard Medical School
Boston, Massachusetts

Casey Madura, MD
Department of Neurosurgery
University of Wisconsin Hospital and Clinics
Madison, Wisconsin

Cormac O. Maher, MD
Associate Professor
Department of Neurosurgery
University of Michigan
Ann Arbor, Michigan

Jeffrey C. Mai, MD, PhD
Neurosurgeon
Inova Medical Group Neurosurgery
Fairfax, Virginia

Conor Mallucci, MBBS, FRCS
Consultant Paediatric Neurosurgeon
Department of Neurosurgery
Alder Hey Children's NHS Foundation Trust
Liverpool, England

Christian J. Cantillano Malone, MD
Paediatric Neurosurgery and Epilepsy
Departamento de Neurocirugía
Pontificia Universidad Católica de Chile
Hospital Sotero del Rio
Santiago, Chile

Salvador Manrique-Guzman, MD, MSc
Neurosurgeon
Department of Neurosurgery
ABC Medical Center
Mexico City, Mexico

Timothy B. Mapstone, MD
Wilkins Professor and Chairman
Department of Neurological Surgery
The University of Oklahoma
Health Sciences Center
Oklahoma City, Oklahoma

Arthur E. Marlin, MD, MHA
Professor of Neurosurgery
Division of Pediatric Neurosurgery
University of South Florida
Tampa, Florida

Craig D. McClain, MD, MPH
Senior Associate in Perioperative Anesthesia
Assistant Professor of Anaesthesia
Boston Children's Hospital
Harvard Medical School
Boston, Massachusetts

J. Gordon McComb, MD
Chief Emeritus
Division of Neurosurgery
Children's Hospital of Los Angeles
Professor
Department of Neurological Surgery
University of Southern California Keck School of Medicine
Los Angeles, California

David G. McLone, MD, PhD
Chief Emeritus of Pediatric Neurosurgery
Children's Memorial Hospital
Professor
Northwestern University Feinberg School of Medicine
Ann and Robert H. Lurie Children's Hospital of Chicago
Chicago, Illinois

Gautam U. Mehta, MD
Department of Neurosurgery
University of Virginia Health System
Charlottesville, Virginia

Arnold H. Menezes, MD
Professor and Vice Chairman
Department of Neurosurgery
University of Iowa Hospitals and Clinics
Iowa City, Iowa

Laura R. Ment, MD
Associate Dean and Professor
Departments of Pediatrics and Neurology
Yale School of Medicine
New Haven, Connecticut

Thomas E. Merchant, DO, PhD
Member and Chairman
Department of Radiation Oncology
Baddia J. Rashid Endowed Chair in Radiation Oncology
St. Jude Children's Research Hospital
Memphis, Tennessee

Avinash Mohan, MD
Assistant Professor of Neurosurgery and Pediatrics
Department of Neurosurgery
New York Medical College
Valhalla, New York

Karin Muraszko, MD
Chair and Julian T. Hoff, MD, Professor, Neurological Surgery
Professor, Pediatrics and Communicable Diseases
Professor, Plastic Surgery
University of Michigan
Ann Arbor, Michigan

Robert P. Naftel, MD
Assistant Professor

Department of Neurosurgery
Vanderbilt University
Nashville, Tennessee

W. Jerry Oakes, MD
Professor of Neurosurgery and Pediatrics
Surgeon-in-Chief
Department of Neurosurgery
Children's of Alabama
Birmingham, Alabama

Jeffrey G. Ojemann, MD
Professor of Neurological Surgery
Richard G. Ellenbogen Chair in Pediatric Neurosurgery
Seattle Children's Hospital
Seattle, Washington

Brent O'Neill, MD
Assistant Professor
Department of Neurosurgery
University of Colorado School of Medicine
Children's Hospital Colorado
Aurora, Colorado

Kaine C. Onwuzulike, MD, PhD
Department of Neurosurgery
University of Utah School of Medicine
Salt Lake City, Utah

Darren Orbach, MD, PhD
Division Chief
Interventional and Neurointerventional Radiology
Boston Children's Hospital
Boston, Massachusetts

Irene P. Osborn, MD
Associate Professor of Anesthesiology
Albert Einstein College of Medicine
Director, Division of Neuroanesthesia
Mountefiore Medical Center
Bronx, New York

Lauren Ostling, MD
Clinical Instructor
Department of Neurological Surgery
University of California-San Francisco School of Medicine
San Francisco, California

Dachling Pang, MD, FRCS(C), FRCS(Eng), FACS
Professor of Paediatric Neurosurgery
University of California-Davis
Chief, Regional Centre for Paediatric Neurosurgery
Kaiser Permanente Hospitals
Northern California
Oakland, California

Srinivasan Paramasivam, MD, MRCS Ed
Assistant Professor
Department of Neurosurgery-Cerebrovascular Program
Mount Sinai Health System
New York, New York

T. S. Park, MD
Neurosurgeon-in-Chief
St. Louis Children's Hospital
Shi H, Huang Professor or Neurological Surgery
Washington University
St. Louis, Missouri

Christopher Parks, BSc, MBBS, FRCS(SN)
Consultant Paediatric Neurosurgeon
Department of Paediatric Neurosurgery
Alder Hey Children's NHS Foundation Trust
Liverpool, England

Michael D. Partington, MD
Pediatric Neurosurgeon
Gillette Children's Specialty Healthcare
St. Paul, Minnesota

Sandro Pelo, MD, PhD
Professor
Chief, Department of Maxillo-Facial Surgery

Catholic University Medical School
Rome, Italy

John A. Persing, MD
Professor of Plastic Surgery
Professor of Neurosurgery
Chief, Section of Plastic Surgery
Department of Surgery
Yale University School of Medicine
New Haven, Connecticut

David W. Pincus, MD, PhD
L. D. Hupp Professor of Pediatric Neurosurgery
Department of Neurosurgery
University of Florida
Gainesville, Florida

Jonathan A. Pindrik, MD
Assistant Professor
Department of Neurosurgery
Nationwide Children's Hospital
The Ohio State University
Columbus, Ohio

Thomas A. Pittman, MD
Professor
Department of Neurosurgery
University of Kentucky
Lexington, Kentucky

Ian F. Pollack, MD, FACS, FAAP
Chief, Pediatric Neurosurgery
Children's Hospital of Pittsburgh
Leland Albright Professor of Neurological Surgery
Vice Chairman for Academic Affairs
Department of Neurological Surgery
Co-Director, UPCI Brain Tumor Program
University of Pittsburgh School of Medicine
Pittsburgh, Pennsylvania

Scott L. Pomeroy, MD, PhD
Chair, Department of Neurology
Neurologist-in-Chief
Boston Children's Hospital
Bronson Crothers Professor of Neurology
Director, Intellectual and Developmental Disabilities
    Research Center
Harvard Medical School
Boston, Massachusetts

Juan Antonio Ponce-Gómez, MD
Department of Neurosurgery
Lic. Adolfo López Mateos Hospital
Institute of Security and Social Services of State Workers
Mexico City, Mexico

Mark R. Proctor, MD, FAAP, FAANS
Associate Professor of Neurosurgery
Director of Craniofacial Surgery
Boston Children's Hospital
Harvard Medical School
Boston, Massachusetts

Corey Raffel, MD, PhD
Professor of Clinical Neurosurgery and Pediatrics
Department of Neurological Surgery
University of California-San Francisco
San Francisco, California

Ashley Ralston, MD
Department of Neurosurgery
University of Chicago Pritzker School of Medicine
Chicago, Illinois

Vijay Ramaswamy, MD, PhD, FRCP(C)
Attending Neuro-Oncologist
Division of Hematology/Oncology
The Hospital for Sick Children
Toronto, Ontario, Canada

Javier González Ramos, MD
Neurosurgeon
Department of Neurosurgery
Hospital de Pediatría Prof. Dr. Juan P. Garrahan

Buenos Aires, Argentina

Nathan J. Ranalli, MD
Assistant Professor of Neurosurgery and Pediatrics
Division of Pediatric Neurological Surgery
University of Florida Health Science Center-Jacksonville
Wolfson Children's Hospital
Jacksonville, Florida

Vijay M. Ravindra, MD
Department of Neurosurgery
Clinical Neurosciences Center
University of Utah
Salt Lake City, Utah

Marc Remke, MD
Department of Pediatric Neuro-Oncogenomics
Department of Pediatric Oncology, Hematology, and
 Clinical Immunology
University Children's' Clinic, and Department of
 Neuropathology
Medical Faculty
Heinrich-Heine-University
Düsseldorf, Germany
German Cancer Consortium and German Cancer
 Research Center
Heidelberg, Germany

Francisco Revilla-Pacheco, MD, MBA, FACS
Neurosurgeon
Department of Neurosurgery
The American British Cowdray Medical Center
Mexico City, Mexico

Renee M. Reynolds, MD
Assistant Professor of Neurosurgery
University at Buffalo Neurosurgery
Pediatric Neurosurgery
Women and Children's Hospital of Buffalo
Buffalo, New York

Jay Riva-Cambrin, MD, MSc
Associate Professor
Department of Neurosurgery
University of Utah
Salt Lake City, Utah

Elias Boulos Rizk, MD, MSc
Assistant Professor of Pediatric Neurosurgery
Department of Neurosurgery
Penn State University Hershey Medical Center
Hershey, Pennsylvania

Shenandoah Robinson, MD, FACS, FAAP
Director of Functional Neurosurgery
Associate Professor of Neurosurgery and Neurology
Department of Neurosurgery
Boston Children's Hospital
Harvard Medical School
Boston, Massachusetts

Caroline D. Robson, MB, ChB
Operations Vice Chair, Radiology
Division Chief, Neuroradiology
Department of Radiology
Boston Children's Hospital
Boston, Massachusetts

Jonathan Roth, MD
Pediatric Neurosurgeon
Department of Pediatric Neurosurgery
Dana Children's Hospital
Tel Aviv Medical Center
Tel Aviv, Israel

Benjamin A. Rubin, MD
Department of Neurosurgery
New York University Langone Medical Center
New York, New York

James T. Rutka, MD, PhD, FRCS(C), FACS, FAAP, FAANS
R. S. McLaughlin Professor and Chair
Department of Surgery
Division of Neurosurgery

The Hospital for Sick Children
University of Toronto
Toronto, Ontario, Canada

Henry W. S. Schroeder, MD, PhD
Professor and Chairman
Department of Neurosurgery
University Medicine Greifswald
Greifswald, Germany

Daniel M. Schwartz, PhD
Teaneck, New Jersey

R. Michael Scott, MD
Professor of Neurosurgery
Harvard Medical School
Fellows Family Chair in Pediatric Neurosurgery
Neurosurgeon-in-Chief, Emeritus
Department of Neurosurgery
Boston Children's Hospital
Boston, Massachusetts

Nathan R. Selden, MD, PhD
Campagna Chair of Pediatric Neurological Surgery
Director, OHSU Neurological Surgery Residency
 Program
Department of Neurological Surgery
Oregon Health & Science University
President, Congress of Neurological Surgeons
Chair, Committee on Resident Education
Society of Neurological Surgeons
Portland, Oregon

Anthony K. Sestokas, PhD, DABNM, FASNM
Chief Clinical Officer
Department of Intraoperative Neuromonitoring
SpecialtyCare
Nashville, Tennessee

Spyridon Sgouros, MD, FRCS(SN)
Head of Department
Mitera Children's Hospital

Professor
University of Athens Medical School
Athens, Greece

Ash Singhal, MD, FRCS(C)
Clinical Assistant Professor
Pediatric Neurosurgeon
Division of Neurosurgery
British Columbia Children's Hospital
Vancouver, British Columbia, Canada

Walavan Sivakumar, MD
Department of Neurosurgery
Clinical Neurosciences Center
University of Utah
Salt Lake City, Utah

Edward R. Smith, MD
Co-Director
Cerebrovascular Surgery and Interventions Center
Director
Pediatric Cerebrovascular Surgery
Department of Neurosurgery, Vascular Biology
 Program
Boston Children's Hospital
Harvard Medical School
Boston, Massachusetts

Jodi L. Smith, PhD, MD, FAANS
John E. Kalsbeck Professor and Director of Pediatric
 Neurosurgery
Riley Hospital for Children at Indiana
 University Health
Goodman Campbell Brain and Spine
Associate Professor of Neurological Surgery
Indiana University School of Medicine
Indianapolis, Indiana

Matthew D. Smyth, MD, FAANS, FACS, FAAP
Professor of Neurosurgery and Pediatrics
Director, Pediatric Epilepsy Surgery Program
Department of Neurosurgery

Washington University
St. Louis Children's Hospital
St. Louis, Missouri

Debbie K. Song, MD
Pediatric Neurosurgeon
Department of Neurosurgery
Gillette Children's Specialty Healthcare
St. Paul, Minnesota

Sulpicio G. Soriano, MD, FAAP
BCH Endowed Chair in Pediatric Neuroanesthesia
Professor of Anaesthesia
Departments of Anesthesiology, Perioperative and Pain Medicine
Boston Children's Hospital
Harvard Medical School
Boston, Massachusetts

Robert F. Spetzler, MD
Director, Barrow Neurological Institute
J. N. Harber Chairman and Professor of Neurological Surgery
Division of Neurological Surgery
Barrow Neurological Institute
Phoenix, Arizona

David A. Staffenberg, MD, DSci (Hon), FACS
Vice Chair, Department of Plastic Surgery
Chief, Division of Pediatric Plastic Surgery
Professor of Plastic Surgery, Neurosurgery, and Pediatrics
Department of Plastic Surgery
New York University Langone Medical Center
New York, New York

Derek M. Steinbacher, DMD, MD, FACS, FAAP
Associate Professor
Director of Craniofacial Program
Plastic and Maxillofacial Surgery
Yale University School of Medicine
New Haven, Connecticut

Jordan P. Steinberg, MD, PhD
Pediatric Craniofacial Surgery
Children's Healthcare of Atlanta
Atlanta, Georgia

Paul Steinbok, MBBS, FRCS(C)
Professor
Department of Surgery
British Columbia Children's Hospital
University of British Columbia
Vancouver, British Columbia, Canada

Hai Sun, MD, PhD
Assistant Professor
Department of Neurological Surgery
Louisiana State University Health Sciences Center-Shreveport
Shreveport, Louisiana

Gianpiero Tamburrini, MD
Professor
Department of Pediatric Neurosurgery
Institute of Neurosurgery
Catholic University Medical School
Rome, Italy

Robert C. Tasker, MA, MD (Cantab); MBBS (Lond); DCH, FRCPCH, FRCP, FHEA (UK); AM (Harvard)
Professor of Neurology
Professor of Anaesthesia (Pediatrics)
Chair in Neurocritical Care
Boston Children's Hospital
Senior Associate Staff Physician
Department of Neurology
Department of Anesthesiology, Perioperative and Pain Medicine
Division of Critical Care Medicine
Harvard Medical School
Boston, Massachusetts

Michael D. Taylor, MD, PhD, FRCS(C)
Garron Family Chair in Childhood Cancer Research
The Hospital for Sick Children
Professor of Surgery
Division of Neurosurgery
University of Toronto School of Medicine
Toronto, Ontario, Canada

George H. Thompson, MD
Director, Pediatric Orthopaedic Surgery
Rainbow Babies and Children's Hospital
University Hospitals Case Medical Center
Professor, Orthopaedic Surgery and Pediatrics
Case Western Reserve University
Cleveland, Ohio

Michael E. Tobias, MD
Co-Chief of Pediatric Neurosurgery
Maria Fareri Children's Hospital
Valhalla, New York
Assistant Professor of Neurosurgery
New York Medical Center
Hawthorne, New York

Vassilios Tsitouras, MD
Neurosurgeon
Department of Pediatric Neurosurgery
Mitera Children's Hospital
Athens, Greece

R. Shane Tubbs, PhD
Professor
Division of Pediatric Neurosurgery
Children's Hospital of Alabama
Birmingham, Alabama

Elizabeth C. Tyler-Kabara, MD, PhD
Associate Professor
Department of Neurological Surgery
University of Pittsburgh
Pittsburgh, Pennsylvania

Sudhakar Vadivelu, DO
Co-Director, Cerebrovascular Program
Assistant Professor of Neurosurgery and Radiology
Division of Pediatric Neurosurgery
Cincinnati Children's Hospital Medical Center
Cincinnati, Ohio

Timothy W. Vogel, MD
Assistant Professor
Division of Pediatric Neurosurgery
Division of Developmental Biology
Cincinnati Children's Hospital
University of Cincinnati
Cincinnati, Ohio

Arthur Wang, MD
Department of Neurosurgery
New York Medical College
Westchester, New York

Benjamin C. Warf, MD
Hydrocephalus and Spina Bifida Chair
Boston Children's Hospital
Associate Professor of Neurosurgery
Harvard Medical School
Boston, Massachusetts

Andrew Paul Warrington, ECNE
Senior International Clinical Specialist
Intraoperative Neurophysiology
Medtronic
Rochester, New York

Michael Weicker, MD
Four Corners Spine and Pain
Farmington, New Mexico

Alexander G. Weil, MD, FRCS(C)
Assistant Professor
Department of Surgery
Division of Pediatric Neurosurgery
Sainte-Justine University Hospital Center

University of Montreal
Montreal, Quebec, Canada

Howard L. Weiner, MD
Professor of Neurosurgery and Pediatrics
Division of Pediatric Neurosurgery
Department of Neurosurgery
New York University Langone Medical Center
New York, New York

John "Jay" C. Wellons III, MD, MSPH
Chief of Pediatric Neurosurgery
Professor of Neurosurgery and Pediatrics
Department of Neurosurgery
Vanderbilt University Medical Center
Monroe Carell Jr. Children's Hospital at Vanderbilt
Nashville, Tennessee

William E. Whitehead, MD
Associate Professor
Department of Neurosurgery
Baylor College of Medicine
Texas Children's Hospital
Houston, Texas

Thomas J. Wilson, MD
Department of Neurosurgery
University of Michigan
Ann Arbor, Michigan

Jeffrey H. Wisoff, MD
Professor of Neurosurgery and Pediatrics
Director, Division of Pediatric Neurosurgery
New York University Langone Medical Center
New York, New York

Peter Albert Woerdeman, MD, PhD
Pediatric Neurosurgeon
Department of Neurosurgery
University Medical Center Utrecht
Wilhelmina Children's Hospital
Utrecht, The Netherlands

Sui-To Wong, MBBS, MMedSc, FHKAM, FRCSEd
Consultant Neurosurgeon
Department of Neurosurgery
Tuen Mun Hospital
Hong Kong, China

Edward Yang, MD, PhD
Staff Neuroradiologist
Department of Radiology
Boston Children's Hospital
Boston, Massachusetts

Jonathan Yun, MD
Department of Neurological Surgery
Columbia-New York Presbyterian Hospital
New York, New York

Graciela Zuccaro, MD, PhD
Head
Department of Neurosurgery
Children's Hospital Juan P. Garrahan
Professor of Neurosurgery
Buenos Aires University
Buenos Aires, Argentina

郑重声明

由于医学是不断更新拓展的领域，因此相关实践操作、治疗方法及药物都有可能会改变，希望读者可审查书中提及的器械制造商所提供的信息资料及相关手术的适应证和禁忌证。作者、编辑、出版者或经销商不对书中的错误或疏漏以及应用其中信息产生的任何后果负责，关于出版物的内容不作任何明确或暗示的保证。作者、编辑、出版者和经销商不就由本出版物所造成的人身或财产损害承担任何责任。

目 录 Contents

第1部分 简 介

第1章　基本手术技术　/3

第2章　诊　断　/14

第3章　神经麻醉　/22

第4章　神经外科患者的术前及术后管理　/26

第5章　儿童神经外科手术的体位　/46

第6章　儿童神经外科手术中的神经电生理监测　/52

第7章　手术安全　/76

第2部分 神经病学

第8章　新生儿神经系统检查　/83

第9章　儿童和青少年的神经系统检查　/88

第3部分 先天性畸形

第1篇 头皮和颅骨的畸形　/95

第10章　头皮和颅骨的先天缺陷　/96

第11章　斜头畸形　/100

第12章　单纯性骨性融合：综述　/104

第13章　矢状缝早闭修复手术　/110

第14章　颅顶重建手术：非综合征性冠状颅缝早闭症　/116

第15章　单侧冠状缝闭合修复术　/122

第16章　额缝早闭的外科治疗　/127

第17章　综合征性颅缝早闭　/131

第18章　颅缝早闭的微创手术　/138

第19章　额面部前移的外置牵引　/145

第20章　连颅双胞胎的外科治疗　/157

第2篇 脑部畸形　/177

第21章　大脑半球畸形　/178

第22章　枕部脑膨出　/182

第23章　蝶筛部脑膨出的手术治疗　/187

第24章　Chiari 畸形Ⅰ型　/194

第25章　Chiari 畸形Ⅱ型　/205

第3篇 脊椎畸形　/213

第26章　儿童颅颈交界区畸形　/214

第27章　脊柱疾病　/221

第28章　脊柱畸形／脊柱后凸　/227

第29章　脊柱侧凸　/233

第4篇 脊髓畸形　/247

第30章　脊髓脊膜膨出　/248

第31章　高张力（紧张性）终丝　/253

第32章　脊髓拴系带（窦道）　/259

第33章　椎管内脂肪瘤　/265

第34章　脊髓纵裂畸形：从胚胎形成到手术　/271

第35章　先天性椎管内囊肿　/283

第4部分 脑积水和脑脊液循环障碍

第36章　脑积水的病理生理学和分类　/289

第37章　脑室分流治疗脑积水　/292

第 38 章　脑积水的内镜治疗　/296

第 39 章　先天性颅内囊肿　/300

第 40 章　丹迪－沃克畸形　/304

第 41 章　特发性颅高压　/309

第 5 部分　颅脑损伤

第 42 章　儿童头皮损伤的治疗　/315

第 43 章　颅骨骨折　/321

第 44 章　创伤性脑损伤　/329

第 45 章　颅脑贯通伤　/336

第 46 章　血管损伤　/346

第 47 章　虐待性头部损伤　/351

第 48 章　颅骨成形术　/356

第 49 章　颅脑损伤的神经重症护理　/365

第 50 章　儿童脊柱及脊髓损伤　/369

第 51 章　臂丛神经分娩损伤　/381

第 6 部分　肿　瘤

第 52 章　脑肿瘤治疗的分子学和遗传学进展　/393

第 1 篇　幕上肿瘤　/399

第 53 章　颅咽管瘤　/400

第 54 章　松果体区肿瘤　/406

第 55 章　大脑半球肿瘤　/418

第 56 章　脑室内肿瘤　/424

第 57 章　下丘脑及视路肿瘤　/432

第 58 章　垂体瘤　/438

第 2 篇　幕下肿瘤　/443

第 59 章　小脑星形细胞瘤　/444

第 60 章　髓母细胞瘤　/450

第 61 章　幕下室管膜瘤　/457

第 62 章　儿童脑干胶质瘤　/462

第 63 章　颅内表皮样囊肿　/469

第 3 篇　头皮、头骨和颅底肿瘤　/481

第 64 章　头皮和颅骨的肿瘤　/482

第 65 章　颅底和眼眶肿瘤　/488

第 4 篇　脊柱、脊髓和周围神经肿瘤　/493

第 66 章　脊柱肿瘤　/494

第 67 章　脊髓外肿瘤　/502

第 68 章　脊髓髓内肿瘤　/509

第 69 章　儿童臂丛肿瘤的外科治疗　/515

第 5 篇　其　他　/521

第 70 章　神经皮肤综合征　/522

第 71 章　儿童中枢神经系统肿瘤的辅助化疗及神经外科的作用　/532

第 72 章　儿童肿瘤辅助放射疗法　/537

第 7 部分　感　染

第 1 篇　颅　/545

第 73 章　脑膜炎和脑炎　/546

第 74 章　硬脑膜外脓肿与硬脑膜下积脓　/552

第 75 章　脑脓肿　/559

第 76 章　结核、真菌及寄生虫感染　/563

第 77 章　囊尾蚴病　/577

第 2 篇　脊　柱　/585

第 78 章　儿童脊椎感染的评估与治疗　/586

第 8 部分　癫痫和功能障碍

第 79 章　癫痫的分类、评估和影像　/593

第 80 章　癫痫的手术治疗：概述　/603

第 81 章　儿童神经外科学有创监测　/606

第 82 章　颞叶癫痫的手术治疗　/615

第 83 章　颞叶外癫痫的手术治疗　/624

第 84 章　儿童 Rolandic 癫痫的手术治疗　/634

第 85 章　大脑半球离断术及大脑半球切除术　/642

第 86 章　姑息性癫痫手术　/650

第 87 章　强直性痉挛的评估与治疗　/660

第 88 章　运动障碍疾病的鞘内疗法　/667

第 89 章　儿童中微电极引导脑深部电刺激的应用　/673

第 90 章　儿童急、慢性疼痛的干预　/678

第 9 部分　血管疾病

第 91 章　儿童脑卒中　/690

第 92 章　儿童动脉瘤　/694

第 93 章　儿童动静脉畸形　/702

第 94 章　海绵状血管瘤及海绵状静脉畸形　/712

第 95 章　大脑大静脉动脉瘤样畸形　/720

第 96 章　烟雾病 / 软脑膜贴敷术　/730

第 97 章　脊髓动静脉畸形的手术治疗　/736

第 10 部分　最新及新兴的技术

第 98 章　神经影像学新进展　/747

第 99 章　术中实时影像　/756

第 100 章　神经介入放射学　/763

第 101 章　影像导航手术　/770

第 102 章　神经内镜的发展　/775

第 103 章　内镜辅助显微外科手术　/781

第 104 章　激光消融术治疗深部病变　/787

第 105 章　儿童神经外科手术中失血的控制和输血技术　/794

第 1 部分
简 介

Tae Sung Park

本部分涵盖了儿童神经外科的基本内容，分 7 章进行阐述。

第 1 章"基本手术技术"讲述了术前准备、手术计划和实施手术的步骤。本书作者之一 Cohen 医生强调了准确的手术判断、恰当的手术节奏把握和快速安全进行手术的重要性。本章还讲述了神经外科手术的其他细节。

第 2 章讲述常用的诊断和治疗方法，有关分流、腰椎穿刺、脑室外引流、硬膜下穿刺引流的评估。除了手术细节和术前准备，作者还描述了手术所需的设备并提供了专家建议。

第 3 章讲述了儿童神经麻醉的重要内容，如专用设备、血管通路、体位、液体管理和失血。作者还讲述了特殊神经外科手术的麻醉注意事项。

第 4 章"神经外科患者的术前和术后管理"前面讲述了脑血管和脑脊液生理，最后讲述了围手术期常见的问题，如麻醉苏醒延迟的原因、不同年龄组静脉输液的选择、处理低钠血症和高钠血症。

第 5 章主要讲述儿童手术过程中的体位。作者详细描述了刚性头颅固定、普通手术采用的仰卧位、肿瘤手术采用的俯卧位、腰大池腹腔分流和巴氯芬泵植入采用的侧卧位等需注意的事项。

第 6 章讲述了儿童术中神经电生理监测。作者不仅讲述了各种监测技术的细节，还讨论了个体化监测的具体方法。

第 7 章讲述了手术的安全性问题。本章主要讲述了从高可靠性组织派生出来并已获得广泛认可的 3 个主要相关策略，即发展安全文化、组建高效的手术团队及使用交流工具，特别是患者治疗中的核查单和交接单。

这部分全面概述了安全成功实施儿童神经外科手术应遵循的基本原则。

第 1 章

基本手术技术

Alan R. Cohen

> 如果一台手术进行得很困难，说明术者没有按照正确的方法来做。
>
> ——Robert E. Gross（1905—1988）
> 医学博士
> 波士顿儿童医院外科主任

1.1 简介和背景

1.1.1 概 要

无论是简单还是复杂的手术，重视基本手术技术对于手术的成功都是至关重要的，一个不负责任的外科医生可以在一刹那将一台出色的手术变成一场灾难。正确使用器械和在解剖组织时认真细致的操作是一个合格外科医生必须掌握的基本技能。但是手术成功的关键是术前准备，也就是患者进入手术室之前的准备。

术前准备要求做出合理的手术判断，这一点需要一定的水平，因为一个可行的手术并不意味着一定要去施行。一个古老的希伯来谚语提到，手术的艺术在于运用出众的手术判断能力避免不必要的手术。最重要的是手术是否必要、手术的目的，以及有没有其他替代方案可以避免手术和手术带来的风险。这些都是手术判断要考虑的问题。一个外科医生准备一台手术就像一个将军准备一场战斗，最好是不战而胜。

本章重点介绍了儿童开颅手术中涉及的基本手术技术。一些操作注意事项是开颅手术所特有的，如血供丰富的头皮的处理。另外有些原则也适用于其他神经外科手术，如脊柱、脊髓和外周神经手术。

1.1.2 调节手术室氛围

手术室（OR）就像是一个剧场，应该在患者进入之前就准备好舞台。患者是所有活动的焦点，手术室工作人员的位置和设备的放置应该有利于提高效率和方便手术的进行。患者一旦被麻醉，工作人员便要集中注意力摆放体位。患者的着力点需要被垫起来，手术部位通常被放置在最高点。调节好头顶的灯光，术者往往会戴上头灯和放大镜。调试好手术显微镜，备好辅助设备。

手术室往往气氛紧张，术者应该尝试调节氛围使整个手术室人员状态放松。当团队成员心态平静并且明白要做什么的时候，整个团队将发挥得更好。术者的心态影响整个团队的工作氛围。

手术操作过程越规范手术效果越好。规范操作能提高效率并减少出错概率。在手术切开之前，整个手术团队需要"暂停"一下，要核对预定的手术核查单（图1.1）。手术核查单可帮助外科医生确保手术的安全，就像飞行核查单帮助飞行员确保飞行的安全。

术前核对需要确认患者身份、手术方式、手术部位。对于单侧手术，需要在患者进入手术室之前将手术部位明确标记。如果可能，应该让患者及其家属参与术前手术部位的标记。规范的核对内容通常应该包括相关的病史信息、查体、化验、影像学检查。确认无误后签名确认，药物过敏史需要明确记录。医生应该讨论手术可能出现的风险，以及如果预期输血是否有可用的血液。应该复查手术需要

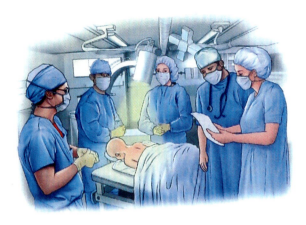

图1.1 所有参加手术的人员在操作前暂停，按照标准的核查单进行核对

使用的特殊器械，讨论抗生素、抗癫痫药及激素类药物的使用。

手术团队的每个人报出自己的姓名，包括术者、助手、麻醉师及助手、手术助理护士、巡回护士、手术室技师和其他参加手术的人员。并且将所有参加手术人员的名单写在可以被手术室中所有人看到的写字板上。大声报出自己姓名或许显得幼稚，但这一举措确实起到了使团队成员认识彼此并且变得默契的作用。在危急时刻，如果团队成员知道彼此的名字交流就会容易很多。在手术切口关闭之前应暂停并再次进行核对。

1.1.3 目标

从患者被推进手术室那一刻，手术团队每一个成员的目标都应该是让患者安全快速地完成手术并将其送出手术室。

1.2 手术细节和术前准备

1.2.1 术前计划

位置

无论怎样强调患者手术体位的重要性都不为过（图1.2）。错误的手术体位会让术者及团队在整台手术进行过程中十分艰难。例如，头部下垂的体位会增加静脉压力和手术出血的风险。颈部的不恰当扭转会导致颈静脉受压并增加出血风险。

将头部用环形垫或马蹄形垫支撑，或者小心地固定在齿轮头架上。

位置安排也适用于手术团队。助手和器械护士应该位于最方便他们工作的位置。应该为手术设备留出足够的空间，如手术显微镜、影像导航系统和神经电生理监测设备。如果使用脑室镜，显示屏应该放置在主要手术人员不用伸脖子就能看到的位置。头顶的灯光应该调整到不同角度以最大限度照亮术野。术者通常会戴上头灯和放大镜。

手术节奏

一台成功的手术就像一场精心编排的芭蕾舞剧。术者要精心策划手术步骤并且全神贯注地关注手术的进行。

成功手术的一个重要特点就是节奏流畅。外科医生通常应该提前两三步就想好预期接下来需要用到的器械。最好的手术并不是外科医生匆忙地进行操作，而是一步步流畅地进行。长时间一起工作的团队成员互相了解对方的风格。一位优秀的外科医生总是双手同时拿着器械且目光几乎不离开术野。要器械时只伸手，目光不离开术野（图1.3）。一个优秀的助手会提前判断术者的需要并将备用器械递到术野。一个优秀的器械护士可以预知术者下一步需要使用的器械并且通常会在术者还未要的时候就准备好。

最优秀的外科医生在操作中会尽量减少移动。从一个动作轻柔地融入下一个动作，不出现匆忙操作。每一个动作都是提前想好的，没有不必要的手

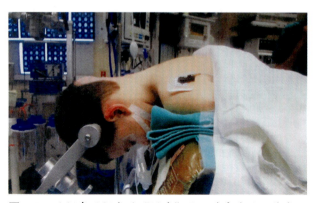

图1.2 后颅窝开颅术的"军姿"位。升高床头，将患儿头部仔细地固定在齿轮头架上，使颈部弯曲但略抬起，以便与地面平行

第1章 基本手术技术

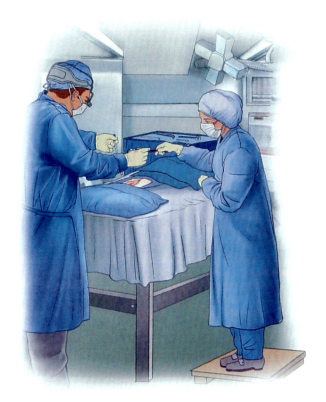

图 1.3 术者应减少移动。外科医生注视术野，器械护士将器械递到术者举起的手中

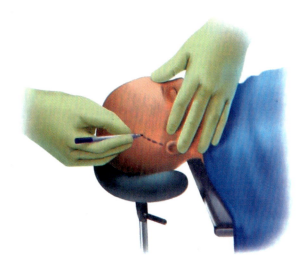

图 1.4 在铺巾之前皮肤准备好之后标记切口，以便清楚地看到解剖标志。将手术切口用布单围起来，并用碘酊浸渍过的布巾覆盖

法。每一步操作中，外科医生都要预期可能出现的最坏情况。什么地方会出错，可能会出现哪些未预料到的困难，什么样的手术灾难必须避免？这种心态使外科医生冷静地按照规范的程序进行操作，并可以满怀信心地应对危急情况。

皮肤准备和铺巾

在切开皮肤之前有多种备皮方法。作者更喜欢用聚维酮碘涂擦之后再用异丙醇清洁皮肤。铺巾之前术区皮肤干燥之后用无菌水彩笔标记切口（图1.4）。这样使术者能够看见可用的解剖标记。划切口交叉线方便关闭切口时正确对位。将手术切口用布单围起来，并用碘仿浸渍过的布巾覆盖。然后用布比卡因或利多卡因与肾上腺素（1∶200 000 比例稀释）的稀释溶液局部注射浸润头皮，以减少失血。

1.2.2 关键步骤和手术细节

头皮切开

切口设计应避免切断头皮的主要供血动脉。如果考虑以后可能会进行二次手术，应将切口设计为必要时可延伸为新切口（如一台钻孔手术改为开颅手术时）。无论怎样，切口设计应避免在皮下装置（如分流阀和储液囊）的正上方。

儿童头皮血供丰富有利于伤口愈合但同时也会导致术中明显出血。术者要利用头皮附着在坚硬的颅骨上面这一优势，用不持刀的另一只手手指并排紧压切口一侧，助手压住对侧。因为头皮覆盖在坚硬的颅骨上面，这样按压有助于控制出血。这种压力可以使切开时的头皮出血量减至最小。

术者用执笔法拿手术刀，食指在上方适度用力将刀锋下压（图1.5）。用刀腹平稳地切开头皮。仅切开术者及助手手指紧压区域的头皮。皮下组织一旦轻微地游离开，就用齿镊夹住头皮使头皮外翻，然后用头皮夹夹住皮缘（图1.6）。作者更倾向于使用小型号的夹子，如儿童镍夹。作者使用这种镍夹时先用外缘夹，然后再用夹子的内缘将整层头皮夹住。先用这种夹子的外缘夹可以防止碘仿布巾从头皮滑落。这种夹子较少应用于婴幼儿，因为对头皮施加的压力太大。另外，可以使用单极游离皮下组织。

应该避免对软组织过度抽吸，因为这样会增加出血。头皮止血可以使用双极或单极电凝。用一只手通过移动纱布绵条来识别出血点，如果出血过多时则使用吸引器。当使用单极电凝时，用吸引器保

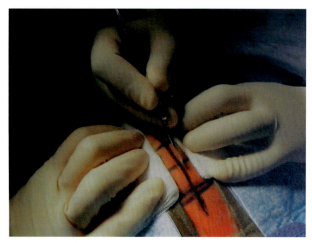

图1.5 用15号刀片切开头皮。术者以执笔法持手术刀，用刀腹平稳地切开头皮。为了减少出血，术者用不持刀的另一只手紧压切口一侧，助手压住对侧

持伤口干燥是必不可少的，因为这种设备在潮湿的环境无法使用。

对于翼点入路皮瓣，作者通常用手术刀锐性分离颞肌筋膜，并使用单极分离肌肉。过度烧灼会导致颞肌萎缩，但是对于婴幼儿来讲另外一个重点是防止失血。游离的皮肌瓣可以用鱼钩状拉钩牵控。

保留颅骨骨膜使其附着在颅骨上是减少失血的好方法。额部开颅可能会穿过额窦，有血供的骨膜皮瓣可以在稍后游离时处理（图1.7），这种皮瓣血供来自眶上动脉。另外，有血供的颞肌筋膜皮瓣可以被游离。关闭切口的时候，在覆盖有血供的骨膜之前，应该清除额窦内容物并用腹部脂肪和纤维蛋白胶充填。

显露颅后窝中线部位时，识别无血供的颈部项韧带是必不可少的。偏向一侧会导致颈部带状肌群明显出血。保持在中线位置的一个窍门是使用止血钳拉伸组织，寻找两侧肌纤维在靠近中线处形成的轻微异常弯曲。从项韧带切开几乎不会出血。

开 颅

在动力系统流行的时代，很多人可能对传统的人工开颅技术并不熟悉。手动工具在神经外科仍有一席之地，特别是对于婴幼儿钻孔手术。儿童和婴幼儿颅骨非常薄，使用动力钻必须小心以免突然钻入颅内。

Mckenzie手摇钻可以用于婴幼儿颅骨钻孔，在动力系统无法使用时也可以用于年龄较大的儿童（图1.8A）。Mckenzie手动钻安装在Hudson手摇曲柄上，术者用力握住曲柄使钻头顺时针旋转。一定要注意不能突然钻入颅内。当钻头穿透颅骨内板时，会产生阻力，导致钻头被"卡住"。撤掉打孔钻头，将圆形或菠萝形钻头安装在曲柄上来扩大骨孔（图1.8B）。与打孔钻不同，这种钻头不会卡住。为了避免突然钻入颅内，术者应该在转动几圈之后拿起器械估计钻开的程度，这时助手冲洗钻孔位置。钻孔过程中的颅骨出血可以通过抹骨蜡后再钻透来控制。在打好骨孔后可以使用少量骨蜡止血。对于婴幼儿一定要更加小心，因为Mckenzie钻头可能会在曲柄转动一圈之内便穿透颅骨。钻头钻出来的小孔可以使用刮匙和Kerrison凿子进一步扩大。

颅骨钻孔更常使用动力器械。螺旋钻头可以用在Midas Rex钻上（Medtronic, Minneapolis, MN, USA），由于使用动力钻时产生的颤动，螺旋钻头有时会发生跳跃，所以必须注意避免撕裂硬脑膜。动力钻可以快速地钻出漂亮的圆形骨孔。一旦颅骨

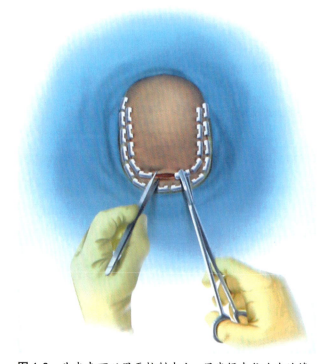

图1.6 头皮夹可以用于控制出血。用齿镊夹住头皮边缘，先用外缘来夹，可以防止碘仿布巾从头皮滑落。在婴幼儿，应该谨慎使用镍夹，用纱布海绵保护头皮以防止头皮压迫性坏死

第1章 基本手术技术

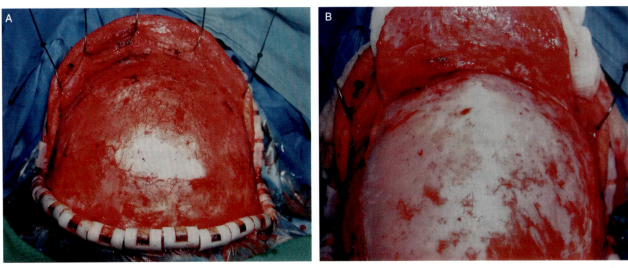

图 1.7 可在骨膜层之上游离头皮以减少颅骨出血。在特殊的病例，有血供的骨膜皮瓣可以游离并覆盖浸湿的纱布海绵，以供之后覆盖暴露的额窦使用。A. 游离之前。B. 游离之后

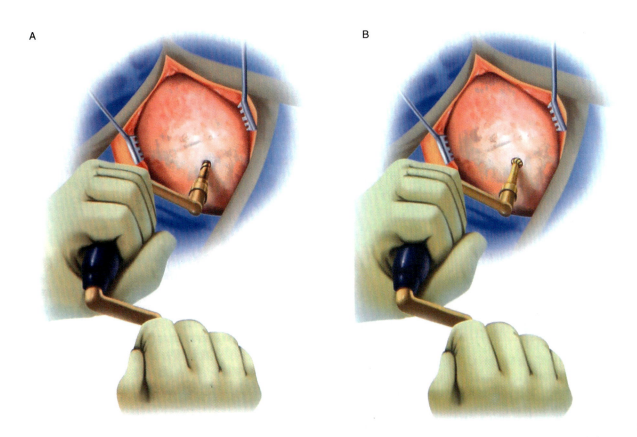

图 1.8 手动器械颅骨钻孔。A.Mekenzie 手摇钻安装在 Hudson 手摇曲柄上钻第 1 个孔。B. 将菠萝形钻头安装在 Hudson 手摇曲柄上来扩大骨孔

内板被穿透，动力钻上有一个离合装置可以使钻头停止旋转。这种安全措施并非绝对保证，所以术者要用另一只手支撑防止突然钻入颅内（图 1.9）。婴幼儿可以使用更小的动力钻。

钻好骨孔后，可以使用剥离子将硬膜从颅骨内表面轻轻分离，如一个牙科工具，3 号 Penfield 剥离子，或者 Gigli 锯条导板。为避免硬膜出血过多，术者应该逐次进行分离，并且只在准备切割的区域

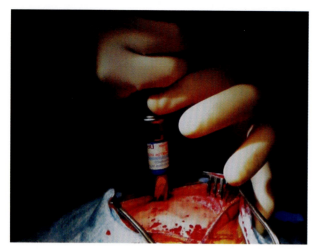

图1.9 颅骨钻孔更常使用动力器械，动力钻上有一个离合装置可以使钻头停止旋转，术者的另一只手提供触觉反馈并作为支撑防止钻头突然钻入颅内。收集骨屑并放在浸湿的杯子里以备关颅时填充使用

分离。在许多手术中，并不需要分离硬膜。如果从一个骨孔剥离时硬膜被穿破，则在切割骨瓣时应该从另一个骨孔向撕破的部位进行。

使用动力钻和脚踏沿各骨孔切割颅骨将骨孔连接起来（如 Midas RexB-1 钻头）。切割颅骨时稍微向外呈斜面，这样当放回骨瓣时有助于避免骨瓣向内陷入，虽然目前使用金属板和螺钉固定骨瓣时较少考虑这一点。应该从一个骨孔的外侧缘向另一个骨孔的外侧缘进行切割以尽量扩大骨窗。

双手握钻并稍微向前用力切割颅骨（图1.10）。

将硬脑膜下压约 1mm 以保证钻头顺利切割。如果钻被卡住，术者可以稍微前后倾斜器械以便回到切割轨道。为避免钻头卡住应尽量对齐切割轨道。助手冲洗术野，收集骨屑并放在浸湿的杯子里以备关颅时填充使用。后文将列出几个开颅术的例子。

取骨瓣也可以使用手动工具。将一根 Gigli 锯条导板轻轻地从一个骨孔经过颅骨下方穿到另一个骨孔。Gigli 锯条是一根绞合的金属丝，带有可以挂到导板挂钩上的金属环，以便于将锯条从颅骨下方穿过。术者两手握住锯条两端的把手或钳子，来回拉动锯条将颅骨从内向外锯下来，同时可以将锯条导板留在骨板下方保护硬膜（图1.11A、B）。

翼点入路开颅

翼点入路开颅是在发际内从耳屏前方延伸至中线的曲线头皮切口。将皮肌瓣向前翻转并用鱼钩状挂钩牵拉。取骨瓣时钻两个骨孔，后方的骨孔定位在颞骨鳞部正上方及颧弓后缘，前方的骨孔位于关键孔区域。这是以翼点为中心的椭圆形开颅术（图1.12）。如果需要暴露更靠前的部位，可以向前扩大骨瓣。由于有时侧方增厚的蝶骨嵴很难切割，可能需要碎裂切除，所以最后切割骨

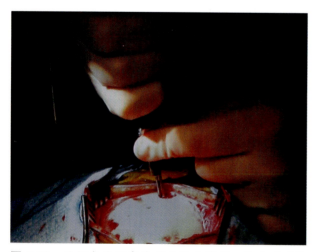

图1.10 开颅术使用高速动力钻和脚踏。脚踏下压约 1mm 有助于保证钻头顺利切割。钻头前后倾斜防止被卡住。骨窗要保证充分暴露术野。骨缘可以呈斜面以防止骨瓣向内陷入，虽然目前使用金属板和螺钉固定骨瓣时较少考虑这一点

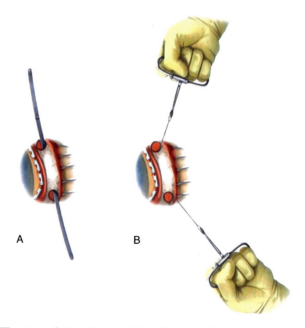

图1.11 手动工具可以用来取骨瓣。A. 将一根 Gigli 锯条导板轻轻地从一个骨孔经过硬膜外腔颅骨下方穿到另一个骨孔。B. 将 Gigli 锯条安装到导板上，操作者握住锯条两端以约 30° 角来回拉动锯条，直到将颅骨锯下来

第1章 基本手术技术

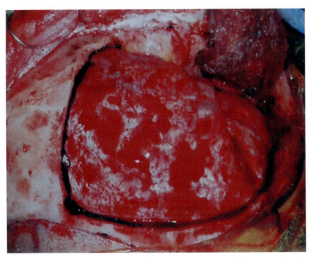

图1.12 翼点入路开颅。取骨瓣时钻两个骨孔：一个在颞骨鳞部正上方及颧弓后缘，另一个在关键孔区域

瓣下缘。硬脑膜出血使用双极电凝镊止血。颅骨出血使用骨蜡止血。蝶骨嵴侧缘可以用咬骨钳咬除并用磨钻向下磨除增加暴露。在特定的情况下，眶顶可以被去除，或者采用经眶颧弓入路暴露更低部位。这种显露十分有利于接近向上延伸的病灶，如向上生长至第三脑室的颅咽管瘤。去除较低部位的颅骨使术者在较少牵拉脑组织的情况下便能更直接地接近较高部位的病灶。

经大脑半球间入路开颅

经大脑半球间入路到达前方的脑室系统可以通过多种头皮切口完成。作者更倾向于使用冠状切口和四边形骨瓣，这样骨窗内侧正好在中线上（图1.13）。对于这种中线入路开颅，（头颅）钻孔时中线上后方骨孔定位在前囟后方约1cm处，前方骨孔定位在前囟前方5~6cm处，侧孔定位在距中线4~5cm处。从前囟至外耳道的连线是一个有用的解剖标志，这样可以等分室间孔。

对于胼胝体入路，中线上位于上矢状窦上方的钻孔最后进行，骨瓣的中线侧最后去除。这样做是考虑到操作者必须预估最坏的结果并做好准备（如矢状窦撕裂）。钻孔方向要远离静脉窦。如果骨瓣的其他几个边已切割好，那么一旦损伤静脉窦就可以快速取下骨瓣。静脉窦损伤可引起大量出血。出血部位必须适当暴露，升高床头，有时可以用浸有凝血酶的吸收性明胶海绵压迫来控制出血。大的撕

裂可能需要覆盖肌肉并用翻折过来的硬脑膜缝合。

许多外科医生从上矢状窦两旁钻孔来进行暴露。作者直接在矢状窦上方钻孔，并用牙科器械轻轻剥离，然后用3号Penfield剥离子，接着使用Gigli锯条导板。如果不易剥开，作者会在中线多钻几个孔。一旦取下骨瓣就使用螺旋钻头沿着中线成斜面磨除颅骨以清楚显露中线结构，并且可以使硬脑膜向内侧翻转更多。向内侧翻折硬脑膜时，必须注意避免上矢状窦闭塞。

颅后窝中线开颅

颅后窝中线开颅是儿童神经外科的主要标准术式之一。通过垂直的中线切口暴露枕骨，并用自动牵开器撑开切口。辨认枕骨大孔并用刮匙清理周围软组织。位置较低的手术入路需要去除寰椎后弓，作者暴露枢椎后弓并分别从上向下、从下向上对枕骨大孔及寰椎区域进行解剖，尝试避免过早进入寰枕关节及硬膜。在寰椎旁进行操作时必须注意避免损伤椎动脉及椎旁静脉丛。

这种开颅方式通常需要钻两个骨孔。骨孔刚好位于横窦下方，两侧各距中线1~2cm处（图1.14）。先切开两侧的颅骨并向下延伸进入枕骨大孔。枕骨大孔两缘的骨质较厚，所以进入枕骨大孔时钻尽量靠近内侧。取下骨瓣后，可以使用咬骨钳及

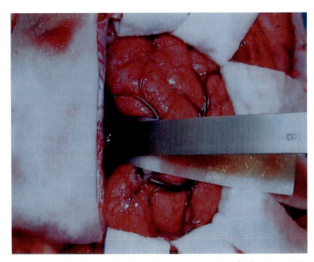

图1.13 大脑半球间经胼胝体入路开颅。中线正上方的钻孔最后进行。向远离中线的方向切割骨瓣。骨瓣的中线侧需仔细剥离并最后去除。硬脑膜向中间翻折保护静脉窦

Kerrison 凿子扩大暴露枕骨大孔。如果术者从上方进入枕骨大孔有困难，可以撤掉钻头，从枕骨大孔开始向上切割骨瓣。

骨瓣跨中线一侧最后进行切割。使用剥离子将硬膜从颅骨内面剥离。术者用钻从一边将骨瓣切割到一半，然后从另一边开始整个切割下来。中线上的颅骨有非常厚的骨嵴，而且常需要处理下方走行的导静脉。使用骨蜡控制颅骨出血，必要时可以使用咬骨钳扩大开颅。

如果需要暴露靠上的部位（如幕下小脑上入路），术者就要使用磨钻将横窦上方的骨缘磨成斜边。这样可以使硬膜瓣再多翻折一点，对于显露小脑顶部有很大帮助。

硬脑膜切开

用 4-0 尼龙缝线（Ethican, somerville, NJ, USA）将硬膜悬吊到骨窗边缘钻好的骨孔（图 1.15），这样可以控制硬膜外出血。悬吊应该在硬膜切开之前进行，因为如果皮质的血管被针损伤，可以在硬膜切开之后辨认出血点并止血。应该尽量少地使用缝线悬吊硬膜，因为在闭合硬膜时会导致其表面过度牵拉。在一些情况下，例如硬膜外血肿开颅手术，多处硬膜缝线悬吊对止血和消除硬膜外腔隙非常有

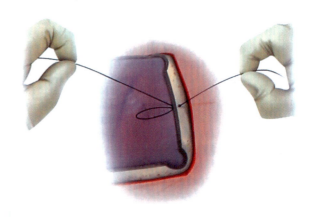

图 1.15　用 4-0 缝线将硬膜悬吊到骨窗边缘钻好的骨孔。悬吊应该在硬膜切开之前进行。应该靠近骨缘悬吊硬膜以减少硬膜表面张力

效。在个别的情况下，例如硬膜外血肿，可以在骨瓣中心钻孔，并将硬脑膜用缝线通过骨孔悬吊固定，以帮助消除硬膜外腔隙。

在硬脑膜切开之前进行一些准备步骤。有序摆放合适的器械，接好微型吸引器。如果使用脑组织牵开器，应提前摆放在合适位置。血管手术，例如动脉瘤或动静脉畸形，拿出血管夹并提前安装好。

用装在长刀柄上的 15 号尖刀片轻轻地来回切开硬脑膜约 1cm 长，直至看见蛛网膜。可以用细齿镊或脑膜勾将脑膜提起。助手将带槽的牙科器械伸入硬膜下方，术者沿槽切开以扩大硬膜切口，或者可用麦氏硬膜剪从硬膜切口剪开（图 1.16）。术者

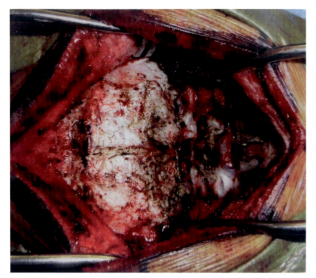

图 1.14　颅后窝中线开颅。用刮匙清理枕骨大孔。钻两个骨孔，刚好位于横窦下方中线两侧。先切开两侧的颅骨并向下延伸进入枕骨大孔。连接两个骨孔的骨缘最后进行切割

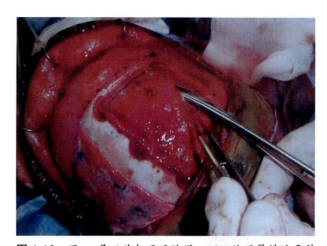

图 1.16　用 15 号刀片打开硬脑膜。可以使用带槽的牙科器械或麦氏硬膜剪来扩大硬膜切口。剪刀倾斜以避免损伤脑组织。硬脑膜瓣可以用 4-0 线牵拉固定，用湿润的吸收性明胶海绵覆盖，以减少皱缩

注意观察硬膜下方确保没有桥静脉经过。如果脑组织张力高，应该以几乎平行于硬膜的角度持剪，以避免内侧的剪刀刃损伤脑组织。

硬膜切开的设计应该尽可能增加暴露并减少出血。在颅后窝中线开颅手术中，"Y"形切开硬膜有利于控制枕窦出血（图 1.17）。这种出血非常棘手，尤其对于颅后窝中线处有大静脉池的婴幼儿。小心地用银夹夹闭硬膜内外层可以有效控制出血（图1.17），枕窦出血也可以使用双极电凝止血。

另外还有一些特殊部位的硬膜切开方式。"U"形切开可以将硬膜向静脉窦一侧翻折。这样可尽量避免硬膜切开时撕裂桥静脉，也可以在出现静脉窦出血时帮助填塞。硬膜切开至少距邻近骨缘 1cm，这样可以在关闭硬膜时为术者留出足够空间。作者在"U"形切开时以直角转弯，这样有助于在关闭硬膜时找到标志。个别手术中可用到直线或十字切开。

用 4-0 线将硬膜反折拉开固定。用湿润的纤丝胶原膜覆盖硬脑膜，如 Bicol（Codman Neuro, Paynham, MA, USA），或者用一块湿纱布覆盖。

脑组织的处理和切开

如果需要牵开脑组织，应注意轻柔牵拉。自动牵开器应该装在位置较低的一侧，以便于术者的手尽可能地靠近伤口。如果需要进入脑实质，同样应操作轻柔。经脑沟入路手术，锐性打开软脑膜并在显微镜下轻柔地切开。经脑回入路，可以采用直线或环形方式切开脑皮质。术者尝试找到抵达病灶的最短路线，但是，为避免穿过大脑功能区可能需要调整手术计划。给予不在手术通路上的、暴露在外的脑组织覆盖湿润的吸收性明胶海绵，并在整个手术过程中适当冲水保持湿润。

显微手术最好在术者坐姿舒适的情况下进行。臂托帮助术者减缓疲劳并有利于进行精细的显微操作。在显微镜上安装一个哨嘴使术者能够在操作过程中进行精细调节而不减慢手术进程。

使用吸引器和双极电凝保持术野干净。用吸引器头轻柔地清理术野并辨认出血点，然后用双极电凝止血。有些出血可以使用强生膜（Codman Neuro, Raynham, MA, USA）覆盖撕裂的血管并用双极按压来控制。用双极轻轻夹走强生膜并用吸引器尖端吸引显露出血点，然后再用双极电凝止血。肿胀脑组织持续渗血可以覆盖浸有凝血酶的吸收性明胶海绵（Pfizer, New York, NY）。用温水冲洗有助于止血。

处理病变

根据部位、性质、血供的不同，移除肿瘤的方案也不一样。然而，有一些原则是普遍适用的。只要有可能，应该在手术过程中及早阻断肿瘤血供。例如脉络膜前动脉供应脉络丛乳头状瘤，如何阻断滋养血管应该是术前计划要考虑的部分。深部滋养血管，如后脉络膜血管，有时可通过术前介入进行栓塞。有些肿瘤最好分块切除以避免过度牵拉脑组织。另外，例如血供丰富的血管网状细胞瘤，应该从周围阻断血供将肿瘤整个移除以防止大量失血。从正常脑组织中分离肿瘤时，最好是牵拉肿瘤而不是脑组织。通常，肿瘤和脑组织都需要一些处理。

一些血供非常丰富的肿瘤，如原始神经外胚层肿瘤或恶性胶质瘤在手术过程中会大量出血。这些肿瘤在处理时最好快速去除瘤体。将整块肿瘤分成 4 个象限然后分块切除，有助于减少失血。在切除一部分肿瘤后，用双极电凝止血或用吸收性明胶海绵和强生止血纤丝填充，然后处理另一部分肿瘤。

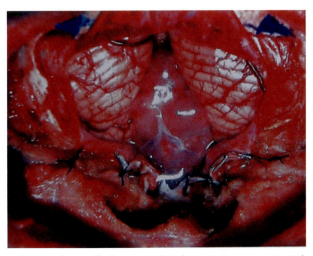

图 1.17　在颅后窝中线开颅手术中，"Y"形切开硬膜并使用银夹有利于控制枕窦出血。将硬脑膜内外层同时夹住非常重要。注意小脑沟间的室管膜瘤。图片上部为头端

关 颅

脑组织

关闭时应暂停一下手术，明确所有的海绵和棉片计数后再继续进行。外科医生必须在关闭硬脑膜前严格止血。术腔注满温热的林格液，辨别出血部位并用双极电凝止血。如果术腔已覆盖强生棉片，则用水冲洗后轻轻除去。

硬脑膜

关闭硬脑膜时首先使用4-0线间断或连续缝合。在婴幼儿可以使用较细的缝线。如果硬脑膜张力较高，最好从张力较小的区域开始朝着张力更高的区域进行缝合。这种技术通常都能成功关闭硬膜，甚至是张力极高的硬脑膜。

颅后窝硬脑膜通常需要放置移植物。如果使用银夹控制枕骨窦出血，这时候需要将其去除。通常要在不引起更多出血的情况下完成。如果发生出血，露出硬脑膜边缘可以用双极电凝密封或用4-0线连续缝合。将自体颅骨膜移植物缝合至适当的部位有助于硬脑膜水密闭合，或使用同种异体移植物（如尸体材料）。在最后缝合之前将术野底部充满水。关闭硬脑膜之后，麻醉师进行瓦尔萨尔瓦（Valsalva）动作以测试闭合的严密性。

骨 瓣

使用钛板和螺钉将骨瓣复位固定（图1.18）。在婴幼儿，最好选用可吸收板、螺钉或缝合材料，以防止金属硬件穿透硬脑膜或头皮。年龄较大的儿童也可以使用缝合线或金属线固定骨瓣。用开颅收集的骨渣填充骨瓣和颅骨之间的缝隙。

头 皮

使用可吸收线逐层缝合头皮。如果使用了头皮夹，一次只去除少数头皮夹以防止缝合头皮时出血。关闭帽状腱膜时使用内翻缝合。缝合张力较高的区域时，从一侧以微小的角度进针，同时在另一侧以镜像角度缝合有助于内翻缝合的应用（图1.19）。

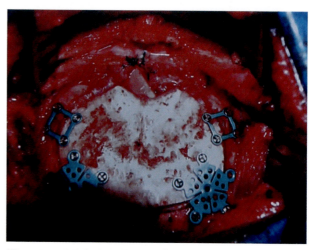

图1.18　用钛板和螺钉固定骨瓣。在婴幼儿中，应尽量避免使用钛板，因为钛板可能穿透头皮，螺钉可能穿入硬脑膜和大脑。在婴幼儿骨瓣复位时可以用可吸收板、螺钉或缝合材料。图片下部为头端

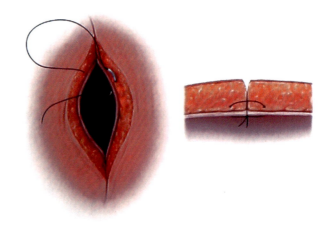

图1.19　使用可吸收线缝合帽状腱膜。张力较高的区域，可呈角度进行缝合，平行于切口方向打结，第一次打结时先拉紧缝线下端部分，以便有效地埋藏线结并使皮缘在最终缝合皮肤时外翻

平行于切口方向打结，第一次打结时先拉紧缝线下端部分，以便有效地埋藏线结并使皮缘在最终缝合皮肤时外翻。打方结时总共系4次。使用4-0或5-0可吸收线单纯连续缝合关闭皮肤。

1.3　预后和术后管理

1.3.1　术后注意事项

不能过分强调儿童神经外科基本技术的重要性，必须同时注意手术的技术和非技术方面。通常

进行手术是为了治疗威胁生命的疾病，然而哪怕一个小的技术错误都可能导致一个灾难性后果。

1.3.2 并发症

注意基本手术操作不但有助于减少并发症的风险，而且一旦出现并发症，术者也知道如何处理。儿童神经外科手术的一个主要问题是失血。希望这章讲到的手术技术能为外科医生提供对策以减少失血，并在出现这种情况时知道如何处理。另外一些需要避免的情况有手术部位错误、感染及脑脊液漏。手术部位错误可以通过在核对环节尽职尽责地关注核查单来避免。感染风险可以通过术中谨慎处理组织来降低。脑脊液漏可以通过尽可能严密地关闭硬膜或者脑脊液分流来避免，如必要时行脑室外引流。

明智的外科医生会谨记一点：在任何一台手术中，一个非常小的错误都可能导致非常大的问题。

第 2 章

诊 断

Chad A. Glenn, Naina L. Gross, Timothy B. Mapstone

2.1 脑室分流的床旁功能性评估：简介和背景

2.1.1 适应证
- 需要脑室置管功能评估。
- 需要评估颅内压。
- 需要紧急行脑脊液引流。
- 需要进行诊断性或治疗性用药。

2.1.2 目 的
- 脑室置管功能测定。
- 监测颅内压。
- 脑脊液引流。
- 注射药物。

2.1.3 替代方案
在手术室行脑室分流评估。

2.1.4 优 点
- 安全且便于操作。
- 可以在床旁紧急行脑脊液引流。
- 快速解释临床症状。

2.1.5 禁忌证
- 邻近穿刺部位感染或全身感染。
- 脑室分流管、储液囊及分流阀暴露。
- 需要蛛网膜下脑脊液（如诊断脑膜炎）。

2.2 手术细节和术前准备

2.2.1 术前准备和特殊设备
脑脊液储液囊的位置可以直接触及。审阅头颅X线片有助于进一步定位。储液囊通常为一个突出的凸面球形物。它可以位于骨孔上方或与脑室导管在一条线上（图2.1）。

需要的物品
- 理发剪。
- 标准的手术部位准备材料和布巾。
- 无菌手套、手术帽、口罩。
- 25号，小孔径针或翼针。
- 3~5mL 注射器。
- 无菌盐水注射器。
- 三通连接头和测压计。
- 无菌标本容器。

2.2.2 关键步骤和手术细节
摸到储液囊后，用理发剪剪掉一小片头发。消毒操作部位并铺无菌洞巾。垂直进针至储液囊，之后可立即看到脑脊液自行流出。最初穿刺时不应连接注射器，因为这样操作可能会产生空气阻塞，阻碍脑脊液流出。如果看到脑脊液自行流出，连接测压计测量初始压力，若患者能够配合做Valsava试验则会有压力波动。初始压力在患者处于平静状态并且测压计底部位于外耳道水平时最

第 2 章 诊 断

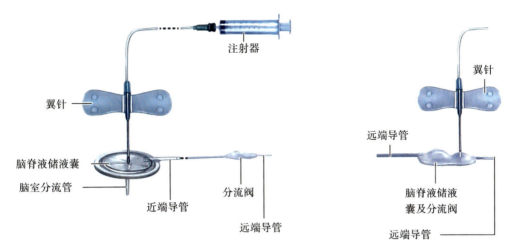

图 2.1 床旁脑室分流功能评估。将翼针垂直刺入脑脊液（CSF）储液囊来评估自行流出的 CSF。考虑到脑室分流管，储液囊应靠近分流阀

为准确。如果脑脊液未自行流出，可以连接注射器轻轻回抽促使流出。也可以使用注射器抽取脑脊液做化验或者注射药物及造影剂。操作结束后，以刺入时相同角度拔出针头，减小储液囊损坏和皮肤出血。

2.2.3 专家建议

翼 针

首选翼针是因为其尾部连接了两边带有穿线附着器的低阻力管可以连接测压计或注射器，同时在测量初始压力时便于看到脑脊液柱高度（图 2.1）。由于导管通常不标刻度，并且储液囊位置可能高于或低于外耳道水平，所以只在粗略观察时使用。

脑脊液未自行流出

脑脊液未自行流出可能是因为低颅压或空气阻塞，或脑室导管阻塞。连接注射器轻轻负压回抽可以促使脑脊液流出。如果这种方法不起作用，向储液囊内注入 1~2mL 无菌盐水尝试排出阻塞物。如果盐水没有排出，勿注入更多盐水。如果只有注入的盐水流出，可能表明脑室系统处于塌缩状态或者导管尖端没有在脑室系统。如果有大量液体流出，可能表明脑室导管阻塞被去除。如果冲洗之后没有脑脊液流出，可能是近端导管异常或者储液囊没有存储液体。

脑脊液排出量

根据临床需要留取适量脑脊液，通常留取 3~4mL 脑脊液标本送常规化验。如果考虑颅内压增高，通常可排出更多脑脊液。在囟门张力高的情况下或考虑影像学高颅压表现时，可以排出 20~30mL 脑脊液。排出足量脑脊液的标志是神经功能改善、囟门变软、颅内压降低。脑脊液排出过量可能导致导管阻塞或继发于出血的神经功能减退。根据临床表现及影像诊断来帮助确定要排出的脑脊液量。

评估远端导管

如果储液囊不在骨孔正上方，可以考虑在脑脊液柱稳定后向近端脑室导管局部施加压力，观察液柱下降高度，以此作为评价远端导管和分流阀功能的一个指标。然而施加的压力并不能保证导管近端部分完全闭塞，因此解释的可信度欠佳，只能有限地解释。

2.2.4 风险及风险规避

定位储液囊

在确定储液囊的位置之前不要尝试穿刺。如果分流阀带有集成储液囊，储液囊通常在阀门装置的近端。不正确的进针方式可能会导致导管撕裂或阀门装置破坏而需要更换。

避免使用大容量注射器或大号针头

大容量注射器会在导管尖端产生过度的负压，有可能会破坏邻近神经血管结构或者将脉络丛吸入导管管腔。大号针头会增加脑脊液从储液囊持续漏出或破坏邻近导管及阀门装置的风险。

2.2.5 抢救措施

头皮下脑脊液积聚

即使操作正确，储液囊穿刺也有可能导致脑脊液漏，不过并不常见。但使用大号针头或放置分流阀造成的帽状腱膜下囊腔未封闭时，可能会出现这种情况。用针抽吸脑脊液时应小心避开皮下分流部件，这时可以加压包扎处理。持续或增多的脑脊液积聚需要在手术室进一步探查。

2.3 预后和术后管理

2.3.1 术后注意事项
- 正确的脑室分流穿刺术的操作及处理。
- 脑脊液化验结果。

2.3.2 并发症
- 对脑室分流系统不可挽回的损坏。
- 感染。
- 反复抽取脑脊液导致近端导管阻塞。
- 空气进入脑室心房分流患者的血管系统。

2.4 腰椎穿刺：简介和背景

2.4.1 适应证
- 需要释放脑脊液进行诊断或治疗。
- 需要鞘内注射治疗药物或造影剂。
- 需要测量颅内压。

2.4.2 目的
- 脑脊液化验。
- 通过脑脊液引流缓解高颅压。
- 鞘内注射治疗药物或造影剂。

2.4.3 替代方案
- 枕大池穿刺。

2.4.4 优点
- 可以避免脊髓受损。
- 为常用操作技术，操作简便。

2.4.5 禁忌证
- 脊柱发育不良或相关问题。
- 梗阻性脑积水。
- 脑室分流失败。
- 局部皮肤感染。
- 出血倾向。

2.5 手术细节和术前准备

2.5.1 术前计划和手术用品

需要的物品
- 标准手术部位准备物品和洞巾。
- 无菌手套、手术帽、口罩。
- 腰穿包，包括局部麻醉药物、标本收集试管、腰穿针（21-22号）、测压管。

2.5.2 关键步骤和手术细节

在助手帮助下，患者取左侧卧位（对于惯用右手操作者）并以类似胎儿的体位蜷缩，背部应该与地面垂直，触到髂骨嵴定位 L_4~L_5 椎间隙。标记穿刺部位、消毒并铺洞巾，使用少量局部麻醉药物。在开始穿刺前确保所有需要的物品都已准备好。

从 L_3~L_4 或 L_4~L_5 椎间隙进针，以针尖斜面向上朝脐部方向并平行于地面的角度进针（图 2.2）。针尖通过棘上韧带、棘间韧带时会遇到阻力。当针穿透硬膜囊时可感到"砰"的一下或阻力突然降低。接下来将针尖斜面旋转朝向头侧，并拔出针芯检查是否有脑脊液自行流出。在患者安静并伸直双腿的情况下测量初始压力。

然后将引流出的脑脊液用试管收集并送需要的化验。还纳针芯后拔出穿刺针，如果穿刺部位未发

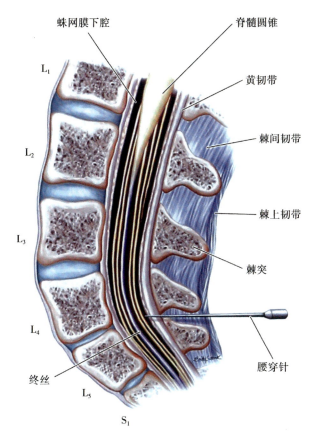

图 2.2 腰椎穿刺。穿刺针从 $L_3\sim L_4$ 或 $L_4\sim L_5$ 椎间隙进针。针尖通过棘上韧带、棘间韧带时会遇到阻力。当针穿透硬膜囊时可以感到"砰"的一下或阻力突然降低

现脑脊液漏,则敷料包扎穿刺部位。

2.5.3 专家建议

正确的体位
正确的体位至关重要。助手应该协助患者保持需要的体位。

测量初始压力
一定要使用局部麻醉剂,对躁动不安的患者测量初始压力没有意义。双腿应该伸直,因为胎儿蜷缩体位可以增加腹腔或胸腔内压力,可能导致脑脊液压力升高。

收集脑脊液
始终使用带有针芯的穿刺针进行操作。使用不带针芯的穿刺针可能会将上皮细胞引种至椎管并引起表皮样囊肿。

在脑脊液流出之前不要试图抽吸穿刺针或输注液体,因为这可能会导致蛛网膜下腔出血及硬膜外或硬膜下血肿。

2.5.4 风险及风险规避

避免体位摆放过度
虽然胎儿卧位打开了椎间隙,便于穿刺针通过,但过度的膝胸压力可能导致婴儿缺氧。

不要过度释放脑脊液
避免在收集标本时脑脊液随意流出。不取标本时放回针芯。过量释放脑脊液可能诱发脑疝或形成血肿。

核对穿刺部位无误
不要在 L_2 水平以上进行腰椎穿刺,这可能导致脊髓穿刺损伤。

2.5.5 抢救措施

神经功能改变
如果患者出现精神状态改变、虚弱或严重的感觉异常,应小心拔出腰穿针并中止操作。如果不能轻易地解释引起症状的原因,则可能需要进行进一步影像学检查。

脑脊液漏
硬脊膜和蛛网膜反复穿刺可能造成持续的脑脊液漏。平卧 24~48h 可以改善脑脊液漏,但如果仍持续存在,就可能需要进行自体血补充。

2.6 预后和术后管理

2.6.1 术后注意事项
- 大量排出脑脊液后需平卧数小时。
- 脑脊液化验。

2.6.2 并发症
- 脑疝综合征或血肿(颅内压力较高的情况下

突然的脑脊液释放减压继发急性或迟发型出血）。
- 操作不当或全身感染导致的感染。
- 继发于神经根损伤的感觉异常。
- 低颅压头痛。
- 皮下脑脊液漏。

2.7 脑室外引流：简介和背景

2.7.1 适应证
- 需要通过脑脊液引流进行脑室减压。
- 需要注入化疗药物或者其他药物制剂。
- 需要脑室脑脊液化验。
- 需要注射造影剂以便于脑室成像。
- 需要测量颅内压（ICP）。

2.7.2 目　的
- 测量颅内压。
- 脑室减压。
- 采集脑室脑脊液进行化验。
- 脑室成像时注射对比造影剂。
- 注入化疗药物或者其他药物制剂。

2.7.3 替代操作
- 放置颅内压监测器。
- 腰椎穿刺。

2.7.4 优　点
- 快速测量颅内压。
- 治疗性的脑脊液引流降低颅内压。
- 当需要时可以反复采集脑室脑脊液。
- 向脑室注入化疗药物、药物制剂或造影剂。

2.7.5 禁忌证
- 出血倾向。
- 需要蛛网膜下腔脑脊液（如脑膜炎）。

2.8 手术细节和术前准备

2.8.1 术前准备和特殊设备
在考虑放置脑室导管之前，为制订手术计划应进行颅内影像学检查来评估脑室解剖。脑室穿刺的几个部位已经讲述。作者机构最常用的方法是冠状位（Kocher点）、后顶部（Keen点）及枕部。在此描述作者机构冠状位穿刺点的方法。

需要的物品
- 理发剪。
- 标准手术部位准备材料及洞巾。
- 无菌手套、手术衣、手术帽及口罩。
- 入颅工具包括局部麻醉剂、标记笔、带柄手术刀、螺旋钻、腰椎穿刺针、10mL无菌生理盐水注射器、套管针、基本手术器械、收集管及尼龙缝合线。
- 带探针的脑室导管。
- 带传感器的脑脊液外引流收集系统。
- 心电监护仪。

2.8.2 关键步骤和手术细节
审阅头颅影像学资料以选择放置脑室导管的适当部位及入路。使患者仰卧位，头侧床头升高20°~30°。最好让助手帮助患者保持合适的体位。

首选非优势半球冠状位点。触及冠状缝，并标记瞳孔正中线。然后，用标记笔于冠状缝前方大约1cm标出切口部位。切口部位及管道走行部位周围备皮。以无菌方式准备该区域并铺洞巾。切口及管道潜行部位注射局部麻醉药物。

切开头皮直至颅骨，用手术刀片刮掉邻近切口的骨膜。用螺旋钻在瞳孔正中线、冠状缝前1cm处打孔而不穿透硬脑膜。用镊子清除所有骨屑，在此过程中用生理盐水轻轻冲洗。

用腰穿针或手术刀在硬脑膜上穿孔。预备的导管在冠状面垂直于颅骨表面并朝向同侧内眦刺入（图2.3）。进入脑室时通常会有轻微的"砰"一下的感觉。一旦导管进一步向前进入脑室，应该拔出探针。这时可以测量初始压力，即使排出少量脑脊液也可能导致测量结果偏低。

在拔出探针测量初始压力之后，导管可以继续前进几厘米。导管最终深度取决于脑室解剖、颅骨厚度及患者年龄，但儿科群体标准入路时穿刺深度自颅骨开始不应超过4.5~5cm。

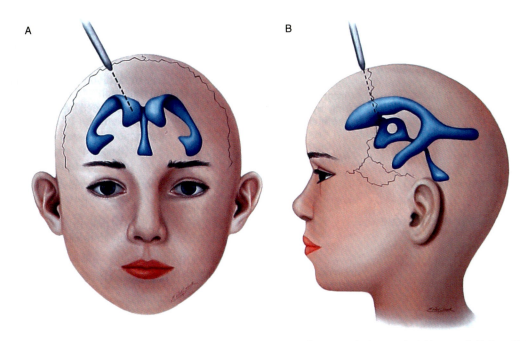

图 2.3 脑室外引流置管。首选非优势半球设计切口，使用螺旋钻在瞳孔正中线冠状缝前约 1cm 处钻孔。脑室导管垂直穿入脑室

当导管深度固定后，将穿刺套管针与导管连接并在头皮下向远离切口方向穿行 3~5cm。移除穿刺套管之后确认脑脊液流动。当导管被固定到头皮上之后，在导管末端连接螺纹帽以防止脑脊液过量引流。用尼龙缝线缝合头皮切口并将导管固定到头皮上。将导管以曲线或圆形缠绕并在多个点缝合至头皮上。在导管穿出头皮部位可以进行"U"形固定缝合，以便拔除引流管后该部位可以很容易被关闭。

然后将导管连接到收集系统，根据外耳道位置设置预期高度，并连接到压力传感器。一旦连接导管，便可以评估颅内压及波形。

2.8.3 专家建议

镇 静

可使用镇静剂确保患者安静，因为烦躁不安的患者突然活动头部可能会导致神经血管结构破坏或导管放置不恰当。

颅骨厚度

颅骨厚度随患者年龄而不同。对颅骨更软、更薄的年幼患儿使用颅钻时应格外小心，以避免穿透硬膜。

2.8.4 风险及风险规避

检查凝血结果

确保基本凝血指标和血小板计数正常。儿童群体较少服用抗凝血剂或抗血小板药物，但这个简单的步骤不应该被忽视。

放置导管深度正确且导管位于脑脊液循环通路中

采用标准入路时，脑室导管深度不应该超过 6cm（从颅骨表面算起）。如果注射造影剂或其他药物时，应进行影像学检查，以确保导管的所有侧孔均位于脑脊液通路中。这些试剂注射到脑实质内可能会导致神经损伤。

预防颅后窝病变压力性损害和脑积水

对继发于颅后窝占位性病变的阻塞性脑积水进行脑脊液快速引流，幕上压力会随之减小，足以加大幕下和幕上的压力差，促使小脑沿小脑幕切迹向上形成脑疝。因此，应该通过脑脊液引流将 ICP 逐渐降低至正常上限。可以通过脑室导管内脑脊液柱的垂直高度估算颅内压。

2.8.5 抢救措施

导管内碎骨

来自脉络丛、血凝块或感染的导管内碎屑可能导致脑室导管功能失灵。用无菌生理盐水按先远端后近端的顺序轻轻冲洗导管可以去除所有碎屑。如果遇到阻力或观察到导管内有鲜红色血液，应快速进行影像学检查。

2.9 预后和术后管理

2.9.1 术后注意事项

- 术后进行影像学检查以确保导管放置恰当（如果注射药物或造影剂，需要完全确认无误）。

2.9.2 并发症

- 脑脊液感染。
- 血管损伤或快速脑室外引流继发颅内出血。
- 癫痫。
- 从脑室系统至头皮形成导管通道。
- 向上形成脑疝。

2.10 经皮硬膜下积液穿刺引流：简介和背景

2.10.1 适应证

- 需要收集硬膜下积液进行检查或化验。
- 有颅压升高及占位效应的症状、体征。

2.10.2 目　的

- 收集硬膜下积液进行检查及化验，包括培养或细胞学检查。
- 出于治疗目的排出积液，降低颅内压或减轻占位效应。

2.10.3 替代方案

- 钻孔开颅手术。
- 硬膜下置管。

2.10.4 优　点

- 床旁操作。
- 快速进行硬膜下积液检查及化验。
- 当考虑颅内压升高时治疗性地排出硬膜下积液。

2.10.5 禁忌证

- 局部头皮感染。
- 无症状且有微量的硬膜下积液。
- 出血倾向。

2.11 手术细节和术前准备

2.11.1 术前准备和特殊设备

这项操作通常应用于前囟未闭或纤维化的婴幼儿，但也可以应用于冠状缝未闭的患者。另外，临床需要时可双侧同时进行。

需要的物品

- 理发剪。
- 标准手术部位准备材料和洞巾。
- 无菌手套、手术帽和口罩。
- 局部麻醉药物。
- 23~25号，硬膜下穿刺针或翼针。
- 无菌10mL螺纹注射器。
- 无菌标本容器。
- 止血钳（选用）。
- 小伤口敷料。
- 心电监护仪。

2.11.2 关键步骤和手术细节

根据头颅影像检查确认最佳穿刺位置。在助手帮助下让患者仰卧并稍微抬高头部。触摸前囟，确认两侧及前后边界（图2.4）。修剪头发之后，在无菌操作下消毒准备前囟区域最外侧并铺洞巾。对于烦躁不安的患者可能需要使用镇静剂或局部麻醉药物。

确认颅骨和囟门的边界，将边界线颅骨上方的

第 2 章 诊 断

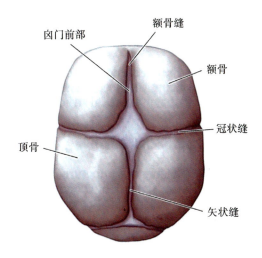

影像学检查

在硬膜下穿刺之前进行头颅影像学检查是明智的做法，通过影像学检查可以判断操作是否有益，如果是，可以定位最佳穿刺进针部位。

积液引流

根据临床情况的不同，排出适量积液。对于大量积液导致颅内压升高的患者，可以持续引流直至神经功能改善或囟门变软。最初的引流量应该足以显著降低颅内压，同时要减少因颅内压快速降低继发医源性损伤和神经功能衰退的风险。需要重复引流的患者可能会在随后的引流中排出更多的积液。

2.11.4 风险及风险规避

适当的进针深度

在大多数情况下，进针深度不应该超过1.5~2cm。进针过深增加了损伤大脑皮层的可能性。

尽可能从侧方进针

尽可能将穿刺部位选在靠外侧以减少静脉窦损伤风险。根据瞳孔正中线标志出最佳的内侧边界。

2.11.5 抢救措施

进一步行影像学检查

如果引流出大量类似鲜红色血液的液体或术后出现神经功能改变，应紧急行头颅影像学检查以进一步评估病情。

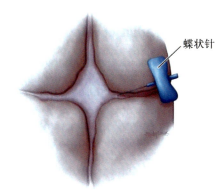

图 2.4 经皮硬膜下穿刺。确认前囟的边界之后，将边界线上方的皮肤推向前方。进针时与垂直线呈 15°，进入硬膜下腔

皮肤推向前方并固定。与垂直线呈 15° 时进针，从恰好超出颅骨边缘部位进入硬膜下腔（图 2.4）。严密观察进针深度。进入硬膜下腔时可以感到阻力突然减小。对于颅内压增高患者液体可以自行流出或者需要轻轻抽吸。一旦液体流出，使用止血钳紧贴头皮夹住针头保持进针深度。

放出足够量的液体并用标本容器收集好，小心拔出针头。如果皮肤如上所述被推向前方，这时应该只有少量液体流出。必要时可简单短暂按压穿刺点。可以使用无菌绷带包扎穿刺部位。

2.11.3 专家建议

头皮处理

进针时拉动囟门上方颅骨边缘的头皮，一旦拔出针头，邻近皮肤被松开返回原位，能起到封闭进针通道的作用，这可显著降低术后穿刺部位渗液的可能性。

2.12 预后和术后管理

2.12.1 术后注意事项

- 如果引流液为感染性或血性的患者应进一步检查诊断。
- 术后神经功能改善（说明存在高颅压症状）。

2.12.2 并发症

- 不恰当的操作或过度引流形成颅内血肿。
- 感染。

第3章

神经麻醉

Sulpicio G. Soriano, Craig D. McClain

3.1 简介和背景

3.1.1 目 的

接受神经外科手术的婴幼儿和儿童的麻醉需要根据患儿的发育阶段决定。不同器官的发育成熟阶段会对实施安全麻醉所要选择的药物和麻醉方式产生重要影响。新生儿、婴儿、儿童在颅骨发育、脑血管生理和神经病变方面与成人不同。尤其是出生后两年以内，中枢神经系统的结构和生理会发生巨大变化。本章的目的是强调这些年龄相关的个体差异及其对儿童神经外科手术患者麻醉的影响。

3.2 手术细节和术前准备

3.2.1 术前准备和特殊设备

新生儿和婴幼儿围手术期呼吸、循环系统的发病率和死亡率在各年龄人群中最高。全身麻醉和手术带来的生理压力会对这一弱势群体产生重大影响。因此，全面了解患者病史，可以发现增加麻醉不良反应风险的情况，并确定哪些患者需进一步评估或哪些患者的身体状况需要在术前进行调理改善。例如，如果怀疑患者有心脏缺陷（心脏杂音大、血氧饱和度低、发绀、呼吸窘迫），需要进行超声心动图检查及儿童心脏病专家评估以在手术前改善心脏功能。儿科患者围手术期特殊注意事项见表3.1。

术前禁食已经形成指导方针并在各地区以反复口头叮嘱的方式实施（表3.2）。限制食物摄入的目的是降低麻醉诱导过程中胃内容物吸入的风险。然而，长期禁食和呕吐可能会诱发低血容量、低血糖而加剧麻醉状态下血流动力学和新陈代谢的不稳定性。

3.2.2 关键步骤和手术细节

麻醉诱导

能否顺利进入科室取决于儿童的焦虑程度、认知水平和年龄。9~12个月及6岁的患儿可能有分离焦虑。口服或静脉注射咪达唑仑可以有效缓解焦虑和产生遗忘。在儿童外科手术室里，麻醉诱导阶段常有家长参与，并且需要手术团队的全方位投入。迟钝和昏睡的患者术前不需要使用镇静剂，应该快速进行麻醉诱导。

麻醉诱导由患者疾病和神经功能状态决定。如果患者没有静脉通路，可以通过面罩吸七氟烷、一氧化氮、氧气进行麻醉；如果诱导过程中出现气道阻塞，会引起高碳酸血症和缺氧，可能加剧颅内高压，注意维持患者轻微过度换气可以改善这一问题。对于有静脉通路的患者，可用异丙酚进行麻醉诱导。一些神经外科手术患者主要的风险是胃内容物吸入，采用琥珀酰胆碱诱导麻醉时需要将管子迅速插进气管。使用琥珀酰胆碱的禁忌证包括恶性高热、肌营养不良和近期神经损伤。

血管通路和体位

在神经外科手术开始前需要建立安全的静脉通

表 3.1　影响麻醉的合并症

合并症	麻醉影响
先天性心脏病	低氧、心律失常、心血管情况不稳定、空气栓塞
早产儿	术后窒息
胃肠道反流	吸入性肺炎
上呼吸道感染	喉痉挛、气管痉挛、低氧、肺炎
颅面畸形	气管插管困难
神经损伤	使用琥珀酰胆碱后高血钾、非去极化肌松药耐药、对神经刺激反应异常
癫痫	肝脏和血液异常、加快麻醉剂代谢、生酮饮食
动静脉畸形	充血性心力衰竭
神经肌肉疾病	恶性高热、呼吸衰竭、心脏骤停
Chiari 畸形	窒息、吸入性肺炎
下丘脑/垂体病变	尿崩症、甲状腺功能降低、肾上腺功能不全

表 3.2　术前禁食指导

食物	禁食时间
无渣液体饮料	2h
母乳	4h
婴儿食品或强化乳制品	6h
固体食物	午夜（24：00）开始

路。周围静脉置管足够大多数开颅手术使用。如果周围静脉置管失败，可通过中心静脉置管。股静脉置管可避免气胸风险，并且不干预脑静脉回流。此外，对麻醉医生来讲股静脉置管更易于操作。桡动脉置管便于直接进行血压监测和采样血气分析。另外一些对婴幼儿和儿童有用的动脉置管位置包括足背和胫前动脉。

术前需要仔细规划患者体位以方便手术医生和麻醉医生尽可能靠近患者，不同手术体位会影响患者的生理状态（表 3.3）。俯卧位会增加腹内压导致通气障碍、硬膜外静脉升高导致的出血、腔静脉受压及出血。通常用软垫支撑侧胸壁和臀部，以减小腹内压和胸腔内压。在神经外科手术中使患者头部轻微抬高可促进手术部位的静脉回流和脑脊液（CSF）引流，但同时也增加了静脉空气栓塞（VAE）的发生率。头部过度旋转可压迫颈静脉，阻碍静脉回流，导致脑灌注不足、增加颅内压（ICP）和静脉出血。肥胖患者俯卧位时易引起通气障碍，可能更适合坐位。坐位除了会引起生理性后遗症，也可能会导致一系列神经血管的压迫和拉伸损伤。

麻醉维持

神经外科中最常使用的药物包括阿片类（芬太尼、舒芬太尼、瑞芬太尼）和低剂量异氟烷或七氟烷。右旋美托咪啶可以作为辅助用药，它不会显著影响大多数术中神经电生理监测结果，并且可以减少阿片类药物用量。接受抗惊厥治疗的患者通常需要较大剂量的神经肌肉阻断剂和阿片类药物，因为抗惊厥药物有诱导这类麻醉药物酶促代谢的作用。如果计划在癫痫和脊髓手术中评估患者的运动功能，

表 3.3　患者体位的生理影响

体位	生理影响
头高位/坐位	增加脑静脉回流 减少颅内血流 增加下肢静脉充血 直立性低血压
头低位	增加脑静脉压和颅内压 减少肺有效余气量 降低肺顺应性
俯卧位	面、舌、颈部静脉充血 降低肺顺应性 腔静脉受压
侧卧位	降低下肺顺应性

使用神经肌肉阻断剂时需要手术和监测团队共同探讨。

液体管理和失血

为了维持血流动力学稳定，精细管理液体和血液非常重要，尤其对于儿科患者。新生儿和婴儿的每搏输出量相对稳定，所以应保持患儿血容量稳定。一般选择生理盐水，因为它是轻微高渗液，可以减少脑水肿，但快速滴注生理盐水超过60mL/kg时可能会导致高氯性酸中毒。在神经外科手术中通常避免使用含葡萄糖液体，除了有低血糖风险的患者。糖尿病或全胃肠外营养患者、早产儿和低体重新生儿可能需要静脉输注含葡萄糖液体。

早产儿的循环血液量大约为100mL/kg，足月新生儿为90mL/kg，婴幼儿为80mL/kg。最大允许失血量（MABL）可以用一个简单的公式来计算：MABL=血液循环量×（初始红细胞比容－可耐受的最低红细胞比容）/初始红细胞比容。

输入10mL/kg红细胞，血红蛋白浓度可增加2g/dL。儿科患者在大量失血后输注红细胞时，易患稀释性血小板减少症。输入5~10mL/kg血小板可将血小板数升高至50 000~100 000/mm³[即（50~100）×10^9/L]。手术过程中如果大量失血，常规使用抗纤维蛋白溶解氨甲环酸可减少患儿失血，如后方入路脊柱融合手术、心脏手术、颅面整复手术。

特殊神经外科手术麻醉管理

先天性疾病
脊髓脊膜膨出/脑膨出

对患有脊髓脊膜膨出或脑膨出的新生儿进行气管插管，受病变大小和部位的影响，插管具有很大挑战。仰卧位的患者可用布巾卷垫起来，从而减轻对病灶的直接压迫。血液和液体的丢失取决于病灶的大小和修复缺损需要切除的组织大小。

脑积水

麻醉方式取决于患者的症状。如果患者精神状态正常或不能建立静脉通路，可在麻醉诱导时吸入七氟烷并轻轻压迫环状软骨；如果患者反应迟钝、有脑疝形成的危险或胃过饱，那么应该建立静脉通路，以便在气管插管后快速进行麻醉诱导。在脑室心房分流手术中放置分流管末端时，如果手术部位在心脏上方，可能会出现静脉空气栓塞。脑室心房分流术中出现的急性空气栓塞需要紧急处理，因为婴幼儿和儿童颅腔相对较小，出现急性颅内压升高可能导致灾难性的后果。

肿瘤
颅后窝肿瘤

脑干对控制呼吸、心率、血压至关重要，颅后窝肿瘤可能会侵犯到脑干，使这类患者的术中管理变得复杂。手术切除过程中可能会损害呼吸中枢。刺激第Ⅴ对脑神经核会引起高血压和心动过速，刺激迷走神经核会引起心动过缓或术后声带麻痹。持续监测血压和心电图（ECG）对发现这些重要结构是否被侵犯非常重要。无意间进入横窦和直窦会产生大量静脉空气栓子。

幕上肿瘤

颅咽管瘤可能并发下丘脑和垂体功能障碍。由于下丘脑－垂体－肾上腺可能受影响，故可能需要类固醇（地塞米松或皮质醇）替代治疗。围手术期尿崩症（DI）会导致电解质和血流动力学紊乱，所以化验检查要包括血清电解质、渗透压、尿比重和尿排出量。尿崩症的特点是多尿症[>4mL/（kg·h）]、高钠血症、高渗透压。初步治疗包括输入抗利尿激素[1~10mU/（kg·h）]和适量输液，补液量大概为排尿量加估算的不显性失水量。

癫痫

癫痫手术中存在一些麻醉管理问题。全身麻醉会影响术中神经电生理监测的结果，而这种监测在术中指导癫痫致痫灶的切除。高剂量的挥发性麻醉剂和神经肌肉阻滞剂也可能抑制皮层兴奋性。开颅术后（3周左右）氧化亚氮会在颅内积聚而形成气颅，所以术中在打开硬膜前应避免使用氧化亚氮。

许多方法已经应用于术中评估患者的运动感觉和语言动能。在"睡眠－苏醒－睡眠"方法中，患者在手术暴露时接受全身麻醉。然后在接受功能检查时被唤醒，直到不需要患者配合时再次进行全身麻醉。大多患者苏醒配合检查时要用镇静剂，异丙酚或右旋美托嘧啶。开颅术中唤醒患儿时，提前 20min 停用异丙酚不会干扰皮层脑电图（EcoG）。需增加阿片类药物的剂量进行镇痛。然而，在局部麻醉或镇静状态下进行开颅术时，让患者充分考虑并做好心理准备是必不可少的。

脑血管疾病

脑血管手术中，麻醉医生的主要目的是改善脑灌注同时降低出血风险。新生儿巨大的脑动静脉畸形（AVM）可能并发高排出量型充血性心力衰竭而需要血管活性药物支持。脑动静脉畸形栓塞或切除术后发生的高血压危象要快速使用血管扩张药物治疗。

烟雾病患者的麻醉管理目标是通过术前大量补液、维持术中和术后一段时期内血压正常或轻度升高以改善脑灌注。术中必须维持正常的血碳酸水平，因为高碳酸血症和低碳酸血症都会使脑缺血区域出现盗血现象。术中 EEG 监测可用于检测脑组织局部缺血。术后仍要改善脑灌注以维持脑血容量，通过使用镇静剂和阿片类药物来防止患儿因疼痛和哭闹引起的过度通气。

神经内镜

内镜手术技术的进步提供了中枢神经系统（CNS）病灶的微创手术入路。尽管内镜操作相对安全，但是手术灌洗液排出减少和（或）对第三脑室底的操作可出现急性颅高压，从而引起高血压、心律失常及神经源性肺水肿。

3.2.3 抢救措施

大量失血或静脉空气栓塞导致的血液循环衰竭是大多数开颅手术的严重并发症。在这些手术中建立大静脉通路和动脉血压监测是必须的。大量失血应积极治疗，可输入晶体液、血制品及使用升压药（如多巴胺、肾上腺素、去甲肾上腺素）。手术中通常会发生静脉空气栓塞，维持血容量正常可降低这一风险。持续心前区多普勒超声检查可早期发现 VAE，以便在更多空气进入血液之前及早治疗。如果静脉空气栓塞引起血流动力学紊乱，手术台必须调整为头低脚高位以改善脑灌注并防止更多空气进入血管。新生儿和婴幼儿可能存在特殊风险，因为从右向左分流心脏病变可以导致反常栓塞。对于严重的心血管疾病，一些儿科中心具有快速反应体外膜肺氧合（ECMO）团队，他们可以在标准的心肺复苏不能化解危机时提供心肺支持。

3.3 预后和术后管理

3.3.1 术后护理

循环和呼吸支持

术中问题的严重性决定了术后是否进入重症监护室治疗。对于大量失血、血流动力学紊乱、神经功能障碍、癫痫发作、长时间手术等因素，就要求医生密切观察患者并及时给予治疗。设立重症监护室是必要的，以便早期发现和治疗术后不良事件，包括出血、神经功能障碍、电解质紊乱、呼吸窘迫、体液丢失。必须及时进行核磁共振（MRI）或计算机断层扫描（CT）检查以评估不断变化的神经功能障碍。

镇静和疼痛管理

神经外科患者术后应该在舒适并清醒的状态下配合完成一系列神经系统检查。在儿科，因为患者的认知水平有限，这些要求很难达到。要使儿科重症监护室的患者保持镇静，需联合使用阿片类和苯二氮䓬类药物。使用阿片类药物（如吗啡和芬太尼）时应仔细滴定，以降低开颅术后的疼痛感并保持患者意识清醒。异丙酚是一种强效的、超短效镇静催眠药，但在儿科限制使用，因为如果幼儿使用时间过长，会引起致死性的心动过缓、横纹肌溶解、代谢性酸中毒、多器官衰竭等严重症状。右旋美托嘧啶不仅具有镇痛作用，同时也是一种有效的可逆的镇静剂。

第 4 章

神经外科患者的术前及术后管理

Robert C. Tasker

4.1 简介和背景

儿童神经外科患者的围手术期管理存在许多挑战。许多情况和并发症都是儿童所特有的，掌握基本的年龄相关的生理学和药理学特点是降低围手术期患病率的关键。"儿科"的年龄范围为新生儿至成人；以另一种方式来考虑，这是体重范围 1~100kg——两个数量级的质量差。对于大脑重量的变化，从出生到完全发育成熟增加了 6 倍，大多数重量增加发生在 2 岁之内。

4.1.1 围手术期处理的目标

围手术期处理的总体目标是在恰当的时间、适合的生理及药理状况下，患儿所有的基本情况达到最好预期时为其准备正确的手术。要达到这些目标，一定要有记录清晰的病历，并且所有团队成员之间要进行充分交流。所有医院针对给患儿提供最好的神经外科手术的医疗服务都有自己的制度和流程，这些内容包含了医疗活动参与者所想要了解的一些细节（表4.1概括了普通病例术前需回顾的项目）。术后，使用标准交接方法系统保存患儿的医疗护理信息，这一方法的基础是在规定时间内将信息和正确的详细资料传达给下一个照顾患儿的团队，无论患儿是在神经外科病房或是外科重症监护室（表4.2概述了术后护理转接项目）。神经外科手术医生和麻醉医生需要简洁地传达手术室已实施的治疗措施和术后需要立即实施的治疗措施。术后护理人员需要认识到所有关注点：出血、组织损伤、凝血异常，以及术后是否使用抗生素及类固醇激素等。作者认为这一过程最好由每个参加人员都签字确认。如果术后护理人员对手术室已经进行的手术不熟悉，那么他需要观察学习这些手术过程（如开颅肿瘤切除术、颅缝早闭整复术、Chiari 畸形减压术、开颅癫痫灶切除术、血管功能不全搭桥术、动静脉畸形切除术），这将是一个良好开端。

本章讲述了围手术期治疗所涉及的基本内容和认识。本章讲解方式与本书的其他章节不同，是关于"你是怎样考虑的""护理人员之间需要交接哪些信息"以及"为什么这样做"。需注意本章有许多关于药品及使用剂量的观点，其中很多药品未获得批准用于儿童或用于所描述的适应证。读者应该参考自己国家、医院和学会的相关药品管理规定。

> **临床要点 1**
> 建立一个应该在患者护理交接过程中签字确认的信息核查单（术前到术中，术中到术后，术后到出院）。

4.2 脑流体动力生理学

所有神经外科医生都知道脑流体动力生理学的普遍原理。然而，对于儿童神经外科初学者，仍有许多值得注意的细节，尤其是这些细节问题有可能在术后变得非常明显，这将会在之后的部分讨论。

表 4.1　神经外科住院患者的术前回顾项目

项目	细节	实施
病例	现病史 既往史 发育水平 既往麻醉药物使用情况 曾用药物 过敏史 癫痫发作病史	记录
检查	中枢和周围神经系统 颅内压升高 心肺功能 液体出入量水平	记录神经功能缺损程度 可能需要术前复苏及治疗
合并症	并发疾病 心肺疾病 胃食管反流 内分泌疾病	与麻醉医生讨论
血液化验	血红蛋白 尿素氮和电解质 交叉配血	
禁食时间	固体食物 配方奶 母乳 纯净液体饮料	6h 6h 4h 2h
术前麻醉访视		静脉输液通路 术前用药
需要特殊术前干预	脑血管疾病 内分泌风险	正常血容量 应激激素和下丘脑－垂体－肾上腺轴的评估
用药	所有药物，包括常规用药	讨论常规用药并决定是否继续使用
抗癫痫计划	当前使用的抗癫痫药（如果有的话）	同儿童癫痫科或神经内科医生探讨抗癫痫药物的使用

表 4.2　术后需确认的项目内容

项目	细节
手术	手术方式 复杂还是简单 关注点 伤口引流 脑室外引流（如引流部位和引流高度）
麻醉	术前用药 喉镜检查，是否存在困难气道 麻醉方式 紧急情况 术后疼痛管理 是否需要使用镇静剂（如脑血管病患儿需要右旋美托嘧啶深度镇静以防止早期术后烦躁、哭闹和低碳酸血症）

续表（表 4.2）

项目	细节
术中液体	静脉输液 估算失血量和使用的血液制品；最终红细胞比容 尿量 所有术中化验
手术计划	需要的体位 血压控制目标 围手术期抗生素的使用 使用的止吐药和类固醇 化验 从手术室返回病房时带气管插管的患者的拔管计划 神经功能观察频率及特别指示观察的体征 癫痫处理 术后影像学检查计划
术后液体	已经和家人及其他需要咨询的人员讨论过的内容（如感染性疾病、神经系统肿瘤）
全身各系统回顾	需要的液体量（维持原量或增加） 血清钠水平 脑水肿的处理 特殊关注点，尤其是关于合并症及何时需要治疗（如哮喘治疗） 术后开始进食的时间

4.2.1 脑脊液

80% 的脑脊液由侧脑室及第四脑室脉络丛产生，其余由组织间隙和室管膜分泌。成人正常脑脊液量约为 150mL（50% 在颅内，其余在椎管腔），新生儿脑脊液量约 50mL。脑脊液产生的速率在所有年龄段约为 0.15~0.30mL/min（相当于分泌多达约 450mL/d）。

脑脊液循环有两条途径：成人脑脊液主要通过蛛网膜绒毛（蛛网膜颗粒）吸收进入静脉窦内；婴儿脑脊液从室管膜、组织间隙、血管周围间隙及神经周围淋巴吸收。胎儿在宫内发育阶段时脑脊液就开始进行循环，因为脉络丛在前 3 个月就已经形成。由于蛛网膜颗粒在出生之前没有出现，因此婴儿期脑脊液不可能以成人循环途径作为主要吸收途径。实际上，有一些证据表明蛛网膜颗粒在 10~20 岁仍在继续发育成熟，所以"婴儿"循环途径可能在童年时期同样重要。

> **临床要点 2**
> 脑室外引流的幼儿可能会因脑脊液大量丢失而出现显著的血钠丢失。注意围手术期脑脊液引流量和血钠浓度。

4.2.2 颅内压

颅内压指的是脑室内脑脊液压力，通常近似于使用纤维尖端微型传感器测得的脑实质压力。医疗上通过脑血流和脑脊液循环探测颅内压。Davson 公式指出，颅内压是矢状窦压力、脑脊液形成率及脑脊液流出阻力之和。矢状窦的压力、脑脊液形成率和 CSF 流出阻力的正常值分别是 5~8mmHg、0.3mL/min、6~10mmHg/（mL·min）。在大多数临床情况下，矢状窦压力保持恒定，其与中心静脉的关系密切。实践中测得的颅内压通常大于使用公式计算出的数值。这种差异是由血管因素导致，可能是动脉床搏动的结果，并由动脉流入和静脉流出、心脏功能和脑血管张力之间的相互作用来确定。

通常情况下，颅内压低于15mmHg且反映了3个部分的体积：脑实质（成人1200~1600mL），细胞外液或脑脊液（100~150mL），脑血容量（CBV）（100~150mL）。由于颅骨发育成熟之后的颅腔容积是固定不变的，颅腔内其中一部分体积增加时其余部分体积会代偿减少，否则颅内压将会升高。颅内压升高时出现脑灌注降低依赖于大脑顺应性和颅腔内容物移位的潜力。新生儿（2~6mmHg）和儿童（<15 mmHg）的颅内压正常值低于成人。颅内流体动力学对颅腔容积的影响在儿童也是不同的。婴幼儿的颅骨具有生长潜力，囟门开放且颅缝未闭，总体顺应性更大。例如，由于颅内容积会代偿性增加（颅缝和囟门扩大）和颅骨生长，即使出现生长缓慢的肿瘤时也不会产生急性占位效应。因此，婴幼儿出现症状时颅内病变已是晚期，失去代偿。

临床要点3

颅内压（ICP）的零参考点是第三脑室水平，以外耳道（EOM）作为标记。在以下情况考虑这个参考点很重要，例如：

- 当计算脑灌注压（即平均血压和平均ICP之差）时，请记住将血压校准到右心房（RA）水平。
- 当患者的床头抬高时，EOM和RA不在同一水平位置，因此简单自动计算出的脑灌注量会存在系统误差。
- 在手术室，应习惯于将动脉压和ICP校准到相同水平。但是在ICU，通常无法说服同事重新校准动脉导管至EOM水平。

4.2.3 脑代谢

脑是全身代谢最活跃的器官之一，它需要氧（O_2）和营养，主要是葡萄糖的稳定供应。在成人，脑耗氧量约占全身耗氧量的1/5。正常清醒成人脑组织代谢率耗氧量（$CMRO_2$）约为3.5mL/kg。因此，成人脑代谢需氧量以平均脑重量计（即1.4kg）约为50mL/min。一个70kg的成年人在休息状态下耗氧量约250mL/min。因此，只占全身体重2%左右的大脑，其耗氧量却占休息状态下全身总氧耗量的20%。

神经组织的功能主要是激发和传导神经冲动，而这些在大脑功能活跃时得以体现。电能最终是由脑组织内化学过程产生，很可能占脑组织中用于离子主动运输时能量消耗的绝大部分。氧在大脑中几乎完全用于碳水化合物的氧化。因此，大脑总代谢率的能量当量约为20W或0.25kcal/min。假设这些能量主要用于高能磷酸键合成，节能效率约为20%，从三磷酸腺苷的末端磷酸（ATP）水解的自由能是7kcal/mol。那么这种能量消耗支持了整个大脑每分钟7mmol ATP的稳定循环。

在正常体内状态，葡萄糖是脑能量代谢的唯一底物。葡萄糖的利用和脑氧代谢率的化学计量如下。正常情况下，清醒状态时人体脑组织以与脑氧代谢率相同的速率产生二氧化碳（CO_2），约156μmol/（100g·min），呼吸交换率为1:1。假设每微摩尔葡萄糖完全氧化成二氧化碳和水时消耗6μmol的氧气并产生6μmol二氧化碳，那么脑氧代谢率和二氧化碳产生率相当于26μmol/（100g·min）的葡萄糖利用率[然而，实际的葡萄糖利用率为31μmol/（100g·min）。如果葡萄糖完全氧化，那么理论上氧气和葡萄糖消耗摩尔比是6，但是测得的可靠比值只有5.5。多余消耗的葡萄糖转归尚不清楚，但有可能分解成为乳酸、丙酮酸及其他中间代谢产物]。

生长发育和脑葡萄糖代谢

5周的婴儿脑葡萄糖消耗约为成人大脑的3/4。发育中的大脑也代谢乳酸、酮体、氨基酸和游离脂肪酸。在2岁时脑葡萄糖利用率第一次达到成人水平，在此之后直到8岁，脑葡萄糖利用率进一步增加，接下来直到20岁，利用率会逐渐下降。这种递增递减型的变化可能代表脑发育过程，以及在其发育成熟过程中出现的神经元、突触和神经通路的建立。

脑氧动力学

出生时大脑并未完全成熟，大脑会在生后一

年继续发育成熟。如前所述,大脑发育与局部葡萄糖代谢有关。由于氧气会根据脑组织生化代谢需要以一定速率运送至该部位,因此局部脑血流(CBF)随着生长发育而改变的现象就毫不奇怪。脑氧代谢率等于单位时间内输送至脑组织的总氧量减去单位时间静脉剩余氧量及单位时间内脑组织积聚氧量(见脑氧公式栏)。脑组织氧摄取量与脑代谢需氧量非常相近,以至于脑组织存氧量很小。巨大的动静脉氧含量差($AVDO_2$)是由氧气从血红蛋白解离造成,而大脑循环中从血红蛋白上解离的氧气量由许多生理因素严密调控,这些因素包括脑组织pH、温度、脑代谢产物浓度及成熟血红蛋白数量。

> **脑氧公式**
>
> 描述大脑血氧代谢途径的公式(见文中详细内容):
>
> $CMRO_2 = (CBF \times CaO_2) - (CBF \times CvO_2) - CiO_2$
>
> $Q = \Delta P / R$
>
> $Q = (\prod \times r^4 \times \Delta P)/(8 N \times L)$
>
> $Q = CBV/\bar{t}$
>
> $CBV = 1.09 \times CBV^{0.29}$
>
> $OEF = (SaO_2 - SjvO_2)/SaO_2$
>
> $OEF = CMRO_2/CBF \times 1.34 \times [Hb] \times SaO_2$
>
> CaO_2是动脉血氧含量;CBF是脑血流量;CBV是脑血容量;CiO_2是脑组织氧含量;$CMRO_2$脑组织氧代谢率;CvO_2是静脉血氧含量;[Hb]是血红蛋白浓度;N是血液黏稠度;L是血管长度;OEF是脑组织氧摄取分数;ΔP是流入流出压力梯度;Q是流量;R是流体阻力;r是血管半径;SaO_2是动脉氧合血红蛋白饱和度;$SjvO_2$是颈内静脉氧合血红蛋白饱和度;$\bar{t}$、是平均血运时间。

4.2.4 脑血流量

脑血流量和脑氧代谢率联系紧密,并且都在出生后相应升高。总脑血流量在出生时平均约50mL/(100g·min)。脑血流量在出生后不断增长,在5~8岁时达到高峰约70mL/(100g·min),之后在青春期早期逐渐降至成人水平[50mL/(100g·min)]。尽管脑血流量和脑氧代谢率都发生了变化,但是氧摄取指数在儿童期早期仍然保持恒定水平。发育的脑组织中,脑血流量对CO_2、O_2及脑灌注压(CPP,通过平均血压和平均颅内压差值来定义)的变化反应明显。在麻醉状态下,脑血流量降低约20%,在深度麻醉状态下可降至50%。清醒状态下,白质的血流量约为脑皮质的25%,但是并不会被麻醉明显影响,深度麻醉状态时白质和灰质之间脑血流量差异缩小。

描述稳定层流的均匀流体通过非膨胀性管腔时的物理定律,有助于理解体内脑血管的流体动力学特点。欧姆定律预测:流量与流入流出压力差及流动阻力比值成正比(见脑氧公式栏)。在大脑,脑灌注压被认为是脑血流的驱动压。关键的问题如"脑灌注压可低至多少?"很难回答。这个问题的答案在成人是不同的,我们应该在什么时刻关注这一问题呢?图4.1总结了正常1~17岁儿童的平均血压(男孩和女孩),这至少是严格控制脑血流驱动压的起点。对于围手术期患者,我们经常同时使用动脉置管和无创袖带两种方法测量血压,知道如何处理这些测量结果非常重要。例如,判断当两个测量数值不同时哪个数值是"真实"值(见临床要点4)。

血管阻力主要由血管半径决定(见脑氧公式栏),选取任何一部分脑血管,已知血流量和上下游压力梯度,便能够估算出脑血管阻力(CVR)。泊肃叶定律表明脑血流量的主要决定因素是灌注压、血液黏稠度和血管半径(见脑氧公式栏)。血管长度是一个不变的参数。

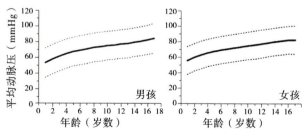

图4.1 不同年龄的平均血压,显示各年龄段儿童的血压平均值、第5和第95百分位值

临床要点 4

有创动脉导管测血压通常测量桡动脉压。无创测血压是用缠绕上肢的压力敏感袖带测量肱动脉压。当测量存在差异时，需考虑以下因素：

- 当监护仪显示明显低血压时，肱动脉压可能是更好的测量中心压力的方法。
- 年轻、健康的人有良好的组织顺应性，外周动脉的脉压增大时，可能会导致桡动脉压（尤其是收缩压）比中心压力高。

脑血流量和脑血管痉挛

血管痉挛在儿童极为罕见，可能是因为作者不曾留意这一点，或者是因为作者团队没有好的特定年龄的标准化经颅多普勒（TCD）检查数据。然而，从前面的讨论中可以看到血管半径的减小有导致局部缺血的风险。在临床实践中，儿童动脉瘤性蛛网膜下腔出血发生血管痉挛风险最高的时段是术后4~14d。

4.2.5 脑血容量

脑血容量由两个因素决定，即脑血流量和容量血管直径（即小静脉和微静脉）。血管扩张时脑血容量增加，血管收缩时脑血容量减少。虽然通常脑血流量与脑血容量变化趋势相同，但在一些正常情况（如自动调节）或病理状态下是成反比的。另外，血容量在整个大脑分布也不均，单位重量脑组织中灰质血容量大于白质，各个神经核团中的血容量还会出现进一步差异。人类平均脑血容量是3~4 mL/100g。病理情况时影响脑血流量或脑静脉容量，可能是通过颅内压后续效应调节脑血流量。中心容积定律通过进一步定量分析描述了脑血管内容积（每毫升的脑血容量）及单位时间内脑血流量（每分钟每毫升的脑血流量）的相关性（见脑氧公式栏）。例如，虽然脑血容量在血管舒张时增加，但是如果血流速度降低，那么脑血流量可能不会发生变化。剩余血量的积累主要在脑静脉，受交感神经支配并会对交感神经刺激做出反应，其余少量的剩余血量积聚在毛细血管内。通常情况下，脑血容量的增加在生理学上可以由两个途径控制：增加流出到颅外静脉的血液，限制主要供血动脉的流入。

4.2.6 脑血流自身调节

脑动脉在脑灌注压降低时扩张，升高时收缩（图4.2），其结果是由于自身调节作用使脑血流量在相对广泛的动脉压范围内保持相对恒定。成人脑血流自身调节的血压上下限分别为50~60mmHg和150~160mmHg。自身调节的下限指的是脑血流量即将减少时，脑阻力动脉尚未完全舒张，甚至在超过脑血流自身调节下限时脑阻力动脉仍可以有一定程度的扩张。只有在脑灌注压极低的状态下才会出现血管直径被动缩小。所以，脑血管舒张下限与脑血流自身调节下限并不完全对应。

脑灌注压低于脑血管自身调节下限时会导致脑组织灌注不足。脑血流量减少时，血液摄氧系数会代偿性升高。除非脑灌注压降低的程度超过血液摄氧系数代偿性升高的程度，否则不会出现临床症状。脑血流量自身调节机制目前尚不完全清楚。考虑可能与神经源性、肌源性、代谢性及血管内皮因子有关。

临床要点 5

关于脑自动调节和发育，保守估计机体有一个围绕血压基线非常窄的自身调节范围。

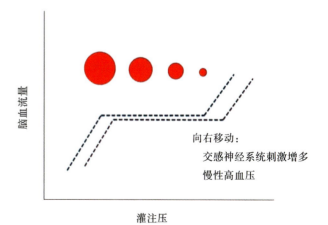

图4.2 脑血流量随灌注压的变化：交感神经系统（SNS）刺激增多或慢性高血压（HTN）可使自动调节曲线右移。圆圈表示血管直径和血管阻力的变化

生长发育中的脑血管调节

正常足月新生儿血管收缩舒张反应成熟需要数天。有关早产儿的研究表明，脑血流量的增加发生在出生后前3天。非麻醉状态下小于妊娠30周的早产儿脑血管自身调节压力下限为29mmHg。关于早产儿脑血管自身调节曲线是否与正常足月儿相似这一问题，没有可靠的数据能确定。同样有证据表明，较大的婴儿与儿童、成人相比自动调节储备小，并且调节能力可能与身体状态也有关。例如，在颅缝早闭的病例中记录到极低的脑灌注压。

4.2.7 脑血管对二氧化碳的反应

在稳态条件下，吸入5%~7% CO_2 超过10min会使脑血流量增加75%。吸入只含有10% O_2 的气体，脑血流量增加35%。高碳酸血症和低氧都可以引起脑血管阻力（CVR）降低，这表明脑血流量的增加是血管舒张的结果。1948年，Kety 和 Schimidt 描述了动脉血二氧化碳分压（$PaCO_2$）和CBF之间的曲线关系。$PaCO_2$ 从40mmHg降至20mmHg时CBF减少，但跟 $PaCO_2$ 从40mmHg升至60mmHg时CBF增加的程度不等。这些研究中，在这种程度的高碳酸血症和低氧情况下脑氧代谢率并没有改变。不伴有脑氧代谢率增加的脑血流量增加导致了 $AVDO_2$ 的降低（即减少了 O_2 摄取）。高碳酸血症引起脑血流量增加比例约为 $PaCO_2$ 每升高1mmHg可增加6%的脑血流量，低碳酸血症引起脑血流量降低比例约为 $PaCO_2$ 每降低1mmHg可减少3%的脑血流量（图4.3）。在 $PaCO_2$ 变化期间，人脑血流量和脑血容量（包括动脉、毛细血管和静脉血容量）之间的关系也正在研究中。高碳酸血症时CBV的增加幅度小于CBF，低碳酸血症时CBV减少幅度小于CBF（见脑氧公式栏）。根据泊肃叶定律，CBV的增加与血管直径的平方成正比，形成公式 $CBV = c \times CBF^{0.5}$，这与 $PaCO_2$ 变化时两者的关系非常一致。

就像"灰质和白质中血管对二氧化碳的反应方式是否相同"这种问题一样，对于"在大脑各个区域 $PaCO_2$ 的变化引起CBF变化程度是否均等"这

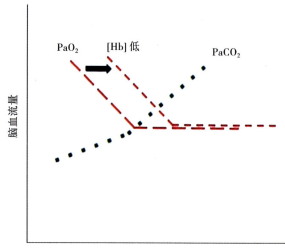

图4.3 脑血流量随二氧化碳分压或氧分压的变化。氧分压曲线在贫血（血红蛋白低）时右移。$PaCO_2$：动脉血二氧化碳分压；PaO_2：动脉血氧分压

一问题尚存在争议。虽然在所有年龄组随着 $PaCO_2$ 升高CBF增加，但在不同发育阶段CBF对二氧化碳的反应存在差异。在胎儿和新生儿，$PaCO_2$ 大于40mmHg时灰质CBF增加，但 $PaCO_2$ 在较低水平时CBF变化很小。另外，每毫米汞柱 $PaCO_2$ 变化引起的CBF变化程度在新生儿高于胎儿，这表明脑血管对二氧化碳的反应性在出生时尚未完善。这种胎儿脑血管对二氧化碳的低反应性可能与脑氧代谢率的差异有关（即 $CMRO_2$ 一定时，CBF增加最大的是新生儿，成人次之，胎儿更小）。

虽然低碳酸血症不会改变成熟动物脑自身调节下限，但会导致单位脑灌注压改变时较低的脑血流量变化。血压低至脑自身调节下限时，CBF/CPP 曲线图斜率降低，这表明低血压时脑血管反应性减弱。早产儿脑血流量变化主要与二氧化碳分压有关。脑血管对 $PaCO_2$ 的反应性在胎龄期较高，在生后第一天较低。在低血压的婴儿，这种反应性也会降低，但不会消失。这种反应甚至出现在早产儿，估计变化比例约为 $PaCO_2$ 每升高1mmHg可增加4%CBF。这种反应也存在于手术中使用七氟烷麻醉（见后文药物对CBF的影响）的儿童（18个月至7岁）。因此，低碳酸血症可能导致脑血管收缩以及CBF的减少。

临床要点 6

$PaCO_2$ 剧烈变化对脑血流量（CBF）的急性影响：

- 高碳酸血症，$PaCO_2$ 在 40mmHg 以上时每升高 1mmHg 可增加 6% 的脑血流量。阻塞性呼吸障碍或睡眠呼吸暂停的患者要注意这种可能。
- 低碳酸血症，$PaCO_2$ 低于 40mmHg 时每降低 1mmHg 可减少 3% 的脑血流量。疼痛和哭泣或过度换气的患者要注意这种可能。

4.2.8 脑血管对于氧气的反应

缺氧时脑血流量增加。氧分压在正常水平发生较小波动时并不会引起脑血流量变化。但是，当 PaO_2 降至约 50mmHg 时，局部 CBF 开始上升。PaO_2 继续下降至极限时，脑血流量成倍增加。PaO_2 降低时，为维持氧供 CBF 可达到基础血流量的 400%。PaO_2 在 23~100 mmHg 的范围内波动时 $CMRO_2$ 并没有显著变化。

脑循环对缺氧的反应与血氧饱和度有关（SaO_2）。PaO_2 大于 70 mm Hg 时，SaO_2 为 100%。然而，当 PaO_2 降低至 50 mmHg 时，SaO_2 为 85%。在可利用的 O_2 减少（如贫血）的情况下，局部 CBF/PaO_2 曲线右移（图 4.3）。缺氧引起局部脑血流量增加与代谢率无关。然而，血管扩张与代谢有关，特别是酸中毒和高碳酸血症。

4.3 麻醉对术后护理的影响

我们不应该在对之前进行了的手术和治疗未知的情况下就管理一个术后患儿。从术前治疗、麻醉诱导、手术、恢复室护理到进入 ICU，这些作为连续统一的治疗过程是至关重要的。神经外科术后的患儿在术前及手术中已经接受了一些治疗。如前所述，在交接患者时，标准的评估应该包括术前、术中及术后问题（表 4.2）。交接评估的基本内容是药物、麻醉剂和液体治疗。例如，脑血管手术患者术前准备时已大量补液（见下文）。

患者可能接受了抑制脑代谢的特殊麻醉药物。然而，这正是术后我们可能要另外去观察的对脑血管产生的副作用。

临床要点 7

PaO_2 剧烈变化对脑血流量的急性影响：

- 低氧（$PaO_2 \leq 50$mmHg）导致脑血流量增加。
- $SaO_2 < 85\%$，脑血流量增加。
- SaO_2 和 PaO_2 对脑血流量的影响因存在贫血而加剧。也就是说，低氧所驱动的 CBF 增高，这种自我调整机制的阈值水平增高。低血压或低碳酸血症的婴儿不能启动这个保护反应，因此他们风险较大。

4.3.1 术中麻醉药物

挥发性麻醉药对脑血液循环具有强效血管扩张作用。它对 CBF 和 $CMRO_2$（如前所述）之间的关系具有解偶联作用。这种解偶联作用增加了脑血容量，可以导致颅内压升高或颅内高血压。地氟醚和异氟醚可以使脑灌注压变化时维持脑血流量的自身调节反应变迟钝。一氧化二氮具有血管扩张作用。异氟醚和七氟醚都能使 $CMRO_2$ 降低，但血流量-代谢偶联保持恒定（表 4.3）。

静脉麻醉剂、镇静/催眠药物、阿片类药物对脑血管也有作用，但它们不会引起脑血管舒张。例如，巴比妥和异丙酚维持脑血流量自身调节和血流量-代谢偶联稳定，同时降低了 CBF、CBV 和 $CMRO_2$ 的绝对水平。当 CO_2 高于 30mmHg 时，异丙酚维持脑血管对 CO_2 的反应性。然而，高剂量的异丙酚会导致低血压。神经外科术中的麻醉维持是将阿片类（芬太尼或其他相关合成阿片样物质，如舒芬太尼或瑞芬太尼）与一氧化二氮（70%）和低剂量（0.2%~0.5%）异氟醚一起使用，术后注意事项是照顾这类患者时应该知道这些麻醉药物的累积剂量和时间。例如，一氧化二氮可能会引起术后恶心呕吐，并使 CBF 增加呈剂量依赖性。显然，术者不希望动静脉畸形术后患儿出现呕吐，导致胸腔压力阵发性升高，从而影响到颅内血管（见临床要点 8）。

表 4.3　麻醉药物对脑代谢、循环、颅内压的影响

药物	脑氧代谢率（CMRO₂）	脑血流量（CBF）	血压的自动调节作用	颅内压（ICP）
吸入麻醉剂	↓↓	↑	不存在	↑
七氟烷				
地氟烷				
异氟烷				
吸入一氧化二氮	↑或者无变化	↑	存在	↑
静脉麻醉剂	↓↓	↓↓	存在	↓↓
丙泊酚				
硫喷妥钠				
解离性麻醉剂	无变化	↓↓	?	↑↑
氯胺酮				
苯二氮䓬类镇静剂	↓↓	↓	存在	↓
阿片类镇痛剂	无变化	无变化	存在	无变化

箭头方向代表升高或降低，箭头数目代表改变的强度

临床要点 8

脑循环可以比作一个 Starling 电阻器，重要的"下游"压力是 ICP 或脑静脉压力，以较高者为准。脑静脉压力可能由于多种原因导致颅内静脉流出受阻而急剧升高，可能的原因如下：
- 手术头位导致颈部血管扭曲或中心静脉导管导致颈部血管阻塞。
- 颈圈过紧或用于固定气管切开套管的束带过紧。
- 胸膜腔内压周期性升高——咳嗽、哭喊、Valsalva 动作、机械通气时平均气道压高或呼气末压高（通常 >8cmH₂O）。

4.3.2 麻醉唤醒

对于神经外科患者在手术结束时，如果利于临床检查而需早期拔管或唤醒，那么一定要权衡相应的脑血流动力学不稳定的风险。颅内出血与脑水肿会互相影响形成恶性循环，最终导致血流动力学不稳定（图 4.4），这应该在术后被加以关注。因此，对一些高风险的患儿术后应计划进行机械通气或深度镇静（见麻醉唤醒）。苏醒期躁动可能是由于疼痛、膀胱充盈、血钠紊乱（见下文）、药物反应（如咪达唑仑或苯海拉明反常反应）或苏醒期谵妄（如七氟烷反应）引起。对于可治疗的病因应查明并处理，甚至进行预防。例如，对疼痛和躁动可以进行预防，用单次剂量的阿片类药物如异丙酚、可乐定或右美托咪啶处理。高血压应激反应可以用低剂量的芬太尼输注 [1.5μg/（kg·h）]和降压药来治疗。至于降压，可以在 β 受体阻滞剂（拉贝洛尔或艾司洛尔）和钙通道拮抗剂（尼卡地平）之间选择。没有最理想的药物，β 受体阻滞剂具有心动过缓和心脏传导延迟的风险，而钙离子通道拮抗剂可以引起脑血管舒张，有导致脑血管自身调节受损和低血压的风险。使用自己熟悉的、相关机构批准使用的药物，作者的选择是容易滴定给药的拉贝洛尔。美托咪啶被越来越多地用于儿童神经外科，虽然没有数据支持，但它作为镇静剂、交感神经阻滞剂和镇痛药的使用日益普及。

4.3.3 唤醒失败

有时，在手术结束后患者可能意外地未能被唤醒。需要考虑若干因素并校正（表 4.4），如有必要，应紧急行影像学检查。

第 4 章 神经外科患者的术前及术后管理

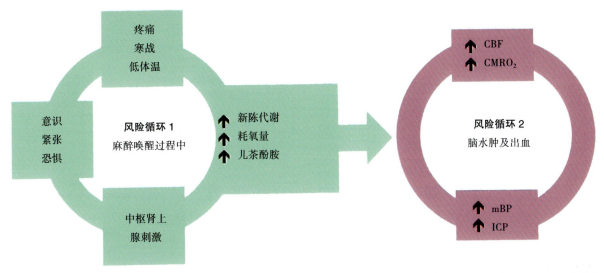

图 4.4 麻醉唤醒过程中的应激性病理生理学。CBF：脑血流量；$CMRO_2$：脑氧代谢率；ICP：颅内压；mBP：平均血压

麻醉唤醒

考虑延迟拔管和麻醉唤醒的情况

- 术前意识水平改变。
- 手术持续时间大于 6h。
- 术前中线移位的巨大肿瘤切除术。
- 第 IX、X、XI 对脑神经损伤。
- 术中并发症（表 4.5）。
- 术中脑水肿。
- 低温。
- 凝血障碍。
- 酸碱水平异常。
- 血钠异常（详见正文）。

4.4 手术相关的围手术期风险管理

在神经外科，手术常见的风险有感染、出血和深静脉血栓形成等。在婴幼儿同样有术后低体温的风险，如果出现显著的血管收缩可能会影响术后恢复。例如低体温或挥发性麻醉剂相关的寒战可以使机体的耗氧量增加一倍，平均动脉压升高 35%。这两种反应都有可能使接受动脉搭桥手术的烟雾病患儿达不到手术预期目标，因此应尽量避免。

对于需要进行脑复苏的普遍原则，儿童与成人相同。也就是说，低血压、缺氧和高碳酸血症有恶化术中脑流体动力学（如前所述）的可能性，并会

表 4.4 术后患者唤醒失败的可能因素

因素	干预
低体温	保暖
低血糖	检测血糖并治疗
高碳酸血症	检查血气分析并机械通气
低渗透压	检查血清电解质并治疗
甲状腺功能减退	使用苯二氮䓬类药物代谢所需的甲状腺激素；支持治疗患者直到唤醒和可以进行甲状腺功能检查
神经肌肉阻滞	肝脏和（或）肾脏损害可能会延长这一效应
药物代谢异常	见上文甲状腺；还要考虑药物剂量和持续输注药物时的药物清除
癫痫	评估并进行相应处理
颅内出血	影像检查及手术
颅内压异常/脑缺血	影像学检查

导致脑损伤。癫痫发作、发热及低血糖也同样需要处理。当这些问题出现时，麻醉医生要进行处理并告知正在进行手术的神经外科医生。表 4.5 列出了术中和术后可能出现的具体问题（出血、"大脑松弛"和脑水肿将在后续章节讨论）。

4.5 围手术期静脉输液

静脉输液为不能耐受口服药物治疗的患儿在围手术期的基本治疗。我们想要知道的是应该在术后给予患者液体的量和类型。液体疗法的主要目的是：①维

35

表 4.5　手术相关的围手术期并发症及处理

并发症	风险	治疗
胃内容物误吸	患者胃饱胀 患者颅内压（ICP）高及意识状态改变时出现呕吐	在气管插管时： 　机械通气前气道内吸引 　机械通气时吸入100%氧气（氧浓度1.0）并且采用呼气末正压（PEEP）通气 　术后辅助机械通气
胸腔内创伤	脑室腹腔分流术（VPS）进行皮下隧道分离时损伤心脏、肺、大血管	评估心、肺、腹部的不稳定体征并治疗
乳胶过敏	脊髓脊膜膨出患者 对乳胶制品敏感患者	Ⅰ型IgE相关反应，表现为荨麻疹、血管性水肿、支气管痉挛及过敏性休克。 　去除所有引起过敏反应药物终止进一步暴露 　评估气道、呼吸及循环（ABC）并在必要时进行完全心肺支持 　查看皮肤荨麻疹 　减少或终止使用挥发性麻醉剂 　如果需要，进行通气、吸氧、输液、注射肾上腺素、类固醇及抗组胺剂 一旦患者情况稳定，进行血清类胰蛋白酶水平测定
硬膜下血肿（SDH）或幕上脑疝	快速放低打开脑室外引流（EVD）或行脑积水减压： 　颅内出血：桥静脉损伤 　幕上疝：心动过缓、心电图（EKG）改变及呼吸不规则等脑干体征	评估神经功能状态及颅内压升高体征： 　气道呼吸循环急救及支持 　影像学检查 　必要时手术干预
静脉空气栓塞（VAE）	脑室心房分流术中放置分流管 颅骨骨缝早闭整复术 手术部位在心脏平面上方 静脉管道内有空气 持久性卵圆孔未闭，增加了反常空气栓塞的可能性	确认静脉空气栓塞：呼气末二氧化碳（EtCO$_2$）骤降、缺氧、低血压、心动过缓及"磨轮"样杂音。避免使用一氧化二氮，因为其血气分配系数低，并且具有增大空气栓子的作用 静脉空气栓塞需要立即进行治疗： 　压迫颈静脉 　外科医生将术野用水淹没或包裹伤口/骨端；将手术部位降低至心脏水平以下 　机械通气：吸入氧气分数（FiO$_2$）1.0，零PEEP；停止使用吸入性麻醉剂、Valsalva动作和避免胸腔负压（ITP） 　原位中线处吸入空气 　气道呼吸循环急救及完全心肺支持
内镜下第三脑室底造瘘术（ETV）中出现血流动力学不稳定	刺激第三脑室底时出现：心律不齐、心动过缓、心搏停止，或者儿茶酚胺释放引起高血压 颅内压升高	总体评估血流动力学不稳定原因，如缺氧、高碳酸血症、膀胱充盈、意识及颅内压升高。此外： 　气道呼吸循环急救及支持 　对于手术相关刺激引起的情况，如果停止刺激后仍不能自行缓解则需进行治疗
术后动脉瘤性蛛网膜下腔出血（sSAH）诱发血管痉挛	很少在儿童发生但会在术后4~14d出现	进行经颅超声（TCD）检查并临时参照成人治疗方法： 　"3H"疗法，包括：高液体量、血液稀释及高血压 　尼莫地平，血管成形术
正常灌注压突破综合征	高通量型颅内动静脉畸形（AVM）出现术后脑实质血肿或脑水肿	应该对高通量型动静脉畸形病例进行预防： 　手术分阶段进行栓塞 　术后将血压维持在稍低水平
动静脉瘘及Galen静脉畸形	高排出量性心力衰竭	可能需要血流动力学支持及机械通气
烟雾病	搭桥手术有围手术期或自然病程相关的卒中风险	应该预防并控制术后卒中风险： 　避免脱水、过度换气及低血压 　积极镇痛以减轻血压波动及过度换气

持患者血流动力学稳定；②避免电解质紊乱；③保证充足的葡萄糖供给。达到第一个目标需要仔细维持血容量。术前限制液体输入或使用甘露醇、高渗盐水及利尿剂会导致血压不稳甚至心力衰竭，从而将问题带进术后阶段。因此，了解术中情况、患者进入病房或监护室之前失血量占血容量的比例估计值及液体出入量非常重要。

生理盐水是神经外科优选的静脉液体，因为它的渗透压（308mOsm/L）可以减少低钠血症（血清钠＜135mmol/L）和脑水肿的发生。在儿科实践中，我们使用经典的 Holliday-Segar 公式根据患者体重计算每日液体维持量：第 1 个 10kg 体重，液体量为 100mL/kg；第 2 个 10kg 体重（即 10~20 kg），液体量为 50mL/kg 加上前面的 1000mL；20kg 以上，以 20mL/kg 加上前面的 1500mL。这些输液量是正常生理需要量，不能反映手术室的需用量。以下列举一些需要考虑的问题，例如手术时间，已经输入的维持液体量，以及是否已输入生理盐水时间较长的手术与常规手术不同，需要将维持液体输入速度提高到 10 mL/（kg·h）。当输入液体量超过 60mL/kg 时，有发生高氯性代谢性酸中毒的风险，如果不监测血清氯的话就不一定能发现。

> **临床要点 9**
>
> 根据儿童体重计算每日液体维持量：
> - 第 1 个 10kg 体重（0~10kg），100mL/kg。
> - 第 2 个 10kg 体重（11~20kg），50mL/kg。
> - 第 3 个 10kg 体重（21~30kg），20mL/kg。
> - 第 4 个 10kg 体重（>31kg），10mL/kg。
>
> 因此，一个重 35kg 的患儿应该获得 1000mL+500mL+200mL+50mL=1750mL/d 或 73mL/h 的维持液体。一般情况下，可以用成人（2500mL/d）的水平来限制最大维持量。然而，如果目的是要给予 1.5 倍的维持量，则液体量应为 2625mL/d 或 109mL/h。

4.6 术后血钠紊乱（低钠血症和高钠血症）

神经外科术后患者经常见到盐和水的平衡紊乱。这种患儿出现肾脏盐-水调节失衡的 4 个主要原因是：不恰当的静脉输液、抗利尿激素（ADH）分泌过多导致的高血容量状态 [例如 ADH 分泌过多综合征（SIADH）、脑性盐耗综合征（CSW）和尿崩症（DI）]。

当实验室回报一个异常低的血钠检测结果时，对盐和水平衡进行详细分析之前应先评估盐的丢失，如通过脑脊液引流丢失的盐；其次，考虑是否由于围手术期使用非离子高渗性造影剂而造成假性低钠血症。

> **临床要点 10**
>
> 脑脊液引流丢失的盐分。对于一个体重 35kg 的患儿，估算如下：
> - 通常钠维持量是 2~4mmol/（kg·d）（70~140mmol/d）。
> - 脑脊液引流量增加到 400mL/d，相当于 60mmol 钠。
> - 在这种情况下，儿童可能需要钠 200mmol/d [≈6mmol（kg·d）]，不包括尿中的失钠量。
>
> 因此，假设低钠血症是由抗利尿激素分泌异常综合征引起，因此如果限制患儿补液量而没有首先检查是否发生了足够的钠替代是错误的做法。

4.6.1 补液不当

术后发生院内获得性低钠血症（血清钠浓度＜135mmol/L）的风险较高。术后疼痛、紧张、恶心、呕吐、麻醉剂及血容量不足可能都具有刺激抗利尿激素产生并引起与 SIADH 类似的容量性低钠血症的作用。然而，我们很清楚输入低渗液体或限制液体输入都可能会导致低钠血症。对 PICU 中的神经外科术后患儿很少进行静脉输液试验，但迄今为止表明尿渗透压在术后几乎是固定不变的（例如，输入生理盐水的患者尿渗透压为 200mOsm/L，而输入其他液体的患者尿渗透压较低，为 160mOsm/L），而排尿量恒定，为 1mL/（kg·h）。这表明输入等渗液可以防止术后血钠浓度降低,但输入低渗液后,由于肾脏的排钠作用,血钠浓度会降低。这些研究没有关于输液过量或显著高钠血症并发症的内容。

评估盐和水的平衡时,另一个重要的考虑因素是回顾整个围手术期患儿的病情。从本质上讲,我们的生理倾向于在低盐饮食环境中生存。人类机体不擅长处理盐量过剩的情况。因此,选取平均4~8岁,体重在16~26kg的儿童。正常4~8岁儿童的每天推荐食盐摄入量为1.2g/d(20mmol/d)。实际上,2004年一项关于4~8岁儿童食盐摄入量的观察性研究中,食盐摄入量达到的上限是2.6g/d(44mmol/d)。在神经外科围手术期中,我们通常给患者输入1.5倍维持量的生理盐水,这在一个26kg的儿童,相当于21.8g/d(374mmol/d)的盐摄入量。然后,我们通常会减少摄入,将维持液体中的盐摄入突然降至14.5g/d(249mmol/d)。因此,我们选取了盐摄入量正常的儿童,虽然可能比公众健康推荐摄入量高一些,在围手术期将这一摄入量增加至8倍,之后再将摄入量减至基础摄入量的6倍。在采取这些干预措施期间,我们有时会看到意料之外的高钠血症和低钠血症。

人体内环境稳态一旦受到威胁,机体就会试图纠正这种变化。高盐摄入是一个强有力的生理刺激,会导致肾脏和激素水平改变以排钠。动脉血容量的增加可以刺激机体排钠。肾脏的排钠作用发生在近端小管(将近端小管钠离子转运系统和基底外侧钠离子泵从近端肾小管细胞膜移除,会减弱重吸收滤过钠离子的能力)。

20世纪50年代至90年代在健康成人中进行了,将盐摄入量从低到高增加(从0.6g/d增长至20.5g/d),然后再从高到低减少的研究。也使用盐水进行了类似研究。高盐摄入量的变化使激素分泌形成了高ADH、低肾素、低醛固酮的新的稳定状态。如果降低盐水的输注率,由于当时的内分泌环境——高ADH、低肾素、低醛固酮,会产生继发性肾脏排钠作用,患者会继续排钠。盐摄入量降至正常水平后,激素水平的恢复至少会有2d的延迟;机体通常对"打开"的机制更擅长,而不是"关闭"。

临床要点11

围手术期静脉输液即使使用等渗液也会干扰内稳态,评估盐和水平衡时须注意以下事项:
- 评估摄入量和排出量,估算张力平衡。
- 突然减少生理盐水摄入时,患者会出现低钠血症风险,因为伴随高盐摄入,我们已建立了一个高ADH、低肾素、低醛固酮状态。
- 不是所有的低钠血症都是SIADH引起的;有时它对患者可能是"刚好的"。
- 大量输入生理盐水的患者所谓的"盐耗"不一定是"脑盐耗",因为它可能代表新的输入输出平衡。
- 对下丘脑-垂体异常患者,记住两件事情,如果可能的话按照相关实验室结果进行处理,需要甲状腺激素减轻水负荷,也需要皮质醇。

4.6.2　抗利尿激素分泌异常综合征

SIADH的定义为术后低钠血症、正常血容量和ADH过剩。我们通常使用以下参数作为筛选方法:血清钠浓度<135mmol/L、最小或正常尿量<2mL/(kg·h)、尿钠浓度多变(随机时间点尿钠>20 mmol/L)和尿渗透压多变。因此,在静脉输液期间,需要对血容量、尿量和张力及血清电解质定期进行监测。需要排除其他引起低钠血症的原因包括容量损耗、水肿状态(充血性心力衰竭、肝硬化和肾病)、肾功能不全、肾上腺功能不全和甲状腺功能减退。如果原因是围手术期SIADH,由于机体以牺牲血清渗透为代价维持着液体平衡,保留水分的同时尿钠继续排泄,因此出现了低钠血症。ADH过量导致集合管对水的通透性增加、水重吸收增多及亚临床血容量扩张,会使体内的总体水分增加7%~10%。血容量增加也触发了血流动力学调控机制,以消耗钠为代价保持血容量稳定,这在某种程度上是由于压力性排钠及尿钠肽继发性释放引起。

由于存在围手术期低钠血症的风险,许多临床医生选择避免输入低渗溶液。应当注意的是,乳酸格林钠(130mmol/L)也可能会导致血清钠下降(见前文）。这种液体通常在术中使用，因为它是含有生理量碱基、钙和钾的平衡溶液，并且可以限制输入大量生理盐水造成的高氯性酸中毒。

对SIADH的治疗是限制液体输入和使用利尿剂以减少游离水过剩。如果出现低钠性癫痫发作，应该使用高渗盐水纠正血钠，血钠水平的升高目标是直至癫痫发作被控制，通常大于130mmol/L。以每千克体重0.6L作为钠的表观分布容积，预期将血钠浓度快速提高3~5mmol/L，应该使用3%的生理盐水以每千克体重4~6mL的量快速静脉输入。

> **临床要点12**
> 血尿酸是诊断SIADH的验证试验：
> - 血尿酸＜4.0mg/dL。
> - 低钠血症时增加尿酸清除，清除率＞12%（正常值＜10%），可以纠正低钠血症。

4.6.3 脑性盐耗综合征（CSW）

脑性盐耗综合征（CSW）是基于临床标准的排除性诊断，在作者的经验中它常被过度诊断。该综合征的基本特征是患者肾脏钠、氯消耗增加，伴有效动脉血容量减少，同时排除其他过量排钠的原因。当钠丢失超过2mmol/kg时可能出现血容量减少。低钠血症是一个非特异性的线索。本文认为这种情况在所有神经外科术后儿童中都很常见，是过高的心房或脑利钠肽水平引起。脑性盐耗综合征栏列出了一些在得出患者为CSW之前应该排除的诊断（应当注意的是，那些输液治疗的高血容量患者心房利钠肽水平会升高。在这种情况下，尿钠排泄是内稳态平衡控制血容量的部分作用，而不是CSW的作用）。

在神经外科手术中CSW的发病率约为1%~5%，据报道其与颅骨重构、肿瘤切除及脑积水手术有联系。对于考虑可能是CSW者用以下标准筛选：低钠血症（<135 mmol/L）伴轻度多尿[>3mL/(kg·h)]、尿钠升高（>120 mmol/L）或尿渗透压升高（>300mOsm/L）。CSW的生理过程涉及利钠肽水平紊乱和过度释放，这可导致排钠和血容量不足。随着肾素血管紧张素系统的活动增加及精氨酸加压素的产生，会出现继发的激素反应。CSW大多数出现在术后第3天，持续平均3d左右。与SIADH导致的低钠血症相比，虽然尿酸排泄分数升高，但当低钠血症被纠正后便不再升高（见临床要点12）。CSW患者还可能遭受术后卒中、出现视交叉或下丘脑肿瘤，并且比术后血钠浓度正常的患者年轻化。几乎有一半的CSW患者出现术后低钠性癫痫发作（血清钠<130mmol/L）。CSW的治疗包括补充与尿排钠量相当的钠并纠正血容量不足。在某些情况下，可以使用氢化可的松更快速地解决扩容后的低钠血症。

> **脑性盐耗综合征**
> 患者无明显原因出现钠和氯化物消耗诊断为脑盐耗。
>
> 排除：
> - 氯化钠消耗的生理原因（例如，以1.5倍的维持液过量输液后突然减少摄入时，由于水中毒细胞外液量增加）。
>
> 引起尿钠排泄的非脑部原因：
> - 利尿剂。
> - 低醛固酮（钠重吸收的刺激剂）状态。
> - 肾上腺皮质功能不全。
> - 先天性失盐性肾小管功能紊乱（巴特综合征或Gitelman综合征）。
> - 存在肾脏钠离子重吸收抑制剂，例如渗透剂或肾小管亨氏环中钙受体的高浓度配体（如高钙血症、庆大霉素）。
> - 通过除氯离子外的其他阴离子排出来强制排钠。
> - 高输出型肾衰竭（肾小管损伤，如尿路梗阻、间质性肾炎、急性肾小管坏死）。
> - 脑脊液引流消耗钠。
>
> 盐耗的其他原因：
> - 脑源性利钠剂。
> - 长期高血容量状态下的肾脏钠转运下调。
> - 肾上腺素能药物促使尿钠排泄。
> - 抑制醛固酮释放。

4.6.4 尿崩症（DI）

尿崩症（DI）是抗利尿激素缺乏导致的，也是邻近垂体或下丘脑部位手术的预期并发症。最常见于颅咽管瘤，是约40%病例的主要症状。对于大多数患者，DI是暂时的，但约6%的患者发展为永久性DI。当血钠高于145mmol/L，连续3h尿量高于2.5mL/（kg·h）或在任一小时超过4mL/（kg·h）时应该考虑该诊断。在没有糖尿、使用甘露醇和肾衰竭的情况下，即使血浆渗透压升高（>300mOsm/L），尿渗透压也是低渗（<300mOsm/L）。这种情况的严重后果是由于抗利尿激素减少引起尿量增多而出现严重脱水和血容量减少。

了解下丘脑-垂体区域手术后出现DI的机制非常重要。最常见的原因是对垂体柄的牵拉或操作引起局部水肿，这种损伤通常导致术后2~6h开始出现暂时性多尿，并在术后1~7d水肿减轻后消失。可以用"三相机制"来解释（见临床要点13）。横断垂体柄或破坏下丘脑正中隆起会导致永久性DI。通常情况下，无论部分或完全性永久性DI，出现时没有病情变化间期。

临床要点13

术后电解质紊乱和DI的三相模式为以下几个阶段：
- 第一，术后头几天多尿。
- 第二，正常尿量或SIADH，SIADH是由于损伤神经元中先前存储的ADH释放。
- 抗利尿激素储备损耗引起的多尿。

有各种成功治疗DI的方法。进行术前神经内分泌评估与计划围手术期治疗方案非常有用，因为这种患者可并发甲状腺和肾上腺皮质激素不足。对于已经存在DI的患儿，在术前，一些内分泌专家不愿使用抗利尿激素替代治疗，而采用限制总液体的方法，常规补液量2倍于正常维持量[换算到体表面积而不是按体重进行计算，即3L/（m²·d）]，医生应意识到这有可能导致轻度高钠血症及口渴，但最大限度地减少了使用抗利尿激素后出现水中毒的风险。其他人宁愿在围手术期暂停长效DDAVP(醋酸去氨加压素，ADH的合成类似物)的使用，并改为间歇肌内注射加压素来控制DI。液体输入过量，正如围手术期去氨加压素维持一样，可能导致低钠性癫痫发作。

若为术后新发DI，应采取以下方案将血钠浓度控制在130~150mmol/L。对这些患者输入水溶加压素有效（20U/500mL）。使用水溶加压素是因为它起效快且作用短暂。然而，它潜在的血管作用（即高血压）意味着需要监护设备进行监护并密切观察。起始输液速度为0.5mY/（kg·h），每5~10min增加0.5mU/（kg·h），直至排尿量减小到小于2mL/（kg·h）。需用量超过10mU/（kg·h）的病例很罕见。一旦尿量小于2mL/（kg·h），加压素输注速度则不再向下调整。也不根据尿量调整液体输入量。抗利尿激素的抗利尿作用本质上是"全或无"的模式，而且水溶性输入是为了产生一种"功能性SIADH"的状态。这种治疗方案认为，血容量正常时肾脏血流量保持正常，但需在儿童患者使用最大剂量抗利尿药物后。因为之后尿量达到最小限度[0.5mL/（kg·h）]，需要密切关注其他反映血容量状态的临床指征。例如，出现无尿伴心率加快或血压降低，可能是血容量不足的证据。抗利尿激素注射不会引起急性肾小管坏死，同时严重的少尿或无尿说明需要增加液体输入而不是减少或停止输注加压素。当使用抗利尿激素时，应限制液体输入，因为在完全抗利尿时，液体过量（口服或静脉内）会导致血容量负荷过度。此外，使用低渗液体（口服或静脉内）可导致危险的低钠血症。将液体量限制到非显性失水，通常为维持量的2/3，可以预防这种并发症。

存在发展为永久性DI风险的儿童，若具有经口摄入能力，应停止静脉输液及输注抗利尿激素，而改为口服。DI的后续治疗要坚持到患儿出现多尿的症状。此时，推荐使用DDAVP治疗，而不是重新输注抗利尿激素。DDAVP是一种作用持续12~24h的合成抗利尿激素，通常是以5~10μg的剂量鼻内给药。口服DDAVP可以按10~20倍的鼻内给药剂量使用。通常在1h内开始发挥抗利尿作用。对于已知 DI 的患儿，只要完整的口渴机能恢复，并且口服药物时不出现呕吐，DDAVP 治疗就可以继续。

4.6.5 围手术期葡萄糖的使用

在术中，应激反应通常能够在无外源性葡萄糖施用情况下保持正常血糖水平。然而，术后的婴幼儿，特别是如果经过了 6~12h 禁食，其在围手术期就有低血糖的风险。因此，建议使用含有葡萄糖的液体以满足基本需要。婴儿需要连续输注 5~6mg/（kg·min）葡萄糖以维持血糖水平。因此，经常使用 2.5%~5% 的葡萄糖生理盐水进行维持。一般情况下，较大的儿童和青少年可耐受 18~24h 禁食。给予外源性葡萄糖的一个风险是危重病的应激反应可诱发高血糖（并导致胰岛素抵抗），反过来可能与神经损伤和不良预后有关。然而，虽然众所周知高血糖症可能加剧局部缺血，但严格控制血糖是否明显有益于患儿目前仍不清楚。因此，我们遵循保守的方法将随机血糖水平控制在正常范围内，即低于 180mL/dL。

4.7 脑松弛及脑水肿的治疗

脑水肿可能在术中打开硬脑膜并见肿胀脑组织的患者中出现，也可能在术后发生。表 4.6 总结了预防及治疗脑水肿的方法。目前尚无证据将这些治疗方法应用于普通神经外科，并且应当注意的是，表 4.6 仅仅是报告了我们的使用方法，通常是从颅脑创伤（TBI）的治疗中借鉴过来。最新的关于婴幼儿、儿童和青少年严重颅脑损伤颅内压升高处理的指导，读者可从脑外伤基金会网站上搜索相关指南（请参见 http://braintrauma.org/coma-guidelines/）。儿科指南第 2 版出版于 2012 年，可以从开放式链接获取。

4.7.1 疑似脑水肿的高渗治疗

两种静脉高渗剂被用于治疗脑水肿：甘露醇和 3% 高渗盐水（3%HS）。3%HS 日益成为渗透疗法首选的静脉高渗剂。由于没有随机对照试验支持这种做法，所以理解这些治疗的优缺点很重要。

表 4.6 限制并治疗脑水肿的干预措施

因素或药物	干预方法
脑静脉回流	抬高头部：如果正在进行开颅手术会增加静脉空气栓塞风险（表 4.5） 使头部位置在正中线上 减小胸腔内压
改善脑灌注压（CPP）	没有相关指南（详见正文） 将平均动脉压控制在正常范围
改善 $PaCO_2$	控制在 35~40mmHg 的正常范围 短时间内轻微过度换气（30~35mmHg）
静脉高渗疗法（详见正文）	甘露醇：0.25~1g/kg 升高血浆渗透压 10~20mOsm/L
麻醉剂（表 4.3）	巴比妥类：引起脑血管收缩并降低 $CMRO_2$ 丙泊酚（表 4.3）
地塞米松	适用于肿瘤及脓肿周边血管源性水肿 并发症包括：应激性高血糖、高血压及感染性休克
低体温	降低 $CMRO_2$，但在 TBI 中无证据表明其有效性 可能仅能避免体温过高
脑脊液引流	如果进入侧脑室可以使用

$CMRO_2$：脑氧代谢率；$PaCO_2$：动脉血二氧化碳分压；TBI：创伤性脑损伤

甘露醇

甘露醇有治疗脑水肿失败的可能。静脉单次剂量推注甘露醇，除了由完整血脑屏障（BBB）保护的区域，3min 内便可分布到其他所有细胞外液。由于甘露醇（分子量182）会引起水分从细胞内流出，故机体组织的细胞外渗透压会急剧上升，以比给药之前更高的容量恢复了细胞内和细胞外的渗透平衡。这种水的转移稀释降低了血清钠浓度。后续肾脏将甘露醇从循环中清除产生了渗透性利尿作用并清除了游离水，进一步升高了全身渗透压及血钠浓度。起始单次剂量甘露醇的有效效应并不改变渗透压，或仅使全身渗透压轻度升高。然而，48h 后重复使用甘露醇，并联合等渗生理盐水使用，将导致血清渗透压和血清钠浓度持续上升。

临床要点 14

单次剂量推注甘露醇后，再次使用将"无反应"：

- 低钠血症在神经病学/神经外科重症监护学中详细描述。
- "无反应"是治疗超过 48h 仍未将血钠浓度提升到 ≥ 1mmol/L，因脑水肿和颅内压升高而接受甘露醇治疗的神经重症监护室里的成人病例中至少有 22% 出现这种情况。

- 在临床实践中，先用 3% 高渗盐水，然后用甘露醇是有意义的。

3% 高渗盐水

正如在 SIADH 的讨论中已经指出，以每千克体重 0.6L 作为钠分布的表观容积，若要预期将血钠浓度快速提高 3~5 mmol/L，那么就应该使用 3% 的生理盐水以 4~6mL/kg 快速静脉输入。表 4.7 总结了治疗脑水肿过程中，血钠浓度改变效应的数据。重要的是血清－血脑屏障－细胞外间隙中的动力学状态。例如，跨越完整血脑屏障达到钠离子平衡的半衰期为 1h，但如果屏障被破坏则时间更短。理论上，这意味着改变血钠浓度作为治疗脑水肿的方法随着使用时间越长，效果将变得越差，除非已经做好准备继续将血钠水平升到非常高的水平。我们还应该从表 4.7 注意到脉络丛所起的作用更像是末梢循环，因为它对钠的反射系数为零。因此，改变血钠浓度在限制脉络丛内跨内皮细胞水运输上毫无作用，但是甘露醇却有一定效果。同样，当血管源性脑水肿加重，人们将期望钠的反射系数下降（从1降到0.93 到 0）。因此，持续重复静脉注射 3% 高渗盐水并非没有风险，它只能产生有限的作用，甚至可能在血脑屏障破坏时加剧水肿。

综上所述，对于急性起病的脑水肿患者，开始

表 4.7 基于 Starling 公式的血脑屏障生理作用

静脉液体	有效渗透压（mOsm/L）	反射系数		表面通透性 [mL/(g×min)]	半衰期
		血脑屏障（BBB）	脉络丛（CP）		
0.9% 生理盐水	285	1.00	1.00	2.4×10^{-4}	1h
20% 甘露醇	1100	0.90	>0.53	1.0×10^{-3}	2.3h
3% 高渗盐水	1026	1.00	1.00	2.4×10^{-4}	1h
白蛋白	–	1.00	–	1.5×10^{-6}	–

根据 Starling 公式：

$J_{毛细管} = L_{毛细管}[(P_{血浆} - P_{组织}) - σ_{蛋白}(血浆\,π_{蛋白} - 组织\,π_{蛋白}) - σ_{盐}(血浆\,π_{盐} - 组织\,π_{盐})]$

驱动压力 = $(P_{血浆} - P_{组织}) - σ_{蛋白}(血浆\,π_{蛋白} - 组织\,π_{蛋白}) - σ_{盐}(血浆\,π_{盐} - 组织\,π_{盐})$

$P_{血浆} - P_{组织}$ 是指血浆和组织之间不同的静水压；π 蛋白，血浆 - π 蛋白，组织是指血浆和组织之间不同的蛋白渗透压；$L_{毛细管}$ 是指毛细管的渗透系数；$J_{毛细管}$ 是指毛细管水流量；σ 是指渗透反射系数；R 是指通用气体常数（$0.082 L \times atm/mol \times K$）；T 是指绝对温度（开氏度）；$C_{溶质}$ 是指非通透性溶质的浓度，血浆 π 溶质是指血浆中溶质渗透压。表面通透性决定了毛细管渗透系数；半衰期，完整血脑屏障对于不同物质的交换半衰期。详见正文

时使用3%高渗盐水达到急性控制，但应该同时使用甘露醇（分子量182，在血脑屏障反射系数为0.9）。

4.8 失 血

神经外科的操作可能会导致手术损伤，从而引起术中无法控制的出血。例如，在内镜脑室切开术中，有损伤基底动脉及其分支的风险，这将导致出血和血流动力学不稳定。在这种情况下，很可能需要紧急开颅以及其他抢救治疗（例如，静脉输液、升压药、血液和血液制品、100%氧气机械通气及ICP定向疗法）。涉及开颅的手术，在手术过程中可能有某种程度的累积失血，应该将血液回输。

4.8.1 大量失血

婴幼儿颅内肿瘤手术或颅缝早闭整复术过程中可能会出现大量失血。当血液损失达到手术前血容量的50%~75%（或40~60mL/kg）时，有可能出现凝血功能紊乱。在这个水平上，应化验血清凝血酶原和部分促凝血酶原时间，必要时输入新鲜冷冻血浆。凝血和抗凝之间的平衡紊乱可能是复杂的（例如，某种程度的高凝状态可能与血液稀释有关，或者当失血接近血容量的100%时，凝血因子耗竭而出现凝血障碍），通常需要血库的建议及运输血制品。医院应该有大量输血预案，对于必然的术中输血应提前预防，并采用特殊的输血预案。这一方案可能包括预期使用氨甲环酸、新鲜冰冻血浆、血小板、冷沉淀剂和葡萄糖酸钙。术后应密切观察通过引流而丢失的血液，以及显著失血（心动过速、低血压、低碳酸血症和收缩压呼吸变化）的体征，应及时发现并采取治疗。

4.9 术后疼痛和镇静管理

理想的情况下，术后神经外科患者应感到舒适并处于清醒状态，能充分配合完成一系列神经系统检查，并且没有过度换气及其对于脑血流动力学连带效应的风险。但在儿科，由于患者发育和理解力的差异达到这些目标可能很困难。

4.9.1 镇 痛

每个患者都应该有年龄相关的疼痛评估。医生应该熟悉自己机构内各种正在使用的量表，例如，针对婴幼儿的修订婴幼儿疼痛量表，或者针对年龄较大儿童的视觉模拟量表。即使是最小的头皮切口也会引起术后疼痛。颈部周围手术可能会导致显著的颈背部痉挛，需要规律使用肌肉松弛剂。术后肌松剂和镇痛方案应在交接时（表4.2）就进行讨论，因为术中情况会影响术后最佳治疗方案的选择。例如，短效阿片类药物（如芬太尼、瑞芬太尼）可能已与长效剂（如吗啡）一起使用。先前瑞芬太尼的用量与随后阿片类药物的耐受相关联，导致术后阿片类药物的高需求量。所有的医院都有疼痛治疗，而且术后应有相关预案（其中包括患者自控或护士控制使用镇痛、呼吸抑制和嗜睡监测，以及采用纳洛酮进行麻醉逆转的适应证）。虽然静脉内阿片类制剂经常使用，但辅助使用其他试剂，如对乙酰氨基酚和非类固醇抗炎药（NSAID），除了减少阿片类药物的使用剂量，还能减少呼吸抑制和神经系统功能损害的风险。表4.8列出了儿童术后可能需要的药物剂量。

4.9.2 恶心和呕吐

术后恶心和呕吐很可怕，并且可以导致脑流体力学变化，不利于开颅术后的良好恢复。这在婴儿和儿童中发生频繁，应预防性使用止吐药物。通常的做法是在术中给予相应药物（表4.8）。对婴儿和儿童使用患儿所在医院更喜欢使用的药物。一些药物可能可以更好地防止呕吐，但对恶心不起作用。

4.9.3 重症监护室的镇静和镇痛

对一些在重症监护室（ICU）长期治疗的患者，需要使用阿片类和苯二氮䓬类联合持续输注维持低水平的镇静及镇痛。理想的镇静剂包括短效的或可间歇撤回以方便评估的药物。适合成人的一些药物不适合儿童，而在儿童中广泛使用的药物

表 4.8 儿童术后镇痛、止吐药物使用剂量

药物	剂量	作用
对乙酰氨基酚	口服：10~15mg/kg，q4h 儿童直肠给药：起始剂量 30mg/kg，后续剂量 20mg/kg，q6h 新生儿直肠给药：起始剂量 30mg/kg，后续剂量 20mg/kg，q12h	镇痛 儿童最大剂量为：100mg/kg 或 4g/d，按两者中较低者计算 婴幼儿最大量为：75mg/(kg·d)
羟考酮	口服：0.05~0.15mg/kg	镇痛
吗啡	儿童及婴幼儿（大于2个月）静脉注射：以0.025~0.1mg/kg 量递增 患者自控镇痛泵（PCA）：单次剂量10~20ug/kg，8~15min 自动停止，基础剂量 0~30ug/(kg·h)	镇痛 给药间隔将受半衰期影响（大于2月龄的婴幼儿半衰期为 2h） PCA 4h 限制在 250~400ug/kg
昂丹司琼	静注：0.15mg/kg	止吐
地塞米松	静注：0.062 5~1.0 mg/kg	止吐

q4h：每4h 1次；q6h：每6h 1次；q12h：每12h 1次

在成人中用得很少。对于机械通气的儿童，最常用的镇静剂是咪达唑仑。建议滴定药物到明确的镇静程度，并定期停药以防止过度镇静和耐受。婴儿和儿童接受镇静剂输注超过 5d，当突然停止输注时存在戒断反应的风险。至于镇痛，应仔细滴定阿片类药物（如吗啡和芬太尼），以减轻开颅手术后疼痛但保持患者意识清醒。患者自控镇痛可能会有所帮助。

丙泊酚是一种强效、超短效镇静催眠剂，对成人神经重症监护非常有用，但在儿童应用有限。这是因为长时间使用可能引起丙泊酚输注综合征，包括致死性的心动过缓、横纹肌溶解、代谢性酸中毒及多器官功能衰竭。而该综合征的机制仍不清楚，但似乎与治疗持续时间和累积剂量有关。这些问题较少见于成人。有些医疗机构提倡对儿童使用丙泊酚时应严格控制，但一般仅限于手术麻醉及镇静，并且持续镇静时限制时间（<24h）。

美托咪啶（静脉 α_2 激动剂）是一个较新的药物，有时作为超短效单用镇静剂在术后使用。涉及儿童的研究是初步的，仅有一些中心的病例报告。该药物在 ≤ 24h 使用是有效的。阿片类药物交叉耐药性使其成为治疗芬太尼或吗啡戒断症状的有效药物。静脉注射时可观察到血压短暂升高，当镇静加深时会出现低血压和心动过缓。

4.10 癫痫发作和癫痫持续状态

术后癫痫罕见，但确实具有破坏性影响的可能。术前已知的癫痫患者应该要有术后癫痫控制计划。苯妥英钠通常用于预防，但维持治疗剂量的血药浓度比较困难。临床上使用左乙拉西坦药物更频繁，可能是因为更方便。这两种药物都可以静脉内给药，但是，相比于苯妥英钠，左乙拉西坦给药时不需要心电监测和血流动力学监测。两者都不需要进行血药浓度水平监测来避免毒性反应。儿童其他经常使用的抗癫痫药物包括苯巴比妥、卡马西平和丙戊酸。

癫痫持续状态可以使用劳拉西泮（0.1mg/kg）治疗，静脉内推注，时间不少于 2min。如果起始剂量无效，劳拉西泮可在 10min 后重复进行推注，并且可以与磷苯妥英（20mg/kg）静脉内联合推注。苯巴比妥（20mg/kg）也是一种有效的一线抗癫痫药。同样，大多数医院都会有癫痫紧急治疗及药物使用规范，应使用医生自己熟悉的药物及治疗。

4.11 脑死亡

婴儿和儿童脑死亡是一种临床诊断，判定时的神经功能缺失并存在已知可逆的昏迷原因为基

础。美国儿科学会最近更新了1987年专家组推荐的婴儿和儿童脑死亡判定指南。这些指南是开放式访问并且可以从美国卫生署及人类医疗卫生研究网站获取（详见 http://www.guideline.gov/content.aspx?id=34605）。在这个最新的文件中，脑死亡的诊断需要在确认了已知的昏迷机制及原因后进行诊断，做出诊断时患儿必须体温正常、血压正常、氧浓度正常，而且没有混杂毒素或药物的影响。检查旨在确认皮层和脑干功能完全消失。呼吸暂停试验（尽管 $PaCO_2$ 从 40mmHg 的基线增高到 60mmHg 以上但仍无呼吸运动）是最后进行的。为了确认不可逆性，与年龄相关的观察时限是必要的。30 日龄以内的婴儿观察 24h，30d 以上的婴儿及年龄小于 18 岁的儿童观察 12h。第一次检查决定患儿是否符合脑死亡公认的神经系统检查标准；第二次检查确认脑死亡处于无变化和不可逆的状态。建议在心跳呼吸骤停或其他严重急性颅脑损伤后应该推迟 24h 进行神经功能的评估，如果在检查中有疑问或不一致则需要推迟更长时间。

辅助检查如脑电图和放射性核素脑血流量检查不是脑死亡诊断所需要的，也不用于代替临床检查。如果对神经系统检查结果不确定，有药物或代谢作用存在，或由于患者医学不稳定性导致其不能安全地完成临床检查或呼吸暂停测试时可以使用这些研究。

熟悉成人治疗的医生会发现儿童和成人之间脑死亡标准有直接差异：对于儿童，进行两次检查；而成人的指南表明，一次检查就足够了。应该熟悉自己所在机构脑死亡判定的规定——美国所有的医疗中心都有自己的核查单和政策文件。

第5章

儿童神经外科手术的体位

Jonathan A. Pindrik, Sheng-fu Larry Lo, Edward S. Ahn

5.1 简介和背景

手术体位是所有神经外科亚专业手术方案的重要组成部分，包括儿童神经外科。头、颈、脊柱的位置需要根据具体手术方式仔细考虑，包括充分暴露目标、保证患者安全、方便外科医生操作。婴幼儿、儿童、青少年在解剖方面存在细微差别，需要特殊考虑以保证患者安全。关键因素包括前囟未闭、颅骨缝融合、颅顶穹窿厚度、颈椎椎旁肌肉的强度和体积、躯干和肢体大小。仔细考虑这些因素，联合外科医生、护士、麻醉团队进行开放式交流，确定安全的手术体位以最理想的方式暴露儿童神经外科手术部位。

5.2 手术细节和术前准备

5.2.1 刚性颅骨固定

由于婴幼儿的颅骨发育不成熟，所以进行刚性颅骨固定具有挑战性。尽管儿科患者颅骨固定使用普遍，并且相关的并发症报道频繁，但目前没有关于它的标准推荐指南。在不同年龄组，颅骨厚度会发生变化，使颅骨固定统一准则变得复杂。有些儿童神经外科中心对1~2岁的儿童以低于30磅的力（通常在小婴儿≤20磅）实施钢钉固定[1]。然而，由于钉子在颅骨上没有充分固定，低于30磅力时会有钉头滑动的风险[2]。大多数儿童神经外科中心（包括作者所在的机构）对3岁及以上儿童实施钢钉固定时力度从30~40磅开始递增（图5.1）[1,3]。对于颅骨正常发育的年龄较大的儿童和青少年固定力度可以增加到成人水平（60磅，使用成人钉）[1]。虽然颅骨厚度随年龄增长而增加，但不同年龄组患者之间存在高度变异性[1]。1岁以下婴儿的颅骨厚度通常为2~3mm。其他因素如慢性脑积水，导致年龄较小的儿童颅骨变薄[3-4]。因此，刚性颅骨固定需要为每个患者仔细制订个体化的方案。

为了减少儿童颅骨固定的风险，推荐替代方法来实现安全颅骨固定。术前头颅计算机断层扫描（CT）评估颅骨厚度，可验证应用刚性钉固定的可行性[3]。此外，上钉时避免固定颞骨鳞部（如果可

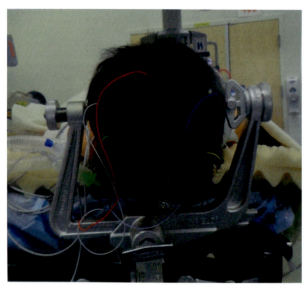

图5.1 刚性颅骨固定。对于中线俯卧位，使用Mayfield头架以40磅的颅钉压力（在年幼的儿童）进行刚性颅骨固定可提供足够的稳定性支撑头部

能的话）可以降低颅骨骨折的风险[3]。儿童用的钉更短、更钝，并且钉尖较钝，有助于防止颅骨穿孔。对于3岁以下的患儿，固定颅骨其他方法包括：三点固定颅骨时，用橡皮塞或圆盘加固颅钉；联合使用标准马蹄形头垫和颅骨固定系统；或联合使用马蹄形头垫和"U"形胶布进行颅骨固定[1-3,5]。联合马蹄形头垫或充气袋来支撑头部重量，然后就可单纯使用颅钉或胶布固定头颅[1,3,5]。

5.2.2 仰卧位

仰卧位时患者以背部和躯干为支撑躺在手术台上。这种体位方式适合各种神经外科手术（表5.1）。将患者重量分散到有足够软组织和肌肉组织的体表区域，仰卧位通常避免了许多与其他体位方式（俯卧位、侧卧位、坐位）相关的潜在风险和并发症。

脑室分流置入或调整

采用仰卧位可以安全有效地完成额部、顶部和枕部入路的脑室分流置入或调整。额部的分流管操作需要头部位置为中立或近似中立，顶部或枕部的分流一般需要将头转向对侧。大多数儿童颈部柔软（除非斜颈、挛缩、前枕颈融合），可以适当转动头部。除了头部旋转，还可将一个小到中等尺寸的垫子（布巾或凝胶卷）放置在同侧躯干下方将有助于手术部位的暴露。患者的躯干可以保持在中间位置，将上肢蜷起并在侧面垫起。这样仰卧、躯干保持在中间位置的体位适合各种方式的远端分流置入（脑室心房分流术、脑室胸腔分流术、脑室腹腔分流术）。简单的或脑室扩张的脑积水，进行近端分流调整或置入通常不需要进行颅骨固定。在这种情况下，将头部放置在圆形泡沫垫或用软棉包裹加固的小脑（马蹄形）头枕上（图5.2）。复杂型脑积水或脑室狭窄（裂隙脑室综合征），可能需要颅骨固定以便术中进行无支架立体定位导航。

额叶、颞叶、顶叶或颅底肿瘤切除术

根据病变位置，大多数额叶、颞叶、顶叶区域或颅底病变可以采用仰卧位处理。中线病变冠状入路时通常采用中立头位、颈部微屈，单侧病变通常需要头部转向对侧，将一个小到中等的垫子放置在同侧肩胛或躯干下方有助于转动头部。根据颅底病变切除需要，轻微的头部倾斜和颈部伸展可以使同侧额叶从前颅窝分离。由于颈椎椎旁肌肉组织薄弱，颈部操作（包括旋转、前屈、后伸）应小心进行。过度屈曲或"扭曲"颈部可能会导致颈内静脉（IJV）闭塞，影响颅内静脉回流并升高颅内压（ICP）。刚性颅骨固定使术中神经导航能够进行并可防止出现手术关键部分头部轻微活动（颅骨切开术，打开硬膜，肿瘤切除术）（图5.3）。

表5.1 神经外科不同手术体位举例

仰卧位	俯卧位	侧卧位	坐位
脑室分流置入或调整	Chiari畸形（Ⅰ、Ⅱ型）减压	腰大池腹腔分流鞘内巴氯芬泵置入或调整	颅后窝肿瘤或病变切除
ETV	幕下肿瘤或病变切除术		松果体区肿瘤切除
幕上蛛网膜囊肿内镜造瘘术	枕部肿瘤或病变切除术	颅后窝外侧或桥小脑角池病变切除的乙状窦后入路	枕部肿瘤或病变切除
幕上肿瘤活检或切除	脊髓脊膜膨出修复		
经鼻内镜颅底病变切除	小脑出血或水肿（脑梗死等）的枕下减压术		
癫痫灶Ⅱ期监测或切除			
迷走神经刺激器植入或调整	后方入路颈、胸、腰椎手术		
臂丛神经探查和修复	后穹窿扩展重建（俯卧位，头部固定）		
幕上SDH或EDH清除			
额骨、颞骨、顶骨骨折修复			
大骨瓣减压术			
开放式颅缝早闭整复			
头颅缩小或扩张			

ETV：内镜下第三脑室造瘘术；SDH：硬膜下血肿；EDH：硬膜外血肿

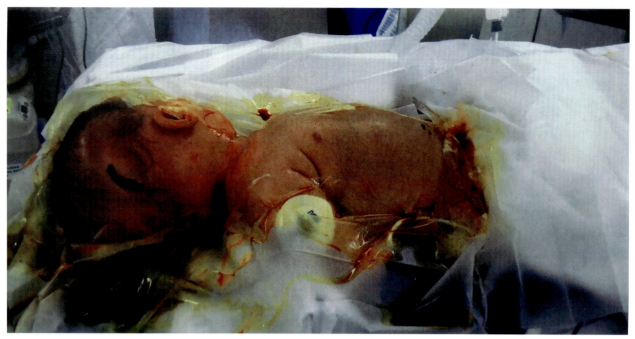

图 5.2 仰卧位脑室分流管置入。标准仰卧位,头转向对侧并放在马蹄形头枕上,便于接近脑室分流管和远端腹腔分流管置入位点

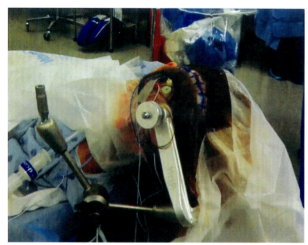

图 5.3 颅骨固定和无框架立体定向导航。刚性颅骨固定能够在术中允许使用导航系统,并能在颅内及神经肿瘤手术的关键步骤保持头颅固定

侧脑室和第三脑室内镜手术

通过冠状位颅骨钻孔进行侧脑室和第三脑室内镜手术时通常采用仰卧、头部中立位(图 5.4)。内镜下第三脑室造瘘术(ETV)通常可以在不固定头颅的情况下进行,头放置在软棉包裹加固的小脑(马蹄形)头枕上。蛛网膜囊肿内镜造瘘术时,根据囊肿位置可能需要不同的头位和角度。例如,颞部或中颅窝蛛网膜囊肿可以将头部向对侧旋转,以便于通过最薄的皮质抵达囊肿,并将囊肿造瘘进邻近脑池或脑室。

臂丛神经探查和修复

探查和(或)修复臂丛神经需要从额外的可变因素来考虑体位。为了检测上肢运动情况而进行神经刺激时,需要对手术区域涉及的上臂、前臂及手进行无菌消毒,或使用部分透明的手术布巾。此外,

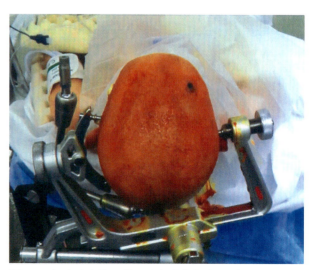

图 5.4 仰卧位内镜下第三脑室造瘘术(ETV)。通过冠状位颅骨钻孔进行立体定向辅助ETV时采用的标准体位:仰卧、头部中立位、颈部略屈曲,连接带有参考标记的神经导航

为了获得自体移植重建所需的单侧或双侧腓肠神经移植物，要对一侧或双侧下肢进行无菌准备，患者还需要可以抬高下肢并固定在某一位置的器械，婴幼儿除外（或者腓肠神经移植物可以在手术的第一阶段于患者俯卧位时获取）。仰卧位、头向对侧旋转，枕在圆形泡沫垫上，可以充分暴露臂丛神经。锁骨上和锁骨下入路探查臂丛神经时使用类似的体位。远端探查手臂上的周围神经分支时要求肘伸直、肩外展，并将需要无菌准备的上肢放置在臂托上（图 5.5）。

5.2.3 俯卧位

俯卧位时依靠面部、腹侧躯干和四肢支撑躺在手术台上。这比标准的仰卧位风险大，俯卧位时需要仔细考虑以尽量减小身体受力部位的压力。存在风险的解剖区域包括面部和眼球、青春期女孩的乳房、超重或肥胖患者的腹部、臀部、男性外生殖器和其他受压的结构。保护垫有助于减少这些风险，通过垫起结实的区域（胸部、臀部）使软组织结构（乳腺、腹部、男性外生殖器）自然下垂。将卷起的布巾或手术巾横向放置在胸部及臀部下面，这种方式适合新生儿和婴儿俯卧位。年龄较大的患者（儿童、青少年）可以用凝胶卷（软棉包裹加固）沿躯干两侧纵向对齐垫起。上肢应放在身体两侧（拇指向下），头颅和颈椎手术时用泡沫垫垫起，或胸腰椎手术时放在臂托上（肩外展 90°，肘屈曲 90°）。如果没有刚性固定颅骨，应将头颅面部朝下放置在小脑（马蹄形）头枕或特殊的泡沫垫上，不与眼睛、鼻子、嘴巴、气管导管接触。外科医生和麻醉师都应检查眼周压力，以减小传送到眼球的压力。手术及护理团队的成员也应该检查所有受力部位有合适的衬垫，所有软组织结构（乳腺、腹部、外生殖器）自然下垂。俯卧位潜在的缺点包括减少了脑脊液（CSF）和血液的引流，增加了气道压力[6]。

幕下手术

对于幕下或颅颈手术（Chiari 减压术、颅后窝病变切除术、枕下开颅术）的体位，通常遵循标准原则。如前所述，3 岁以下患儿可以不采用刚性颅骨固定。然而，年龄较大的患者（儿童和青少年）应考虑刚性颅骨固定（图 5.6）。身躯俯卧在手术台上，肩膀刚刚超过手术台边缘，以方便头部位于合适体位并防止下巴受压。屈颈并后移头部从而突出显示枕下区域。此外，这些方法增加了颅颈交界区及上颈椎的暴露。下巴和颈部或胸骨切迹之间保持两指宽的间距，可以避免颈部过度屈曲及静脉流通受阻。小脑幕上颅后部（枕部）病变的体位类似上面做描述的体位，并不需要颈部过度屈曲。

5.2.4 侧卧位

侧卧位是患者的躯干和一侧下肢支撑体重。侧卧位及长椅卧位应用于腰大池 – 腹腔分流、鞘内注射巴氯芬泵置入或调整以及颅后窝外侧或桥小脑角病变的乙状窦后入路。

后述几个指导原则可以降低侧卧位的挑战性。

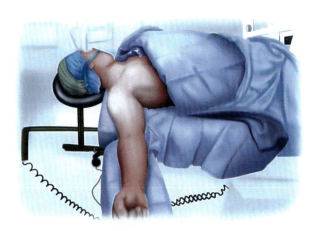

图 5.5 臂丛神经探查和修复的体位。臂丛神经探查和修复通常需要根据损伤程度决定选择锁骨上或手臂上入路。将外展的、做好无菌准备的上肢放置在臂托上

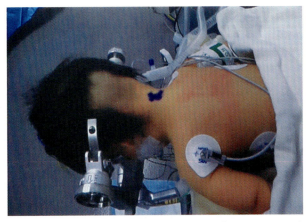

图 5.6 中线俯卧位。采取中线俯卧、颈部屈曲体位，并刚性固定颅骨，充分暴露枕下区和颅颈交界区

伸展下方支撑下肢、屈曲上方下肢（这个体位可能根据外科医生的偏好而变化），并在双下肢之间垫上枕头以帮助稳固下半身和放松同侧髂腰肌。与身体轮廓一致的充气垫有助于稳定躯干。然而，在腰大池 – 腹腔分流和鞘内注射巴氯芬泵置入时，垫子应适当弯曲以接近腰椎后正中及侧腹部区域。将腋窝卷垫或凝胶垫放在一侧腋窝下对该区域提供缓冲和支持。

长椅卧位结合刚性颅骨固定，头部旋转至对侧朝向地面，暴露枕下乙状窦后区域（图5.7）。将患者躯体和周围的充气垫放在手术台上，肩部水平超出手术台上缘，用 Mayfield 连接装置（Integra, Plainsboro, NJ, USA）上的泡沫垫和被单舒适包裹下方支撑的上肢。非承重上肢垫一个枕垫，用泡沫垫和胶带包裹躯干及其周围充气垫（抽吸辅助成型后）进行保护。与其他体位一样，所有着力点和邻近刚性结构的解剖区域都应进行检查，避免过度压迫。

5.2.5 坐 位

坐位在除美国外的其他国家使用更为频繁，由于坐位可引起围手术期风险而限制了其在大多数美国医疗中心的使用。这个体位为上半身抬高 90°~100°，颈部微屈曲，使头向前倾斜约 20°~30°（图 5.8）[7-8]。与俯卧位一样，通过使下巴和颈部或胸骨切迹之间保持两指宽的间距以避免颈椎过度屈曲[7-8]。坐位的优势包括自然的解剖定位、增加了手术区域暴露、增加脑脊液和血液引流，由于加强了静脉回流而降

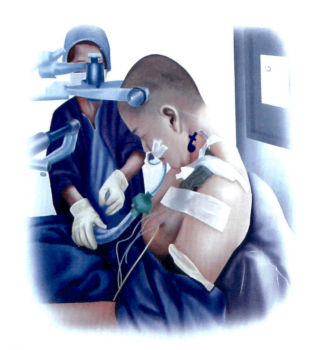

图 5.8 坐位。坐位有助于颅后窝、枕部和松果体区病变手术区域的暴露，但存在多个显著风险，限制了其在大多数美国儿童神经外科中心的应用

低了颅内压，同时降低气道压力而改善了通气，并且能够观察到刺激脑神经所产生的面部反射[6-9]。一些主要的缺点包括静脉空气栓塞（VAE）、反常空气栓子（PAE）伴心脏或终末器官缺血、血流动力学不稳定或低血压、颅内积气或张力性气颅、术后幕下出血、上呼吸道和舌水肿，以及脊髓损伤、压迫或牵拉导致的周围神经损伤（包括臂丛神经损伤）[6-9]。此外，外科医生手部位置不当或紧张也是这个体位不受欢迎的原因。

术中检测 VAE 的技术包括经食管超声心动图（TEE）或经胸多普勒超声（pcDUS），测量呼气末二氧化碳压力（PECO$_2$）和动脉插管连续监测平均动脉压（MAP）[6-9]。术前 TEE 可以帮助诊断卵圆孔未闭（PFO），因其会增加 PAE 的风险，故被公认为坐位禁忌证[8-9]。PECO$_2$ 和（或）MAP 急剧下降（心率加快），伴随 pcDUS 和 TEE 的阳性结果，提示临床相关的 VAE[6,8-9]。其他保障坐位患者安全性的监测技术包括感觉和运动诱发电位（SSEPs，MEPs）。

降低 VAE 风险的方法包括液体管理，年龄较大患者用抗重力或抗休克制服，年龄较小儿童用下

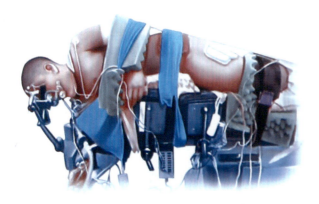

图 5.7 长椅卧位。长椅卧位采用刚性颅骨固定、充气垫、大量布巾垫及胶带进行安全固定，并充分暴露枕下外侧及乙状窦后部区域

肢松紧带并将下肢抬高[6-9]。这些措施有助于保持充足的全身及脑静脉压以防止下肢静脉淤滞。正常血碳酸和正常呼气末正压（PEEP；5~10cm H_2O）的机械通气以及中心静脉导管置入是其他用来预防或监测 VAE 的技术[6-9]。此外，开颅手术骨窗边缘应涂抹骨蜡或覆盖止血剂促进板障静脉闭塞[7-9]。确认为 VAE 的病例，预防不良后遗症的方法包括用盐水浸泡的棉片或吸收性明胶海绵覆盖暴露的静脉窦，用盐水冲洗手术区域[7-9]。可以倾斜手术台使患者头部降低[7-8]。颈静脉压迫可以帮助辨别硬脑膜静脉窦空气进入的部位，通过缝合、肌肉或筋膜堵塞或止血夹夹闭来进行修复[7-9]。在血流动力学不稳定或衰竭时，可以倾斜手术台使心脏右侧升高，麻醉团队可以尝试通过中心静脉导管从右心房吸出 VAE[7-8]。神经外科和麻醉团队之间的沟通有助于降低 VAE 风险及防止其不良后遗症。

5.3 预后和术后管理

成功的儿童神经外科体位摆放应让患者及外科医生都感觉舒适，并能够成功完成手术，无体位相关的并发症发生。虽然与体位相关的不良事件不常见，但需要仔细检查以避免其发生。坚硬的手术床与皮肤接触的部分，尤其是骨表面或皮下软组织较少的部位，可能会导致压迫性溃疡和皮肤不适或破溃[10]。这些并发症大多数可以通过使用足够的衬垫及注意压迫部位来预防。下方支撑的身体表面承受中等体重时可能会出现肌肉坏死，尤其当手术时间持续较久时[10]。颅钉固定有引起头皮裂伤、凹陷性颅骨骨折、硬膜外血肿、硬膜撕裂、硬膜下血肿、脑皮质裂伤或挫伤、脑脊液漏、分流硬件穿孔的风险[1,3]。根据他们的程度，凹陷性颅骨骨折或硬膜外血肿可能需要紧急手术干预。尽管使用儿童颅钉可增加手术的安全性，但其会带来局部皮肤压迫或坏死的风险，特别是在长时间的手术中。

患者体位及躯体摆放会产生体位相关并发症。过度头部旋转联合颈部屈曲或伸展可能导致术后颈部不适或罕见的上颈椎不稳定[11]。如果早期发现，上颈椎旋转半脱位可通过复位进行保守治疗或外固定治疗[11]。颈部过度屈曲可导致静脉流出道梗阻从而引起术中颅内高压。俯卧位，头部放置在马蹄形头枕上，需要注意眼压以避免眼部并发症（缺血性视神经损伤）[1,10]。长时间牵引或压迫四肢可能会导致暂时性或永久性术后周围神经损伤（臂丛神经损伤、尺神经压迫性病变、桡神经麻痹）[10]。其他体位相关并发症包括先前积聚在头枕及手术台上的溶液导致的面部或身体灼伤。

参考文献

[1] Berry C, Sandberg DI, Hoh DJ, et al. Use of cranial fixation pins in pediatric neurosurgery. Neurosurgery, 2008, 62（4）:913–918, discussion 918–919.

[2] Agrawal D, Steinbok P. Simple technique of head fixation for image-guided neurosurgery in infants. Childs Nerv Syst, 2006, 22（11）: 1473–1474.

[3] Vitali AM, Steinbok P. Depressed skull fracture and epidural hematoma from head fixation with pins for craniotomy in children. Childs Nerv Syst, 2008, 24（8）: 917–923, discussion 925.

[4] Wong WB, Haynes RJ. Osteology of the pediatric skull. Considerations of halo pin placement. Spine, 1994, 19（13）: 1451–1454.

[5] Sgouros S, Grainger MC, McCallin S. Adaptation of skull clamp for use in image-guided surgery of children in the first 2 years of life. Childs Nerv Syst, 2005, 21（2）: 148–149.

[6] Orliaguet GA, Hanafi M, Meyer PG, et al. Is the sitting or the prone position best for surgery for posterior fossa tumours in children? Paediatr Anaesth, 2001, 11（5）: 541–547.

[7] Lindroos AC, Niiya T, Randell T, et al. Sitting position for removal of pineal region lesions: the Helsinki experience. World Neurosurg, 2010, 74（4/5）: 505–513.

[8] Jadik S, Wissing H, Friedrich K, et al. A standardized protocol for the prevention of clinically relevant venous air embolism during neurosurgical interventions in the semisitting position. Neurosurgery, 2009, 64（3）: 533–538, discussion 538–539.

[9] Dilmen OK, Akcil EF, Tureci E, et al. Neurosurgery in the sitting position: retrospective analysis of 692 adult and pediatric cases. Turk Neurosurg, 2011, 21（4）: 634–640.

[10] Harrop JS. Patient positioning: is it really a big deal? World Neurosurg, 2012, 78（5）: 440–441.

[11] Heary RF, Reid P, Carmel PW. Atlantoaxial rotatory fixation after ventriculoperitoneal shunting. Neuropediatrics, 2011, 42（5）: 197–199.

第6章

儿童神经外科手术中的神经电生理监测

Daniel M. Schwartz, Andrew Paul Warrington, Anthony K. Sestokas, Ann-Christine Duhaime

6.1 简介和背景

儿童神经外科的目标是用手术方法治愈或改善神经系统疾病，最大限度地造福于患儿，同时尽量减少风险。术中神经生理监测是实现这些目标的重要方式之一。神经电生理监测的历史及其在外科手术中的应用，随着其他技术观念一起在神经外科手术中发展演变。术中监测是一个相对"年轻"的领域，对于普通神经外科医生，尤其是儿童神经外科可能会因不同的监测模式而有不同的经验。

术中监测最早的用途之一是在桥小脑角和耳科手术过程中对脑神经进行监测，目的是最大限度地预防并减少神经结构的损伤。涉及这一新兴领域的专业人员通常具有听力学背景。另一个术中监测的早期应用是在癫痫手术中进行皮质脑电监测评估致痫组织，通常由专门从事癫痫的神经学家或神经生理学家进行。随着体感及之后的运动诱发电位用于脊柱侧弯和脊柱肿瘤手术，术中监测即从这些不同谱系中产生并开始扩展成为一个独立的专业领域。由于其在儿童中的应用可能涉及生理成熟、疾病进程和麻醉因素的差异，因此儿童神经电生理监测需要额外的经验，并由此出现了进一步的亚专业分科。目前，其实践模式、培训、资格认证过程以及术中监测监督在不同组织、专业和机构之间存在差异。本章对儿童最常用的监测模式、麻醉剂影响、儿童神经外科术中出现的典型案例、监测的作用和局限性，以及从手术视角等内容进行了概述。虽然这些成果都是从大量的儿童术中监测经验及研究中总结的，但应记住的是不同的医生可能会以不同的方式实现这些目的，并且这个领域会随着研究和技术的进步而不断发展。

6.2 概述及神经监测的目的

多模态（诱发电位、肌电图、脑电图、脑血流）术中神经生理（ION）监测在儿童神经外科已经很常见。ION 在儿童神经外科中的应用是多层面的：

- 持续评估存在医源性损伤风险过程中的中枢和周围神经系统功能的完整性，涉及相关解剖结构、传导通路和血管供应。
- 识别和验证特殊神经解剖结构及标志，无论其隐藏在术者视野中或在术者视野外，无论其解剖结构是异常的还是发生畸变的。
- 帮助指导用于治疗神经系统疾病（如癫痫、肌张力障碍）的神经刺激器或记录电极的放置。
- 在手术干预前提供病灶的术中诊断（如神经松解术）。

这些不同的目的可以通过技术手段监测功能及定位功能区或相关结构来实现。本章的重点是多模态 ION 在儿童神经外科手术中的广泛应用。

6.3 儿童术中神经电生理监测模式

6.3.1 体感诱发电位（SSEP）

自从 Nash 及其同事[1]开创性地描述了在儿童

脊柱畸形矫正手术中连续记录下肢体感诱发电位以评估脊髓功能以来，体感诱发电位（SSEP）已成为神经监测的主要模式，用来检测沿外周感觉神经、神经丛及从脊髓至感觉皮层整个神经轴传导通路是否存在破坏。

简而言之，体感诱发电位是通过刺激外周神经引出的，代表性的是下肢胫后神经及腓神经或上肢尺神经及正中神经。下肢体感诱发电位可以评估脊髓-内侧丘系（DC-MLS）沿着整个神经轴（即脊髓、脑干和大脑半球）的功能，而上肢诱发电位评估 DC-MLS 在脊髓颈段及头部的功能。

通过胫后或腓神经刺激引发的上行感觉信号通过背侧骶神经及腰神经根进入相应的脊髓节段水平（S_1~L_4），并且可以通过多种途径在脊髓中继续上行。普遍的共识是，脊髓背侧系统通路是 SSEP 传导的主要场所[2-4]。其他通路，如背侧脊髓小脑束和前外侧束，也可能用来监测脊髓功能的早期体感诱发电位[5-7]。

沿脊髓上行传入的神经信号进入脑干延髓核。由于在髓核（皮质下）位点之前没有传入通路突触联合，所以低位脑干水平记录到的 SSEP 主要反映外周神经纤维和脊髓白质的完整性。经过髓核之后，神经通路传导的 SSEP 作为内部弧形纤维系统，在脑干交叉并上升至内侧丘系通路投射到丘脑；丘脑存在另一个突触连接，依次投射至感觉运动皮层，在皮层中可能会发生额外的突触相互作用。

神经系统的发育成熟度对决定婴儿 SSEP 记录成功起主导作用，特别是那些小于 3 个月的婴儿。与成年人相比，婴幼儿肢体长度较短，周围神经纤维直径较小，且中枢神经系统的髓鞘形成不完全，导致在皮层下和皮层水平 SSEP 潜伏期出现相反的改变。例如，从放置在颈椎附近的电极记录皮层下反应，潜伏期更短，而从放置在躯体感觉皮层区域的电极记录到的反应时间相对于正常成人延长。6~8 岁的儿童，体感通路发育成熟，从而中枢神经系统的传导速度与正常成人相差无几。

由于神经系统未成熟，皮层体感诱发电位对于下肢（胫后神经）的刺激通常明显不稳定并且振幅不足，无法对 6 个月以下的婴儿进行可靠有效的神经监测。相反地，皮层体感诱发电位对于上肢（正中神经和尺神经）的刺激通常存在，且更可靠。

需要记录小于 6 个月的婴儿尺神经诱发电位时要减少刺激重复率，有助于克服中枢神经系统髓鞘不成熟导致的影响（图 6.1）。观察到如果使用

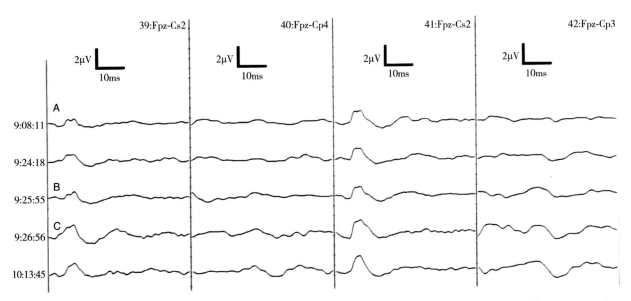

图 6.1　3 个刺激频率交叉刺激 5 月龄婴儿的左侧（分别为 1、2 列）和右侧（分别为 3、4 列）尺神经，测得的皮层下和皮层体感诱发电位如图所示，3 个频率分别是：（A）4.1 Hz，（B）3.1 Hz，（C）2.1 Hz。在常规电极位置 Fpz 和上颈椎（Cs2）之间记录皮层下反应。在 Fpz 和 Cp4（左侧尺神经刺激）之间、Fpz 和 Cp3（右侧尺神经刺激）之间记录到的皮层反应

4.1~5.1Hz的刺激重复率监测该患者皮层诱发电位，那么神经监测医生可能会断定反应很不稳定并且出现衰减，从而无法对出现的损伤进行可靠有效的监测。

儿童SSEP监测使用的记录电极与成人是相同的。然而，神经监测医生必须认识到儿童的颅缝和囟门可能是开放的。因此，在放置皮下针状电极时应小心注意远离这些区域，以避免刺伤硬脑膜。

6.3.2 经颅电刺激运动诱发电位（tceMEP）

经颅电刺激运动诱发电位（tceMEP）是经颅应用高压阳极电刺激之后，从下行运动传导通路记录到的神经电活动，传导通路包括皮质脊髓束（CST）、脊髓中间神经元、前角细胞、脊神经根及骨骼肌。

皮质脊髓束轴突从皮层伸出后通过内囊再到延髓尾端，在这里神经纤维进行交叉并下行进入脊髓侧方及前方的神经纤维索。与介导SSEP的上行脊髓轴突相比，下行的皮质脊髓束轴突介导tceMEP进入脊髓灰质，在那里它们与脊髓的中间神经元相互作用。有直接和间接的轴突投射到α运动神经元，再由其支配周围的肌肉[8]。侧方的CST纤维在脊髓的颈段进行突触连接并被平均分开，同在胸椎、腰椎、骶椎进行突触连接的神经纤维一起分别在脊髓侧方走行。

皮质脊髓束介导的TceMEP可以通过导管型电极从椎管硬膜外或硬膜下腔，或者使用皮下针状电极从外周肌肉记录到。从硬膜外腔记录到的反应以直接投射到CST的去极化运动神经元引发的D波为首。在清醒或轻度麻醉的患者中，D波之后是一系列由皮层突触间接引出的I波[9]。然后下行皮层信号在时间及空间上叠加，激活骨骼肌的脊髓运动神经元，进而触发复合肌肉动作电位。

D波的术中监测在脊髓髓内肿瘤切除过程中具有特殊价值[10]，但它需要将一个记录电极直接放在硬膜上，而常规的电极数量要么经由皮肤，要么穿过椎板，这妨碍了在大部分脊柱矫正手术中使用这种技术。对于大多数脊柱手术来说从上肢和下肢外周肌肉记录肌源性运动反应更容易且更可取。与D波只提供脊髓信息不同，肌源性运动诱发电位也可以评估和识别单个脊神经根或周围神经的显著功能变化[11-13]。

激活皮层运动神经元阳极电流刺激比阴极刺激更加有效；刺激电极为阳极[14]。运动皮层激活的最佳刺激位点是由国际10/20系统定义的标准头皮电极位置（图6.2）。

在儿童中，预弯不锈钢斜口针状电极比螺旋电极更好，尤其是对于囟门和颅缝未闭合的婴幼儿，因其在放置侵入式电极时有损伤风险。通常在M1和M2位置放置阳极电极进行刺激，来分别激活对侧肢体；通过在Cz放置阴极电极来达到单侧激活。Mz放置阳极电极进行刺激，其位置向前几厘米放置阴极电极，从而可引出更显著的下肢tceMEP。

经颅电刺激肌肉运动诱发电位通常包括恒压下矩形脉冲串（N=3~9个刺激），持续约50~75μs（脉宽），刺激间隔（ISIs）持续1~5ms。采用更长的脉冲持续时间和刺激间隔可以提高12个月以下婴幼儿tceMEP采集的可靠度，如图6.3A~D所

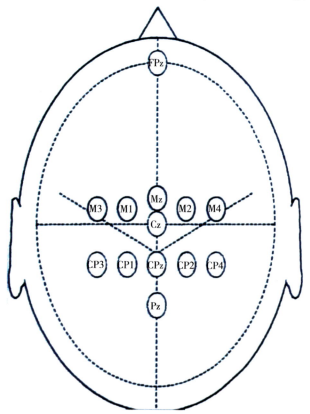

图6.2 示意图展示了阳极经颅电刺激的标准电极位置（M1~4，Mz）以及常规电极位置Cp1~Cp4、Cpz、Pz、Fpz（国际10/20系统电极位置）

示。需要注意的是，采用 5 个刺激的脉冲串、脉宽（PW）为 50μs、ISI 为 1ms，在 3 月龄婴儿无法记录到 tceMEPs，从而导致这个病例无法监测。将脉冲增加至 6 个，PW 至 75μs，ISI 至 2ms，可以在选择的肌肉处产生最小的反应。然而若采用最长 ISI（3.3ms），可在各个记录部位出现大波幅的肌肉 tceMEP，适用于对皮质脊髓束的完整性进行持续神经监测（图 6.3D）。

tceMEP 的触发在某些儿科患者具有挑战性，特别是那些先天畸形或先天运动缺陷的患儿。采用预处理技术对 tceMEP 有易化作用，已经发现可以增强那些本来无法进行监测的患儿的反应。Journee 等报道，时间间隔紧密的 2 个刺激序列，可以使对单个序列的反应小于 100μV 的一组患者运动诱发电位振幅平均增加超过 15 倍[15]。

一般情况下，易化作用对先天运动缺陷的患儿最有帮助，这些患儿的监测表现为不可靠、不稳定、基线上小幅度的反应，若不采取易化作用将无法进行监测。有时，易化作用有助于提高振幅分辨率，因此可以对神经系统正常的患儿术中对单个序列刺激发生小的、有意义的 tceMEP 变化进行解释（图 6.4）。目前还未发现任何假阴性的结果，即使在 tceMEP 易化作用风险极大的患儿中。

尽管已经在儿童脊柱和颅内手术中证明了 tceMEP 定位和监测的价值，但仍有一些外科医生和神经监测师担心这种技术的潜在副作用，特别是随着重复经颅电刺激（RTES）进行 tceMEP 监测而出现的癫痫发作。其他安全问题包括舌咬伤的可能、其他运动诱发的损伤、心律不齐以及对植入物的不利作用。

但是，一个在儿童和成人患者（年龄从小于 1 岁到大于 70 岁）中进行的关于使用 RTES 进行 tceMEP 监测安全性的大型系列（N=18 862）研究中，Schwartz 等报道无癫痫发作、神经损伤或心血管影响[16]。在所有年龄组都罕见的并发症为限制性舌咬伤，麻醉师在气管插管之后使用牙垫可以很容易达到预防效果。

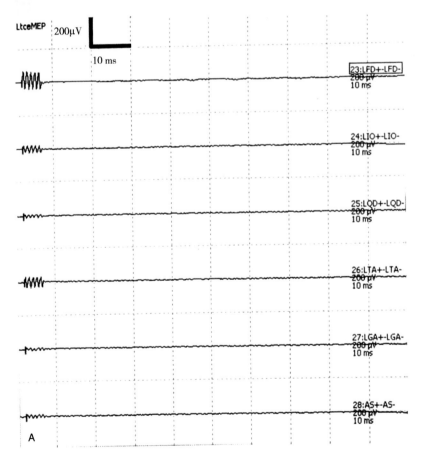

图 6.3 调整刺激序列参数对 3 月龄婴儿左上肢和左下肢 tceMEP 的影响，恒压刺激设定为 300V。AS：肛门外括约肌；FD：第一骨间背侧肌；GA：腓肠肌；IO：髂腰肌；QD：股四头肌；TA：胫前肌。A.5 个脉冲刺激（N），刺激间隔（ISI）为 1ms，脉冲宽度（PW）为 50μs

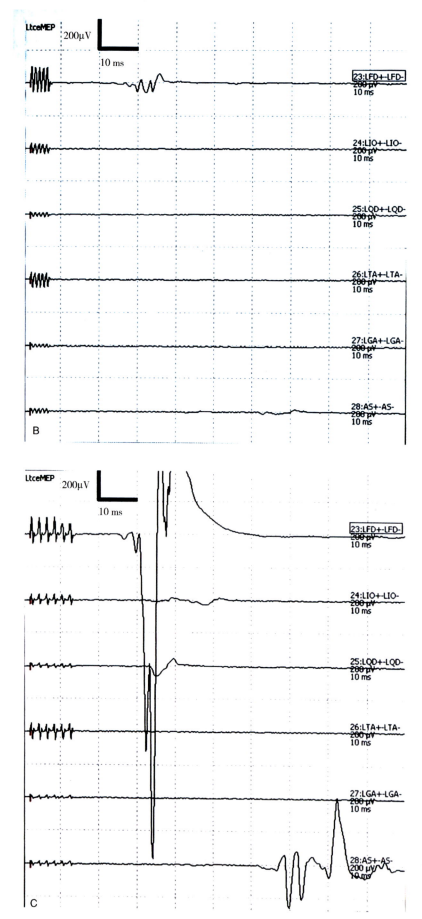

图6.3（续） B.N 为 5 个，ISI 为 1ms，PW 为 75μs；C.N 为 6 个，ISI 为 2ms，PW 为 75μs

第 6 章 儿童神经外科手术中的神经电生理监测

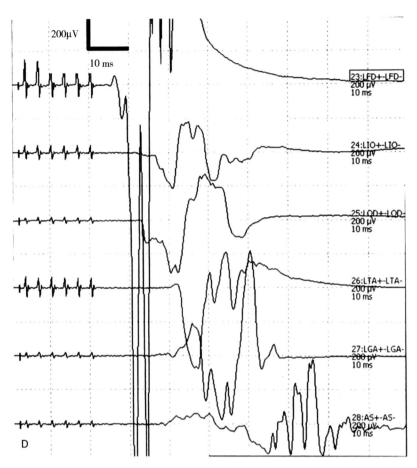

图 6.3（续） D.N 为 6 个，ISI 为 3.3ms，PW 为 75μs

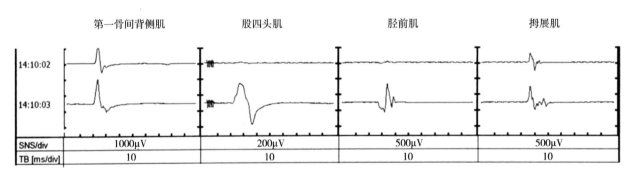

图 6.4 一个 13 岁男孩的 tceMEP 易化，他有脑性四肢瘫痪病史。上面的曲线显示了采用 5 个刺激的单个脉冲串、刺激间隔 1ms 的电刺激后，从右上肢和下肢肌肉记录到的运动诱发电位。注意，虽然可以观察到第一骨间背侧肌和拇展肌的电位变化，但股四头肌和胫前肌没有反应。下面的曲线显示在第一个刺激之后立即发出第二个相同刺激的易化运动诱发电位。在第一个刺激易化之后，可以清楚观察到股四头肌和胫前肌的反应，并且第一骨间背侧肌和拇展肌的反应幅度增加

Shah 及其同事对 45 例重度痉挛型脑瘫和具有活跃癫痫病史的儿童进行了随访研究，评估采用 RTES 进行 tceMEP 监测安全性[17]。再一次，没有患儿表现出 RTES 诱发的癫痫发作迹象，不论在神经肌肉脊柱侧弯矫正手术 tceMEP 监测中或监测后。

作者在成人和儿童脊柱外科 20 余年的 tceMEP 神经监测经验认为这项技术非常安全，且对监测脊髓损伤具有高灵敏度和特异度[16-19]。作者发现，不愿尝试对小于 1 岁的婴儿进行 tceMEP 监测，通常与监测时无信号或不安全这种不正确的假设有关。这种对儿科缺乏经验的神经监测人员也可能由于标准化的方法而导致监测失败，因为他们没有改变刺激和记录参数（PW、ISI、电压、脉冲序列数目、使用预处理易化等），这种改变可以将那些原本无

法监测的患者变为 tceMEP 信号清楚、波幅稳定的病例。根据作者的经验，如果术前有临床证据表明患者具有完整的运动功能，那么上肢肌肉 tceMEP 监测的可行性，在小于 1 岁的患儿中可达到 95%，在大于 1 岁的患儿中达到 100%。相比较而言，下肢肌肉 tceMEP 监测的可行性，在小于 1 岁的患儿中为 85%，在 1~2 岁的患儿中为 95%，在大于 2 岁的患儿中为 100%。tceMEP 记录可能在严重先天神经缺陷的儿童中不太成功，如痉挛型脑瘫患儿；然而，即使在这一人群中，作者记录到的可解释的 tceMEP 至少达到 50%[18]。

6.3.3 刺激肌电图

刺激（如诱发、触发）肌电图（stEMG）用于：

- 确认神经功能的完整性（如脑神经、脊神经根、周围神经）。
- 在病理或其他原因导致外科医生视野模糊时定位特定神经解剖走行及邻近结构。
- 区分神经和非神经组织。

SSEP 和 tceMEP 被归类为神经监测模块，而 stEMG 通常被归类于神经电生理描记技术。此外，与神经监测相反，stEMG 监测结果的质量、可靠性和有效性不具有年龄依赖性（图 6.5）。

当神经外科医生不能肉眼识别或确定神经结构时，由于广泛的电流传播单极电刺激（图 6.6A）可用于勘测特定神经的邻近结构，例如在一个大的听神经瘤（桥小脑角）表面确定面神经或展开的神经束。相反，同轴双极刺激（图 6.6B）可以直接刺激局部而伴随最小的电流传播；因此，它更适合用于达到以下目的：

- 区分神经和非神经组织。
- 区分脑神经（如 Ⅴ 与 Ⅶ、Ⅸ 与 Ⅹ 等）或脊神经根（如 L_4、L_5 和 S_1 等）。
- 评估神经功能的完整性。

6.3.4 自发肌电图（spEMG）

术中自发（自由运行）肌电图（spEMG）是指骨骼肌产生的电活动记录，用来辨别由于机械接触、直接牵拉、电灼热效应或其他有害刺激所导致的颅脑、脊髓或外周神经的急性刺激，这些操作激活了神经元细胞去极化造成电位变化。而在许多情况下，早期意识到对神经的刺激可以避免过度操作及后续损伤，由于锐性横断、局部缺血或逐渐牵拉（无术中 EMG 放电）都可能导致神经损伤。此外，也许是由于神经鞘保护了脑神经外周节段（如 Ⅶ、Ⅹ、Ⅻ）、脊神经根或四肢周围神经，spEMG 对检

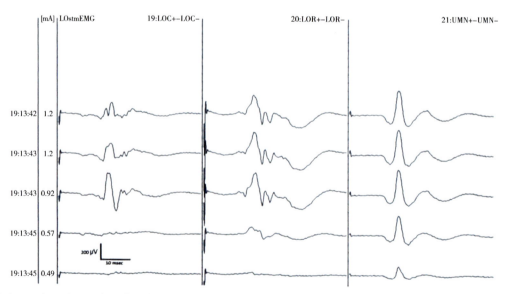

图 6.5 接受从颈部延伸至颅底的畸胎瘤切除术的 6 日龄婴儿，进行面神经描记时触发的复合肌肉动作电位。左、中、右列分别显示眼轮匝肌、口轮匝肌、颏肌的触发反应。单脉冲恒定电流刺激（持续 50μs），强度从 1.2 mA（顶行）到 0.49 mA（底行），频率为 2.7 Hz

儿童神经外科学

6.5.2 预后分析

于球体肿瘤，腺下及低位颅神经的完整性，尤可用于识别先前存在的神经生理紊乱。根据进行监测体位的不同，术野暴露范围及神经侵蚀时出现的损伤。对于二次手术，或伴随着复发，向所并现，不稳定或其他原因(脑白质原发的等)，术中监测更有价值[37]。

预后的分析

根据图片不是母亲无上去探索他们能解脑肿瘤，它们所能提示于古代则是他其术中神经界关因术或重要性结构脑各水域，有与神经愚者因占不名相关的多个操

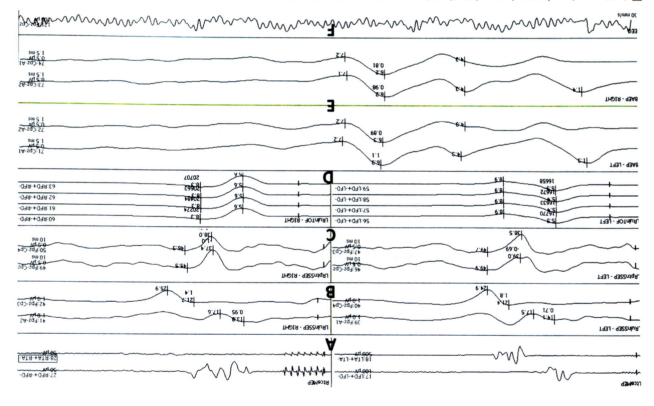

图 6.12 一个 5 岁男孩在所有患者的手术中的多种特各种各项监测。A: 来侧集下肌(TA) 和指屈肌(FD) 的运动诱发电位。B: 连接刺激与/或右头部的运动诱发电位在受到刺激/在记录刺激点下的运动诱发电位。C: 连接左侧诱发电位刺激左侧，右侧手左侧所对照/在右侧诱发电位，右侧手左侧右侧诱发电位。D、E: 右侧刺激左侧，右侧左侧记录刺激右侧 4 个点电位右侧一侧一段连续刺激电位，左侧记录位右对侧记录电位(神经因片肢位记录)。E: 连接用"带音"刺激某个点，左侧右。它还原刺激所不表示来电位。F: 连接脑电图(带于标测颅底密度)

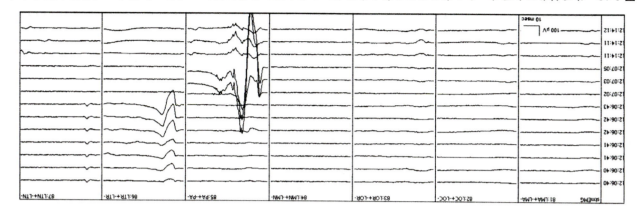

图 6.13 使用刺激肌电图在一个 5 岁男孩所在患者病患中进行的涉及到第 IX 和 XI 的局部神经。电流 <1mA。LMA: 左侧肌肌；LMN: 左侧鄂肌；LOC: 左侧腭软腭肌；LOR: 右侧口环绕肌；LTN: 右侧舌肌；LTR: 右侧科方肌；PA: 咽膜

与多种感觉诱发电位相结合，再由经行（自发）的刺激肌电图（EMG）监测可以对Ⅲ～Ⅶ和Ⅸ～Ⅻ脑神经在动力学检测，也可以通过对刺激部位的脑神经定位而精确记录其肌肉的收缩反应，可通过无线手持式神经定位刺激器进行（图6.12）。

在回流和对侧听神经核和脑神经束之间的膜下进行记录，而听觉诱发电位（图6.12B、C）可以检测到斩波器。膜桥和中央部右侧膜下有小K波的波形及振幅，膜桥小脑区（BAEP），如图6.12E所示。不仅用于术中对第Ⅷ对脑神经功能，也用于手术前、术后进行听觉系统检测。

小脑扁桃体下疝畸形伴或不伴小脑脊髓空洞症，有其特殊的病理。通过椎骨大孔向下移位，有Ⅰ级和Ⅱ级截骨，且通常需要手术治疗，有报告不多数据随其多模融合脉冲术。多模态术中神经电生理监测（每种方法SSEP, tceMEP, BAEP和EMG）可用。

Chiari 畸形

回流双极电刺激器（可附加电流描电）进行相关神经反应记录的精确定位（图6.6）。图6.13显示了神经根记录测到的神经和周围神经。

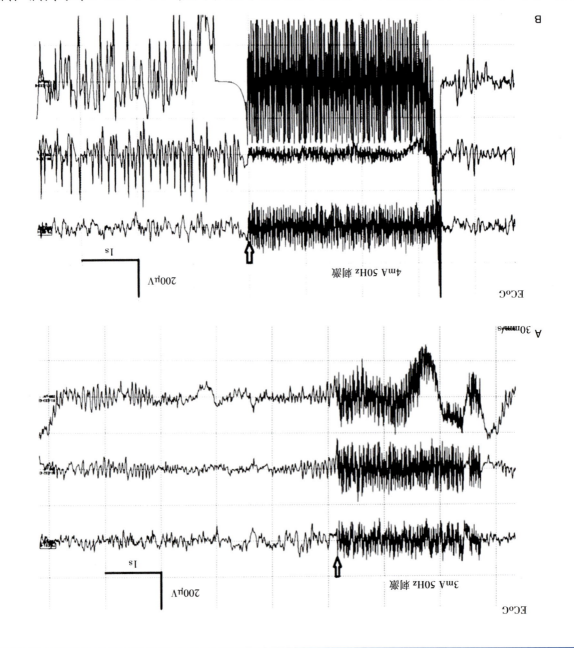

图6.11 进行刺激时刺激部位和记录部位之后。左后是同正常图示电位所示值，A.3mA，50Hz双相脉冲刺激，刺激器之后。B.4mA, 50Hz双相脉冲刺激，刺激器之后，第3 EEG 通道有所示处。

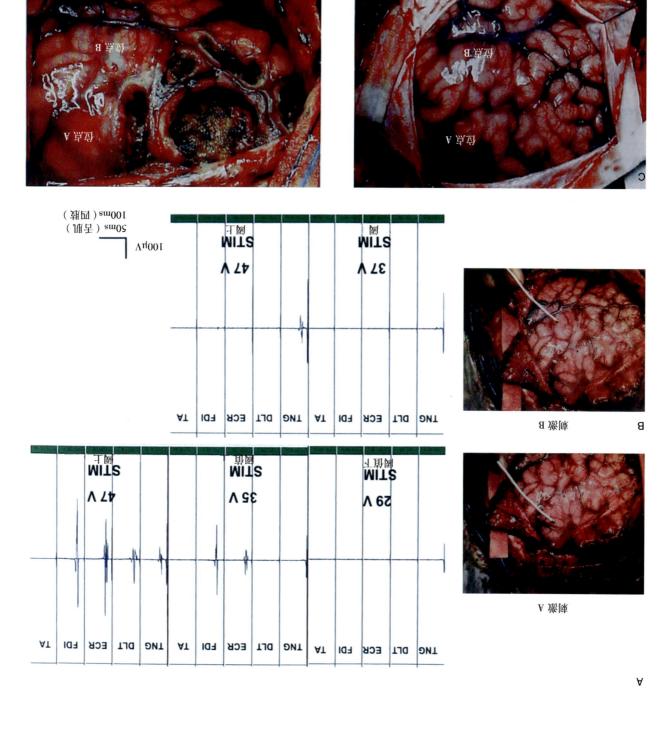

图 6.10 一个 17 岁男性患者在右侧额顶区运动皮质附近的动静脉畸形（AVM）的术中皮质刺激。在麻醉药未给药的情况下，用阳极恒流序列（3～5 脉冲，刺激间隔 1.1ms，脉冲持续时间 50μs）脉冲后运动电位，将记位动脉显示在左侧。A. 显示刺激探头放在位点 A，脉冲各肌肉刺激中所产生的最低阈值在 B。显示刺激探头放在位点 B，脉冲各肌肉的最低阈值在 C。显示术后镜片列示位点之间（无）和之后（术）的位点 A 和 B。这几个患者术后未出现新发生的症状。DLT：三角肌；ECR：桡侧腕长伸肌；FDI：第一背侧骨间肌；TA：胫前肌；TNG：舌肌

第6章 儿童神经外科手术中的神经电生理监测

功能区皮层定位的指征可见眼睑面部区及咽喉区的抽搐、凝视体感觉异常等。如果按照运动皮层的位置和取决于刺激在中央沟前部（图6.9），同时还可通过改变诱发自视觉刺激器所见的差异的运动区（图6.10A~C）。当刺激器距离眼裂有不同于刺激位置及其他相邻的距离时可出现刺激反应为其他部位（如眼睑颤抖）中枢位置刺激运动区，并且自身躯体神经支配肌下的精细肌肉收缩。

与运动皮层定位重叠的感觉区则根据刺激应用于硬脑膜内表面位置，与躯体性躯体感觉诱发反应的电极区，可即时事实，另外还用于主要刺激区时，刺激周围或重复进行标记/测试，以确认刺激区即使用持不变（图6.9、6.10）。

感觉测试具功能标记：一种术中神经生理监测方法

初期检测皮层其功能区接触轻压在软膜上时应该进行ION监测。该手术未来患者重要需要术中幸被保护，可行的情况下无进行神经生理监测的同时其接对患者神经功能进行监测。

在这类病例中，儿童外科神经电生理监测家的主要作用是精确的皮层刺激，便于进行电影像指导其具可语言区域或外科医生或刺激应已经在同时，随术区选择活动未行为时中止，随诊麦刺激的视觉也完全了位置区。儿童外科神经电生理监测要给到儿童皮层其功能区。随术中儿童神经外科家引入一重要在由提起他与多位置刺激发有天联的 EEG 上有放电（ADS）发现（图6.11A、B）。该表后放电是确定定刺激施上限的关键。

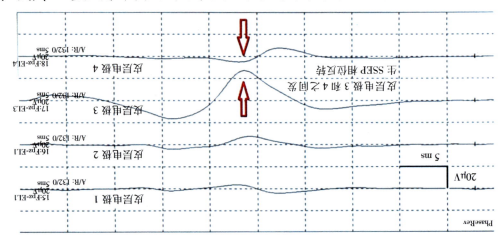

图6.9 17岁右侧舌根部厌氧菌性坏死的女性神经胶质瘤切除术中，术中神经电生理监测结果显示中央沟位于电极3（EL3）与电极4（EL4）之间关键及神经中点位置，术中SSEP相位反转，即中央沟在中央沟

锥切手术

既在感下切除术手术中应用术中应用神经电生理监测主要是为了辨别并保留第VII、VIII对脑神经的功能。随着术中超声技术，出现新的多模式神经电生理监测据集于手术性近改善了所有心脏病性神经病性被除测的缺陷，患神经免疫因为削切闭手术下发展手术切除区域例如，经肺神经定位发电机位（图6.12A），可以用来评估其活性膨胀和脑硬膜切下行在所看患者的切除

图比较重要在继小切除病局切的与儿童患者交流以最以测知识[36]。其功能。因为此患者现电不能排挤其活动区域及数值和随引发其起其接触并检测，保留刺激器位于其功能区重复的指挥，因保留区十电记。小到电改变比多，其时代对有肉肉周围的比较及置其功能的各特征。同时他儿童小行术检测便可对目标后接皮层进行刺激，它以经被量了有效安全的刺激图值，随后阈值由上限，基底本大小功能测间刺激定位施的上限。一刺激强度被迟于中电记到片发电（图6.11B）。这一刺激强度通常小于其是时脉冲在1~3mA变化，可以5mA为最高测试阈值 50Hz频率持续3～5s，每个脉冲的间隔为1ms。则开始[34-35]。在某所在在皮层方向向顶骨冲击，以前用起实其功能区标记为原定的方式是Penfield测

测量可以在撤除部分使用的 NMB 的情况下进行，但应注意使用 NMB 的潜在风险 [30-32]。建议所有肌肉进展测量时使用的原则性原则，以保持紧张和教较动力在水上等同的相互作用；若很难，以保持棘突肌内棘棘肌（非无极化药松弛剂）水平较长实难以持续图难，因此，维持持续期使 NMB 发挥的原因在上下肢之间，若有侧肢体之间存在一个人体体某种程度的偏差以应可能接受 [33]。

6.5 儿童神经外科手术的 ION 应用

6.5.1 颅内

幕上手术

ION 在幕上手术中的主要作用是显示出是保护其他区后运动和感觉皮质和相关的白质束（如锥体束）。当该区域正被牵拉或血供变化——未来变化时，则有在后方刺激该区域以便确证外科医生未予于颅测试所能达到的限损伤的风险。多数显示 ION 特征了对该区域语音和运动下的有效检查保护作用，进行监测能够以帮助指导外科医生在手术过程中选择是否采取适当措施。

起动和体感感受电位的监测通常在持续基性规范检查架构开发的准确性及其他的风险。

区分为动作前回和前中央回时回，如果手术未有控制面成像和成像范围内到中央区域。依电图可以确定是我不同风险，则增加过多渡电图（EEG）可帮助外科医生和神经医生或确定点体的神经元活动，如有抽搐痕迹，术中可能需要减少或需要时临时使用麻代药。

基于 fMRI 皮质脊髓引路体检索及刺激开始位置时出出一定的估计。

通过刺激皮层直接引诱运动（或信号转移）的皮层，可激的电流强度以则通过（者图）术至围值以（阈值），时一个较低电束范围刺激可以诱测到的反应为标准为目标。另一个较低电束范围刺激上下降，则后反应未在所有位置均不能被诱起测出电量，即认为这皮质是安全的。

图 6.7 大脑基底部肿瘤压迫了脑干并向右侧移位（箭头）和密切围绕椎静脉丛。

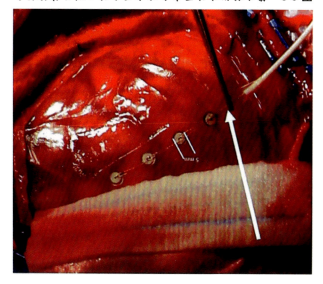

更可取的方案是将用走图电极其放置在层间动的刺激区以这检的刺激方式（图 6.8）。这样核对电进激位置可以用下下部分分段的风险。它可以降低定剂刺激或位此区域所需的刺激强度，因而可能减少小发作的风险，而且允许在手术尖距刺激的刺激以上的一个较长时候间接其连续电监测和相关话息信号（图 6.8）。

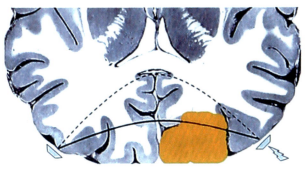

图 6.8 将条状电极放置于大脑皮层上的 4 根条状电极接触电极片，使于直接刺激运动皮层。每个接触片是相距为 5mm

物的剂量应尽可能小的原则，但它们本身在神经元
细胞膜产生超极化，从而抑制突触后神经元，使得
神经递质分泌减少、神经元对兴奋的反应下降、神
经信号传递效率降低，进而抑制了突触后神经元动
作电位的产生，即使脑干或脊髓细胞仍完好保留了
神经信号与兴奋之间的联系，吸入麻醉药仍会抑制
来麻醉（最低肺泡浓度（MAC）0.25~0.5），神经生理
信号振幅也会变得非常不稳定和高度波动，从而导致信
号无法确认定于不能稳定地确认基线化的完全可靠采集。

随着麻醉剂的影响在连续检查下SEP 的记录
上限值较低，并且可能混淆 SSEP 神经监测。因
此，麻醉记录基线时SSEP 的波幅应仅会下午以来麻
醉的影响达到最小。

考虑到 tceMEP 对于术中监测皮质脊髓束功能的
极其重要性，因此神经麻醉师对于 tceMEP 的
监测的历史及发展，尤于这些在麻醉剂选择上的源性
tceMEP 和麻醉剂的相互作用存在巨大的争议。

相对于大多麻醉剂对 SSEP 和肌源性 tceMEP 的
影响维持稳定，人们最初尝试以氟化二氮作为基
础 SSEP 和 tceMEP 麻醉剂影响巨大，这些在麻醉剂
的中使用[24-29]。尤其为重要的是吸入氟化二氮导致
被分离出，由于十一氟化二氮使得了 MAC，从而令合
理运用挥发性吸麻醉剂进行为下可能。

除了在麻醉剂混合一氟化二氮中的护理困
难，由 1992 年以来件本未张几乎和的人下科手术中
使用全身静脉麻醉（TIVA）方案，从而记录到了稳定的
ION 信号结果，如最因为基于此因不使开行 TIVA 方案，
则需要用有关外科医生、麻醉医生和神经监测医个人
员在同因以降低损害机入麻醉剂被变导致一氟化二氮。
可能被安的风险，经验和以记录信号关键基础的频繁。

在持续观测和神经结束功能的多模式监测出
之后，经常使用药剂在术中持续抑制由肌肉收缩出
现，并可能家记上述几使麻醉对于肌肉紧张记
录。神经肌肉阻断（NMB）对的 SSEP 没有太大的
影响，但可能影响肌源性的某些特征性来看，并将记
录较为困难。因此，神经肌肉图中的各种监测出
都将有一些建议以为为肌源性 tceMEP 和肌电图
以及肌电图对于神经肌肉接收信号的影响。

6.4 儿童术中神经电生理监测的注意
麻醉方法

与神经电气传导[13,20-22]。

tceMEP 可作为重点对其他诱发神经监测方式用于手术
中米接触电诱导（不是持别敏感）。在这种情况下，
测出电信号被观测，直接或其他手方式传达中的损伤（术
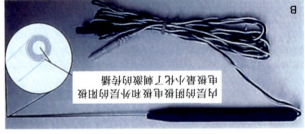

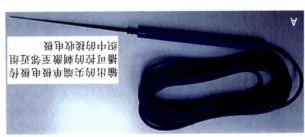

图 6.6 A. 一次性电极线；B. 图示双极电极测量器。非用于
sEMG 信号和检查测测

未中神经监测的方法在近几年度上取决于麻醉
管理。理论上，所有的影响传达都将与入麻醉剂科影响
这种的均衡性，其结果都在发生接近术意识和清醒
的情境下神经信号的变化，作问范围应控制信号
断检的脑膜发化或发送或信号不稳定，做起于的确定和
确定不够密[23]。

因此，麻醉技师目前应仅和记录各变化的确切性，
记忆严重，使麻醉状况保持稳定，也要保
持被记录监督维护，可肯能源发此变化的重信信号暂
可能混诱或误基础以保持利 ICU 完成的影响和中枢波
变，这项增加了小耳科医生的压力，考虑使入深度
ION 监测或患者入的可信度。

一般情况下，所有吸入药剂（卤素类、氟氟醚、
七氟醚等）根据多之实测相关的影响，但吉报都在压迫
SSEP 潜伏期增加，使幅降低[24]，在随没有读没有

Daily Book Scanning Log

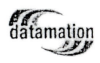

Name: _____ Date: _____ # of Scanners: _____

BIN #	BOOKS COMPLETED	# OF PAGES	NOTES / EXCEPTIONS
Bin 1	31	9,801	Alonso #3 11-13-25
Bin 2	31	9,289	Alonso #4 11-13-25
Bin 3	18	8,985	Mirian #13 11-14-25
Bin 4	13		Mirian #12 11-13-25
Bin 5			
Bin 6			
Bin 7			
Bin 8			
Bin 9			
Bin 10			
Bin 11			
Bin 12			
Bin 13			
Bin 14			
Bin 15			
Bin 16			
Bin 17			
Bin 18			
Bin 19			
Bin 20			
Bin 21			
Bin 22			
Bin 23			
Bin 24			
Bin 25			
Bin 26			
Bin 27			
Bin 28			
Bin 29			
Bin 30			
Bin 31			
Bin 32			
Bin 33			
Bin 34			
Bin 35			
Bin 36			
Bin 37			
Bin 38			
Bin 39			
Bin 40			

(BOOKS / LIBROS) TOTAL: _____ / 600
(PAGES / PAGINAS) TOTAL: _____
SHIFT: _____ STATION #: _____

症，包括但不限于各种形式的脊柱裂、Chiari 畸形、脊髓拴系、脊髓空洞症、腰骶部脂肪瘤、脊髓纵裂和潜毛窦。所有这些病症都可能需要神经外科干预及 ION 的应用[38]。

各种形式的脊髓拴系松解手术通常都涉及邻近松解部位的椎板切除术，包括腰部或腰骶部椎板切除。总的原则是在正常解剖部位开始切开，并有条不紊地向异常区域移动。对于仅单纯涉及终丝的病例，打开病变位置的硬脑膜，随后小心剥离腰骶脊神经根，然后辨认和截断终丝。合并其他先天畸形的病例，如脂肪瘤或脊膜膨出，医源性神经损伤的风险会增加。再次强调，一般情况下要在解剖结构正常的区域打开硬脑膜。当朝向异常区域延续切开时，ION 可以帮助区分神经和非神经组织，并提供关于神经结构功能完整性的连续反馈。

拴系松解手术中 ION 的主要作用是帮助辨别和保留脊神经根或可能附着于终丝、窦道、脂肪团及伤疤组织的神经束。一旦打开硬脑膜，神经外科医生在刺激终丝前，通过刺激清晰可见的神经根确认实际的神经控制非常重要（图 6.14）。

再次强调，用双极（最好是同心）刺激器可以直接探测单个腰神经和骶神经根，刺激器的去极化阈值通常 ≤ 3mA（脉冲持续时间 100μs）。阈值较高提示电流可能通过脑脊液传播，应该将该部位脑脊液吸走。如果随后在终丝周围以强度高达 7mA 的刺激触发复合肌肉动作电位，则应仔细检查终丝以发现是否存在神经束。应仔细关注刺激阈值 <3mA 的微小复合肌肉动作电位的存在。这些刺激诱发的 EMG 反应通常是由粘连的低位骶神经束去极化引起的，可在切断终丝之前进行松解，以减少术后膀胱或肠道功能障碍的风险。在神经束分离之后再刺激终丝周边，即使在高强度的刺激下，也应该不会引

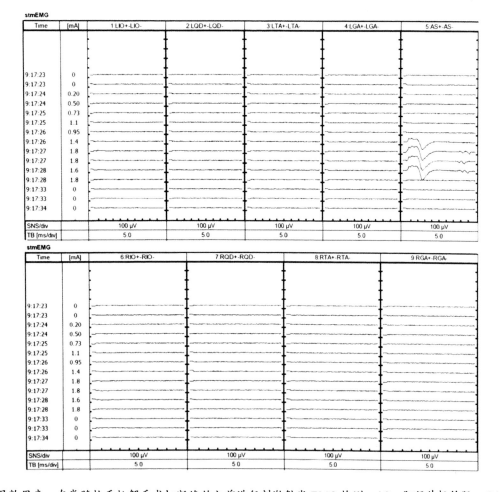

图 6.14　4 月龄男童，在脊髓拴系松解手术切断终丝之前进行刺激触发 EMG 检测。AS：肛门外括约肌；GA：腓肠肌；IO：髂腰肌；QD：股四头肌；TA：胫前肌。A. 用同轴双极刺激器识别低位骶神经束，刺激强度为 0.2~1.8mA（脉冲持续时间 100μs，刺激频率 2.1Hz）

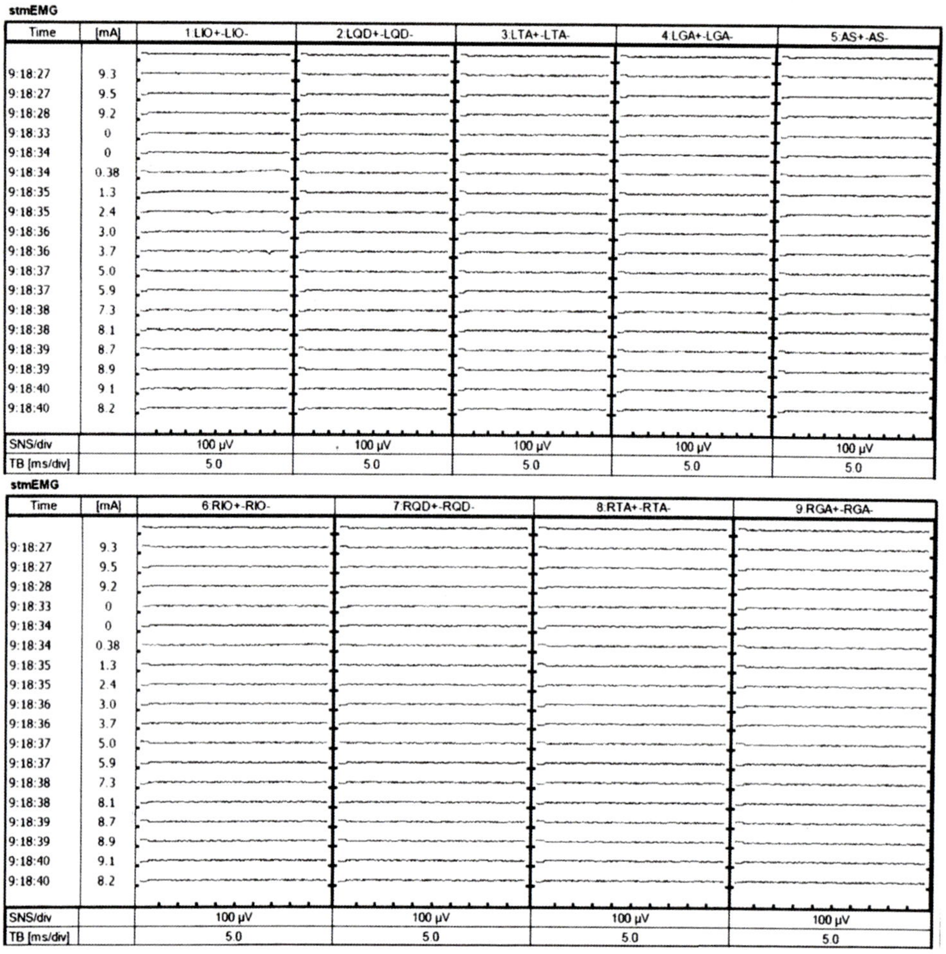

图 6.14（续） B. 切断终丝之前以 9.5 mA 强度刺激终丝，结果没有复合肌肉动作电位，与不存在神经附着相一致

起任何可记录到的 EMG 反应（图 6.14B）。

可靠辨别孤立的脊神经根和神经束必须减少或消除电流播散。因此，持续使用单极刺激定位硬膜内神经根并不合适，因其原理是通过检测穿透内侧壁椎弓根螺钉进行描记。作者再次推荐使用同心双极刺激器，脉冲持续时间 50~100μs（一般为 100μs），主要由多个肌节之间信号传递的反应速度决定。而经常有一些反应扩散到相邻的肌节，如刺激 L_5 神经根时胫骨前肌和腓肠肌上的同步 EMG 反应，在大多数情况下，去极化的神经很容易根据反应振幅、界定的形态和时间分辨率辨别。

应避免的做法是"肌肉连接"，即将两个肌肉组合进一个记录通道（如股四头肌和胫前肌）。这种做法经常发生在缺乏经验的 ION 人员中，导致他们不能识别受到刺激的神经根，并给予术者错误的信息（图 6.14）。

除了监测终丝，ION 对神经根功能的监测有助于患者的整体安全。在椎板切除术/切开术中进行自发 EMG、下肢 tceMEP 和胫后神经 SSEP 监测，打开硬膜、探查暴露的腰骶神经根时也持续监测，这是为了及时识别急性神经根的牵拉或压迫。来自多个肌节的 spEMG 和 stEMG 支持 tceMEP 的监测。有些 spEMG 放电与 tceMEP 递减趋势一致，而另一些则不同；因此儿童外科神经电生理学家应自始至终密切关注 spEMG，在密集的神经牵拉操作导致放电活动时及时给术者提供反馈。

脊髓纵裂

脊髓纵裂是先天性疾病，椎管中央存在一个骨性或纤维性隔膜引起脊髓"分裂"成两半。通常发生在胸椎下部区域和骶骨之间，腰椎上部区域最常见。由于术中需要暴露，同时需要除去异常骨性隔膜和（或）硬膜鞘，因此脊髓和分为两半的脊髓可能会有牵拉损伤的风险（图 6.15）。

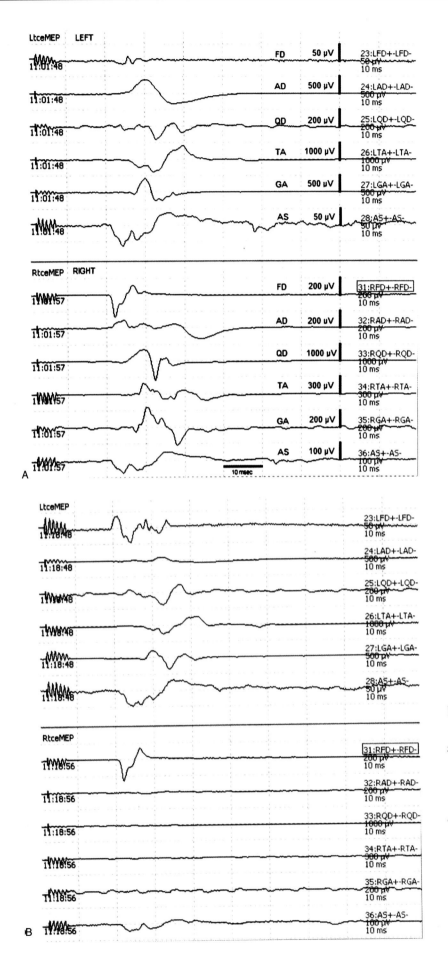

图6.15 14岁脊髓纵裂患者去除骨性隔膜过程中tceMEP的监测结果。胫后神经体感诱发电位（未显示）在基线上未出现。AD：内收肌；AS：肛门外括约肌；FD：第一骨间背侧肌（上肢支配）；GA：腓肠肌；QD，股四头肌；TA：胫骨前肌。A.基线左侧（图片上半部分）及右侧（图片下半部分）多肌节tceMEP。B.牵拉右侧半脊髓后出现右侧下肢tceMEP消失，而上肢和外括约肌反应仍有保留，提示术者应提高警惕，进行血流动力学干预，并于随后停止操作

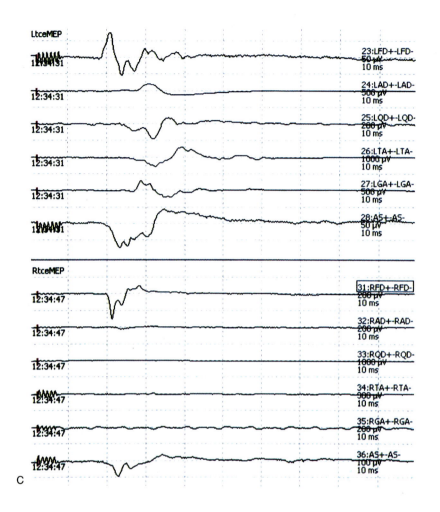

图 6.15（续） C. 药物诱发高血压保持 40min 后，右下肢 tceMEP 仍未恢复。术后，注意到该患者有新出现的右下肢偏瘫，10d 后恢复部分功能

监测脊髓和每一侧相邻的神经根能帮助外科医生继续安全地分离并除去中线隔膜，以及切断远端终丝。

髓内和硬膜下肿瘤

神经胶质肿瘤是最常见的脊髓髓内肿瘤。这些患儿通常已存在神经损害，表现出脊髓病变和（或）神经根病变的症状[39]。因此，在肿瘤切除过程中，这类患儿有极高的风险发生神经损伤，他们可以受益于多模态术中监测脊髓和脊神经根功能，包括 D 波、肌源性 tceMEP 及 SSEP。

D 波是对皮质进行单脉冲电刺激后产生的直接皮质脊髓束（CT）信号。该下行传导信号可以使用导管型双极电极在脊髓硬膜外或硬膜内记录到[10, 40]。D 波与肌源性 tceMEP 监测互补，并能够为髓内肿瘤组织最大限度的安全切除提供有价值的信息。然而术中 tceMEP 持续消失，与皮质脊髓束功能受损有关，预示着术后早期很有可能出现轻瘫或偏瘫，但自发 D 波振幅 ≥ 50% 基线水平是长期预后良好的指标之一（图 6.16A~C）。这些患者的运动能力通常在几个小时到几天的过程中便可恢复至术前水平[40]。这种反馈在术者进行分离解剖时非常重要，可帮助他们在患者术后功能可恢复的范围内最大限度地进行肿瘤切除。

SSEP 在脊髓髓内肿瘤切除过程中，可以为两个不同的神经监测目的服务。主要作用是评估脊髓背柱通路的功能完整性。另外，诱发电位也可以在脊髓切开之前用于定位背侧正中沟的位置。这种定位技术利用 SSEP 相位反转来识别生理中线。从头皮到双极刺激器沿背柱的长轴记录诱发电位。刺激器从左向右移动，直至跨越中线时出现 SSEP 极性反转。或者特异地逆向激活左侧和右侧胫后神经可以用来定位背侧正中沟（使用相同的刺激模式），如图 6.17 所示。第 3 种方法可在左侧和右侧胫后神经刺激期间直接从脊髓记录 SSEP 并在最大反应振幅区域定位中线。

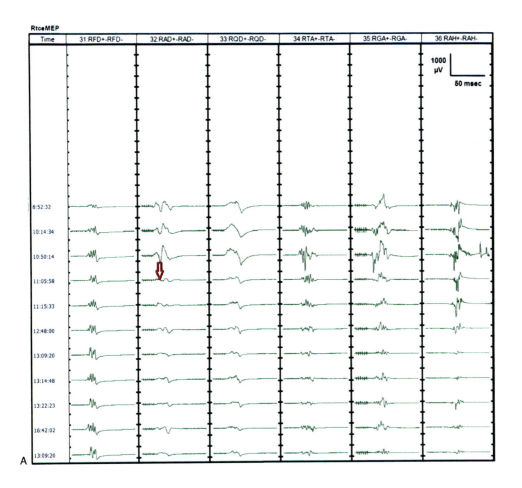

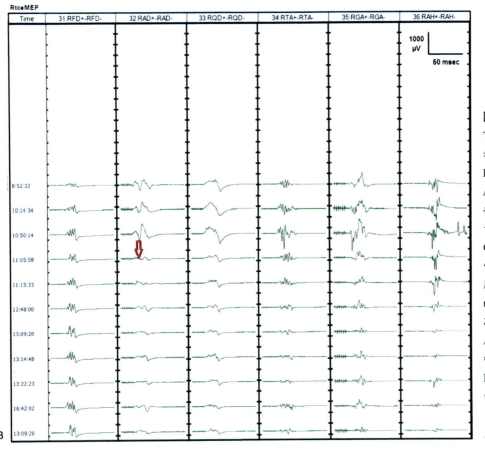

图6.16 16岁女孩在切除T_2节段髓内肿瘤时的左侧和右侧肌源性tceMEP及D波记录。AD：内收肌；AS：肛门外括约肌；AH，拇展肌；FD：第一骨间背侧肌；GA：腓肠肌；QD：股四头肌；TA，胫骨前肌。A.左侧内收肌、股四头肌和胫骨前肌的tceMEP（箭头处）逐渐衰减直至完全消失，左侧拇展肌、腓肠肌出现反应振幅的显著衰减（>65%）。B.右侧下肢肌源性tceMEP的振幅出现显著抑制（>65%）（箭头处）与左侧信号改变有关

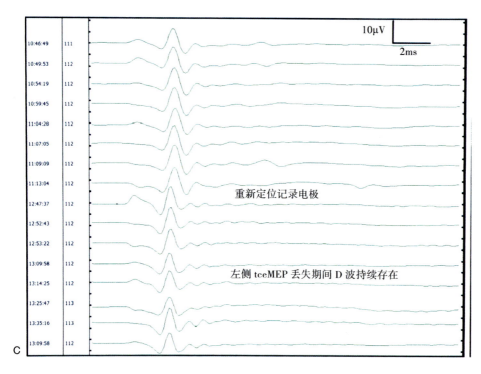

图 6.16（续） C. 在肌节反应显著恶化的情况下 D 波记录保留。D 波潜伏期和振幅的细微变化继发于记录电极重新布置到中线时。这位患者清醒后出现新发的左下肢轻瘫，在 24h 内恢复

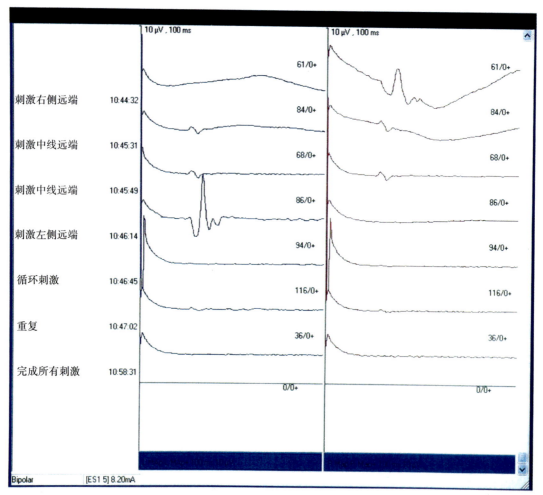

图 6.17 特异地逆向激活左侧和右侧胫后神经（PTN），在脊髓切开前定位背侧正中沟。刺激脊髓背柱不同部位时，图中左侧和右侧列分别显示左侧和右侧 PTN 的激活反应。使用成对皮下针状电极在内踝水平记录诱发反应。单侧双极刺激（脉冲 6mA，持续时间 200μs）沿脊髓长轴分别激活左侧或右侧胫后神经。在中线刺激可触发较小的双侧反应

6.5.3 周围神经 ION

自 20 世纪 60 年代已经开始在周围神经手术中应用 ION。1968 年，Kline 和 Dejonge 最先报道采用直接神经刺激法记录神经复合动作电位（CNAP）来评估周围神经损伤[41]。这种技术是证明外周神经病变是否具有传导性的标准证据，并应用于周围神经移植、多发神经瘤探查及切除、术中外伤性神经损伤的治疗（图 6.18）。

作者发现，成功刺激手术暴露的外周神经并记录 CNAPS 的最佳方法是使用三极电极刺激和双极电极记录[42-43]。三极/双极电极弯曲呈牧羊手杖，术中用来支撑或悬吊神经，使其与手术区域内的其他导电成分分离。这种三极电极以连接在一起靠外侧的两个电极作为阳极，中间的电极作为阴极为特点。它的排列结构限制了刺激伪迹的传播，并且当刺激点和记录点之间距离小于 10cm 时，这种电极特别有帮助。在刺激电极和记录电极之间放置接地电极也有助于减少刺激伪迹。

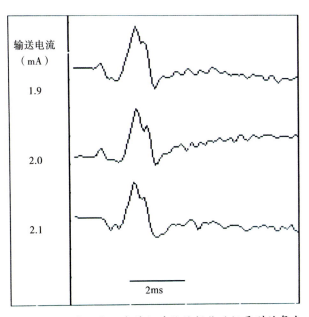

图 6.18 10 岁儿童正中神经外伤性损伤后记录到的复合神经动作电位（CNAPS）。用一个双极钩状电极放置在神经损伤的远端部位进行记录。采用三极电极进行恒定电压在近端刺激。强度小于 2 V 的阈刺激触发 CNAPS 出现了 2ms 的延迟，证明了刺激传导通过损伤部位

6.6 儿童神经外科医生应该了解的关于神经监测的作用

尽管在过去 10 余年中，ION 在儿童神经外科中的应用越来越多，但它的作用有时仍然被误解。一般情况下，术中神经电生理监测的主要目的如下[44]。

- 辨别易受生化、代谢或血流动力学变化而损伤的神经通路或解剖结构。
- 进行功能鉴别和描记神经结构（如脑神经、脊神经根、周围神经、语言皮层），帮助界定手术入路、分离或切除的安全边界。
- 评估解剖结构和通路的功能完整性。

ION 也可以帮助评估救援干预的效果（如升高血压或去除压迫或移开手术器械）以及麻醉深度是否合适[44-45]。

因此，ION 最重要的目标是尽量减少医源性神经损伤的发生率和严重程度，从而提高手术安全性和效果。相反，一些神经外科医生认为神经监测的作用不应被单纯视为预测损伤，更确切地说是预防损伤（图 6.19）。

儿童外科神经监测成功的 3 个基本规则如下。

- 观察有损伤征兆的神经监测表现，将其作为早期预警指标，此时若不采取干预措施，将会遗留神经功能损伤。
- 培养有效的 ION 预警沟通机制，用来提高手术警惕性和（或）依赖于 ION 类型、模式及环境变化的及时干预。
- 在神经监测变化时迅速行动以阻止危害情况继续进展。

然而普遍的问题是什么时候神经传递的变化是被认为有临床意义而需要手术预警并干预的。为了更好地理解这点，外科医生必须认识到术中神经监测数据的不确定性或模糊性应如何解读。因此，可靠的 ION 人员会尽量减少一些变量的作用，因为这些变量对数据解释有不利影响。

ION 人员在预防损伤的监测中降低模糊解释的第一步是理解患儿为什么进行手术。就像外科医生在手术前制订手术方案，负责任的 ION 专业人员也必须如此。很多时候 ION 是基于标准化的"一刀

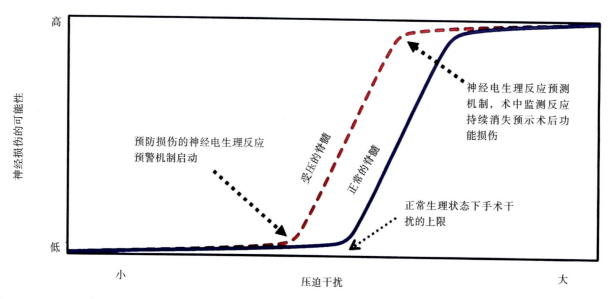

图 6.19 示意图表明，ION 的目的是识别神经电生理学传导的早期变化，以便及时干预和预防，而不是预测永久性神经功能损害

切（所有患儿应用一种模式）"做法，而不是集中回答患者及手术相关的一组具体问题的风险分析方法，概述如下。

- 在手术区域内部及外部的哪个神经结构、通路或供应血管可能存在损伤的风险？
- 可以组合哪些神经监测方式，以对可能存在损伤风险的神经结构、通路或供应血管提供最全面的监测？
- 哪种麻醉方式对于临床解释显著信号变化的不利影响最小？
- 哪些非手术、生理或麻醉因素（如患者体位、低血压、血容量不足、低碳酸血症、使用吸入麻醉药、局部神经肌肉阻滞）或合并症（如糖尿病、已存在的神经损伤），可以解释一些信号变化，而这些变化可能影响临床解释及决策制订？
- 哪些手术操作与神经损伤有关？
- 当出现显著信号变化时，哪些抢救干预措施（例如，升高血压、松开牵开器、暂时停止手术等）将有助于恢复神经平衡？

在未能回答上述 6 个问题的基础上制订神经监测方案，不仅会导致监测方式的选择不当或监测模式不足，还会增加神经监测人员和外科医生及麻醉医生之间沟通不畅的可能性，并增加错误解读结果的风险。成功实施神经监测方案的关键取决于以团队协作的方式进行关于手术、麻醉及神经监测优先顺序的术前讨论。ION 人员与外科医生和麻醉医生进行有效沟通非常重要，沟通内容包括对存在风险的结构进行监测的最有效方法，对患者的基础神经功能状态施加的任何限制，询问存在风险的特定结构（如小脑或视觉通路）及其在技术上的局限性，以及监测模式或麻醉方式的备选方案。

实际情况增加了"监测什么以及如何最好地解释数据"这一问题的复杂性，因为具有专业知识并接受过培训的高学历、经验丰富的神经监测人员，特别是在儿童神经电生理监测领域的人员较少。对儿童神经外科医生和麻醉医生需要进行团体培训很少存在争议，然而，大家对儿童神经电生理监测普遍缺乏认识，这一领域作为附属专业需要知识渊博和技能精湛的专业人员才能达到最大效益。

如果该机构的神经监测有效，尤其在儿童神经外科，那么 ION 人员应当被视为手术小组的一员，并且外科医生和麻醉医生必须相信监测专业人员具有以下特点。

- 具有神经监测专业领域丰富的综合知识及专业知识。
- 具有制订适当监测方案的能力和经验。
- 对于神经电生理改变或解剖描记定位能够即刻做出决定。

- 能够对手术、麻醉和生理环境下的变化进行有效沟通。
- 能够对神经监测变化做出可信解释，有助于采取介入性策略。

6.7 儿童神经外科医生的观点

人们通常认为术中监测的主要目的是监测变化从而避免损伤。事实上，虽然这是监测的关键作用，但若监测中没有发现变化，那么可以让外科医生与经验丰富的监测团队一起勇于继续手术干预直至完成。在肿瘤切除时，持续保持来自运动或感觉通路的信号，或没有接收到脑神经、脊神经根及外周神经等的刺激信号，这种信息使外科医生放心，因为危险区域尚未被贯穿。切除致痫组织时也是如此，它通常看起来与邻近的语言皮层或皮质下神经束非常相似；切除过程中信号的稳定保持能使致痫灶的切除更加彻底。在复杂的脊髓拴系手术同样如此，可以完成完全的拴系松解往往是因为医生沉着冷静，在大量的脂肪和瘢痕组织中操作时没有横断重要的神经而导致无力或尿失禁。在理想情况下，外科医生依靠与麻醉医生及监测人员的团队协作，共同致力于安全、彻底地完成手术的目标。

尽管ION作为一个辅助手段具有极其重要的作用，但仍存在一些ION"盲区"。这些盲区包括小脑通路的监测及描记，包括小脑齿状核，对麻醉状态的患者进行可靠的语言、记忆及其他神经认知区域的监测及描记，以及视觉通路的描记和监测。可以对非常年幼的婴儿进行监测，但需要经验丰富团队的专业技术。儿童神经外科医生可以并且应该愿意与监测专业人员、科学家和工程师合作，继续发展该领域以满足儿童治疗的需要。

6.8 结 论

就像现代外科实践的大部分内容一样，成功实施神经监测需要团队合作、沟通，以及科学和经验的结合。在过去几十年，监测技术的进步使神经监测在儿童神经外科手术中的作用越来越重要。然而要扩大儿童适用范围的ION需要做更多的工作并解决一些领域的争议，但目前ION的发展水平明显地提高了手术安全性，并扩大了外科医生手术操作范围。ION是一个相对"年轻"的领域，外科医生可以通过与ION专业人员的密切合作，促进它的发展并扩大它的应用，以优化神经系统异常儿童的治疗。

参考文献

[1] Nash CL Jr, Lorig RA, Schatzinger LA, et al. Spinal cord monitoring during operative treatment of the spine. Clin Orthop Relat Res, 1977, 126: 100–105.

[2] Cohen AR, Young W, Ransohoff J. Intraspinal localization of the somatosensory evoked potential. Neurosurgery, 1981, 9 (2): 157–162.

[3] Cusick JF, Myklebust J, Larsn SJ, et al. Spinal evoked potentials in the primate: neural substrate. J Neurosurg, 1978, 49 (4): 551–557.

[4] Larson SJ, Sances AJr, Christenson PC. Evoked somatosensory potentials in man. Arch Neurol, 1966, 15 (1): 88–93.

[5] York DH. Somatosensory evoked potentials in man: differentiation of spinal pathways responsible for conduction from the forelimb vs hindlimb. Prog Neurobiol, 1985, 25 (1): 1–25.

[6] Powers SK, Bolger CA, Edwards MS. Spinal cord pathways mediating somatosensory evoked potentials. J Neurosurg, 1982, 57 (4): 472–482.

[7] Simpson RK Jr, Blackburn JG, Martin HF Ⅲ, et al. Peripheral nerve fiber and spinal cord pathway contributions to the somatosensory evoked potential. Exp Neurol, 1981, 73 (3): 700–715.

[8] Amassian VE, Stewart M, Quirk GJ, et al. Physiological basis of motor effects of a transient stimulus to cerebral cortex. Neurosurgery, 1987, 20 (1): 74–93.

[9] Amassian VE. Animal and human motor system neurophysiology related to intraoperative monitoring//Deletis V, Shils JL, eds. Neurophysiology in Neurosurgery. San Diego, CA: Academic Press, 2002: 3–24.

[10] Deletis V. Intraoperative neurophysiology and methodologies used to monitor the functional integrity of the motor system//Deletis V, Shils JL, eds. Neurophysiology in Neurosurgery. San Diego, CA: Academic Press, 2002: 25–51.

[11] Schwartz DM, Sestokas AK, Hilibrand AS, et al. Neurophysiological identification of position-induced neurologic injury during anterior cervical spine surgery. J Clin Monit Comput, 2006, 20 (6): 437–444.

[12] Bhalodia VM, Sestokas AK, Tomak PR, et al. Transcranial

electric motor evoked potential detection of compressional peroneal nerve injury in the lateral decubitus position. J Clin Monit Comput,2008,22（4）：319–326.

[13] Lyon R, Lieberman JA, Feiner J, et al. Relative efficacy of transcranial motor evoked potentials, mechanically-elicited electromyography, and evoked EMG to assess nerve root function during sustained retraction in a porcine model. Spine,2009,34（16）：E558–E564.

[14] Amassian VE, Quirk GJ, Stewart M. A comparison of corticospinal activation by magnetic coil and electrical stimulation of monkey motor cortex. Electroencepha-logr Clin Neurophysiol,1990,77（5）：390–401.

[15] Journée HL, Polak HE, de Kleuver M, et al. Improved neuromonitoring during spinal surgery using double-train transcranial electrical stimulation. Med Biol Eng Comput, 2004, 42（1）：110–113.

[16] Schwartz DM, Sestokas AK, Dormans JP, et al. Transcranial electric motor evoked potential monitoring duing spine surgery：is it safe? Spine, 2011, 36（13）：1046–1049.

[17] Shah SA, Wiggins CR, Schwartz DM, et al. Spinal cord monitoring during scoliosis surgery in children with spastic cerebral palsy：is it feasible and safe even with an active seizure disorder? Presented at the Scoliosis Research Society（SRS）46th Annual Meeting and Course, Louisville, KY, 2011,9：14–17.

[18] DiCindio S, Theroux M, Shah S, et al. Multimodality monitoring of transcranial electric motor and somatosensory-evoked potentials during surgical correction of spinal deformity in patients with cerebral palsy and other neuromuscular disorders. Spine,2003,28（16）：1851–1855.

[19] Schwartz DM, Auerbach JD, Dormans JP, et al. Neurophysiological detection of impending spinal cord injury during scoliosis surgery. J Bone Joint Surg Am,2007,89（11）：2440–2449.

[20] Fan D, Schwartz DM, Vaccaro AR, et al. Intraoperative neurophysiologic detection of iatrogenic C5 nerve root injury during laminectomy for cervical compression myelopathy. Spine,2002,27（22）：2499–2502.

[21] Bose B, Sestokas AK, Schwartz DM. Neurophysiological detection of iatrogenic C-5 nerve deficit during anterior cervical spinal surgery. J Neurosurg Spine,2007,6（5）：381–385.

[22] Bhalodia VM, Schwartz DM, Sestokas AK, et al. Efficacy of intraoperative monitoring of transcranial electrical stimulation-induced motor evoked potentials and spontaneous electromyography activity to identify acute-versus delayed-onset C-5 nerve root palsy during cervical spine surgery：clinical article. J Neurosurg Spine,2013,19（4）：395–402.

[23] Schwartz D, Sestokas A. The use of neuromonitoring for neurological injury detection and implant accuracy// Vaccaro A, Regan J, Crawford A, et al. Complications of Pediatric and Adult Spinal Surgery. New York, NY：Marcel Dekker,2004：159–172.

[24] Sebel PS, Flynn PJ, Ingram DA. Effect of nitrous oxide on visual, auditory and somatosensory evoked potentials. Br J Anaesth, 1984,56（12）：1403–1407.

[25] Schwartz DM, Schwartz JA, Pratt RE Jr, et al. Influence of nitrous oxide on posterior tibial nerve cortical somatosensory evoked potentials. J Spinal Disord, 1997, 10（1）：80–86.

[26] Sloan TB, Heyer EJ. Anesthesia for intraoperative neurophysiologic monitoring of the spinal cord. J Clin Neurophysiol,2002,19（5）：430–443.

[27] DiCindio S, Schwartz DM. Anesthesia implications for spinal cord monitoring in children. Anesthesiol Clin North America,2005,23：765–787.

[28] Sloan TB, Koht A. Depression of cortical somatosensory evoked potentials by nitrous oxide. Br J Anaesth,1985,57（9）：849–852.

[29] Jellinek D, Platt M, Jewkes D, et al. Effects of nitrous oxide on motor evoked potentials recorded from skeletal muscle in patients under total anesthesia with intravenously administered propofol. Neurosurgery,1991,29（4）：558–562.

[30] Kalkman CJ, Drummond JC, Kennelly NA, et al. Intraoperative monitoring of tibialis anterior muscle motor evoked responses to transcranial electrical stimulation during partial neuromuscular blockade. Anesth Analg, 1992, 75（4）：584–589.

[31] Lang EW, Beutler AS, Chesnut RM, et al. Myogenic moto-revoked potential monitoring using partial neuromuscular blockade in surgery of the spine. Spine, 1996, 21（14）：1676–1686.

[32] Minahan RE, Riley LH Ⅲ, Lukaczyk T, et al. The effect of neuromuscular blockade on pedicle screw stimulation thresholds. Spine, 2000, 25（19）：2526–2530.

[33] Schwartz DM, Bhalodia BM, Vaccaro A. Neurophysiologic detection of medial pedicle wall violation in the lumbar and thoracic spine//Loftus CM, Traynelis VC, eds. Intraoperative Monitoring Techniques in Neurosurgery, 2nd ed. New York, NY： McGraw-Hill Professional, in press.

[34] Penfield W, Boldrey E. Somatic motor and sensory representation in the cerebral cortex of man as studied by electrical stimulation. Brain, 1937, 60：389–443.

[35] Ojemann SG, Berger MS, Lettich E, et al. Localization of language function in children：results of electrical

stimulation mapping. J Neurosurg, 2003, 98 (3): 465-470.

[36] Sahjpaul RL. Awake craniotomy: controversies, indications and techniques in the surgical treatment of temporal lobe epilepsy. Can J Neurol Sci, 2000, 27 (Suppl 1): S55-S63, discussion S92-S96.

[37] Anderson RC, Dowling KC, Feldstein NA, et al. Chiari I malformation: potential role for intraoperative electrophysiologic monitoring. J Clin Neurophysiol, 2003, 20 (1): 65-72.

[38] Sutton L, Schwartz D. Congenital anomalies of the spinal cord//Simeon F, Rothman R, eds. The Spine, 4th ed. Philadelphia, PA: WB Saunders, 1999, 267-302.

[39] Tsulee J, Benzel E. Primary tumors of the spine. Contemporary Neurosurgery, 2006, 28 (6): 1-8.

[40] Yanni DS, Ulkatan S, Deletis V, et al. Utility of neurophysiological monitoring using dorsal column mapping in intramedullary spinal cord surgery. J Neurosurg Spine, 2010, 12 (6): 623-628.

[41] Kline DG, Dejonge BR. Evoked potentials to evaluate peripheral nerve injuries. Surg Gynecol Obstet, 1968, 127 (6): 1239-1248.

[42] Tiel RL, Happel LT Jr, Kline DG. Nerve action potential recording method and equipment. Neurosurgery, 1996, 39 (1): 103-108, discussion 108-109.

[43] Robert EG, Happel LT, Kline DG. Intraoperative nerve action potential recordings: technical considerations, problems, and pitfalls. Neurosurgery, 2009, 65 (4, Suppl): A97-A104.

[44] Schwartz DM, Sestokas AK. A systems-based algorithmic approach to intraoperative neurophysiological monitoring during spinal surgery. Semin Spine Surg, 2002, 14 (2): 136-145.

[45] Schwartz DM, Sestokas AK. Facilitated assessment of unconsciousness from morphologic changes in the bilateral posterior tibial nerve cortical somatosensory evoked potential under total intravenous propofol anesthesia during spine surgery. J Clin Monit Comput, 2004, 18 (3): 201-206.

第 7 章

手术安全

Thomas G. Luerssen

> 同样的动机总是产生相同的行动,同样的事件来自相同的原因。
>
> ——David Hume
>
> *An Enguiry Cancerning Human Understanding*(1748)
> (《关于人类理解力的质询》)

7.1 简 介

人类传播医学是为了尽力帮助其他人。即使人类拥有再高的智商、再强的主动性、经历再好的训练及实践,也会犯错。航空业的研究表明,即使在低压力情况下的日常任务中,人类大约每 30min 会出一次错。对于高压力水平下的复杂任务,出错时间会缩短到 30s[1]。幸运的是,人类有适应能力,并且可以及时纠正许多错误。然而,因为人类易出错,并且许多错误不能被意识到或不能被纠正,所以人会对自己造成伤害,甚至灾难。

在医院的不良事件中,手术患者具有特别高的风险。世界卫生组织估计,在工业化国家,高达 20% 的住院手术患者发生了并发症,死亡率约 0.5%[2]。大约有一半并发症认为是可预防的。即使最简单的手术也有许多复杂步骤,可能导致手术失败或相关损伤。因此,努力提高患者安全必须作为医疗卫生系统的重中之重。

安全是所谓高可靠性组织(HRO)中至关重要的元素。HRO 包括航空业、核电站、电网系统以及控制操作潜水艇或航空母舰的军事系统。这些组织经常处于高风险状态,但确实达到了极低的失败率及事故率。为了接近零缺陷,这些 HRO 在很多年前研究出了系统的预防错误的方法,并不断完善他们的安全系统。最近才将 HRO 的经验应用于医疗卫生,尽管有足够证据证明其有效性,但是这种久经考验的安全策略在现代医疗卫生中的应用极其缓慢。对此,有一个来自我们麻醉领域同事的案例值得注意。他们的重点是发现不良事件和防止患者损伤,结果是 ASA Ⅰ 或 Ⅱ 级患者的麻醉相关死亡人数从 3.7/10 000 减少至 1/200 000~2/200 000[3]。

本章描述了关于患者的安全策略和流程。防止患者伤害的因素存在于手术患者管理中的每一点,涉及从接诊到入院直至出院后。错误原因中一个常见的因素贯穿患者治疗过程,并被证明是导致患者伤害的大多数不良事件的根源。这一常见因素是缺乏沟通或无效沟通[4]。本章主要讲述了从 HRO 派生出来且已获得广泛认可并已确认可改善结果的 3 个主要相关策略,主要是改善沟通,如下所述:

- 发展安全文化。
- 组建高效的手术团队。
- 在患者治疗中使用沟通支持工具,特别是患者的核查单和交接单。

7.2 安全文化

如果患者安全没有制度性保障,那么实施患者安全的流程，即使强制性进行也很难有效或持久。另一方面，如果建立和培养了安全文化，那么安全微型环境几乎会自行出现，可使结果出现实质性的、重大的改善并减少不良事件发生。

HRO 有几个重要特征，它们与在医疗保健中使用的方法截然相反。首先，HRO 总是关注失败。医疗保健机构历来专注于成功和积极结果，把失败的过程、严重的安全事件和不良后果看作"风险管理"。HRO 专注于失败评估并研究所有可以确认的事件，即使它们不会造成伤害。在不良事件发生之前改进流程，使得重复失败几乎从不发生。

HRO 避免过于简单化。医疗保健的传播是人类最复杂的事业之一。复杂的系统不适配于简化的策略，这些策略在一个体系中的大部分时间看似运转良好，但是，当其失败时结果可能是灾难性的。

HRO 不断探索并提高自己的操作能力。文化促进从一线员工到管理人员对业务的透彻理解，并鼓励对问题的沟通，以便能发现问题并在问题影响到患者之前就能得到纠正。

与其一致，HRO 听从于专家机构。而大多数时候，真正的专家并不处于权威地位，而是恰好处于接触或照顾患者的角色。在安全文化中，这些人都被授权甚至被鼓励和奖励提出前瞻性的问题并参与制订有效的解决方案。

最后，HRO 倡导安全文化灵活多变。这种文化允许对意外事件迅速做出反应并使用创新的方案加以解决。管理人员有权在标准程序失灵时采用改进措施来应对。

简而言之，安全文化鼓励透明报告，使用内部标准远远多于外部标准，而且致力于持续改进所有医疗实施流程。潜在的问题在其真正发生前就已解决。突发事件要及时报告并处理。既"自上而下"也"自下而上"地制订解决方案，组织中各级别的每个人都将预防错误作为核心价值。

7.3 有效团队的组建

从现在开始，本章的重点是手术室（OR）。Gawande 及其同事的研究表明，对于手术患者，大部分危害事件出现在手术室[5]。然而，我们所要讨论的包括团队的组成及运行、沟通，核查单的使用，以及系统的沟通，这些内容普遍贯穿应用于手术患者治疗的全过程，从第一次就诊于医疗卫生系统到康复出院。

Pronovost 和 Freischlag 在最近的一篇文章中提供了一个现代手术室文化的简明描述，"手术室存在于最复杂的政治、社会及文化结构中，充满惯例、戏剧、等级，并矛盾重重"[6]。这种文化为错误沟通或失败沟通提供了理想的环境，而正如前面所讨论的，沟通是医疗卫生系统出现不良事件最常见的因素[4]。有效的团队会有一个防止沟通错误的体系，允许和鼓励手术团队的每个成员（外科医生、麻醉医生、护士、技术人员等）不仅在自己的角色中监督自己，而且彼此监督，并清楚地沟通问题，甚至停止一个不明确的步骤直到所有成员同意它继续进行是安全的。有效团队的建立不只是给每个人命名和分配角色，这需要训练、实践和不断地改进，以及对执行的"行动后"分析，尤其对于在流程错误的情况下更应如此。有效的团队沟通应是横向的，这意味着即使团队的每个成员有不同的认识、技能和专长，所有成员观察和表达的关注点也是同样重要。有效团队的主要特点是团队领导力、彼此业务监控、后援行为、适应能力、沟通、团队导向，以彼此信任（也许是最重要的）[7]。航空业开发了一个通常被称为全体人员资源管理（CRM）的程序，该程序目前已在医疗中得到成功应用[8]。现在医疗卫生领域中已经有一些使用 CRM 方法学的培训项目，教导有效的团队合作和沟通。有强有力的证据表明，投资时间和资源用于团队训练，可以减少手术中大多数不良事件的发生[9]。

最后，关于手术室团队运行，也吸取了航空业的经验教训，作者强烈认为"机舱静默"的概念应该被应用在手术室。尽管有效性的证据有限并且很可能无法证明，但在手术室作者不允许播放音乐，并严格限制闲谈、避免电话及呼叫器干扰。他们不仅使人分心，而且给团队和其他人传递的信息是团队的注意力没有完全集中于患者及手术。

7.4 核查单和规范化沟通

核查单是规范化沟通和对流程的记录，用来提高流程的标准化并避免记忆依赖，以减少错误和遗漏。在高风险领域，如航空和核电，已证明安全核查是有效的。在 1999 年医学研究所的重大报告中，推荐在医疗实践中实施类似核查单的验证流程[10]。

为响应这一建议，联合委员会在 2004 年正式命令使用"通用协议"（UP）。这是一个基本的术前核查单。大多数报告表明，UP 可以将手术室的严重伤害事件减少至最低限度。在实施更完善的核查单之前，作者在得克萨斯儿童医院（TCH）考查 UP，结果发现虽然 UP 被报告为由所有手术室成员完成，但它却是由护士带领，而手术室的其他成员并未参加甚至经常没有在手术室里。作者在考查中发现，一个训练有素的独立 UP 执行者可以用不到一半的时间就能完整并准确地完成核查表。

2009 年，世界卫生组织（WHO）安全手术拯救生命研究小组发表了在全世界 8 家医院使用手术安全核查单（SSCL）的结果[11]。他们展现了 SSCL 积极有益的作用。甚至在它出版之前，许多机构，包括作者在内，都在实施一个基于 WHO 的 SSCL。使用质量改进方法，作者为其患者群体开发了一个 SSCL，并在 2009 年 1 月开始实施。作者了解到，与建立有效团队相似，一个 SSCL 的实施需要特殊的培训、实践和设备，以及进行执行情况报告。他们花了大约 1 年的时间使 SSCL 完成率达到 95%。然而，当作者研究 SSCL 对患者治疗效果的影响时，发现它能减少手术室患者安全事故的发生并提高手术室效率。更有趣的是 SSCL 的应用使得使用者中出现了安全微系统的理念，他们开始扩展并改善 TCH SSCL。定期多次重复后，TCH 目前在 5 种不同环境手术室中共有 6 个 SSCL，同时还有特殊服务、特殊案例及术中紧急预案核查表（图 7.1）。

得克萨斯儿童医院手术安全核查单——主要手术室（7.2 版）

转移到 OR 之前 ▶▶▶▶	皮肤切口之前 ▶▶▶▶▶▶▶	离开 OR 之前
介绍（等候区或住院病房）	**暂停（手术室）**	**情况说明（手术室）**
至少完成以下一项，介绍才能开始 · 外科医生在场（首选） · 外科医生介绍文件结束 · 巡回护士和麻醉师与外科医生讨论病例（植入物可用、无菌、设备、血液等）	«««« 停止 »»»» 所有活动暂停 & 音乐静音 ★ 新的外科医生/手术－重复暂停 ★ 外科医生：开始"暂停" □ 所有团队成员介绍自己的名字和角色或团队确认以前的情况没有变化	外科医生与麻醉师可以同时或单独说明 巡回护士：开始说明，并与外科医生和麻醉师确认 □ 正确的仪器/海绵/针剂数 □ 所有标本鉴定和标记
麻醉师：开始 介绍的同时巡回护士和家长确认记录（家属应积极参与） □ 核对患者腕带姓名 □ 核对手术医生姓名 □ H & P 手术核对术前记录和同意书 □ 手术部位正确标记，并与手术计划一致，除非免除 □ 已知 NPO 状态 □ 已知过敏史情况 □ 已知气道状况 □ 如果需要，核对输血同意 □ 最近的实验室检查是否审核？	外科医生：口述 □ 谁确认了患者身份？ □ 患者姓名、手术、侧别/部位（同意书确认） □ 说明是否需要影像和是否可用 □ 预料关键事件或主要关注点 麻醉师：口述 □ 如果需要，则准时给予预防性抗生素 □ 过敏状态确认 □ 如果需要，则讨论阻滞/区域/硬膜外的麻醉相关问题 □ 关注或预测关键事件（涉及药物、病史、诱导或气道）	□ 外科医生和麻醉师同意估计的失血量 □ 外科医生、护士、器械护士、麻醉师评论患者恢复与管理的关键问题 □ 是否有需要报告的事件？ 提醒外科医生： · 确认手术和 EPIC 术后诊断 · 完成术后记录 **<<< 管理要求 >>>** ★ 直到简报/手术记录完成，才能转移到下一级护理 ★
外科医生：口述	器械护士：口述 □ 仪器和植入物无菌确认 □ 药物和解决方案的标记	患者标签号：
麻醉师： 询问：还有什么问题？同意吗？都必须以言语表达同意，包括家属	巡回护士：口述 □ 仪器/设备/植入物/血液制品可用，如果需要 □ 特殊冲洗液体可用	
	«««« 停止 »»»» 外科医生：要求关注和同意（都要口头同意）	得克萨斯医院
★ 团队和患者立即进入 OR ★		

© 得克萨斯儿童医院版权所有。未经得克萨斯市儿童医院的书面同意，这项表格的任何部分不能被复制或使用。有任何问题或相关信息，请联系得克萨斯儿童医院法律部门，832.824.1227

图 7.1 现在得克萨斯儿童医院主要手术室的手术安全核查单。得克萨斯儿童医院提供

WHO 的核查单分 3 个部分，旨在解决手术患者在手术室时经历的 3 大主要步骤。这 3 个部分包括术前"简介"，在患者从术前等候区（或住院楼、重症监护病房、急诊室）转移到手术室之前进行。这可让外科医生、麻醉师和手术室团队对即将进行的手术的关注点及手术计划进行回顾，进行重点及计划回顾；确认患者；确认手术部位和侧别；并确认所有必需的设备、植入物、血液制品、药物和冲洗液是准备妥当。作者也尝试让家属参与到术前简介中。

还有一种术后"情况说明"，在患者离开手术室之前进行。这是为了确保所有的标本和实验室检查得到检测并再次核对，接收患者的科室已经为患者准备好相关设备及人员，并且外科医生和麻醉医生对术后治疗方案达成一致。这也是"执行后分析"的时间，对问题进行讨论并提出解决方案，查找设备问题并进行修理，提出改进。高效的手术室团队能发挥"术前简介"和"术后情况说明"这两种形式的最大潜能，扩展地完成信息的传递，远远超过所要求的最低标准。

SSCL 的基石是"暂停"或手术间歇。在即将对患者进行侵袭性操作之前进行。在大多数情况下，指的是在手术切皮之前，但有更广义的解释，包括在颅钉固定、麻醉注射、腰穿等操作之前暂停。如果麻醉人员要进行深静脉穿刺或神经阻断时，他们在操作之前需要暂停。暂停是一个"系统复位"，是最后核查手术所有重要环节的机会。要逐项查看核查单，不能凭记忆进行或随意修改，团队的每一个成员都要仔细倾听。所有的关注点都要口述出来，团队的所有成员都必须一致确认，然后再继续。作者认为没有任何理由放弃暂停的执行，包括紧急情况。暂停通常需要不到 90s，在急诊手术前使用核查单可以减少并发症[12]。

核查单是灵活多变的。作者的 SSCL 约每 6 个月修订 1 次，利用从手术室工作人员、外科医生得到的信息会和安全报告的分析意见进行修订。每个修订版本都会被使用者立即接受，并且依从性依然很高。

7.5 交　接

当患者进行转科或更换护理者时，清楚的沟通是必不可少的。在一个日渐复杂的医疗环境中，这种交接发生频繁，此时也更容易发生重要信息的遗漏或误解。规范化交接是开发出来的高效、准确地传递重要信息的几种方法之一。两种常见的、成熟的交接方式是 SBAR（即情况 – 背景 – 评估 – 建议）和 P5（即患者 – 问题 – 相关历史 – 计划或步骤 – 预防或误区）。无论医疗机构采纳哪一种规范化沟通流程，它都需要对使用者进行训练和实践才能有效。最重要的是，它应该成为信息传递者和接受者的一个期望，是澄清和确认信息理解的特殊方式。

7.6 结　论

医疗卫生领域认为患者安全、差错防范、预防不良事件发生的规范化流程是最重要的。大多数机构和医疗卫生系统很可能将在差错预防方面进行强制性培训。此外，医疗权限的认证和再认证，包括对不良事件分析和对机构安全、差错防范流程提出期望。考虑到几乎一半的不良事件发生在医院手术室中，因此外科医生和手术室工作人员应该对患者的安全和预防错误做出努力。由于安全的手术可以对医疗机构产生重大影响，所以手术室可以成为未来安全计划发展的创新实验室。

参考文献

[1] Müller M. Increasing safety by implementing optimized structures of team communication and the mandatory use of checklists. Eur J Cardiothorac Surg, 2012, 41（5）：988–992.

[2] World Health Organization. WHO Guidelines for Safe Surgery 2009. Geneva, Switzerland：World Health Organization,2009.

[3] Pierce EC Jr. The 34th Rovenstine Lecture. 40 years behind the mask：safety revisited. Anesthesiology, 1996, 84（4）：965–975.

[4] The Joint Commission. The Joint Commission: four key root causes loom large in sentinel event data. ED Manag, 2012,

24（6）：S3-S4.

[5] Gawande AA, Thomas EJ, Zinner MJ, et al. The incidence and nature of surgical adverse events in Colorado and Utah in 1992. Surgery, 1999, 126（1）：66-75.

[6] Pronovost PJ, Freischlag JA. Improving teamwork to reduce surgical mortality. JAMA, 2010, 304（15）：1721-1722.

[7] Baker DP, Day R, Salas E. Teamwork as an essential component of high-reliability organizations. Health Serv Res, 2006, 41（4 Pt 2）：1576-1598.

[8] Dunn EJ, Mills PD, Neily JtCrittenden MD, et al. Medical team training：applying crew resource management in the Veterans Health Administration. Jt Comm J Qual Patient Saf, 2007, 33（6）：317-325.

[9] Neily J, Mills PD, Young-Xu Y, et al. Association between implementation of a medical team training program and surgical mortality. JAMA, 2010, 304（15）：1693-1700.

[10] Kohn LT, Corrigan JM, Donaldson MS. Committee on Quality of Health Care in America, Institute of Medicine. To Err is Human：Building a Safer Health System. Washington, DC：National Academy Press, 2000.

[11] Haynes AB, Weiser TG, Berry WR, et al. Safe Surgery Saves Lives Study Group. A surgical safety checklist to reduce morbidity and mortality in a global population. N Engl J Med, 2009, 360（5）：491-499.

[12] Weiser TG, Haynes AB, Dziekan G, et al. Safe Surgery Saves Lives Investigators and Study Group. Effect of a 19-item surgical safety checklist during urgent operations in a global patient population. Ann Surg, 2010, 251（5）：976-980.

第 2 部分
神经病学

Scott L. Pomeroy

现代社会，尽管各种先进的诊断方法不断涌现，但是神经系统检查在评估婴儿或儿童神经系统疾病中仍然是至关重要的第一步。通过熟练的体格检查能够明确病变的部位，同时结合患者病史及一般体格检查，能够推导出疾病的病因，决定是否采取紧急干预。

这一部分的章节描述了婴儿、儿童、青少年神经系统检查的步骤和程序。通过仔细观察来评估患者的整体功能，随后需要逐步、详细的体格检查，进而明确各神经系统的组成部分是否受到损害。

参与本部分编写的每一个作者都有丰富的神经病学评估经验。每一章节的内容都描述了一套详尽、系统的检查方法，同时也包含了重要的观察结果和检查技巧，这些都是很实用的专业技巧。

第 8 章

新生儿神经系统检查

Charles C. Duncan, Laura R. Ment

8.1 简介和背景

尽管复杂的围生期评估方法已经发展完善，但是新生儿体格检查仍然是新生儿神经系统评估中十分重要的方法。新生儿神经系统检查具有胎龄和发育阶段的依赖性，并可能为发现中枢和外周神经系统问题提供信息。目前已经有很多关于这个话题的文章，基本的新生儿神经系统检查简单易行，而且它能够为急症神经学和神经外科学提供关键的信息。神经系统检查是通过以下方法完成，包括观察婴儿对外部刺激的反应、找出神经成熟程度的相关证据，以及评估肌张力和反射。

8.2 新生儿的观察指标

新生儿神经系统检查的特点之一是观察安静状态的婴儿，包括观察肌张力、自主活动、呼吸方式和意识水平。

虽然肌张力和姿势与评估时的矫正胎龄有关，作者仍需要特别关注婴儿的姿势和自主活动。28周及以前的早产儿会将胳膊和腿完全伸直，而足月婴儿会保持完全弯曲的姿势。任何年龄的婴儿，其自主活动都应该具有对称性和非刻板性。偏瘫的婴儿，患侧的胳膊和腿的自主活动会减少，而臂丛神经损伤的新生儿则表现为胳膊的松软无力，包括肩膀、手腕或手的无力。

同样，新生儿出现单侧肢体的重复、刻板、规律运动，则需考虑新生儿癫痫发作或潜在局部病变的存在，而婴儿出现不规则呼吸或自发性呼吸暂停，则可能是有严重的颅后窝病变或正在发作癫痫。

最后，没有自主活动而呼吸模式正常的婴儿，可能只是在睡觉。但是有些表现为"高警觉性"的快速眼球运动和阵挛发作的婴儿，则可能存在缺氧、中毒或代谢性脑病。

8.3 新生儿对外部刺激的反应

经过安静期的观察，婴儿应该接受强光、铃声和伤害性刺激的作用。胎龄在 26 周以前的早产儿眼睑是闭合的，但所有神经系统发育完好的婴儿通过光线刺激，即便是通过闭合的眼睑，也能够出现眨眼动作。婴儿对强光无反应，则意味着意识水平的改变或存在结构性病变。

同样，响铃刺激会引起婴儿机体状态的改变。经过刺激，睡眠的婴儿会被唤醒，而清醒活动的婴儿可能保持安静。婴儿的活动应该具有对称性和非刻板性。肌阵挛可以被刺激，特别是噪声刺激诱发。如果婴儿对光线刺激有反应而对声音刺激无反应，那么婴儿可能存在脑病，但也可能是结构性病变或中毒。新生儿意识清醒且活动良好，但却对声音刺激无反应，则可能有听觉神经病变或结构的异常。同样，接触有毒物质的婴儿，如高胆红素血症和由此引发的核黄疸，也可能对听觉刺激无反应。

轻柔的胸骨摩擦（即伤害性刺激）能够引起四肢的对称运动。如果一侧胳膊和腿不能像对侧那样活动，则强烈提示存在颅脑局灶性病变，而手臂松弛无力提示可能存在臂丛损伤。肌阵挛、强直姿势或呼吸暂停是需要立即关注的重要神经系统损伤的表现。同样，婴儿对胸骨摩擦反应较小或无反应时，应该立即评估颅内、颈椎及代谢因素等危及生命的情况。

如果非镇静状态的婴儿对光线、听觉和触觉刺激无反应，则需要紧急进行昏迷评估，而对刺激的反应不典型或部分反应的婴儿，应该怀疑是否存在感染、结构或代谢等因素引起的脑病。

8.3.1 神经系统的成熟度

伴随着极低胎龄新生儿生存比例的增加，要求临床工作者要有丰富的神经系统成熟度方面的知识，对早产儿进行系列检查，以便发现其与静脉相符合的神经系统参数的进行性变化。

视觉系统

早产儿在胎龄 26 周以前眼睑是闭合的，28 周以前的早产儿瞳孔散大且对光无反应。眼球运动应该是稳定和对称的，但危重新生儿往往很难评估。值得注意的是，尽管人们并不期望新生婴儿总能够注视并追随灯光或多种颜色的大件物品（追光、追物），但母亲没有应用镇静或镇痛药物的足月健康新生儿在出生那天就能够追光追物。同样，健康的早产儿在胎龄 34 周时也能够追光追物。

评估视觉功能时需要牢记两点，其一是足月新生儿的焦距大约是 15~21cm，其二是新生儿可做随机水平眼球运动。因此，当确定婴儿的目光能固定在目标对象时，然后明确他是否能水平追踪的同时可以垂直追踪物体非常重要。最后，尽管能够对一个熟睡的婴儿进行神经系统体格检查，但新生儿从熟睡中唤醒后不太可能追光追物，可能需要第二次评估。

肌张力和运动的评估

虽然已经有很多文章报道了早产儿被动和主动肌张力的发展变化和足月婴儿肌张力的变化情况，但仍需要记住一些关键点。首先，肌张力和相关的运动功能必须是对称的；其次，感染或代谢因素可能导致婴儿出现严重的脑病，因此会掩盖神经系统检查结果；最后，肌张力和运动功能的不协调提示存在中枢性疾病。

对于早产新生儿，肌张力的发育变化最早出现于下肢。修正月龄在 28 周的婴儿能够平躺并且双腿完全伸展，月龄在 30~32 周的新生儿开始能够屈髋和屈膝，1 例 34 周大的婴儿开始能够像足月儿一样出现"蛙状腿"的姿势。上肢的肌张力也有相似的发展变化，婴儿在 28 周时胳膊能够完全伸展，在 30~32 周时开始弯曲，到 34~36 周时能够完全弯曲。

早产新生儿肌张力出现的 2 个常见的标志是"围巾征"和腘窝角的出现。检查"围巾征"时，检查者要轻轻地把婴儿的手臂环绕在他的胸部并评估手肘的位置。足月儿肘部不能达到中线，而在肌张力降低的新生儿或低胎龄儿中，他们的肘部能跨过中线伸展到对侧胸壁。

测量腘窝角时，检查者用一只手将婴儿的大腿屈曲于腹部，另一只手在大腿背侧轻轻加压，伸展小腿并测量大腿和小腿之间的角度。足月婴儿的角度大约是 90°，而胎龄较小或肌张力降低的婴儿，这个角度将达到 120° 或更大。

同样，婴儿直到 34 周才开始出现头部控制（抓住上肢，使婴儿躯体抬离桌面），直到矫正月龄 36~40 周时才能展现很好的头部控制能力。值得注意的是，健康的早产儿接近 34 周时开始能够在直立位时承受重力，而矫正月龄婴儿最后发展变化的是肩部力量，最有力地证明是用手臂将婴儿轻举至直立位时，他不再滑出。

原始反射

几个原始反射，如拥抱、吸吮和吞咽反射，都具有胎龄依赖性的特点。因此，虽然我们见到所有存活的新生儿都能引出拥抱反射，但是我们在胎龄不到 36 周的婴儿身上观察到了不完全的拥抱反射，具体表现为胳膊伸展，但没有进一步的向中线弯曲的动作。同样，吮吸反射出现于矫正月龄 30~32 周婴儿，但新生儿直到 33~34 周时，才能很好地吸吮和吞咽。

8.3.2 肌张力和腱反射评估

肌张力、腱反射和运动功能（也有学者称为主动肌张力）的评估能为我们提供重要的信息，这些信息不仅包括月龄 6~9 个月时婴儿神经系统的变化，还能够明确任何胎龄危重患儿的损伤形式和损伤定位。如前所述，婴儿的肌张力和运动功能都应该与其月龄相符合，而且在任何时候都是对称分布的。

肱二头肌反射、膝腱反射、跟腱反射在早产儿和足月儿中是最容易进行的反射。肱二头肌反射和膝腱反射在新生儿、年龄较大的儿童和成年人的检查方法非常相似。跟腱反射的操作也比较容易，它可以通过屈曲婴儿的脚踝和叩击跖面来实现。新生儿外周神经髓鞘化不完全，在所有矫正月龄婴儿中，对称出现的腱反射最多为 1+。如果一个人表现为"反射活跃"，如踝阵挛或一侧膝反射传导至另一侧，检查者应该通过交叉伸展反射和膝腱反射来明确这种反射亢进的状态。

极低胎龄婴儿的身体非常柔弱，他们没有控制头部或肩膀的力量。胎龄 34 周的婴儿应该能够开始控制头部，而且上下肢开始出现肌张力。而足月新生儿应该有良好的（但不是过度）被动肌张力，这种张力能够保证婴儿正常的运动功能，例如适当的头部控制、肩部力量和负重能力。

局灶性病变

颅脑局灶性病变的特征性表现是偏瘫或单瘫。如果婴儿出现了偏瘫，特别是伴随腱反射亢进时，应立即进行局灶性病变的评估。值得注意的是，大约 75% 的围生期脑卒中后婴儿在新生儿阶段都表现为偏瘫和局灶性痉挛发作，而急性硬膜下出血的婴儿出现痉挛性偏瘫的较少，后者的主要表现是颅缝分离、前囟饱满和异常的眼球运动。

相比之下，单瘫既可能出现于中枢性病变又可能出现于外周病变。我们可以通过评估肌张力及腱反射来进行鉴别诊断。中枢性病变的婴儿会出现意识障碍、局部肌张力的增高和腱反射的亢进，而臂丛神经损伤的新生儿意识清醒、饮食情况好，但肢体松软、无反射而且有合并锁骨骨折的可能。

肌张力和腱反射对称性的改变

婴儿出现肌张力和腱反射对称性的改变提示可能存在神经轴索病变，详细的神经系统检查能够协助临床医生明确病变部位。

婴儿出现反应迟钝、外周张力亢进、主动肌张力减弱（主动和被动肌张力的不协调）和明显的腱反射亢进，应该评估是否存在中枢病变；而四肢无力的婴儿出现腱反射迟钝或消失，需要立即评估是否存在脊髓损伤。值得注意的是，前者怀疑存在颅内病变的婴儿，可能出现两个额外的"张力亢进"的迹象。第一个是拥抱反射亢进，该反射没有第一阶段的上肢外展，相反，当婴儿的头部轻轻放置于垫子上时，其胳膊迅速前伸。第二个是"吸吮反射亢进"或"牙关紧咬"，它是婴儿中枢性病变的一个显著标志。

相比之下，新生儿出现意识改变，但胎龄正常或肌张力、肌力降低，更可能存在由结构异常、染色体或代谢异常等所引起的疾病。其他方面的检查，如生理缺陷、心脏杂音、器官巨大以及影像学结果异常，可以为染色体病提供证据。

对于存在喂养困难、肌张力减弱和反射消失的婴儿，应该怀疑是否存在脊髓性肌肉萎缩症、神经疾病或先天性肌病。值得注意的是，患有脊髓性肌肉萎缩症婴儿的神经系统特征包括舌肌萎缩、小颌畸形、关节挛缩（即先天性挛缩）、先天性髋关节脱位、手指和脚趾的自发肌束颤动。据报道，他们的母亲在怀胎时有胎动减少和羊水过多。强直性肌营养不良的婴儿同样会出现肌张力的减弱和腱反射的消失，但没有前角细胞功能障碍的迹象。肌强直在新生儿阶段多不出现，而是到生后第 1 年的末期才会出现，可以很容易地通过叩击母亲手掌鱼际区来检测。尽管婴儿先天性肌病 / 营养不良、神经疾病或线粒体病等较罕见，但也可能会出现肌张力减退和腱反射减弱。

8.3.3 传统的神经系统检查

观察、刺激、神经系统成熟度的评估和肌张力/腱反射的评估都只是新生儿神经系统评估的一部分，我们鼓励检查者进行传统意义上的儿科神经系统检查，包括生长参数的评估、脑神经功能的评估及一般的体检。

生长参数

新生儿神经系统检查评估的关键不仅包括婴儿的生长发育情况 [即适于胎龄（AGA）、小于胎龄（SGA）或大于胎龄（LGA）]，而且也包括头围的测量（OFC）。SGA 婴儿可能存在产妇胎盘功能障碍、先天性感染或基因异常（以及继发的中枢神经系统畸形）。而且，尽管 LGA 的状态可能是遗传变异的结果，如贝-维综合征，但也可能是产妇葡萄糖代谢异常导致。

除了体重和身长，头围也应该被标注在胎龄 - 年龄曲线上，用来评估小头或大头畸形。小头畸形可能是由于先天性感染、染色体变异、先天性中枢神经系统畸形或母亲暴露于毒素中导致。

相比之下，巨头畸形既可以由婴儿急性疾病引起，也可以由先天性疾病引起。引起巨头畸形的急性疾病包括脑积水、急性颅内出血（脑实质内、硬膜下或硬膜外）和肿瘤。这些新生儿会出现颅缝分离、囟门饱满、因第 VI 对脑神经麻痹引起的间歇性或固定的眼球下视以及呕吐和呼吸暂停，应该紧急行颅脑磁共振成像（MRI）检查来明确诊断。

以下疾病也被发现与巨头畸形有关：先天性脑积水（继发于胎儿出血性卒中、先天性感染或结构畸形）；神经-皮肤综合征，如神经纤维瘤病和结节性硬化症；染色体异常和家族性大头。良性蛛网膜下腔增宽或"外部脑积水"，在新生儿时期通常不诊断，但在出生后的第 1 年内仍会出现。

脑神经评估

瞳孔对光反射在胎龄 28 周的新生儿中开始出现，对于瞳孔固定和散大的婴儿，必须首先排除因视网膜检查应用散瞳药后的影响。虽然经常有报道说"婴儿不出现脑疝"，但个别情况仍时有发生，患有脑病的婴儿一旦出现单侧或双侧瞳孔的固定和散大，应该紧急评估是否存在颅内出血或急性脑积水或脑水肿。如果影像学检查结果未见异常，固定和散大的瞳孔应该被认为是癫痫发作后的现象，应该行脑电图检查。很重要的一点，检查婴儿的瞳孔反应时，不能引起眶周的瘀斑和水肿。胎龄在 32 周以上的清醒婴儿，在吸吮奶嘴时几乎总会引起睁眼反应。

与瞳孔对光反射不同的是，所有胎龄的婴儿都会出现眼球活动，不论是水平活动还是垂直活动。由于睡觉、反应迟钝或危重新生儿通常不会注视和追寻发光的物体，因此可以用"洋娃娃头眼现象"（也叫眼脑反射）引出胎龄 46 周以下婴儿的眼球水平运动。缓慢将婴儿头颅从一边移动到另一边来进行洋娃娃试验。这种方法不得在有脊髓损伤的婴儿中应用。此外，如果洋娃娃试验时婴儿眼球活动消失，即便是经过冷热水刺激后仍然不活动者，必须首先检查鼓膜的完整性。

角膜反射在熟睡的婴儿中很容易实行，只需要将无菌拭子轻触角膜即可；另外一个方法是直接对着角膜吹气。同样地，自发的面部活动在熟睡的婴儿中很常见，因此第 VII 对脑神经的评估，可以在婴儿睡眠或清醒时进行。患有脑病的新生儿，轻柔的胸骨摩擦几乎总会引起面部活动，即便是在眼睑闭合的情况下也会出现。如前所述，可以用听觉刺激来检查听力。

任何胎龄的新生儿进行咽反射检查都十分困难。轻轻地拍打婴儿的手掌几乎总是会引起张口（手掌-神经反射），进而允许用软的拭子检查咽部。在危重新生儿，咽反射有时会引起继发性的呼吸暂停，所以检查者应该时刻警惕这种情况的发生。

一般体格检查

新生儿神经系统查体还应包括畸形及对称性的检查。虹膜、视网膜、脉络膜、视神经乳头的缺损或圆形缺陷，可能是 CHARGE 综合征的一个组成部分（眼组织缺损、心脏缺陷、后鼻孔闭锁、生长发育迟缓、生殖器异常及耳朵畸形或耳聋），也可见于特殊发育的新生儿。他们通常累及单侧。同样，先天性白内障通常可能伴随多种疾病，从先天性感染（如弓形虫病和巨细胞病毒感染）到遗传代谢疾病，包括唐氏综合征和半乳糖血症。面部先天性畸形可能与遗传综合征有关；骶部凹陷和中线脊柱异常毛发生长是脊柱畸形的标记；外周异常，如摇椅足，可能是 13 或 18 号染色体 - 三倍体的标志。皮肤病变（色素沉着和色素减退）出现于神经皮肤疾病，肝大伴发于先天性感染（CMV）和代谢 / 遗传疾病，例如脑肝肾综合征、半乳糖血症。

父母的检查

检查的最后部分不仅包括与父母交谈，有时还需对其进行检查。巨头畸形通常是家族性的，不对称头颅并不一定是畸形，神经肌肉疾病通常具有家庭分布的特点。因此患有巨脑畸形婴儿的父母可能有牛奶咖啡斑，而对于四肢无力和腱反射减弱的新生儿的父母可能表现为肌强直。

8.3.4 新生儿神经系统检查的策略

脑电图

在新生儿重症监护病房的婴儿中，高达 5% 的患儿会出现癫痫发作，而且新生儿癫痫的发作与较大婴儿和儿童发作并不完全相同。一般来说，新生儿癫痫发作有 5 种类型的临床表现，特征如下：多灶性强直 - 阵挛发作（一侧胳膊和腿先后以刻板的方式"挥舞"）；局灶性阵挛或强直 - 阵挛发作（潜在的结构性损伤的标志）、肌阵挛或重复的类拥抱反射样发作；间歇性强直发作需警惕脑疝形成；呼吸暂停。对于怀疑癫痫发作的患者应立即评估是否存在低血糖和脑膜炎，随后查脑电图。因为新生儿不可能完全按照指令来完成 50min 的脑电图检查，所以我们会尽可能选择视频脑电图。

中枢神经系统成像

经颅超声和 MRI 的出现大大提高了我们对新生儿神经系统突发事件的理解，成像方法的选择取决于婴儿的胎龄和临床症状。

经颅超声（cUS）为迅速评估新生儿脑室内出血、脑室大小、脑室周围的异常提供了契机，但缺陷是脑的外围和颅后窝不能检查到。例如，系列经颅超声检查可以发现早产儿脑出血后脑积水的脑室大小变化趋势。

除非婴儿室内或其附近有检查机器，否则磁共振成像通常需要将患儿转移到有条件的机构。MRI 通常不需要增强扫描，除非需要详细的磁共振血管成像或考虑脑实质感染或肿瘤。快速脑组织核磁共振（qbMRI）或快速旋转 T2 影像可以提供更快速的影像资料，但同时也限制了有关脑实质病变的信息。婴儿在一个星期甚至更长时间内，影像学表现一般不会出现弥散的变化。

除非出现神经系统迅速恶化的紧急情况，如急性硬膜外、硬膜下或脑实质出血，否则 CT 扫描很少使用。但是凹陷骨折和非意外创伤必须行 CT 检查。

脊髓的 STIR 核磁共振成像是最有价值的评价脊髓损伤的方法。在婴儿，整个脊髓通常都可以在线圈内成像，这个结果非常有意义。非意外创伤后，可以通过对整个脊髓的磁共振检查来发现损伤部位。

经颅超声、磁共振成像或两者结合完成的系列影像学检查，与连续的神经系统检查相同，对婴儿治疗至关重要。

第 9 章

儿童和青少年的神经系统检查

Jessica H. R. Goldstein, Nancy Bass

9.1 简 介

儿童和青少年的神经系统检查与成年人的极其相似，但有一点需要指出，即检查过程更困难。儿童患者并不能像成人那样说清楚症状，也不能按照医生的指示做神经系统检查。

从踏入房间的那一刻起，神经系统检查就已经开始了。采集病史时与儿童随意交谈，能够获得有价值的信息，同时可更容易引导他们接受神经系统检查。有没有不对称运动？患儿与家庭及周围环境的互动如何？有无其他生理缺陷，如头颅畸形或胎记等。在神经系统检查正式开始之前，我们已经掌握了一定的信息。

本章的目的是为临床医生提供一个简洁完整的，同时针对幼儿、欠合作或认知缺陷儿童进行的儿科神经系统检查指南。

9.2 儿童神经系统检查

神经系统检查的目的：通过神经系统检查，结合患者的主诉，明确病变部位。在儿童患者中，我们需要评估他们发育过程中的神经系统功能，这种功能可能是正常的，也有可能不正常。友好的举止、敏锐的观察力和在检查中表现的灵活性将有助于最大限度地获得信息。例如，许多患儿害怕神经反射或眼底检查，但喜欢"低伤害"的力量或步态的检查。在进行具有更大挑战的测试之前，首先从伤害最小的检查开始，让患儿先放松下来，与医生建立起和谐融洽的关系。

神经系统检查从详细的询问病史和一般的体格检查开始。详细的病史应该包括出生史、发育史。有时，患有脑积水的学龄儿童的唯一症状是学校表现退步。即便是年龄较大的儿童，也应该记录其生长参数，尤其是头围，并与以前的参数对比，了解他们的生长曲线。

神经系统检查可以分成七大类：精神状态、脑神经、运动功能、神经反射、感觉功能、共济运动及步态。

9.2.1 精神状态

儿童精神状态的检查有赖于医生与患儿交流的能力[1]，但是必须考虑到患者的年龄和发育水平。完整的精神状态检查包括以下几个方面：意识水平、定向能力、语言能力、记忆力、知识储备、洞察力/判断力、抽象思维和计算能力。

临床医生通过观察来评估儿童的语言功能、情感爱好、眼神交流及行为举止[2]。

9.2.2 脑神经检查

脑神经检查对于不合作或年龄偏小的儿童来说是神经系统检查中最难的一部分，但是，色彩鲜艳的玩具可以成为医生最重要的工具。

嗅神经：儿童的嗅觉功能很难被测定。嗅觉丧失见于颅脑损伤后、额叶肿瘤或者先天性脑发育畸形。

视神经：眼底检查首先是从检查眼底红光反射开始。它对明确有无白瞳症非常重要，白瞳症通常提示患者有视网膜母细胞瘤或先天性白内障。视野检查是将一个玩具放在儿童视野中心，将另一个玩具从外围慢慢移入，从而确定视野范围。对于不能够辨认字母的儿童的视力检查，需用照片图来代替完成。

动眼神经、滑车神经、外展神经：评估眼外肌，首先应该检查静止状态的眼睛。儿童出现落日征，表明其颅内压升高（图9.1）。遮挡住一只眼睛，另一只眼睛如果出现不自主的漂移运动，表明儿童患有斜视。接下来检查儿童眼球在4个象限的运动，如果儿童不合作，可以拿出色彩鲜艳的玩具吸引儿童的注意，注意观察有无眼球运动限制和不良共轭凝视。

三叉神经：可用探针轻划（触觉）与轻刺（痛觉）大龄儿童三叉神经各分布区的皮肤与黏膜，并与对侧相比较。

面神经：儿童比较喜欢面神经检查，因为他们可以做各种鬼脸，对于理解力好的儿童可以从此项检查开始。面神经检查的关键是观察儿童在微笑、哭泣、皱眉的过程中两边是否对称。

前庭蜗神经：听力测试，在儿童两个耳屏旁同时摩擦手指，检查听力是否对称。第Ⅷ对脑神经除了影响听力，也能够反映前庭功能，其可通过闭目难立征（随后描述）来测试。有症状的患者也可进一步行冷热水试验进行前庭功能检查[2]。

舌咽神经、迷走神经：大部分儿童抵触医生检查咽后壁。嘱儿童张嘴并发"啊"音，检查其上颚是否对称。还可用棉球刺激儿童咽喉，测试有无呕吐反射，以充分评估第Ⅸ、Ⅹ对脑神经功能。这个操作将会激起儿童的抵触情绪，这种情绪将会保持到测试结束。

副神经检查：医生将一手置于儿童腮部，嘱儿童向该侧转头以测试胸锁乳突肌的肌力，然后将两手放在儿童双肩上并下压，嘱儿童做对抗性抬肩动作，用来评估斜方肌的肌力。

舌下神经：通常可通过让儿童伸舌来检查舌下神经的功能。观察其舌头有无萎缩、肌束颤动、偏斜。如果一侧的舌下神经有功能障碍，伸舌时将偏向患侧。

9.2.3 运动功能

运动功能的测试包括4个部分：肌容积、不自主运动、肌张力及肌力。在检查运动功能时，主要是为了发现特殊的表现来定位病灶。

肌容积：评估肌容积时需注意两侧肢体是否对称，如不对称则提示存在轻微偏瘫。儿童的小腿肌容积增大，提示该儿童存在肌肉萎缩症（也叫肌营养不良）。将两侧拇指或拇趾相互靠近，观察两拇指（趾）大小，如有不同则提示存在肌容积不对称或存在偏瘫。

肌张力：肌张力是维持身体各种姿势及正常运动的基础。其反映了机体抵抗被动运动的程度。抓住儿童的手腕和脚踝（其他关节也可采用），并轻柔的前后摇动，以评估四肢的肌张力。肌张力的变化能够提示中枢神经系统病变的时间，肌张力减弱通常表示急性损伤（脊髓休克），肌张力增高代表慢性损伤。在小脑损伤情况下，患者的肌张力可能会长期降低。

肌力：指肌肉主动运动时的力量、幅度和速度。

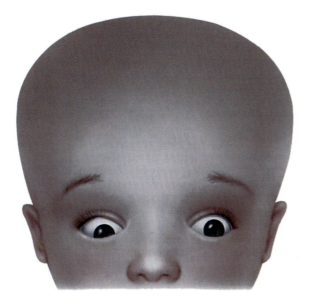

图9.1　落日眼，眼球向下移位继发于向上凝视麻痹，见于颅内压升高的患者

当评估肌肉力量时，肌力减退的类型可帮助明确病因。肢体近端肌力减退提示存在肌病，而远端肌力减退提示存在神经病变。肌力分级：从 0~5 级（表 9.1）。这种分级在不合作的儿童中很难评估。

给儿童玩具，通过儿童对抗拉力的大小来评估孩子的远端肌力。让儿童双臂屈曲交叉于胸前，并且从仰卧位转为直立位站在地板上，通过这种方法来评估近端肌力。如果儿童需用手辅助自己站到地板上，表明近端肌力减弱（Gowers 征）。在昏睡或昏迷的患者中，一条腿向外侧倾斜则意味着肌力降低或轻偏瘫（图 9.2）。

对于整个测试，应该注意记录患者的任何不自主或异常的运动，记录的内容从运动性抽动到刻板样运动（如拍手），再到舞蹈样手足徐动。肌束震颤的存在提示下运动神经元出现病变。

表 9.1 肌力分级

0 级	完全瘫痪，测不到肌肉收缩
1 级	仅测到肌肉收缩，但不能产生动作
2 级	肢体能在床上平行移动，但不能抵抗重力
3 级	肢体可以克服重力，能抬离床面，但不能抵抗阻力
4 级	肢体能部分对抗外界阻力
5 级	肌力正常

表 9.2 腱反射分级

0	反射消失
1	反射减弱
2	正常
3	反射增强，无阵挛
4	反射增强，有阵挛

9.2.4 神经反射

神经反射的评估能为病变定位提供关键线索。反射亢进提示中枢神经系统病变，而反射减退提示神经或肌肉出现问题。反射亢进可伴有阵挛或反射传播（例如交叉伸展反射）。反射亢进和减退同时存在提示患者出现脊髓损伤或病变同时影响到中枢和周围神经系统。儿童反射减弱但双侧脚拇指背伸（巴宾斯基征阳性）有助于脊髓病变的定位（表 9.2）。

9.2.5 感觉功能

和成人一样，儿童感觉功能检查主要依赖于患儿对于不同感觉刺激的反应。对于年幼儿童，可通过挠（有时可捏）手脚来粗略评估感觉功能。感觉检查主要测试初级感官及皮质觉。

传导初级感官有两个主要上行通路系统：脊髓丘脑背侧系（本体感觉、关节位置觉和 128Hz 音叉的振动试验）和前外侧系（疼痛、温度、触压觉）。要检查这两个通路，可以选择每个通路的特定感觉内容进行测试（如疼痛、振动）。怀疑脊髓损伤的患儿，可以通过针刺皮肤来明确患者的感觉平面。针刺以后，要左右对比同一平面的感觉（两侧感觉是否一样？），由受累区慢慢移动到正常区域，比较整个过程中的感觉变化。

Romberg 试验（闭目难立检查）是本体感觉测试的一种。首先让孩子双脚并拢站在地上，取得平衡后嘱孩子闭眼，观察其能否保持平衡。离开了视觉刺激，孩子需依赖本体感觉（还有某种程度的前庭感觉）来保持平衡。

皮质觉是对初级感觉的整合，它是顶叶的特有功能。实体辨别觉（儿童闭上眼睛，将物体放在手里识别）、皮肤书写觉（在手掌上写字母或数字进行辨别）和双侧同步刺激检查都是皮质觉测试的例子。以上测试只在大龄儿童和青少年之间进行。

9.2.6 共济运动

共济运动包括指鼻试验、跟-膝-胫试验以及快速轮替试验。为了让儿童参与试验，可以拿出玩

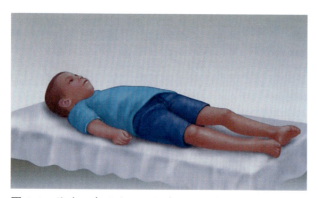

图 9.2 偏瘫。在反应迟钝或昏迷的患者中，一侧下肢向外侧倾斜提示偏瘫

具或应用光线刺激让儿童靠近并触碰它。学龄前及年龄更小的儿童，对侧手掌出现镜像运动是很常见的（连带运动）。调控共济失调的部位在小脑，躯干和（或）步态的共济失调表明病变涉及小脑蚓部，而四肢的共济失调（主要包括四肢）表明病变部位位于小脑半球。

9.2.7 步 态

通过观察儿童走路时的步态来完成步态检查，同时要密切注意儿童的手臂摆动、步态模式、对称性、步幅等。嘱儿童用脚趾及脚跟走路，同时交叉行走，观察其步态，这项检查适用于 8 岁以后儿童。宽底式步态表明存在平衡或共济失调的问题。"鸭步"步态伴过度的腰椎前凸提示近端肢体无力。儿童检查不合作时，可以借助玩具或父母的帮助来诱导其完成步态检查。

9.3 结 论

通过反复训练，任何临床医生都可以很好地掌握儿童神经系统检查。敏锐的洞察力、优雅的举止、针对不同的儿童选择不同的检查方法，将会有助于获得更多的信息。

神经系统检查的诀窍：

• 观察。从步入房间的那一刻起，通过密切观察可以获得更多信息。

• 不要忘记一般的体格检查，包括所有患者的头围。

• 应该检查所有患者的眼底。

• 运动检查为 BATS：肌容积、异常运动、肌张力和肌力。

• 昏迷或昏睡患者的腿向外侧倾斜提示存在偏瘫。

• 左 / 右利手的形成在生后 18 个月。通常询问父母他们的孩子是左利手还是右利手。早期出现左 / 右利手提示存在偏瘫。

• 所有的患儿都应该被要求从地板上站起来，以明确有无近端肌肉无力。

参考文献

[1] Griesemer D. The neurologic examinatio//Maria BL, ed. Current Management in Child Neurology. Hamilton, Ontario, Canada: BC Decker, 2005:14–21.

[2] Swaiman KF. Neurologic Examination of the older child//Swaiman KF, AShwal S, Ferriero DM, eds. Swaiman's Pediatric Neurology: Principles and Practice. 4th ed. Philadelphia, PA: Elsevier, 2006:17.

第 3 部分
先天性畸形

Concezio Di Rocco

确定最适当的脑、脊髓及其被膜先天性畸形的治疗已成为儿童神经外科从普通神经外科领域出现的主要理由。事实上，要了解这些影响可能会持续一生的复杂畸形背后的病理生理机制，很明显在早期即需要专业神经外科医生的专业知识和全面参与。本书的这一部分内容展示了该领域取得的令人印象深刻的进展。

近一个世纪研究者才认识到，颅缝早期综合征的分类基于分子标准而不仅仅是形态学特征。这一认识不仅对疾病分类的临床定义产生了重大影响，而且对其外科治疗的时机和方法及预测不同分类的特定结果的可能性产生了重大影响。颅缝早闭矫正的进一步发展包括最近引入了在其他手术领域中开发的技术，例如骨牵引术和内窥镜的使用。

如今，大脑畸形及其较常见的临床表现，即癫痫发作，在出生后最初几个月或几年内便得到治疗。这种转变的影响是功能预后的显著改善。此外，由于更准确的神经成像，例如 Chiari 畸形 I 型仍然是科学争论的主题，出现了相对"新"的神经外科问题。同时，已知畸形的治疗，例如 Chiari 畸形 II 型，目前根据客观标准而非主观解释进行。此外，现在已经发展出针对这种畸形的具体预防措施，即脊髓脊膜膨出的产前治疗。

如这一部分的几个章节所示，普通神经外科在脊柱和颅颈交界处先天异常的外科矫正中取得的进展已经在儿童神经外科引入，并取得了良好效果。此外，自儿童神经外科早期发展以来已使用的脊柱和脊髓先天性畸形的描述现在变得更加集中，这有助于我们准确描述不同的畸形状态，每种畸形都需要个体化的理解和治疗。

总之，本节专门讨论了中枢神经系统及其覆盖组织的先天性畸形，证明了儿童神经外科医生在治疗婴儿和儿童先天性畸形方面的强烈奉献精神所带来的理论和手术方面令人印象深刻的提高。该部分也生动地展示了如何治疗患有这些畸形的儿童将仍是一个令人振奋的研究领域。

第 1 篇　头皮和颅骨的畸形

第 10 章

头皮和颅骨的先天缺陷

Daniel James Guillaume

10.1 简介和背景

10.1.1 适应证

头皮和颅骨的先天性畸形在儿童神经外科实践中经常遇到，这类病变的鉴别诊断非常多，包括先天性皮肤发育不全（ACC）（图 10.1A）、皮样囊肿和表皮样囊肿（图 10.1B）、朗格汉斯细胞组织细胞增多症、隐性脑膜膨出和脑膨出、血管瘤、纤维性结构不良、骨瘤、脂肪瘤（图 10.2A~C）、丛状神经纤维瘤、生长性颅骨骨折和恶性肿瘤[1]。大多数病变为良性。诊断和治疗需要完整、详细的病史，体格检查，以及包括平片、CT、MRI、超声在内的影像学资料。大多数这类病变不需要手术治疗。手术干预的一些适应证包括需要明确诊断、有疼痛症状、影响美观、有破溃倾向和感染风险以及出血或者空气栓塞的风险[2]。

10.1.2 目的

手术目的取决于病变类型、部位和临床表现。总的来说，原则如下：
- 根据病史、查体、影像学尚不能明确诊断者。
- 需要修补颅骨缺陷。
- 减少损伤脑组织和血管的风险，包括矢状窦。

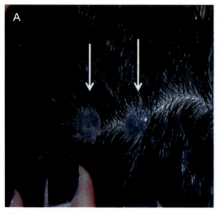 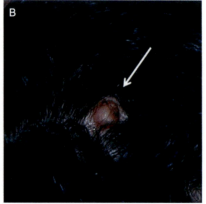 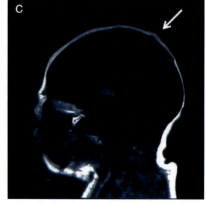

图 10.1 4 月龄女孩，头皮有 3 处病变。A. 头顶附近有 2 个 6mm 大小、圆形、质软、扁平丘疹，表面皮肤类似半透明状的烟纸，其上有少许毛发生长（箭头），与先天性皮肤发育不全表现一致。B. 在这两个皮疹前面，有一个 1cm 大小、肉色、质硬、无触痛的中性结节（箭头）。手和足部证明其手指发育不良，在手指周围可见明显的挛缩带，并指和并趾，由此推测可能为羊膜带综合征。病情检查包括头颅超声、MRI、手和足的 X 线片、核型分析，除了（C）MRI 提示囊性病变，其余均正常。因为存在颅骨和肢体畸形，考虑 Adams Oliver 综合征，所以我们做了一个经胸超声心动图检查，结果是正常的。最后我们切除了病变，结果证实后面的病变与先天性皮肤发育不全表现一致前面的病变为皮样囊肿（箭头）

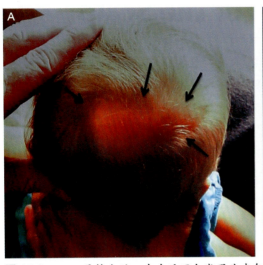 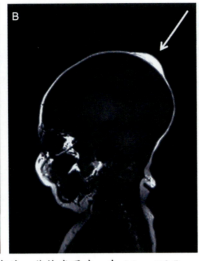 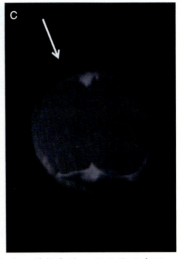

图 10.2 A.12 月龄女孩，出生后不久发现头皮包块。体检发现为一个 4.0cm×2.5cm 大小、质软包块，位于头顶皮下、稍偏向右侧，包块表面无毛发生长（箭头），可随头皮组织一起推动，其体积不因 Valsalva 动作和体位变化而增大。B. 病变在超声检查中呈中等均匀强回声，MRI 检查与脂肪信号一致，T1 加权呈高信号（箭头）。C. 脂肪抑制像上呈低信号（箭头），与脂肪瘤一致

- 减少脑脊液漏的风险。
- 改善外观。

10.1.3 替代治疗

一些先天性颅骨和头皮畸形，包括头皮血肿和先天性皮肤发育不全，可以采取非手术治疗[3-4]。在少数情况下，某些皮肤病变最好的治疗方式是化疗或者放疗。例如，一些朗格汉斯细胞组织增多症的患者需要化疗和（或）低剂量的放射治疗，放疗已经被用于治疗手术难以切除的血管瘤，但是这种病例比较少见[5]。

10.1.4 优 点

手术切除颅骨和头皮病变的优点包括能够明确诊断、改善外观畸形及不需要在临床上持续随访患者并进行影像学检查。病变切除确实比连续多年影像随访要更加有效、确切且有更好的社会、经济效益。

10.1.5 禁忌证

颅骨和头皮畸形外科治疗的一些相对禁忌证包括可能增加感染或出血的风险，或可能产生其他并发症的某些内科合并症。某些病变，例如先天性皮肤发育不全，可以有效地保守治疗，

通过频繁更换用生理盐水和抗生素浸泡的敷料达到自愈。

10.2 手术细节和术前准备

10.2.1 术前准备和特殊设备

术前计划包括详细的病史和完整的体格检查，通常包含头皮、背部中线、皮肤的全部视诊。详细的全身检查可能发现其他相关问题而需要皮肤科、遗传科或者其他科室会诊。准确的影像学检查有助于诊断，平片显示颅骨透亮影多发性损害（静脉湖例外）往往提示恶性病变[1]。颅骨板障扩张伴内板或内外板膨胀常常提示良性病变，然而颅骨全层增厚累及内外板常提示恶性病变。外周硬化和外周血管的存在提示良性病变。典型的血管瘤表现为蜂巢状、小梁状或日光征，而纤维发育不良表现为边界清楚的骨岛或片状斑点。表皮样病变有典型的硬化边缘（图 10.1B）[1]。

10.2.2 专家建议和共识

从体格检查可以获取许多信息，检查应该系统、全面，并在光线充足的房间内完成。关注病变的整体外观和颜色及有无毛发生长。测量每一个病变。触诊其质地（质硬、质韧、质软、有无波动感），

感觉病变与皮肤表面的距离。触摸病变周围骨质改变，如凸起或者扇形的边缘。检查病变是否与表皮、真皮或者骨骼粘连在一起，或是否可自由移动。关注病变周围皮肤的改变。超声检查易在门诊完成且不需要镇静就能获得有价值的信息，包括病变内的液体、血流，有时涉及颅内容量。如果考虑可能存在其他相关畸形，那么额外花费几分钟时间进行包括皮肤和背部中线的仔细的全身检查是非常重要的（图10.1）。

10.2.3　关键步骤和手术细节

怀疑病变为恶性时就需要进行组织活检。手术目的已在前文述及。

绝大多数病变仅凭触诊就可定位，但是对于小的、触诊阴性的病变可通过影像引导使手术伤口变小。大多数病变以椭圆形或半圆形切口切除。头皮切口应该足够大以暴露全部病变。毗邻的头皮在帽状腱膜下水平应该充分松解，以使得病变切除后两侧皮缘无张力接触。颅骨病变可通过切开骨膜，沿着骨缘切除至颅骨，然后刮除骨缘。对于中线部位病变，应该警惕是否有血管附着到矢状窦。较大范围病变可能需要整形外科医生帮助进行皮瓣转移。

关于某些特殊病变手术细节如下：

表皮样囊肿与皮样囊肿的治疗是用切除和刮除骨缘的方法。术者应该探查是否有通向颅腔的条索，如果存在，则需要切除全部病变。如果病变邻近静脉窦，则外科医生应该做好修补静脉窦的准备，尽管静脉窦破裂非常少见。

嗜酸性肉芽肿可以自然消退，但是大多数采用刮除术治疗。多发病变用化疗和（或）低剂量的放射治疗[5]。大体上，这些病变表现为从粉灰色到紫色，突出于骨骼，累及骨膜，有时累及硬膜，但是硬脑膜穿透比较少见。我们应该从肿瘤学的角度认识嗜酸性肉芽肿，因为有高达31%的患者存在其他病变[5]。

对于隐性脑膜膨出的患者，我们应该在膨出纤维血管条索周围仔细解剖，平硬膜处横断[2]。病变下的颅骨缺陷范围通常较小，不需要进行颅骨成形术。然而，头皮组织偶尔会损伤到下面的硬膜，从而产生疼痛。此时，可以通过转移的带蒂骨膜瓣形成屏障来应对这个问题。对于较大的颅骨缺损，我们可切除邻近颅盖骨并移植至缺损处[2]。其他手术治疗方法包括中厚或者全层皮瓣移植、头皮转移皮瓣、骨膜瓣、肋骨转移、背阔肌皮瓣、组织扩张[3]。

10.2.4　风险及风险规避

手术风险包括感染、脑脊液漏和血管损伤。这些风险可通过详细的手术计划、术前仔细阅片和细致的手术技术加以避免。切除合并广泛颅骨受损的大范围的嗜酸性肉芽肿之后有可能出现广泛炎症反应。在一些病例中，我们切除病变之后需推迟骨质缺损修补时间，以使得炎症反应稳定下来。

10.2.5　抢救措施

外科手术切除大多数颅骨和头皮病变其风险都是比较低的。矢状窦损伤很少见，一旦损伤则术中需要对其进行修补，并于术后立刻进行适当的血管影像检查。

10.3　预后和术后管理

10.3.1　术后注意事项

术后常规护理，大部分患者术后当天可回家。婴儿患者在伤口愈合之前应避免切口直接受压。

10.4　并发症

颅盖骨和头皮病变切除后可能出现的并发症包括感染、脑脊液漏，同时中线部位的病变可能引起深部的矢状窦损伤。

参考文献

[1] Willatt JMG, Quaghebeur G. Calvarial masses of infants and Children. A radiological approach. Clin Radiol, 2004, 59(6):474–486.

[2] Piatt JH. Congenital defects of the scalp and skull//Albright AL, Pollack IF, Adelson PD, eds. Principles and Practice

of Pediatric Neurosurgery, 2nd ed. New York NY: Thieme Medical Publishers, 2008: 254-264.

[3] Santos de Oliveira R, Barros Jucá CE, Lopes Lins-Ne-to A, et al. Aplasia cutis congenita of the scalp: is there a better treatment strategy? Childs Nerv Syst, 2006, 22(9): 1072-1079.

[4] Burkhead A, Poindexter G, Morrell DS. A case of extensive aplasia cutis congenita with underlying skull defect and central nervous system malformation: discussion of large skin defects, complications, treatment and outcome. J Perinatol, 2009, 29(8): 582-584.

[5] Rawlings CHIII, Wilkins RH. Solitary eosinophilic granuloma of the skull. Neurosurgery, 1984, 15(2): 155-161.

第11章

斜头畸形

Mark R. Proctor

11.1 简介和背景

刻意进行颅骨塑形在世界范围内作为某些文化中的仪式被长期实践。我们目前正处于一个将非刻意颅骨塑形作为保护儿童的一种项目在进行的时代。婴儿猝死综合征（SIDS）是一种目前我们了解甚少但较严重的疾病，处于这种状况下，看似健康的婴儿会在睡眠中死亡。人们认识到俯卧位睡眠可能会导致儿童出现这种情况，因此美国儿科学会（AAP）在1992年提出了"仰卧睡眠"计划。为了减少SIDS的发生，作者们创造了一种流行的枕骨扁平化方法[1]。当然，总的来说，以外观的代价来取代一种致死性疾病是一种很好的权衡。但对于儿童神经外科和颅面外科医生来说，则又引进了一种前所未有的新型疾病。本章旨在阐述作者诊断该疾病的方法，确定何时需要治疗，并综述了这种相对良性但具有高发病率的疾病的治疗方法和结果。作者强调这主要是一个保守的治疗模式，重点不在外科矫正上，所以几乎没有手术指征。

11.2 诊断

大部分病例临床检查中，通过从患儿头颅的上面可观察到同侧枕部、耳和前额偏斜，易于诊断斜头畸形（图11.1）。放射学诊断应用较少，并且一定不能作为常规临床实践的一部分，其中有一小部分患者在头颅畸形和颅缝早闭之间的临床鉴别较为困难，但仍不应考虑常规放射学检查。事实上，当儿科医生问作者在送患者进行评估之前是否需要进行X线检查或计算机断层扫描（CT）时，答案显然是否定的。作者认为如果儿科医生不能确定诊断，那么将患儿直接送往专科医生处就诊会更经济，风险也更低，90%专科医生在没有放射检查的情况下都可做出正确诊断。

11.3 治疗指征

斜头畸形的治疗指征是该疾病中更具争议和

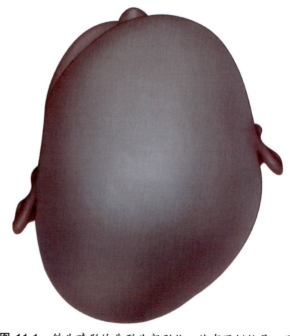

图11.1 斜头畸形的典型头部形状，伴有同侧枕骨、耳和前额的偏斜

被人知之甚少的方面之一。大多数颅面专家认为其主要是一种整形类疾病，但与发育迟缓的关系尚不清楚。在1992年开始实施"仰卧睡眠"计划之后的几年内，该疾病明显上升到了流行的程度。仰卧睡眠本身很可能在一定程度上改变了发育的里程碑，因为婴儿常常更喜欢仰卧，当他们脸朝上时，他们不会轻易移动和探索周围环境，但是他们可以自由地环顾四周[2]。同样显而易见的是，发育迟缓的患儿自主活动少，该疾病的风险较高。然而，我们并不清楚是否是这种疾病导致了发育迟缓[3]。作者强调他们的治疗指征很大程度上基于美观问题和与头型本身相关的理论参数问题，例如当儿童长大时难以佩戴防护头饰。此外，临床上长期以来对耳与下颌位置不正的问题尚未得到证实。

需要回答的主要问题之一是何时治疗疾病，其答案并不简单。临床思维应是基于患儿年龄，对保守疗法的反应和疾病严重程度的一种综合。即使在幼儿期，如果患儿有明显的肌性斜颈，也要考虑复位治疗和物理治疗。此外，在患儿觉醒时采取俯卧位虽然有悖于推荐的、对婴儿猝死综合征的发生产生重大影响的"仰卧睡眠"，但也是可以适当进行的。仰卧睡眠计划将SIDS的发生率从1/1000的下降到1/2000，使其下降一半。在自身实践中，作者不会对4月龄之前的儿童进行头盔治疗。对于小于4月龄的患儿，作者会建立基线标准同时制定保守治疗计划，如果患儿存在斜颈则可能采取复位和物理疗法。然后计划至少在其4个月大时进行复查。作者发现人体测量非常有用，因为随访大量患者时是无法主观确定其严重程度的（图11.2）。与文献中的数据一致，不对称小于约9mm时，通常不进行矫形治疗；如果不对称性大于9mm，作者将考虑使用头盔。对于细微的差别，年幼儿有更多的时间来改善，因此作者更倾向保守治疗。对于头后部对称扁平的短头畸形儿童来说，通常头盔治疗标准是头颅指数（头部宽度除以长度的比值）大于等于0.93，而低于0.93治疗也可能获得成功。

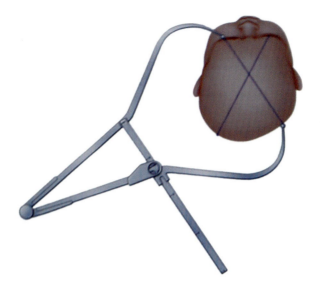

图11.2 使用卡尺测量颅顶不对称性的方法

11.4 治疗方案

斜头畸形有几个层级的治疗，包括以下方面：
- 复位。
- 辅助睡眠。
- 潜在肌性斜颈的治疗。
- 头盔治疗。
- 手术治疗。

11.4.1 复位疗法和教育

应当强调的是，斜头畸形本质上是可预防的疾病。关于仰卧睡眠计划之后该疾病盛行的事实并无争议。遗憾的是，基础医护人员虽然精通于强化仰卧睡眠治疗，却不擅长预防斜头畸形的教育。加拿大最近一项研究表明，斜头畸形的发生率甚至高于最初预估，大约为46%[4]。虽然这看似极高，但其作为一项重大议题正在被儿科文献所认可，结果很可能使得教育程度得到较大提高，希望未来可以降低这种疾病的发病率。

目前有几种简单的复位技术。例如，对仍在襁褓中的小婴儿，父母可以通过在晚上举起一边肩膀，第2天晚上举起另一边肩膀，或一些类似的方法在每个小睡后改变位置等。当儿童到2~3个月大时，复位变得更具挑战性。一个简单的技巧是将孩子喜欢玩或喜欢看的东西从一边移向另一边，以便吸引患儿的注意力。另外，清醒时的俯卧位也是行之有效的办法，这样可使得患儿保持头部后仰，在其抬头和头部向四周活动时激发其加强颈部肌肉。

11.4.2 辅助睡眠

AAP通常不推荐在婴儿床中使用特制的枕头或装置，这是因为任何柔软的物品都可能会在某种程度上阻碍婴儿的呼吸，从而增加出现SIDS的潜在风险。也许目前正处于研发当中、尚未广泛普及的装置有一天会被我们接受为辅助睡眠工具。不过，目前我们更倾向于不使用辅助装置的复位，并且不鼓励使用任何特定的辅助睡眠工具。

11.4.3 潜在肌性斜颈的治疗

人们发现许多斜头畸形的儿童难以将头部转向对侧。胸锁乳突肌附着于头后部，故典型的胸锁乳突肌紧张表现为头偏向受累肌肉一侧而转向对侧。作为所有儿童评估标准的一部分，应当评估头部的旋转。如果肌肉明显紧张则进行治疗，可以考虑进行家庭伸展运动计划或者正规的物理治疗。一些家庭已经去过或希望去求助于脊柱按摩师。在作者看来这是可以接受的，因为脊柱按摩师治疗斜颈类似于物理治疗师。同样，一些家庭询问颅骶疗法。尽管作者不支持重建正常的脑脊液动力学可能会纠正躯体疾病的观念，但是这个疗法可以获得类似于物理治疗的效果。总之，作者不支持使用脊椎按摩疗法或颅骶疗法，但如果家庭寻求使用这种方法，作者也不会阻止。

11.4.4 头盔疗法

头盔也称为颅骨矫形器，有许多数据支持其在斜头畸形治疗中的有效性。很少有颅面专家会反驳这一点，但其他人可能会怀疑该疗法是否比保守治疗更加有效，甚至有人会怀疑斜头畸形是否需要治疗[5]。作者提倡对于那些对保守治疗无效或6~7月龄病情更严重的患儿可以使用头盔疗法[6]。头盔疗法可持续改善患儿头颅外观，然而作者从来不认为它可以改善患儿的神经认知发育。头盔疗法具有良好的耐受性，并具有极低的并发症发生率。由于美国食品药品监督管理局（FDA）的调控，头盔的成本激增；治疗将平均花费家庭或其保险公司2000~3000美元。治疗的平均时长为3个月。根据作者的实践经验，家庭对头盔疗法的满意度非常高，疗效非常可靠。通常预期不对称程度可降低50%~90%（图11.3）。

11.4.5 手术

这个部分相当简短，因为在作者看来，这种疾病无明显的手术指征。如上所述，斜头畸形并无明确的神经认知方面的问题。作者认为，主要是外观方面的疾病并无进行大手术的指征，作者从来不做类似手术。作者不推荐手术，但是在一些大型病例报道中仍有少数病例接受了手术治疗。

我们应该讨论斜头畸形和人字缝早闭之间的区别。一般来说，只要之前见过真正的人字缝早闭病例，那么它们之间的区别就会很明显。颅缝闭合表现为在颅骨冠状面上典型的吹风样外观，同时颅骨偏离闭合一侧。通常，颅骨会在沿着闭合的颅缝径线上显著延长，同时伴有乳突突出、向下移位。X线图像在确诊时通常是不可靠的，而CT扫描是手术前的必要步骤。

11.5 预　后

这种疾病的治疗效果应该从整形美容和功能两个角度来看。斜头畸形在20世纪90年代被大家所

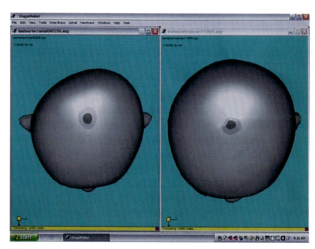

图11.3 激光扫描显示头盔治疗的效果

知,大家非常担心耳与下颌位置改变会导致长期的功能问题。在很大程度上,这不是由临床实践证实的。同样的,虽然在斜头畸形的儿童中确实可能存在更高概率的发育迟缓问题,但是没有作者证实颅骨畸形是神经认知问题的原因。由于粗大运动功能发育迟缓的婴儿的颅骨较柔软,仰卧位会出现较高的颅骨畸形的发生率。作者从未建议患者因为神经认知问题寻求治疗,虽然之前确实讨论过耳朵和下颌不对称的功能性问题,也强调过这并不是一个长期的问题。

从整形美容的角度来看,婴儿的外观问题比大龄个体更突出。即使颅骨形状没有客观改善,4~5个因素使其随时间越来越不明显,其中一个因素是大多数人随着年龄增长有更多的头发,会遮挡住畸形。此外,随着儿童慢慢长大、畸形非常明显的时候,我们就不太可能只从宏观角度看他/她。另外,婴儿头部占体重的25%,而成人头部仅占自身重量的9%,并且在视觉上,我们对成人头部的关注更少。最后,颅骨形状在许多个体中会随时间慢慢改善,并且骨和头皮的增厚似乎可淡化任何畸形。由于在视觉上不明显,因此一些人甚至指出大龄儿童畸形的发病率低于成人[7]。

11.6 结 论

斜头畸形本质上是一种良性疾病,是"仰卧睡眠"计划的一个意外后果。关注点主要是整形,作者建议在这种背景下对疾病进行评估。在降低斜头畸形发生率方面,对基础保健医生和家长的教育任重道远。对于那些有明显问题的儿童来说,治疗方案应包括复位、物理治疗和头盔疗法,几乎不考虑手术治疗。

参考文献

[1] Robinson S, Proctor M. Diagnosis and management of deformational plagiocephaly. J Neurosurg Pediatr, 2009, 3(4):284–295.

[2] Hutchison BL, Stewart AW, Mitchell EA. Characteristics, head shape measurements and developmental delay in 287 consecutive infants attending a plagiocephaly clinic. Acta Paediatr, 2009, 98(9): 1494–1499.

[3] Collett BR, Gray KE, Starr JR, et al. Development at age 36 months in children with deformational plagiocephaly. Pediatrics, 2013, 131(1):e109–e115.

[4] Mawji A, Vollman AR, Hatfield J, et al. The incidence of positional plagiocephaly: a cohort study. Pediatrics, 2013, 132(2): 298–304.

[5] Mortenson P, Steinbok P, Smith D. Deformational plagiocephaly and orthotic treatment: indications and limitations. Childs Nerv Syst, 2012, 28(9): 1407–1412.

[6] Kluba S, Kraut W, Reinert S, et al. What is the optimal time to start helmet therapy in positional plagiocephaly? Plast Reconstr Surg, 2011, 128(2): 492–498.

[7] Roby BB, Finkelstein M, Tibesar RT, et al. Prevalence of positional plagiocephaly in teens born afterthe "Back to Sleep" campaign. Otolaryngol Head Neck Surg, 2012, 146(5):823–828.

第12章

单纯性骨性融合：综述

David H.Harter, David A.Staffenberg

12.1 简介和背景

12.1.1 定义、病理生理学及流行病学

颅骨畸形包括形状和轮廓异常，长期吸引着非专业人士、"巫医"和医疗专业人员的关注。颅缝的过早闭合可引起颅顶的明显变形，这些畸形中的一部分以颅面不对称为特征。据估计颅缝早闭的发生率为1/2000，由于较轻的一些病例被诊断、评估并得到了治疗，故颅骨畸形的发生率实际可能更高[1]。

单纯性颅骨融合在神经外科实践中较少见，治疗的理念通常基于美观和社会关怀问题，较少出于需要纠正颅内压（ICP）以保护神经功能的需要。涉及一个或多个颅缝的继发性颅缝早闭有一些明确的病因，包括医源性、代谢方面、血液学、药物或结构方面的问题。5%~15%的病例是遗传综合征。综合征性骨性融合可涉及单个或多个骨缝，包括颅底，并伴有可识别的基因标记，并且包括发育的中枢神经系统（CNS）、骨骼、面部或其他系统的异常。

一些散发的单纯性骨缝闭合病例，其初始的病理生理性骨缝早闭或消失通常是原发性的。然而，也存在其他一些相关因素，包括双胞胎和多胞胎妊娠、羊水过少和宫内收缩是最常见的。克罗米芬柠檬酸盐导致的不孕不育也与骨性融合风险增加相关[2]。

适应证

手术是矫正重度、少见、无法纠正的斜头畸形的颅缝早闭患儿的唯一干预措施。单纯性颅缝早闭的手术干预指征主要基于颅面畸形未经治疗，且生长发育完成后的外观情况。基于临床经验、放射学和基本实验室检查，我们对颅顶和颅底发育的认知不断提高。手术的选择基本都是基于未经治疗患儿的自然病程、父母意愿和神经外科医生、颅面外科医生团队的建议。作者认为手术决策的一个重要组成部分是特定团队的经验、结果和方案——地方经验、专业知识和手术预期。目前有多种手术方法（内镜、内镜辅助、线锯颅骨切开和更广泛的手术，如颅顶重建）可以使用，每种方法均具有可接受的安全性和美容效果。

颅内压升高或发育障碍的单纯性单个颅缝早闭只占一小部分，尽管类似报告有很多。如果无脑实质或脑室测量、腰穿或视盘水肿这些明确临床数据表明 ICP 升高[3]，就不考虑手术。不应强调手术在"预防未来的发育或神经学问题"中的预防作用[4]。尽管人们注意到颅缝早闭患儿存在发育延迟，但其相关性尚未得到证实，早期和晚期手术干预均未显示可以改善发育延迟的情况[5]。

临床表现和诊断

为理解单纯性颅缝早闭的临床表现，认识到大脑生长驱动颅骨生长这一点是有帮助的。单纯性单个颅缝早闭的头型取决于具体的闭合的颅缝。基于 Virchow 模型，颅骨生长的典型表现是在垂直于受累颅缝的轴线上生长受限，而在另外一个方向上代偿性生长。在实践中，这个模型通常是正确的；

然而，当其他因素发生变化的时候这个结论也可能发生变化，例如出现由于子宫内收缩或出生后因素（如体位）而伴随的畸形。

大多数单纯性颅缝早闭可通过病史和临床表现来诊断。我们在患儿出生时就能发现其异常的头型，但那些不太严重的病例通常被错误地归因于由于分娩或子宫内因素导致的颅骨形状。随着大脑的不断生长，颅缝闭合的自然病程具有典型的进行性发展的特点。通常在检查中可发现早闭的颅缝上有一个明显的脊状突起，但这不是普遍都有的。依照经验，仅凭临床表现就可准确做出单个颅缝早闭的诊断。

家庭咨询

咨询通常包括儿童神经外科医生和整形外科医生。通常，儿童眼科医生会诊以评价患儿视神经盘水肿。在病变不对称的病例中（如单侧冠状缝或人字缝），眼科医生评估并量化斜视（一个斜颈的眼部原因）。未确诊的斜视可能是持续性头部倾斜的一个原因。

这些病例必须由在同一地区工作的经验丰富的颅面医学团队进行评估和治疗。许多颅面医学团队认为多学科团队协作很重要，同时我们也强调真正的跨学科协作的必要性。跨学科团队的成员一起工作，对彼此的观点和技能有深刻的理解。这不仅仅是语义上的差异，团队经验、发展历程和对患者长期随访的价值不仅在于优化治疗效果，而且还为学生、住院医师和研究人员的教育及学会数量和储备的发展提供了沃土。我们的颅面医学团队包括护士、耳鼻喉科专家、营养师、社会工作者、言语治疗师、心理学家、遗传学家和颅面正畸医生，以及具有2D和3D能力的全职医疗摄影师。选择手术、康复并抱有期望的父母的支持可能是所有颅面外科团队最宝贵的资源。作者提倡与已经通过这一过程的家庭沟通和联系，作为术前决定和咨询的一部分。

矢状缝闭合

矢状缝过早闭合导致颅骨在前后方向过度生长。长头症（"长头"，头颅指数74.9或更小）或舟状头（"龙骨状头"）是使用的传统术语。

在矢状缝早闭的病例中，我们可以注意到该病的一些头型特点。这些特点反映了颅缝闭合的严重程度、时序和范围。由于颅缝从后向前闭合，所以临床表现通常在枕骨上更显著。所看到的初始形状是枕骨呈"杯状"，许多人称之为"枕骨子弹"。随着骨缝闭合向前发展，大脑生长驱动颅腔容积增大，我们将会注意到额部隆起和双侧颞部紧缩。在理论和实践中，额部隆起和双颞紧缩是代偿性变化。1岁以下的外科矫正允许这种补偿纠正其本身。除了晚期校正，为了避免不必要的大面积手术，很少在手术期间校正前额。矢状缝后部局部早闭通常出现严重的顶部狭窄、枕骨"子弹"状或球状凸起以及额部显著隆起和变宽，此称为"高尔夫球座"畸形。矢状缝中部闭合导致鞍状畸形。在这些畸形中，通常在骨缝闭合的区域可触摸到脊状突起。

当患者症状出现较早且手术在3月龄之前可行时，我们给予症状较轻的病例行内镜带状颅骨切除术，为中度患者增加桶板状截骨[6]。然而，只有当父母术后对颅骨矫形器有依从性时才使用这种方法。在颅缝早闭和斜头畸形的患者中，我们发现很少有父母愿意接受头盔及长期使用矫形器而带来的社会歧视，这些家庭青睐术后不需要头盔的手术。对这些患者进行颅盖重建（CVR），包括缝线网格和可吸收内固定（STAR-Fix）。这种技术已经成功应用，具有良好的长期结果[7]。该技术消除了枕骨子弹样形状，而且使得硬膜被颅骨所保护。

对于在童年后期或十几岁时出现症状的患者，由于双额突起、双侧颞部内缩，所以其前额部会受外界注意。子弹样的枕骨更容易遮挡。因为这种动力学不同于婴儿，所以我们会进行双侧前额-眼眶扩大（FOE）。同时如果考虑到儿童体格生长可能导致其他畸形时，我们会联合带状颅骨切除术进行治疗。在青少年时期，颅骨生长几乎完成，所以颅缝可以留在原处，脊状突起可以简单地磨平。在侧面进行FOE以避开发育中的额窦。作者研究发现，轻度畸形的患者（那些对手术来说症状轻微的患者）会继续发展，后期出现前额变化，可能导致出现严重的心理压力。他们经常被告知没有治疗办法（现在做手术太晚了）。

完全或部分矢状缝早闭的诊断通常可以仅靠临床表现确认，我们不建议常规术前计算机断层扫描（CT）[8]。对于非典型病例或家长要求，可进行平片或CT扫描。作者倾向能限制辐射暴露的CT方案。磁共振成像（MRI）用于CT提示具有显著发育障碍或结构性脑畸形的患者。

额缝早闭

额缝早闭可引起一系列颅骨和面部畸形。畸形的严重程度与颅缝闭合的时间和范围有关。早期完全闭合会导致严重的畸形，如眼距过窄、翼点内收、额缝突起、额骨生长受限。当双侧顶部出现代偿性扩大时，会使这种畸形变得更严重，这种三角形的头部形状被描述为"三角头"。应当注意，三角形头、舟状头、长头、斜头畸形、短头以及类似描述是阳性体征，而非诊断，这些发现可以不是对称的。但许多家长被告知这些只是外观问题，可以不校正。作者们认识到这些问题会引起显著的社会问题，强烈提倡外科治疗。外科重建的效果一般用整形美容的标准来衡量。

作者们认为，内镜下额缝切开对单纯的额缝突起（不伴颞部内收）是可行的，而且有时患儿父母也有这样的要求，额眶前移术和前颅骨顶重塑对真正的三角头是最好的纠正方法。同时双颞内收需要创建一个眼眶上束带，从颅中窝的前面延伸到颞顶区。对于其他颅缝早闭的手术来说，应使用可吸收的硬件和（或）可吸收的缝合线，避免使用金属线或钛板。

单侧冠状缝闭合

单侧冠状缝闭合会导致严重的面部和颅盖异常。区分冠状缝早闭与斜头畸形是至关重要的，因为其自然病史和治疗方案是相反的。

由于存在明显的不对称性，所以早期问题通常由父母或看护人发现。阳性体征包括受累骨缝表面明显的突起和颅缝闭合侧颅骨表面呈扁平状，对侧额部隆起。鼻根偏向患侧，同侧上眼眶边缘也向上和侧面歪斜。耳通常在患侧向前移位，因此与另一侧相比，耳和外眦间的距离缩小。

我们采用单侧和双侧FOA治疗单侧冠状缝闭合[9]，对小于3月龄的患儿我们采用内镜颅骨带状切开术，同时术后给予矫形治疗。根据密切的随访结果进行头盔的设计和制造是至关重要的[10]。

人字缝早闭

人字缝早闭通常会引发多种结果。然而，仅基于临床表现做出诊断是比较困难的，因此需要CT三维重建。从前面看，这类患儿面部具有"风掠过"样的外观。在受累的人字缝上可触摸到明显的突起。耳朵通常向后下移位，靠近闭合的骨缝。对侧顶部明显突起是典型表现。不对称的枕部常常导致头部倾斜。可以进行物理治疗以消除这种情况，但是持续的不对称性会导致持续的倾斜。

由于人字缝早闭者的枕骨下颅底是不对称的，所以我们认为必须利用一个束带进行重建（这个束带类似于用于额缝、冠状缝重建时使用的束带）。经过早期诊断，再进行开放性或内镜颅骨带状切开术，并且术后辅以矫正治疗可能就足够了。

多骨缝闭合

多骨缝闭合不常见，且可能导致显著的非典型畸形。骨缝闭合合并因宫内或宫外因素引起的颅骨重叠畸形也可能导致非典型或不常见的体征；需要补充影像学检查来明确诊断和制订治疗计划。根据出现症状时的年龄采取颅顶重建或内镜治疗是可行且安全的[11]。

选定手术方法的目的和优点

从帮助患者融入社会的角度看，治疗的目标是改善头部形状并尽量减少面部畸形。对于存在视神经盘水肿或ICP升高者，需要扩大其颅腔体积。多种解决方案可供使用；治疗建议要考虑到患者年龄、临床表现、可用资源，最重要的是家庭对治疗的倾向和预期。

基于包括患儿年龄、诊断和治疗目的等多种因素，我们倡导在内镜和开放手术之间选择适当的治疗方案。我们认为理想的内镜治疗病例是小于 3 月龄、矢状缝闭合的患者。内镜治疗的依据是颅骨较薄、颅骨生长迅速且术后所需矫形器较简易（沿着前后轴对称施加压力）以及具有良好的长期效果。其他情况（如单侧冠状或人字缝闭合）在早期能做出诊断的时候，也可以借助内镜颅骨带状切开并辅以术后矫正进行治疗；然而，需要仔细的跟踪和熟练的矫形器制造。作者不使用也不主张将内镜方法用于双侧冠状缝闭合的大龄患者（超过 3~4 月龄）或综合征性骨缝闭合。

手术注意事项

我们强调与手术室团队的沟通。术前标准化的清单包括手术计划、关键步骤、所需设备、预期失血量、静脉空气栓塞风险和其他相关内容。手术在气管插管全身麻醉下进行。放置动脉导管，Foley 导尿管和两个外周静脉导管。在大多数情况下使用氨甲环酸（TXA）50mg/kg 负荷剂量，然后以 5mg/（kg·h）进行输注，以减少失血[12]。在非症候群性病例中不常规使用利尿剂用于脑松弛。对于额缝和冠状缝闭合（进行前侧校正），患儿取舒适的仰卧位，头部枕在儿科马蹄形头垫上。对于矢状缝和人字缝闭合（进行后侧校正），患儿取舒适的俯卧位，患儿额部垫儿科马蹄形头垫，注意避免眼球受压。

在颅缝早闭的修复中，手术暴露的关键是冠状切口。我们的切口设计已经演变超过 15 年，从一个普通的 "Z" 字形到曲线设计。不管怎样，"Z" 字形切口对于需要增加颅腔容积的症候群性病例是有帮助的。"Z" 字形切口最后可以顺着伤口上从 "V" 到 "Y" 形的顺序进行缝合，这简化了缝合。与许多成人暴露相反，我们发现儿童冠状皮瓣可以充分暴露骨膜下区域。

眶上神经（三叉神经的眼分支）最常通过上眶缘中的凹口，并且在冠状瓣骨膜下剥离期间容易保留。然而，在一些病例中，眶上神经会穿过上眶缘上的孔。为了保留神经，要用骨凿将上述骨凹凿成一个骨孔，这样神经会受到保护。

在解剖期间用烧灼、骨蜡和其他止血剂（吸收性明胶海绵、凝血酶、FlowSeal）保证止血。在手术期间仔细地检查硬脑膜的完整性并进行止血。在骨切除后，立即将湿海绵放置在硬脑膜上；然后将其翻转，并且用双极灼烧控制小的出血点。非预期的硬脊膜切开不常见于非症候群性病例中，切开的硬膜用 4-0 尼龙缝线（Ethicon, Somerville, NJ, VSA）修复。在手术期间，切除的骨组织保留在盐水中，同时也要保持手术区域湿润，防止组织干燥。

用可吸收的板材将骨瓣固定在需要有结构刚度的地方，可吸收缝线用于其他地方。必要时以颅顶分裂骨移植的方式用自体骨来覆盖所有骨缺损，很少需要肋骨移植。当上外侧眼眶边缘在手术期间前移（额部和冠状）时，将眶骨膜小心地剥离至 V1 的侧面，以扩大前移骨上的软组织。在闭合时，必须小心地上提软组织。很少需要颅骨膜或帽状腱膜瓣的切开。我们不常规放置引流。帽状腱膜和皮肤使用可吸收的缝线闭合。放置头部敷料并保持 48h。虽然球结膜水肿罕见，但会引起超过 1/3 的眼睑闭合不全，需要用可吸收缝线进行暂时的睑缘缝合。

术后可吸收的板材和钳针开始溶解，尤其在术后 10 个月可明显观察到局部凸起和不规则的表现。我们不需要移除这些，因为这个过程具有自限性。

斜头畸形

根据定义，头部形状的改变是由于外力导致的颅骨成型。在 20 世纪 90 年代初期为了尽量减少婴儿猝死综合征（SIDS）的发生风险，美国儿科学院通过睡眠活动鼓励父母让他们的婴儿在婴儿床保持仰卧位。婴儿头颅的可塑性顺应了产道生产的需要，但这也使得婴儿颅骨易受到外力的影响。事实上，这在许多文化中被理解和利用，其中有进行颅骨成型以产生文化背景下所希望的各种头部形状。虽然这些异常头型通常会自行纠正，但是他们可能会引起持续的发育迟缓、脑积水、斜颈和头颅血肿。因此，必须早期识别头颅变形，并将其与颅缝早闭进行区分。虽然颅缝早闭可能在婴儿期需要手术矫正，但是斜头畸形极少需要手术。然而，如果导致头颅变形的外力持续存在可能阻止头颅完全矫正，那么手术就是必需的。区分无颅缝早闭的头部形状异常，与伴有颅缝早闭的头部形状异常是至关重要的，但有时较难。如何诊断和治疗变形性或体位性的斜头畸形将在其他地方讨论。

塑形头盔可帮助纠正头颅不对称性，但是由于患者难为情、费用高以及使用不便，故很少在病例中使用。塑形头盔的适应证包括严重不对称（特别是面部）、晚期症状、保守治疗无效及父母的偏好。

12.2 手术细节和术前准备

制定患者与外科医生恰当的手术计划流程；与手术团队沟通；手术预期、时长、合并症、潜在的问题——颅缝早闭手术确实需要团队协作。向患者详细解释手术的基本原理、预期结果和可能的手术风险是必要的。手术团队间的沟通对确保良好的结果和手术安全是至关重要的。初步说明手术计划的流程、体位、预期时长、潜在失血量和手术助手可以防止不必要的手术延误或延长。

12.2.1 专家建议和共识

手术的关键步骤和操作细节

体位选择必须防止眼睛、颈部和四肢受压。通过使用胶带、衬垫或临时睑缘缝合来保护角膜。体位还必须考虑到能迅速建立气道管理。

通过防止过度颈部弯曲或直接压迫颈部以避免静脉阻塞，需要时可采取头高脚低体位。

手术间隙核对清单和并发症管理

颅缝早闭手术的每个环节都存在风险，包括气道管理、体位（高血压、四肢、颈椎）和液体管理，切除和重建颅骨和面颅骨。预测潜在问题是避免这些风险的最好方法。

皮肤切口规划

隐蔽的或"Z"字形皮肤切口可用于美容处理。通过使用大小刚好并足以建立硬膜外平面的钻孔，伸入直径最小的铣刀（B5 On Midax Rex electric drill, Medtronic, Minneapolis, MN, USA），以力求最小的颅骨破坏。尽可能以囟门作为切入点。意外硬脊膜切开的潜在位点是在筛板、前矢状窦、骨孔和在蝶骨翼周围的硬脑膜折叠区域，特别是在冠状缝闭合的病例中。

严重的出血通常是意外侵犯静脉窦的结果。潜在位点包括矢状窦、窦汇和乙状窦。轻柔地填塞可吸收性明胶海绵，使用凝血酶、止血蛋白凝胶和（或）速集纱通常就足够了。像地质学一样，止血通常是讲究时间和压力的学问。虽然必须避免卷吸进空气，但头高脚低体位对此也有帮助。双极电凝的使用可引起破损处扩大和出血增加。很少情况下，直接进行缝合修补、肌肉组织缝合或用硬膜贴覆。

12.2.2 抢救措施

考虑到意外失血的可能性，在患者入手术室时我们就要准备直接捐献或其他库存的血制品以便能够及时使用，在手术开始之前确保充足的静脉通路，同时建立动脉通路用于持续血压监测。考虑到术中存在潜在的快速生理变化，所以一个经验丰富的儿科麻醉师是至关重要的团队成员。

12.3 预后和术后管理

12.3.1 术后注意事项

术后即刻护理重点针对术后并发症、手术区域的出血、气道问题和疼痛的早期检测和治疗。患者直接从手术室转到儿科重症监护室。连续监测血红蛋白直到稳定，无症状且血红蛋白水平高于7g/dL是可耐受的。基于临床或实验室数据，如果怀疑持续性出血，则需要CT扫描以排除术后血肿。依作者们的经验，因迟发出血返回手术室的极为少见。

手术部位一定程度的肿胀是不可避免的，并且可能是父母焦虑的主要来源，这也是可以理解的。对于上述问题，眶周水肿可导致暂时性眼睑闭合。通过调高床头或使用汽车座椅抬高头的高度可以加快水肿消散。单纯性颅缝早闭手术的神经并发症是非常罕见的，一般医疗问题也是如此[13]。

手术的迟发并发症最常见的是与切口、小骨不规则性有关的轻微美学问题，还有较少见的是初始问题的持续或进展[14]。瘢痕扩大和脱发区域更常见于在最后缝合后存在张力的病例中。大多数都适合在选择性基础上进行简单的瘢痕修复。轻度骨质不规则随着颅骨生长和头皮变厚而趋于改善。但持久性骨缺损可能需要进行二次修复移植，中厚颅骨移植通常就足够了。如果存在持续的骨突出导致整形美容上的问题，则可被简单地磨掉。

也可能出现初始异常外观的复发，但罕见。根据作者们的经验，复发通常是由于首次手术方法存在不足。例如，对矢状缝早闭的大龄患者进行简单的颅缝切开。对于内镜组病例，失败可能与术后对矫正装置的依从性差和矫正装置的制作不良有关。

总之，单纯性颅缝早闭具有令人满意的治疗效果。通过适当的患者选择、计划和执行，并发症很罕见，且患者的满意度高。相关技术被广泛使用和接受（开放的，纯内镜和内镜辅助）。最佳流程的选择必须考虑到首发畸形、患者年龄、外科医生和父母的偏好。

参考文献

[1] Selber J, Reid RR, Chike-obi CJ, et al. The changing epidemiologic spectrum of single-suture synostoses. Plast Reconstr Surg, 2008, 122(2): 527–533.

[2] Ardalan M, Rafati A, Nejat F, et al. Risk factors associated with craniosynostosis: a case control study. Pediatr Neurosurg, 2012, 48(3):152–156.

[3] Vasco G, Baranello G, Ricci D, et al. Longitudinal assessment of visual development in non-syndromic craniosynostosis: a 1-year pre-and post-surgical study. Arch Dis Child, 2008, 93(11):932–935.

[4] Da Costa AC Walters I, Savarirayan R, Anderson VA, et al. Intellectual outcomes in children and adolescents with syndromic and non-syndromic craniosynostosis. Plast Reconstr Surg, 2006, 118(1):175–181. discussion182–183.

[5] Becker DB, Petersen JD, Kane AA, et al. Speech, cognitive, and behavioral outcomes in nonsyndromic craniosynostosis. Plast Reconstr Surg, 2005, 116(2):400–407.

[6] Jimenez DF, Barone CM. Endoscopic technique for sagittal synostosis. Childs Nerv Syst, 2012, 28(9): 1333–1339.

[7] Goodrich IT, Tepper O, Staffenberg DA. Craniosynostosis: posterior two-third cranial vault reconstruction using bioresorbable plates and a PDS suture lattice in sagittal and lambdoid synostosis. Childs Nerv Syst, 2012, 28(9): 1399–1406.

[8] Fearon JA, Singh DJ, Beals SP, et al. The diagnosis and treatment of single-sutural synostoses: are computed tomographic scans necessary? Plast Reconstr Surg, 2007, 120(5):1327–1331.

[9] Selber C, Brooks C, Kurichi E, et al, Whitaker LA long-term results following fronto-orbita. Plast Reconstr Surg, 2008, 121(5): 25le–260e.

[10] Jimenez DF, Barone CM. Endoscopic technique for coronal synostosis. Childs Nerv Syst, 2012, 28(9): 1429–1432.

[11] Jimenez DE, Barone CM. multiple-suture nonsyndromic craniosynostosis: early and effective management using endoscopic techniques. J Neurosurg Peedistr, 2010, 5(3): 223–231.

[12] Goobie SM, Meier PM, Pereira LM, et al. Efficacy of tranexamic acid in pediatric craniosynostosis surgery. a double-blind, placebo-controlled trial. Anesthesiolyogy, 2011, 14(4):862–871.

[13] Goodrich JT. Craniofacial surgery: complications and their prevention. Semin Pediatr Neuro, 2004, 11(4): 288–300.

[14] Foster KA, Frim DM, Mckinnon M. Recurrence of synostosis following surgical repair of craniosynostosis. Plast Reconstr Surg, 2008, 121(3): 70e–76e.

第13章

矢状缝早闭修复手术

D. Douglas Cochrane, Peter Albert Woerdeman

13.1 简介和背景

颅缝早闭是指在婴儿头骨发育中，一个或多个颅缝异常纤维性闭合或过早骨性融合而导致颅骨的生长方式和形状改变。孤立的、单纯性矢状缝早闭是最常见的类型，约每2000个新生儿即可出现1例。因此，一直以来临床为解决这一畸形疾病积累了大量的手术经验[1-2]。尽管至少有20%的颅缝早闭患儿是由特定的单基因突变或染色体异常所引起，但是单纯性矢状缝早闭却与基因突变或染色体异常无直接关系。此类患儿在临床中无须进行常规分子遗传学诊断[3]。

从最初的双侧矢状窦旁开颅（1890, Marc-Lannelongue）及1892年Lane的开创性手术（双顶截骨顶点减压术）开始，临床上采用过很多种手术，从带状骨瓣切开到更广泛、更具侵入性及更复杂的手术，例如双侧顶骨瓣开颅、圆枕叶和顶叶楔状带骨瓣开颅及其他各种类型的颅骨穿窿重塑。经过一百多年的颅缝早闭手术经验积累及大量关于该疾病的同行评议论文发表，目前矢状缝早闭的最佳治疗方法仍存在争议。

本章将分享矢状缝早闭的手术修复经验。

13.1.1 手术适应证

矢状缝早闭修复手术适应证有两点：
- 矫正头部形状及外观。
- 如果存在颅内压升高或后续会发展为颅内压升高，则需进行干预。

尽管有证据表明，婴儿和儿童矢状缝早闭的发育过程可能有所不同，但矢状缝闭合手术并不会显著改变这个过程[4-6]。

13.1.2 治疗目标

矢状缝早闭患者的头颅畸形程度因人而异。除了双顶狭窄和长头畸形，还有额部及枕部突出也比较常见。单纯性矢状缝早闭的患儿同时存在额部和枕部突出的很少见。手术治疗的主要目标是通过扩大双顶径（相对于头部的长轴）保证正常的脑容量，从而矫正外观。由于患者颅型存在差异，因此每一个患者的手术干预方案应根据颅骨形状及术前模拟进行个体化治疗。

矢状缝早闭修复手术后，患者需进行头部形态测量（头围、头颅指数，头皮表面测量：两耳距离及鼻根至枕外隆突距离）及眼底检查，以早期识别可能继发的骨缝早闭或者狭颅症。

13.1.3 其他手术

与单纯性斜头畸形相反，由于矢状缝早闭患儿头部形状自然发育过程并不会随着时间推移而正常发展，因此没有较好的替代手术（无论术后是否佩戴头盔进行康复治疗）。虽然在一小部分未接受手术治疗的年幼患者中，由于佩戴头盔其颅骨形状趋于正常[7]，但是作者们并不认为目前阶段不经手术干预的"外部塑形"可以被视为一线治疗手段。

13.2 优 势

因为治疗目标是矫正颅骨形状，因此无论是否进行术前模拟，大多数患儿在接受治疗后都可获得相对正常的头部形状（非公众意义上的正常颅型）。术后，头部形状会有向原长头型发展的微妙趋势[8]，然而，这种变化程度在未经训练或无意识肉眼观察时，一般无法察觉。

在最终美容效果、手术并发症、感染风险、硬脑膜及脑损伤或骨重塑不美观等方面，并没有哪种手术方法存在明显优势。由于每个患者的需求都比较个性具体，因此并不存在针对所有患者的唯一正确、最佳手术方案。通常，外科医生的手术才能，从简单的线性颅骨切开术术后是否需要戴头盔塑形到完全颅骨重塑，很大程度上基于专业训练及理念。不同外科手术并发症的发生率、输血必要性及恢复时间均不相同。手术越复杂，所需时间越多，术中输血可能性就越大，住院时间也越长[9]。

13.2.1 禁忌证

手术治疗只有相对禁忌证。若患儿病情不稳定，则当下不可行矢状缝择期修复手术。此外，若患儿拒绝输血，可采取简单的开颅手术（行或不行双顶楔形骨瓣切开）配合头盔，而不进行更广泛的手术。代谢性骨疾病的患者，应预先考虑骨再生效果差的情况。因此，骨代谢疾病可视为一项相对禁忌证。

13.3 手术细节和术前准备

13.3.1 术前准备和特殊设备

手术技术的选择很大程度上取决于婴儿的年龄。在小婴儿简单的矢状缝早闭中，作者们推荐微创颅顶开颅术（若有必要可使用内窥镜），通常经较小的前、后双侧顶部楔状颅骨切开扩大，术后使用头盔以塑造最佳颅骨形状。

我们推荐孤立性矢状缝早闭的较大婴儿（>8个月）采用更为积极的手术方法，采用开放的颅顶切开术，包括释放双顶楔形骨瓣开颅（伴或不伴双侧桶板状截骨以及伴或不伴枕骨重塑术）。我们不进行分期手术或"前、后"手术，因为随着颅面生长，前额会重塑（无论是否佩戴头盔）。基本开颅手术设备、电钻及切骨设备都是必要的。准备头灯、手术放大镜，以及吸引器电凝以便于获得足够的手术视野，通过前、后冠状切口完成简单的颅顶切开术。术中若需要内窥镜辅助硬膜外剥离，我们会使用4mm 30°内镜（Karl Storz, Tuttlingen, Germany）。在微创手术中，使用直或弯曲的Mayo剪刀切骨，Goldman鼻中隔剪用于剪厚骨。

13.3.2 专家建议和共识

矫正头部形状的手术类型及技术取决于患者特定的头骨形状和年龄。

13.3.3 关键步骤和手术细节

麻醉诱导气管插管后，放置一或两个静脉通路，以及一条动脉管路；无须留置尿管、中心静脉置管或者胸前导联监测。给予预防性抗生素治疗。

患者尽可能取最简单的体位。对于微创颅顶切开术，患者取"sphinx"体位（图13.1D~F），侧躺于棉垫上（图13.1A~C），或者取俯卧位（图13.1G、H），前额置于马蹄头枕垫。从麻醉的角度来说，侧卧位操作不太复杂。在年龄较大的婴儿或更彻底的颅顶切开术中，一般选择俯卧于马蹄形头枕。

使用"臀胸束带"将患者固定在手术台，使用有黏合性的"U"形帷幕将头部固定于头枕，这样可以防止术中液体流到脸部，同时要避免压力和潮湿引起的皮肤破损。这一技术还可将头部稳定在头枕。检查眼睛、额头、颌骨及身体的压力点，以确保没有任何局部压力[10]。铺单前，通过晃动手术台（模仿术中可能的必要动作）以检查患者位于手术台的稳定性。若患者发生移动，则调整固定带并再次测试体位稳定性。

准备及铺单：剔除少量毛发后，使用2%葡萄糖酸氯己定溶液给予皮肤消毒两遍，仔细操作避免溶液通过"U"形帷幕缝隙沾到皮肤并进入眼睛。

最后一步是待皮肤干燥，铺单前使用无菌毛巾吸除头发上的多余液体。

头皮切口（图13.1）：对于微创颅顶切开术，需做两个5~6cm的长冠状切口，一个切口紧位于前囟之后而另一切口紧位于后囟之前。另外，也可以在矢状缝的中点处取更广泛的冠状切口，或者在矢状缝取"舒展'S'形"中线切口。

对于扩大颅顶切开术，从一侧耳后开始，沿矢状缝前1/3、跨过中线，至对侧耳后的切口。侧面的"Z"字形切口呈弯曲状，宽度至少为最终瘢痕宽度的2倍，且切口直接越过顶点。

局部麻醉（0.25%利多卡因和1/400 000肾上腺素）给药后，使用细尖电刀或手术刀行头皮切口。在帽状腱膜下剥离头皮，不侵犯骨膜，注意细致止血。

去骨：通过双侧颅骨钻孔或经冠状缝剥离，由冠状缝进入硬膜外腔。双侧钻孔位置位于人字缝前。钻孔形状由使用橡子形（6mm）或火柴头形（2.2mm）大小孔径的开颅器决定。孔位置位于中线旁侧1.5~2cm处。理想情况下，计划的矢状窦旁截骨不能跨过顶导静脉存在的位置。

微创手术中，当顶部头皮在帽状腱膜平面被抬起后，由于要进行矢状窦旁截骨，所以骨膜暴露面积需要较宽一些，前、后部开颅形状要方便直视下进行缝合。这一点为内镜或剥离器提供了从前、后进入硬膜外腔的路径。采用头灯和放大镜（或内窥镜，较少使用）进行直视操作，是使用开颅器还是剪刀进行矢状窦旁截骨术，取决于头皮切口入路位置及骨厚度（图13.2B）。从相反方向切开进入中线，

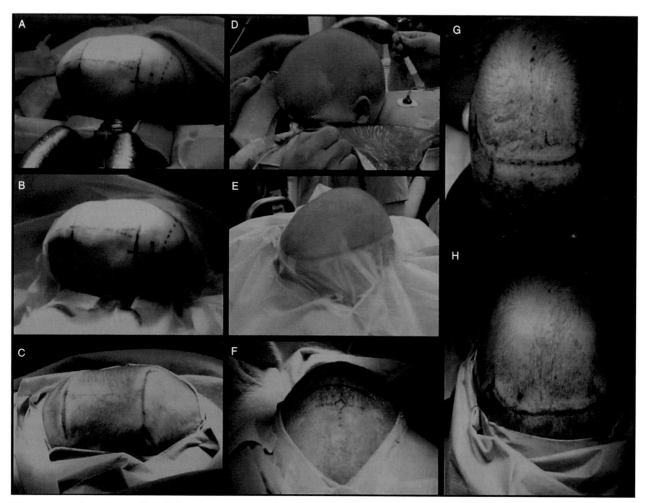

图13.1 A.矢状缝闭合修复手术头部体位。B.头部侧卧位，一侧枕于环状胶垫。C.无菌铺单前，头部使用"U"形可黏合帷幕固定。D."sphinx"体位的侧面观。E.头部置于凝胶填充棉垫或多罗枕（PMI, Frieburg, Germany），并使用"U"形可黏合帷幕固定。F.无菌铺单之后的"sphinx"体位正面观。G.铺单前，取俯卧位，前额放置于有衬垫的马蹄形头枕。H.铺单后

从前路或是后路继续截骨。硬脑膜剥离后，使用开颅器、剪刀或切刀在中线后方进行截骨。在直视下，去除可能存在的任何缝间骨或人字点前端骨。进一步切开头皮，便于平行于冠状缝，人字缝的前、后顶部进行楔形截骨。采用合适的剪刀进行截骨手术，切口无须跨鳞骨骨缝。

直视下，对硬脑膜和帽状腱膜下血管采用双极电凝止血，板障使用骨蜡和（或）单极电凝止血。对电凝止血难以到达的出血位置，使用伏血凝止血剂（Floseal Matrix；Baxter Healfhcare, Deerfield, IL, USA）进行快速止血。止血操作必须细致。

年龄较大的婴儿及枕骨突起明显的婴儿宜取仰卧位，行更具侵入性的开放性顶骨瓣开颅术（图13.1G、H）。麻醉注意事项同微创手术。如前所述，取双冠状切口，头皮瓣移至冠状缝，跨过枕骨突出至后方，横向暴露冠状缝、人字缝及鳞缝。

通过钻孔或冠状缝进入硬膜外间隙，使用开颅器进行顶骨瓣开颅，从硬膜外根据人字缝的变化情况抬起融合的、非粘连的矢状缝和邻近的顶骨。顶骨可在人字点进行锐性切割。当后囟有缝间骨，或手术演示过程中人字点的角度显示顶骨会导致上矢状窦压迫和闭塞时，则应避免这一手术。在这种情况下，应使用开颅器行顶叶后部截骨术，人字点骨应在直视下顶起。

当枕部骨变形时，后顶部骨骼往往下凹，形成临床上的双顶狭窄。这种狭窄可以通过切除这些凹陷解决（楔形截骨术）（图13.2A）。如果需要解决枕部畸形，则必须从硬脑膜游离整个人字缝。枕部开颅手术，取双侧圆形骨瓣，抬高枕骨、顶骨部分。该骨瓣可被移除或重塑（径向削减以使该骨瓣变得扁平）与复位（缝合固定于后顶骨）。

如果顶骨切开术致顶骨的缺损未出现自然加宽，则取平行于冠状缝的狭楔形截骨或桶板状骨，骨瓣基底达鳞状缝，同时将顶骨在侧面固定于鳞状缝，并使用Tessier骨弯钳以矫正轮廓。后顶叶楔形截骨最终可因骨缝的存在出现缩窄。这会导致双侧顶骨互相牵拉，出现双顶径更宽的外观。止血操作如前所述，必须谨慎细致。

头皮缝合：头皮需进行两层缝合。我们使用Vicryl（Efhicom, Somerville, NJ, USA）3-0皮下间断缝合及可溶解Vicryl Rapide 4-0进行皮肤缝合。然后喷洒OpSite黏合剂喷雾敷料（Smith-Nephew, Mississauga, Ontario, Canada）。术后，将患者的头部提高20°~30°。微创手术的平均时间约为1h，大创伤性手术的平均时间约为1.5h。

术后头盔治疗：术后颅骨生长要符合头盔内部形状。通过佩戴理想的内部形状的头盔，可以预测戴头盔后的临床结果。戴头盔进行术后治疗的目标是头颅指数为0.8。理想的情况下，头盔应每日佩戴23h，除非头皮感受到压力或刺激。不要佩戴与头顶部畸形不适配的压力性头盔。

作者们尝试使用过当地制作的头盔，但是厂家生产的双瓣颅骨重塑辅具（Orthomerica, Orlando, FL, USA）有最好的质量和服务。虽然面部表面扫描仪获得的立体图像可以用于确定初始颅骨形态，

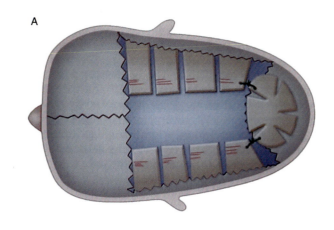

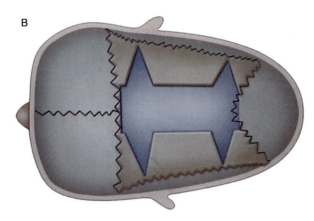

图13.2 半透明头皮显示皮肤切口及截骨术的倾斜三维渲染视图。A. 开放性手术，包括枕骨与顶骨的圆形枕骨重塑。B. 微创骨手术

但我们的团队更愿意通过铸模制作头盔。大多数情况下，患者术后 10d 术后肿胀消失，则可依据头部形状制作模具。当头盔安装完，若由于肿胀消失导致前后（AP）尺寸进一步缩小，则必须放置垫片。安装双顶垫片以获得安全合适的尺寸。医生每 3 周随访患者，随着 AP 尺寸增加，可将头盔内垫片削除，并调整头盔外壳，以适应新的目标尺寸，同时取出双顶垫片。

头盔佩戴至少 6 个月，我们的患者中到目前只有 1 例患者仍必须佩戴头盔。由于头盔外壳可调整，因此不需要重做。可通过削除内部泡沫垫层以解决局部压力。头盔重量设置应考虑年幼患者的情况，但目前证实标准的头盔重量是合适的。

13.3.4　风险及风险规避

一般来说，矢状缝修复手术患者的死亡率和发病率非常低[1,11]。然而，在定位过程中应格外小心以避免压疮、眼外伤，以及手术台位置变化导致的身体滑移。

应当使硬膜外间隙适当暴露并进行止血控制，以避免硬脊膜撕裂、矢状窦出血或空气栓塞。我们可以预测的情况是硬脑膜和静脉窦会在矢状缝、冠状缝、人字缝及人字点的非融合部分有所粘连。从这些部位的颅骨剥离硬脑膜更加困难，因此容易导致硬脑膜撕裂。应在直视下对这些部位进行硬脑膜剥离。截骨和颅骨切除术结束，将骨边缘修整平滑，可降低术后刺破硬脑膜及头皮的风险。为了减少术后头皮出血的风险，一般会在术后将患者头部抬高 20°~30°。

13.3.5　抢救措施

矢状窦黏附于矢状缝或人字点处，很有可能发生大出血。这种黏附常发生在患者矢状缝正常的部分，而不是在骨缝融合的部分。板障和未知的顶导静脉也可能发生出血，作者们通常会术前备血以供术中使用。将患者安全固定在手术台上，可使患者迅速头朝上或者朝下，以防止失血或夹杂空气。

13.4　预后和术后管理

13.4.1　术后注意事项

术后，将患者头部抬高 20°~30°。通常情况下，微创手术患者可在术后 24~48h 出院回家。接受范围较广泛的手术患者术后出院前，应接受 3~4d 的病房护理。术后 4~6 周随访创面愈合情况，检查并调整头盔安装。

13.4.2　并发症

接受微创矢状缝闭合修复手术的患者很少需要输血。接受创伤较大的手术患者有 10%~15% 需要术中（较少）或术后输血[12]。并发症类型及发生率与其他报告相似[1,11]。颅顶开颅术患者术后，原先正常的冠状缝或人字缝发生临床明显的骨缝融合比较罕见。这在临床公认，因为在头颅矫形术后最初的 24 个月中，头部生长减缓。可能出现视盘水肿。在大多数情况下骨的生长与大脑发育无法保持同步增长，会导致狭颅症，可通过颅骨扩张手术矫正。复发性长头需要重复手术的情况同样少见，在这种情况下，需要行开放性顶骨扩大矫形手术，可通过单次手术或颅骨牵引器逐步完成。

参考文献

[1] Lee HQ, Hutson JM, Wray AC, et al. Analysis of morbidity and mortality in surgical management of craniosynostosis. J Cranioface Surg, 2012, 23(5): 1256–1261.

[2] Lattanzi W, Bukvic N, Barba M, et al. Genetic basis of single-suture synostoses: genes, chromosomes and clinical implications. Childs Nerv Syst, 2012, 28(9):1301–1310.

[3] Johnson D, Wilkie AO. Craniosynostosis. Eur J Hum Genet, 2011, 19(4): 369–376.

[4] Arnaud E, Renier D, Marchac D. Prognosis for mental function in scaphocephaly. J Neurosurg, 1995, 83(3): 476–479.

[5] Da Costa AC, Anderson VA, Holmes AD, et al. Longitudinal study of the neurodevelopmental characteristics of treated and untreated nonsyndromic craniosynostosis in infancy. Childs Nerv Syst, 2013, 29(6): 985–995.

[6] Speltz ML, Endriga MC, Mouradian WE. Presurgical and postsurgical mental and psychomotor development of

infants with sagittal synostosis. Cleft Palate Cranioface J, 1997, 34(5):374–379.

[7] Sood S, Rozzelle A, Shaqiri B, et al. Effect of molding helmet on head shape in nonsurgically treated sagittal craniosynostosis. I Neurosurg Pediatr, 2011, 7(6):627–632.

[8] Agrawal D, Steinbok P. Cochrane DD long-term anthropometric outcomes following surgery for isolated sagittal craniosynostosis. J Neurosurg, 2006, 105(5, Suppl):357–360.

[9] Massimi L, Tamburrini G, Caldarelli M, et al. Effectiveness of a limited invasive scalp approach in the correction of sagittal craniosynostosis. Childs Nerv Syst, 2007, 23(12):1389–1401.

[10] Lee J, Crawford MW, Drake J, et al. Anterior ischemic optic neuropathy complicating cranial vault reconstruction for sagittal synostosis in a child. J Cranioface Surg, 2005, 16(4): 559–562.

[11] Alvarez-Garijo JA, Cavadas PC, Vila MM, et al. Sagittal synostosis: results of surgical treatment in 210 patients. Childs Nerv Syst, 2001, 17(1/2): 64–68.

[12] Hentschel S, Steinbok P, Cochrane DD, et al. Reduction of transfusion rates in the surgical correction of sagittal synostosis. J Neurosurg, 2002, 97(3): 503–509.

第14章

颅顶重建手术：非综合征性冠状颅缝早闭症

Christopher C. Chang, Derek M. Steinbacher, Charles C. Duncan, John A. Persing

14.1 简介和背景

14.1.1 诊断

冠状缝早闭可能发生于单侧或双侧冠状缝。单侧早闭易引起颅顶、颅底和面部骨骼的不对称表现。双侧闭合易导致对称性短头畸形，包括颅顶、颅底和颜面骨骼。颅骨畸形可能与神经发育异常有关，与区域性脑实质受压也可能存在相关性[1-2]。颅缝早闭症可与其他一系列先天性畸形合并发生，这是由患有特定综合征的患者的基因突变引起。然而，颅缝早闭也可能发生于没有任何症状的健康儿童，被称为"非综合征性颅缝早闭症"[3]。

14.2 单侧冠状缝早闭

单侧冠状缝早闭（UCS）是第三大最常见的非综合征性形式，仅次于矢状缝早闭及额缝早闭。UCS在女性中的发生率是男性的2倍，并常发生于婴幼儿早期。冠状畸形对眼眶和面中部也有潜在影响，并引起渐进性变形性面部不对称。

14.2.1 体格检查

检查中，患者的典型表现为半个前额呈现扁平状，被称为前额骨性联合斜头畸形。然而，临床上应将骨缝闭合引起的头型畸形与变形性斜头畸形（DP）相区别[4]。DP患者的前额特征与UCS患者症状相似，但不同点在于DP具有典型平行四边形颅骨，无颅底畸形。这种类型的头部形状主要由胎儿在子宫内或者幼儿仰卧位睡觉时的不平衡枕部压力引起。UCS区别于DP的另一大特点是UCS冠状缝闭合侧的耳廓前移，还包括鼻根偏离、同侧颞部鳞状骨突出、同侧关节窝前移引起的对侧下颌骨偏离，以及放射线检查可见"丑角"眼眶。

14.2.2 影像学检查

影像检查以确定诊断结果、辅助制订术前计划。目前影像学检查选择低剂量计算机断层扫描（CT），使幼儿接受的辐射最小化。另外，为保证高质量的检查结果，需对幼小患者使用镇静剂。

14.2.3 治疗计划

把握颅面疾病患儿的手术时机需要权衡手术风险与疾病进展与否及全身手术风险之间的关系。临床研究表明，神经发育和颅缝早闭症存在相关性，且早期干预通常可以获得更好的神经系统疗效[5]。最佳治疗时间目前尚不确定，但主要取决于颅缝早闭症的类型，而3~6个月的患者进行治疗具有较高的安全性和临床疗效[3]。

14.3 手术细节和术前准备

14.3.1 手术治疗：单侧冠状颅缝早闭症

单侧冠状颅缝早闭症畸形主要表现为非对称性颅顶收缩和伸展。

方　法

当患者主要具有额顶畸形而无明显的后枕部畸形时，可以使用带垫的 Mayfield 马蹄形头枕将其置于仰卧位。尽可能将头枕压缩以使顶枕部充分暴露。最佳的体位是保持颈部弯曲约 30°，但面部与地面平行。如果患儿存在并需要手术矫正的显著后颅腔畸形，则优选改良式俯卧位以使枕部矫正更完善。

头皮和面部的无菌准备和铺单应达到面颊及耳前部水平，以暴露鼻根、眼睑及眉毛区域，其通常是不对称的。

为减少明显的瘢痕，头皮切口应倾斜向后，以使瘢痕垂直于大多数毛囊方向。切口应设计在枕部发漩的后面。为了做此切口，必须保留颞浅动脉的上行分支以避免皮瓣的血管损伤。

切口达帽状腱膜-骨膜上平面，翻起头皮形成前后皮瓣。继续向前翻起皮瓣达眶缘水平。切开骨膜继续解剖，施行骨膜下/眶周解剖以便最好地保留眶上神经和血管。在内侧保留，作为内眦肌腱附着点的防护。切口在侧面达颧额缝水平，但是，要注意避免完全分离骨缝外软组织，因为在稍后的手术中要将眶缘向前固定于附着的软组织。

额　骨

重塑额骨的目的是为了使额骨重新植回时在头颅两侧具有对称的跨度。在眶上切迹的眶中部进行测量，在健侧眶缘水平上方和侧面进行测量。然后，将这些数值运用到患侧计划合适的长度和轮廓。注意在颅骨的表面用墨水标记发际线水平（图 14.1）。自正常骨缝至对侧将双侧额骨瓣向后抬起。随后，使健侧骨瓣与融合侧在与眶上缘等距的点呈镜像，通常在闭合颅缝上 1.5~2cm。这样做是为了补充额骨重塑及眼眶前移所需的额外骨块。

距从眶上缘游离缘约 1cm 处切开眶缘，以减少眶缘前移导致骨折的可能性。通过显露的前囟或邻近部位钻孔，行硬膜外剥离手术。第 2 个骨孔位于眶缘水平之上，但在双侧上颞区（在计划游离的凹陷眶上缘上方）。用墨水画出骨缝闭合侧额骨截骨线，包括额外宽度及额骨长度，以使其与骨缝未闭合侧眶上缘到冠状缝之间的距离相等。从对侧边（非融合侧）取约 1~1.5cm 宽的顶骨骨移植片，以适应同侧骨前移的距离。这可能有利于眶上缘前移距离进一步增大，并随着额眶复合体重建和复位，导致双侧近似对称的骨缺损。

可通过双额开颅手术进入双侧顶部区域，移植

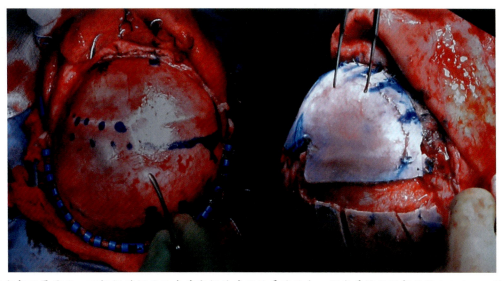

图 14.1　病变部位暴露后，可根据对侧确认出病变侧的病理性骨缝融合。距离骨缝后侧部位约 1.0~1.5cm 处，取额外骨块以支持前移后的骨瓣。对额骨进行塑形，并使用可吸收接骨板或缝合线固定

骨瓣一旦取出，则立即置于潮湿的浸血海绵中以备重塑。对顶骨进行前后方向的桶板状截骨，以解决骨缝融合侧的顶骨扁平问题[6]。在入选的1岁以上患儿中辅助的骨骼手术，例如切口可能有助于选择性地削弱骨骼，并通过控制性的骨折形式改善轮廓。

眼　眶

术前对眼眶进行CT三维重建，了解眼眶尺寸。通常，在融合侧眶缘宽度内凹狭窄大约2~3mm；在非融合侧，眼眶高度缩短大致相同的尺寸。因此，对眶缘轮廓进行修正以矫正融合侧内侧尺寸，并且仅在颅骨非融合侧上方。

使用气动钻及铣刀于眶上缘内界后5mm处行眶顶部截骨。截骨范围在内侧向下延伸至内侧眼角水平，并横向延伸至额颧缝（FZ）（图14.2）。

此时，使用骨凿向前转动眶上缘。在额颧缝处拟制造青枝骨折，因为此手术的目标不仅是眶缘前移，还要前倾或使上眶缘向前倾斜（图14.3）[7]。额颧缝不完全分离将为眶缘前移提供稳定的基础。与其他前移技术相同，这样做是为了降低眶上缘和额骨轮廓缩小的可能性[8]。在作者看来，由于考虑到生长受限，不切开额颧缝并向前固定至关重要，即使使用了可吸收接骨板。离体眶缘重塑也通过骨瓣血供阻断及脱水损害了生长潜力。患侧眶缘前移并前倾约1.5cm，在额鼻缝区朝内侧轴向旋转。

眼眶前移暴露了异常倾斜的蝶骨大翼。使用咬骨钳去除蝶骨大翼的外侧部分，直至眶上裂的外侧。由于融合侧眶内容积小于对侧，去除部分蝶骨可通过扩大潜在的眼眶空间来减少融合侧眼球突出。此外，还可重建（使其扁平化）向外侧凸出的颞窝（颞骨鳞部）。

在对侧眼眶（骨缝未闭合侧），修整眶上缘的下界，通常在眼眶向下修整约2mm。注意要避免外眦从颧骨额突脱离，以维持正常的睑裂的位置。

在眶周区域塑形之后进行眼眶前移，但以不妨碍进一步生长的方式固定。具体来说，使用仅可固定至眶缘外侧的可吸收"U"形支撑板（KLS Martin, Mühlheim, Germany），使其以舌槽的方式向前固定在颞骨鳞部，而没有直接固定于后部（图14.4）。这种方式可以向前支撑，同时可防止继发于外部软组织挤压的后方塌陷（图14.5）。

固定完成后，对额骨瓣进行放射状截骨术及楔形切除术，接着使用Tessier肋骨弯曲器将两瓣额骨塑造成正常的弯曲突起形状。使用3-0 Maxon缝合线（Medtronic, Minneapolis, MN, USA）将额骨固定于前移的眶上缘。剩下的骨碎片用于填充眶缘前移形成的缺口。重新覆盖软组织以判断前移情况，使眶上缘过度矫正2~3mm。如有必要，可以使用在手术早期从非融合侧取得的顶骨瓣进行额外加固。一旦形成足够的弯曲度，即可冲洗、止血、缝合切口（图14.6）。

14.3.2　手术治疗：双侧冠状缝早闭

术前注意事项

双侧冠状缝早闭患者由于颅骨生长受限，往往

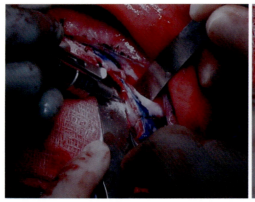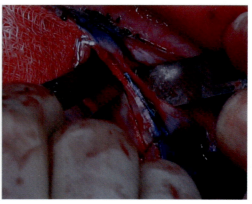

图14.2　眶顶截骨术重塑眼眶轮廓和对称性。在眶上缘内界靠后5mm应用气动钻头和铣刀进行截骨。使用可延展的牵开器保护眶内容物，并采用束带牵拉

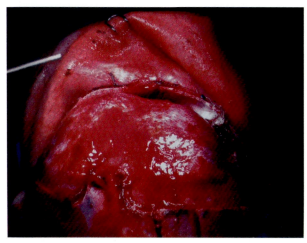

图 14.5 一旦眶缘前移并固定后,颅内容积会向后方代偿性增加

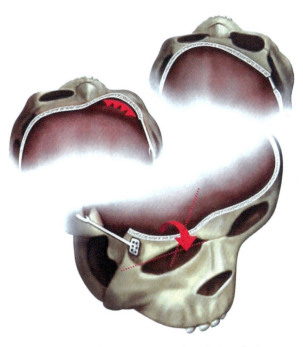

图 14.3 眶上缘前移的目的是不影响未来发育情况下重塑弯曲度。眶上缘前倾,维持下方固定支撑且固定于额颧缝

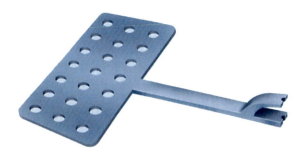

图 14.4 "U"形可吸收接骨板(KLS Martin, Mühlheim, Germany)用以支持顶骨外侧部及稳定眶缘前移,同时减少对永久性增长的限制

表现为颅骨畸形(前后方向的短头畸形,上下方向的尖头畸形)。尽管这些畸形可以通过连续或分期的后穹窿扩张术及后续的额眶前移来矫正,但作者更偏向于在尽可能的情况下在某阶段采用一期手术来进行矫正,因为作者们认为一期手术的效果更优。若患者存在相关的或复杂的合并症,可能优先考虑分期手术,例如小脑扁桃体下疝畸形和(或)依赖气管切开术。术后需充分考虑患者的体位以预防矫正的颅穹隆再次内陷。若患者因呼吸原因不能侧躺,手术应考虑分期进行,因为术后枕部持续的压力可能再次造成短头畸形。

已多次接受双侧冠状缝早闭手术的患儿,尤其是综合征患儿,特别在需要行脑室-腹腔分流术的情况下,需先行后颅腔扩大术,再行颅腔重建术。

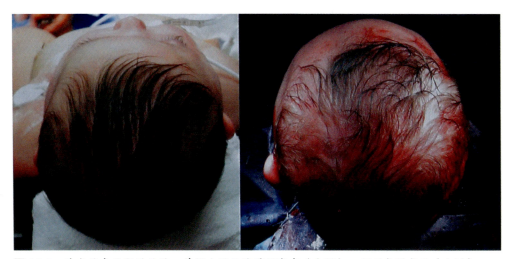

图 14.6 手术结束后即时效果。单侧右冠状缝早闭患者(左图),颅顶成型术后(右图)

分期手术可在同一天完成。然而，分期手术之间通常需间隔几周时间以观察枕部向后扩张情况，采用的方法为前移固定或牵引术。

方 法

患儿术中需充分暴露颅穹隆，因此改良式俯卧位较有利。使用带衬垫的颈圈、充气袋和体位垫有助于手术中充分保护患儿。应用中心导管和多普勒来监测空气栓塞。所有双侧开颅手术病例，无论体位如何，空气栓塞风险均会增加，因此适当的监测至关重要。

取颞区至枕部朝向后方的冠状切口。在帽状腱膜下/骨膜上平面解剖以获取前后皮瓣。对于双侧冠状缝闭合，我们要进行桶板状截骨术、双额截骨和双侧眶上缘前移及顶枕部截骨术（图14.7）。

前额开颅术自前囟至眼眶上缘约1cm处。侧面截骨则延伸至颞骨鳞部。通常可以保留与颞骨鳞部连接的宽1~2cm的顶骨支柱。但在人字缝后部，该骨柱后方的顶骨需行颅骨切开。后部延长的长度主要取决于枕部扁平和尖头畸形程度。开颅术后，移除顶骨作为单独移植骨与双侧额骨一起进行后续重塑。然后，对保留的枕骨行桶板状截骨，向下至枕骨大孔上约1cm处。这需要拉起枕部肌肉以便在后枕部达到适当的截骨水平。随后将这些骨片向后弯曲形成"骨折"。用Tessier弯曲器将桶板形颅骨的远端弯曲向内旋转，以便术后颅骨对覆盖的头皮不会产生压迫点。

对于额骨-眼眶复合体，可进行针对单侧冠状缝闭合所述的截骨术。使用铣刀自前筛板至侧眶顶行眶顶截骨，然后用骨凿沿眶外侧壁至额颧缝水平切开。将骨块以额鼻缝中线为轴向前旋转形成青枝骨折。在额骨中线可见部分颅骨张开，可采用可吸收性Maxon或聚二氧六环酮（PDS）缝线将额骨内侧固定对齐。与单侧冠状缝闭合一样，注意不能将额颧缝上的眼眶边缘完全分离，因为这将阻断血供，妨碍骨骼生长。颞骨鳞部向外隆起，使用咬骨钳将颞骨鳞部中部靠前部分咬除。随着桶板状枕骨后部空间的扩大，颅骨的高度可以向前和向下减小。通过将顶骨从颅顶部向后移约1~2cm，额骨的轮廓会因为前额异常突起的减轻而显著改善（图14.8）。在这种手术中，使用可吸收缝线，颅骨高度通常降低约1cm。之后，对额骨移植骨瓣进行辐射状截骨和楔形切除，使其具有较正常的轮廓外形。在额骨后界与后外侧顶骨支柱之间留出足够空间以模拟新冠状缝。

在患儿的顶骨施行放射状截骨，并对顶骨骨片进行弯曲形成凸面。将这些骨瓣固定于下面的硬脑膜，但不与周围颅骨固定，与周围相邻颅骨之间留出7~8 mm的空隙，尤其是在顶部旁正中区域的中线处（图14.9）。这样做是为了降低异常骨早期重

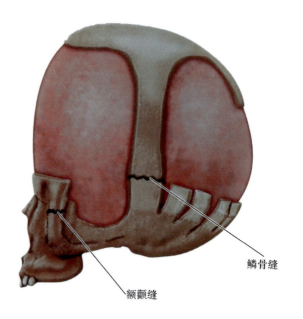

图14.8　移除前后部骨瓣后，颅骨高度向前向下降低。通过将顶骨从颅顶部向后移约1~2cm，额骨区域的轮廓得到显著改善

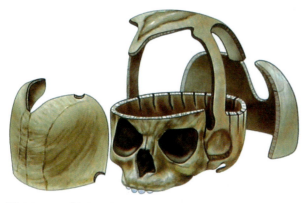

图14.7　双侧冠状缝融合后，进行双额截骨和双侧眶上缘前移，同时进行顶枕部截骨术

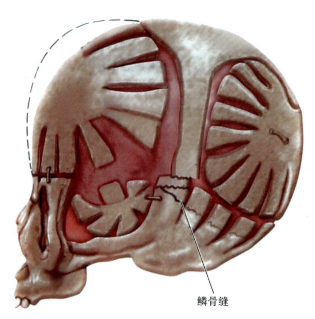

图14.9 在修复双侧冠状缝闭合时,术中要对前后骨瓣进行重新塑形。之后采用桶板状和辐射状截骨术进行重塑和后部扩展

鳞骨缝

新形成和畸形矫正效果变弱的可能性。使用PDS或Maxon缝线提拉并固定颞肌于眶外侧并尽量固定至固定板。然后按照单侧冠状缝闭合手术的方法对切口进行冲洗、止血、缝合。

14.4 预后和术后管理

14.4.1 术后护理

术后,患儿采取侧卧位,预防削弱的枕骨出现凹痕,并避免术前已存在的颅骨扁平症状重新出现。术后3~4周采用颅骨塑形头盔预防枕部受压,以此引导后期颅骨重建,保护骨架并降低枕部中线压力。

14.4.2 预后

颅穹隆重建治疗冠状颅缝早闭症的技术和策略已经经历了"革命性"的进展。美容和社会效果得到显著提升,更多的患儿可以从早期干预治疗中获益。早期手术重塑和降低颅内压对减轻不良神经后遗症程度具有重要意义,需要进一步研究证实二者之间的关系。

参考文献

[1] Cohen SR, Persing JA. Inttracranial pressure In single-suture craniosynostosis. Cleft Palate Craniofac J, 1998, 35(3):194–196.

[2] David LR, Wilson JA, Watson NE, et al. Cerebral perfusion defects secondary to simple craniosynosto sis. J Craniofac Surg, 1996, 7(3): 177–185.

[3] Persing JA. MOC-PS(SM) CME article: management considerations in the treatment of craniosynostosis. Plast Reconstr Surg, 2008, 121(4, Suppl): 1–11.

[4] Liu Y, Kadlub N, da Silva Freitas R, et al. The misdiagnosis of craniosynosto sis as deformational plagiocephaly. J Craniofac Surg, 2008, 19(1):132–136.

[5] Magge SN, Westerveld M, Pruzinsky T, et al. Long-term neuropsychological effects of sagittal craniosynostosis on child development. J Craniofac Surg, 2002, 13(1):99–104.

[6] Persing JA, Mayer PL, Spinelli HM, et al. Prevention of "temporal hollowing" after frontoorbital advancement for craniosynostosis. J Craniofac Surg, 1994, 5(4):271–274.

[7] Patel A, Chang CC, Terner JS, et al. Improved correction of supraorbital rim deformity in craniosynostosis by the "tilt" procedure. J Craniofac Surg, 2012, 23(2):370–373.

[8] Cornelissen MI, van der Vlugt JJ, Willemsen JC, et al. Unilateral versus bilateral correction of unicoronal synostosis: an analysis of long-term results. J Plast Reconstr Aesthet Surg, 2013, 66(5):704–711.

第15章

单侧冠状缝闭合修复术

Jodi L. Smith, Laurie L. Ackerman, Robert J. Havlik

15.1 简介和背景

颅骨由骨缝分隔的几块骨板组成,骨缝是一种纤维关节,主要通过边缘骨化功能来适应大脑的发育扩张。头骨随着大脑的发育而生长,特别是在出生两年内生长最快,因为这个阶段大脑体积可以达到刚出生时的3倍。骨缝必须处于开放状态、以使颅骨生长并达到其特有的正常形状。一旦一条或多条骨缝过早闭合,就会导致颅骨在闭合骨缝垂直方向上停止生长,而继续向闭合骨缝平行方向上生长,这种情况称之为颅缝早闭症,颅骨的形状以可预测的方式改变,具有容易辨别的模式,这取决于哪条骨缝融合。冠状缝早闭导致额部或前颅腔斜头畸形。通过临床及放射学检查(图15.1)确诊,如闭合颅缝的硬化以及患侧蝶骨大翼升高导致的"丑角"(或"小丑")畸形(图15.2)。

15.1.1 关键原则

- 冠状缝早闭如果不及时治疗,前额、眼眶、鼻将随着头部的发育而严重畸形。
- 冠状缝修复术最好由儿童神经外科医生与颅面外科医生共同操作,并由儿科麻醉师实施麻醉。
- 手术通常在出生后4~8个月进行,因为这个阶段颅骨已经形成足够的厚度,能够固定并提供结构稳定性;颅骨可塑性好,重塑更容易;大脑快速生长,有利于颅骨重塑;骨缺损更容易愈合;早期矫正可以防止进一步的代偿性畸形。
- 患侧矫正过度可以减少再次手术的需要。

15.1.2 手术指征

局部或单侧冠状缝早闭患者表现为半边冠状缝过早闭合导致的隆起,同侧额骨和顶骨扁平,同侧

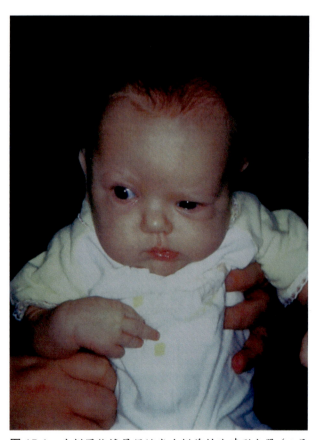

图15.1 右侧冠状缝早闭继发右侧前斜头畸形女婴(6月龄)。患者表现为头骨沿右侧冠状缝形成凸起,右侧眼眶上边缘后缩,左前额相应前凸,眼眶和睑裂明显不对称,右眼眶垂直高度增加,鼻根右偏

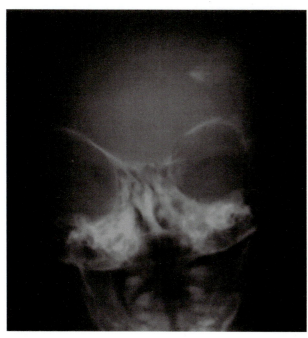

图 15.2 右冠状缝早闭婴儿头颅平片。图示由于患侧蝶骨大翼相对另一侧增高导致"丑角"畸形

颞骨鳞部膨胀，鼻根偏向骨缝闭合侧，对侧额骨和顶骨代偿性畸变突起。从患者正面观察，患侧的额头和眼眶上缘升高和凹陷，由此造成眼眶垂直高度增加，使眼睛看上去睁得很大，而鼻根则偏向患侧。双侧冠状缝早闭患者颅骨前后径缩小，横向胀大，看上去前额扁平且头颅较高，双侧眼眶上缘均升高和凹陷，脸部成对称性畸形。

手术矫正的主要指征是颅骨整体形状的改善，包括凹陷前额的前移，单侧冠状缝早闭健侧代偿性畸形的矫正，双侧冠状缝早闭头颅高度的矫正，眼眶畸形的矫正等。

15.1.3 治疗目标

冠状缝早闭主要有两大治疗目标：
- 切开早闭的骨缝，让大脑正常生长和扩张并防止与颅内压增高有关的问题。
- 通过重构正常的眉骨、眼眶、前额和头骨的轮廓，从而减少患者的心理问题。

为了实现上述治疗目标，就需要将患侧的眼眶上缘进行移除和重塑，整体前移并降低高度，并刚性固定在鼻子和眼眶侧方位置。前额重塑并与患侧眶上缘咬合。如果头颅过高，将重建的前额重新塑形，然后固定于眶上骨块。则还须行颅腔整体重塑以降低头颅高度。

15.1.4 替代方案

手术适用于冠状缝早闭产生的严重颅骨穹隆和颅底畸形。单纯切除受影响的骨缝不会纠正伴随冠状缝过早融合的相关代偿性颅骨形状变化及额-眶畸形。

通过眶上缘前移和患侧额骨重塑，对额-眶畸形进行广泛重建和积极重塑，可达到最佳手术效果。

15.1.5 优 点

本章所描述的手术可以有效预防颅内高压及其相关后遗症，最大程度减少患者与颅面畸形相关的社会心理问题，并促进围生期早期婴儿大脑的发育潜能。

15.1.6 禁忌证

其他先天性问题，如心脏或肺部疾病，使儿童不适合进行全身麻醉，这可能会成为手术治疗的禁忌证。如果患儿存在血液恶病质的情况，那么适当的术前、术中、术后管理对避免过多失血至关重要。此外，当患者伴有其他多种先天异常而导致总体预后差时，矫正手术可能不适合。

15.2 手术细节和术前准备

15.2.1 术前准备和特殊设备（特殊设备、体位、麻醉）

通过头颅 CT 三维重建描绘颅骨穹窿和颅底畸形的全部范围，有助于手术前计划的制定（图 15.3）。术前对患者拍照，并以此作为术后结果评估的基准（图 15.1）。术前准备必须考虑术中失血、静脉空气栓塞的可能性，以便有足够的血液和适当的监测可用于手术。

冠状缝早闭修复术的专用设备包括至少两个大口径的外周静脉留置针，一根动脉管路，一根 Foley 导管，心前区多普勒和呼气末二氧化碳监测仪用以检测空气栓塞，角膜保护器，可吸收的颅面连接板螺钉等固定配件（如 LactoSorb, Walter Lorenz

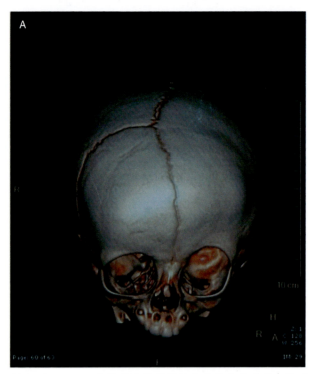 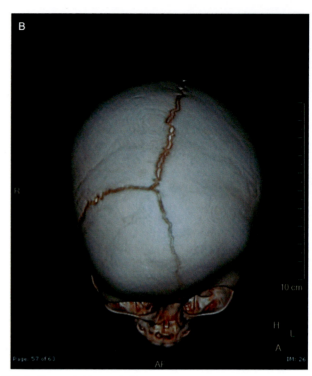

图 15.3　A，B. 左侧冠状缝早闭继发左前斜头畸形女婴（10 月龄）的 3D 头部 CT 成像

Biomet Microfixation, Jacksonville, FL, USA），无菌热水浸泡连接板使其易弯曲，骨弯曲器，高速钻锯系统。

15.2.2　专家建议和共识

一旦检测到空气栓塞，立即将术野灌满水，降低床头，并对所有骨缘进行蜡封处理。在整个手术过程中必须严密监测失血量、凝血状态和血小板计数。当有输血指征时给予患者血液制品，并迅速补足液体损失以维持血流动力学的稳定性。尽可能在骨膜上平面进行解剖以减少骨的失血量，并在切割时蜡封所有骨缘。

15.2.3　关键步骤和手术细节

患者取仰卧位于手术台上。在建立了足够的静脉通路和心肺监测后，对患者进行气管插管和全身麻醉诱导。放置 Foley 导管、动脉管路、心前区多普勒，以及双侧角膜保护器患者头部直接放置在带衬垫的马蹄形头架上。用 2-0 缝合线从一侧耳到另一侧耳沿着冠状缝的轨迹贴在头皮上，用来作为标记双侧扇形冠状切口的参考线，注意切口要在发际线以内（图 15.4）。将切口周围的头发剃掉（若经患者同意可完全剃掉头发），并用 2% 的葡萄糖酸氯己定和 70% 的异丙醇对切口进行消毒。在切皮之前，给予抗生素预防感染（如 25mg/kg 头孢唑啉）。切口首先用含有 1∶200 000U 肾上腺素的 0.25% 布氏卡因浸润，后用 15 号手术刀片沿着毛囊的方向斜切，以避免横向切割，并尽量减小疤痕。在帽状腱膜下 – 骨膜间隙掀起头皮前后瓣，并使用电刀来尽可能地止血。后部皮瓣翻至顶骨中部位置。

在眶缘上方约 1cm 处将骨膜平行于眶缘切开，

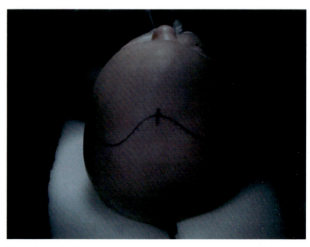

图 15.4　右冠状缝早闭女婴（9 月龄）手术台仰卧位和冠状切口扇形标记线示意图

用骨膜剥离子在骨膜下进行眶周骨膜分离，以保留眶周筋膜。用骨凿将眶上神经从骨孔中分离出来。眶周解剖，需要沿着眼眶上部和侧面同时进行，松动眼球并暴露双侧颧额缝和中间鼻额缝。至此，整个眶上缘就完全暴露出来了。颞肌和筋膜被打开，前部肌肉和筋膜与前部皮瓣一起从颞下窝翻起。接下来，颅颌面外科医生进行标记，包括：①闭合冠状缝的双侧额骨切开处；②眶上骨块，包括患侧蝶骨大翼后方的延伸部分，以及可在其上进行眶缘截骨的设计。在对侧眼眶侧壁交界处。

双额开颅由神经外科医生进行，骨瓣向后延伸至双侧冠状缝后方，向前延伸至眶上缘上1cm处（图15.5）。用高速颅钻在特定位置钻孔以防止削减眶上骨块，并便于随后抬高骨瓣。使用骨膜剥离子进行硬脑膜剥离，在前颅窝鸡冠水平到中线顶点进行，同样沿着双侧蝶骨大翼和颞窝侧面进行。利用钻头对患侧眶上骨块的颞部延伸部分进行截骨术。

神经外科医生和颅面外科医生一起移除眶上骨块（图15.5B），这是重建的基础。要做到这一点，在每个眶顶实施截骨时使用可塑性脑牵开器保护大脑及眶内容物，但不能过度牵拉。在内侧筛板前方进行眼眶截骨，并横向延伸至额颧缝。在患侧从额颧缝开始，穿过眶外侧壁进行截骨，向后与颞部延伸部分截骨会合。在对侧，在眶外侧缘进行垂直截骨。

接下来，使用骨凿穿过同侧翼点进行垂直截骨术，注意避免颞叶和额叶的损伤。用往复锯在鼻额缝上方的鼻根处进行截骨。然后完整移除眶上骨块并将其用盐水浸泡的海绵包裹后置于器械台上。之后使用咬骨钳将同侧翼点区域及其与眶顶连接处、眶外侧壁和颞骨等处的畸变骨向着前床突方向切除。这使得大脑能够扩展到之前相对狭窄的空间中去。骨缘用骨蜡封闭止血，并检查硬脑膜有无裂口，如果有则用4-0不可吸收性编织尼龙线进行修补。

接下来颅面外科医生开始进行手术的重建部分。根据需要在眶上骨块内表面上切割一系列弧线以容纳颞骨的延伸部分。在中线处倾斜放置可吸收连接板，并在眶上骨块和颞骨延伸连接处放置另外的三角连接板以容纳延伸部位。植入连接板用无菌盐水加热，然后用4mm可吸收螺钉固定至骨块上。用于巩固眶上缘与眶外侧壁和前额侧边连接处（图15.6）。第2个三角连接板放置在对侧，以使眶上

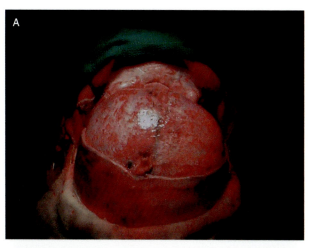

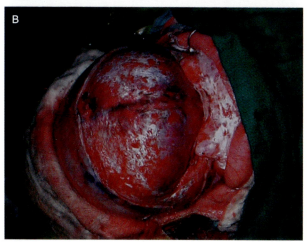

图 15.5　进行双额开颅术和眶上骨块切除的右冠状缝早闭女婴（9月龄）

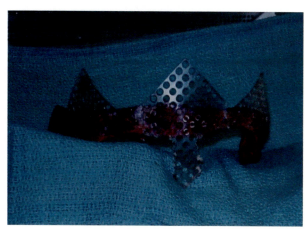

图 15.6　右侧冠状缝早闭患者的眶上骨块，一种可吸收性骨板，用来将眶上骨块和中间的鼻骨及两侧的前额骨进行固定

骨块与眼眶侧壁和额骨侧部稳定连接。

重塑之后，根据患者情况和颅面外科医生的审美观，将眶上骨块复位并一定程度前移固定。通常，将患侧眶缘前移以匹配对侧，使用颞骨延伸部分固定至邻近颞骨；对侧则被凹进去。患侧或对侧的过度矫正减少了再次手术的需要。

使用骨弯曲器对内外骨皮质进行打磨，桶板状截骨对额骨重塑。重塑后，将对侧额骨旋转并置于患侧前移的额部区域（图15.7）。然后使用4mm螺钉将骨瓣固定至先前放置的连接板上，从而将额骨固定在眶上骨块的新位置。对患侧额骨进行一系列的切割，包括沿融合冠状缝的骨质去除，然后仔细切割成适当尺寸，旋转并成形，以使冠状缝融合方向骨缘在同一水平（图15.7B）。接着使用4mm螺钉将其固定至已有的连接板上，从而与眶上骨块连接。接下来，利用从骨缝融合区域切下来的多余骨块来填充同侧额骨和顶骨之间因前移造成的缺损，并用可吸收连接板和螺钉进行固定。

手术伤口用抗生素溶液充分冲洗并用0号聚丙烯缝线（Ethicon, Somerville, NJ, USA）牵拉皮瓣。用3-0乙烯基可吸收缝线（Ethicon, Somerville, NJ, USA）对帽状腱膜进行缝合。头皮缝合采用5-0手术线（Ethicon, Somerville, NJ, USA）进行连续间断缝合，用无菌纱布进行覆盖。在拔管前移除角膜保护器。

15.2.4 风险及风险规避

手术时必须监测并修复硬脑膜撕裂以防止持续的脑脊液漏。除此之外，手术风险还包括失血量增多和术中输血需求、空气栓塞、手术感染、大脑或眼球受损、压疮以及持续的不对称需进一步手术。

15.3 预后和术后管理

15.3.1 术后注意事项和并发症

术后立即将患者送入ICU病房，并给予适当的镇痛处理让患者感到舒适。由于术中对眶部的一系列操作，术后24h眼睑通常因肿胀而闭合，肿胀通常在3~4d内消退。当患者可以正常睁眼并进食后即可出院。出院后对患者进行随访直至颅骨生长完成。在一小部分病例中可吸收连接板和螺钉溶解形成皮下积液，有时需要再次手术将其抽空。

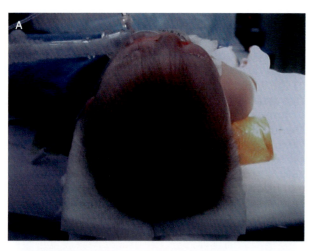

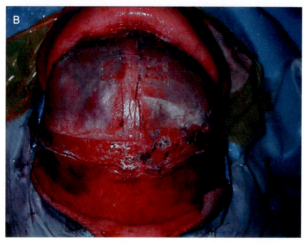

图15.7 A.左侧冠状缝早闭女婴（6月龄），左前额、眶上缘后缩，右前额代偿性突出，仰卧位置于马蹄形头固定器上。B.前颅穹窿重构，左额–眶前移

第16章

额缝早闭的外科治疗

Philipp R. Aldana, Nathan J. Ranalli

16.1 简介和背景

16.1.1 适应证

额缝早闭的患者会出现额缝过早融合，额骨横向生长受限，前额中线处出现骨嵴，双侧颞骨缩窄和双侧眶上结构后移。额缝过早闭合导致三角形前额、突出的中线矢状骨嵴以及前颅窝缩短[1]（图16.1、16.2）。颅内压增高是绝对手术适应证，相对手术适应证是畸形矫正。虽然认知受损与颅缝早闭有关，但其发病机制尚不清楚，外科手术修复颅缝早闭以避免或改善认知损害目前并不是广泛接受的手术适应证。

16.1.2 目标

目标是在最低风险下实现最佳且持久的畸形矫正。

16.1.3 替代方案

6个月以下的婴儿，可选择内镜下颅缝切除术，随后长期应用矫形头盔（第18章进一步讨论）。病情非常轻微者可以考虑单纯观察。有些人还利用添加钢丝弹簧来分开额眶中线区域以纠正骨缝间距过近，但未被广泛使用[2]。

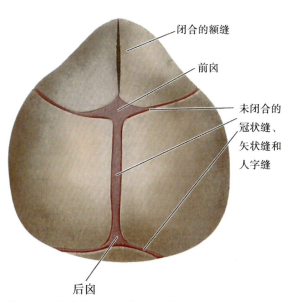

图16.1 额缝早闭和三角头颅骨俯视图

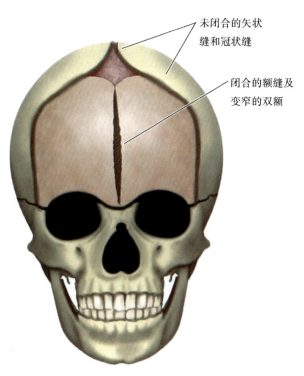

图16.2 额缝早闭颅骨前面观

16.1.4 优　点

额缝闭合开放式修复手术较内镜技术的优势在于术后即刻快速且确切地矫正畸形。任何年龄都可以采用该技术进行细微矫正。此外，开放技术不需要患者长时间使用矫形头盔。颅内压增高患者可用开放式手术立即降低颅内压。

16.1.5 禁忌证

同开颅手术。

16.2 手术细节和术前准备

16.2.1 术前准备和特殊设备

术前需进行脑计算机断层扫描（CT）三维（3D）重建（这用于评估额和眶的解剖）并全面观察颅内异常。由颅面外科医生制定外科术前计划。当临床怀疑颅内压升高，或者CT提示颅内压升高时，例如广泛多凹征、鞍背受侵蚀、颅缝分离或基底池变窄，则需行眼科评估以排除视神经盘水肿的可能[3]。如果确认颅内压升高，则需尽快手术。我们选择3个月以上的婴儿进行手术，使其在生理上能更好地耐受手术。需术前备血，并且常规给予家庭互助献血的选择。

16.2.2 专家建议和共识

要为这些患者做好颅面手术计划，经验丰富的颅面外科医生必不可少。作为知情同意的一部分，要与患者父母讨论手术目的。如果患者存在明显的额部骨嵴而没有严重的三尖头畸形，作者建议保守治疗和观察，因为骨性突起的外观可以随时间改善。此外，不应该因存在认知落后或潜在认知落后的可能性影响手术决策，因为没有明确的证据表明，矫形手术对患儿的认知能力有任何影响。

16.2.3 关键步骤和手术细节

体位和准备

患者仰卧位头枕马蹄形头圈时头皮上的压力应均匀分布，以防止局部脱发或褥疮性溃疡。为了防止术后头发沿直冠状切口分为两部分，我们改用波浪或锯齿形切口。

消毒范围应当从冠状切口的后面至眉毛前面及下面，并且扩大到双侧上眼睑的皮肤。为保护角膜，当靠近眉毛消毒时，使用眼科用聚烯吡酮碘（5%聚维酮碘；Alcon，Fort Worth，TX，USA）。向下扩大消毒范围将有助于在手术结束时观察眶上部分前移程度，这是重建的一个重要步骤。

双额开颅术

暴露的界限包括冠状缝，鼻根和眶上缘，以及双侧额颧缝。使用窄骨膜剥离器沿眶上缘向眶周分离部分骨膜，直至双侧眶下1cm。骨孔分别位于冠状缝后、翼点上，以及眶上缘上方约1cm中线处。仔细剥离中线处、冠状缝处硬脑膜，以及其他脑膜嵌入颅骨内板紧密粘连处。硬脑膜常常嵌入额缝前界近鼻根凹陷处（额缝凹陷），因此，术中分离硬脑膜至此处时应格外小心[4]。要确保眶上缘以上额骨约1cm（图16.3）。

用矢状锯在眶顶部截骨，从内侧向外侧进行。轻压额叶硬膜和眶骨膜以保护其免受损伤。截骨向外侧延伸到蝶窦大翼前。在中线，用小骨凿截骨至盲孔前。不太严重的病例可保留中线处眶上骨块。去除蝶骨嵴外侧前保护颞叶硬脑膜。

重　建

对眶上内板一些较厚的部分进行打磨以使其更具延展性，塑造成更宽的形状。或者，沿中线将眶上骨块分成两半，重新塑形，放置刚性固定后复位。将眶上骨块前移1cm，用可吸收固定板固定到颅底。从中间分开额骨骨瓣，旋转骨瓣，然后通常左右调换以加宽前额。使用骨弯曲器来成形额骨（可以在骨瓣中进行放射状截骨）。重塑顶骨和颞骨的前部以匹配重建的额骨骨瓣边缘，用可吸收连接板固定。在重建阶段，间断将皮瓣翻回覆盖重建骨，以确保良好的美容效果（图16.4）。

16.2.4 风险及风险规避

失 血

大多数失血发生在头皮切开和截骨术期间。用手术刀切开最外层头皮，然后用电刀完成头皮切口（保留骨膜）。电刀分离帽状腱膜与骨膜。沿着开颅手术的路径，用电刀将骨膜切开，保留骨瓣上骨膜。氨甲环酸可以降低颅缝早闭手术的输血率[5]。

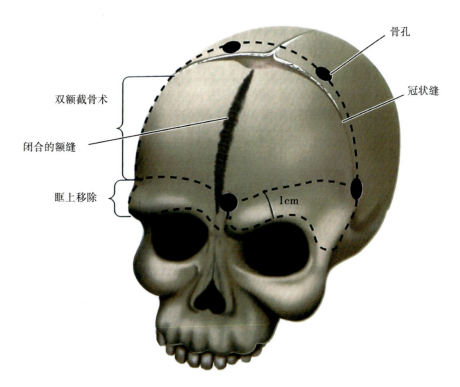

图 16.3 额缝早闭开放性修复图示，双额截骨术和眶上移除。图示标记为冠状缝后骨孔，此为关键孔，颅骨切开沿中线处闭合额缝下方和双额截骨术及眶上骨块移除的标记线进行

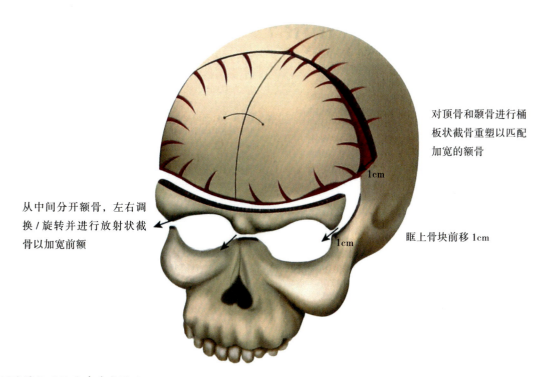

图 16.4 额缝早闭开放重建手术图示

处理硬脑膜

如前所述，应分离颅骨与硬脑膜。不要撕裂额部硬脑膜，因为这可能导致矢状窦出血。应慎重电凝硬脑膜出血点，因为过度电凝硬脑膜可能抑制骨再生。

优化美容效果

颅面外科医生需要规划眶上骨块的前移程度、额骨的重新修复，以及相邻的顶骨和颞骨等细节。眶上骨块至少前移 1cm。

16.2.5 抢救措施

损伤上矢状窦前部后，首先轻柔压迫止血。如果无法用填塞物压迫止血，则用不可吸收缝线缝扎矢状窦从而轻松止血。损伤矢状窦后部可能性较小，因为虽然前囟的边缘与硬脑膜粘连，但通常不难分离矢状窦。此段矢状窦损伤可压迫填塞控制；前文已描述窦的直接修复法。结扎矢状窦的前 1/3 操作是安全的，但非必要情况不进行。

16.3 预后和术后管理

16.3.1 术后注意事项

术后 4~6h 抽血检测血红蛋白，第 2 天再次抽血。在评估患者的生理状态后，血红蛋白低于 8g/dL 时考虑输血。通常术后第 1~3 天出现眶周水肿，还会伴有呕吐和发烧。发热是颅缝早闭修复术后最常见的并发症[6]。自然状态下很少感染，并且具有自限性。由于使用可吸收颅骨板进行重建，如果术后 9~12 个月内出现无痛的头皮肿胀，建议父母不要惊慌，因为使用某些可吸收的颅骨板系统出现上述情况的概率高达 25%，这与颅骨板吸收期有关[7]。

16.3.2 并发症

感　染

这种外科手术后很少发生感染（在一组病例中少于 2%）[6]，与其他开颅手术感染处理类似。深部感染可能需要开放清创手术，如果存在骨髓炎，则需去除骨瓣并延长应用静脉抗生素的时间。去除婴儿的感染骨瓣，硬脑膜可再生颅骨。因此，计划二次重建手术前，观察几个月比较合理。

不良的美容结果

初期充分颅面重建后，远期美容效果差时很少再次进行手术。在一组病例中，8% 的儿童额缝再次长出骨嵴，需行二次手术磨平骨嵴[8]。多达 15% 的患者因颞区空虚再次手术[1]。

参考文献

[1] van der Meulen J. Metopic synostosis. Childs Nerv Syst, 2012, 28(9): 1359–1367.

[2] Maltese G, Tarnow P, Lauritzen CG. spring-assisted correction of hypotelorism in metopic synostosis. Plast Reconstr Surg, 2007, 119(3): 977–984.

[3] Tuite GF, Evanson J, Chong WK, et al. The beaten copper cranium: a correlation between intracranial pressure, cranial radiographs, and computed tomographic scans in children with craniosynostosis. Neurosurgery, 1996, 39(4): 691–699.

[4] Weinzweig J, Kirschner RE, Farley A, et al. Metopic synostosis: Defining the temporal sequence of normal suture fusion and differentiating it from synostosis on the basis of computed tomography images. Plast Reconstr Surg, 2003, 112(5): 1211–1218.

[5] Goobie SM, Meier PM, Pereira LM, et al. Efficacy of tranexamic acid in pediatric craniosynostosis surgery: a double-blind, placebo-controlled trial. Anesthesiology, 2011, 114(4): 862–871.

[6] Esparza J, Hinojosa J. Complications in the surgical treatment of craniosynostosis and craniofacial syndromes: apropos of 306 transcranial procedures. Childs Nerv Syst, 2008, 24(12): 1421–1430.

[7] Aldana PR, Wieder K, Postlethwait RA, et al. Ultrasound-aided fixation of biodegradable implants in pediatric craniofacial surgery. Pediatr Neurosurg, 2011, 47(5): 349–353.

[8] Aryan HE, Jandial R, Ozgur BM, et al. Surgical correction of metopic synostosis. Childs Nerv Syst, 2005, 21(5): 392–398.

第17章

综合征性颅缝早闭

Concezio Di Rocco, Paolo Frassanito, Sandro Pelo, GianpieroTamburrini

17.1 简介和背景

综合征性颅缝早闭（SC）是一组多种类先天性畸形，其特征是颅面发育的形态和功能异常。虽然对其认识较晚，综合征性颅缝早闭约占所有颅缝早闭的15%。事实上，基于临床类型的颅缝早闭的历史分类近期由于分子遗传学的进步而得到改进，突出了编码成纤维细胞生长因子受体（FGFR1、FGFR2和FGFR3）的基因发挥的关键作用。虽然这种分类对诊断有帮助，但仍然需要阐明这些突变对大脑及颅骨发育的影响。事实上，关于颅骨和大脑整体发育的"统一"理论逐渐获得青睐[1-2]。SC的治疗主要涉及头颅比例失调、颅内压升高、呼吸功能障碍（阻塞性呼吸暂停综合征）和视觉问题。最后，作为呼吸问题主要原因的面中部后移也会影响上颌面部发育，导致牙齿生长和容貌的异常（图17.1）[3]。

手术治疗的目的如下：
- 纠正功能与容貌异常。
- 恢复颅骨及其所包含的脑和血管结构之间的正常空间关系。
- 纠正脑脊液（CSF）动力学和静脉循环的继发性改变。
- 重新调整颅骨生长的异常趋势。

手术时机和手术方式的选择取决于对解剖和功能异常及其在不同患者中可变的相互作用的综合理解，实际上由SC的临床病程决定，而这在很大程度上是不可预测的（表17.1）。因此，手术策略应遵循个体化、分期进行、与发育和年龄相适应及量身定制的理念。手术治疗包括以下方面：
- 颅后窝扩大。
- 脑积水的治疗。
- 额骨前移术。
- 颅面部前移术。
- 上下颌的处理。

17.2 手术细节和术前准备

17.2.1 第一阶段：后颅腔扩大

根据作者的方案，颅腔重建的第一阶段是在1岁以内行后颅腔扩大术以缓解颅内高压，通常在2~3月龄时进行。禁忌行完全颅骨重建或前颅腔扩大，因为在这个阶段复发率较高。建议在术前与术后立即进行有创颅内压（ICP）监测以确认颅腔扩大的效果。该手术的适用性在不同的综合征之间是不同的，尤其在克鲁宗综合征和严重的Pfeiffer综合征更为显著。如果没有颅内高压，颅顶重建可以推迟到6~8个月时进行，以获得一个更加稳定的手术效果。通过薄层CT扫描和脑磁共振成像（MRI）及静脉显像进行全面的影像学评估是必须的，以明确狭窄的严重程度并根据患者的病情选择手术方式。当颅骨厚度大于1mm，并且后颅腔结构的狭窄和主要静脉窦中度受压时，进行标准的后颅腔扩大术。采用发际内冠状切口，

表 17.1 综合征性颅缝早闭与孤立性（非综合征性）颅缝早闭的鉴别

	非综合征性颅缝早闭	综合征性颅缝早闭
遗传学异常	罕见	约 50% 病例（30% 基因突变，16% 染色体畸变）
临床表现	恒定，已明确	难以辨认，在 1 月龄内甚至不明确；存在误诊和不当手术的风险
诊断	临床	临床怀疑 + 遗传学证实
大脑异常	罕见	常见
自然史	已熟知	不明确
手术（时机和方式）	已明确	不明确
手术效果	可预测的	不可预测
预后	良好	多变
随访	复发风险很低	复发风险高；到成年最终需要矫正（多学科随访）

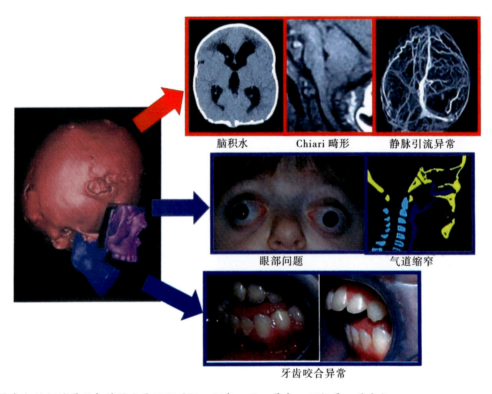

图 17.1 与综合征性颅缝早闭相关的主要问题（颅：红色；面：紫色；下颌骨：蓝色）

钝性分离皮瓣与骨膜，将骨膜留在原位以降低骨内血管出血风险。沿计划的截骨线切开骨膜进行截骨。在这些情况下，开颅手术通常可以用高速钻和开颅器进行。然后，将骨瓣小心地从硬脑膜层剥离。如果伴随 Chiari 畸形或者突出的中线骨嵴压迫后脑结构，则进行中线枕下减压（见后文"特殊注意事项"）。如果需要，将顶 – 枕骨骨瓣重新塑形，并利用高速磨钻将其内侧面上的所有骨嵴或骨刺磨平。最后，利用所谓的榫槽技术，并且利用丝线或可吸收接骨板固定在期望的位置（图 17.2A~H）。如果颅骨厚度小于 1mm、筛状骨缺损或具有广泛代偿性静脉循环的静脉窦严重受压，作者们会采用枕骨骨瓣自由漂浮的方法以避免颅骨与硬脑膜分离。这个方法能够降低大出血和硬脑膜撕裂的风险，并尽量缩短手术时间。在这种情况下，首选咬骨钳用于截骨。

第 17 章 综合征性颅缝早闭

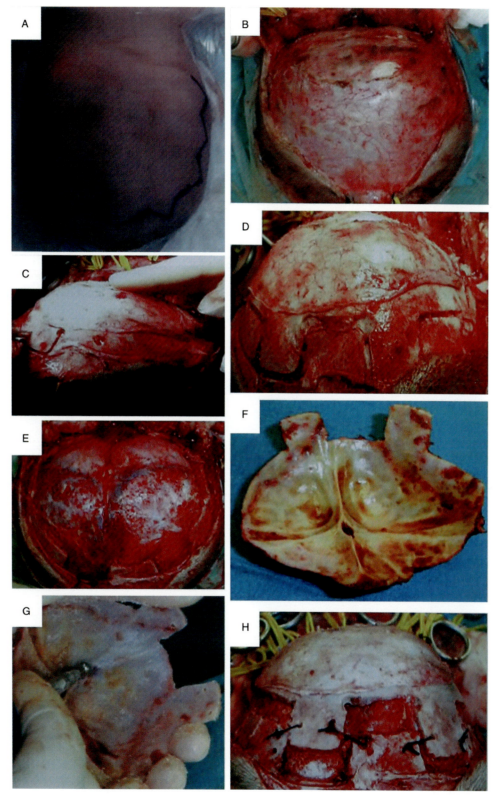

图 17.2　A~H. 后颅腔扩大的手术步骤

17.2.2 第二阶段：额面部前移

第二阶段是额面部前移，将额部或额面部颅骨前移，以解决容貌、眼睛和呼吸问题。这种手术通常推荐在 5~6 岁时进行，目的是获得稳定的效果并降低复发的风险，因为颌面骨骼结构生长在 7 岁左右时结束，但可以预见儿童会有严重的呼吸问题或危及视觉功能的眼球突出。进行整块额面部截骨术（即 Le Fort Ⅳ型截骨术）以及内部牵开器的放置。通常我们取双额骨瓣，随后重塑。然后通过 Le Fort Ⅲ型截骨术来移动面中部。如果存在眶距过宽的问题，也许在此阶段可以纠正。最后，放置一对内部牵开器并固定在颞骨后部和上颌骨前部。然后将额骨骨瓣通过丝线缝合固定到眶上部，并在面中部复合体上方"漂浮"（图 17.3A~D）。将复合体逐渐前移，以便按照生理性生长模式为面中部结构提供正确的前后位置。

17.3 预后和术后管理

这种手术策略使能够及时有效地处理 SC 中的主要问题。

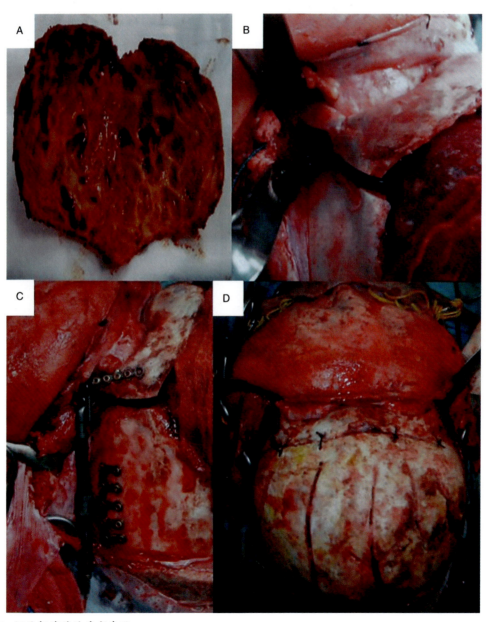

图 17.3 A~D. 额面部前移的手术步骤

后颅腔扩大的优点有可预测的颅腔稳定扩大、颅内高压获得长期控制、大静脉窦的减压（虽然现在有人质疑），以及在颅颈交界处重建正确的 CSF 循环。主要缺点是高输血率（80%）和相对较长的手术时间（平均 80min）。所遇到的并发症是术中硬膜撕裂（10%）和术后脑脊液漏（5%）。根据作者的经验，复发的风险为 10%，并且与用于治疗继发性脑积水的 CSF 分流装置的存在完全相关（见后文"特殊注意事项"）。

一旦过于严重的高颅压得到缓解，就可以处理"前面"的问题。作者计划在一次手术中同时进行额部重塑和面中部的牵开术，因为这种方法在美容和功能方面明显比分期手术有更好的效果[4-5]。然而，如果存在额叶受压或眼睛异常，则有早期进行额骨前移的指征。在这种情况下，复发的风险较高，并且当患者年龄较大时，最终将需再次进行额骨前移并同时行面中部前移术。如果患儿早期（1 岁以下）呼吸功能严重受损，通常不适合行面中部前移术。在这种情况下，选择气管造口术使我们能够及时处理呼吸问题，然后等待适合颅面前移术的最佳年龄。

年龄太小是面中部骨牵开术的相对禁忌证。然而，并未明确规定年龄界限，并且每个病例都应行薄层 CT 扫描以评估骨厚度。在作者的病例中，接受额面部前移的最小患者是 13 月龄。不幸的是，术中放置牵开器时并发了上颌骨的不完全骨折，其最终在牵开期间演变成骨折。需要进行第二次手术推回面中部复合体并固定骨折。之后完成牵开并取得非常好的结果（图 17.4A~F）。为了解决这个问题，一些作者建议使用借助骨针固定面部的外部设备[6]，但这也有其他缺点（见后文"特殊注意事项"）。总之，额面部牵开术的功能和美容益处是有据可查的，但这些优点伴随着较高的并发症发生率，主要的并发症发生在 10%~60% 的患者[7]。脑脊液漏仍然是最常见的并发症，一般通过腰大池外引流来处理。一些作者提议用带血管蒂的骨膜瓣放在额叶底面下覆盖眶顶缺损并用纤维蛋白胶密封以减少牵开期间硬膜撕裂的风险[7]。

17.3.1 特殊注意事项

静脉循环

SC 术前影像学检查应包括 MRI 和 MRV 以评价脑静脉引流。颈静脉孔狭窄及并发的颅底导静脉增粗比较常见。还要明确其他可能影响手术计划的特殊情况。例如，尽管还未提出一个关于共同病理机制的正式假说，但颅骨膜血窦及颅缝早闭之间的关联已有报道。在颅面重建过程中，手术损伤这一结构有可能致命，所以术前计划应仔细考虑这个问题[8]。

颅内高压和脑积水

SC 通常以颅内压异常为特征，这是多种因素共同作用的结果，特别是头颅比例失调、静脉循环异常和呼吸问题。这个问题通常通过扩大后颅腔来解决。同时存在的脑积水（并不一定有相关性）引起了人们对最佳手术策略的担忧，因为 ICP 代表了颅骨生长的普遍刺激因素。因此，对脑积水的治疗应只限于有严重脑积水或者颅腔扩大术后活动性脑室扩张的患儿。如果脑室进行性扩张及症状不明显，患儿不应该行颅外 CSF 分流，因为分流会减少大脑发育的驱动力。内镜第三脑室造瘘术（ETV）已被证明是一种有价值的治疗选择，在不"丢失"鞘内脑脊液的情况下，ETV 或许能治疗梗阻性因素继发的神经结构的扭曲或颅后窝的狭小[9]。因此，CSF 颅外分流术应作为 ETV 失败时最后的治疗选择，因其有较高的并发症发生率（30%）和骨缝闭合复发的风险。

Chiari 畸形（CM）

综合征性颅缝早闭中的 Chiari 畸形是一种有多因素发病机制的获得性疾病[10]，主要由头颅比例失调和静脉循环异常导致。此外，颅内高压和脑积水可能加重继发性的小脑扁桃体下疝到枕骨大孔。因此，在有活动性脑室扩张的儿童，应首先处理脑积水。如果在 1 岁以内有明显的 Chiari 畸形，可以通过联合中线枕下减压及后颅腔的扩大手术来处理。应该向侧方充分扩大枕骨大孔，最大限度降低骨再生的风险，通常不建议打开硬脑膜，因硬膜上存在继发的侧支静脉循环，剪开硬脑膜其边缘有大量出

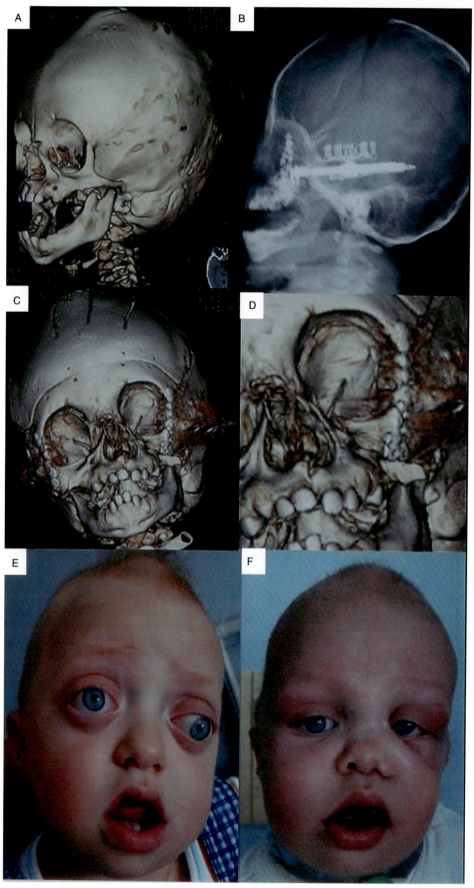

图 17.4 一个克鲁宗综合征的男性患儿行额面部前移术。A. 术前三维 CT；B. 术后 X 线影像；C, D. 左侧上颌骨骨折患儿的照片；E. 骨牵引手术前；F. 骨牵引手术后

血的风险。如果颅面生长停止后发现 Chiari 畸形，对无症状的患儿可等待观察。如果有症状，可采取经典的枕下后正中减压和硬脑膜扩大成形术。事实上，在这个阶段颅脑比例失调和静脉窦受压通常不太严重，骨再生的风险也较低[3]。

骨牵引术：设备和方法

骨牵引术于 1978 年由 Ortiz-Monasterio 第一次描述，该术式可加速骨进行性生长，克服了传统的整块前移术造成的间隙所导致的并发症。用于牵引的特定设备类型（外部还是内部）的问题尚存争论，因为结果是相似的。牵引装置的主要类型有：内部螺钉牵引（由 Cohen 等人于 1995 年开发），外部环状框架牵引（由 Polley 和 Figueroa 于 1997 年开发）和内部弹簧圈牵引（由 Lauritzen 等人于 1998 年开发）。每个系统都有各自的优缺点，这超出了本章的范围，文献中有全面的阐述[11-12]。实质上，外部装置使用方便，易于术后管理，但是在牵引期间患儿生活质量较差。因此，它们应该用于更加配合的患者，即青少年和成人。相反，内部设备更宜于年幼儿。关于牵引时机，建议推迟到手术后 5~7d 开始，因为早期开始牵引有较高的并发症风险，尤其是脑脊液漏。根据特定患者的情况设定牵引的速度，每天 0.5~1mm。牵引期结束后，牵开器要留在原位 6 个月以巩固效果。此后需要二次手术取出牵开器。

参考文献

[1] Raybaud C, Di Rocco C. Brain malformation in syndromic craniosynostoses, a primary disorder of white matter: a review. Childs Nerv Syst, 2007, 23(12): 1379–1388.

[2] Richtsmeier JT, Flaherty K. Hand in glove: brain and skull in development and dysmorphogenesis. Acta Neuropathol, 2013, 125(4):469–489

[3] Tamburrini G, Caldarelli M, Massimi L, et al. Complex craniosynostoses: a review of the prominent clinical features and the related management strategies. Childs Nerv Syst, 2012, 28(9): 1511–1523.

[4] Adolphs N, Klein M, Haberl EJ, et al. Frontofacial advancement by internal distraction devices. A technical modification for the management of craniofacial dysostosis in early childhood. Int J Oral Maxillofac Surg, 2012, 41(6): 777–782

[5] Arnaud E, Di Rocco F. Faciocraniosynostosis: monobloc frontofacial osteotomy replacing the two-stage strategy? Childs Nerv Syst, 2012, 28(9): 1557–1564.

[6] Ahmad F, Cobb AR, Mills C, et al. Frontofacial monobloc distraction in the very young: a review of 12 consecutive cases. Plast Reconstr Surg, 2012, 129(3): 488e–497e.

[7] Dunaway D J, Britto JA, Abela C, et al. Complications of frontofacial advancement. Childs Nerv Syst, 2012, 28(9):1571–1576.

[8] Frassanito P, Massimi L, Tamburrini G, et al. Occipital sinus pericranii superseding both jugular veins: description of two rare pediatric cases. Neurosurgery, 2013, 72(6): e1054–e1058.

[9] Di Rocco F, Jucá CE, Arnaud E, et al. The role of endoscopic third ventriculostomy in the treatment of hydrocephalus associated with faciocranio synostosis. J Neurosurg Pediatr, 2010, 6(1): 17–22.

[10] Di Rocco C, Frassanito P, Massimi L, et al. Hydroephalus and Chiari type I malformation. Childs Nerv Syst, 2011, 27(10):1653–1664.

[11] Meling TR, Høgevold HE, Due-Tønnessen BJ, et al. Midface distraction osteogenesis: internal vs external devices. Int J Oral Maxillofac Surg, 2011, 40(2): 139–145.

[12] Pelo S, Gasparini G, Di Petrillo A, et al. Distraction osteogenesis in the surgical treat ment of cranlostenosls: a comparison of internal and external craniofacial distractor devices. Childs Nerv Syst, 2007, 23(12): 1447–1453.

第18章

颅缝早闭的微创手术

David F. Jimenez, Constance M. Barone

18.1 简介和背景

18.1.1 适应证

对外科医生和儿科团队而言，治疗先天畸形疾病是一个巨大的挑战，而颅缝早闭的治疗就属于这个领域。自19世纪90年代，颅缝早闭的外科治疗经历了许多变化[1]，但其目标一直是纠正头颅和面部形状，以及患者颅面骨骼和软组织的比例，使其正常化。

始于20世纪70年代的颅腔重塑技术使更多颅缝早闭的患者能接受外科治疗，采取多学科合作的方式，取得了非常好的手术效果[2-5]。然而结果仍然不一致，并且这些手术与显著的创伤、失血和输血率相关。我们的目标是利用婴儿大脑快速发育成长的理念，通过使用内窥镜辅助的微创技术超早期矫正先天性畸形。仔细分析我们过去17年的临床结果发现，这些手术可获得出色且持久的效果[6-10]，其优点包括手术时间短（1h或更短时间），失血明显减少，输血率在0~7%。平均住院时间为1晚，因此费用明显减少。最重要的是，患者畸形的矫正和正常化以渐进和持续的方式发生。我们的选择标准为大多数6个月以下的婴儿，出现单发或多发的非综合征性颅缝早闭症。禁忌证包括曾经接受过手术治疗的儿童和9个月以上的儿童。

18.2 手术细节和术前准备

与其他儿科手术一样要做好充分的术前准备和预防措施，本章不再赘述。然而，成功的手术需要合格的麻醉师和外科人员的支持。矢状缝早闭患儿手术时采取"狮身人面像"的体位，放置适合的护垫并行心前区多普勒监测。将冠状缝或额缝早闭患儿头部放置在有护垫的小脑马蹄型头枕上。内镜为0°和30°角的Hopkins（Karl Storz, Tuttingen, Germany）系统的硬镜，在额缝、矢状缝早闭手术时，内镜的双极（Karl Storz）能充分止血。我们与Storz公司合作开发了一种定制的手持式内镜硬膜牵开器（J & B硬膜牵开器, Karl Storz），这种牵开器可在截骨后对骨及板障充分止血（图18.1）。在术后几年里使用定制的颅骨矫形器（Orthoamerica, Orlando, FL）进行适当的颅腔矫形（图18.2）。通

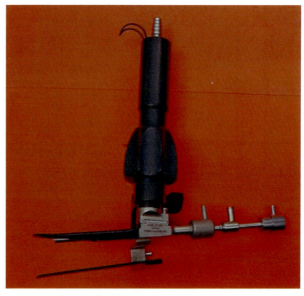

图18.1 在进行骨创面止血时，为保护头皮和硬脑膜而专门设计的内镜（J & B硬脑膜）牵开器。当插入内镜时，可调整牵开器的绝缘叶片到不同宽度、角度，以便暴露手术区域

过多次仔细的随访以获得良好的结果。尽管这些矫形器需要严密且频繁的监管，但最终良好的效果保证了矫形器的使用。

18.2.1 矢状缝早闭

患者取改良俯卧位，并仔细监测静脉气栓（VAE）形成。输注适量抗生素，头部消毒准备，跨中线分别在λ（人字缝）缝前、前囟后行 2~3cm 切口（图 18.3）。为减少出血，可使用针式单极 Bovie（Valley Lab，Valley Forge，PA）在帽状腱膜和颅骨骨膜之间进行分离，单极参数设置为 15W（图 18.4）。切开头皮后置入带光源的鼻整形拉

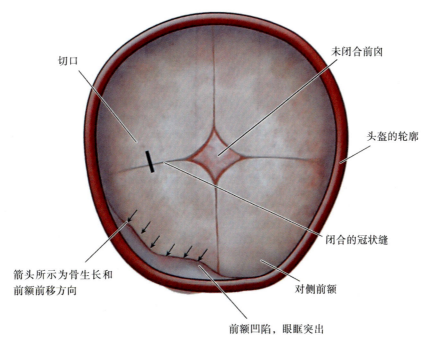

图 18.2　患儿右侧冠状缝早闭、右侧额部斜头畸形模式图。矫形器可防止左前额凸起部位的进一步移位，同时允许右侧额骨凹陷部位向前、向下移位。该过程可使头颅的垂直畸形和眶上缘后移畸形得到矫正

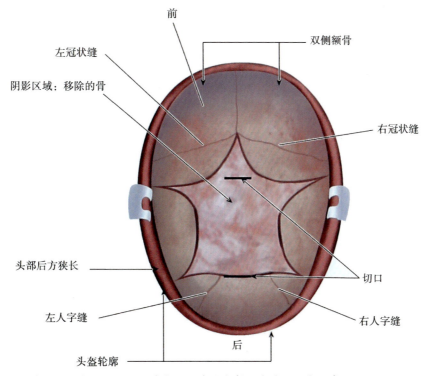

图 18.3　图示矢状缝早闭的头皮切口位置，手术后佩戴头盔帮助塑造头颅成正常形状

钩，结合 0°角内镜来完成上述操作。在切口部位用 5mm 宽的 Kerrison 咬骨钳咬开颅骨，咬除前部切口和前囟门间的颅骨，便于放置 30°角硬性内镜（其目的是将内镜放在颅骨下面），使其在硬脑膜和颅骨之间形成一个从 λ 切口延伸到前囟门的平面（图 18.5）。分离颅盖骨后，使用 Mayo 剪刀（用于薄的婴儿颅骨）或使用 Storz 剪刀，于中线旁剪开颅骨，切除宽度与婴儿年龄成反比（范围 2~6cm）。自切口处向两侧楔形截骨，并向鳞状缝处延伸，颅骨切除边界不要靠近冠状缝或 λ 缝，避免切开硬膜。使用吸引器 / 单极组合（Valley Lab, Valley Forge, PA）进行骨创面止血，参数设置为 60W，

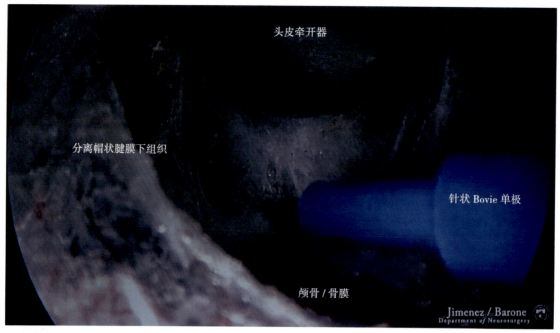

图 18.4　内镜直视下分离帽状腱膜下组织。用牵开器牵开头皮，用针式 Bovie 单极小心分离帽状腱膜下组织，沿颅骨骨膜上方小心分离可减少出血

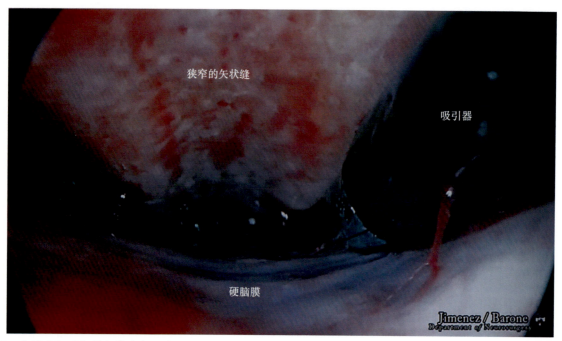

图 18.5　内镜直视下分离变窄的矢状缝和硬脑膜。用吸引器在硬脑膜外进行分离，30°角内镜可清晰看到手术区域

然后用可吸收性明胶海绵（Johnson & Johnson, New Brunswick, NJ）进一步并最终止血。

18.2.2 冠状缝早闭

在狭窄的冠状缝上的冠状点处（冠状缝与额骨颞线相交的点）切2~3cm的头皮切口（图18.6）。用针样单极分离帽状腱膜下组织，沿中线朝向前囟门处，外侧朝向鳞状缝处（在翼点后方）。在切口处用儿童骨钻成型一个7mm的骨孔，用Kerrison咬骨钳扩大骨孔便于把30°角硬性内镜放置到颅骨下（图18.7）。分离硬脑膜后剪开颅骨，宽度达6mm。用同样的方式分离开骨孔下方翼点和鳞状缝处的颅骨。在冠状缝最接近翼点的部位硬脑膜与颅骨黏附得非常紧，切除该部位颅骨时要朝向后方远离翼点。用吸引器、电凝和可吸收性明胶海绵止血，如前所述。

18.2.3 额缝早闭

在发迹内、前囟前切开头皮，长2~3cm，位于狭窄的额缝上（图18.8）。在前囟与鼻根之间，使用带光源的鼻整形拉钩牵开器和针状电凝自帽状腱膜下游离皮瓣。用儿童钻孔器钻开直径7mm的骨孔，并沿额缝扩大骨孔。使用1号Penfield剥离子在前囟区域小范围分离颅骨与硬膜。再使用6mm口径的椎板咬骨钳进行截骨（Acromed 2028-68, Raynham, MA, USA）（图18.9）。注意，在朝鼻根方向分离硬膜时要使用30°硬质内镜进行暴露。通常情况下在进行分离时会遇到一些来自矢状窦的穿通桥静脉。这些静脉出血较多，我们要使用内镜双极电凝直接电凝处理（Karl Storz, Geman）。抬

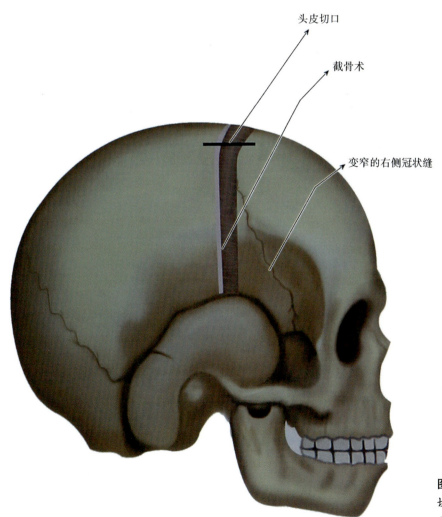

图18.6 模式图：冠状缝早闭的头皮切口位置，截骨时要在变窄的冠状缝之后，一直向下延伸到鳞状缝

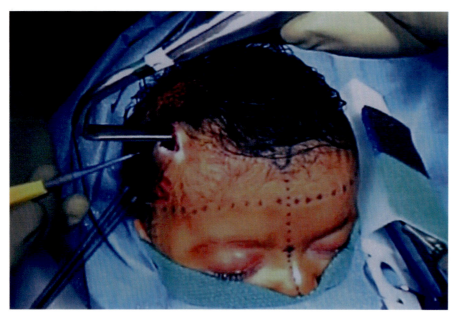

图 18.7 右侧冠状缝早闭的内镜手术。在前囟门和翼点中间做 2cm 切口，用带光源鼻整形拉钩牵开，用针式 Bovie 单极分离帽状腱膜下层面

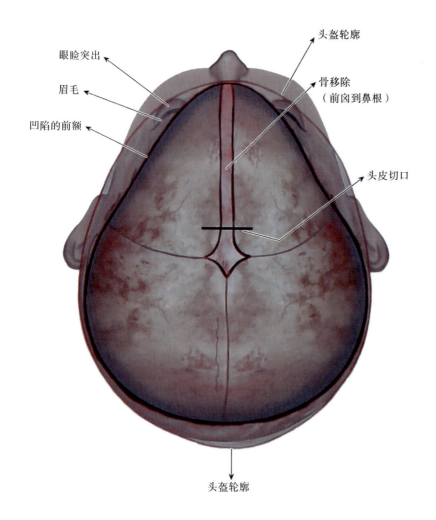

图 18.8 图示发际线内中线上的切口位置。截骨范围从前囟到鼻根。术后使用头盔可使得额叶和额骨向前方和侧方继续生长，同时控制了头颅中线部位的突出

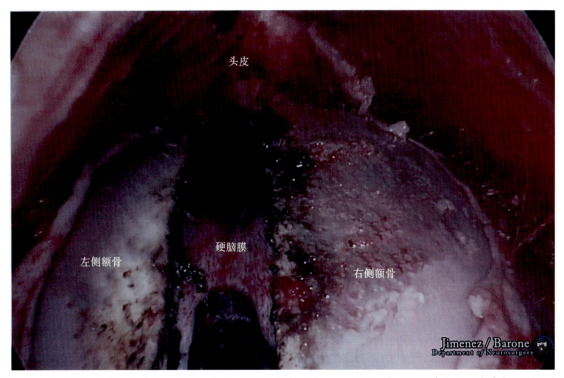

图 18.9 内镜下两侧额骨中间截骨手术视野。使用吸引器/剥离子轻压硬脑膜，暴露硬膜外间隙。截骨术一直延伸到鼻根

高头部有利于控制出血，有助于改善手术视野暴露，同时用心前区多普勒严密监测静脉血栓。截骨范围一直延伸到额骨鼻骨缝。前已述及，最后通过吸引器、单极电凝和 Surgiflo 吸收性明胶海绵进行止血。

18.3 预后和术后管理

大多数患者术后当晚留院观察，次日可出院。微侵袭手术后无明显的挫伤或肿胀，如果需要，可用对乙酰氨基酚/布洛芬和静脉用吗啡镇痛。患者术后一般不会出现发热，所以不必进行大范围或侵袭性检查。手术切口用 4-0 缝线（Ethicon, Somerville, NJ, USA）和免缝无菌切口胶带（3M, St. Paul, MN, USA）闭合。术后采用红外线设备对患者头颅进行扫描，根据扫描结果制作头颅矫形器，以帮助头颅塑形至正常形状。由于婴幼儿头颅生长速度快，所以在术后最初的 6~12 个月需要制作多个头颅矫形器。尽管头盔对一些患者来说比较坚硬、是一种负担，但是作者团队通过对 2000 例使用头盔的患者观察表明患儿及家长对长期使用和穿戴头盔的适应良好。作者认为，术后使用头盔对获得满意、持久的疗效至关重要。作者通过 17 年对患者进行仔细的头颅测量分析发现，这些手术获得了很好的疗效。对于矢状缝早闭，有 87% 患者的舟状头得到完全矫正并长期稳定。对于冠状缝早闭，有超过一半患者头顶畸形得到完全矫正，其余患者存在轻微的不对称。同时，矢状缝中间部分的不对称和鼻根偏斜可以得到很大程度的矫正。作者对额缝早闭引起的三角头畸形的治疗效果非常满意。绝大多数患者术前的畸形都得到了完全矫正。

手术并发症很少，大多数发生在早期。在所有患者中（N>500），小范围的颅骨骨化不全 8 例，硬脑膜撕裂 6 例，伤口感染 4 例。患者术后头型纠正不理想往往与头盔不合适或其父母的依从性差有关。总之，颅缝早闭的婴儿要早期治疗，采用前文所述的内镜辅助微侵袭技术可以获得理想的疗效，而且只有轻微的损伤。颅面外科团队在治疗年幼患儿时可考虑这种治疗方法。

参考文献

[1] Lannelongue M. De la craniectomie dans la microcéphalie.

Compte Rendu Acad Sci, 1890, 110: 1382–1385.

[2] Knoll BI, Shin J, Persing JA. The bowstring canthal advancement: a new technique to correct the flattened supraorbital rim in unilateral coronal synostosis. J Craniofac Surg, 2005, 16(3):492–497.

[3] Marchac D. Radical forehead remodeling for craniostenosis. Plast Reconstr Surg, 1978, 61(6): 823–835.

[4] Marchac D, Renier D, Broumand S. Timing of treatment for craniosynostosis and facio-craniosynostosis: a 20-year experience. Br J Plast Surg, 1994, 47(4): 211–222.

[5] Persing JA, Jane JA, Delashaw JB. Treatment of bilateral coronal synostosis in infancy: a holistic approach. J Neurosurg, 1990, 72(2):171–175.

[6] Jimenez DF, Barone CM, McGee ME, et al. Endoscopy-assisted wide-vertex craniec-tomy, barrel stave osteotomies, and postoperative helmet molding therapy in the management of sagit tal suture craniosynostosis. J Neurosurg, 2004, 100(5,Suppl Pediatrics): 407–417.

[7] Jimenez DF, Barone CM. multiple-suture nonsyndromie craniosynostosis: early and effective management using endoscopic techniques. J Neurosurg Pediatr, 2010, 5(3): 223–231.

[8] Jimenez DF, Barone CM. Endoscopic craniectomy for early surgical correction of sagittal craniosynostosis. J Neurosurg, 1998, 88(1):77–81.

[9] Jimenez DE, Barone CM. Early treatment of anterior calvarial craniosynostosis using endoscopic-assisted minimally invasive techniques. Childs Nerv Syst, 2007, 23(12):1411–1419.

[10] Jimenez DF, Barone CM. Early treatment of coronal synostosis with endoscopy-assisted craniectomy and postoperative cranial orthosis therapy: 16-year experience. J Neurosurg Pediatr, 2013, 12(3): 207–219.

第19章

额面部前移的外置牵引

Richard D. Hayward, David J. Dunaway

19.1 简介和背景

19.1.1 目 的

为了一次性解决先天性颅缝早闭相关综合征（如阿佩尔综合征、克鲁宗综合征或 Pfeiffer 综合征）的 3 种最严重问题，Ortiz-Monasterio[1] 采用了额面前移（FFA）或整体牵引手术。这 3 个问题及解决办法是：颅内压（ICP）增高，通过扩大颅腔容积解决；角膜暴露通过眶缘前移解决；上气道阻塞通过前移上颌骨解决（图 19.1）。

尽管该手术中额面骨复合体（FFC）是作为独立整体移动的，但是将其从头盖骨和颅底进行分离的话，通常需要先将额骨与眶上骨块离断。这为经前颅底进行横断截骨提供了所必需的通路，同时还需要行梨状骨、内侧和外侧眶壁、前眼眶底（沿着眶下裂）和翼状体截骨术，这将使上颌骨、眶缘和鼻子可以整体移动。

有两种方法可以将重新组装的额面复合体移动到新位置：立即将其移动到所需的位置并用骨瓣、螺钉和连接板（金属的或可吸收的）固定或使用术后牵引。一旦达到期望的移动效果，就要保持牵引装置为原本并不牢靠的骨连接提供可靠的固定[2]。

19.1.2 优 点

围手术期有个特殊问题，就是额面复合体前移程度和稳定性受到包裹它的面部肌肉、皮肤和其他的软组织限制。牵引带来的逐渐前移作用使这个问题得到改善，同时还避免了刚性固定所需的多处额外切开。Bradley[3] 及其同事也描述了如何将整体技术与牵引相结合以降低与即刻刚性固定相关的并发症发生率（特别是脑脊液漏）。

整体牵引手术的进一步优化可以通过从额面复合体移动后的额鼻区域移除楔形骨，并且将保留在下方的面部从中线分割成两部分来完成[4]。将面部的两部分向中间旋转可关闭两者之间的间隙，不但可以减少眼距过宽还可以降低眶外侧的倾斜面；同时，通过加宽上颌和弯曲面部将使其冠状轴达到从凹向凸的转变[5]。上述策略尤其适用于矫正阿佩尔综合征的特征性面部畸形[6-7]（图 19.2）。

用于前移额面复合体的牵引器分为内部型和外部型两大类。内部牵开器实质上是螺钉推进装置，其基板固定到切开骨缘的两侧。当旋转与之相连的牵引器杆时，可向前或向后推动可活动部分[8]。对于整块前移，前基板位于额外侧和颧骨区域，而后板固定在开颅区域后部的颅骨上。该系统的缺点是这种侧面固定的牵引力趋向于（特别是在年幼的儿童中）将面部两侧向中间推挤，从而产生非预期的面中部凹陷。通过将系统的移动部分附接到水平穿过面部的施氏针而不是面颅骨本身，使其可以作为整体被向前推动，从而使这种凹陷趋势在一定程度上得以抵消。

使用金属线将骨的移动部分连接到固定板，再用螺钉将其固定到外科医生的预期位置，然后牵拉外部牵引器而不是推。典型的组合包括双侧额眶骨

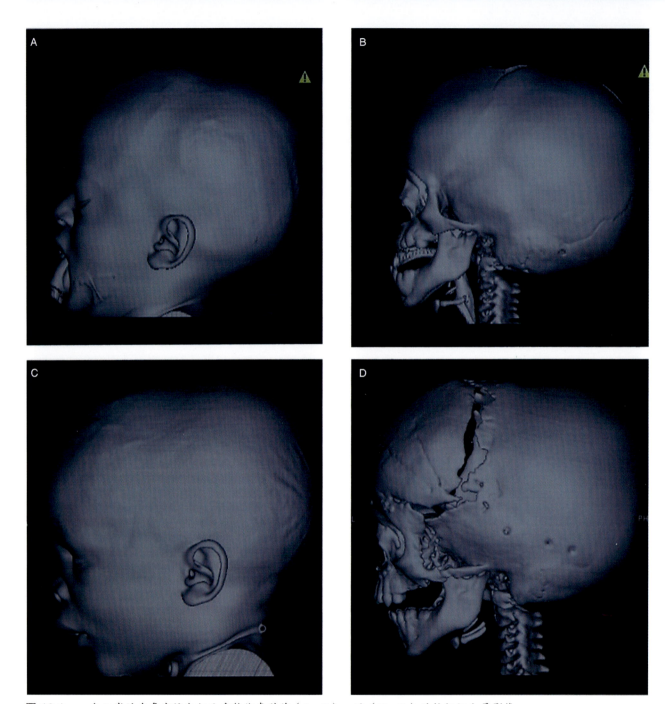

图 19.1 一个 2 岁的克鲁宗综合征儿童整体牵引前（A、B）、后（C、D）的软组织和骨影像

嵴和上颌骨；固定越靠中线，"拉出"面部中间凹陷的趋势越大。金属线穿通过皮肤并且连接到由金属或陶瓷钉固定到患者头部的框架上。通过转动每一侧的螺钉使框架在前后方向上延长，从而向前拉动额面复合体。

在临床实践中，作者倾向使用 RED 框架（KLS-Martin, Jack-sonville, FL, USA）（图 19.3）进行额面复合体外部牵引。作者对其功能结果[9]、复发率[10]及它在低龄患者中的应用[11]和治疗阿佩尔综合征方面的经验进行了描述[7]。

19.1.3 替代治疗

从定义上讲，用或不用牵引，整体牵引术均会使患者的（被污染的）鼻子和（无菌）额部硬膜外间隙之间存在潜在的交通。因此，一些颅面外科团队宁愿将额面复合体的前移分成两个独立的部分

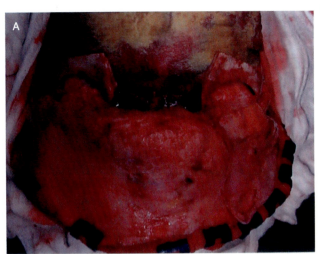
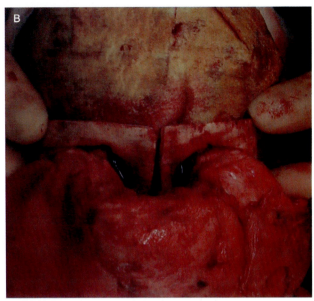

图 19.2　面部两分术手术照片。A. 从双侧眼眶之间的中线部位移除楔形骨片。B. 双侧眼眶被聚集在一起

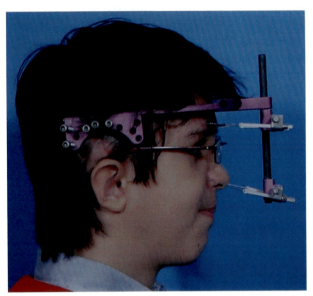

图 19.3　12 岁克鲁宗综合征男孩，应用 RED 框架进行额面复合体外牵引后期

（有时是两个阶段），给予或不给予牵引两种情况：传统的额眶部分（额眶前移阶段）和颅骨以下的上颌骨段（Le Fort Ⅲ 型离断）[12-15]。

正如前文所提及，虽然 Bradley 及其同事[3]报道将整体截骨与牵引相结合会减少整个技术的并发症。但文献中有证据表明，分阶段完成的并发症发生率低于整体牵引[6]。

然而，根据作者的经验，整体牵引技术的美容效果更好。额眶前移加 Le Fort Ⅲ 型上颌骨离断分段完成可能会使患者的鼻子变长而不美观，这是由牵引期间 Le Fort Ⅲ 段向前旋转并下降造成的。这种移动还增加了眼眶的高度并且可能产生不利的眼周变化。整体牵引技术通过保持眼眶边缘完整而避免了这些缺点。

19.1.4　禁忌证

整体牵引术对于患者来说是一个可怕的临床经历，一些颅面中心建议需要保持牵引装置长达 6 个月的时间。这意味着该技术只适用于那些能够耐受的患者，有严重学习困难的儿童或青少年可能是无法完成的。对于有明确的功能性问题（进行性角膜暴露）的患者而言，如果其不能耐受牵引手术的过程，那么有必要考虑"一次性"重建并固定的替代手术方法。

19.2　额面部整体前移的外部牵引技术

19.2.1　适应证

显而易见，整体牵引手术的时机与适应证之间有很大的交集，因此可以把这两个主题放在一起考虑。

由于大多数颅面综合征由基因突变引起，通常涉及成纤维细胞生长因子受体（FGFR）级联，因此只要颅骨和面部骨骼生长，它们继续产生不良影响就不足为奇了。正是这种现象导致随着时间的推移重建术的结果会向术前状态转变，尽管手术中出现的结果是令人满意的。

转变的发生程度受基因表型表达的严重性和接受手术时患者的年龄的影响（不应该与由骨移植物、固定板和螺钉的故障或手术本身的任何伤害性作用而导致的手术失败或复发相混淆）。因此，对受影响严重的儿童，如果在幼年进行手术，其颅面生长正在快速进行中更容易发生转变[10]；对受影响更轻的，而且生长几乎结束的儿童，将不构成问题。

手术时机选择很重要。如果一个综合征性颅缝闭合儿童的颅面手术的结果在成年期才能稳定，则应该理性地把手术推迟到手术的区域（例如额眶区域或上颌骨）骨骼最活跃的生长阶段已完成时，除非存在特殊的功能性并发症需要得到较早的干预。

这意味着，在实践中，大多数患有阿佩尔综合征和更严重形式的 Pfeiffer 和克鲁宗综合征的儿童在早期可能需要通过几个手术来治疗功能性问题，例如高颅压、眼球突出和气道阻塞，以及与他们外表相关的心理问题（如被嘲笑导致的）。这与病情较轻的儿童（例如，Saethre-Chotzen 和 Muenke 综合征）相反，即使在早期手术后，也很少出现病情再次反复的问题。

一般来讲，患者年龄越大，美容需求越有可能是外科手术的主要指征。在婴幼儿（不到 3 岁，甚至有可能 1 岁[11]），严重的角膜暴露（不希望长期睑裂缝合）和上气道阻塞（不希望长期气管切开）已经是整体牵引手术的适应证。仅存在高颅压时（不存在需要行某种形式的脑脊液分流的脑积水）可通过使用弹簧进行后颅穹顶扩张使其得到最好的处理[15]。

虽然一些单位仍推荐所有的颅缝早闭综合征患者在早期接受额眶前移手术，以控制现有或将来会出现的高颅压，但是作者的理念是对比较严重以至于在某个阶段可能需要接受整体牵引手术的病例应避免额眶前移手术，因为这些手术的整容效果（在这种极端的情况下）是不确切的，而且将不可避免地使随后的整体牵引手术所需的额部解剖复杂化。

由此我们得到的结论是，为了长期保持稳定的结果应当推迟整台手术，直到所有颅骨和面部生长已经完成（青春期晚期）。显然这样的策略对于许多儿童来说是无法接受的，特别是那些接受主流学校教育的儿童，奇特的外表带来的心理冲击会让他们受到进一步打击。

颅面骨骼的各个部分具有各自的生长模式。据测算，颅-眶-颧骨在 5 岁时可以达到其成年体型的 85% 以上[16-17]。

基于更多的临床观察而不是测量得来的理念是，如果前额和眶上区域在大约 10 岁时达到满意的外形，则他们不太可能需要进一步校正，并且基本上以后的美容重建可以更多地聚焦在上颌骨和下颌骨，其增长将持续到恒牙长全（青春期中后期）。

简而言之，只有当患儿突眼足以威胁角膜和（或）上气道阻塞严重足以需要气管切开术，以及当他们接受在未来几年需要进一步行颅面手术（可能包括多次体外牵引手术）时，才对非常年幼的儿童进行带有外牵引的手术。

对大龄儿童而言，美容有可能是更需要考虑的问题，在上学期间，作者经常选择从一个阶段向下一个阶段过度之前时间点作为手术时机。在 10 岁及以上，需要前额和上颌矫正的儿童会从整体外牵引术中获益（对于该群组的年轻成员），他们承认当年龄更大些，为了实现令人满意的牙齿咬合时，他/她将可能需要 Le Fort Ⅰ（牙槽）前移（采用或不采用下颌手术）。

发生于任何年龄段的非脑积水相关性颅高压且不伴有眼部或气道问题的患者最好进行颅腔扩大，而不需要处理额骨。

19.3 手术细节和术前准备

Posnick 详细描述了该手术的基本流程[18]。下面是作者在麻醉、整形和神经外科方面对基本技术进行的一些调整，以降低并发症发生率并改善疗效。重点主要在于神经外科医生最关心的细节上。

19.3.1 术前计划

麻 醉

没有儿科麻醉师的参与是不应该开展颅面外科

手术的[19]，麻醉师在术前、术中和术后儿童管理中有丰富的经验能处理手术中可能出现的气道阻塞、高颅内压和大出血的风险（由于异常颅内静脉引流导致）[20-21]。

他们术前发挥作用的一个例子就是对于即将进行额面部手术但伴有气道阻塞的儿童，决定是否应当进行预先的气管切开术（后文讨论）。

对有严重面部畸形的患者进行全身麻醉可能需要光纤气管插管，这是颅面麻醉师的基本技能。

婴幼儿的循环血量很少，大龄患儿可以耐受的失血量对婴幼儿则可导致迅速的循环衰竭。防患于未然的方法总是应该用在失血前而非失血后。大量输血（一个循环的血容量或更多）会影响凝血，患儿必须立即给予新鲜冰冻血浆、血小板和其他凝血因子。作者们发现，在整体牵引手术中，术中血液回输可显著减少异体输血。

颅面手术中患者正确的体位摆放非常重要，并且麻醉师在这方面具有重要作用。头高位倾斜但不伴颈静脉压迫的体位对于减少颅内静脉高压是至关重要的，尽管这种位置将会使患者面临（在作者们的经验中）非常小的空气栓塞的风险。

在手术期间，气管插管被损坏或移位的机会很多。为了降低这种风险，我们会使用一种加强管，通过金属线环绕管子然后环绕下颌骨（经口内）进行固定。

气管切开

主要由于气道梗阻行整体牵引手术的患儿多小于 3 岁，这些患儿因不能进行腺样体切除和鼻咽插管这些替代操作，所以就有气管切开的适应证。因此，整体手术的目的是为了避免长期气管切开，因为气管切开伴随着一系列问题，如妨碍语言功能发育和正常喂养。一般我们尽量避免对年龄稍大的（>3 岁）儿童行该手术（在整体牵引术后立即保持气道通畅，双侧鼻咽通气道在 1 周后取出；见下文）；而对于较小的儿童，气管切开术应在整体牵引手术之前 1 周左右进行，保持 2~3 个月直到框架移除，然后通过耳鼻喉科医生（ORL）用显微喉支气管镜检查（MLB）评估儿童的气道通畅性。作者关于婴幼儿整体牵引手术的一项研究中[11]9 例患儿手术前由于严重的气道阻塞接受了气管切开术，术后 6 例患儿可以拔除气管插管。

抗生素

目前的做法是在麻醉诱导期间静脉应用与体重相应剂量的阿莫西林 / 克拉维酸，并持续 1 周。

19.3.2　关键步骤和手术细节

切　口

暴　露

颅面外科通常需要暴露大面积的颅面部。最好把手术疤痕隐藏在头发内，避免同传统神经外科切口一样，沿着冠状缝向下直到颞区，把头发分成两部分。许多医院采用锯齿形切口既能保证疤痕被头发覆盖，又能满足当颅腔扩张时所需的皮肤延伸度。作者们更喜欢采用双冠状切口，其中心在发际线之后，以一条平缓曲线向下延伸至两耳后面，然后向前倾斜至耳屏上方。这可以暴露整个颅骨，并且由于儿童皮肤的柔韧性，我们还可分离面部软组织直到眶底水平。

幼儿的头发不需要去除。对于年龄较大且头发浓密的儿童，只暴露 25mm 宽的头皮区域（使用理发剪而不是剃刀，以避免引起皮肤损伤感染）。

膨胀液

多年来，作者们一直在切口、皮瓣和面部组织注射大量含有长效和短效局部麻醉药、类固醇、肾上腺素和透明质酸酶混合溶液（"膨胀液"），这种措施不仅可以减少术后肿胀，而且（在单一颅缝早闭的患儿）可以缩短住院时间[22]。

不同年龄段患者之间的差异

整体牵引手术在婴儿和大龄儿童中基本相同，但是对于外科医生而言每个年龄段患儿都会出现其特有的困难。婴幼儿的循环血量相对较小，需要在每个阶段仔细止血。幼小儿童的颅骨和面部骨骼相对较薄，并且抗拉强度远不及成年人和大龄儿童。当移动额面部时需要非常小心以避免意外骨折。

截骨术必须在没有张力的情况下固定，而且必须特别注意要为牵引器板选择足够牢固的固定点，以承受将受到的牵拉力量。

尽管如此，幼儿整体截骨术在技术上比成人更简单。较薄的骨头更容易分开，并且因为幼儿的面部高度相应较小，截骨时所需的暴露也更容易。

面部解剖

整体截骨术，在截骨之前要充分分离软组织。为了保护眶上血管和神经，额骨骨膜应该作为一个单独的层面保留并贴附到皮肤上。如下文要进行讨论的内容，它将在后面的步骤中用于封闭鼻部使其与颅腔隔离。在侧面，冠状皮瓣的平面应保持深至颞筋膜的浅层，以避免损伤面神经的额支。这对于颧弓的暴露特别重要。一旦外侧眶壁暴露，就沿着眼眶底部和下眶缘继续分离。沿着颧弓后的骨膜下的平面继续向下分离达上颌骨后部和翼突外侧板完成软组织分离。

在中线，向下分离暴露鼻骨和眶内侧壁。此处的分离需在鼻泪管足够向后以留下完整的内眦腱，然后继续向下直到先前完成的眶底分离位置。

最后阶段软组织的分离不是用于整体截骨本身，而是用于随后放置牵开器固定板。面部分离时应将其分为两部分，以完成下部的骨切除。从口内上唇沟切口开始，向上可以暴露鼻梨状窝周围的骨壁。

开　颅

整体牵引手术的开颅部分对于进入前颅底部是必须的，因此必须足够大以允许在最低程度牵拉硬膜的情况下进入前颅底。作为手术的一部分，额骨还可能需要重塑，尤其是先前存在额眶前突的情况。当计划开颅手术时，神经外科医生必须考虑这两个因素。前顶部区域极有可能具有比额部更令人满意的轮廓，因此应该被包括在皮瓣中。理想的上部切口应该在顶骨上的某一处，该处额骨已经从垂直段过渡到了水平段。否则将在前额出现难看的阶梯样外观，因为额面部会被牵拉。一般来讲，过小的骨瓣比过大的骨瓣更难以获得满意的效果。

既往手术导致的瘢痕和颅骨的异常内部轮廓都可能增加硬膜撕裂的风险，进而使得开颅更加困难。

截骨术

整体牵引手术要从颅骨基底部切割整个面部骨骼。在试图移动这一整块时为了使骨折的风险降到最低，必须确保所有必要的骨切割已经成功完成。虽然围绕着眶骨、颧骨和前颅骨底的骨结构是在直视下进行，但是鼻中隔和翼突上颌连接的分离是在盲视下进行的，主要依赖于外科医生所掌握的解剖知识及其手感，该区域的解剖结构比其他地方更容易出现异常，神经导航技术可能是有帮助的[23]。

按照以下顺序进行截骨：

①在邻近颧骨体部的位置离断颧弓。此处颧弓宽而厚，较大的骨截面有利于牵开后的骨痂形成和随后的骨化。

②接下来，用往复锯分割眶外侧壁。当患者眶外侧壁较短时（通常在阿佩尔综合征中见到），截骨时尽量靠前以避免锯波及颅中窝并损伤颞叶。

③眶底截骨采用往复锯和7mm直线截骨术完成。

④此时可以进行眶和鼻顶/颅前窝底截骨术。注意往复锯的位置和角度。在中线处，刀片必须通过前面的鸡冠（盲孔是一个有用的瞄准点）以防止撕裂硬脑膜，此处硬膜贴附较紧，在进行眶内侧壁截骨时，锯片必须成角度并在内眦腱后进行。

⑤在直视下用直的骨凿进行内侧壁截骨。确保这个切口与眶底截骨的切口相连很重要。

⑥现在进行翼突上颌切骨术。这可以通过从上面将骨凿向深处伸到颧弓或从下面通过从腭或颊侧方向的口内入路来进行。作者现在更倾向于口内颊部入路。在上颌结节上进行切口，将宽的弯曲的翼状骨凿放置在上颌结节和翼突之间可触摸的凹槽中。外科医生用一只手保持骨凿，并且将另一手示指放在腭侧，使得可以从另一侧感觉到上颌骨和翼突之间的凹槽。然后，第一助手用槌敲击骨凿，直到外科医生能够感觉到上腭中黏膜下的骨凿的刀

片。外科医生就可以确定这种盲视下进行的骨切割是否是彻底和定位正确的。

⑦最后的骨切口从颅底切开鼻中隔。将宽直的骨凿放置在穿过颅前窝底部的切口中心，并且引导一个手术助手将食指指尖放在硬腭的后边缘处。驱动骨凿向下向前朝向指尖方向推进，直到击打骨凿的槌的声音的音调变化提示骨切割已经到达硬腭，并且鼻中隔因此被离断分开了。

⑧截骨获得的整块 / 额面骨最终用罗氏复位钳移动。如果骨切割已经完成，该移动操作需要尽量用最小的力完成。

关 闭

在关闭之前，安置好固定牵引线所需的钛板，通常 3 个在眶上区域，2 个在下颌骨邻近梨状窝处。作者们使用的板是由 KLS Mar-tin RED 牵引系统的制造商提供的。

骨性闭合

用于整体牵引手术的横向（垂直）截骨切口位于眶外侧缘后面。在牵引过程中向前拉活动的额面复合体时，会在前颞区留下间隙，这可能导致在该区出现难看的中空区域，作者的经验是这并不总能被复位的颞肌所遮掩。防止这种中空的方法是从前颞区切出一块骨片并将其连接到（根据塑形所需）额骨下缘的前端。它也可以连接到眶外侧壁。这种方式在眶外侧壁之后不会留下间隙，骨缺损区域更靠后会更容易使其被颞肌体部和头发掩盖（图19.4）。

接受整体牵引手术的儿童由于其综合征和（有时）先前的额颞眶手术影响因而常常具有相当大的畸形。此外，当向前拉动额面复合体时，要是将额骨瓣简单地重新连接到移动后的眶上缘，则会使它处于一个不美观的垂直位置。一个可以使其呈现合适形状的便捷方式是将其横向分成 3 个或 4 个部分，然后在其横向末端通过可吸收缝合线重新连接。在牵引过程中来自皮肤的压力使前额发生"犰狳"式弯曲，以使其具有更令人满意的轮廓（图19.1D、图 19.5）。

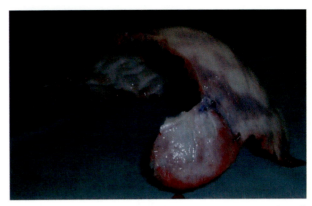

图 19.4 从两侧颞区采集的骨块已经被重新附接到额骨骨瓣的前-下边缘，以减少因为额面部分被拉向前而导致颞区中空（注意观察颅骨内表面的多凹外观，提示以前存在高颅压）

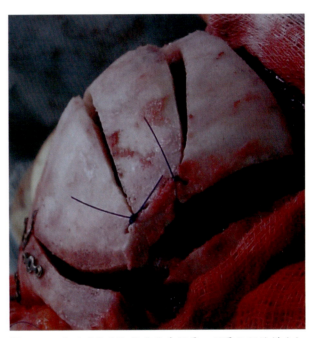

图 19.5 使用"犰狳"技术重建额骨：额骨已经被横向切开，以使它在牵引过程中向前拉动时呈现更合适的轮廓

软组织缝合

在缝合伤口时有必要使面部软组织充分悬吊。该过程的两个关键点如下：

• 在眶外侧壁上钻孔固定外眦，防止在牵引期间外眦嵌入并下移。

• 将颧骨脂肪垫和面中部的软组织悬吊缝合在颞肌筋膜上。

冠状皮瓣下放置两根负压引流管，其出口位置靠近顶部，避开穿过牵引框架的固定部位。负压引流保持 48h，可以减轻肿胀并避免血肿形成。但是只有当前颅窝修补足够可靠和足以防止鼻腔分泌物流入前颅窝时负压吸引才是有效的。

用可吸收线缝合口腔内切口，冠状皮肤切口也用可吸收缝线分两层缝合。

手术后早期要保证气道通畅，经鼻孔放置鼻咽通气道，经其中之一留置鼻饲管。放置鼻咽通气道还有助于降低呼吸驱动的鼻腔内压力变化，避免鼻腔分泌物被吸入额骨和额叶硬膜之间的无效腔。无论用不用牵引技术，整体手术（伴有或不伴牵引）都不可避免地会遗留无效腔。

牵引器框架的使用

KLS Martin RED 牵引系统由 3/4 头围的钛环和前框架组成，用 2-0 不锈钢的牵引线将事先安置在前额叶和梨形窝区域中的固定板与框架相连（图 19.3）。

钛环由穿过皮肤的一系列陶制的或钢制的钉固定到颅骨上，钉子分布在两侧耳上方的颞顶区域，从而使框架与下面的骨板接合。注意避开之前手术放置的脑室腹腔分流管或颅骨缺损。

框架的角度很重要，因为这决定了牵引的方向（矢量）。理想方向应与 Frankfart 平面平行，该平面位于眶下缘最低点和外耳道的连线。在牵引期间框架会有轻微滑动的趋势且牵引的方向会向下旋转，所以现在将框架提升到了 Frankfart 平面上方 10°~15° 的位置。

低龄儿童的框架安置

在低龄患儿中使用牵引圈可能比较复杂，不仅是因为婴儿颅骨难以为牵引过程提供可靠的固定，而且固定钉可能会穿过颅骨和硬脑膜并进入大脑。为解决该问题我们在颅骨切口后方的皮下放置一块钛网，钛网的大小应与放置固定钉的区域一致。用两个短螺钉将钛网固定在颅骨上。切口缝合完毕放置牵引圈，确保钉子与下面的钛网结合牢固（仅使用手指拧紧）（图 19.6）。以后钉子松动时用手拧紧即可，在拧紧过程中可能会导致钛网和所附着的颅骨向内移位。作者的经验是，因为这些患儿为低龄儿童，这种移位（相比钉透脑膜和大脑更好）会在以后的颅骨生长过程中逐渐恢复。

19.4 预后和术后管理

19.4.1 术后护理

早期术后护理

整体牵引手术会涉及口内和口周骨切开，这会引起严重的面部肿胀，该肿胀可持续一周或更长时间。作者的策略是在手术期间临时封闭眼睑以保护眼睛，在手术结束后解除封闭。在接下来的几天里，加强对眼睛和口腔的护理是很重要的。

鼻胃管（NGT）在前 24h 内用于引流，之后用

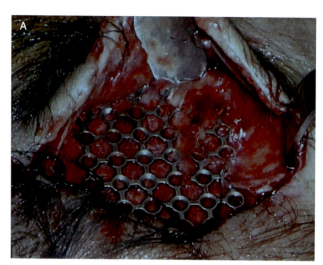 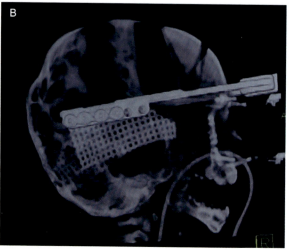

图 19.6　A. 为防止钉子穿透低龄患儿颅骨，将一块钛网安置在皮下。B. 变形环的固定钉与钛网相连

于鼻饲。在第 5~6 天进流食。只要有需要，就可以保留鼻胃管以补充经口进食和液体摄入。如果需要更换，则必须非常小心以确保在重新置入时不会"盲目"向上刺入前颅底的缺损处。

牵引过程本身可能是疼痛的，特别是在大龄儿童中，低龄儿童却可以很好地耐受（图 19.7）。我们在手术后第 2 天会给予适当剂量的三环抗抑郁药阿米替林，持续应用（必要时使用辅助镇痛药）直到不再需要。

牵引过程

在早期病例中，我们于术后第 1 天就开始牵引，但是在经历脑脊液漏事件后，改为术后 1 周开始牵引。这不仅使颅前窝底的修复更牢固，而且还促使截骨部位形成早期骨痂。

我们通过转动牵引环后面的螺丝可以 1mm/d （0.5mm，每天 2 次）的速率牵引整个框架。框架前端的螺钉可以实现对整块骨骼在垂直和水平方向的微调。何时终止牵引视临床情况而定，其目标是纠正整块骨在眼眶水平的后移。通常完全矫正牙齿咬合不良而不引起不美观的眼球内限是不可能的。由于存在复发的风险（如前所述），作者尝试如有可能（尤其是在更小的患儿）应过度牵引 2~3mm。

牵引结束后约 6 周在全身麻醉下取出框架。

钉道护理

作者建议隔天洗头 1 次，用洗发水反复揉搓螺钉位置以保持清洁。可使用手持淋浴靠近伤口和钉道位置以清除碎屑并保持清洁。如果螺钉的位置出现"结痂"且很难去除，作者建议用一些橄榄油揉搓并保留一夜，第 2 天用普通洗发水洗去。该过程可以根据需要重复，直至清除结痂。

应定期检查螺钉并拧紧（即使在较大的儿童中，用手指拧紧通常也足够）。如果螺钉仍然松动说明已经穿透骨板，此时若有可能应在牵引环上相邻孔重新植入固定螺钉。

偶尔出现整个牵引环位移时，需要在全身麻醉下更换。

19.4.2 并发症

脑脊液漏

脑脊液漏会将颅前窝与鼻腔沟通，这是所有外科手术公认的风险，因此，很重要的一点是神经外科医生在抬起骨瓣时要非常小心，以避免硬脑膜撕裂（对既往做过额部手术的患儿这会很困难），如果需要，任何撕裂都应采用颅骨骨膜修补使之严密闭合。

儿童颅前窝缩小很严重时，中线位置的硬脑膜特别脆弱。在这里可用于垂直截骨的空间明显受限，甚至轻微的牵拉都可以撕裂贴附到鸡冠的硬脑膜，此处是难以实现有效封闭的部位。

以下操作可以降低此风险。

- 切开前颅底时后界不可超过盲孔（图 19.8）。
- 借助于发育良好的额窦（特别是阿佩尔综合征），横向截骨切开它，避免从前颅底往回牵拉硬脑膜。去除额窦后壁，小心去除窦内的所有黏膜。患者在术后几年中，很多情况下仍会出现黏膜囊肿。
- 手术结束时，旋转有血运的骨膜瓣，经过一

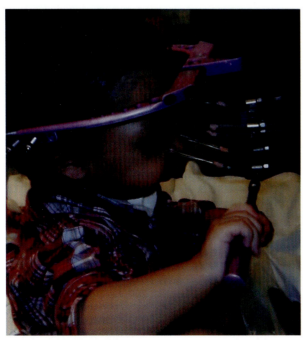

图 19.7 一个 2 岁的克鲁宗综合征男孩正在"调整"他的外牵引框架的前部

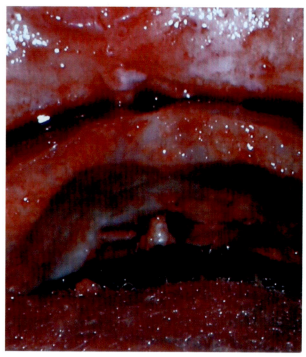

图 19.8 轻度牵拉额叶可暴露盲孔，额叶硬脑膜有一小部分进入其中

侧眶部进入颅腔，前后缝合，使之横跨截骨术在前颅底部产生的裂隙。这种"窗帘"样的东西也可以降低额部硬膜外空间的污染概率（图 19.9）。一些颅面外科医生将这种瓣缝合在硬膜上，以防止脑脊液从底部硬膜撕裂处漏出。

- 用组织黏合剂密封该区域（图 19.10）。
- 腰大池引流：

①当硬脑膜封闭的情况没有达到神经外科医生的预期时，应该考虑在手术结束时（或甚至在开始时）置入腰大池引流将脑脊液从潜在的漏口分流走。

②腰大池引流应该像脑室外引流一样，经皮下隧道完成，以降低其带来的感染风险。

③如果患者已行脑室-腹腔分流术，腰大池外引流就不是必需的了，相反这还会增加分流感染的风险。

④理想状态是，牵引过程开始时即行脑脊液外引流，此时无论神经外科医生采用哪种预防性步骤都可以降低脑脊液漏的风险。

脑脊液漏的处理

鼻咽通气道的使用会掩盖术后第 1 周发生的脑脊液鼻漏。轻微的脑脊液漏在一两天内可暂不处理，幸运的话，脑脊液漏可能自然停止。然而，当它持续不愈时，应该进行腰大池引流。我们的经验是，这时进行一次腰穿没有太大的帮助。持续牵引时，引流应保留尽可能长的时间，理想的情况是 7~10d。

少数情况下可能需要耳鼻喉科同事使用内镜经鼻封闭脑脊液漏。到目前为止，还没有不得已要经颅修复前颅底脑脊液漏的情况发生。

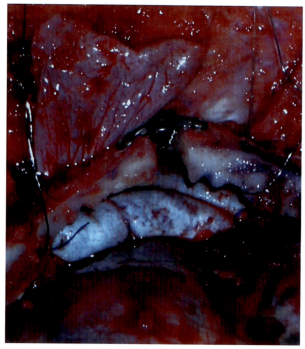

图 19.9 患者面部分成两部分，骨膜瓣已经穿过左眼眶并给予缝合以确保使它横跨前颅窝底的缺如。下面相对升高的气道压力使骨膜呈球形向上凸起

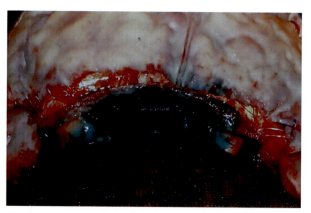

图 19.10 颅前窝底部的骨缝隙和覆盖其上的颅骨骨膜瓣采用组织黏合剂加强固定

额叶牵拉性损伤

一个患阿佩尔综合征的儿童在接受了整体面部分离牵引手术，术后几个月首次出现 3 次癫痫大发作。CT 和 MR 检查结果显示在额面复合体移动过程中与硬膜牵拉区域对应的位置出现衰减 / 信号，在蝶骨大翼的翼点端和中线位置（图 19.11）。随后回顾了 50 例整体牵引手术的术后 CT[24]，结果表明，这不是一个单发的事件，而是以前没有认识到的一种现象。它存在于大约 2/3 的儿童中，通常是"轻度"，但有 3 例被归于"重度"。这种变化究竟是由单独的牵拉造成还是伴随着脑牵开器对往复锯的震动的传递而造成仍未可知（目前其他医院在进行类似操作时出现类似损伤的发生率也未知）。该事件强调了神经外科参与到这项操作中的必要性，以确保他 / 她的整形外科或颅面科同事能在完成前颅底截骨的前提下尽量减小牵拉程度。

感 染

整体手术无论是否借助牵引，都会使已被细菌污染的鼻腔和额部硬膜外间隙沟通。逐渐牵开为颅内容物向前扩张以减少额部硬膜外无效腔提供了时间，任何额部前移手术都不可避免地会造成无效腔，同样这些无效腔将不可避免地会被血液和空气的混合物充满[25]。此外，大面积的无血供骨瓣也为感染提供了成熟的条件。作者的原则是继续预防性地使用抗生素（如前面描述的）直至术后 48h，然后在没有任何明显感染的指标下停用。

感染有两种特定表现方式，即有或没有明显的感染灶。如果患者一般状况好，尽管发热（以及存在其他提示感染的指标）但没有明显的感染灶（例如可触及的积液），作者的策略是尽量避免经验性（或盲目）抗生素治疗。当持续发烧或者有证据表明存在感染灶时，会重新打开头皮切口并用抗生素溶液彻底清洗手术部位。手术后的过程中根据情况进行细菌培养，根据微生物学同事的建议选择适当时机和合适的途径应用适当的抗生素。

19.5 术后晚期注意事项

整体截骨术与外部牵引可以在功能和外观上产生戏剧性的改善。然而，对患者及其家属强调如下观点是很重要的，即使在青少年晚期（此时是可以预测到很少或不会出现面部发育的时候）接受手术的患者，为了达到最佳的长期效果，可能仍需要进一步做一些（或少数）手术。这种"微调"的实例包括口腔正畸，基于美学和咬合原因的 LeFort Ⅰ手术（包括或不包括下颌手术）、眦固定术和鼻部成形术。

19.6 结 论

使用牵引的整体额面前移是个很大的手术，为了确保安全性需要有经验丰富的外科、麻醉和护理团队。虽然手术的许多外科部分是整形或颌面外科医生的责任，但是最严重的术后并发症（如血肿、脑脊液漏和颅内感染）都落在神经外科医生的领域。对于偶而涉及的神经外科医生来说，在这种规模的手术中不一定有用武之地，他不需要参与到整个手术过程，包括最初的切开到放置牵开器框架，再到患者的术后护理。

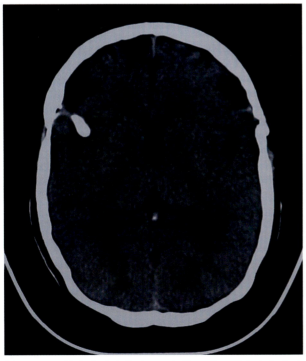

图 19.11 整体牵引手术后 CT 成像可见双翼点和中线的信号衰减改变

参考文献

[1] Ortiz-Monasterio F, del Campo AF, Carrillo A. Advancement of the orbits and the midface in one piece, combined with frontal repositioning, for the correction of Crouzon's deformities. Plast Reconstr Surg, 1978, 61(4): 507–516.

[2] Eley KA, Witherow H, Hayward R, et al. The evaluation of bony union after frontofacial distraction. J Craniofac Surg, 2009, 20(2): 275–278.

[3] Bradley JP, Gabbay JS, Taub PJ, et al. Monobloc advancement by distraction osteogenesis decreases morbidity and relapse. Plast Reconstr Surg, 2006, 118(7): 1585–1597.

[4] van der Meulen JC. Medial faciotomy. Br J Plast Surg, 1979, 32(4): 339–342.

[5] Ponniah AJ, Witherow H, Richards R, et al. Three-dimensional image analysis of facial skeletal changes after monobloc and bipartition distraction. Plast Reconstr Surg, 2008, 122(1): 225–231.

[6] Dunaway DJ, Britto JA, Abela C, et al. Complications of frontofacial advancement. Childs Nerv Syst, 2012, 28(9): 1571–1576.

[7] Greig AV, Britto JA, Abela C, et al. Correcting the typical Apert face: combining bipartition with monobloc distraction. Plast Reconstr Surg, 2013, 131(2): 219e–230e.

[8] Arnaud E, Marchac D, Renier D. Quadruple internal distraction with early frontal-facial advancement for faciocraniodysostosis [in French]. Rev Stomatol Chir Maxillofac, 2004, 105(1): 13–18.

[9] Witherow H, Dunaway D, Evans R, et al. Functional outcomes in monobloc advancement by distraction using the rigid external distractor device. Plast Reconstr Surg, 2008, 121(4): 1311–1322.

[10] Witherow H, Thiessen F, Evans R, et al. Relapse following frontofacial advancement using the rigid external distractor. J Craniofac Surg, 2008, 19(1): 113–120.

[11] Ahmad F, Cobb AR, Mills C, et al. Frontofacial monobloc distraction in the very young: a review of 12 consecutive cases. Plast Reconstr Surg, 2012, 129(3): 488e–497e.

[12] Fearon JA. Halo distraction of the Le Fort III in syndromic craniosynostosis: a long-term assessment. Plast Reconstr Surg, 2005,115(6): 1524–1536.

[13] Shetye PR, Davidson EH, Sorkin M, et al. Evaluation of three surgical techniques for advancement of the midface in growing children with syndromic craniosynostosis. Plast Reconstr Surg, 2010, 126(3): 982–994.

[14] Shetye PR, Kapadia H, Grayson BH, et al. A 10 year study of skeletal stability and growth of the midface following Le Fort III advancement in syndromic craniosynostosis. Plast Reconstr Surg, 2010, 126(3): 973–981.

[15] de Jong T, van Veelen ML, Mathijssen IM. Spring-assisted posterior vault expansion in multisuture craniosynostosis. Childs Nerv Syst, 2013, 29(5): 815–820.

[16] Waitzman AA, Posnick JC, Armstrong DC, et al. Craniofacial skeletal measurements based on computed tomography: Part II. Normal values and growth trends. Cleft Palate Craniofac J, 1992, 29(2): 118–128.

[17] Waitzman AA, Posnick JC, Armstrong DC, et al. Craniofacial skeletal measurements based on computed tomography: Part I. Accuracy and reproducibility. Cleft Palate Craniofac J, 1992, 29(2): 112–117.

[18] Posnick JC. Monobloc and facial bipartition osteotomies: a step-by-step description of the surgical technique. J Craniofac Surg, 1996, 7(3): 229–250, discussion 251.

[19] Mallory S, Bingham R. Anaesthesia for craniosynostosis surgery//Hayward R, Jones B, Dunaway D, et al. The Clinical Management of Craniosynostosis. London, UK: Mac Keith Press, 2004: 355–373.

[20] Hayward R. Venous hypertension and craniosynostosis. Childs Nerv Syst, 2005, 21(10): 880–888.

[21] Thompson DN, Hayward RD, Harkness WJ, et al. Lessons from a case of kleeblattschädel. Case report. J Neurosurg, 1995, 82(6): 1071–1074.

[22] Neil-Dwyer JG, Evans RD, Jones BM, et al. Tumescent steroid infiltration to reduce postoperative swelling after craniofacial surgery. Br J Plast Surg, 2001, 54(7): 565–569.

[23] Jeelani NU, Khan MA, Fitzgerald O'Connor EJ, et al. Frontofacial monobloc distraction using the StealthStation intraoperative navigation system: the ability to see where you are cutting. J Craniofac Surg, 2009, 20(3): 892–894.

[24] Cobb AR, Boavida P, Docherty R, et al. Monobloc and bipartition in craniofacial surgery. J Craniofac Surg, 2013, 24(1): 242–246.

[25] Posnick JC, al-Qattan MM, Armstrong D. Monobloc and facial bipartition osteotomies for reconstruction of craniofacial malformations: a study of extradural dead space and morbidity. Plast Reconstr Surg, 1996, 97(6): 1118–1128.

第20章

连颅双胞胎的外科治疗

James Tait Goodrich, David A. Staffenberg

20.1 简介和背景

20.1.1 适应证

连颅双胞胎分离手术的适应证主要是基于患者的家庭意愿。作者至今参与了15例连颅双胞胎手术，他清楚地认识到，在考虑分离手术时要面临比手术问题更多的非手术问题[1-8]。据报道，连体双胞胎的发病率为1：200 000，其中2%为连颅畸形。因此，连颅畸形的发生率约为1：10 000 000。世界上每年只有1~2例连颅双胞胎被发现，在绝大多数情况下，他们发生在医疗资源有限的欠发达国家。另一个关键点是，在许多情况下有明显的社会、伦理和宗教问题干扰做或不做分离手术的决定。在某些情况下，产前检测可能会促使终止妊娠，因为迄今为止，既往结果都很糟糕。作者们的经历中15个病例中有6例从未进行过任何手术治疗，因为出于文化和宗教原因，其家庭不想干预。有趣的是，典型的原因要追溯到一种古老的宗教哲学，即这样的诞生是"一种神圣的，代表了不幸的邪恶征兆"，是一种"警告"[9]，由此得到"妖怪"一词——这个伦理观念可能是影响人们接受并治疗这一疾病的重要障碍。医疗团队必须认真考虑这个观念，并在进行分离手术之前与患者家属进行探讨。

大多数的连颅双胞胎（大约80%）存活不到2岁，死因是出现与连体相关的其他先天性并发症。早期会遇到心脏和肾脏的治疗问题，这些问题需要会诊评估并尽快纠正。回顾文献并与专科外科医生讨论发现，这些儿童通常会出现急症病情。最常见的急症情况是双胞胎之一出现高输出性心力衰竭。所以，分离手术的指征是一个救命措施，未经治疗的连颅双胞胎畸形有非常高的死亡率。连颅双胞胎幸存到成年极为罕见，报道的病例少于5例。

20.1.2 目的

成功的分离手术是两个双胞胎都存活并且只留下最低程度的并发症。某些情况下，双胞胎之一的状态非常糟糕以至于无法存活时手术的目标是保护受影响较轻的患儿的生命。

作者们曾经治疗过1例双胞胎，尽管顺利生产且早期生命体征良好，但是其中一个患儿出现了坏死性小肠结肠炎并最终死亡。进行急诊分离手术后，另一患儿也死亡了。对于共享主要血管供应的连体双胞胎，其中一个胎儿会占据生理上的主导地位，这种情况通常表现为一个胎儿为高血压，而另一个是低血压。这种情况很有意思，因为"优势胎儿"可能会由于高代谢率而无法健康成长。优势胎儿可能会获得更多的静脉回流份额，导致比另一胎儿更多的尿量，这种奇特的生理学表现也许会被误判为"急症情况"。

20.1.3 替代治疗

要注意到，在历史上连颅双胞胎的手术分离治疗是一期完成的。除了罕见的程度较轻的连体双胞胎以外（仅有头皮和颅骨的解剖连接），没有脑或血管的连接,不建议一期完成手术,原因在手术细节中讨论。手术分离患者的存活关键因素不仅是分阶段手术,而且是允许各阶段之间有足够的时间达到愈合和适应。作者们的理念和手术方法的改进将在本章中进行回顾。

20.1.4 优点

在分期手术分离的 5 组双胞胎中,作者们已经将先前报道的高死亡率(大于 50%)降低到零。同样重要的是,分期手术显著降低了并发症发生率,特别是有脑积水的患儿,作者们的双胞胎病例中没有需要进行脑室腹腔分流手术者。分期手术也使我们能够将主要由脑脊液漏导致的感染和脑膜炎减少至零。术后脑脊液漏可能对这些患者造成灾难性后果,因此要不惜一切代价避免脑脊液漏。分期手术使双胞胎能够"平衡"他们的脑血管系统,以便在最终分离时,在进出每个大脑的血容量方面脑血流动力学几乎相等。

20.1.5 禁忌证

共生大脑可能会因特点过于复杂而不能手术分离。最初对病情的评估要依靠内科、神经外科和神经放射学团队来判断连接的程度和大脑实际共生的程度。根据作者们的经验,这可以从零到严重,即有一个直径大于 5~6cm 的脑连接区域。在一个病例中,双胞胎以某个角度相连,解剖结构是在两个双胞胎大脑之间有共生桥连(图 20.1、20.2)。脑分离手术和切断共生桥会使得其中 1 个或 2 个双胞胎出现无法接受的严重并发症甚至死亡的风险。在另一个病例中,相连的大脑存在角度并旋转的严重情况,并且分离手术将需要切除 1 个患儿的枕叶才能到达大脑相连的部分。此外,双胞胎之一天生无肾脏,要使用另一者的肾脏,如果需要分离两者的话需要透析和肾移植。对一例双头连体双胞胎(两个患儿的头共生于同一个身体和脑干上),解剖学上需要牺牲一个头来挽救另一个。由于这个原因,双头连体双胞胎一般不作为分离手术的适应证。这些特殊的儿童从医学角度而言,连进行严格的外科手术计划都没必要。

虽然宗教和社会因素通常不被认为是禁忌证,但在某些情况下也可以是禁忌证。有 6 例连颅双胞胎,他们的家庭由于宗教或社会原因拒绝考虑分离手术,这些信仰受到尊重而没有采取手术。有 4 例双胞胎分离手术前由于疾病死亡。1 例来自印度的偏远农村地区,作者未能获得随访信息。

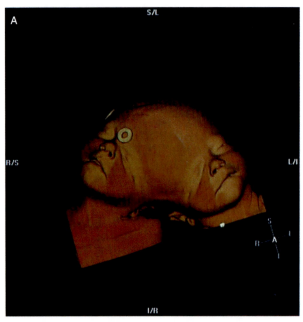
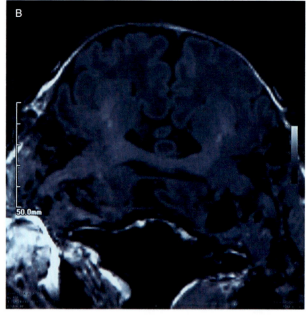

图 20.1 A.1 例大脑和血管解剖结构极其复杂的完全成角的连颅双胞胎。B.1 例丘脑之间脑和间脑桥样连接的连颅双胞胎。图片由温哥华的 Doug Cochrane 博士提供

第20章 连颅双胞胎的外科治疗

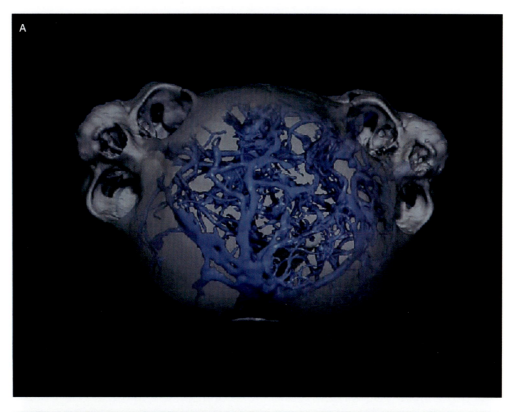

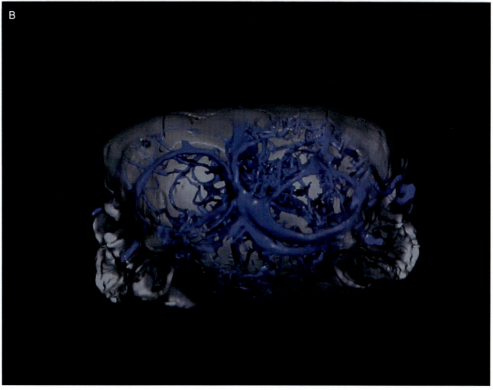

图20.2 A.图片显示了复杂的静脉解剖结构并且没有可以作为手术路径的周围静脉丛（CVP）。这组双胞胎为全角度血管连接。我们发现这种情况是最复杂的，这些双胞胎分离最困难并且风险非常高。B.为A图其中1个双胞胎的后视图静脉血管解剖结构显示，两个窦汇复杂相连使得制订外科手术计划非常困难。图片由温哥华Doug Cochrane博士提供

20.2 手术细节和术前准备

20.2.1 术前准备和特殊设备

在大多数的连颅双胞胎中，早期急症与脑的血管连接和不平衡心排血量有关。当一个患儿"寄生"于另一个患儿时，其中一个患儿出现高输出心力衰竭并不罕见。在第1例分离手术病例中，1例患儿血压达到220/110 mmHg，另一例患儿为60/40 mmHg并且少尿（图20.3）。威胁这些双胞胎最常见的因素是不成比例的心输出量，所以心脏和泌尿系统的输入量从一开始就很重要。要平衡处置这种情况，因为太快降低高血压患儿的血压可能会导致另一患儿的严重血流动力学问题。我们时常对双胞胎之间共享的药物量产生疑问。换句话说，如果对双胞胎之一给予抗高血压药物，它将如何影响另一个？与之类似的是，麻醉剂也是如此。事实证明，尽管两者有时存在明显的脑血管共享情况，但是他们之间药物的血液交换似乎很少。

神经外科团队的术前评估要判断连体双胞胎连体的部位。评估脑血管造影，包括静脉相和动脉相，以确定双胞胎之间的解剖学连接关系。在我们所有的病例中，静脉解剖关系最关键。令人惊讶的是，动脉连接是罕见的。即便出现，它们也不是分离手术的重要问题。连颅双胞胎几乎总是在两个大脑之间存在静脉湖，称为周围静脉丛（CVP）（图20.4、20.5）。这个共享的静脉湖无法轻易手术分离或绕开，而且必须明确哪个双胞胎要分配大部分CVP。在血管评估中，静脉丛要被仔细分析并且一般保留给具有优势的双胞胎，意味着其将接受大部分静脉回流。

在团队完成分期分离手术时，另一个双胞胎会获得他自己的静脉解剖系统。真正的连颅双胞胎一定会存在脑的连接。在部分病例中，磁共振成像（MRI）可以明确解剖连接的程度。就全部病例而言，MRI也可能误导为没有连接，例如在两个脑灰质交界区看到脑脊液界面（图20.6）。作者的经验是，不管MRI提示如何都认为存在脑的连接。到目前为止，所有手术病例都存在一定程度（也许不太明显）的脑连接。

为了制订手术计划，我们常规采集磁共振成像（MRI）和计算机断层扫描（CT）成像数据，并且制作静脉解剖结构的医学模型。这些模型有助于团队成员理解复杂的神经解剖学（图20.7、20.8），对手术计划和手术室的准备非常有用。因为头部结合的角度存在很大变异，这些模型有助于外科医生和护理团队准备手术室和手术体位。

双胞胎的评估和治疗从一开始就离不开麻醉学。由于大脑结合的角度不同，其难度可以从简单到非常复杂，麻醉科团队必须制订患儿如何摆体位和经口插管的详细方案。有两例患儿，重症监护小组进行了术前经气管切开置管，并且在分离手术后将其拔除。现在为每个双胞胎患者常规准备独立的麻醉团队，并且该团队在每个双胞胎的整个分离手术过程中保持不变。双胞胎患儿要单独治疗，以便早期发现每个患儿将有各自独特的医疗和麻醉问题[10]。

作者们从一开始就建立了儿科重症监护病房（PICU）团队，每次手术也保持固定的PICU团队成员。尽管是同样病情的双胞胎，但是每个双胞胎都有自己独有的医疗和重症监护问题。

整形手术是至关重要的。在皮肤分离结束时，每个双胞胎皮肤覆盖度的问题都是其特有的。总目标是为两个大脑提供完全、可靠的覆盖，目的是将脑脊液漏减少到零。需要评估口腔卫生以便能够完成牙齿修复，以便在手术各阶段减少感染和菌血症。在开创性的病例中，这种牙科评估是在全身麻醉下

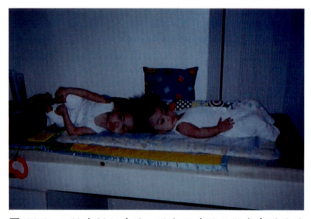

图20.3 1例连颅双胞胎，两个双胞胎之间存在明确的生理差异。左边双胞胎A为血压达到220/110mmHg的严重高血压状态，而右侧双胞胎B为血压60/40mmHg并且少尿。A在第一次分离手术时出现高输出性心力衰竭

第20章 连颅双胞胎的外科治疗

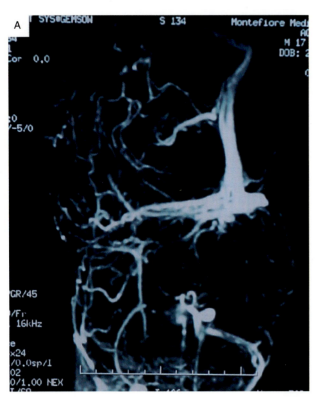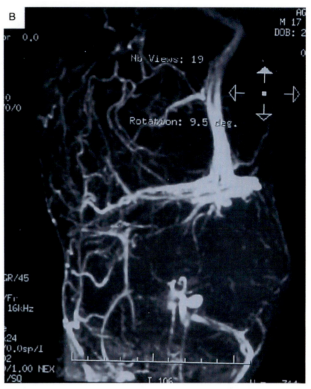

图 20.4 计算断层扫描（CT）静脉造影，上边为双胞胎 A，下边为双胞胎 B。中央静脉丛（CVP）即为两个脑界面处的静脉湖。双胞胎 A 的静脉回流具有明显优势，有大而显著的窦汇和引流窦。双胞胎 B 在 CVP 区域的静脉回流明显不足

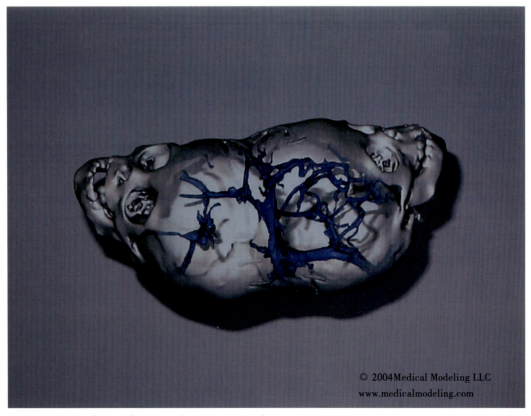

图 20.5 CT 静脉造影重建的医学模型，详细显示了静脉解剖结构、大脑交界处的 CVP，以及右侧的双胞胎 A 的静脉回流处于明显优势。图片由 Medical Modeling, Golden, CO 提供

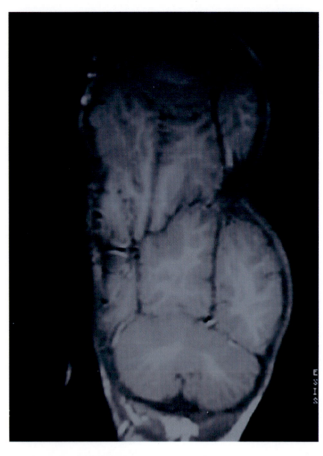

图 20.6 MRI 显示了脑的交界。在 MRI 上，两个大脑似乎是分开的，但在最后的手术分离时，发现了显著的融合，两个患儿的顶叶没有完全分离

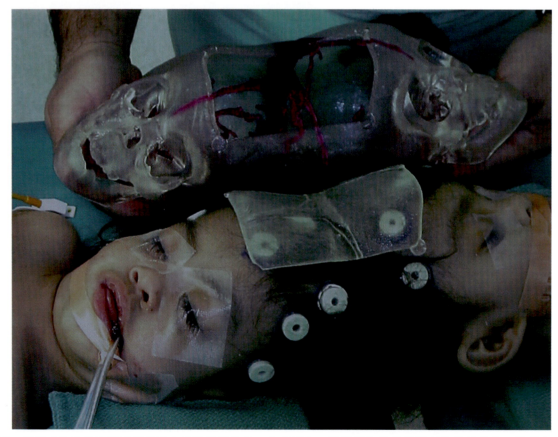

图 20.7 根据 CT 重建的模型摆放两个双胞胎的体位。本病例中，模型模拟了静脉解剖结构的轮廓。模型由 Medical Modeling，Golden，CO 提供

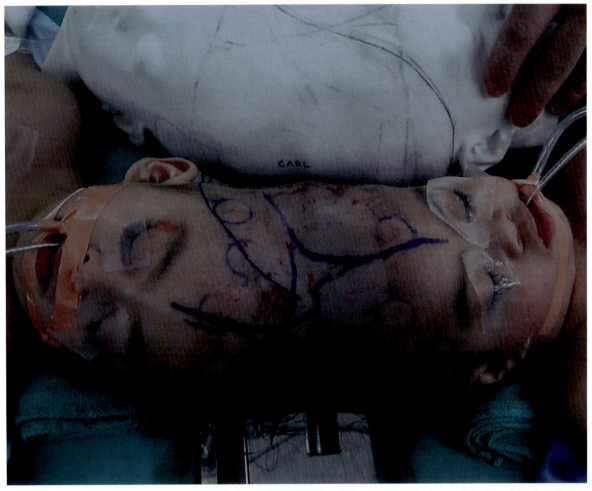

图 20.8 依据CT扫描重建的塑料局部解剖学模型。在双胞胎的头皮上，静脉系统用亚甲蓝勾画轮廓。模型由 Medical Modeling, Golden, CO 提供

进行的，而麻醉师则可趁此机会在麻醉下观察其药物动力学。

20.3 连颅共生双胞胎的手术分离

20.3.1 从整形外科医生的角度看手术设计、优点和误区

与许多罕见的挑战一样，乍一看分离手术似乎是一个简单的问题，只需要最基本的临床技术。在许多重建问题中，这种情况要求神经外科团队执行各种分离，整形外科医生在分离结束时完成闭合。历史上，这些方法包括如同分离许多其他类型的连体双胞胎一样，在最终分离之前使用组织扩张。即使是最好的术者，在最有能力的医疗中心，过去50年文献中报道的死亡率仍大于50%。颅面手术常常需要整形和神经外科，以及许多其他专业之间的努力合作，连颅双胞胎的分离手术使这种合作达到无与伦比的高度。而且，这种合作也是至关重要的。成功显然需要理解"分离"和"重建"之间复杂的相互关系，理解对手术的一个方面做出的决定将对手术的另一方面产生深远的影响，该影响可能是灾难性的，但是如果精心设计则可能是有利的。

连颅共生双胞胎的分离手术是非常罕见且复杂的挑战，需要神经外科医生和整形外科医生的通力合作。成功的要素之一是只有所有人都意识到自己参与的手术部分会显著影响其他人的手术部分才能成功。换句话说，一个人的糟糕计划会破坏另一个人的完美成果。例如，皮瓣没有设计好或做好可能会导致脑脊液漏、脑膜炎，甚至是脑组织裸露及死亡。

对于整形外科医生而言，意外的脑水肿很快会破坏之前设计好的皮瓣的效果。这就是分期手术的优势，以及掌握手术计划细节的重要性。当过多发自 CVP 窦的桥静脉突然阻断时，替代的静脉通路（静脉侧支）充盈，会发生脑水肿，甚至可能导致静脉阻塞。一旦发生脑水肿，成功的头皮覆盖就变得非常困难。采用分期方法，侧支静脉能够逐渐扩张以满足需求的增加。作者的经验是，在最终分离的时候要确保脑水肿程度非常轻，这有助于带血运的皮瓣愈合且不出现脑脊液漏，提高了创面闭合的成功率。

由于第一阶段的第一次切口会成为最终皮瓣设计的一部分，故制订计划是关键，各种皮瓣设计均要考虑。要牢记婴儿带血运的游离组织转移远不及成人效果好，因为婴儿头皮的相对表面积是成人的两倍，并且带血运的自由皮瓣（如腹背肌和腹直肌）也比成人小。可以采用组织扩张来增加带血运组织的数量。

有多种硬脑膜修补材料可供选择。考虑过双胞胎大腿扩张的筋膜，但是这种筋膜间杂颗粒，有潜在的渗漏风险。尽管通常建议使用自体组织，但是作者仍然选择了 Durasis，现在也称为 Biodesign Dural Graft（Cook Medical, West Lafayette, IN, USA），这种材料是水密性材料。另一种选择是使用带蒂骨膜瓣修补硬膜，但有时可能会出现长度不够而无法达到水密性完全封闭。完成了硬膜修补以后，接下来就可以为他们进行骨或皮肤移植。

不要利用直觉去进行头皮皮瓣的设计。作者发现，构建从（一个双胞胎）颈部到（另一个双胞胎）颈部并包括耳朵的皮肤表面的 3D 模型是非常有帮助的，例如 RapidView Model（Medical Modeling, Golden, CO, USA）。构建模型的数据来自 CT 检查。整形外科医生可以使用该模型在手术的第一阶段之前设计和修改计划（图 20.9、20.10）。可以用 2 号铅笔在模型表面上如同在 3D 纸上画线，可以测量、

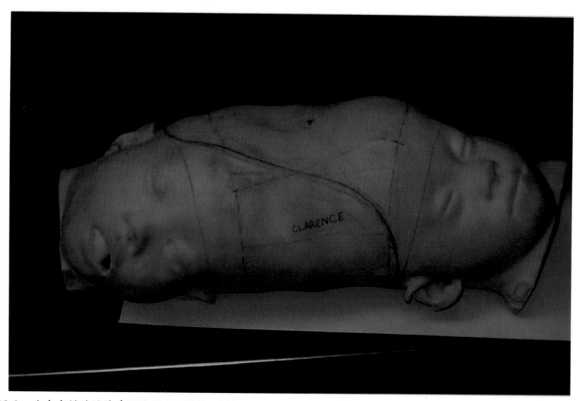

图 20.9 头皮皮瓣的设计建议使用 3D 模型，例如 RapidView Model（Medical Modeling, Golden, CO, USA）。该模型重建了从颈部到颈部（包括耳朵）的皮肤形态，使得整形外科医生可以在第一手术阶段之前利用该模型制订和修改设计方案。并使用 2 号铅笔在这些模型上初步画线

第20章 连颅双胞胎的外科治疗

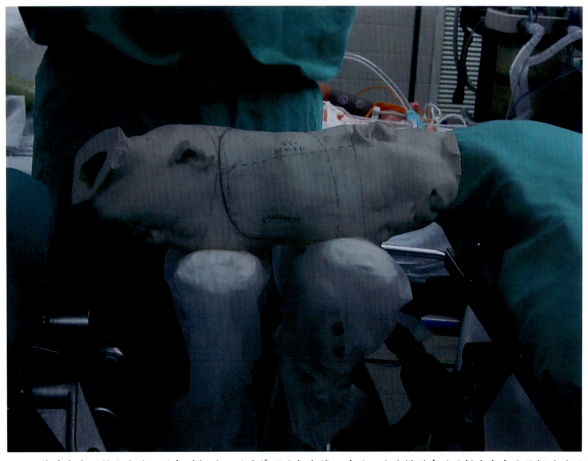

图 20.10 将手术床调转方向使足端相对摆放,用马蹄形头架支撑双胞胎。这些模型有助于解决患者体位摆放的问题,也有助于整形外科医生设计皮瓣。模型由 Medical Modeling, Golden, CO 提供

擦除和修改标记。皮瓣设计方案必须与其他团队成员共同审核,以便所有人都理解方案、内容和保护的内涵。合理的皮瓣设计会避免头顶部出现切口缝隙,这是皮瓣的最远端部分,因此这部分皮瓣最可能出现坏死并且最难以替代。此外,头顶部可能存在硬脑膜修补物,其自身的血运形成需要时间。如果硬膜修补材料(自体、异质或异体)没有愈合良好,将无法对皮肤移植的覆盖物形成有效支撑。应避免转角和夹角以保持最佳的血液供应,并避免修剪。皮瓣要有可靠的血液供应。最合理的设计是正弦图案,能让其中一个皮瓣翻转覆盖一个双胞胎的头顶,而另一个皮瓣覆盖另一个双胞胎。因为连颅双胞胎的头部结合角度变异较大,皮瓣设计对于每个病例都是唯一的。

设计步骤:

①双胞胎的轴间夹角:随着角度从180°减小,皮瓣可以设计成不同的长度。接着明确长皮瓣应置于何处。在第一阶段,双胞胎的皮瓣应仔细计划和标记,并根据需要切开。在手术最后阶段,部分已愈合的切口需要重新切开。

②确定双胞胎中 CVP 窦湖的最终接受者:最终接受 CVP 窦湖的双胞胎将比没有接受的双胞胎分配更大的覆盖体积(假设分离手术时脑水肿程度最轻),这可能导致缺乏经验的外科医生为前者设计过长的皮瓣。然而,接受 CVP 窦湖的双胞胎需要的硬膜修补范围较小,因为窦湖中间的缺损较小。皮瓣不得不覆盖这种小的修补范围,但是这个缺损全部都可以用皮肤移植材料或无细胞皮肤移植材料封闭(如 Alloderm, LifeCell, NJ, USA)。虽然没有接受窦湖的双胞胎分配了较小体积或表面积的皮瓣用于覆盖,但实际需要更大面积的硬膜移植材料,这个材料在分离手术时必须有效覆盖带有良好血运的

头皮皮瓣。因此，这个双胞胎实际上应该接受更大（或更长）的皮瓣。如果最初使用了无细胞皮肤移植材料修补自体硬脑膜，在出现健康的肉芽组织生长之后，它随即可以用自身皮肤上分离的薄层材料替代。

③发际和头发生长的模式：在设计皮瓣方案时，头发生长的方向是设计和执行中的重要细节。正弦样皮瓣将头发从一个双胞胎转移到另一个（类似于阴阳图），从而避免头发撬起来。而且有利于将疤痕隐藏于头皮毛发中。

④组织扩张：通过组织扩张可以得到更多带血运的有效头皮。由于疤痕会增加伤口裂开和感染的风险，所以分期手术比普通手术难度更大。需要强调的是，扩张必须在最终分离时用到，因此建议在分离前7周单独进行。由于前期愈合的瘢痕容易导致组织扩张器挤压，所以扩张器不应该放置在连接面上，而是朝向每个皮瓣的基部；设法通过小的远侧切口放置。扩张器放置需要3周愈合，然后每3d无菌注入10%最终体积容量的溶液。如果在分离手术开始的时候去除扩张器，扩张的头皮就会因为收缩而失去作用。所以，我们建议通过小且远离皮瓣基部的切口将扩张器置入。由于扩张器远离连接面放置，扩张器可以在最终神经外科分离期间原位保留。最终闭合皮肤切口时去除扩张器。

⑤如有必要，要准备好充分切除患者颅骨，以避免其自下方影响皮瓣血液供应。

⑥颅骨固定：没必要使用可吸收固定材料。我们建议在每次开颅手术中使用钛（金属）材料。钛固定更加稳定，尤其是当完成第3次手术时。此外，以前完成的开颅手术可以在最终分离时轻松打开。

⑦在分离手术时取自体骨移植。在无血运的硬脑膜上放置无血运的骨材料会增加感染的风险。在头皮皮瓣没有覆盖完全的区域不要进行骨移植。没有把握的情况下，先不要进行骨移植，即使延迟移植也可能是个挑战。

⑧由于这些患儿就诊时常常存在轻度到重度的营养不良，我们利用各阶段之间的空隙，通过软鼻胃管或经皮内镜胃造口术（PEG）或胃造口置管（G管）给予更多能量，并给予理疗（OT/PT）。

除了医疗模型和日常神经外科及颅面外科设备，我们在手术室中不需要其他任何特殊设备。一些手术小组为他们的患者专门制作了手术床。在作者的病例中，用两个手术床反方向端对端放置。每个手术床都安装马蹄形头架，用于固定和保持头部位置。由于多阶段手术和变换体位的需要，作者们发现这种方法最简便。末次分离手术需要360°暴露每个头部，目前已经能够毫无困难地固定和旋转患者（图20.11）。

20.3.2　专家建议和共识

双胞胎分期分离手术背后的理论基础是每个患儿的静脉回流会逐渐平衡的解剖学特点。关键点是，根据静脉解剖结构决定将CVP分配给哪个双胞胎。连颅双胞胎有其独有的解剖学特点（图20.12），CVP是在两个大脑交界区形成静脉湖或静脉窦。矢状窦通常仅出现在CVP前部和后部的流出位置。CVP及其静脉流出方式可能会极端变异并且与连颅夹角有关。弱势双胞胎的深静脉解剖结构最少而同时其大多数静脉回流输入到优势双胞胎。从非优势双胞胎渐进式分离CVP，能让这个双胞胎发育自身的静脉结构。分期分离期间的生理改变可以非常突然，特别是血压和尿动力学差异极大的双胞胎。在我们的首例双胞胎中，优势双胞胎血压为200/120 mmHg，而另一个是60/40 mmHg并且少尿。到第4次和最后分离的时候，双胞胎的血压和尿量都已经正常了。在最后分离时，非优势双胞胎的静脉解剖学检查发现了广泛而丰富的静脉回流通路体系。

连颅双胞胎分离手术相关病例的大宗文献回顾提示脑连接的夹角程度极为重要。脑连接的夹角越尖锐，分离手术的风险越高。每个双胞胎窦汇的位置、大小和血流量也是分离手术的关键因素（图20.13）。

20.3.3　关键步骤和手术细节

首先整形手术团队必须勾画好最终的头皮皮瓣设计。整形外科医生负责每个阶段的切开和关闭，并负责皮瓣成活。

通常将头部分成一系列象限。第一期手术远离

第20章 连颅双胞胎的外科治疗

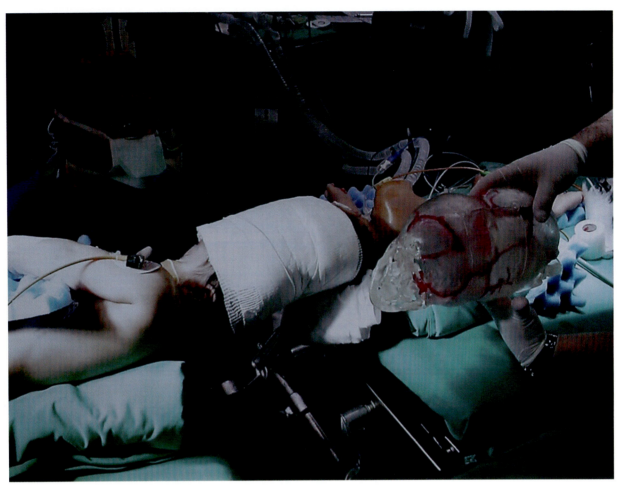

图 20.11　第一阶段分离手术完成时的术中照片，显示了双胞胎的体位

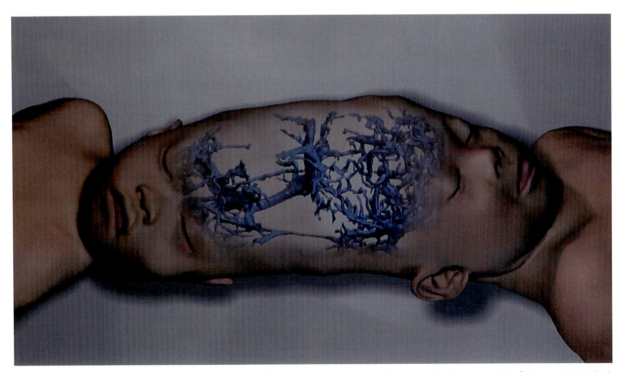

图 20.12　艺术重建显示了连接的大脑和 CVP 所在的界面。便于理解静脉回流的差异，CVP 的大部分回流给右边的双胞胎

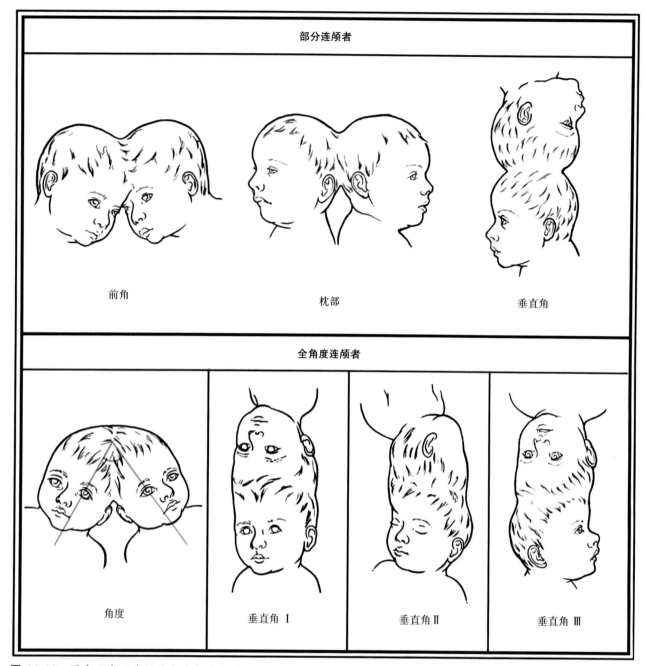

图 20.13 图中示意了连颅结合的各种类型。这些图例总结自大量的文献。每种结合类型的手术分离方式都不同。全角度连颅者的血管解剖结构最复杂。摘自 Stone JL, Goodrich JT. Review article. The craniopagus malformation: classification and implications for surgical separation. Brain, 2006,129:1084-1095

主要的 CVP 回流静脉。所有阶段都进行开颅手术，在手术结束时用可固定金属板修补骨窗。在术前计划中，要确定哪个双胞胎将获得 CVP。分离的手术平面将在 CVP 的非优势侧（图 20.14）。优势双胞胎一侧的硬膜留下 2~3mm 的边缘。非优势双胞胎的手术平面在硬膜下，并且在该区域会发现进入 CVP 的桥静脉（图 20.15）。深入此硬膜下空间约 50% 头部直径，硬脑膜边缘出血用双极电凝和银夹夹住。当遇到大静脉时，放置临时动脉瘤夹阻塞血管。然后，查看所有明显脑组织肿胀的迹象，有明显肿胀的情况下，应去除夹子和更慢些使用。将血管夹或动脉瘤夹上在较大的静脉上，然后自之间切开。决定每个阶段分离多少要看脑组织情况并且没有肿胀。出现巨大窦汇的情况时，最好用一系列血

第 20 章　连颅双胞胎的外科治疗

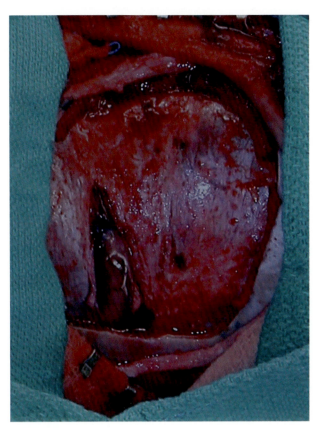

图 20.14　开颅并切开硬脑膜。在硬脑膜切口左侧距离硬膜边缘 2~3mm 是双胞胎 A 的 CVP。右侧是双胞胎 B 的蛛网膜和下面的脑组织。每个阶段分别缓慢断开桥连血管。此病例中 CVP 完全留给双胞胎 A

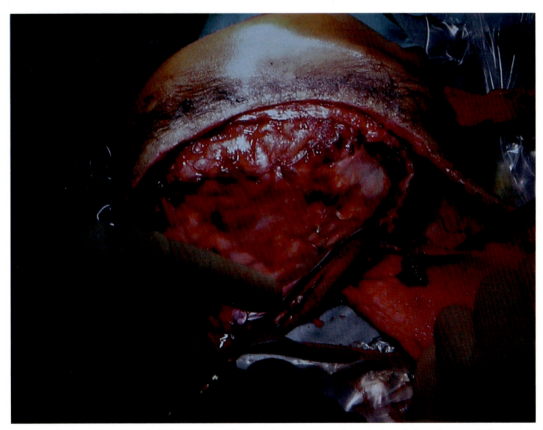

图 20.15　在最后阶段的大脑分离手术中显露的双胞胎 B 的脑组织。注意硬脑膜已缺失，它已经随着 CVP 转移给了双胞胎 A。这个创面将用水密性硬膜修补材料修复

管夹逐渐闭塞这个结构。快速阻滞此处导致的脑肿胀即使不严重也会很明显。

每个阶段，在关闭伤口之前，将片状 Silastic（Dow Corning, Midland, MI, USA）材料置于两个大脑之间。Silastic 片防止大脑瘢痕粘连，并在最终分离时，形成了完美的解剖学界面。在最终分离时，团队必须处理连接的脑组织。脑组织连接范围可以小到 1~3cm，也可以大到 5cm（图 20.16）。用低电流双极电凝自脑沟从周边向中心进行大脑及周边组织的分离。

分离后，非优势双胞胎会存在大面积硬膜缺损，脑组织易于从该硬膜缺损处疝出，特别是当患儿处于俯卧或仰卧位置时。针对此情况，需要进行关键的调整，以保护脑组织不会"陷进"骨窗中。外科医生需要将温湿的生理盐水纱布或海绵放置于暴露的脑组织上并保持其不移位。如果处置不当，重力

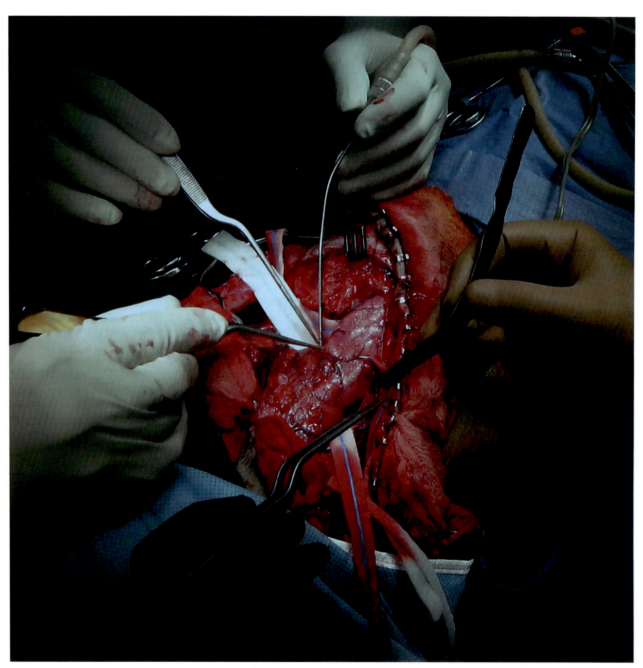

图 20.16 术中显示连颅双胞胎的大脑连接，棉条置于连接的大脑下方，外科医生将吸引器头放置在大脑未分离区域的上方

会使大脑垂落，可能会对大脑和脑干造成损害。在最终分离时，非优势双胞胎会存在大面积硬膜缺损。随着CVP分割给优势双胞胎，非优势双胞胎的大脑表面将暴露更完全。硬膜缺损需要用水密性材料覆盖。优势双胞胎的脑结合部也会有硬脑膜缺损，也需要以同样方式的水密性修复。最终的分离手术需要两个独立的神经外科和整形外科团队完成（图20.17~20.20）。

进入最终阶段前放置组织扩张器。如前所述，组织扩张器直到进入最终阶段才能放置，因为过早的放置会导致感染和潜在的脑脊液漏。重点是，整形手术团队不能无限制扩张组织。因为早期阶段愈合的头皮瘢痕可能会限制组织扩张器，所以扩张器应当通过小而远离的切口放置于远离脑连接平面的位置。组织扩张应在整形外科团队的监督下小心谨慎地进行。在分离手术的最终阶段，头皮彻底覆盖是至关重要的。在最后阶段，神经外科医生应尽力使扩张器尽可能长时间地保留，因为这有助于防止移除扩张器时发生自然的头皮回缩。

经常有人问分离连颅双胞胎需要多少个手术阶段，大致需要3个阶段，但是目前常见的是4个。每个阶段之间的时间间隔平均为6~10周。

20.3.4 风险及风险规避

对于连颅双胞胎手术而言，分期分离手术的一大优势是当发生诸如过度失血或静脉源性脑肿胀等严重问题时能够停止手术。可以根据分离进行的程度决定每个阶段的时间长度，或者说，是根

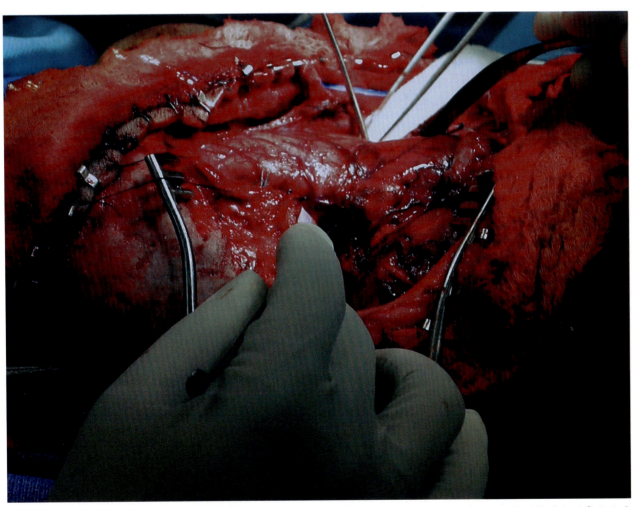

图20.17 近距离显示图20.16中大脑连接部。双胞胎B的右顶叶与双胞胎A的左顶叶连接，此类连接的大脑常见于连颅双胞胎的手术中

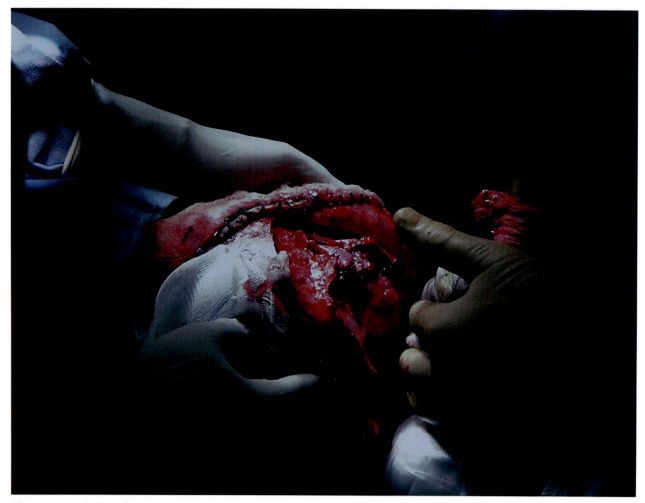

图 20.18　左侧的双胞胎 A 与右侧的双胞胎 B 的分离手术现场。注意外科医生如何小心地保护暴露的大脑，同时将双胞胎摆放新体位。要牢记这个操作，否则大脑会自颅骨缺损疝出，并且可能会导致严重脑损伤

据每个双胞胎的恢复程度。最重要的手术误区包括以下方面[1]：

- 试图在每个阶段增加太多工作进度，导致更严重的水肿和伤口愈合并发症[2]。
- 在各阶段之间，没留出足够的时间恢复和头皮硬结软化。

无须预先确定各阶段之间的时间表，最好由整形外科医生根据患者的愈合、营养、理疗进展的检查情况来确定。

在连颅双胞胎评估中，关键的是脑和血管解剖学结合的程度。一期手术分离应仅用于最小结合的情况（仅头皮和颅骨）。降低每个双胞胎手术风险的关键在于透彻地掌握血管解剖学。CVP 分配给哪个双胞胎的决定是关键的，并且通常给予优势双胞胎。回顾文献并结合我们的经验，风险和陷阱主要是两个方面。第一个是过于匆忙的分离，非优势双胞胎的大脑深部静脉系统尚未建立侧支循环。另一个危险是硬膜和头皮/皮肤未能充分发育达到闭合，故而不能阻止脑脊液漏和潜在的脑膜炎发生（图 20.21）。

对麻醉团队而言，充分了解每个双胞胎的心脏、肾脏和呼吸道问题是至关重要的。心脏问题是常见的，优势双胞胎主要出现高输出性心力衰竭。优势双胞胎的心输出量调节（即减少）和非优势双胞胎的侧支灌注作用之间存在良好的线性关系。由于常常存在差异，必须通过尿量监测肾脏问题。连颅双胞胎可能不一定"共享"麻醉药物，但团队要有术中应对的准备。在分离手术期间，由于确实存在大

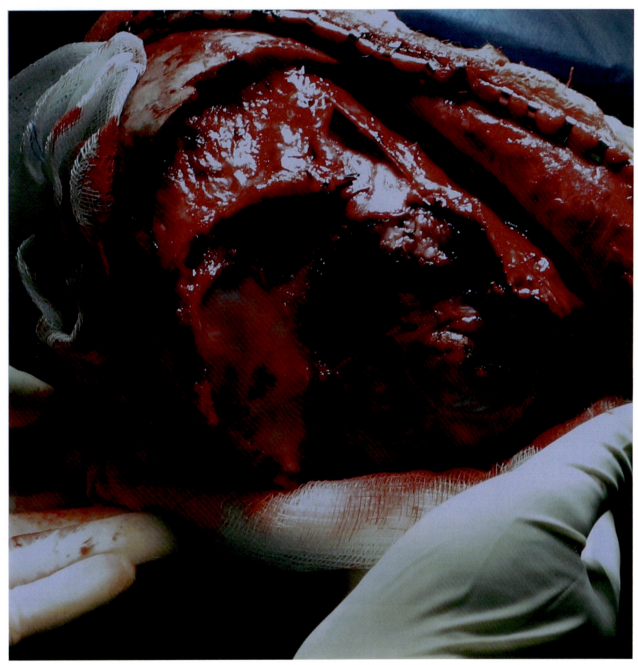

图 20.19 双胞胎 A 的皮层表面。CVP 刚好在术者的右手上方，在术者右手拇指上方是脑分离后形成的硬脑膜缺损

静脉、肺部空气栓塞的风险，麻醉团队要有应对这些事件的准备。

20.4 抢救措施

连颅双胞胎的抢救比较麻烦，心脏问题居于首位，例如未能控制好心输出量可能造成优势双胞胎发生暴发性心力衰竭。迫使对连颅双胞胎进行急诊手术的最常见原因是心力衰竭。我们在几个紧急抢救病例中遇到了另外两种情况。在一例足月连颅双胞胎中，一个双胞胎出现了坏死性小肠结肠炎，转变为败血症，并出现休克。虽然尝试进行了快速的一期分离手术，但是最终双胞胎患儿死亡。在另一例双胞胎，孕 27 周早产，双胞胎之一有多种先天性畸形，包括腰部脊髓脊膜膨出、面裂和多指。由于早产和败血症，这个患儿在出生后不久死亡。进

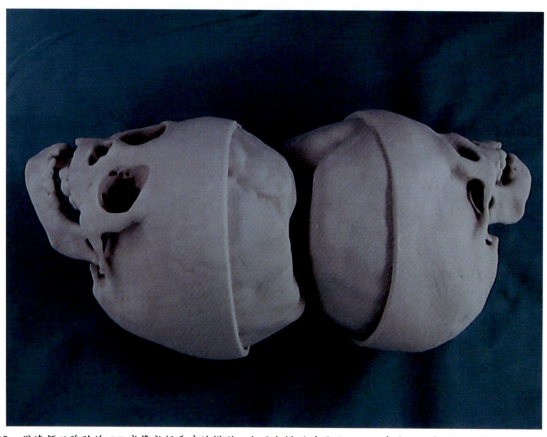

图 20.20 用连颅双胞胎的 CT 成像数据重建的模型。当两个模型并置时，可以清楚地观察到脑连接界面的类型。此模型有助于理解两个大脑界面的 3D 形态

行紧急分离手术，并且术中仅发现头皮和颅骨结合，大脑之间的硬膜是完整的，最后成功完成分离手术并且优势双胞胎存活。

20.5 预后和术后管理

20.5.1 术后注意事项

带气管插管的时间长短是术后注意事项之一。除最后一次手术外，几乎所有患儿在每次分阶段手术结束后都要拔管。最后一次手术带管维持较长，主要是为了保持患儿镇静并减轻头皮伤口的张力，带管时间 2~4d。

以前，医生真正关注的是分离术后脑积水。这种情况在单阶段手术中较为常见，其原因可能是静脉回流的动力学突然变化。在分期手术中，虽然没有任何双胞胎出现脑积水，但它被常规作为高风险因素而监测。如前所述，回顾研究发现脑积水不经治疗发生进展和继发的脑脊液漏可以导致灾难性感染，并使疗效显著降低。

由于血管流量的共享不均衡，双胞胎之一表现为少尿和最小尿量并不少见。优势双胞胎进行了绝大多数的透析治疗。随着分期手术的推进，少尿双胞胎的排出尿量常常正常化。作者们的一例双胞胎患者，其中一个双胞胎没有肾脏，如果进行分离手术，就需要移植或透析。在另一例双胞胎中，由于血管分布均衡，两个双胞胎都有正常的尿量。

术后的伤口管理是关键，要可靠覆盖头皮以预防脑脊液漏和感染。就此而言，皮肤扩张是关键，从而能充分覆盖并且保持皮肤边缘没有明显的张力。

常规使用围手术期的抗惊厥药物（ACD）。虽然没有固定的时间长度，这些患儿的平均术后治疗时间为 4~6 个月。

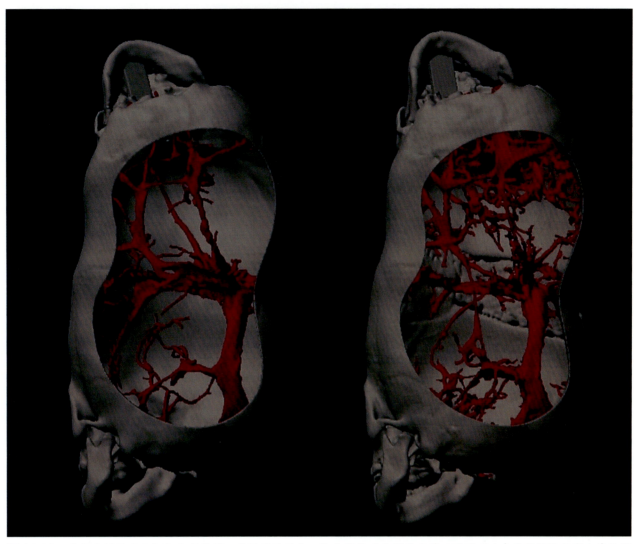

图 20.21 此重建图显示了分期分离连颅双胞胎的关键点,即分期手术使得非优势双胞胎可以在手术间隔发育自身的深静脉回流循环。左图为术前情况,双胞胎 A 为优势双胞胎,在下方;右图为最后分离前的静脉像,显示双胞胎 B 形成的丰富的侧支循环

20.5.2 并发症

术后并发症归结为几个关键问题。如上所述,避免脑脊液漏和感染是至关重要的。这些问题的预防与最终分离时伤口可靠闭合和适当的组织覆盖有关。虽然不一定出现脑积水,但未能早期鉴别并治疗可能增加脑脊液漏的风险。良好的营养支持是各种分离手术中的关键,优势双胞胎的心、肾功能为两个患儿所用。在整个住院期间提供物理治疗和康复,有助于恢复肌肉张力和耐力。

文献报道一般不主张制定手术时间表。随着这些双胞胎的年龄增长,连接血管会增加,如果想做分离手术,最好在双胞胎 2~3 岁之前进行,在 6 个月至 2 岁较为理想。从作者们的一系列病例中已经非常清楚地看出,分期手术与一次手术相比,显著减少了术后问题和并发症。外科和内科团队还必须发现其他器官系统可能出现的先天性畸形。开始时没有发现这些问题,只会进一步增加并发症的风险,并且可能失去如图 20.22 所示的快乐结局。

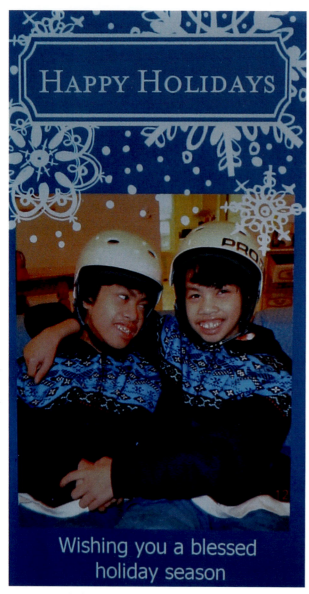

图 20.22 患者分离术后 9 年,由其家人寄来的圣诞贺卡,双胞胎兄弟都在读六年级

参考文献

[1] Goodrich JT, Staffenberg DA. Craniopagus twins:clinical and surgical management. Childs Nerv Syst, 2004, 20(8/9): 618–624.

[2] Staffenberg DA, Goodrich JT. Separation of craniopagus conjoined twins: an evolution in thought. Clin Plast Surg, 2005, 32(1): 25–34, viii.

[3] Stone JL, Goodrich JT. The craniopagus malformation: classifcation and implications for surgical separation. Brain, 2006, 129(Pt 5): 1084–1095.

[4] Browd SR, Goodrich JT, Walker ML. Craniopagus twins.J Neurosurg Pediatr, 2008, 1(1): 1–20.

[5] Staffenberg DA, Goodrich JT. Craniopagus conjoinedtwins: an evolution in thought//David DJ, ed. Craniofacial Surgery 11. Proceedings of the Eleventh International Congress of the International Society of Craniofacial Surgery.Pianoro, Italy: Medimond, 2005: 69–76.

[6] Staffenberg DA, Goodrich JT. Successful separation ofcraniopagus conjoined twins using a staged approach: an evolution in thought//Thaller S, Bradley J, Garri J, eds. Craniofacial Surgery. New York, NY: Informa,2008: 127–142.

[7] Staffenberg DA, Goodrich JT. Craniopagus twins//Weinzweig J, ed. Plastic Surgery Secrets. 2nd ed. Philadelphia, PA: Mosby-Elsevier, 2010: 268–271.

[8] Browd S, Goodrich JT, Walker M. Craniopagus//Winn HR, ed. Youmans Textbook of Neurological Surgery. Philadelphia, PA: Elsevier-Saunders, 2011,2(6): 1928–1936.

[9] Lewis CT, Short C.A Latin Dictionary. Oxford, UK: Clar-endon Press; 1879. http://www.perseus.tufts.edu/ hopper/text?doc=Perseus%3Atext%3A1999.04.0059%3 Aentry%3Dmonstrum.

[10] Girshin M, Broderick C, Patel D, et al. Anesthetic management of staged separation of craniopagus conjoined twins. Paediatr Anaesth, 2006, 16(3): 347–351.

第 2 篇 ▶脑部畸形

第21章

大脑半球畸形

Michael D. Partington, Debbie K. Song

21.1 简介和背景

大脑畸形的发生率为所有出生婴儿的1%，是由神经发育紊乱导致的[1]。先天性畸形可以根据大脑正常发育的阶段进行分类，包括神经胚形成、神经元增殖、神经元移行、神经组织形成及髓鞘形成。本章根据神经发育进程对大脑半球的主要先天畸形进行了概述，讨论了神经外科治疗的作用，指出并非所有畸形都需要外科干预。

下面简要概述神经胚胎学，为我们思考大脑半球畸形的问题建立一个框架。中枢神经系统的形成始于原肠胚，在原肠胚形成时期，两层结构的囊胚发育成三层结构的胚芽。脊索发育并且诱导神经板（外胚层局部增厚的区域）形成。然后神经板内陷成神经沟，其外侧变厚，并增生形成神经褶。神经沟在后脑-颈连接处闭合形成神经管，然后沿着首尾两个方向继续进展。神经管闭合后开始发生分离，邻近神经管的表面外胚层分离并掩盖其下神经外胚层。神经管头侧形成3个充满液体的脑泡：前脑泡（前脑）、中脑泡（中脑）和菱脑。最终，神经管重塑形成端脑、间脑、中脑、后脑、脊髓，也可以说成中脑、脑桥和大脑半球。随着神经胚发育的完成，大脑皮层细胞发生一系列增殖和死亡、神经元移行、组织形成及髓鞘化。因此大多数大脑发育发生在神经胚形成后，所以许多大脑半球畸形都是在神经胚形成后发生。本章讨论的大脑畸形如下框所列。

大脑半球畸形
　神经胚形成畸形
　　先天无脑畸形
　　皮样囊肿/皮肤窦道
　前脑发育畸形
　　前脑无脑裂畸形
　　视隔发育不全
　神经胚形成后的畸形
　　神经元增殖紊乱
　　小头畸形
　　半侧巨脑畸形
　神经元移行紊乱
　　无脑回畸形（无脑回，巨脑回）
　　异位
　　脑裂畸形

21.2 神经胚形成畸形

先天无脑畸形是最严重的神经胚形成畸形，其原因是神经管前孔异常闭合。该畸形的特点是颅骨大范围缺失，伴有异常的大脑暴露。活产婴儿中先天无脑畸形的发生率为5%~20%。女婴的发生率是男婴的4倍多[2-3]。母亲甲胎蛋白筛查结果异常，并且该畸形可通过超声发现。这种畸形患儿不能长期存活。

局部连接不完整会在断裂处的皮肤外胚层和

神经外胚层之间持续出现线性的上皮连接，导致皮肤窦道的出现。如果存在颅内外胚层组织，就会产生皮样囊肿。皮肤窦道内衬有角化鳞状上皮（在不同程度上），而且可以沿中线一直从嗅觉中枢到骶椎部位[3]。头颅皮肤窦道最常见于枕中线，并在中线部位与颅后窝的皮样囊肿相连或者在鼻部区域，也可以和皮样囊肿相连。其临床表现多样化。皮肤窦道可能是一个小凹陷，其基底部常常有毛发生长。皮样囊肿和皮肤窦道有潜在感染的可能，可以导致脑膜炎或颅内脓肿。可以见到有角质层间断从窦道流出或者局部反复感染（通常由皮肤菌群引起）。较大的病变可以产生占位效应，无论在颅后窝还是在前颅底，皮样囊肿可能造成眶距增宽症和其他颅底畸形。需要皮肤窦道的 MR 成像评估窦道的颅内延伸范围和是否伴有皮样囊肿 CT 成像用于了解骨的解剖结构。

21.3 前脑发育异常

前脑无裂畸形是由于脑发育时期前脑分裂异常所致。脊索前中胚层主要负责发出腹侧诱导信号来促进前脑发育分离为端脑、间脑及明显的大脑半球。邻近的间充质组织也参考中线面部结构的形成。因此，中面部不同程度的畸形常常和前脑无裂畸形相关，前脑无裂畸形还和各种染色体异常、遗传综合征（13 和 18 三体综合征、史-莱-奥综合征）、基因突变（Sonic hedgehog、ZIC2、SIX3、TGIF）和一些致畸物有关[4]。根据脑分裂的程度，可以将前脑无裂畸形分为 3 个亚类：无脑叶型、半脑叶型和脑叶型。无脑叶型前脑无裂畸形是最严重的一种形式，其特点是大脑无分叶，只有一个位于前脑中线的脑室，缺乏大脑半球间裂。丘脑融合，而且大脑半球间结构缺失。无脑叶型前脑无裂畸形常合并严重的面中部畸形，包括鼻部畸形、独眼畸形、筛骨发育不全畸胎和猴头畸形。半脑叶型前脑无裂畸形不能完全形成两侧半球，枕叶有分离，但是靠前的脑叶融合。单脑室呈"H"形，部分分出枕角和颞角[5]。脑叶型是最轻的前脑无裂畸形，其特征是大脑半球几乎完全发育，具有正常的脑沟，但有额叶和眶面融合。前脑无裂畸形中最罕见的亚型（中部大脑半球变异）表现为后额叶及顶叶融合，但前额叶分离。多数前脑无裂畸形患儿可能有其他形式的发育畸形，其严重程度与脑畸形的程度相关。前脑无裂畸形患儿有 40% 出现症状性癫痫[4]。前脑无裂畸形的其他表现包括内分泌疾病、下丘脑功能障碍、肢体缺陷、唇裂和（或）腭裂、单一上颌中切牙或双眼间距过近。还可以看见其他脑结构异常，如脑裂。

视-隔发育不全（de Morsier 综合征）的特点是不同程度的视神经发育不全、垂体功能障碍、中线结构缺陷，例如透明隔发育不全和（或）胼胝体发育不全。视-隔发育不全被认为是中线前脑发育异常的表现[6]。这种异常与其他脑发育畸形相关，如脑裂畸形、皮质发育不良、中脑导水管狭窄、脑膨出、脑穿通畸形和积水性无脑畸形。临床上，视-隔发育不全的患儿表现为视觉损害、垂体功能减退、发育迟缓、癫痫发作、脑性瘫痪和痉挛性运动障碍[6]。视-隔发育不全的病因不清，但是可能与暴露于致畸物、宫内血管异常、感染和 HESX1 同源基因突变有关[3]。

21.4 神经元增殖异常

神经元增殖异常可以导致小头畸形或巨头畸形。神经元前体减少引起神经元增殖减少或细胞死亡过多，都会导致小头畸形。小头畸形患儿的增殖单元大小减小，但大脑灰质正常。通过放射状微脑发现，增殖单元的数量减少。小头畸形并没有神经外科干预的指征。

单侧巨脑畸形是一侧大脑半球的全部或部分呈错构瘤样过度增长，导致大脑半球明显异常增大。受累的大脑半球通常无脑回，伴有灰质异位、多小脑回、局部皮质发育不良和白质异常。影像学可见脑室扩大伴有中线移位。临床上，单侧巨脑畸形常伴发早发难治性癫痫、头颅不对称、偏瘫和智力低下。单侧巨脑畸形伴发的难治性癫痫可采用大脑半球切除术进行治疗。

21.5 神经元移行异常

神经元在增殖阶段结束后，会沿着神经胶质纤维呈放射状从生发区移动到脑表面。神经元移行受到破坏，可以增加临床上严重程度不等的大脑畸形的发生。以下很多畸形都伴有癫痫，可以对其中一些病例进行神经外科治疗来改善癫痫发作。

无脑回畸形的特点是大脑表面光滑，脑沟消失或变浅（无脑回）。巨脑回的脑沟变浅并出现少数宽大脑回。在神经元移行时，LIS1 和 DCX 基因通常调节微管的活动。已经证实这些基因突变与无脑回畸形的发生有关[3]。Ⅰ型无脑回畸形表现为皮层增厚、脑回变平、外侧裂变浅、光滑的灰白质交界区，以及空洞脑[5]。受累患儿可以出现发育迟缓，早发型癫痫和痉挛型四肢轻瘫[7]。Ⅰ型无脑回畸形可以独立发生，也可能是 Miller-Dieker 综合征的一部分[2]。Ⅱ型无脑回畸形的特征是增厚的未分层的大脑皮层，并且没有可识别的组织。该型常与并发 Walker-Warburg 综合征和 Fukuyama 先天性肌萎缩相关[2]。Walker-Warburg 综合征患儿常有肉眼可见的畸形、先天性肌张力降低，并且常有脑积水。

灰质异位是神经元沿着放射状胶质细胞纤维移行过程中停滞在异常的位置。灰质异位可见于正常人，也可引起顽固性癫痫，因此可以是控制癫痫发作的手术目标。

脑裂畸形是神经元移行异常表现最严重的大脑畸形。该畸形表现为部分生发区的完全发育不全，导致脑脊髓裂隙处充满液体而没有神经元移行。裂隙内壁为异位的灰质，并从大脑皮质延伸至脑室内室管膜的表面。闭唇型脑裂畸形的裂隙壁不完全分离；开唇型脑裂畸形的裂隙壁分开。脑裂畸形的裂隙可以是单侧的或双侧的，对称的或不对称的。

21.6 手术细节和术前准备

治疗皮肤窦道和皮样囊肿的方法是手术切除。如果病变有潜在的严重感染或增大的可能，建议进行治疗。前部病灶的术前准备应包括考虑到术中需要颅面外科医生的可能。如果前部皮肤窦道向颅内延伸，应该从鼻部区域了解窦道的全部情况，连硬膜外和硬膜内的组成部分也应该探查清楚。如果能够全部显露，皮样囊肿应该进行完整摘除。枕后的皮肤窦道应该通过开颅术进行探查。应该进行硬膜内探查以了解窦道的轮廓，以便对窦道和任何相关的肿块进行切除，术中特别注意要避免损伤附近的静脉窦。由于静脉窦的解剖结构可能有异常，因此有必要进行术前静脉成像。术中病理会诊可以帮助识别窦内组织结构从上皮组织到神经胶质组织的变化，如果是神经胶质组织就可以安全地留下，因为它不增加皮样囊肿复发的风险。

其他大脑半球畸形患者的手术方案将在其他章节详细描述，但在以下段落简要描述。

不到 1/3 的前脑无裂畸形患儿合并脑积水，因此前脑无裂畸形的神经外科治疗包括治疗脑积水[3-4]。另外，多数前脑无裂畸形患儿会有不同程度的运动受损，包括痉挛和（或）肌张力障碍，对这些患儿可以鞘内注射巴氯芬。视–隔发育不全和Ⅱ型无脑回畸形的神经外科治疗仅需要进行脑积水分流术，不需要考虑特殊情况。

其余的脑畸形可能导致局灶性癫痫，可以考虑摘除病灶来控制癫痫。

21.7 预后和术后管理

皮肤窦道和皮样囊肿进行手术后，可能在围手术期出现化学性脑膜炎。皮样可能以非常缓慢的方式复发，甚至在初次切除数十年后。脑积水和癫痫的预后及并发症在本书其他章节详述。

参考文献

[1] De Catte L, De Keersmaeker B, Claus F. Prenatal Neurologic anomalies: sonographic diagnosis and treatment. Paediatr Drugs, 2012, 14(3):143–155.

[2] Partington MD, Petronio JA. Malformations of the cerebral hemispheres//Mclone DG, Marlin AE, Reigel DH, et al. Pediatric Neurosurgery. Philadelphia, PA: WB Saunders, 2001:202–208.

[3] Stiner E, Bruderlin-Nelson C, Nguyen T. Congenital intracranial malformations//Albright AL, Pollack IF, Adelson PD, eds. Principles and Practice of Pediatric Neurosurgery. New York, NY: Thieme, 2008: 197–216.

[4] Kauvar EF, Muenke M. Holoprosencephaly: recommendations for diagnosis and management. Curr Opin Pediatr, 2010, 22(6):687–695.

[5] Osborn AG. Diagnostic Neuroradiology. St. Louis, MO: Mosby, 1994.

[6] Fard MA, Wu-Chen WY, Man BL, et al. Septooptic dysplasia. Pediatr Endocrinol Rev, 2010, 8(1):18–24.

[7] Spalice A, Parisi P, Nicita F, et al. Neuronal migration disorders: clinical, neuroradiologic and genetics aspects. Acta Paediatr, 2009, 98(3):421–433.

第22章

枕部脑膨出

James Ayokunle Balogun, James M. Drake

22.1 简介和背景

目前认为枕部脑膨出是神经胚形成期后的紊乱[1-2]，常局限在人字缝和枕骨大孔的中线部位。基于其与窦汇的关系，分为窦汇上型及窦汇下型[3]。囊腔颈部靠近静脉窦，尤其位于矢状窦、窦汇及枕窦的上方，但很少跨越静脉窦。在形态及内容物上有很大差别，从体积大者包含活性脑组织及穿通血管（图22.1A~C），到主要包含脑脊液，再到仅包含脑积液（图22.2），而且能够在宫内被检测到（图22.3）。脑膨出较大的患儿可能头围相对小，并有严重的大脑畸形[1]。有必要采用MR动静脉成像详细了解血管解剖，特别对于巨大脑膨出（图22.4A~E），可以帮助了解手术范围[2]。

囊内容物从常见的发育不全的神经组织到罕见的功能性枕叶、脑干或小脑[1,2,4,5]。枕部脑膨出的患儿可能同时有相关畸形，例如脑干鸟嘴样改变、腹侧小脑蚓、胼胝体畸形（包括胼胝体发育不全）、皮层发育不全、脊髓脊膜膨出[6-7]。与前部脑膨出相比，枕部脑膨出发生脑积水的概率更大[8]。

22.2 适应证

手术治疗的主要目标包括切除囊腔、还纳疝出的脑组织、水密缝合硬脊膜、覆盖足够的健康皮肤[5]。有些患者的囊腔主要充满脑脊液及相关血管结构（通常为静脉），将会限制手术切除，可采用脑脊液分流术达到充分减压（图22.4A~E）。虽然保守治疗也是一种选择，但是较大的脑膨出难以护理和治疗，膨出的脑组织可能受到损伤，而且通常造成严重畸形。非常小的脑膨出或闭锁的脑膨出可以观察不用处理，除非有别的更迫切的理由需要将脑膨出切除。宫内发现枕部脑膨出（图22.3）的治疗通常应依据神经外科的咨询结果，需考虑可能的预后。

22.3 手术细节和术前准备

手术在全身麻醉下进行，一个有经验的神经外科麻醉医生对于手术非常重要，因为有时可能会遇到枕部肿块相关的气管插管风险。应提前准备各种备选方案，例如使用头圈对脑膨出患儿进行插管，侧卧位进行插管，以及偶尔减压巨大脑膨出以利于插管[9-10]。术中急性出血是主要的手术风险，因此术前应准备足够的扩容液体，并保证充足的血管通道。一定要注意用温暖的毛毯来保持体温。患儿俯卧位，头部屈曲，使用"U"形头垫来支撑头部。胸部下面用软垫支撑。围手术期使用抗生素。

22.4 关键步骤

图22.5列出了手术的主要步骤。术者可能需要在巨大脑膨出的囊顶部进行牵拉，该部位皮肤健康良好，然后用组织钳提高肿块以利于备皮。这

第 22 章 枕部脑膨出

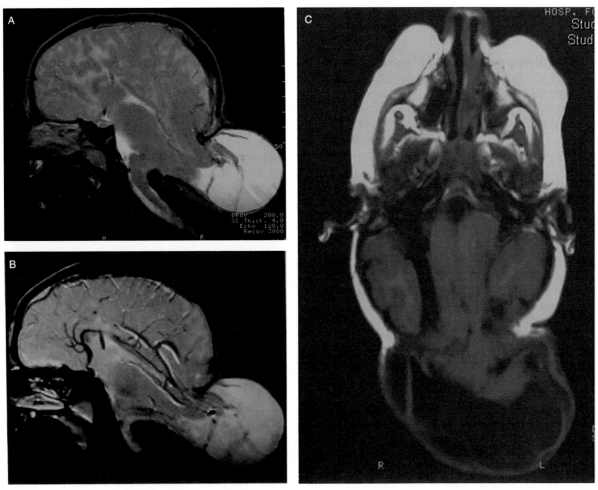

图 22.1　A, B. 矢状位影像显示部分囊性枕部脑膜膨出，伴发育不良的枕叶疝出，囊内还可看到小脑并可能涉及脑干。B. 图中显示一些远端动静脉随发育不良的大脑一同疝出。C. 轴位影像显示部分囊性枕部脑膜膨出，伴发育不良的枕叶疝出，囊内还可看到小脑并可能涉及脑干

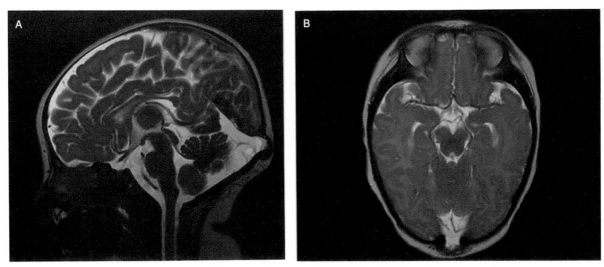

图 22.2　覆盖血管化皮肤的小的枕部脑膜膨出。在左侧存在广泛的皮层脑回发育不全

183

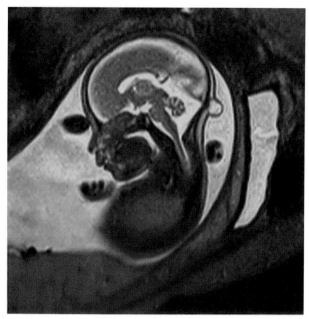

图22.3 宫内磁共振影像显示小的枕部脑膜膨出

一操作必须仔细,以免影响脑干基底部功能(图22.5B)。

采用皮肤横切口,通常沿着病灶行椭圆形切开以利于皮肤缝合(图22.5B)。对于病损位置较低且延伸跨越枕骨大孔至颈椎的患者,可采用垂直切口。钝性分离解剖层面或使用带尖头的单极电凝,如Colorado电凝,注意不要进入囊腔。这一操作持续进行到囊腔颈部和缺损的颅骨清晰显露为止。应保留骨膜,牵开皮肤,同时确保充分止血。

切开硬脑膜囊腔顶部,通过释放脑脊液减压,并留取标本送培养。评估囊内容物以确定是否存在有活力的神经组织(图22.5C)。这一步骤可能遇上3种情况。第1种情况是简单的脑膜膨出,可以将多余的脑膜切除,在基底部留下足够的硬膜进行水密缝合。第2种情况经常发生,硬脑膜囊内包含增生胶质或发育畸形的大脑。这种颅外肿块组织从硬脑膜钝性分离后直接从基底部切除,术中采用双极止血,并明确囊内是否存在神经血管结构(图22.5D)。第3种情况是囊内可能是有活力的神经组织,需要通过咬骨钳扩大颅骨缺损来将其还纳进颅内。减少血液进入脑室很重要。

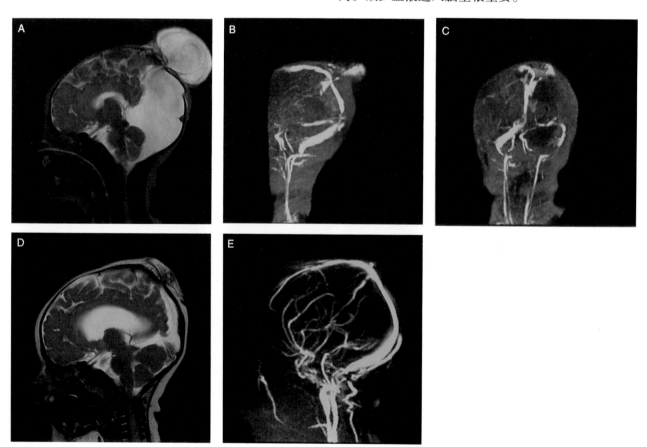

图22.4 A.T2加权矢状位影像可见顶部/枕部显著的囊性脑膨出。B,C.磁共振静脉造影(MRV)显示静脉引流的明显异常,伴随血管结构延伸进颅外囊腔。D.脑室腹腔分流后囊肿塌陷,显示颅外非常小的片状组织。E.复查磁共振静脉造影显示仅有小部分静脉疝入剩余囊袋

第22章 枕部脑膨出

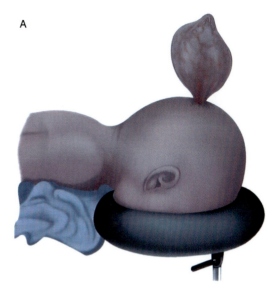

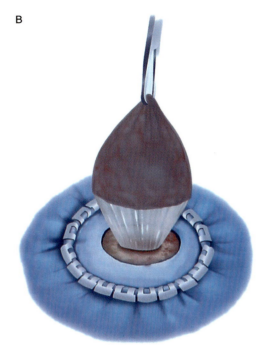

发育不良的神经组织

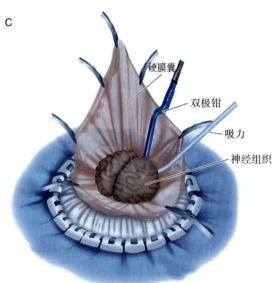

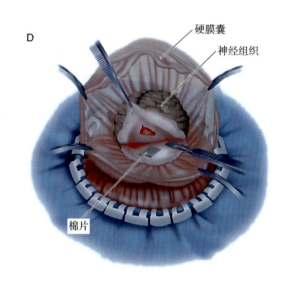

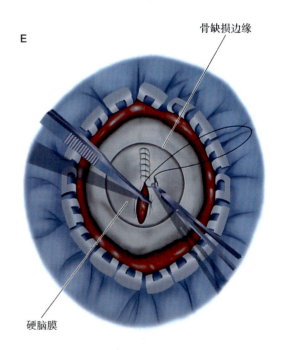

图22.5 枕部脑膨出修复术的步骤。A.体位和备皮。B.圆形皮肤切口和保留的硬膜。C.打开硬膜，游离异常的脑皮层。D.切除异常皮层。E.修补硬膜

185

然后缝合硬脑膜，如果需要可使用纤维蛋白胶和（或）硬膜替代材料/颅骨膜补片加固缝合（图22.5E）。颅骨缺损通常较小并随着儿童生长发育逐渐缩小，因此不需要再次进行修复。可将多余的皮肤进行修整并进行无张力双层头皮缝合。如果缺少可以切至正常皮肤的皮下组织，则可能需要切开伤口边缘下组织至帽状腱膜下平面。最后用敷料包扎伤口。

22.5 并发症和预后

术后要注意观察是否有脑脊液漏，还要观察伤口的皮肤血运是否正常。脑脊液漏是最常见的并发症。还要监测累及脑干的脑膨出患者是否有脑干功能受损的表现，如呼吸暂停、喂养困难和误吸。术后约 30%~60% 的病例可能出现脑积水，这些患者可能需要脑脊液分流或者可能需要接受内镜下第三脑室底造瘘术（ETV）[11-13]。显著颅脑畸形的患儿可能出现严重的发育迟缓。闭锁性脑膨出患儿可能完全正常，仅偶然发现病灶。

参考文献

[1] Chapman PH, Swearingen B, Caviness VS. Subtorcular occipital encephaloceles. Anatomical consider ations relevant to operative management. J Neurosurg, 1989, 71(3): 375–381.

[2] Sather MD, Livingston AD, Puccioni MJ, et al. Large supra- and infra-tentorial occipital encephalocele encompassing posterior sagittal sinus and torcular he rophili. Childs Nerv Syst, 2009, 25(7): 903–906.

[3] Ghatan S. Encephalocele//Winn HR, ed. Youmans Neurological Surgery, 6th ed. Philadelphia, PA: Elsevier Saunders, 2011: 1898–1905.

[4] Shokunbi T, Adeloye A, Olumide A. Occipital encephalocoeles in 57 Nigerian children: a retrospective analysis. Childs Nerv Syst, 1990, 6(2): 99–102.

[5] Alexiou GA, Sfakianos G, Prodromou N. Diagnosis and management of cephaloceles. J Craniofac Surg, 2010, 21(5): 1581–1582.

[6] Baradaran N, Nejat F, Baradaran N, et al. Cephalocele: report of 55 cases over 8 years. Pediatr Neurosurg, 2009, 45(6): 461–466.

[7] Martínez-lage JF, Poza M, Sola J, et al. The child with a cephalocele: etiology, neuroimaging, and outcome. Childs Nerv Syst, 1996, 12(9): 540–550.

[8] Bui CJ, Tubbs RS, Shannon CN, et al. Institutional experience with cranial vault encephaloceles. J Neurosurg, 2007, 107(1, Suppl): 22–25.

[9] Singh N, Rao PB, Ambesh SP, et al. Anaesthetic management of a giant encephalocele: size does matter. Pediatr Neurosurg, 2012, 48(4): 249–252.

[10] Vasudevan A, Kundra P, Priya G, et al. Giant occipital encephalocele: a new paradigm. Paediatr Anaesth, 2012, 22(6): 586–588.

[11] Hoving E, Blaser S, Kelly E, et al. Anatomical and embryological considerations in the repair of alarge vertex cephalocele. Case report. J Neurosurg, 1999, 90(3): 537–541.

[12] Kiymaz N, Yilmaz N. Demir I, Keskin S. Prognostic factors In patients with occipital encephalocele. Pediatr Neurosurg, 2010, 46(1): 6–11.

[13] Lo BW, Kulkarni AV, Rutka JT, et al. Clinical predictors of developmental outcome in patients with cephalo celes. J Neurosurg Pediatr, 2008, 2(4): 254–257.

第23章

蝶筛部脑膨出的手术治疗

Robert F. Keating, Derek A. Bruce

23.1 简介和背景

不可能每个神经外科医生都遇到蝶筛部脑膨出的患儿，但是同其他复杂颅底畸形一样，固有的颅面部组织结构对手术非常具有挑战性，因此需要保证详细了解该疾病的诊断及治疗方法。尽管目前公开报道相对缺乏，但是，关于修复各种颅底畸形最好的手术方法仍在讨论中，主要围绕颅外或颅内（或联合）的手术路经。毫无疑问，最好的方法往往取决于畸形的严重程度，以及是否合并其他疾病。小的畸形经腭部（口）就可以修补得很好，而较大的畸形往往需要经颅修补（或联合）来进行有效重建，包括颅底的加强。

据报道，这种情况的发生率为1/7 000 000~2/7 000 000，中线畸形的程度和范围有很大的变化。这是最罕见的脑膨出，主要涉及颅底蝶鞍区的缺损（图23.1）。患者可出现复发性脑膜炎、脑脊液漏、呼吸困难和（或）垂体功能不全。伴随的颅面部异常包括眼距过宽；眼部实体病变，如眼缺失、无眼畸形及视盘发育不良；唇裂/腭裂；其他的中线缺损，如胼胝体发育不全或面裂/鼻裂[1-5]（图23.2）。目前，这种情况的病因学和胚胎学机制仍不清楚，但是研究者推测其发生于胚胎早期。常因出现鼻咽部肿块而被诊断，如果肿块很大，可能在任何年龄堵塞呼吸道。较广泛的病灶可能会有较大的脑内容物疝出，因而可能在新生儿期发病。因此更大的病变出现垂体功能障碍的可能性更大，甚至可能发生潜在的视

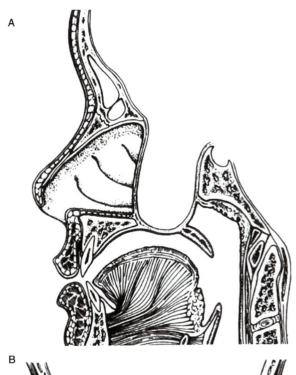

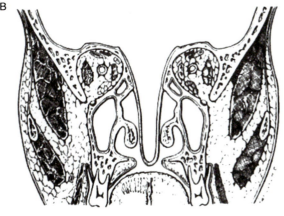

图23.1 颅底中线部位缺损伴脑组织及脑脊液疝出。脑垂体的位置及缺损大小决定了修复手术的范围。A.矢状位图。B.冠状位图

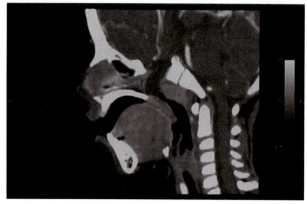

图 23.2 颅骨缺损可以限于蝶鞍区的小范围内,也可以更大,包括部分蝶骨平面

觉障碍(图 23.3)。人们已经认识到一种常见的情况,称之为"牵牛花综合征"[6-8];表现为单眼视力改变,偶尔出现双侧视力改变。这些患者的视盘表现出明显的"牵牛花"模式,并且伴随各种程度不一的垂体功能障碍和胼胝体发育不全、额鼻发育不全和眼距过宽。进行性垂体和视觉缺失很常见,需要长期监测。

23.2 手术细节和术前准备

23.2.1 手术入路

- 经口或经上颚。
- 经颅。
- 硬膜内。
- 硬膜外。
- 扩大范围额下嗅觉保留术。
- 经鼻内镜。

尽管蝶筛部的脑膨出很罕见,但仍有一些文献报道经颅外和颅内手术入路方法。甚至可以考虑内镜的方法,但如果病灶范围大,累及部位多时,这种方法可能受到限制。首例手术由 Michael Lewin 报道,他成功报道 2 例患儿(分别为 3 个月和 4 岁),经腭部对蝶筛部脑膨出进行修补术,利用他们先天性腭裂进行手术[9]。

经口或经腭

优 点

- 可以对高达 50% 腭裂患儿进行简单病灶修补术。

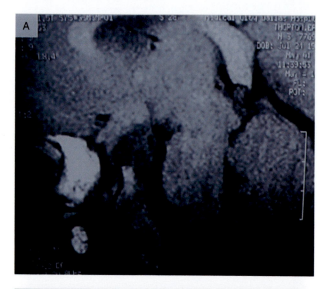

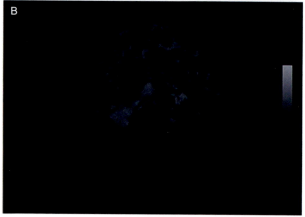

图 23.3 A.脑垂体可能在囊基底部并附着于鼻黏膜;B.脑垂体也可能在囊较高位置并位于骨管内

缺 点

- 难以获取足够的软组织进行修补。
- 颅外段垂体暴露不充分,广泛的颅骨损伤。
- 垂体损伤率高。
- 复发率高。

Lewin 指出,由于硬膜囊容易破裂、大脑解剖结构异常和血管扭曲,因此经颅修补缺损,特别是经颅骨缺损入路是一种挑战。有趣的是,这种情况不需要神经外科干预,而可能需要整形外科选择手术入路。

经颅 – 硬膜内

优 点

- 直视视交叉、垂体/垂体柄。

缺 点

- 很难看到疝囊底部。
- 不能自由解剖暴露垂体。
- 垂体/下丘脑损伤。

最近有更多文献报道了经口及经颅手术方法的综合经验。洛杉矶加利福尼亚大学的[10]Lesavoy等人报道1例患儿,他在4周龄时接受硬膜外-硬膜内修补术,15月龄行延迟腭裂关闭,6岁时行眼距过宽重建术。随访了25年,以上矫正维护良好。因此作者建议早期修复,并且颅面重建需要长期努力。最新的报道于2013年来自东京[11],Ogiwara和Morota报道了对7例患者随访8年的经验,采用经腭或经颅外-颅内联合入路手术。4例有轻度骨缺损(局限于蝶骨)的患儿,经口入路成功进行治疗。另外的3例患儿,伴有更大的颅盖骨缺失,其中2例在单一入路治疗后,还需要多次手术治疗复发性脑膨出,另外1例在开始时采用颅外-颅内联合修补术后3.5年预后良好。

扩大范围额叶下/嗅觉保留术

优 点

- 保留嗅觉。
- 硬膜外操作简单、安全。
- 保护垂体。
- 减少视交叉、下丘脑、垂体受损风险。
- 可视下进行软组织关闭及骨移植。

作者的首例个人经验来自26年参与的11例蝶筛部修补术。这11例患儿平均手术年龄4.08岁(0.9~12.6岁),男女性别比例基本相当(6例女孩,5例男孩)。55%伴有唇裂或腭裂,27%有胼胝体发育不良。9例接受扩大的额叶下嗅觉保留术。通过单独切开筛板行硬膜外入路(因此保留嗅觉)。有1例是经口入路,结果导致垂体功能受损,需要在两年后再次手术。还有1例由于颅外脑垂体功能正常,到11岁仍然没有接受手术治疗。目前患儿垂体功能正常,生活基本没有受到影响。

扩大的额叶下入路的结果一般良好,除1例外,其他患者嗅觉保持完好。无人出现垂体和视觉功能恶化。有1例出现颅骨感染,通过抗生素和清创得到成功治疗。另1例在2周后出现迟发性发热和颈部强直,CSF中没有细菌生长,但是考虑脑膜炎可能治疗1周。虽然对另外1例患儿放置了不恰当的颅底骨移植物,导致脑膨出囊没有完全消失,但是不需要额外的手术治疗(图23.4)。另外1例患儿在术后2年出现延迟性脑脊液漏,通过放置脑室腹腔(VP)引流后缓解。

晚期并发症包括15年后出现烟雾病(一个婴儿,可能由反复的脑膜炎导致)和3年后出现胼胝体周围白质的海绵状血管瘤。

总的说来,早期并发症的发生率为22%,有1例由于脑膨出复发需要再次手术(经口入路病例)。所有患者术中保存筛板从而保留嗅觉,所有患儿

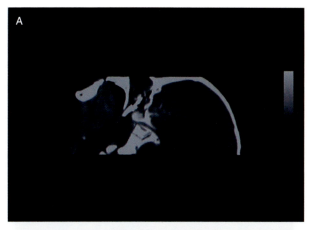

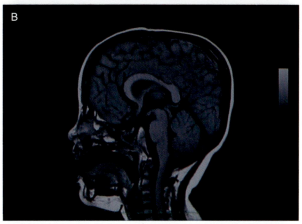

图23.4 A.术后1.5年复查的增强CT扫描显示骨移植。与术后立即复查的结果相比没有变化。移植物没有直接朝向斜坡,而且位于颅底下方。B. MRI显示合适的骨移植呈一条细黑线条

没有出现垂体功能、神经功能和视觉功能的永久性恶化。

23.2.2 术前考虑

- 内分泌和视野检查。
- 完整的遗传学和整形外科的评估。
- 影像学评估，包括 CT（骨窗）和 MRI。
- 了解垂体的位置（颅内和颅外）。
- 确定骨缺损的位置和程度。
- 蝶骨内颈动脉虹吸段的位置和相互之间的距离。
- 视交叉的位置。

23.3 手术病例演示

一个 3.8 岁的女孩，表现为眼距过宽（不伴有腭裂 / 唇裂），前方的颅底骨缺失，垂体疝入缺失的颅骨（图 23.5）。

患儿仰卧位，术前常规应用抗生素（头孢唑啉）后行标准的双侧冠状切口。注意保留大面积颅骨骨膜，以供后续作为带血管蒂的骨膜瓣用于颅底重建。取自刚开始开颅时从颅盖分离的额骨瓣。

双额部骨瓣移除后，进入额下区域，并且暴露要切除的鼻骨。保护好嗅沟、完整的嗅神经及骨性隔膜。通过盲孔去除眶内侧缘的中线束带及鼻骨向下至鼻软骨的连接部，暴露筛板前部及鼻中隔上部。保留附着于鼻骨的内眦，在其前面切开，以避免术后眼球内陷，这样也使得泪管得到保留（图 23.6）。

通过小骨凿使筛板从颅底剥离，注意保护嗅神经并避免损伤筛板后缘硬膜。成功剥离后，将鼻中隔与黏膜在颅底骨骼下分离几毫米，以保证黏膜内嗅根丝的完整性。然后，游离嗅神经、残余的鼻中隔、黏膜层和筛板并向上牵拉以便进入保留的蝶骨平面（图 23.7）。

现在的入路是蝶骨平面下。有些患儿会有蝶骨发育不良和蝶窦未形成。钻开蝶骨来暴露硬膜囊及其与鼻黏膜连接处（幼龄儿童的颈动脉虹吸段距离很近，术前应根据影像测量两侧虹吸部的距离以便准确掌握钻孔的宽度）。在从额窝底部至斜坡处进行骨移植前，将硬膜囊按照 360° 圆形切开以便游离。通常，垂体基底部缺乏硬脑膜包裹。这时还不能缝合，但是一旦将垂体从鼻黏膜处游离出并抬高，过多的硬脑膜可能内陷，暂时封住硬膜囊。将额骨骨膜瓣置于移植骨周围，并在骨移植物和硬膜间使用组织胶来进行密封（图 23.8）。

将筛板和垂体充分上抬，以便有足够空间在颅

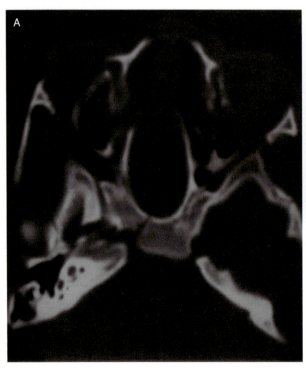

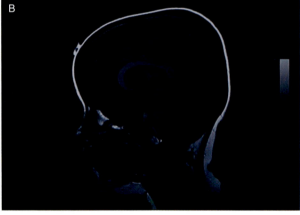

图 23.5 CT（A）和 MRI（B）显示前额底部的缺损，而且脑垂体从缺损处疝出

底进行骨移植（图 23.9）。

采用带血管骨膜瓣的骨移植物可以提高融合的成功率（图 23.10）。这种移植可以保留垂体在颅内的组成部分，同时减少脑脊液漏的可能。如果可

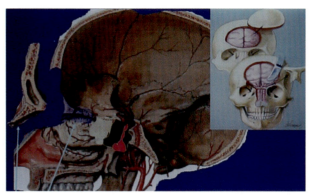

图 23.6　在鸡冠（箭头）水平移除额骨及鼻骨。游离嗅沟和鼻中隔上部来保护穿过筛板的嗅神经的完整性

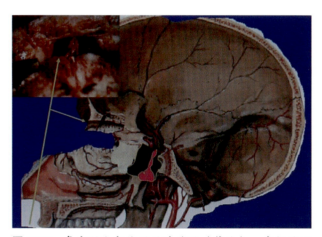

图 23.7　鼻中隔上部依附于嗅沟处（箭头）。牵拉该区域以便通过硬膜外入路进入前颅底。如果蝶骨平台正常则可以移除，但是通常不需要

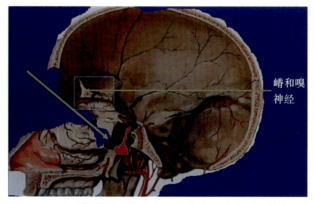

图 23.8　钻开蝶骨后，暴露垂体并将其从鼻黏膜处（箭头）分离。硬膜柄必须 360° 完全分离，然后才能将垂体从鼻黏膜处分离开。通常硬膜不会包绕在垂体下面

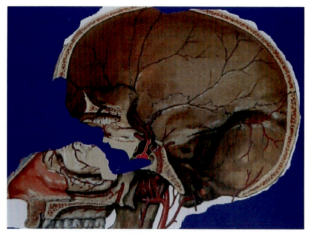

图 23.9　从鼻黏膜游离囊基底部和（或）垂体，并将其抬高以便移植骨与斜坡相连

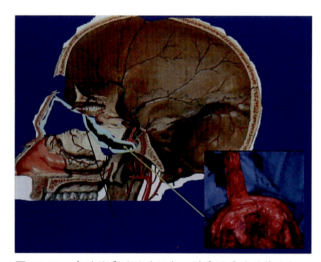

图 23.10　在移植骨周围进行夹心样骨膜覆盖（箭头）

能，需要用拉力螺钉、金属丝或缝线将移植物固定在颅底。

成功放置骨/骨膜移植物后，鼻额骨瓣被放回其解剖位置并刚性固定（图 23.11）。术后抗生素治疗 24~48h，类固醇可以使用 48h（逐渐减量）来减轻眶周/皮瓣肿胀。术后行 CT 和 MRI 检查，以确认骨瓣和垂体的位置。腰大池引流可用于持续性脑脊液漏。需要警惕任何脑膜炎的迹象。

23.4　结　论

虽然关于蝶筛部脑膨出的治疗用颅内还是颅外入路的争议由来已久，但由于临床经验有限，至今没有确立一个明确的答案。然而，根据作者的经验，

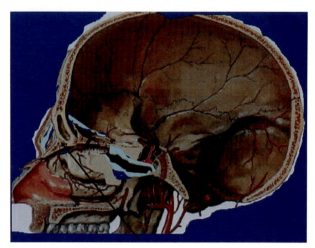

图 23.11 最终复位鼻额骨瓣（箭头）

扩大额下硬膜外入路对多数患者是有效的，同时可以保留嗅觉、垂体和视觉功能，并且急慢性术后并发症的发生率低。

23.5 重点和难点

重要的是一开始准备手术时就要评估并发症，寻找内分泌、视觉或放射学（CT 和 MRI）的异常。遗传学评估和整形外科的评估也很重要。

根据垂体神经管闭合不全和颅骨缺失的范围来决定手术入路。大的缺失伴有垂体移位（从它的正常颅内位置）可以采用颅外/经颅入路。

经口/腭入路可以合并颅内入路，这样可以更好地暴露咽部的病变。

硬膜外合并扩大额下入路，可以保留嗅觉，增加颅底缺损和脑膨出（伴有垂体柄）的暴露。

术后密切随访注意任何迟发性脑脊液漏、脑积水或脑膜炎。

一开始要选择一个带有完整血管蒂的骨膜，以便在固定骨移植物时使用。

在内眦/泪管前方行眶内侧缘截骨术来移除鼻额骨。

分离游离筛板和相关嗅神经最好用小骨凿。在这种局限的空间内，电动工具操作风险难以预料。分离嗅神经来游离筛板时，最好在黏膜下的水平进行，以保证嗅根完整保留。

幼童的蝶窦没有发育，其周围的蝶骨常发育不良，因此很难准确定位垂体柄和颈动脉虹吸部。

术前测量颈动脉间虹吸部的距离，对于指导最终骨孔的范围非常重要。术中成像及使用无边框立体定向定位可能有用。

向上牵拉前，对硬膜囊进行 360° 游离很重要（植骨前）。硬脑膜囊可能逐渐变细，并且在基底部经常缺如。收缩此区域的剩余硬膜可以帮助封闭任何脑脊液漏。颅骨骨膜移植及组织胶也对关闭这些缝隙有显著作用。

对颅底骨移植物成功放置，需要一个带血管蒂的骨膜瓣与其相连，并且需要将移植骨固定于颅底（拉力螺钉、金属丝等）。

持续性脑脊液漏除了使用乙酰唑胺治疗外，还需要腰大池引流。如果渗漏一直存在，可能要考虑 VP 分流。

参考文献

[1] Tada M, Nakamura N. Sphenoethmoidal encephalomeningocele and midline anomalies of face and brain. Hokkaido Igaku Zasshi, 1985, 60(1): 48–56.

[2] Sakoda K, Ishikawa S, Uozumi T, et al. Sphenoethmoidal meningoencephalocele associated with agenesis of corpus callosum and median cleft lip and palate. Case report. J Neurosurg, 1979, 51(3): 397–401.

[3] Modesti LM, Glasauer FE, Terplan KL. Sphenoethmoidal encephalocele: a case report with review of the literature. Childs Brain, 1977, 3(3): 140–153.

[4] Koral K, Geffner ME, Curran JG. Trans-sphenoidal and sphenoethmoidal encephalocele: report of two cases and review of the literature. Australas Radiol, 2000, 44(2): 220–224.

[5] Acherman DS, Bosman DK, van der Horst CM. Sphenoethmoidal encephalocele: a case report. Cleft Palate Craniofac J, 2003, 40(3): 329–333.

[6] Morioka M, Marubavashi T, Masumitsu T, et al. Ushio Y Basal encephaloceles with morning glory syn drome, and progressive hormonal and visual distur bances: case report and review of the literature. Brain Dev, 1995, 17(3): 196–201.

[7] Leitch RJ, Winter RM. Midline craniofacial defects and morning glory disc anomaly. A distinct clinical entity. Acta Ophthalmol Scand Suppl, 1996, 2(19): 16–19.

[8] Hope-ross M, Johnston SS. The morning glory syndrome associated with sphenoethmoidal encephalocele. Ophthalmic Paediatr Genet, 1990, 11(2): 147–153.

[9] Lewin ML. Sphenoethmoidal cephalocele with cleft palate: transpalatal versus transcranial repair. Report of two cases. J Neurosurg, 1983, 58(6): 924–931.

[10] Lesavoy MA, Nguyen DT, Yospur G, et al. Nasopharyngeal encephalocele: report of transcranial and transpalatal repair with a 25-year follow-up. J Cranio fac Surg, 2009, 20(6): 2251–2256.

[11] Ogiwara H, Morota N. Surgical treatment of transsphenodal encephaloceles: transpalatal versus combined transpalatal and transcranial approach. J Neurosurg Pediatr, 2013, 11(5): 505–510.

第 24 章

Chiari 畸形 I 型

Zachary L. Hickman, Neil Feldstein

24.1 简介和背景

24.1.1 指 征

Hans Chiari 在 1891 年首先描述了 Chiari 畸形 I 型，他通过尸解观察到小脑扁桃体尾部向下通过枕骨大孔进入颈椎，不伴有脊髓畸形[1]。之前，大家以为儿童很少发生该病，但是最近几十年，随着磁共振成像（MRI）的使用，儿童 Chiari 畸形 I 型的诊断明显增多[2-4]。该病患儿接受外科治疗的主要指征是影像显示单侧或双侧小脑扁桃体通过枕骨大孔疝出，伴有脑脊液在颅颈交界处信号消失，并出现药物难治性的相关临床症状，包括反复性枕部头痛、颈部疼痛、眩晕、感觉异常、肢体麻痹、腱反射亢进、共济失调或眼球震颤（图 24.1）。严重病例可能出现腹侧脑干受压和与其相关的呼吸及低位脑神经功能障碍。

Russell 和 Donald 在 1935 年首先报道了 Chiari 畸形和脊髓空洞症形成的关系（图 24.2）[5]。根据系列报道，Chiari 畸形 I 型患儿伴有脊髓空洞症的发生率为 20%~75%[6-10]。目前公认的理论表明，在颅颈交界处颅后窝受压和脑脊液流动受阻导致症状发生及脊髓空洞形成[10-12]。脊髓空洞伴有的脊髓症状与受累的脊髓节段有关。然而，即使没有出现症状，多数神经外科医生会认为，脊髓空洞是 Chiari 畸形脊髓功能障碍的危险因素，也会将其作为外科治疗指征[13]。

脊柱侧弯也与 Chiari 畸形 I 型相关，并且通常伴有脊髓空洞[14]。这种病例中主要对 Chiari 畸形 I 型进行治疗是目前公认的方法，这样可以处理脊髓空洞症，还可以阻止脊柱侧弯弯曲度的进展。然而，没有症状的 Chiari 畸形 I 型如果只伴有脊柱侧弯而不伴有脊髓空洞，则采用手术治疗和非手术治疗哪

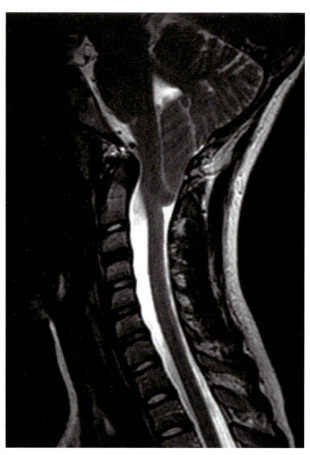

图 24.1 Chiari 畸形 I 型患儿的矢状位 T2 加权 MRI 显示小脑扁桃体通过枕骨大孔疝出，伴有脑脊液在颅颈交界处信号消失

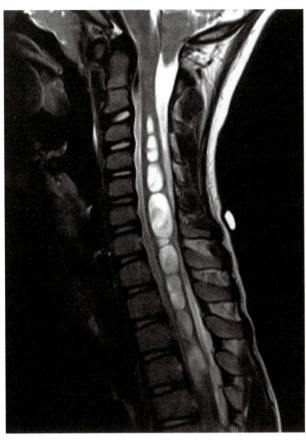

图 24.2 Chiari 畸形 I 型患儿的 MRI 和相关的巨大颈胸部脊髓空洞矢状位 T2 加权像

一个更好尚无足够证据判断。对于这种病例，手术治疗应该根据神经外科医生的临床判断进行。

24.1.2 目的

Chiari 畸形 I 型外科干预的主要目的是缓解颅颈交界处的压力，从而增加枕大池的容量，恢复脑脊液的正常流动[15]。手术治疗后，多数 Chiari 畸形 I 型患儿的症状会得到改善。那些伴有脊髓空洞的患儿，还可能需要进一步解决脊髓空洞的问题[16]。伴有脊髓空洞和脊柱侧弯的 Chiari 畸形 I 型患儿，脊髓空洞的治疗可以阻止脊柱侧弯弯曲度的进展，脊柱侧弯的恢复程度与手术时脊柱的弯曲度有关。

24.1.3 替代方案

对于药物难治性的有症状的 Chiari 畸形 I 型患儿，除了手术之外别无选择。当然有些病例可以采用特殊的手术治疗。曾经报道有很多种手术方案，包括枕骨下减压术（SOD）并切除适当数量的颈部椎板、硬膜切开后补片移植（硬膜成形术），以及各种硬膜内手术，包括解除蛛网膜粘连、闩部填塞术、小脑扁桃体烧灼或切除术[4,6,17-23]。另外，脊髓空洞症患儿可以采用脊髓空洞脑池造瘘术、脊髓空洞 – 蛛网膜下腔、脊髓空洞 – 胸膜、脊髓空洞 – 腹膜及第四脑室植入分流管和支架，并取得不同程度的成功[21,23-34]。

最主要的外科治疗为采用硬脑膜成形的 SOD，伴或不伴有硬膜内操作[13, 35, 36]。最近，一些作者推荐对患儿采取外科保守治疗，避免使用硬脑膜成形术，来预防硬脑膜打开后的并发症[37-44]。这些并发症包括假性脑膜膨出、脑脊液漏和脑膜炎。相对少见的并发症有脑积水、术后呼吸暂停、形成囊性肿块、硬膜下和硬膜外血肿[4,7,41,45,46]。

24.1.4 优缺点

与传统的硬脑膜成形术 SOD 比较，不采用硬脑膜成形术 SOD 的优点包括以下几个方面。

- 避免与硬脑膜成形术和硬膜内操作相关的并发症。
- 减少手术时间。
- 缩短住院天数。
- 更快恢复正常活动。

这种相对保守手术的缺点是更有可能使得颅颈连接处的减压不充分，导致术后还会遗留部分症状，需要二次探查手术。然而作者的经验是，约 90% 的 Chiari 畸形 I 型患儿，无论是否伴有脊髓空洞症，都可以采用没有硬脑膜成形术的 SOD 成功治疗，而且可以更好地解决相关症状和脊髓空洞问题。

相反地，采用硬脑膜成形术的 SOD 的潜在优点包括：

- 更好地在颅颈结合部重建正常的脑脊液动力学。
- 更快、更彻底地解决与脊髓空洞症相关的问题。
- 更快、更彻底地解决脊柱侧弯相关的问题。

另外，如果要切除小脑扁桃体，采用硬脑膜成形术的 SOD 可以减少需要切除的颈椎椎板数量。如果小脑扁桃体疝向下延伸至 C_2 或更低位置，推荐采用硬脑膜成形术的 SOD 使扁桃体还原，而不推荐使用硬脑膜成形术，再采用多节段颈部椎板切除。硬脑膜成形术的 SOD 主要的缺点还是与并发症相关，常见并发症为硬脑膜开放，包括假性脑膜膨出、脑脊液漏和脑膜炎。

24.1.5 禁忌证

Chiari 畸形 I 型 SOD 手术治疗，无论是否采用硬脑膜成形术，其禁忌证包括以下几方面：
- 明显的未经治疗的脑积水。
- 脑干腹侧受到明显压迫。
- 颅颈交界区明显不稳定。

另外，如果神经功能丧失迅速、脊髓空洞或脊柱侧弯进展迅速，或需要做枕颈部融合术，我们推荐采用硬脑膜切开术，而不推荐使用更保守的非硬脑膜成形术的 SOD 手术。

24.2 手术细节和术前准备

24.2.1 术前准备和特殊设备

除了常规的术前计划外，适当的影像学资料（尤其是 MRI）是必需的，可以显示单侧或双侧小脑扁桃体通过枕骨大孔疝出，伴有脑脊液在颅颈交界处信号消失。要对小脑扁桃体疝出的最下端水平进行评估，以便确定为了充分减压需要切除的适当的椎板数量。应该对整个脊髓进行 MRI 扫描，以便了解是否有颈胸段的脊髓空洞。如果有脊柱侧弯，应该做全脊柱的 X 线扫描来确定侧弯的基线水平。

Chiari 畸形 I 型患儿手术过程中应该考虑进行神经电生理监测。由于 Chiari 畸形 I 型患儿颅颈交界部位紧张，可以应用躯体感觉诱发电位（SSEPS）来确保摆体位时患儿颈部过度屈曲时没有发生损伤[47-48]。术中脑干听觉诱发电位（BAEPS）可以指导评估减压是否充分（图 24.3）[49-50]。在全身麻醉诱导之后，摆体位之前，应调试好这些设备来获得基础数据。

实施非硬脑膜成形术的 SOD 时，尤其要推荐术中超声检查，以便了解去骨减压是否充分，了解小脑扁桃体疝向下延伸的水平。作者的经验是，如果实施硬膜打开术，则术中超声检查的临床作用不大。

最合适的手术体位是俯卧位，患儿头部固定在与适合年龄的固定装置上，颈部屈曲，下颌与颈前部/胸骨之间的距离是 2 个手指的距离。麻醉师和监测小组分别实施合适的后气道压力和恒定的 SSEP 监测。

如果实施硬脑膜成形术 SOD，需要使用硬脑膜

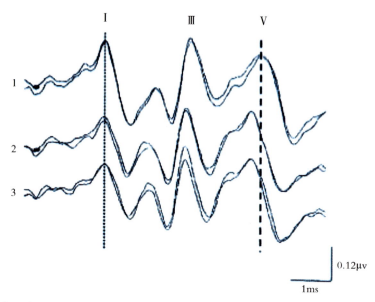

图 24.3 Chiari I 畸形患儿的 BAEP 记录应包括（1）患儿仰卧位时的基线数据（摆体位前），（2）枕下减压（SOD）并分离寰枕关节膜后，（3）在硬膜成形后。记录显示 SOD 后 I～V 波的峰间潜伏期缩短，但在打开即修补硬膜后不再衰减

替代物，以松弛并水密缝合的方式加强密闭。通常有3种可以利用的硬膜替代物：自体移植物、生物学异体移植物、人造异体移植物。通常自体移植物来自周围枕骨下暴露的颅骨骨膜。另一种选择是另取切口获取的腰背筋膜或阔筋膜。颅骨骨膜移植的优点是不需要做另外的切口；缺点是需要扩大伤口以获得足够的骨膜。

生物学异体移植物通常为牛心包膜，而人造异体移植物包括各种人造的硬脑膜替代品。讨论各种同种异体材料的优缺点不在本章范围。通常，多数神经外科医生在实施硬脑膜成形术时，偏好用一种替代物。有经验的医生在实施硬脑膜成形术的SOD时会选择各种硬脑膜替代物，但是会更喜欢使用牛心包膜作为替代物。

24.2.2 专家建议和共识

虽然应最大限度减少颈部椎板切除的数目，但是应该保证骨窗减压范围达到小脑扁桃体疝最低的水平。当小脑扁桃体疝处于C_2椎弓板水平时，推荐采用硬脑膜成形术SOD和扁桃体切除术，这样可以让切除的颈部椎板不超过1个。最重要的是在暴露切口时减小外侧骨膜下切开的范围，可以避免对关节囊的影响。这样可以减少术后"天鹅颈"畸形的风险。

24.2.3 手术细节

非硬脑膜成形的枕骨下减压术

全身麻醉诱导后，进行SSEP和BAEP监测，取得基线数据。如前所述采取合适体位。在颅颈连接部位的中线处取适当大小皮肤切口，用最小的电凝分开软组织和肌肉层。然后牵拉来暴露枕骨和枕骨大孔下方，必要时暴露C_1的后椎弓。使用气动钻和咬骨钳进行小的枕骨下切除术，主要集中在枕骨大孔处，来达到颅后窝减压。颅骨切除术的范围在不同患儿有差异。适当的椎板切除数量根据小脑扁桃体尾部的最低位置而定。对多数患儿而言，仅需要C_1水平的椎板切除术。术中USG可以证实骨性减压是否充分，是否切除到小脑扁桃体疝以下。寰枕部筋膜主要造成了枕骨大孔处的压力，在切开减压时应该从中线两侧进行，以避免不必要的出血。

有经验的操作者常通过硬脑膜切开，使得减压更彻底。在颈部硬脑膜处行多个相互平行的未切开全层的垂直切口（图24.4）。颈部的硬膜较枕骨下硬膜厚，而且更能抵抗术中撕裂和无意的硬膜切开。因此，不应将硬膜切口延伸至枕骨大孔处。在枕骨大孔处，使用具有尖锐末端的标准双极探针来分离硬脑膜的最外层，通过钝性分离延伸至骨性减压区域的下界。这一步要注意保证内层硬脑膜的完整性。在骨性减压区域行多个相互平行的未切开全层的垂直硬膜切口，通常4~8个。通过术中USG评估最终SOD的充分性，显示脑干及脊髓背侧脑脊液（CSF）空间的增加，同时小脑扁桃体活塞样异常运动停止，恢复小脑正常搏动[43,51]。

采用轻柔填塞和常规止血剂进行仔细止血。硬脑膜要避免使用双极电凝止血，以防止硬脑膜皱缩后减压不充分。一般情况下，作者不推荐缝合附近的肌肉，否则会增加骨性减压处的压力。理论上，压力增加会导致疾病复发。用可吸收缝线间断逐层缝合肌肉筋膜及皮下组织，最后用5-0的可吸收线连续缝合皮肤。标准包扎伤口后，去除固定物，患儿仰卧位以便拔管。外科医生应做好头部固定部位头皮出血的准备。如果常规填塞不能止血，可以采用简单缝合或钉合止血。

硬脑膜成形的枕骨下减压术

硬脑膜成形术的SOD，开始的骨性减压同前部分的描述。通常采用"Y"形切口打开硬膜。采用这种方法时，在小脑半球上方打开硬脑膜，"Y"形的短支在中线汇合，然后向下部延伸至颈部硬膜处，形成单一切口。打开硬脑膜的过程中，为了减少正中静脉窦的出血，建议最初切开时将"Y"形的两个短支靠近但不完全至中线。一旦两个短支均切开，使用一对止血钳从一侧跨过中线夹闭静脉窦，总共需要4个止血钳（图24.5）。用刀片或锋利的精细手术剪完成跨正中线的硬膜开口。切口一旦完成，就要将"Y"的两个短支之间的硬脑膜开口上部提起，并用临时缝线固定。静脉窦用4-0丝线缝合，并在硬脑膜关闭后仍然使其处于该状态。

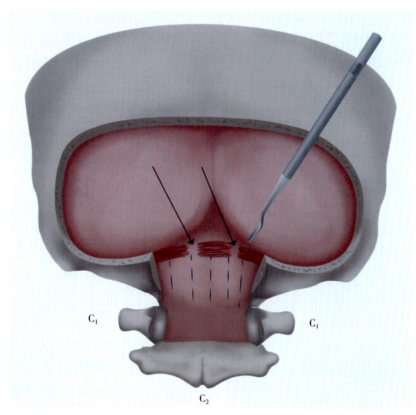

图 24.4　原理图显示有经验的专家对 Chiari Ⅰ 畸形患儿行非硬脑膜成形的枕骨下减压术（SOD），采用标准的枕骨下切除，C_1 椎板切除，寰枕筋膜切除（箭头），以及颈部硬膜外层的切开（虚线）

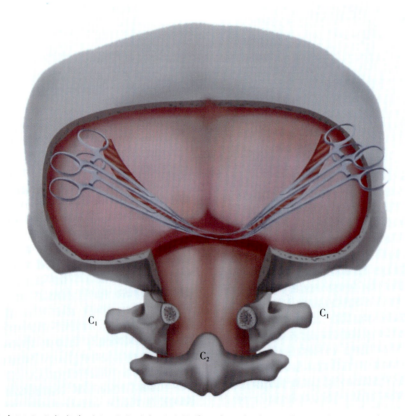

图 24.5　原理图显示有经验的专家在进行硬脑膜成形的枕骨下减压术（SOD）时，打开颅后窝硬膜后，使用两对止血钳闭塞中线枕部静脉窦

在中线处切开硬脑膜,向下延伸至颈部硬脑膜,完成"Y"形切开,暴露小脑扁桃体和上部颈髓。为了减少出血,常将硬脑膜边缘向后固定,然后根据术者的习惯,通过缝合线挂在止血钳上或缝合在肌肉上。为了防止硬脑膜边缘干涸,最好将暴露的硬脑膜用湿润的材料覆盖,如棉片(DePuy Synthes,West chester, PA, USA),最终有利于硬脑膜闭合。

如果选择只打开硬脑膜而不切开其下的蛛网膜,可以选择硬脑膜移植来避免脑脊液漏,而且将来可进行任何硬膜内操作。许多神经外科医生认为有必要打开蛛网膜来探查第四脑室流出物,并解除蛛网膜粘连引起的堵塞。这可以在放大镜下锐性分离,也可以在手术显微镜下操作。所有硬膜内的操作都应该仔细,以免损伤血管或脑神经,它们都在切口的侧面。另外,尽可能避免对低位脑干和上颈髓的表面进行烧灼止血或手术操作,以预防术后并发症的发生。如果对小脑扁桃体没有进一步的手术,那么硬脑膜成形术到此为止。本章后面会详细讨论。

如果术者选择减少小脑扁桃体疝的体积,有许多方法可供选择。最安全的方法是在小脑扁桃体表面轻柔地进行双极电凝(图 24.6A、B)。当小脑扁桃体疝位置较低时,可以使用双极电凝术,这样可以保证软脑膜的完整性并避免损伤小脑扁桃体实质,从而减少出血和瘢痕的形成。可以通过术中显微镜完成这一操作,但是要求放大倍数和灯光足够好。显微外科手术最初用于松解蛛网膜粘连,来防止对于周围血管、神经根、低位脑干或上颈部脊髓的意外损伤。一旦游离出扁桃体,可以在其表面轻柔进行双极电凝来缩小体积。可从其背侧、外侧及下方进行,但是作为一种小脑扁桃体下入路,需要仔细操作来防止对低位脑干和脊髓表面的意外烧伤。一般烧灼到可以看见第四脑室为止(图 24.6B)。这可以通过识别第四脑室正中孔水平的脉络丛来判断电凝程度。小脑扁桃体切除或缩小术的优点是硬脑膜开口较小。可以通过轻柔的解剖分离及牵拉,将扁桃体安全地从椎管内牵拉出来,以便实施烧灼术。这种技术不需要延长切口,也不需要将硬脑膜开口延伸到小脑扁桃体最初疝出的水平。

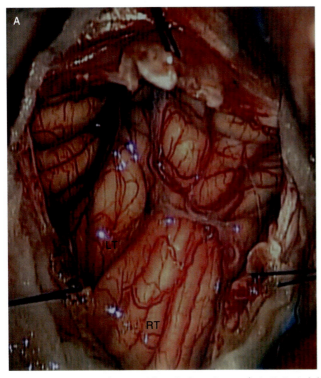
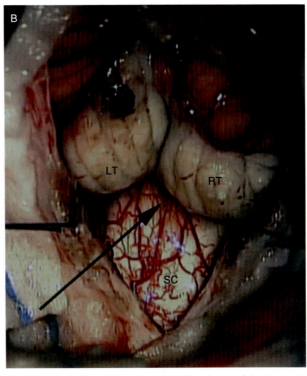

图 24.6 A.Chiari 畸形 I 型患儿术中照片显示在电灼小脑扁桃体前明显疝出的右侧(RT)及左侧(LT)小脑扁桃体。B. 同一患者扁桃体减缩后术中照片显示明显缩小的右侧(RT)及左侧(LT)小脑扁桃体。现在可看到脊髓(SC)背侧及第四脑室底部(箭头)

如果小脑扁桃体疝嵌顿明显，神经外科医生不想过度切除椎板，这种方法是非常有用的。

其他硬膜内的操作，包括闩部填塞法和第四脑室支架置入，现在都不常用。有兴趣者可以通过文献检索找到这些方法的详细综述。

硬脑膜内的手术一旦完成，就应该关闭硬脑膜。有人推荐开放硬脑膜以便达到最大限度的减压，但是作者认为这样增加了术后并发症的风险。所有读者都应该认识到，通过硬脑膜切开术治疗Chiari畸形Ⅰ型时不应该首先关闭硬脑膜，因为这样做就忽视了开放硬脑膜的优点。可以采用合适的硬脑膜替代物实施硬脑膜成形术，让硬脑膜缝合后更松弛且严密。本章前文就讨论过硬脑膜替代物的分类。由于Chiari畸形Ⅰ型术后主要并发症与CSF有关，尤其是假性脑膜膨出、脑脊液漏或脑膜炎，因此无论采用哪种硬脑膜替代物，一般的原则是尽可能进行水密缝合。这些并发症可以通过仔细缝合硬脑膜来避免。有经验的作者发现，"降落伞"技术（包括间断和连续尼龙单线编织样缝合）可以让硬脑膜达到最佳闭合（图24.7）。硬脑膜替代物被分割成适当的大小后，术者在直视下将其置于硬膜开口边缘进行缝合。有经验者通常采用一条中线缝合及两条

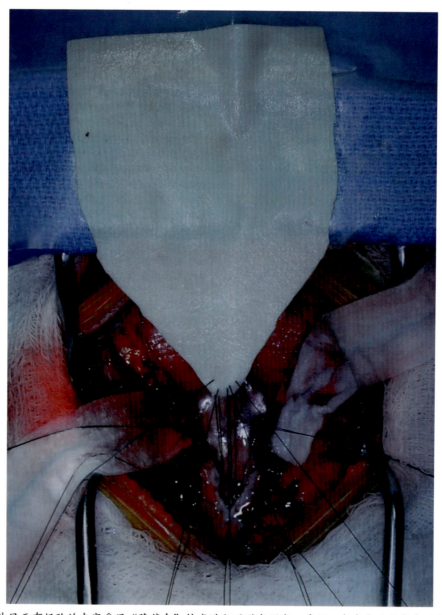

图 24.7 术中照片显示有经验的专家采用"降落伞"技术进行硬膜成形术。采用一条中线及两条旁正中线间断缝合来保证硬膜移植物尾部牢固固定。采用两条旁正中线连续缝合向上闭合"Y"形切口短支并跨越移植物头端

旁正中线缝合。通常采用间断缝合。缝合针留在两侧旁中线缝合处，并用来连续缝合"Y"形切口短支来关闭切口，最终跨越移植物头端（图24.8）。关闭硬脑膜时，全层关闭非常重要。否则会增加硬膜内出血的风险。风险最大的部位是枕部/边缘窦，应该仔细看清内层硬脑膜并在连续缝合时包含进去。在最后的硬脑膜缝合之前，应该向内注射无菌生理盐水来测试其是否渗血。安全缝合最后一针并进行咽鼓管充气检查试验。对任何有渗漏的地方都可以间断缝合。如果有渗漏，也可以使用各种硬脑膜密封胶，沿着缝线周围密封一圈。

剩余的操作包括止血、软组织缝合和伤口包扎，都与非硬脑膜成形术的SOD相似，尤其注意肌肉筋膜要用可吸收线间断缝合来防止渗漏。缝合皮肤的方法有皮内缝合、间断或连续尼龙线缝合、缝合钉缝合，具体采用哪种方法由术者决定。实施硬膜切开术缝合时，有经验的术者一般采用松弛、广泛的连续尼龙线缝合。

24.2.3 风险规避

术前准备体位时，注意避免颈部过度屈曲。最佳的屈曲位置是下颌和颈前/胸骨之间有两指的宽度。完成体位摆放后，要确认适度的气道压力和稳定的SSEP。麻醉师和监测团队的配合协调同样重要，这样才能在整个术中监测SSEP和BAEP。暴露时避免过度进行外侧骨膜剥离，以防止破坏颈椎关节囊和损伤椎动脉。同样，尽量减少颈部椎板切除的数量，以维持脊柱的稳定性。应注意识别两侧骨头厚度是否对称，如果不对称，在去骨减压时可能导致硬脑膜撕裂。因为骨头厚度和骨头的缺失常不可预知，因此处理枕骨时要谨慎使用直接电凝，尤其对于较小年龄儿童更应如此。过度电凝可能导致硬脑膜撕裂或小脑损伤。对于年幼儿童，硬膜切开时，应避免中线的枕部静脉窦过多出血。如前所述，有经验的术者打开颅后窝硬脑膜的操作在这一方面非常有用。

24.2.4 抢救措施

如前所述，实施硬脑膜成形术的SOD时，硬脑

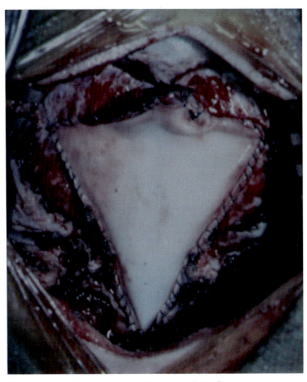

图24.8 术中照片显示硬膜成形的最终外观

膜和肌肉筋膜缝合非常重要。使用硬膜补片移植物后，持续的脑脊液漏在术中就可以观测到，可以通过额外的间断缝合，使用不同大小和材质的硬膜替代物或各种硬脑膜密封剂进行补救。任何Chiari畸形患儿实施硬脑膜开放术前，如果有进展性脑积水，都应该先处理脑积水，这样可以减少假性脑膜膨出、脑脊液漏和脑膜炎的风险。婴幼儿头部软组织比大龄儿童少，更不利于伤口缝合，术后脑脊液漏风险更高。这种情况下，在全身麻醉诱导后，放置一个脊髓引流管，可以防止脑脊液漏及其相关并发症。

如果术后症状没有得到改善或空洞仍然存在，则应该进行个体化的分析评估和治疗。幼儿和儿童减压部位颅骨过度生长的风险更高。这些病例需要重复进行无硬膜成形的SOD术来去除新生颅骨。总的来说，如果需要二次手术，那么应该考虑扩大手术范围：如果第一次接受的是非硬脑膜成形术的SOD，二次手术可能包括硬脑膜成形术；如果第一次接受的是硬脑膜成形术的SOD，二次手术可能包括更广泛的硬膜内操作等。如果实施硬脑膜成形术的SOD术和小脑部分切除术后，空洞的症状持续存在，且没有切实的解决方案时，可以考虑实施空洞分流术。

24.3 预后和术后管理

24.3.1 术后观察

多数机构儿童枕骨下颅骨切除术的术后护理都很标准。疼痛管理的基本选择有患儿自控镇痛（PCA），静脉麻醉剂和肌肉松弛剂的联合应用，以及抗炎药物。患儿出院之前，要改为口服用药。很重要的一点是，鼓励患儿在术后12~24h内尽可能坐起来和下地。另外，为了避免CSF相关的并发症，非硬脑膜成形术SOD的主要优点是患儿可以尽早恢复正常活动。这些患儿通常在术后2d可以出院回家，如果患儿能够耐受，术后3~4周就可以进行体育运动。硬脑膜成形术的SOD，术后应警惕CSF相关并发症的发生。这些患儿通常术后3d可以出院回家，术后1~3个月可以恢复正常活动。

如果术后恢复顺利，则可以1年后再次行影像学检查，且应该进行颈髓和胸髓的MRI检查，以了解脊髓空洞情况。不推荐对无症状患儿常规进行影像检查来了解脊柱是否稳定。然而，如果出现可能由于脊柱不稳定导致的症状（如持续性颈部疼痛、新的神经根或脊髓症状），就应该进行立位颈部屈伸状态的X线检查。颈椎的计算机断层扫描成像（CT）也主要依据治疗的神经外科医生评估是否需要检查。对Chiari畸形I型伴有脊柱侧弯的患儿，应当由矫形外科医生或神经外科医生在适当的时候对其侧弯弯曲度进展的停止进行常规评估。

24.3.2 并发症

非硬脑膜成形术的SOD常见并发症为枕骨下颅骨切除术的并发症。这种手术主要的优点是可以避免打开硬脑膜及其相关并发症，包括假性脑膜膨出、脑脊液漏和脑膜炎。术中采用USG和BAEP监测可以避免减压不足。对于硬脑膜成形术SOD，以下方法可以减少与CSF相关的并发症的风险：术前治疗进展性脑积水；由于幼儿和小龄儿童缺乏强韧软组织，不利于伤口关闭，因此术前可以进行临时脊髓引流；选择材质和大小合适的硬脑膜替代物；对硬脑膜和肌肉筋膜仔细缝合。这些并发症应该用常规的方法进行处理，而且持续的假性脑膜膨出及严重的脑脊液漏考虑进行二次手术。持续性脑脊液漏可能继发于隐性感染或无菌性脑膜炎。术后症状没有得到改善，有一小部分原因是减压部位骨的过度生长，尤其是非脑膜成形术的SOD容易出现。如果Chiari畸形I型术后症状没有得到改善或脊髓空洞没有完全消失，则有必要进行侵袭性更大的二次探查手术。

参考文献

[1] Chiari H. Über Veränderungen des Kleinhirns infolge von Hydrocephalie des Grosshirns. Dtsch Med Wochenschr, 1891, 17(42):1172–1175.

[2] Klekamp J, Batzdorf U, Samii M, et al. The surgi cal treatment of Chiari I malformation. Acta Neurochir (Wien), 1996, 138(7):788–801.

[3] Krieger MD, McComb JG, Levy ML. Toward a simpler surgical management of Chiari I malformtion in a pediatric population. Pediatr Neurosurg, 1999, 30(3):113–121.

[4] Park JK, Gleason PL, Madsen JR, et al. Presentation and management of Chiari I malformation in children. Pediatr Neurosurg, 1997, 26(4) 190–196.

[5] Russell DS, Donald C. Mechanism of internal hydro cephalus in spina bifida. Brain, 1935, 58(2): 203–215.

[6] Levy WJ, Mason L, Hahn JF. Chiari malformation presenting in adults: a surgical experience in 127 cases. Neurosurgery, 1983, 12(4):377–390.

[7] Paul KS, Lye RH, Strang FA, et al. Arnold-chiari malformation. Review of 71 cases. J Neurosurg, 1983, 58(2):183–187. 10.3171/jns.1983.58.2.0183.

[8] Saez RJ, Onofrio BM, Yanagihara T. Experience with Arnold-chiari malformation, 1960 to 1970. J Neurosurg, 1976, 45(4):416–422. 10.3171/ins.1976.45.4.0416.

[9] Williams B. The distending force in the production of "communicating syringomyelia". Lancet, 1969, 2(7613): 189–193.

[10] Williams B. A critical appraisal of posterior fossa surgery for communicating syringomyelia. Brain, 1978, 101(2):223–250.

[11] Williams B. On the pathogenesis of syringomyelia: areview. J R Soc Med, 1980, 73(11): 798–806.

[12] Oldfield EH, Muraszko K, Shawker TH, et al. Pathophysiology of syringomyelia associated with Chiari I malformation of the cerebellar tonsils. Implications for diagnosis and treatment. J Neurosurg, 1994, 80(1): 315. 10.3171/ns.1994.80.1.0003.

[13] Rocque BG, George TM, Kestle J, et al. Treatment practices

for Chiari malformation type I with syringomyelia: results of a survey of the American Society of Pediatric Neurosurgeons. J Neurosurg Pediatr, 2011, 8(5):430–437. 10.3171/2011.8.PEDS10427.

[14] Krieger MD, Falkinstein Y, Bowen IE, et al. Scoliosis and Chiari malformation Type I in children. J Neurosurg Pediatr, 2011, 7(1): 25–29. 10.3171/2010.10.PEDS10154.

[15] Batzdorf U. Chiari I malformation with syringomyelia. Evaluation of surgical therapy by magnetic resonance imaging. J Neurosurg, 1988, 68(5):726–730.

[16] Feldstein NA, Choudhri TF. Management of Chiari I malformations with holocord syringohydromyelia Pediatr Neurosurg, 1999, 31(3): 143–149.

[17] Gardner WJ. Hydrodynamic mechanism of syringomyella: its relationship to myelocele. J Neurol Neurosurg Psychiatry, 1965(28):247–259.

[18] Hoffman HJ, Neill J, Crone KR, et al. Hydrosyringomyelia and its management in childhood. Neurosurgery, 1987, 21(3): 347–351.

[19] Logue V, Edwards MR. Syringomyelia and its surgical treatment—an analysis of 75 patients. J Neurol Neurosurg Psychiatry, 1981, 44(4): 273–284.

[20] Bidziński J. Late results of the surgical treatment ol syringomyelia. Acta Neurochir Suppl(Wien), 1988(43): 29–31.

[21] Bidziński J. Pathological findings in suboccipital decompression in 63 patients with syringomyelia. Acta Neurochir Suppl(Wien), 1988(43): 26–28.

[22] Garcia-uria J, Leunda G, Carrillo R, et al. Syringomyelin: long-term results after posterior fossa decompression. J Neurosurg, 1981, 54(3): 380–383. 10.3171/jns.1981. 54.30380.

[23] Peerless SJ, Durward QJ. Management of syringomy elia: a pathophysiological approach. Clin Neurosurg, 1983, 30: 531–576.

[24] Fujii K, Natori Y, Nakagaki H, et al. Management of syringomyelia associated with Chiari malformtion: comparative study of syrinx size and symptoms by magnetic resonance imaging. Surg Neurol, 1991, 36(4):281–285.

[25] Isu T, Iwasaki Y, Akino M, et al. Syringo-subarachnoid shunt for syringomyelia associated with Chiari malformation(type 1).Acta Neurochir(Wien), 1990, 107(3/4): 152–160.

[26] Padovani R, Cavallo M, Gaist G. Surgical treatment of syringomyelia: favorable results with syringosub arachnoid shunting. Surg Neurol, 1989, 32(3): 173–180.

[27] Rhoton AL Jr. Microsurgery of Arnold-chiari malformtion in adults with and without hydromyelia. J Neuro surg, 1976, 45(5):473–483. 10.3171/jns.1976.45.5.0473.

[28] Tator CH, Meguro K, Rowed DW. Favorable results with syringosubarachnoid shunts for treatment of syrin goelia. J Neurosurg, 1982, 56(4):517–523. 103171 jns1982-564.0517.

[29] Barbaro NM, Wilson CB, Gutin PH, et al. Surgical treatment of syringomyelia. Favorable results with syringoperitoneal shunting. J Neurosurg, 1984, 61(3): 531–538. 10.3171/ns.1984.6130531.

[30] Van Calenbergh F, Hoorens G, Van den Bergh R. Syringomyelia: a retrospective study Part II: Diagnostic and therapeutic approach. Acta Neurol Belg, 1990, 90(2):100–110.

[31] Philippon J, Sangla S, Lara-morales J, et al. Treatment of syringomyelia by syringo-peritoneal shunt. Acta Neurochir Suppl(Wien), 1988, 43:32–34.

[32] Vassilouthis J, Papandreou A, Anagnostaras S, et al. Thecoperitoneal shunt for syringomyelia: report of three cases. Neurosurgery, 1993, 33(2): 324–327, discussion 327–328.

[33] Vengsarkar US, Panchal VG, Tripathi PD, et al. Percutaneous thecoperitoneal shunt for syringomyelia. Report of three cases. J Neurosurg, 1991, 74(5):827–831. 10.3171ins. 1991.74.5.0827.

[34] Milhorat TH, Johnson WD, Miller JI. Syrinx shunt to posterior fossa cisterns(syringocisternostomy) for by passing obstructions of upper cervical theca. J Neuro Surg, 1992, 77(6):871–874. 10.3171jns.1992.76.0871.

[35] Haines SJ, Berger M. Current treatment of Chiari malformations types I and II: A survey of the Pediatric Section of the American Association of Neurological Surgeons. Neurosurgery, 1991, 28(3): 353–357.

[36] Haroun RI, Guarnieri M, Meadow JJ, et al. Current opinions for the treatment of syringomyelia and Chiari malformations: survey of the Pediatric Section of the American Association of Neurological Surgeons. Pediatr Neurosurg, 2000, 33(6): 311–317.

[37] Isu T, Sasaki H, Takamura H, et al. Foramen magnum decompression with removal of the outer layer of the dura as treatment for syringomyelia oc curring with Chiari I malformation. Neurosurgery, 1993, 33(5):845–850.

[38] Hida K, Iwasaki Y, Koyanagi I, et al. Surgical indication and results of foramen magnum de compression versus syringosubarachnoid shunting for syringomyelia associated with Chiari I malformation Neurosurgery, 1995, 37(4): 673–679.

[39] Gambardella G, Caruso G, Caffo M, et al. Transverse microincision of the outer layer of the dura mater combined with foramen mag num decompression as treatment for syringomyelia with Chiari I malformation. Acta Neurochir (Wien), 1998, 1402:134–139.

[40] Genitori L, Peretta P, Nurisso C, et al. ype I anomalies in children and adolescents minimally invasive management in a series of 53 cases. Childs Nerv Syst, 2000, 16(10/11): 707-718.

[41] Munshi I, Frim D, Stine-Reyes R, et al. Hekmat panah J, Brown F Effects of posterior fossa decom pression with and without duraplasty on Chiari malformation-associated hydromyelia. Neurosurgery, 2000, 46(6):1384-1389, discussion1389-1390.

[42] Navarro R, Olavarria G, Seshadri R, et al. Surgical results of posterior fossa decompression for patients with Chiari I malformation. Childs Nerv Syst, 2004, 20(5): 349-356. 10.1007500381-003-083-1.

[43] Yeh DD, Koch B, Crone KR. Intraoperative ultrasonog raphy used to determine the extent of surgery neces sary diluring posterior fossa decompression in children with Chiari malformation type I. J Neurosurg, 2006, 105(1, Suppl): 26-32. 10.3171/ped.2006.105.1.26

[44] Caldarelli M, Novegno F, Vassimi L, et al. The role of limited posterior fossa craniecto my in the surgical treatment of Chiari malformation type I: experience with a pediatric series. J Neurosurg, 2007, 106(3,Suppl):187-195. 10. 3171/ped.2007-1063187

[45] Depreitere B, Van Calenbergh F, van Loon J, et al. Plets C Posterior fossa decompression in syringomy elia associated with a Chiari malformation: a retro-spective analysis of 22 patients. Clin Neurol Neurosurg, 2000, 102(2):91-96.

[46] Cristante L, Westphal M, Herrmann HD. Cranio cervical decompression for Chiari I malformation A retrospective evaluation of functional outcome with particular attention to the motor deficits. Acta Neuro chir(Wien), 1994, 130(1/2/3/4): 94-100.

[47] Anderson RC, Emerson RG, Dowling KC, et al. Attenuation of somatosensory evoked potentials during positioning in a patient undergoing suboccipital craniectomy for Chiari I malformation with syringo melia. J Child Neurol, 2001, 16(12): 936-939.

[48] Anderson RCE, Dowling KC, Feldstein NA, et al. Chiari I malformation: potential role for intraoperative electrophysiologic monitoring. J Clin Neurophysiol, 2003, 20(1):65-72.

[49] Friedman WA, Kaplan BJ, Gravenstein D, et al. Intraoperative brain-stem auditory evoked potentials during posterior fossa microvascular decompression. J NeurosuIng, 1985, 62(4):552-557. 10.3171/ins.1985.62.40552.

[50] Anderson RCE, Emerson RG, Dowling KC, et al. Improvement in brainstem auditory evoked potentials after suboccipital decompression in patients with Chiari I malformations. J Neurosurg, 2003, 98(3): 459-464. 10.3171ins.2003.98.3.0459.

[51] McGirt MJ, Attenello FJ, Datoo G, et al. Intraoperative ultrasonography as a guide to patient selection for duraplasty after suboccipital decompression in children with Chiari malformation type I. J Neurosurg Pediatr, 2008, 2(1):52-57. 10.3171/PED/200827052.

第25章

Chiari 畸形 II 型

Hugh J.L.Garton

25.1 简介和背景

25.1.1 定义、病理生理和流行病学

Chiari 于 1891 年最初发表的文献中报道，通过对死亡婴儿进行尸解，了解到后脑疝的 3 种类型[1]，其中第 2 种类型的特点是小脑蚓尾部、第四脑室和延髓尾段移位至高位颈椎内。而 I 型只有小脑扁桃体尾部移位。他观察到，II 型畸形和脊髓脊膜膨出（MMC）之间有相关性，正如和他同年代的 Arnold 描述的一样[2]。目前，通常用"Chiari 畸形 II 型（CM II）"来描述在 MMC 中见到的一系列颅内解剖结构畸形。表 25.1 列出了与 CM II 相关的常见脊髓和颅内畸形的表现[3]。由于颅后窝本身的体积小，所以外科手术难度大，小脑幕常显著向下倾斜，其窦汇靠近枕骨大孔。第四脑室延长，常伸入高位颈椎。脉络丛可位于蛛网膜下腔或枕骨大孔下面，或混入增强肿块病灶中[4]。外科手术中所见的疝入的蚓部组织有瘢痕和扭曲，而且很难将其从相邻的脑干分离。2/3 的 CM II 患儿有延髓扭曲[5]。低位脑干下移至高位颈部椎管内，与位于薄束核及楔束核下的高位颈髓重叠，因颈髓被齿状韧带固定，因此该部位发生扭曲并将脊髓节段向背侧折叠[6-7]。脑神经从低位延髓发出，然后向上折返入颅，经各自相对的小孔出颅。延髓受压常见于异位小脑蚓部的最下方。外科手术中要仔细辨别并且避免术中损伤。多数患者会发生脊髓空洞症[8]。脊髓蛛网膜囊肿的体积往往很大，可以在出生时或在儿童早期发现[9-11]。

半数患儿尸解时会发现脑干核团发育不良，包括橄榄核和基底脑桥核（伴随小脑本身的后脑翼板衍生物）[12]。已经观察到 CM II 且有症状的患儿，常伴发脑干听觉诱发电位异常[13]。

顶盖经常通过部分或完全融合丘板而形成鸟嘴状（图 25.1）[3]。通常切迹扩大，而且当小脑体积正常时，在狭小的颅后窝中可见其呈塔样跨过小脑上部。同样地，小颅后窝可能会迫使小脑环绕脑干，有时被称为"小脑倒置"[14]。在中脑和间脑之间的

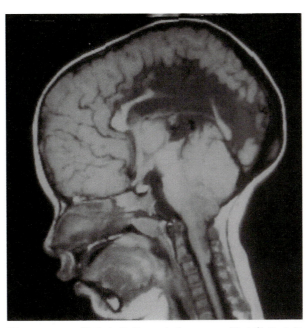

图 25.1 CM II 的矢状位 T1 加权 MRI。颅后窝被延长的脑干及小脑扁桃体充满，小脑蚓疝入枕骨大孔下。存在胼胝体发育不良和大脑镰发育不全并伴有狭小脑回（被表浅脑沟分开的各种狭小压缩的脑回）。中间块扩大，顶盖呈鸟嘴样

表 25.1　与脊髓发育不良 CM Ⅱ 相关的常见临床表现

脑干和小脑畸形	小脑蚓部、第四脑室向下移位至颈椎，蚓部常被粘连而不容易与脑干分离
	脉络丛向下移位，常在脑室与颈髓连接处的外面
	小脑体积小，某些情况下完全处于颈椎内
	顶盖成鸟嘴样并连接至中间块融合 [3]
颈椎畸形	脊髓空洞症
	脊髓蛛网膜囊肿
	骨连接不完整，持续存在骨膜纤维带
颅骨和硬脑膜	颅后窝小，枕骨大孔扩大
	网状大脑镰
	低位的小脑幕和窦汇
脑室/中脑	脑积水，脑室体部及枕角扩大
	扩大的中间块
	第三脑室底增厚
大脑皮层	异位
	枕叶内侧交错胼胝体发育不全

中间块增大，使得第三脑室底增厚，这样增加了内镜行第三脑室造瘘的难度。尽管多数 CM Ⅱ 和 MMC 患儿会有脑积水，但是第三脑室通常不会过度扩大。通过尸解发现，中脑导水管常发生短缩、扭曲和向背侧移位[5]。伴有 CM Ⅱ 和 MMC 的脑积水患儿通常侧脑室扩大，表现为体部和后角扩大，前角大小通常正常。这些患儿脑积水的病因不明确。经典的机制中，阻塞性和交通性脑积水的发生机制已通过个别患儿证实。感染、蛛网膜暴露于有潜在毒性的羊水中、脑脊液（CSF）压力不足以驱动 CSF 通路发展及 CSF 流出道梗阻都是脑积水的可能机制。如果存在梗阻，那么理论上是由于颅后窝的压力、第四脑室流出道梗阻和（或）颅后窝蛛网膜下腔的空间狭小所致[15-17]。皮质发育畸形很常见，如脑室周围结节性异位。如果伴随大脑镰异常的胼胝体发育不全，常导致两侧内侧枕部皮质脑回相互交错。

CM Ⅱ 发生并出现各种变异的病理生理机制目前不确定。由 McLone 和 Knepper 提出的最新假设认为[16]，MMC 儿童宫内神经管是开放的，导致了在神经管闭合时期及其后期的脑脊液漏。这使得正常时期胚胎的暂时性 CSF 流出道梗阻，通常可导致发育中的脑室扩张。这一结果使得发育中的大脑和周围间充质缺乏正常的细胞间的交互作用，导致颅后窝过小而不能容纳发育中的小脑，从而出现小脑只能向上或向下或同时向上下形成疝。在这个理论中，生发基质和不耐压的脑室之间的密切关系也对皮质移行紊乱产生了影响。继发于间充质细胞挤压的脑积水是 CM Ⅱ 的结果，而不是 CM Ⅱ 的原因[15]。对于进行宫内脊髓脊膜膨出闭合治疗的脊髓脊膜膨出研究（MOMS）结果显示，至少部分结论与该理论相符。与出生后关闭比较，出生前关闭能显著降低颅后窝畸形的发生率和严重程度。36%产前关闭的患儿不出现后脑疝，而生后关闭的患儿只有4%不出现后脑疝。67%生后关闭的患儿脑疝为中度到重度，而生前关闭者只有25%为中度到重度[8]。已经注意到，生后关闭者小脑扁桃体的位置有所上升，但是这也不能避免 CM Ⅱ 相关症状的发生[18]。此外，也提出了其他没有被广泛接受的理论。例如，Williams 指出颅后窝发育不良是主要问题，继发脑积水从而导致脊髓损伤和（或）无脑畸形[19]。然而，这一理论不能解释许多证据证明的神经管闭合不全的病理生理，而且还与脑积水出现前宫内 CM Ⅱ 观察到的现象不一致。已经考虑到拴系畸形对脑干有向下的牵引力。然而这也存在争论，解剖学研究表明，齿状韧带可以防止远端脊髓节段的大力牵拉[20]。

CM Ⅱ 和 MMC 的发生率非常接近，这一数据与 MOMS 产前闭合研究观察到的情况一致。在美国，尽管已经在谷物和面包中加入叶酸，但是 MMC 的发生率为 3.4/10 000，而且其中 90% 会发生 CM Ⅱ[21]。明显症状的发生率为 15%~30%。有症状的 CM Ⅱ 是

MMC 患儿死亡的主要原因，主要死于呼吸衰竭或误吸[8-23-26]。

25.2 临床表现

CM Ⅱ有3种和年龄相关的临床表现。出生时，少数新生儿无法正常呼吸或生后不能立即呼吸[8-25]。年龄稍大的婴儿在生后几周或几个月后会出现症状，表现为吞咽功能障碍、喂养困难、误吸、喘鸣和呼吸暂停。相关的体格检查会发现低位脑神经功能异常，即哭声微弱、声音嘶哑和喘鸣。上肢无力也常有报道[25]，有时会出现角弓反张。年长儿童，脊髓和小脑功能障碍更常见。脊髓功能障碍表现有进行性肌无力、肌肉容积减小、肌肉痉挛、偶有共济失调和枕颈部疼痛。常有患者自述书写功能丧失和自理能力变差。这些症状都是逐渐出现的。脑神经功能障碍没有低龄患儿明显[27]。可能会发生进行性脊柱侧弯。由于常出现脊髓空洞症，因此年长患儿的病理分型很困难，而且病理分型本身就相互交错。

25.3 影像学

25.3.1 超声

潜在的神经管缺陷患儿的产前超声（US）检查包括对颅后窝的评估。US 检查时，枕大池中小脑半球影像缺失，从而出现弯曲的"香蕉征象"[28]。这是小脑倒置的超声表现，如前所述，小容量的颅后窝替代小脑半球围绕在脑干周围。高危人群在16~23周胎龄检查时，这一征象的灵敏度为100%，特异度为96%，这一数据与12周胎龄前经阴道 US 的检查结果的准确率相似[29-30]。"柠檬征象"是第二常见的 MMC 产前 US 征象，这与额骨的出现有关，但是与 CM Ⅱ 畸形无关。在术前及术中应用生后 US 检查，可以显示 CM Ⅱ畸形的自然病史及相关脊髓空洞的发生率[9]。

25.3.2 磁共振成像

对于症状可能与 CM Ⅱ 有关的患儿，生后磁共振成像（MRI）是标准的评估方法。它能从解剖结构上判断是否存在 CM Ⅱ 及其严重程度。MRI 可以辅助诊断和帮助制订手术方案。MRI 可用来评估脑室、脑干和小脑在高位颈椎中的相对压缩程度，以及脊髓空洞的程度。

尸解证实，超过80%的 MMC/CM Ⅱ 患儿会伴有脊髓空洞症。MRI 检查时，检出率为20%~40%[31-32]。选择一组年龄约1岁的患儿进行 MOMS 研究，出生前关闭者，39%患有脊髓空洞症；而出生后关闭者，58% 有脊髓空洞症[8]。出生婴儿的发生率目前没有报道，但是大约为20%~30%。

出生前的 MRI 对于评价胎儿脊髓脊膜膨出是否关闭非常重要。当产前关闭没有预期完成时，产前 MRI 可以帮助鉴别产后 CM Ⅱ 可能的临床症状，但并不是必需的检查[33]。

25.4 治疗选择和替代方案

CM Ⅱ 手术治疗基于系列病例和专家意见的原则，有很少部分不遵守这一原则是因为进行了对照性研究。所有关于治疗的意见都应该遵循这一原则。然而，有症状的患者需要更多的护理，虽然只有不太完善的临床决策支持。

如果考虑患儿的症状是由于 CM Ⅱ 导致的，就应该在考虑 CM Ⅱ 减压之前来评估和治疗脑积水和（或）分流失败。这对婴儿和儿童都适用。目前还没有建立一种评估体系来评估哪种分流装置最好。最近的一项试验中，对33例患儿中的31例仅采用成像检查作为单独的指标[34]。对其他2例患儿采取了更积极的方法，考虑到分流失败，脑室大小没有变化，采用了其他方法，如颅内压（IP）监测和直接分流探查[35]。如果一个患儿没有接受分流术，就应该在 CM Ⅱ 减压前放置分流装置。但是在放置分流装置前需要等多长时间是不确定的。在很多病例系列中，双侧声带麻痹和（或）严重周期性呼吸暂停的患儿需要紧急治疗。在放置分流装置和 CM Ⅱ 减压术之间的时间是7d内（1~7d）[25,27,34]。关于 CM Ⅱ 减压的有效性目前还有一些争论。分流失败后脑干功能障碍和未治疗的脑积水是外科减压的手术指征。脑干功能障碍最明显的症状是喘鸣和吞咽功能障碍。新生儿和婴幼儿的这些表现通常更快。

吸气性喉鸣是迷走神经功能障碍的典型表现。对于可疑患儿，喉镜检查可以直接确定诊断。Ocal 等报道，与婴儿期后期比较，出生时双侧喉返神经完全麻痹者预后更差[26]。其他的系列报道有更高的存活率，但是常需要气管切开[25-34]。伴有慢性误吸的吞咽功能障碍常见于婴儿和年长儿童。间接证据可能包括病史，如反复发作的肺炎、体重增加和生长不良。用钡剂浸泡食物后进行钡餐检查可以证实诊断。还可以使用食管测压术和 pH 值的研究[27]。即使对于完全 CM Ⅱ 减压也通常需要替代治疗，包括气管切开和胃造瘘（G 管）。有一些证据表明，对于那些有显著吞咽困难和呼吸窘迫的患者，早期 CM Ⅱ 减压预后更好[25-27]。

睡眠呼吸暂停是一个更复杂的症状，有些患者会发生严重的长期呼吸暂停伴发绀。据报道，即便进行 CM Ⅱ 减压，这些患者死亡率仍然很高[36]。Waters 及其同事对单机构中脊膜膨出门诊中 80% 的患者进行了多导睡眠图检查，其中 42% 为轻度异常，17% 为中重度异常。在中重度组中，12 例患者有中心性梗阻，5 例有典型梗阻。值得注意的是，CM Ⅱ 减压病史可以高度预测中重度呼吸暂停也许说明这一减压操作没有解决这一问题。另外，在该研究中的 2 例患者在诊断以后才进行减压，也没有得到显著改善。同样值得注意的是，手术治疗梗阻性睡眠呼吸暂停患者，有 1/3 症状没有得到改善，提示可能缺乏腭部肌肉的控制。然而，有人认为手术治疗可以缓解能观察到的梗阻[37]。因此，作者的观点是，睡眠障碍呼吸暂停的患者，尤其是不伴有其他脑干压迫表现的患者，术后应该给予压力支持治疗，例如持续气道正压通气（CPAP）或双相气道正压通气（BiPAP）。

前面提及的年长儿童，CM Ⅱ 的症状常包括脊髓疾病的特点。由于脊髓空洞症很常见，因此有必要鉴别症状与 CM Ⅱ 是否有关，还是与脊髓空洞症有关，或者与两者都有关。通常，还要与继发性脊髓拴系进行鉴别诊断。La Marca 等报道在芝加哥时的经验中指出，231 例患者中有 45 例有显著的脊髓空洞症。脊髓空洞症中的 1/3 有典型的 CM Ⅱ 症状，如吞咽困难，不到 1/3 者有混合的临床表现，所有人都不适合实施 CSF 分流术。尽管有脊髓空洞症，前一组患者只接受单独的减压治疗，而后一组接受减压和脊髓空洞分流。作者认为普遍良性的预后支持这一临床方法[32]。Mehta 及其同事回顾了在 Johns Hopkins 大学的经验，研究了脊髓拴系松解术（TCR）后对 CM Ⅱ 的影响[38]。如前所述，虽然进行了拴系松解，但是对脑干的牵引力的影响会长期存在，这样可以解释临床所见功能障碍，尤其是在儿童晚期进行拴系松解者。根据 86 例患者中 29 例的主诉，作者列出了 44 种症状，这些症状与上肢运动/感觉功能和延髓功能相关。吞咽功能障碍者，其中 3/4 在 TCR 后得到改善。眼球震颤和呼吸暂停者，只有大约一半得到改善，没有患者完全缓解。MRI 随访发现颅后窝的形态没有变化。作者的结论是，由 CM Ⅱ 引起的轻中度症状通常可以通过 TCR 治疗，但是严重症状应该由 CM Ⅱ 减压治疗[38]。

MRI 评估 CM Ⅱ 的严重性有判断其预后的意义。Wolpert 等人评估的特征包括脑桥尾侧移位、各种颈部脊髓畸形和颈髓腹侧有 CSF 影像。这些都与患儿的临床状况不相关[39]。多数作者反对将小脑位置下降作为手术治疗的一个预测指标。影像学在治疗决策中起了重要的作用。一个患儿，如果枕骨大孔容量较大，高位颈髓小脑扁桃体疝周围有充足的 CSF，那么这个患儿不需要接受颅后窝减压术，尤其是没有明显症状者。但是如果一个患儿脑脊液减少，相应部位的神经结构囊性扩大，则需要另外处理。在实施减压过程中，MRI 的征象可以指导手术决策。在 St Louis 系列病例中，虽然文中没有明确表述，但是如果患儿第四脑室扩张至高位颈椎，可以作为典型治疗组，采用骨性减压和硬膜成形术治疗。通过作者研究，如果一个患儿有脑干周围 CSF 减少的表现，但是没有其他典型的显著特征，那么这个患儿只需要接受骨性减压术[34]。图 25.2 展示了作者术前做决定的流程。

25.5 手术细节和术前准备

25.5.1 术前计划、体位和围手术期的监测

如果一个医生决定对 CM Ⅱ 患者实施外科矫正

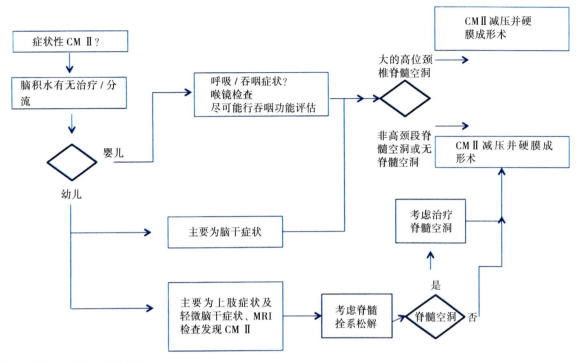

图 25.2 作者术前做决定的流程

治疗，术前最重要的步骤前面已经提及，即确保有足够的证据证明脑积水已经得到充分治疗。作者指出，如果缺乏证据评估前囟情况时，在实施 CM Ⅱ 减压术前，可以实施 ICP 监测或 CSF 分流外科探查术来确保其功能。分流装置的阀门虽然可以提供 ICP 的暂时信息，但是如果发生部分导管堵塞时，是不精确的。另外值得考虑的问题中常见的是对颅颈交界处骨稳定性的评估，颅颈交界区的畸形很常见，较年长患儿要考虑屈 - 伸状态来确保骨关节的稳定性，因为患者需要在屈曲位接受手术[40]。有些作者采用体感诱发电位（SSEP）和运动诱发电位（MEP）进行围手术期的监测[22,25,34,35]。作者也喜欢使用它们进行监测。然而，在有显著残疾的幼小患儿和年长患儿中，这些监测不能提供非常有用的信息。CM Ⅱ 患者中，几个参考值的峰值潜伏期都延长，但是随着年龄增加可以接近正常[41-42]。由于脑干正好在手术视野中，有受到损伤的可能，在作者的机构有标准的操作，事先会准备好起搏器/电除颤仪等装置，以防在术中突然发生心律失常（通常为慢性心律失常）。这种事件发生的概率非常小。在实施 CM Ⅱ 减压时，通过动脉导管监测动脉压。术前解剖结构的复习重点是静脉窦汇合处，如前所述，静脉窦汇合处的位置很低，有时正好在枕骨大孔的骨缘处。

患者俯卧位，头部屈曲，胸部蜷起。通常，只需要适度的屈曲。病理变化在枕骨大孔处及其下部，因此没有必要向上到颅后窝。可以根据患儿年龄，使用马蹄形头垫或其他装置固定头部。

25.6 关键步骤、手术细节和风险规避

从枕下区域到低位小脑和延髓交界处暴露软组织。作者推荐，如果切口大小合适，必要时采用枕部骨膜作为硬膜移植。枕部的骨头暴露是有限的，去除枕骨大孔下骨头既不合适，也没有必要。棘突和颈椎椎板向下暴露到所需要的水平，注意避免损伤 C_1 的中线，并避免过度剥离颈椎关节周围的组织。可以对受到影响的颈椎进行椎板切除术。如果需要，可以进行适度的枕骨下减压术。由于要进行手术减压，作者推荐使用高速钻除去椎板，以避免椎板依然完整时器械进入硬膜外间隙。通常 C_1 在后中线位置是没有骨头的，但是存在包括骨膜在内的纤维带，这也必须切除。是否进行硬脑膜切开术是当前争论

的主题，因为 CM Ⅰ 患者由此接受减压。详细论述会在后文进行。如果按照作者的做法，实施硬脑膜切开术，硬膜切开术以前，通过采用 US，以确认硬膜内解剖。然后从中线实施硬膜切开术。向下剥离高度接近正常颈髓位置，比多数小脑蚓部和延髓髓质更低。解剖上应该充分暴露第四脑室底部。虽然在达到窦汇前要停止向头端分离，但是，显然通常在打开硬膜过程中会涉及小的硬膜静脉窦，从而引起大量出血。控制出血的关键在于无论是修剪还是双极电凝，都应该确保切口的全层都实施，包括内外瓣膜。持续出血时应该考虑可能只缝合了外层，而内层未缝合好。显微镜下实施硬膜内切开，松解粘连蛛网膜，分离硬膜内结构，直到显露第四脑室流出道。必须避免以下几个问题：

- 延髓髓质通常位于相同水平的小脑蚓部以下。这两种解剖结构常相互混淆。最好要先在延髓髓质以下识别正常脊髓作为一种标识。术中 US 也有很大的帮助。

- 如前所述，脉络丛常位于第四脑室流出道，而不是在脑室内。一旦确认脉络丛，就可以指导外科医生找到第四脑室。

已有一些解剖变异被论述，包括髓内脉络丛、神经胶质蛛网膜囊肿和室管膜下瘤[43-44]。一旦观察到 CSF 在第四脑室自由流动，就可以关闭并进行冲洗，注意止血，减少硬膜下出血。将硬膜补片严密缝合到固定位置，并沿解剖层面进行浅表闭合。

25.6.1 术中替代方案

目前 CM Ⅱ 患者是否进行硬脑膜打开术仍是存在争议的一个问题。James 和 Brant 报道 18 例 CM Ⅱ 患者接受单纯骨减压术。疼痛、手臂无力和痉挛得到有效改善，有一半吞咽困难得到改善，4/6 的呼吸困难得到改善[45]。Louis 团队报道 33 例患者，其中 26 例仅接受单纯骨减压术。这些患者的结果与另外 7 例接受硬脑膜成形术的患者相当。更重要的是，患者接受哪组治疗是随机分配的，唯一有区别的是接受单纯骨减压的患者较年轻。两组患者的手术时间、出血量和住院时间之间差别不明显。除了脊髓空洞症和症状出现时间在单纯骨减压术改善不明显，两组其他结果相似。单纯骨减压术组中，4/5

接受再次手术者是因为虽然没有症状，但空洞大小增加，其中 1 例是因为出现骨质再生[34]。

25.6.2 并发症

术后可以预料的典型并发症见于接受中枢神经系统（CNS）手术者，包括出血、感染、神经损伤、脑脊液漏和假性脑膜膨出。另外，术前喘鸣和吞咽困难的改善需要几周甚至几个月，因此，有这些症状的患者，需要仔细的术后护理来避免更多的后遗症，如呼吸暂停和误吸。如果有患者出现复苏延迟，就会通过气管切开和 G 管放置进行进一步治疗。警惕分流失败，尤其是那些接受硬脑膜成形术者，在一系列临床报道中，过去 3 年，分流失败的发生率为 76%[35]。文献报道儿童颈椎椎板切除术后常出现脊柱失稳。尤其是，CM Ⅱ 患者，20 例接受减压术患者中有 19 例出现了 C_2 与 C_3 脱滑，平均可达到 4mm（对照组为没有接受减压的 CM Ⅱ 患者，其为 1mm）[46]。然而，McLaughlin 等报道，在平均随访的 3.7 年中，32 例患者中仅 1 例需要对稳定性进行处理[47]。

25.7 预后和术后管理

从历史记录看，无论是否接受外科干预，与 CM Ⅱ 新生儿严重症状相关的死亡率为 50%~75%[24,48]。最近的研究报道死亡率低至 4%~22%[22,25,34]。然而，这些报道中的死亡率似乎与术前症状改善不佳有关，而与手术意外没有关系。例如，术前双侧声带麻痹的患者在术后早期不可能改善。即使在最终有恢复的可能，但是气管切开也是多数患者短期的需要。不太严重的声带功能障碍，包括与双侧声带麻痹没有相关性的呼吸暂停发作和喘鸣都有较好的预后，而且可能会避免气管切开。同样，术前可以对严重吞咽功能障碍患者提前放置 G 管，与气管切开一样，这都不是永久性的办法。由 CM Ⅱ 导致的出现运动和感觉症状的年长患儿会得到较好的改善。表 25.2 详细列出了几个 CM Ⅱ 减压病例的结果摘要。与多数外科疾病一样，我们需要更多的努力来决定哪种情况的患者需要接受这样的治疗操作。

表 25.2　CM Ⅱ 减压选择性病例结果列表

研究	数量，年龄，随访	死亡率	喘鸣改善	GI 改善	运动改善
Vandertop, et al[25]	N=17，<1 个月，FU65 个月	2/17	8/13	7/12	10/10
Talamonti, Zella[22]	N=24，0~14 年，FU11 年	2/9（<1 年） 0/15（>1 年）	所有暂时性气管造瘘术和 G 管置管的幼龄儿童都逐渐得到改善		3/3
Pollack, et al[27]	N=25（13 例 <2 个月；12 例 6 个月至 10 年），FU 38 个月	3/13	1/6 双侧 VCP；8/8 出现喘鸣，但是没有 VCP	5/10	8/8
Messing-Jüinger, Röhrig[35]	N=14，mean 7.1 年，FU2 年	0/14	na	na	na
Akbari, et al[34]	N=33（26 例 mean 2 年；7 例 mean 8 年），FU5 年	1/33	12/18	11/19	2/3

mean: 中位数；na: 无结果；FU: 随访；GI: 胃肠道；VCP: 声带麻痹

参考文献

[1] Chiari H. Über Veränderungen des Kleinhirns in folge von Hydrocephalie des Grosshirns. Dtsch Med Wochenschr,1891, 17(42):1172–1175

[2] Koehler Pl. Chiari's description of cerebellar ectopy 1891). With a summary of Clelands and Arnolds contributions and some early observations on neuraltube defects. J Neurosurg, 1991, 75(5): 823–826.

[3] Naidich TP, Pudlowski RM, Naidich JB. Computed to mographic signs of Chiari Ⅱ malformation Ⅱ: Midbrain and cerebellum. Radiology, 1980, 134(2): 391–398.

[4] Stark JE, Glasier CM. MR demonstration of ectopic fourth ventricular choroid plexus in Chiari Ⅱ malfor mation AJNR Amj Neuroradiol, 1993, 14(3): 618–621.

[5] el Gammal T, Mark EK, Brooks BS. MR imaging of Chiari Ⅱ malformation AJR Am J Roentgenol, 1988, 150(1): 163–170.

[6] Daniel PM, Strich SJ. Some observations on the congenital deformity of the central nervous system known as the Arnold-chiari malformation. J Neuropathol Exp Neurol, 1958, 17(2):255–266.

[7] Peach B. Arnold-chiari malformation: anatomic fea tures of 20 cases. Arch Neurol, 1965, 12:613–621.

[8] Adzick NS, Thom EA, Spong CY, et al. MOMS Investigators. A randomized trial of prenatal versus post natal repair of myelomeningocele. N Engl J Med, 2011, 364(11):993–1004.

[9] Dipietro MA, Venes JL, Rubin JM. Arnold-chiari Ⅱ malformation: intraoperative real-time US. Radiology, 1987, 164(3):799–804

[10] Rabb CH, Mccomb JG, Raffel C, et al. Spinal arachnoid cysts in the pediatric age group: an as sociation with neural tube defects. J Neurosurg, 1992, 7(3):369–372.

[11] Heinz R, Curnesj, Friedman A, et al. Exophytic syrinx, an extreme form of syringomyelia: CT, myelographic and MR imaging features. Radiology, 1992, 183(1)243–246.

[12] Gilbert JN, Jones KL, Rorke LB, et al. Central nervous system anomalies associated with meningomyelocele, hydrocephalus, and the Arnold Chiari malformation: reappraisal of theories regarding the pathogenesis of posterior neural tube closure defects. Neurosurgery, 1986, 18(5): 559–564

[13] Koehler J, Schwarz M, Boor R, et al. Assessment of brainstem function in ChiariⅡmalformation utilizing brainstem auditory evoked potentials(BAEP), blink reflex and masseter reflex. Brain Dev, 2000, 22(7): 417–420.

[14] Schmitt HP, "Inverse Chiari type Ⅱ syndrome" in untreated hydrocephalus and its relationship to typical Arnold-chiari syndrome. Brain Dev, 1981, 3(3):271–275.

[15] Mclone DG, Dias MS. The Chiari Ⅱ malformation: cause and impact. Childs Nerv Syst, 2003, 19(7/8): 540–550.

[16] Mclone DG, Knepper PA. The cause of Chiari II malformation: a unified theory. Pediatr Neurosci, 1989, 15(1): 1–12.

[17] Walsh DS, Adzick NS, Sutton LN, et al. The ratonale for in utero repair of myelomeningocele. Fetal Diagn Ther, 2001, 16(5):312–322.

[18] Morota N, Ihara S. Postnatal ascent of the le cerebellar tonsils in Chiari malformation type Ⅱ following surgical repair of myelomeningocele. J Neurosurg Pediatr, 2008, 2(3):188–193.

[19] Williams H. A unifying hypothesis for hydroce phalus. Chiari malformation, syringomyelia, anencephally and spina bifida. Cerebrospinal Fluid Res, 2008, 5:7.

[20] Stevenson KL. Chiari type Ⅱ malformation: past, present, and future. Neurosurg Focus, 2004, 16(2):E5.

[21] Boulet SL, Yang Q, Mai C, et al. National Birth Defects Prevention Network. Trends in the postfortification prevalence of spina bifida and anencephaly in the United States. Birth Defects Res A Clin Mol Teratol, 2008, 82(7):527–532.

[22] Talamonti G, Zella S. Surgical treatment of CM2 and syringomyelia in a series of 231 myelomeningocele patients. Neurol Sci, 2011, 32(Suppl 3): S331–S333.

[23] Mclone DG. Results of ofchildren born witha myelomeningocele. Clin Neurosurg, 1983(30): 407–412.

[24] Park TS, Hoffman HJ, Hendrick EB, et al. Experience with surgical decompression of the Arnold-chiari malformation in young infants with my elomeningocele. Neurosurgery, 1983, 13(2): 147–152.

[25] Vandertop WP, Asai A, Hoffman HJ, et al. Surgical de compression for symptomatic Chiari II malformation in neonates with myelomeningocele. J Neurosurg, 1992, 77(4):541–544.

[26] Ocal E, Irwin B, Cochrane D, et al. Stridor at birth predicts poor outcome in neonates with myelomeningocele. Childs Nerv Syst, 2012, 28(2): 265–271.

[27] Pollack IF, Pang D, Albright AL, et al. Outcome following hindbrain decompression of symptomatic Chiari malformations in children previously treated with myelomeningocele closure and shunts. J Neurosurg, 1992, 77(6):881–888.

[28] Nicolaides KH, Campbell S, Gabbe SG, et al. Ultrasound screening for spina bifida: cranial and cerebellar signs. Lancet, 1986, 2(8498): 72–74.

[29] Blumenfeld Z, Siegler E, Bronshtein M. The early diagnosis of neural tube defects. Prenat Diagn, 1993, 13(9):863–871.

[30] Campbell J, Gilbert WM, Nicolaides KH. Campbell SUltrasound screening for spina bifida: cranial and cerebellar signs in a high-risk population. Obstet Gynecol, 1987, 70(2):247–250.

[31] Piatt JH Jr. Syringomyelia complicating myelomeningocele: review of the evidence. J Neurosurg, 2004, 100(2 Suppl Pediatrics): 101–109.

[32] La Marca F, Herman M, Grant JA, et al. Presen tation and management of hydromyelia in children with Chiari type-II malformation. Pediatr Neurosurg, 1997, 26(2):57–67.

[33] Chao TT, Dashe JS, Adams RC, et al. Fetal spine findings on MRI and associated outcomes in children with open neural tube defects. AJR Am J Roentgenol, 2011, 197(5): W956–961.

[34] Akbari SH, Limbrick DD Jr, Kim DH, et al. Surgical management of symptomatic Chiari II malformation ininfants and children. Childs Nerv Syst, 2013

[35] Messing-jünger M, Röhrig A. Primary and secondary management of the Chiari II malformation in children with myelomeningocele. Childs Nerv Syst, 2013, 29(9): 1553–1562.

[36] Cochrane DD, Adderley R, White CP, et al. Apnea in patients with myelomeningocele. Pediatr Neurosurg, 1990–1991, 16(4/5):232-239.

[37] Waters KA, Forbes P, Morielli A, et al. Sleep-disordered breathing in children with myelomeningocele. J Pediatr, 1998, 132(4):672–681.

[38] Mehta VA, Bettegowda C, Amin A, et al. Impact of tethered cord release on symptoms of Chiari II malformation in children born with a my elomeningocele. Childs Nerv Syst, 2011, 27(6): 975–978.

[39] Wolpert SM, Scott RM, Platenberg C, et al. The clinical significance of hindbrain herniation and deformity as shown on MR images of patients with Chiari II malformation. AJNR Am J Neuroradiol, 1988, 9(6): 1075–1078

[40] Naidich TP, Pudlowski RM, Naidich JB, et al. Computed tomographic signs of of the Chiari II malformation. Part I: Skull and dural partitions. Radialog, 1980, 134(1):65–71.

[41] Mori K, Nishimura T. Electrophysiological studies on brainstem function in patients with myelomeningocele. Pediatr Neurosurg, 1995, 22(3): 120–131.

[42] Nishimura T, Mori K. Somatosensory evoked potentials to median nerve stimulation in meningomyelocele: what is occurring in the hindbrain and its connections during growth? Childs Nerv Syst, 1996, 12(1): 13–26.

[43] Piatt JH Jr, D'Agostino A. The Chiari II malformation: lesions discovered within the fourth ventricle. Pediatr Neurosurg, 1999, 30(2):79–85.

[44] Singla A, Silvera VM, Carlini P, et al. Dysplastic reactive choroid plexus presenting as an intramedullary tumor of the cervicomedullary junction in a patient with myelomeningocele. J Neurosurg Pediatr, 2012, 10(5): 406–410.

[45] James HE, Brant A. Treatment of the Chiari malformation with bone decompression without durotomy in children and young adults. Childs Nerv Syst, 2002, 18(5):202–206.

[46] Aronson DD, Kahn RH, Canady A, et al. Instability of the cervical spine after decompression in patients who have Arnold-chiari malformation. J Bone Joint Surg Am, 1991, 73(6): 898–906.

[47] Mclaughlin MR, Wahlig JB, Pollack IF. Incidence of postlaminectomy kyphosis after Chiari decompresssion. Spine, 1997, 22(6):613–617.

[48] Bell WO, Charney EB, Bruce DA, et al. Symptomatic Arnold-chiari malformation: review of experience with 22 cases. J Neurosury, 1987, 66(6)812–816.

第 3 篇 ▶ 脊椎畸形

第26章

儿童颅颈交界区畸形

Arnold H. Menezes

26.1 简介和背景

由于存在潜在的复杂的解剖、胚胎学及生物力学特点，所以儿童颅颈交界区病变的治疗是一种特殊的挑战[1]。作者从1977年开始采用"树状图"管理此类病变，至今已经处理超过6000例有症状的颅颈交界畸形患者。遇到的病理类型各种各样。在处理儿童这些病变时所采用的手术入路和融合技术都是从治疗成人患者中总结而来[1-2]。

病变管理中需要考虑的因素包括：①可复位性，指重建解剖关系，从而减轻神经结构的压迫；②直接侵犯颈髓神经结构，机械压迫；③异常骨化中心的存在；④潜在形成的或已经存在的继发性神经畸形的病因，包括后脑脑疝综合征、脑积水、脊髓空洞症及血管压迫。治疗的主要目的是解除颈部脊髓边缘的压迫，在可复位的病变中进行神经减压的同时要维持脊柱的稳定性，这一点非常重要[3]。对于不可复位的病变，我们要对神经受累部位进行减压，无论病变部位在腹侧、后外侧还是后侧。在任何情况下，如果存在或预计有脊柱不稳定的情况，那么后部固定对于稳定是至关重要的（图26.1）。

对于年龄较长的患儿，可以采用牵引。牵引的应用与年龄相关。幼小患儿需要在其睡着后在手术室进行牵引，另外，术前还可以采用"颈圈"牵引并记录效果（图26.2A~C）。如下图进行决策（图26.1）。

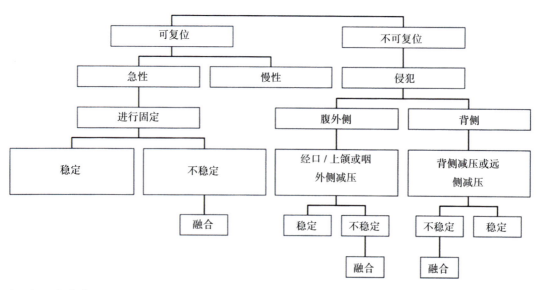

图26.1 处理颅颈交界畸形的树状图

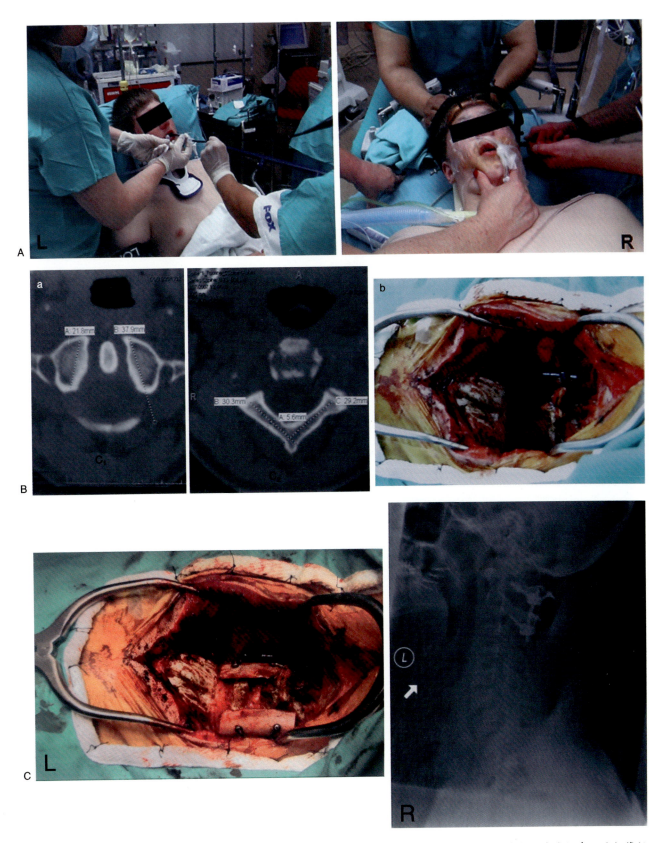

图 26.2 14岁青春期男孩外伤性十字交叉韧带断裂所致的寰枢椎失稳。A. 左图为佩戴头圈前光纤镜进行清醒的气管插管，右图为麻醉后关节固定术。B. 图 a 为术前测量寰椎侧突螺钉长度和 C_2 经椎板螺钉长度；b 为术中观，C_1 右侧侧突螺钉和 C_2 标准螺钉到位。C. 左图为术中观察双侧椎间肋骨移植补充融合，右图为术后颈椎 X 线侧位片可见融合装置

术前进行影像学检查，包括 X 线平片，屈伸位磁共振矢状面成像（MRI）和二维 CT、CT 三维重建，以此来进行诊断和制定术前计划。

患有颅颈交界畸形的儿童可以在幼儿早期进行诊断。因此，医生必须选择最佳的手术时机，术前可使用固定技术（例如模具支撑）进行保守治疗。面临的问题包括颅颈交界变形和颈髓压迫、扭曲和错位。颅颈交界畸形中的 Chiari 畸形 I 型或后脑疝常常继发于较小的后颅窝，这也包括出现脊髓空洞症[4-5]。因此，与图 26.3 中患儿的情况不同，首先需要解决主要问题。

26.2 手术细节和术前准备

26.2.1 颅颈交界融合

对于 4 岁之前的患儿，作者更倾向使用自体肋骨移植进行枕颈或寰枢椎关节融合。更详细的内容，读者可参考适当的参考资料[5-6]。现在可以给大于 5 岁的儿童使用器械融合，因为他们具有大小足够的中线枕骨粗隆和轴线椎弓根，并且平均厚度超过 4mm（图 26.2）。如果解剖上允许，也可以在寰椎上进行侧块融合。因此，影像检查至关重要。鉴于本章的长度限制，

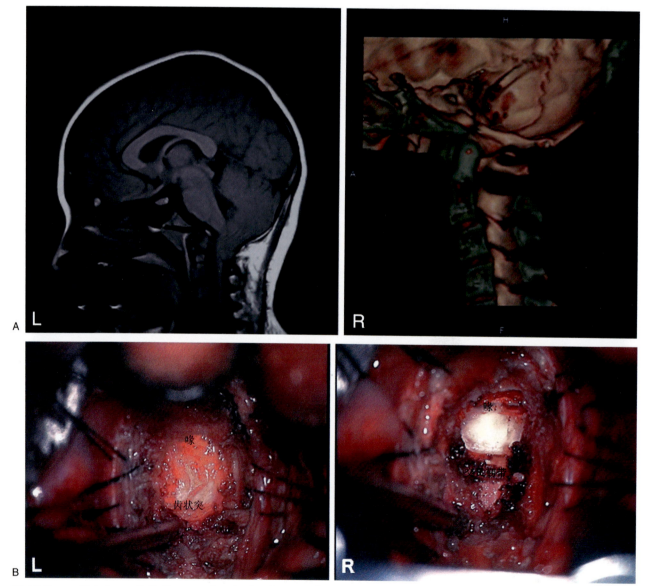

图 26.3 11 岁儿童，1 年前因 Chiari 畸形 I 型接受了后颅窝减压术。患者又复发伴随不断加剧的四肢麻痹且手对疼痛感知逐渐下降。A. 注意异常斜坡-齿状突连接对脑桥延髓腹侧造成的压迫，还有颈部脊髓空洞症，对此进行初步的腹侧减压。B. 在经口腔齿状突切除术中的显微照片。左图为游离齿状突头端，右图为在齿状突切除后可见十字交叉韧带

第 26 章 儿童颅颈交界区畸形

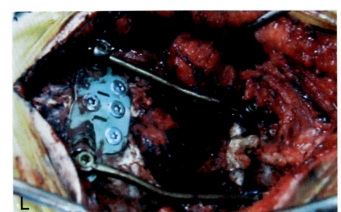
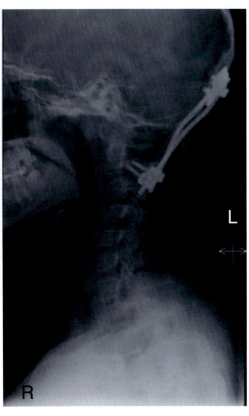

图 26.3（续） C. 左图为患者 2A 和 2B 中的背侧枕颈融合术中观。右图为枕颈融合的术后颈椎 X 线片

避免并发症的方法见表 26.1 和表 26.2。

26.2.2 经口咽入路颅颈减压术

这类手术可以分为通过鼻子以及通过口腔进行的开放手术和内窥镜手术。最常用的开放式经口咽入路手术是经口腔 – 腭咽途径、Le Fort I 下拉上颌骨切开术、中线舌切开术和下颌骨劈开术。后者在作者的机构中很少使用。由于不能对咽后区进行缝合，而且这些患儿大多数存在枕髁发育不全、扁平斜坡的表现，所以内窥镜手术在其适用性方面非常有限。这意味着，该方法必须通过口部并且是有局限性的，但是可以将其与开放手术结合。经口咽手术相关的并发症及其避免方法，见表 26.3 和表 26.4。

26.3 总 结

在不试图恢复解剖对位的情况下避免原位融合是至关重要的（图 26.4）。对儿童的减压手术和融

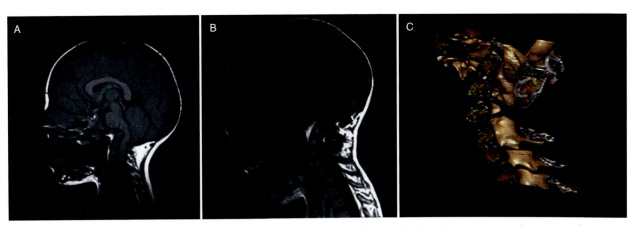

图 26.4 A.3 岁患儿脑和颈髓的磁共振（MRI）中央矢状位 T1 加权像。儿童接受背侧 $O-C_1-C_2$ 骨融合而无复位。B.9 岁时的 MRI。注意内陷的齿状突和新形成的咽鼓管。C.9 岁患儿颅颈交界的 CT 三维重建，可见骨骼背侧融合。在初始融合之前患者需要复位

表 26.1　经口 – 咽颅颈交界手术的围手术期并发症和预防措施

并发症	预防 / 管理
1. 不必要的腹侧操作	术前尽量减少
2. 口腔孔径太小	上下切齿之间的距离必须 >25mm。可以通过静脉肌松剂来改善。可能需要下颌骨和（或）舌头劈开或其他方法
3. 由于扁平颅底无法达到斜坡切除	分开软腭和可能的硬腭。术中 X 线检查
4. 手术失败，不能到达齿状突末端或硬膜外骨块	X 线检查；新手可以使用无框立体定向手术；从头端切除齿突
5. 咽鼓管和舌下神经损害	于中线旁开 2cm 从侧面暴露
6. 斜坡持续出血	来自环状窦的出血需要胶原蛋白纤维 / 氧化纤维素；否则，就夹闭硬膜内外层。电凝血管翳和动脉出血
7. 蛛网膜内脑脊液聚集，脑脊液漏	术前腰椎引流；尝试硬脑膜闭合；筋膜 + 脂肪 + 生物胶；CSF 引流；抗生素使用 1 周

表 26.2　经口咽颅颈交界手术的迟发并发症

并发症	预防 / 管理
1. 严重舌肿胀	静脉输注地塞米松；间歇性释放压舌板。保留儿童牙垫
2. 脑膜炎	脑脊液检查，腰大池引流。禁饮食、抗生素。修补脑脊液漏
3. 腭裂	闭合不全，必须重新闭合
4. 神经功能恶化	检查对齐 – 牵引。重新评估脑膜炎、脓肿、残留病变、血管损害。磁共振成像（MRI）和磁共振血管造影（MRA）
5. 咽裂开	<1 周，重新闭合
	>1 周，静脉输入营养液，抗生素
6. 咽后脓肿	检查骨髓炎和脑膜炎，咽后引流
7. 咽部迟发出血	继发感染。排除骨髓炎和椎动脉侵蚀和假动脉瘤。做 MRI 和 CT 检查，必要时血管造影
8. 声音持续嘶哑	术后 4~6 周出现。声带上可见肉芽肿；声带休息和使用质子泵抑制剂
9. 咽腭闭合不全	通常术后 4~6 个月出现。咽部再训练 / 假体。咽后脂肪注射，可能需要咽后壁移植

表 26.3　背侧颅颈融合术的围手术期并发症及其预防

并发症	预防 / 管理
1. 插管困难	术前评估气道
	清醒或通过面罩气管插管，同时使用外部矫形器保持颈椎处于合适的位置
2. 全身性低血压和脊髓梗塞	在插管期间避免全身性低血压和正确地使用血管加压药以维持生理平均动脉压
3. 颅颈交界的严重不稳定	背侧手术进行骨膜下暴露期间用布巾钳临时固定 C_1 和 C_2
4. 无法稳定	选择适当的融合技术依赖于治疗器械和非器械技术
5. 无法实现经关节路径	需要使用 T_1 下插入位点
6. C_1 侧块稳定性不足	在儿童中，由于骨骼形状，必须指向 C_1 侧块的内侧
7. 神经功能状态下降或术中电生理监护恶化	验证心肺生理状态
	动态牵引的维持
	在 X 线透视引导下的手术定位和固定
	对年龄较大的儿童清醒定位

续表（表 26.3）

并发症	预防 / 管理
8. 术后即刻发生神经功能恶化	术后硬膜外出血或血肿
	如果由于使用成骨蛋白，在手术时应放置引流
	手术探查和清创
9. 脑脊液从意外切开的硬膜切开处外漏	使用止血剂，同时根据情况放置枕部螺钉，识别并修补硬脊膜撕裂
10. C_1 侧块暴露时过度静脉出血	在 C_1 后弓后面仔细骨膜下剥离，必要时使用双极电凝
	最后的手段是 C_2 神经节切除术，以显示 C_1 侧块后上方
11. $C_1 \sim C_2$ 椎间孔内动脉出血	可见经关节的空心螺钉，原位放置螺钉
	禁忌行对侧内固定
	术后血管造影评估
12. 放置枕部螺钉时静脉出血	术前辨别枕骨和横窦，在影像检查中测量枕骨板障，可以精确确定螺钉长度和放置位置
	使用止血剂（氧化纤维素或手术）和平头螺钉

表 26.4　颅颈交界背侧融合的迟发并发症及其处理

并发症	预防 / 管理
1. 舌下神经损伤和咽喉穿透	术前 CT 精确测定 C_1 螺钉长度
	术后复查 CT，根据需要进行手术修正
2. 神经功能减退	手术部位感染
	解剖学失稳所致的神经损害
	血管损伤或迟发动静脉（AV）瘘。进行血管造影
	螺钉侵犯椎管。进行手术修正
3. 伤口感染	仔细止血
	围手术期使用抗生素
	可能需要在清创和关闭伤口时放置引流。外科清创并使用抗生素后可以挽救内固定和移植物
4. 解剖学失稳	螺钉断裂或脱出导致结构不稳，需要重新手术。如果没有内固定，可以使用头圈牵引
5. 骨不愈合，假关节	使用骨移植物固定融合，外部矫形器佩戴时间为 4~5 个月，对于无内固定的情况为 6 个月
	持续不稳定者，需进行手术修正
6. 支架去除后延迟疼痛发作	如果螺钉侵犯神经孔，则出现神经性疼痛
	具有持续不稳定性的假性融合。CT 检查可能需要头圈
7. 上呼吸道阻塞和吞咽困难	利用口咽空间进行曲度融合。需要进行手术修正以恢复中立对齐

合手术必须在成年后进行，因为颅颈交界区腹侧的斜坡和齿状突这些结构会向前生长。因此，单独后部固定可能需要在后期进行腹侧手术（图 26.4）。在非常年幼的儿童中存在与器械相关的重大并发症，作者分享他的经验以期能预防并发症的发生。

参考文献

[1] Menezes AH. Decision making for management of craniovertebral junction pathology. Oper Tech Neurosurg,

2005, 8:125-130.
[2] Menezes AH. Surgical approaches: postoperative care and complications "transoral-transpalatopharyngeal approach to the craniocervical junction". Childs Nerv Syst, 2008, 24(10):1187-1193.
[3] Menezes AH, Fenoy KA. Remnants of occipital vertebrae: proatlas segmentation abnormalities. Neurosurgery, 2009, 64(5):945-953, discussion 954.
[4] Menezes AH. Craniovertebral junction abnormalities with hindbrain herniation and syringomyelia: regression of syringomyelia after removal of ventral craniovertebral junction compression. J Neurosurg, 2012, 116(2):301-309.
[5] Menezes AH. Craniocervical fusions in children. J Neurosurg Pediatr, 2012, 9(6):573-585.
[6] Ahmed R, Menezes AH. Management of operative complications related to occipitocervical instrumentation. Neurosurgery, 2013, 72(2, Suppl Operative): ons214-ons228, discussion ons228.

第27章

脊柱疾病

Luigi Bassani, Douglas Brockmeyer

27.1 简介和背景

当患者的颈椎骨和（或）韧带结构对脊柱和脊髓结构不能提供充分的结构支撑和保护时，就需要进行外科手术固定。固定颈椎的适应证相当少，这通常通过前路或后路手术实现。本章主要讲述儿童患者的颈椎前路手术，讨论关于颈椎前路手术的一般原则及确保手术成功的一些细节。

27.1.1 颈椎固定的适应证

儿童颈椎结构的稳定性主要由脊柱的前柱所提供。它易受到先天畸形、肿瘤和创伤的影响。儿童先天畸形，例如Klippel-Feil综合征、Larsen综合征、软骨发育不全或脊柱节段发育不全，这些都会影响颈椎的稳定性。椎管狭窄和椎板切除术后或放疗后"天鹅颈"畸形，可能也需要行前路颈椎固定。椎体内的肿瘤，例如朗格汉斯组织细胞增生症、骨样骨瘤/成骨细胞瘤、骨软骨瘤和动脉瘤样骨囊肿（图27.1），可导致脊柱的破坏和塌陷，随后会造成脊柱后凸和椎管损伤。最后，创伤可引起屈曲/牵拉损伤，导致前柱楔形压缩性骨折、骨折脱位、小关节移位和不稳定的后部韧带损伤（图27.2）。

患有先天性畸形、肿瘤或外伤的患者会表现为典型的临床综合征。运动时颈部疼痛，是最常见的主诉。神经系统缺陷，如脊髓神经根病变，也可能存在，但在非创伤性情况下并不常见。肠道和膀胱症状不常见。

具有显著颈部疼痛和（或）进行性神经功能缺陷的儿童应该较早考虑手术，甚至可能是急诊手术。存在先天性畸形和进展性畸形的儿童也需要手术干预，但要依情况而定。一般情况下，颈椎前路手术应由那些有经验的儿童脊柱病理学专家来进行。

27.1.2 目标

前路颈椎手术的主要目的是恢复颈椎对位并提供结构稳定性。在该过程中，成功的刚性固定应当缓解颈部疼痛以及防止进行性神经损伤。手术的其他目标包括通过融合必要的、最少的颈椎节段获得脊柱的稳定性，同时保持脊柱的活动和生长。

27.1.3 替代方法

有两种主要的替代方法可以实现非手术颈椎支持。最简单的形式是颈托，其可以用于儿童轻度至中度的损伤，例如单侧小关节骨折、Jefferson骨折和hangman骨折。更复杂的颈椎创伤，例如Jefferson合并Hangman骨折，可能需要更加严格的外固定，例如"头圈"支架。"头圈"支架可以提供足够长期的精确固定，在某些情况下可以避免多节段融合和相邻节段断裂。"头圈"支架的缺点是需要佩戴大约12周的大型外部支架，以及存在头圈支架部位出现感染和瘢痕的风险。

27.1.4 优点

无论从前路还是后路进行颈椎内固定和融合，

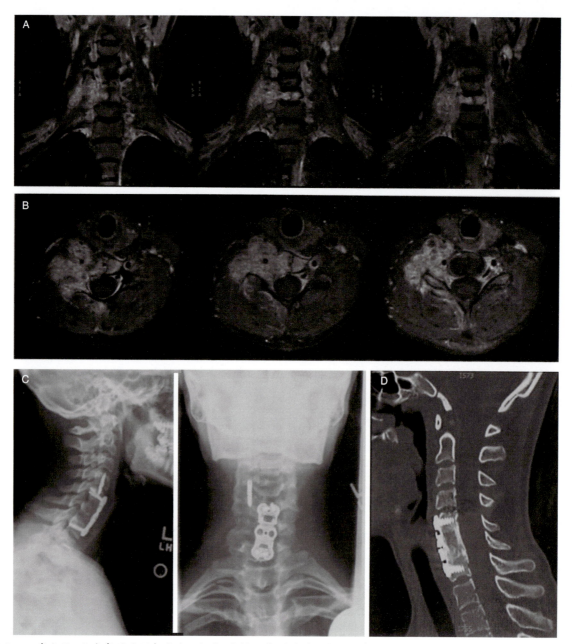

图 27.1 14岁女孩,临床表现为颈部疼痛9个月,右侧 C_6 根性疼痛2个月及脊髓型颈椎病的体征和症状。颈椎冠状位(A)和轴位(B)磁共振图像(MRI)显示椎体高度下降、异常 T_2 高信号和 C_6 椎体右侧、椎弓根和后部元件延伸到 C_5~C_6 右侧神经孔的 T_1 明显强化。在肿瘤栓塞和右椎动脉阻断后,进行 C_6 前部部分切除、肿瘤切除、同种异体移植物结构重建和 C_4~C_6 融合。术后3个月X线(C)和颈椎的矢状位CT(D)显示对位良好,C_4~C_6 稳定融合

都可以建立脊柱的稳定性并重建脊柱形态,从而避免进行外部头圈矫正。内固定避免了破坏相邻水平的轴向生长板,从而可以保持长期颈椎生长。此外,内固定使得在颈椎固定的上下水平有一定的活动能力。理论上的缺点是,它可能最终会导致脊柱相邻节段随时间发生退行性变化;然而,在作者20年的经验中,尚未见过此类情况。

27.2 手术细节和术前准备

27.2.1 术前评估

有疑似颈椎畸形的儿童需要适当的影像检查来正确制定外科治疗计划。第一步是获得前-后位和侧位颈椎X线片(图27.2C)。这些X线片可以显示出椎体高度、脊柱对位和有无脊椎分节不全的信

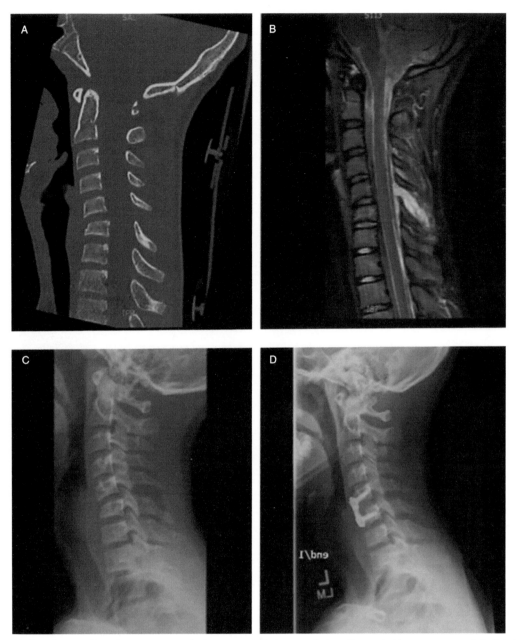

图27.2 16岁青少年男孩在蹦床上跳跃,下落时头颈屈曲着地。A. 首次颈椎CT扫描显示C_5~C_6屈曲牵拉损伤,其中在C_5~C_6具有局灶性脊柱后凸和小关节脱位。B. 颈椎的磁共振成像(MRI)和短T_1反转恢复(STIR)序列显示显著的椎间棘突间韧带损伤。总之,这些发现提示C_5~C_6不稳定,需要手术稳定。术前(C)和术后(D)颈椎平片显示颈椎对位改善,椎间盘高度恢复,手术后小关节脱位恢复

息。下一步是获得颈椎CT薄层扫描与矢状位(图27.2A)和冠状位重建,给外科医生详细展示颈椎解剖。这在计划任何颈椎手术之前都是必要的。尤其是要计划因先天性畸形和肿瘤破坏进行前柱重建术和因屈曲牵拉损伤进行固定时更应如此。颈椎的磁共振成像(MRI)用于检查脊髓和神经根(图27.1A、B)的同时可明确后方韧带复合体的情况(图27.2B)。最后,动态屈曲-伸展位X线片对于确定前脊柱病理学状态是否稳固是非常重要的。动态X线片通常使外科医生明确融合和重建的必要性和程度。

多模态影像会帮助外科医生选择适当的手术干预方法。例如,在先天性椎骨畸形的情况下,动态成像可以发现未知的不稳定因素,这将指导外科医

生对患者进行治疗。类似地，对于颈椎的外伤性屈曲 - 牵拉损伤，在 X 线片和 CT 上可以看到最小的脊椎后凸；然而，外科医生根据 MRI 上明显的后部韧带损伤的表现，会对患儿脊柱进行适当节段的稳定和融合。

27.2.2 手术过程

前路颈椎手术从正确的气道管理和患者体位开始。应保持颈椎对位的同时完成气管内插管。这可以以多种方式进行，包括在插管过程中轴向牵引、在插管期间佩戴颈托、清醒光纤气管插管或鼻气管插管。

一旦插管成功，就开始摆放患儿手术体位。如果患者由于创伤性损伤而处于颈部牵引中，则将头部放置在马蹄头垫上并以标准方式施加牵引力。如果已用坚固的颈托稳定，则将牵引重量设置为5磅（1磅 ≈ 0.45 千克），然后将头部放置在环形垫上，并且移除颈托。轻轻地在肩胛骨之间放置一个小的凝胶卷以提供支撑，有时在颈部下方放置。可以使用电生理监测，但不是必要的，除非计划在术中进行重要的复位。然后用 X 线透视检查确认病变颈椎的水平，并标记颈前部切口部位。

采用典型的颈前入路，切口标记在病变颈椎水平上。一旦分离颈阔肌，就可暴露出肩胛舌骨肌和胸锁乳突肌之间的解剖平面。识别颈长肌，并在适当的椎体上进行中线切口。通过 X 线透视确认锥体水平，并且放置自动牵开器。

将牵开器铆钉放置在椎间盘切除术或椎体切除术水平上下椎体的中线上，注意是将其放置在目标锥体从头端到尾端的中线上。在透视下以收敛性的方式放置铆钉，这样一旦牵拉锥体时就可以进行术中复位。

使用手术显微镜、刮匙、钻头和显微器械以标准方式进行所需的每个椎间盘切除术。去除整个骨终板制造可用于骨移植的接触面，从而增加融合率。椎间盘切除术应该侧向延伸到椎间关节。在创伤或先天性畸形的情况下，没有必要打开后纵韧带。当进行有肿瘤侵犯的椎体切除时，如前所述，要切除椎体上下的椎间盘，并且随后磨除椎体。

27.2.3 椎体间移植物和生物制剂

一旦椎间盘切除后就要测量上下终板之间的距离，以确定椎体间移植物的尺寸。标准椎间盘切除术的移植选择包括自体带三面皮质髂嵴、髂骨同种异体移植和聚醚醚酮（PEEK）植入物。鉴于颈椎的高融合率，作者的习惯做法是使用髂骨移植。这可以用脱钙松质骨基质补充，将其放置在移植物内并沿着植入物的边缘涂抹。如果进行椎体次全切除术，需要较大的移植物。在这些情况下，有许多可用于前部重建的方法可供选择。单个水平椎体切除可以使用自体带三面皮质骨髂骨移植来重建。其他方法包括腓骨支柱移植物，可以填充松质骨和脱松质骨基质的钛或碳纤维笼，以及 PEEK 可堆叠笼。在放置移植物后，外科医生必须确保移植物贴合在两个椎体之间。这将会防止移植物沉陷、移动和脱出。

27.2.4 内固定

在放置椎体间移植物之后，使用前路颈椎器械来固定局部结构，而成熟的关节融合需要在接下来的 2~3 个月形成。与没有钢板的融合相比，前路颈椎钢板使融合率从 90% 增加到 96% 以上[1]。静态钢板的特征约束螺钉孔小并且没有平移能力。动态钢板系统通过允许螺钉在延伸孔平移或钢板通过内部轨道平移来达到可控范围的活动。无论哪种方式，动态板都考虑到了跨越构造物和移植物沉降的压力分担。研究表明静态板和动态板在单个水平结构中的临床结果或融合率没有显著差异[2]，然而，一些数据表明，多个水平结构使用静态板与使用动态钢板系统相比具有更高的失效率，这可能与应力屏蔽有关[3-4]。在实践中，作者采用了动态过渡钢板系统进行单水平和多水平重建。

在侧位 X 线直视下放置前板。要使用延伸跨过终板的最小板。螺钉被放置在移植物上方椎体中的头端内侧路径和移植物下方椎体中的尾端内侧路径上。这种螺钉放置的方式增加了螺钉拔出的强度，从而降低了内固定故障的风险。如果在螺钉放置期间注意到固定或轨迹不好，建议立即修正。新的螺钉可以放置在不同的轨道中，或者补救螺钉可以放在同一个钻孔来达到更好的固定。如果由于并发症而无法固定到所需水平，则应该毫不犹豫地将钢板系统延伸至下一个水平以实现所需的螺钉固定。

27.2.5　伤口闭合

在前路颈椎重建完成后，关闭伤口是非常重要的。应用抗生素充分冲洗伤口。仔细止血以防止渗出和潜在的颈部血肿。一旦牵开器被移除，胸锁乳突肌应该移回原位，并逐层关闭伤口。作者在伤口上常规放置无菌引流条。作者建议术后使用颈托 4~6 周。

27.2.6　风险及风险规避

- 在手术期间，可能发生颈动脉、食管或气管的损伤。适当的技术、组织层面的正确辨别和组织的轻柔操作将避免大多数问题。
- 通过正确使用术中透视可以避免椎体水平的错误识别。如果对正确水平有任何疑问，不要犹豫使用透视检查！
- 不得盲目在椎管内放置物品，以免导致脊髓损伤。这也意味着避免将脊椎穿刺针置于椎间盘空间中来识别椎体水平。出于定位目的，要使用安全的不透射线的仪器，如 Bovie 尖端。这样做也会加快手术速度。
- 避免过度磨除椎体，以确保有足够的骨骼可用于螺钉固定。必须不惜一切代价保护目标椎体的结构完整性。

27.3　预后和术后管理

27.3.1　术后注意事项

接受前路颈椎融合术的患儿，其术后处理通常较简单。除非有严重的并发症，例如脊髓损伤或潜在的气道问题，作者所在机构的儿童通常术后不会进重症监护室。具有上述风险因素的患者，会在重症监护室过夜监测。术后护理计划包括疼痛控制、神经和气道监测及伤口管理。与前路颈椎切开相关的术后疼痛通常最小。通常对乙酰氨基酚和非类固醇镇痛药物对患儿效果较好。在经前路椎间盘切除术、椎骨切除术、融合术后很少需要大量的镇痛药品。

27.3.2　并发症

颈前入路手术的并发症也很少见。患儿术后可能会立即出现因气管插管或食管收缩引起的吞咽困难。这通常在几天内，最多在 2 周内缓解。患儿术后能够吞咽而没有明显的不适，就可以进流食。声音嘶哑是另一种潜在的并发症，它可能继发于喉返神经的损伤，但也可能继发于简单的牵拉。这在大多数情况下是自限性的，并且在几天内缓解。

在前路颈椎手术中伤口感染的出现概率小于 1%。表浅感染可以用伤口护理和口服抗生素治疗；深的颈椎伤口感染需要更进一步治疗，要进行伤口探查冲洗和针对特定病原体的长期抗生素治疗。还可能发生移植物和硬件故障，其发生率小于 2%。在静态颈椎板的应力遮蔽或硬件松动的情况下可能发生移植物失效。硬件故障可能包含螺钉脱出、螺钉断裂和钢板断裂，后者是极其罕见的。螺钉脱出或断裂可导致钢板迁移并撞击食管，这在儿童中可能表现为疼痛和吞咽困难。随着时间的推移，这可能导致食管侵蚀和瘘管形成。虽然罕见，但在儿童出现术后疼痛、吞咽困难或进行性神经系统症状时需要考虑这些并发症。根据情况，处理涉及移植物和（或）硬件的修复。

27.3.3　随　访

在无并发症的前路颈椎手术后，儿童在术后第 1 天常规进行前 – 后和侧面（图 27.2D）颈椎 X 线检查。如果手术后没有问题，则患儿于术后 1 个月和 3 个月时在门诊随访。在这两次随访期间都行颈椎侧位 X 线检查，通常术后 3 个月时的 X 线片会显示关节融合（图 27.1C）。如果外科医生使用了动态钢板，则术后 X 线片会发现移植物。在 3 个月的随访后，患者可以由他们的儿科医生监测，除非存在其他问题、出现任何复发性症状或改变时再转诊。

参考文献

[1] Kaiser MG, Haid RW Jr, Subach BR, et al. Anterior cervical

plating enhances arthrodesis after discectomy and fusion with cortical allograft. Neurosurgery, 2002, 50(2):229–236, discussion 236–238.

[2] Goldberg G, Albert TJ, Vaccaro AR, et al. Short-term comparison of cervical fusion with static and dynamic plating using computerized motion analysis. Spine, 2007, 32(13):E371–E375.

[3] DuBois CM, Bolt PM, Todd AG, et al. Static versus dynamic plating for multilevel anterior cervical discectomy and fusion. Spine J, 2007, 7(2):188–193.

[4] Li H, Min J, Zhang Q, et al. Dynamic cervical plate versus static cervical plate in the anterior cervical discectomy and fusion: a systematic review. Eur J Orthop Surg Traumatol, 2013, 23(1,Suppl 1):S41–S46.

第28章

脊柱畸形 / 脊柱后凸

Steven W. Hwang

28.1 简介和背景

28.1.1 适应证

本章主要侧重于脊柱后凸的手术矫正，虽然它通常不是独立存在而是和脊柱侧凸联合存在。其中所描述的技术可以不对称地进行，也可以解决冠状位和轴位的畸形。与儿童脊柱后凸相关的最常见的外科病因包括Scheuermann脊柱后凸、先天性脊柱后凸和其他较少见的病因，例如医源性、与脊髓脊膜膨出相关的、创伤性或肿瘤性脊椎后凸。手术矫正的适应证通常是脊髓病变、脊柱后凸＞70°，具有显著生长潜力/骨骼不成熟（即先天性脊柱侧凸的亚型）的进行性脊柱后凸或不愈合的皮肤溃疡。

28.1.2 目的

手术的主要目的应是矫正畸形、恢复矢状位和冠状位平衡（图28.1）。这些可以通过仔细规划和应用矫正操作来实现骨骼融合。

28.1.3 替代方法

替代方法包括装矫正架、生长系统（即生长杆或垂直可扩张假体钛肋），或前部入路或侧方入路的椎体切除术。

28.1.4 优点

矫正架对改善未成熟脊柱的曲率是有用的，但其在严重脊柱后凸或脊柱生长基本完成的情况下作用有限。同样的，生长系统可能略微有效但不主要解决脊柱在矢状面的平衡，而是主要针对改善冠状面平衡。替代手术方法可能非常有用，但需要延长而不是缩短脊柱以进行矫正，并且可能产生额外的风险。后路手术可缩短脊柱，并且最大限度减少了与经胸廓手术相关的呼吸障碍。

28.1.5 禁忌证

我们要时常权衡手术的风险和受益，需要考虑的因素有显著的骨质疏松或影响骨骼生长的潜在因素，同时还要考虑与假性关节病或手术并发症[即综合征状况，1型神经纤维瘤病（NF1）等]高发率相关的情况。

28.2 手术细节和术前准备

28.2.1 术前规划和特殊设备

标准脊柱内固定需要暴露和植入硬件，并且应包括畸形复位。Jackson 4柱床可用于身形合适的患者，或者在较小的儿童中使用凝胶卷。应特别注意确保受压部位充分垫起，腹部悬空。术前常规进行CT和MRI检查，以更准确地确定螺钉大小，同时避免意外的解剖变异。术前X线片对于评估弯曲脊柱的活动性和预期需要什么类型的截骨术是很重要的。通常，Ponte截骨术中闭合1mm将获得1°的矫正；椎弓根缩减截骨术将获得15°~25°，这取决于椎体的水平、范围和大小；脊柱切除术通常将

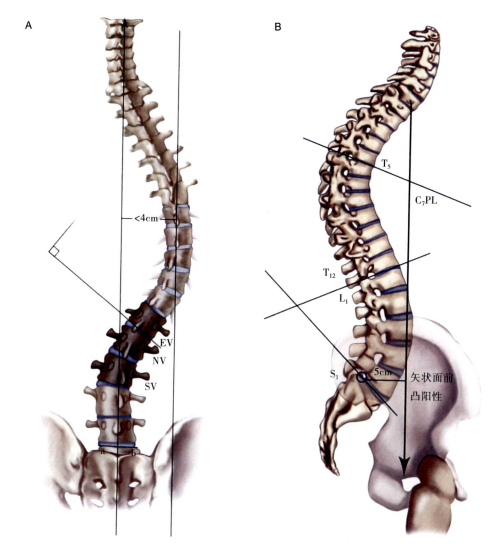

图 28.1　A.脊柱的前后位（AP）图像，其骨盆和肩部左右相平，脊柱在冠状面侧凸小于4cm。B.脊柱的侧面图，显示矢状面前凸<5cm、胸椎生理曲度正常（$T_2 \sim T_{12}$；20°~40°）和腰椎前凸正常（可能因骨盆参数而异）

获得30°~40°的矫正。可以使用数学公式来预先测量具体的角度和距离，或者可以使用软件编程（Surgimap, New York, NY）来预测手术中的校正量。如果预计会出现大量失血，应放置大口径静脉通路以及动脉通路。应该考虑抗纤维蛋白溶解剂，在整个病例中应该使用血液回输装置，麻醉师、外科医生和神经生理学家之间应该进行明确的沟通以计划进行神经监测及使用牙垫。

28.2.2　专家建议

在这种情况下，应该连续化验并根据需要输血。应该连续重复给抗生素，并且应该频繁且在任何明显干预后测试运动诱发电位。在手术过程中，平均动脉压通常保持在60mmHg左右，如果患者基础血压正常，则在矫正操作期间平均动脉压力升至80mmHg。

28.2.3　关键步骤和手术细节

在充分暴露后应首先放置螺钉，因为截骨术将导致更多的失血，所以应留在最后进行。

Ponte 截骨术

可以使用Leksell咬骨钳咬除脊柱棘突的尾部，直到可以看到中线硬膜外脂肪（也可以使用电钻打磨）（图28.2A）。可以使用1.27cm的骨凿，平行于椎板斜向头端和侧面进行截骨（图28.2B）。使用锤子将骨凿从脊椎横突下缘沿画好的线推进。然后可以在略微指向侧方的假想线上进行第二次切割，以避免不经意间插入内侧，从而断开下关节突（图28.2C）。然后使用 2 或 3 号 Kerrison 凿子，在中线可以见到硬膜外脂肪的地方开始，向头端侧面延伸去除下位脊椎的上关节突（图28.2D）。早期足量使用止血剂，如凝血酶混合泡沫可以有效地控制和最小化硬膜外出血。M8 钻头可用于进行椎骨关节面任何部分的切除。椎弓根可以通过截骨术轻松触诊到，以便辅助确定椎弓根螺钉轨迹。

经椎弓根椎体截骨术（PSO）

如果需要额外的校正，可以进行经椎弓根椎体截骨术（PSO）。在完成所需水平的上下关节突切除之后，进行椎板切除术。然后将椎弓根分离并移除。可用钻或刮匙将嵌入椎体中的椎弓根挖除。刮匙可用于保存作为移植材料的松质骨。当取下椎弓根的头端和尾部时，应注意避免损伤邻近的神经根。通常，将椎弓根打磨至蛋壳薄厚时，在远离神经结构的部位将其截断（图28.3A）。肋骨头需要被移除（使用钻或骨钳）或使其从关节脱落并下压。一旦椎体被楔形截骨后，就可以使用骨凿或钻头以"V"形切口截断椎体侧壁（图28.3B）。使用 Penfield 1

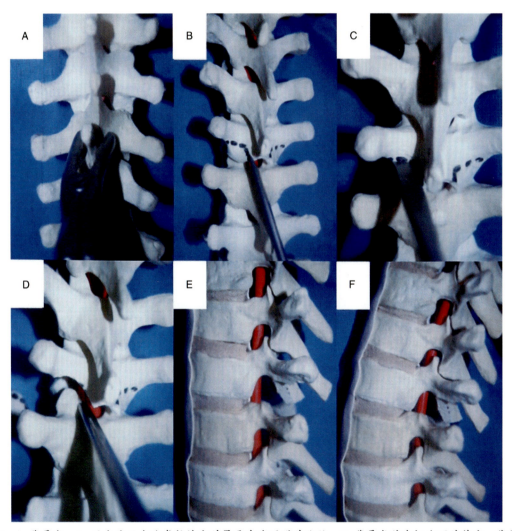

图28.2 Ponte 截骨术。A. 医生演示去除脊柱棘突并暴露中线硬膜外脂肪。B. 截骨术首先切除下关节突；截骨时应当向侧方倾斜并且平行于椎板以使向下的轨迹最小化（虚线标出了截骨术的头端范围）。C. 第二截骨切口应当断开下关节突，并且还应当略微侧向进行。D. 然后可以使用 Kerrison 凿子来移除上关节突，横向进行。E. 完成截骨术的侧视图。F. 侧视图突出显示了截骨术闭合的矫正效果（约 1°/1mm）

或显微刮匙在椎体和前纵韧带之间形成平面。可以使用 Kerrison 骨凿或钻来断开前壁。松解前壁需要切开的宽度仅相当于磨钻或 Kerrison 骨凿的宽度。头灯或显微镜可用于充分地看清外科解剖结构。最后，应使用钻或刮匙（曲面钻可以有助于使更多的中线骨变薄）磨薄后壁。可以使用牙科解剖器以确保硬膜不会黏附在后纵韧带（PLL）上。进行后壁钻孔时，对侧助手应使用 Penfield 保护并轻轻地牵拉硬膜。在这最后一步，临时杆应放置在对侧，以避免突然松动。后壁变薄后，可以使用 11 号刀片或显微手术剪尽可能远地切割 PLL，同时轻轻地牵拉硬脊膜。通过交换侧别，外科医生应该能够使两侧切口汇合。然后可以轻轻地使用向下推动的刮匙压下和断开剩余的后部椎体壁。通常，这个步骤的困难之处在于剩余的椎骨比预期的要多。这可以通过轻轻牵拉硬脊膜和去除肋骨头以暴露更多的内侧空间来解决。然后可以将牵开器放置在螺钉头之间（或者如果距离太大，则放置在螺钉和副夹持器之间），同时释放临时杆，进行缓慢复位（图 28.3C）。应注意监测硬膜的过度屈曲。如果椎体不塌陷，那么很可能一个椎体壁仍保持连续并需要更加注意。

脊柱切除术（VCR）

这种技术与 PSO 相似，但包括椎体的完全去除（图 28.4A）。一旦椎弓根被移除，则可以使用电钻从头尾端钻入椎间隙来快速勾出切除范围。然后可以使用大的刮匙除去椎间盘组织一直到相邻椎间盘软骨板。应注意避免破坏可能导致移植物沉陷的

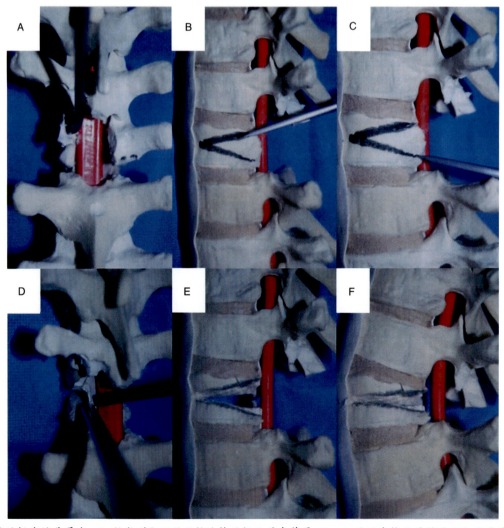

图 28.3 椎弓根减缩截骨术。A. 钻或刮匙可用于挖除椎弓根至蛋壳薄厚。B，C. 然后在椎体前壁进行楔形截骨。D. 最后，放置临时杆，移除椎体后壁。E，F. 将骨缘并在一起闭合截骨面

软骨板。以更完整的方式类似地移除椎体侧壁、前壁和后壁。为了获得足够的暴露来进行椎间融合器的植入，通常需要牺牲神经根（图 28.4B）。在横断之前应当使用临时夹子夹住神经根并进行几分钟神经监测以确保神经根分支并非主要分布在该水平的脊髓前动脉。

这种手术的变异被描述为对于复发性脊髓拴系患者的脊柱缩短截骨术。通常，椎弓根下方椎体尾端的 1/3~1/2 保持完整，并且收缩到上层的尾部终板中，切除大约 2cm 的高度。

28.2.4 风险及风险规避

在 Ponte 截骨术中，脊髓位于凹侧，并且当去除上关节突时可能增加损伤风险；如果存在显著的脊柱侧凸，则使用电钻磨除更安全。对于小椎弓根或骨骼完整性差的情况，在单个椎体水平避免过度压力是很重要的。使用较长的临时杆的较长结构来重新分配压力至关重要。通常不需要完全去除肋骨头；可以将其磨得足够薄以具有可塑性和（或）将

其压低，从而将胸膜切开的风险最小化。通常，胸膜切开不需要治疗，但是如果有大的缺损，可以放置胸腔闭式引流管。使用神经监测及临时夹可能有助于避免牺牲重要的节段血管，这些血管可以通过牺牲对侧神经根来保留。在畸形矫正过程中，过度切除椎体可能导致硬脊膜屈曲，从而导致脊髓压迫。通过减少矫正来纠正这种情况，或者也可以进行硬脊膜成形术。如果这种情况继发于脊柱过度缩短，则可以向前放置移植物以提供支点并增加高度。

28.2.5 抢救措施

螺钉抢救

如果椎弓根螺钉的放置有困难，可以尝试几种方法：①可以采用穿过肋骨头 – 椎体接合部再返回到椎体中的横穿模式的"进出进"轨迹。②可通过椎板切开术或 Ponte 截骨术触诊椎弓根。然而，在凹侧的顶点处，脊髓可以抵靠在椎弓根上并且阻碍我们进行触诊。但是我们可以从侧面或上面触诊。

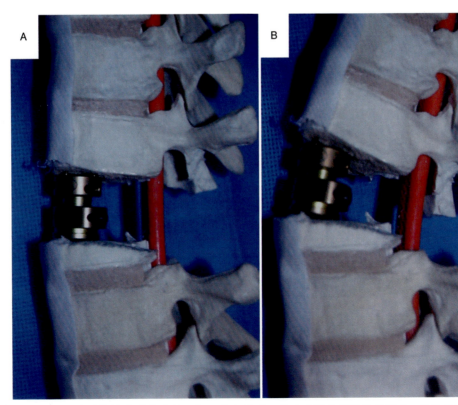

图 28.4 脊柱切除术。将移植物放置在腹侧，但不完全牵开，并且压缩后部结构来校正；可以放置脊柱前凸的移植物以增加校正。A. 在移植物就位的情况下预矫正侧面图像。B. 校正后侧视图

③通过触诊深部内侧轨迹来识别椎板皮质骨，并且可以连续多次尝试触诊外侧轨迹直到识别出松质骨椎弓根。④可以放置牵引钩代替。⑤如果存在足够的其他固定点，则可以跳跃固定螺钉。对固定可疑的螺钉也可以在椎板下用钢丝补充固定。

神经监测出现变化的情况

如果存在变化，应首先评估技术问题。同时，与麻醉科讨论，以确保没有改变镇静剂；测体温，提高平均动脉压（MAP）超过 80mmHg（假设平均动脉压基线正常），并化验最新的血细胞压积。当麻醉师和神经生理学医生解决这些问题时，手术团队应该检查最近的外科干预，并且如果可行应进行手术操作的回退（即减少复位，验证螺钉位置等）。如果神经监测持续变化，同时也校正了所有异常发现，那么应进行 Stagnara 唤醒试验。

硬脑膜问题

如果发生并且是可见的硬脊膜切开，应进行硬膜修复并考虑使用黏固剂加强修复效果。腹侧硬膜切开可以通过将一层硬膜替代物包裹脊髓并在其背侧缝合来修复。硬脊膜屈曲，如果出现症状，可以通过减少所实现的局部矫正量或通过进行硬膜成形来解决。

28.3　预后和术后管理

术后注意事项：患儿应在重症监护室（ICU）过夜并密切监测，进行连续实验室检查。患者的平均动脉压应正常化，应避免低血压。作者鼓励患儿早期活动、进行刺激性肺活量测定和常规术后护理。作者通常在放置引流时预防性使用抗生素。

28.3.1　并发症

并发症包括：感染、伤口裂开、神经功能障碍、失血、肠梗阻、肠系膜上动脉综合征、呼吸问题（肺不张、肺炎）、内固定错位或断裂、疼痛、假关节、脑脊液漏和矫正不完全。任何术后神经功能障碍都应该急查 MRI 和 CT。

第29章

脊柱侧凸

Kaine C. Onwuzulike, George H. Thompson

29.1 简介和背景

脊柱侧凸是一种复杂的脊柱三维旋转畸形，这在儿童晚期和青春期最常见，尤其是女孩。典型的表现是有一处主要的弯曲，通常是右侧胸部 [在后前位（PA）X 线片观察]，而在近端颈部、远端腰骶部或腰部具有代偿性弯曲（图 29.1）。脊柱侧凸分为 4 类：特发性（原因不明，分为婴儿、儿童和青少年）；先天性 [椎体形成失败（半椎体），分割失败（单侧块）或混合]；神经肌肉性（肌源性和神经源性疾病）和综合征性（与综合征相关）。特发性脊柱侧凸在青少年最常见，它影响 2%~3% 的一般人群。在轻微侧凸中男女比例相当，但在较明显的侧凸比例增加到 1∶（3~4）[1-2]。脊柱侧凸的外观影响是深远的，特别是在儿童和青少年人群中。畸形显著的患者通常比较自卑，严重影响他们的社会交往和职业发展。未治疗的严重畸形可导致肺部损害和胃肠道挤压[3]，可导致退行性脊柱关节炎、慢性背痛和死亡率增加，胸部脊柱弯曲更可能引起肺功能异常。

脊柱侧凸的查体包括：脊柱一侧不均匀或升高的肌肉组织，由胸椎侧凸的肋骨旋转引起的肋骨突出或肩胛骨突出（肋骨隆起），下肢长度不等（腰椎侧凸）。

脊柱侧凸的症状通常都不轻，它们可能在严重的情况下进展并导致一些并发症。小关节和椎间盘的不对称负重可导致退化改变加速，导致有症状的脊柱狭窄、脊椎滑脱和椎间盘退变。严重的脊柱侧凸（即 >90°）可引起胸腔容积的减少、机械胸壁功能障碍、肺活量的降低和肺心病而进一步导致心肺功能障碍，最终导致过早死亡[1]。直接来自脊髓或神经根受压的神经缺陷罕见。脊柱侧后凸畸形，尤其是与显著的驼背相关的畸形，特别容易引起脊髓损伤。

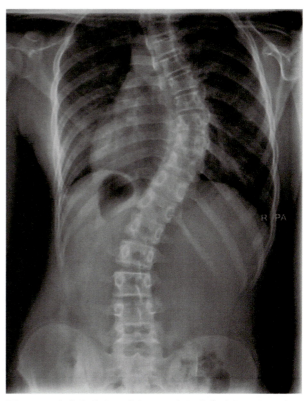

图29.1 青少年特发性脊柱侧凸伴右胸廓结构及左上胸、左侧胸腰椎代偿侧凸。这个患者是 Risser 3 级，基于髂骨隆起的骨化

29.1.1 适应证

对青少年发病的脊柱侧凸的研究表明，如果在骨骼成熟时侧凸小于40°，那么脊柱侧凸患者在成年期脊柱侧凸进展就最小。尽管脊柱不同区域的侧凸进展不同，但是在正常生命周期内，在骨骼发育成熟情况下，侧凸为40°~50°会平均进展10°~15°；而侧凸大于50°者会以平均每年1°~2°的速率进展[2-3]。用于测量脊柱侧凸脊柱弯曲度的最常见方法是Cobb法（图29.2）。这是通过测量弯曲段最上端倾斜椎体上缘的垂线与最下端倾斜椎体下缘垂线的交点来获得。全脊柱立位前后位平片是评估脊柱侧凸的严重性和进展的标准方法。患者处于直立位、头部竖直时可以理想地进行这些测量，其重要性在于获得准确、一致的测量结果。骨骼成熟度可以通过左手腕X线片（骨龄）的骨骺状态、Tanner阶段、进行性坐位和站立位高度测量、月经初潮年龄和Risser征（图29.3）的状态来评估，

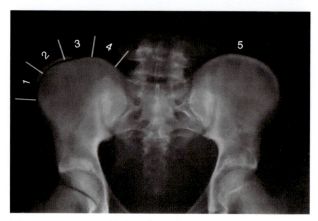

图29.3 Risser征判定。在后前位（PA）X线片上将髂棘分为4个。骨化的内侧范围用于判定分级。当骨骺全部出现并与下方的髂骨顶部融合，为Risser 5级，这意味着骨骼完全成熟

后者通过髂骨顶部的骨化量及测量的从前侧-后内侧的骨化进展来确定。大多数外科医生主要依赖于Risser分级和月经状态来确定骨骼成熟度。磁共振成像（MRI）用于具有脊柱侧凸早期发病（例如，在8岁之前）的患者；每月超过1°的快速侧凸进展患者；不寻常的侧凸模式患者，例如胸椎向左弯曲；以及神经学体征、症状或特征。

29.1.2 目 标

无论病因是什么，治疗脊柱侧凸的主要目的都是阻止弯曲幅度的进一步进展。在儿科人群中用于治疗脊柱侧凸的几种治疗选择为观察、脊柱矫形器和手术[1-3]。观察虽然不是积极地干预，但不意味着忽视，而是系统地以外科医生和家庭为中心监测疾病过程对生长和发育的影响。骨骼发育、脊柱侧弯≤25°的患儿需要观察可能的进展。这是上述的需要定期跟踪随访和评估影响疾病进展的动态过程。基于脊柱弯曲程度和估计的剩余生长程度（Risser征，月经状态）来确定跟踪随访频率。根据年龄、成熟度和脊柱侧弯的进展，通常头1~2年是每4个月1次。如果没有观察到显著的进展，那么在后续2年的生长过程中改为每6个月1次，然后在接下来2年是每年1次，其后，对于较严重的弯曲可能每隔1年1次。脊柱矫形器用于最大限度阻止年幼患儿脊柱侧凸的进一步进展和那些侧凸进展的患儿。使用矫形器的适应证包括：年龄≥10岁；

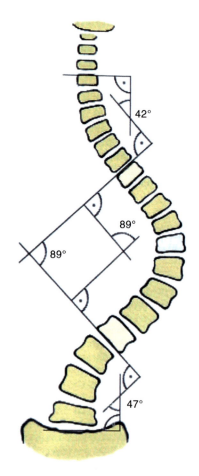

图29.2 Cobb角度测量的演示（白色椎体为曲线顶点）

Risser 0~2 级；主要弯曲 25°~40°；未经治疗；如果是女性，则为初潮前或月经不到 1 年者[4]。对脊柱矫形器的最佳疗效见于特发性脊柱侧凸，而先天性、神经肌肉性和综合征性脊柱侧凸在大多数情况下对矫形器的反应较差。作者的实践经验是使用夜间弯曲型矫形器，例如定制的 Providence 矫形器[5]，每晚佩戴 8~10h。它主要的优点是可以在父母的直接监管下进行。使用任何矫形器的主要问题都是遵守治疗方案。长期使用矫形器的可能并发症包括皮肤刺激和过热，这可能导致患者不舒服。更严重的并发症可能包括压迫腹部脏器导致胃食管反流、胸部呼吸活动受限和躯干肌肉退化。

29.1.3 替代治疗

当满足手术适应证时，替代治疗就应用有限。不幸的是，这些疾病都有非常明确的适应证。对于所有病因的早发性脊柱侧凸的儿童，都可以考虑使用连续的 Risser 管型石膏和非融合手术技术 [生长杆，可垂直膨胀的假体钛肋骨（VEPTR）和生长调节手术方法][6-7]。这些通常会延迟最终融合的需要，但不可避免。这非常有利于脊柱仍有相当生长空间的儿童。有一个例外是使用生长调节，其中脊柱侧凸面生长受到抑制而凹陷侧生长受到促进。这些方法的适应证与矫形器处理相同。如果成功，它们可以避免最终融合的需要，并允许青少年的脊柱在生长结束时具有一定的活动度。

29.1.4 优 点

替代性外科手术的主要优点是它们防止脊柱侧凸进一步发展，并且在一些情况下有助于在最终融合之前恢复脊柱对位[7]。最重要的是，它们有助于进一步的脊柱和躯干生长，这增强了肺部可用空间并稳定肺功能。这在成年人中至关重要。这是在幼儿中进行此类治疗的主要目的。

29.1.5 禁忌证

替代治疗的禁忌证主要基于患者的年龄和畸形的严重程度。它们对已经符合进行后侧脊柱融合和节段性脊柱内固定的手术标准的较大患者几乎没有优势。年龄较大的儿童或青少年最好通过后一种方法来治疗。具有严重脊柱畸形的患者也可能不适合。当然，在这个年龄组，可以考虑生长杆或 VEPTR，特别是当患者年龄较小时。这些装置需要定期加长（通常每 6 个月）。然而，当患者达到符合要求的年龄时，将需要进行最终融合。这是最终的手术方法并消除了对生长装置的周期性延长的需要。

29.2 手术细节和术前准备

手术要由一个经验丰富的团队来准备。在入院前检查时，要进行适当的鼻分泌物培养以明确有无可能的耐甲氧西林金黄色葡萄球菌，还要进行标准血液检查。在手术之前，要进行前后位和侧位以及前后侧卧位最大弯曲的 X 线检查。进行适当的测量以确定脊柱活动度，这将有助于确定融合的近端和远端椎体。在手术时，建立静脉和动脉通道。大多数患者将接受鞘内注射吗啡作为术后疼痛的辅助治疗[8]。此时插入脊髓监测线。然后将患者俯卧位于 Jackson 手术台上。这需要适当的躯干和肢体支撑，并避免腹部受压，因为这些压力会增加静脉压和术后出血。术中使用抗生素以及抗纤维蛋白溶解剂以帮助减少失血[9-10]。重要的是，术中可以使用。透视或术中计算机断层扫描（CT）来辅助。近年来已经证明双极电凝对于进一步减少手术中的失血非常有效[11]。

在适当的准备和铺巾后，标记皮肤切口。使用 Bovie 线作为引导以进行直线切口。皮下组织用 1:500 000 肾上腺素生理盐水浸润，这有助于收缩表面血管和最大限度减少失血。暴露筋膜并分离椎体棘突以便于器械操作。进一步注入生理盐水和肾上腺素溶液到椎板，然后进行骨膜下剥离。术中 X 线片或透视用于辨别计划进行内固定的末端椎骨。要完全清除脊柱上的肌肉和软组织。进行椎骨关节突切除并去除下面的软骨，这将增强融合。一旦关节突切除完成，就可以开始内固定。内固定有多种技术，包括全椎弓根螺钉结构（图 29.4A~G）、具有胸牵引钩和腰椎螺钉的混合结构（图 29.5A~G）和全牵引钩结构。前两种技术

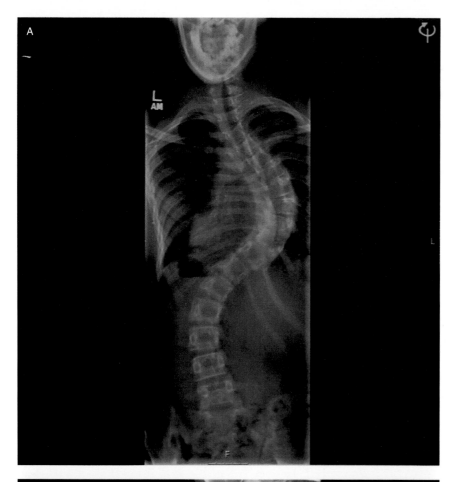
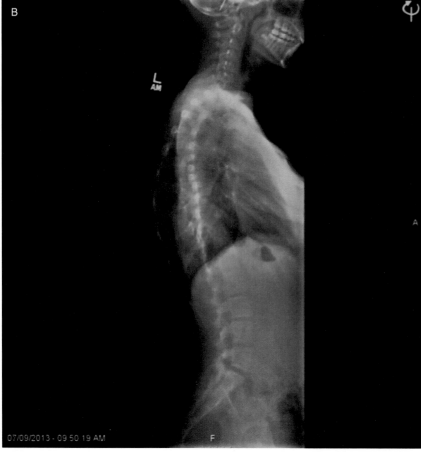

图 29.4 一例 15 岁男性 Jehovah's Witness 的进行性青少年特发性脊柱侧凸。A. 站立后前位（PA）术前 X 线片显示在 T_6 和 T_{12} 之间存在胸椎右凸约 85°。B. 生理性胸椎后凸和腰椎前凸

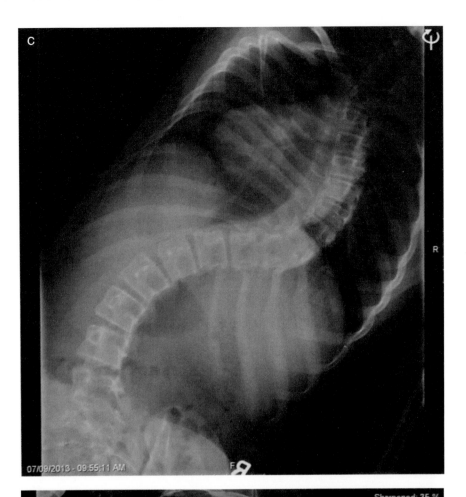

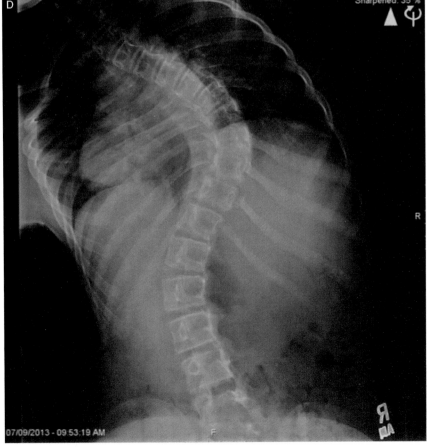

图 29.4（续） C.前后位（AP）仰卧右侧最大弯曲 X 线片。胸椎右凸减小到 38°。D.AP 位左侧最大弯曲放射照片显示左上胸部和左腰的弯曲度

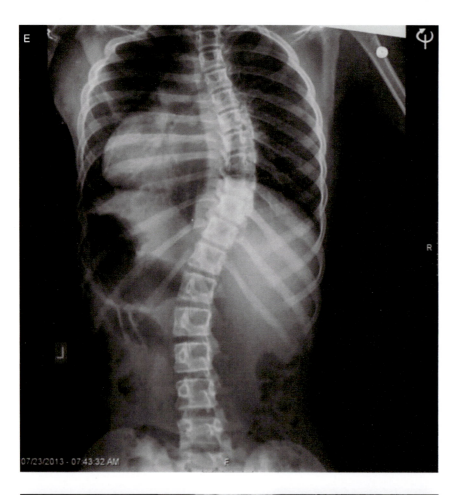

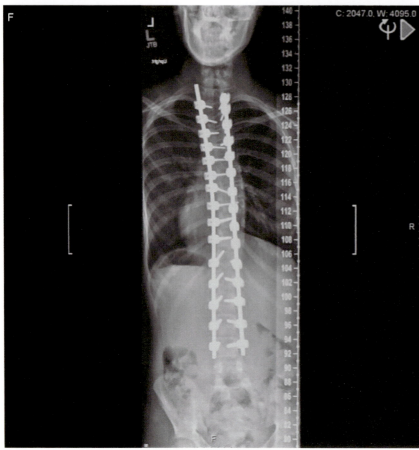

图 29.4（续） E. 全身麻醉下的术中牵引放射照片。比侧面弯曲 X 线片有更多的矫正。F. 手术后两年半获得的 PA 站立 X 线片显示使用混合构造（胸钩和腰椎螺钉）校正至 36°。观察改进的躯干平衡

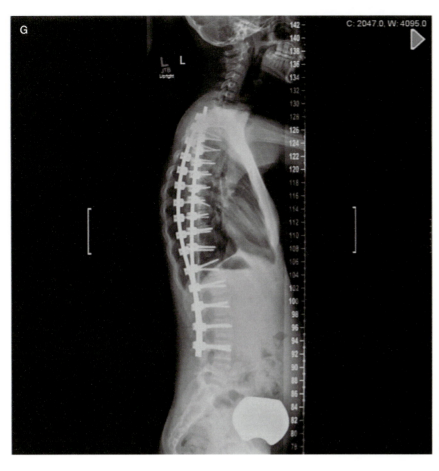

图 29.4（续） G. 生理矢状位显示胸部后凸 31° 和腰椎前凸 59°

是当今使用最广泛的。当使用椎弓根螺钉时，要去除所有表面的皮质骨来暴露椎弓根的后部入口。然后探测椎弓根，并用球形探针试探这一部位。术前 X 线片用于确定螺钉的大致直径，这也有助于确定螺钉的长度。如果使用非自攻螺钉，就要穿刺该位置。如果使用自攻螺钉，则不需要穿刺。一旦完成了脊柱左右两侧预期的移植，那么就可以使用透视检查螺钉的对准，特别是其方向和长度。如果可接受的话，还可以进行所有椎弓根螺钉的肌电图（EMG）刺激。通常刺激强度可高达 30mA。小于 10mA 的信号传输需考虑是否存在椎弓根内侧的破损。更高幅度的刺激通常不显著。首先插入凹形杆，根据患者的尺寸，可以是 5.0、5.5 或 6.35 的钛或钴铬杆。也可以考虑使用不锈钢，但由于镍过敏相关的问题，所以不常用。一旦凹形杆准确对准后，就可以将杆旋转远离凹面，直到从后面观察时看起来完全笔直。从近端或远端开始，紧固第一个螺钉，并在螺钉之间进行压缩或牵开。接下来插入凸形杆，并进行相反的压缩 – 牵开模式。在手术结束时，脊柱通常看起来完全笔直。然后进行透视或 CT 最终检查。如果对齐令人满意，并且脊髓监测正常，则冲洗伤口。然后将暴露的骨去掉皮质，并在这些骨骼上加入额外的 90~120mm 来自同源松质骨的立方骨块，应用于整个脊柱。逐层关闭伤口，这通常包括筋膜和皮下组织。在顶部筋膜上放置单根引流管，并且在髂嵴一侧引出，这有助于清除所有术后的出血。皮肤用连续皮下缝合。然后贴伤口贴（3M Healthcare Products, St.Paul, MN）和无菌敷料。然后将患者放回床上，并进行最终的 X 线检查。特别注意胸部以确定没有发生气胸。如果最终的 X 线片结果良好，那么就可以唤醒患者，检查神经功能状态，并且将患者送到术后麻醉恢复室（PACU）。

29.2.1 术前准备和特殊设备

术前计划在患者满足外科手术干预的适当标准时开始，这要基于对整个脊柱的术前 PA 立位 X 线片。一旦做出决定，则需要进行其他问题的研究。

通过整个脊柱的术前仰卧 AP 位最大右侧和左侧弯曲的 X 线片来评估脊柱的活动度。使用与站位 X 线片相同的水平来测量角度。脊柱的活动度有助于确定内固定上下端的椎骨。最后的脊柱活动度评估在术中用牵引 X 线片进行。在这种技术中，麻醉师对患者的头部施加牵引，而住院医师、医护人员或临床护士在脚部施加牵引。使用柔缓但最大的牵引力，并且重复进行整个脊柱 AP 位 X 线片。同样要在相同水平进行测量。采用近端和远端水平的椎骨和中心骶骨线来确定末端椎骨。该线应在椎弓根之间通过并相对居中。弯曲位 X 线片也是有用的，因为它们展示了椎间盘的运动。在侧弯片上对抗其相应的椎间盘空间通常是相当柔韧的，并且还可以用于帮助确定末端椎骨。

除了适当的植入物之外，在进行脊柱畸形外科手术中还需要大量的特殊设备。这包括使用术中透视和（或）CT 扫描仪。使用鞘内吗啡和抗纤维蛋白溶解剂以帮助处理术后疼痛和围手术期失血[8-11]。双极电凝在进一步减少术中失血方面非常有效。当然，所有患者都需要抗生素，以尽量减少手术后感染的风险——这种手术更严重的并发症之一。

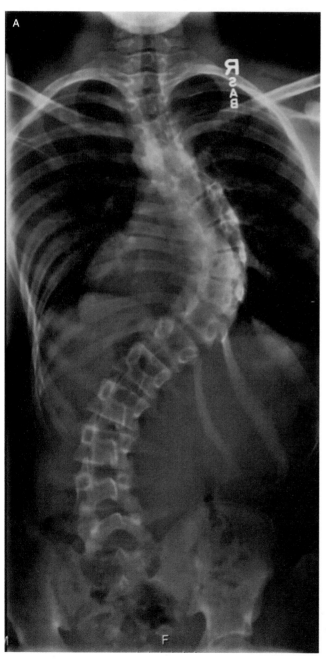

图 29.5 一例 13 岁女性患者，患有严重进行性幼年特发性脊柱侧凸。A. 术前后前（PA）站立位 X 线片显示在 T_4 和 T_{11} 之间胸椎向右侧凸 93°

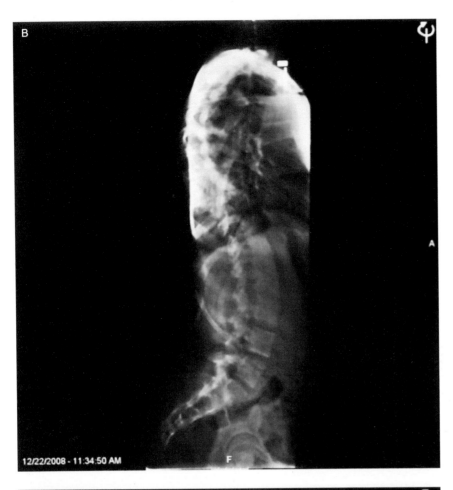

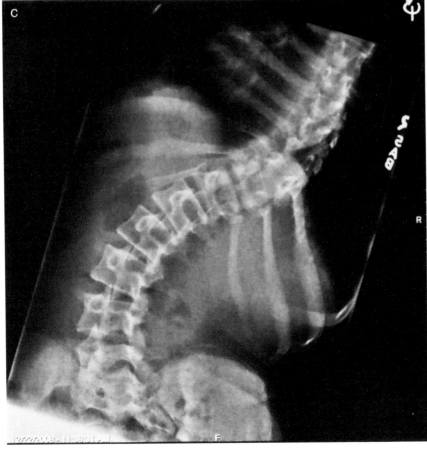

图 29.5（续） B. 生理性胸椎后凸和腰椎前凸。C. 在仰卧前后位右侧最大弯曲X线片显示主要弯曲仅降低至75°

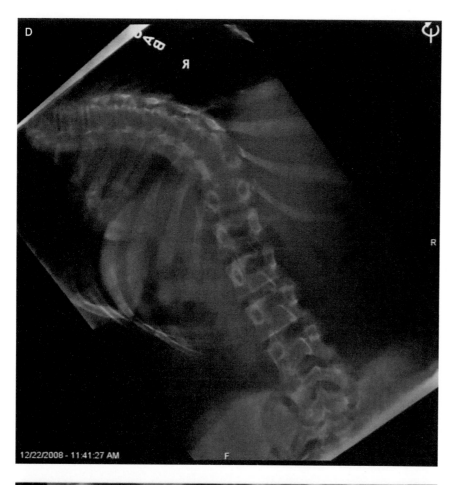

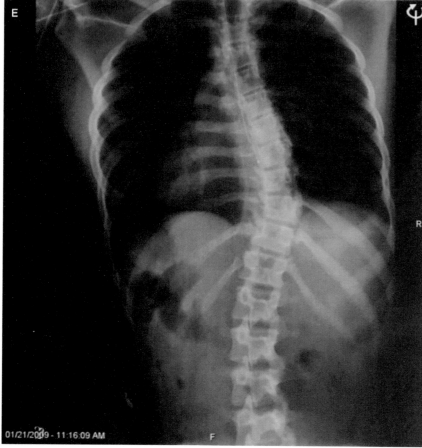

图29.5（续） D.左上胸和左腰弯曲由于主弯曲的严重程度而活动性差。E.在全身麻醉下的手术中牵引放射照片显示出比预期的更大的活动度，主弯曲减小到48°，以及相关弯曲的曲度减小

第 29 章 脊柱侧凸

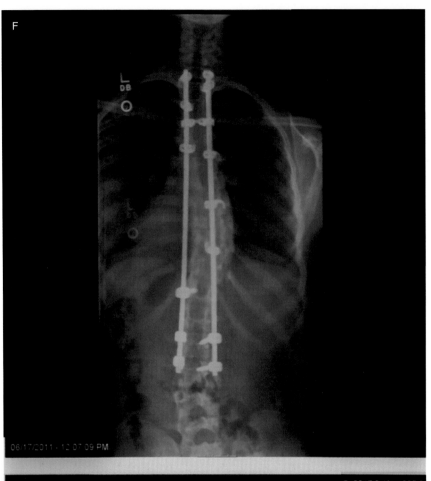

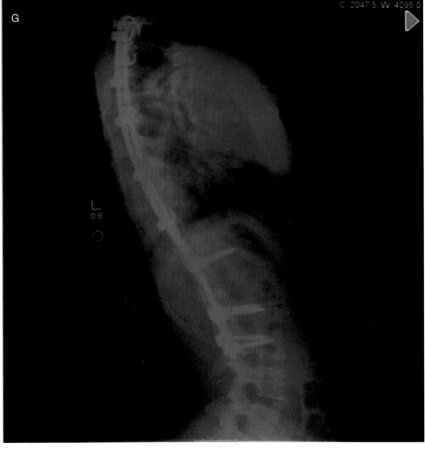

图 29.5（续） F. 使用全椎弓根螺钉构造术后 6 个月的 PA 站立位片证实矫正到 26°。她也取得了良好的躯干平衡。G. 显示胸椎后凸 33° 和腰椎前凸 35°

29.2.2 专家建议和共识

儿科脊柱畸形手术中最困难的决定之一是确定内固定的下端椎骨平面。对于成人来说保持腰椎的活动功能是至关重要的。重要的是不要太低，因为这将影响脊柱的活动，并增加少数剩余的未固定节段退化的风险。如果植入的下端椎骨太高，这将相当于在腰椎中额外增加了畸形。Lenke等人的分类提供了关于何时选择选择性胸部融合以及何时延伸到腰椎的建议[12]。这个分类有3个部分：弯曲类型（1~6），腰部调节器（A、B或C）和矢状面的胸椎调节器（-、N或+）。它在同一观察者和观察者之间具有良好的可信度。精确的分类和活动度的确定非常有助于进行适当的治疗选择。

另一个重要的决定是在手术中准确地确定上下端椎骨，这最好使用透视和（或）平片拍摄。虽然看起来很简单，但实施有时候可能很难。

29.2.3 关键步骤和手术细节

脊柱畸形矫正手术中的所有步骤都非常重要。读者现在可能已经知道有几个关键点。这包括应用抗生素降低急性术后感染的风险；鞘内注射吗啡以辅助治疗术后疼痛[8]；使用抗纤维蛋白溶解药物，如氨甲环酸和氨基己酸，以减少术中失血[9-10]。使用双极电凝进一步增强对术中和术后失血的控制[11]；术中脊髓监测，包括经颅运动和体感诱发电位；以及脊柱解剖的详细知识。减少失血可使外科手术时更好地暴露脊柱，术后生理功能影响更小，有助于加快整体恢复并降低成本。鞘内注射吗啡将使疼痛减轻并减少疼痛药物相关并发症，并有助于加快患者的整体恢复[8]。

也许最重要的手术细节是了解脊柱解剖，特别是椎弓根。它们在上胸椎变得更倾斜、在腰椎更水平。意识到这种解剖变化会使得我们更准确地探测和插入椎弓根螺钉。这会使椎弓根内侧破裂的概率更小并减少神经损伤的可能性。

29.2.4 风险及风险规避

儿童脊柱畸形手术最大的风险发生在手术中，最可能发生的是神经根和脊髓损伤，这通常是医源性并发症。彻底了解解剖结构以及拥有进行这种类型手术的经验对于帮助减少并发症至关重要。神经损伤的最高风险发生在具有特发性脊柱侧凸的儿童中。这些儿童神经系统方面基本正常，畸形是基于遗传因素。神经损伤可以发生于来自椎弓根内侧破裂或插入椎弓根螺钉时，以及在胸椎中使用太大的牵引钩，其中牵引钩的刀可以接触到硬膜甚至脊髓从而造成损伤。了解脊柱切开术和丰富的经验将有助于外科医生将这些并发症的风险降至最低。如果同时进行脊柱截骨术以增加活动度，那么这将是神经损伤的另一种潜在风险。许多时候，这些并发症可以通过术中脊髓监测被最小化或完全避免。在这种类型的手术中，必须要有经验丰富的监测技师。

其他风险因素包括低血压，其可以影响到脊髓的血流并导致神经损伤。重要的是，通常在这种类型的手术中进行的低血压麻醉应当使血压保持在大约70mmHg。如果发现神经功能出现变化，提高血压是逆转任何潜在监测变化的第一步，也是最关键的一步。

29.2.5 抢救措施

本节主要讨论术中脊髓监测最初的变化。这是一个非常关键的变化，必须适当地处理以防止任何即将发生的脊髓或神经学上的问题。当发生术中脊髓监测变化时的第一步是停止手术，将血压提高至生理水平，并且如果必要，通过给予血液替代品稳定患者的血流动力学。如果这些措施没有在5~10min间隔内引起脊髓监测的改善，则必须执行唤醒测试。这包括逆转麻醉和当麻醉师让患者动脚时有人在患者脚部评估患者脚部运动。外科医生的作用是确定患者不会在手术台上移动，因为存在坠落的可能性。如果脊髓监测变化逆转，并且患者的唤醒测试显示脚部可以自主运动，则即使平均动脉血压可能更高，也要重新进行麻醉。然后可以继续手术。但是，如果有复发性脊髓监测变化，最好中止手术，关闭伤口，并在1~2周内再来完成该手术。然后，对患者进行紧急评估以确定没有其他异常，例如硬膜外或硬膜内血肿，可能对脊髓或神经根造成压迫，这最好通过术后MRI进行评估。

29.3 预后和术后管理

作者通过几个因素评估儿科脊柱畸形手术预后。首先是避免并发症，安全矫正畸形，恢复生理冠状和矢状平面对位和平衡，无须进一步手术。这些是通过对患者进行详细的术前评估、准确的末端椎骨确定，以及精细的外科手术和适当的术后管理来实现的。

29.3.1 术后注意事项

脊柱畸形手术后患者的术后管理至关重要。对于大多数患者，重要的是不需要术后矫形器，这根据患者的诊断而不同。通常，具有特发性脊柱侧凸的儿童和青少年不需要佩戴矫形器。然而，对于一些患有神经肌肉障碍的患者可能需要使用矫形器，因为它将帮助他们维持正常的坐姿和功能。患有特发性脊柱侧凸的儿童和青少年在术后5个月要进行保护性活动。这意味着不能进行团体性的运动或健身。然而，他们可以进行个人活动，如游泳、慢跑或骑自行车。他们还可以做一些常规的家务。主要目的是避免患者在脊柱初始愈合之前遭受跌倒或受伤的活动。患有神经肌肉脊柱侧凸的患者在没有不适的情况下可以进行物理治疗。治疗师应避免对患者采取任何躯干活动。患有综合征性脊柱侧凸的患者的处理更多样化，取决于其术前功能水平。有些需要像具有特发性脊柱侧凸的患者一样处理，而有些患者则需要像那些具有神经肌肉畸形的患者一样处理。

29.3.2 并发症

儿童和青少年的脊柱畸形手术的并发症相对罕见，这主要由术前病因所决定[12-13]。神经损伤是这类手术最严重的并发症，其发生风险在特发性脊柱侧凸中是0.5%~1.0%，并且在其他形式脊柱侧凸中可能更高一些。在特发性脊柱侧凸的患者中术后感染发生率在1%~2%，但是在患有神经肌肉性脊柱侧凸的患者中由于相关的合并症和营养状况的降低，感染发生率可能更高。骨骼和金属植入失败的风险在术后早期是罕见的，但在神经肌肉性脊柱侧凸患者中由于潜在的骨质疏松症和骨质缺乏该风险会增加。晚期假性关节炎也不常见，并且通常表现为植入杆的断裂。根据作者的经验，晚期感染更可能是急性术后感染，该感染是来自小的慢性早期术后感染的复发还是来自最近获得的感染并不确定。还有一些内科并发症主要涉及胃肠道、心脏和肺部。它们可以是急性和慢性的。重要的是，在术前评估期间要考虑到这些问题并进行适当的会诊，以尽量减少这些问题的风险。

参考文献

[1] Weinstein SL, Ponseti IV. Curve progression in idiopathic scoliosis. J Bone Joint Surg Am, 1983, 65（4）: 447–455.

[2] Weistein SL. Natural history. Spine, 1999, 24（24）: 2592–2600.

[3] Weistein SL, Zavala DC, Ponseti IV. Idiopathic scoliosis: long-term follow-up and prognosis in untreated patients. J Bone Joint Surg Am, 1981, 63（5）: 702–712.

[4] Richards BS, Bernstein RM, D'Amato CR, et al. SRS Committee on Bracing and Nonoperative Management. Standardization of criteria for adolescent idiopathic scoliosis brace studies; SRS Committee on Bracing and Nonoperative Management. Spine, 2005, 30（18）: 2068–2075, discussion 2076–2077.

[5] Janicki JA, Poe-Kochert C. et al. A comparison of the thoracolumbosacral orthoses and Providence orthosis in the treatment of adolescent idiopathic scoliosis; results using the new SRS inclusion and assessment criteria for bracing studies. J Pediatr Orthop, 2007, 27（4）: 369–374.

[6] Waldron SR, Poe-Kochert C, Son-Hing JP, et al. Early onset scolisosi; the value of serial Risser Casts. J Pediatr Orthop, 2013, 33（8）: 775–780.

[7] Tis JE, Karlin LI, Akbarnia BA, et al; Growing Spine Committee of the Scoliosis Research Society. Early onset scoliosis; modern treatment and results. J Pediatr orthop, 2012, 32（7）:647–657.

[8] Tripi PA, Poe-Kochert C, Potzman J, et al. Intrathecal morphine for postoperative analgesia in patients with idiopathic scoliosis undergoing posterior spinal fusion. Spine, 2008, 33（20）:2248–2251.

[9] Thompson GH, Florentino-Pineda I, Poe-Kochert C, et

al. The role of Amicar in same-day anterior and posterior spinal fusion for idiopathic scoliosis. Spine, 2008, 33（20）: 2237-2242.

[10] Thompson GH, Florentino-pineda I, Poe-Kochert C, et al. Role of Amicar in surgery for neuromuscular scoliosis. Spine, 2008, 33（24）:2623-2629.

[11] Gordon ZL, Son-Hing JP, Poe-Kochert C, et al. Bipolar sealer device reduces blood loss and transfusion requirements in posterior spinal fusion for adolescent idiopathic scoliosis. J Pediatr Orthop, 2013, 33（7）: 700-706.

[12] Lenke LG, Betz RR, Harms J, et al. Adolescent idiopathic scoliosis; a new classification to determine extent of spinal arthrodesis. J Bone Joint Surg Am, 2001, 83-A（8）: 1169-1181.

[13] Fu KM, Smith JS, Polly DW, et al. Scoliosis Research Society Morbidity and Mortality Committee. Morbidity and mortality associated with spinal surgery in children; a review of the Scoliosis Research Society morbidity and mortality database. J Neurosurg Pediatr, 2011, 7（1）: 37-41.

第4篇 ▶ 脊髓畸形

第30章

脊髓脊膜膨出

Benjamin C. Warf

30.1 简介和背景

神经胚形成过程一般发生在妊娠第 1 个月内。当某一节段初生的神经管背侧不能融合时将导致神经管缺陷，引起畸形的发生及神经组织在该节段暴露。脊髓脊膜膨出（图 30.1）就是一种神经管缺陷，其中神经管在脊髓发育过程中的某一个点的闭合失败，引起多米诺骨牌效应，导致神经管背侧硬膜、脊髓组织（脊柱裂缺陷）、肌肉、筋膜及皮肤均闭合失败。脊髓的非神经节部分（基板）往两侧像书本一样打开，从而形成脊神经后根从侧面发出，而运动神经根则从腹侧发出。

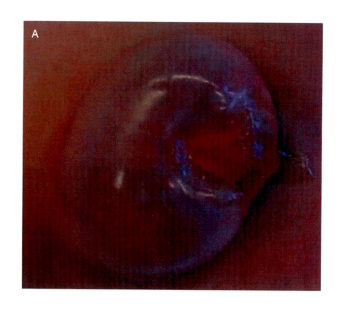

图 30.1 腰部脊髓脊膜膨出伴有脑脊液漏。A. 注意中线基板及周围的上皮膜性结构的膨出，在背侧形成包含脑脊液的囊性结构。B. 脊髓脊膜膨出的横断面

在形成的沟槽样结构的边缘，开放的硬膜在侧面与缺损处的筋膜及皮肤边缘融合。基板的外侧缘通过纤薄的上皮组织与环形皮肤缺损的边缘连接，通常在背部形成典型的隆起于皮肤表面的脊膜膨出囊性病变，有时膨出囊会破裂。偶尔一些病变不突出于皮面，且表面颜色发红（常涉及脊髓裂）。这些畸形的神经结构会导致不同程度的运动及感觉功能障碍。

脊髓脊膜膨的婴儿出生时由于存在感染的风险需要紧急处理。暴露的神经组织及脑脊液漏导致脑膜炎和（或）室管膜炎的发生风险明显升高，而这些疾病都是致命的。因而，对缺损进行闭合是非常必要的。在发展中国家，一些没有被治疗的患者得以免于死于中枢神经系统感染的原因可能是缺陷部位皮肤的上皮化，此过程有效地覆盖了外漏的神经组织，同时消除了脑脊液漏。但是，这种形式的"闭合"并非最美观的，并会导致一些有症状的脊髓拴系病例未来的处理过程变得复杂。在发达国家，大部分脊髓脊膜膨出患儿在出生前就被诊断，对于他们的分娩方式，一般选择剖宫产手术，在这之前需经过神经外科医生的会诊。分娩以后，新生儿科人员要用一无菌、湿润、密闭的辅料将患儿的病变覆盖，同时静脉应用抗生素。如果患儿生命体征平稳，手术修复缺损的理想时机应在生后24~48h完成。但如果伴有活动性脑脊液漏，修补手术应尽早完成。近年来对于脊髓脊膜膨出的患儿在出生前即对其进行修补术，被证明是有益的，且逐渐成为一种可能实现的治疗方法。

在脊髓脊膜膨出的患儿中有一半以上的患者有脑积水，这一点值得注意。有的出生时就有，而有的甚至在行背部脊髓脊膜膨出修补术后反而加重。尽量目前对于脑积水通常的治疗方法为脑室腹腔分流术。但是，作者观点是：这些患者中的绝大多数是可以避免留置永久分流装置的。作者通过近年来的临床实践发现，患者中大约有2/3的脑积水是需要治疗的，且需要治疗的患者中有3/4是可以通过第三脑室底造瘘联合双侧内经辅助下脉络丛烧灼术（ETV/CPC）得到有效的治疗[1-2]。

30.2 手术细节和术前准备

修补手术的主要目的是预防感染，手术的关键是重建硬膜囊的密闭性和背部伤口的良好愈合。全身麻醉诱导以后，患儿取俯卧位于胸垫上，防止所有受力点受压。病变周围皮肤应用碘附液清洗干净，而膨出囊本身应单独应用碘附清洗，以准备足够宽大的手术区域，该区域一般从病变的上部直至臀部，而如果需要松解切口或需要行翻转皮瓣时，应根据实际情况对两侧皮肤进行足够消毒。

自膨出囊尾端边缘中线锐性切开并进入膨出囊。当助手锐性切开囊表面的上皮时，应用神经剥离子或血管钳伸入两层之间保护潜在的神经根。通过这种方法，病变的基板被从与之附着的周围上皮组织中剥离出来从而被局限。在处理基板的头端时，应额外小心，因为脊髓可能由此出椎管，要加以识别及保护。然后，应用11号尖刀或显微剪对仍附着在基板的上皮粘连进行分离，以避免日后出现椎管内皮样囊肿。接着许多儿童神经外科医生会通过间断缝合将基板两侧边缘拉向中间，进针点位于背侧神经根进入脊髓的软膜附近（图30.2）。这种通过外科手术的方法将神经管重新闭合，使局部解剖更接近正常，同时对将来行脊髓拴系松解术有帮助。

在一些情况下，由于神经基板体积较大，不适于简单的硬膜囊重建。这种情况下，检查基板的腹侧尾端识别最尾部发出的神经根常常是有帮助的。这些神经根通常是无功能的，但作者的观点是尽可能地认为它们是有用的组织。从基板组织最尾端发出的神经根可以被切除以减小体积。对于胸段脊髓脊膜膨出且完全瘫痪的婴儿，如果需要更好地将其闭合，那么切除基板可能会有所帮助。硬脊膜移植物的使用极有可能增加脑脊液漏和感染的风险以及手术时间，不推荐在这里使用。通常情况下，即使是十分有限的硬膜囊也会随着儿童的生长和发育而扩张，这可在随后的脊柱磁共振中看到。

解剖硬膜并重建硬膜囊是非常有挑战的，同时也是手术的关键部分。在脊柱裂皮肤缺损的头端边缘，做一个小的中线纵向切口向下，钝性解剖至硬膜外腔，这通常可以通过附着在正常硬脊膜上的硬

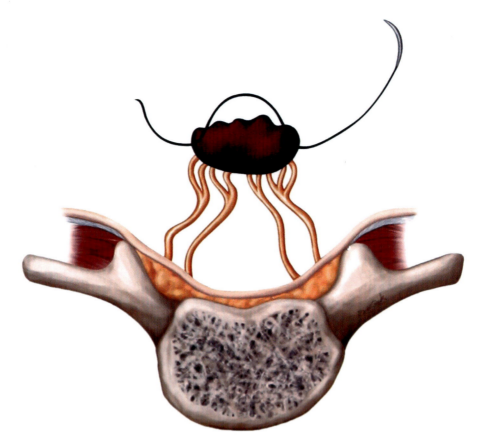

图 30.2 脊髓脊膜膨出基板的横断面显示了切除上皮膜后,通过手术对神经胚形成过程再现时软膜缝线的进针位置

膜外脂肪,以及脊柱裂头端边缘完整的椎板来确认。作者发现这要比一开始就确认硬膜与缺损边缘的腰背筋膜之间的间隙更可靠。在硬膜外间隙钝性解剖,从侧面及尾端将硬膜从下层的腰背筋膜上剥离下来;然后在侧面皮肤与下层筋膜融合处尽可能靠外侧切开硬膜,两侧均要进行。接着将整片硬膜组织从外侧至内侧从腰背筋膜切除,直到看见椎管内硬膜外脂肪。有时需要将下外侧的硬膜囊从筋膜缺损的内侧边缘锐性分离。将硬膜从与之粘连的周围筋膜上完全游离,然后在中线处将其缝合是无张力闭合硬脊膜囊的关键(图30.3)。当硬膜从周围组织完全游离后,将两侧硬脊膜边缘在中线附近应用小圆针连续缝合(缝线可选4-0尼龙、可吸收线或5-0聚丙烯不可吸收缝合线)。缝合完成后,麻醉师辅助行Valsalva动作,以帮助外科医生检验硬膜缝合的完整性,并寻找可能存在的脑脊液(CSF)漏口。定位漏口后"8"字缝合该漏口。

一些外科医生主张游离两侧筋膜并将其在中线部位缝合,使其覆盖于重建的硬脊膜上,这些操作的确可以在局部提供额外的组织层次,但也增加了手术时间、组织创伤和失血。虽然这样做技术上可以实现,又可使硬脊膜闭合更严密,但作者仍认为这是没有必要的。但是,对于软组织缺陷较大者,若想要闭合,则困难较大。作者先前已经描述了与筋膜相关的切口缝合技术[3]。

最后缝合皮肤,但必须无张力缝合,以避免缺血坏死。应用血管钳钝性游离缺损周围皮下,但对脊柱周围组织的血供须小心保护。在尽可能游离缺损周围的皮肤后,皮缘应用3-0或4-0可吸收线间断缝合,缝针需穿过硬膜、筋膜和皮肤已经先天性融合的相对牢靠的皮肤层。随后在皮下留置一小的圆形的Jackson Pratt(JP)引流管,在切口远端戳入皮下,末端连接到球形吸引器上。作者的观点是:留置引流管可以预防皮下积液,但又不会引起脑脊液漏,因为一旦形成皮下积液将影响伤口的愈合。在缝合完皮下组织后,切口上多余的皮肤(特别是异常的)应被修剪,以使得切口边缘平坦均匀。接着用皮针4-0单丝线缝合皮肤,但作者常常应用单

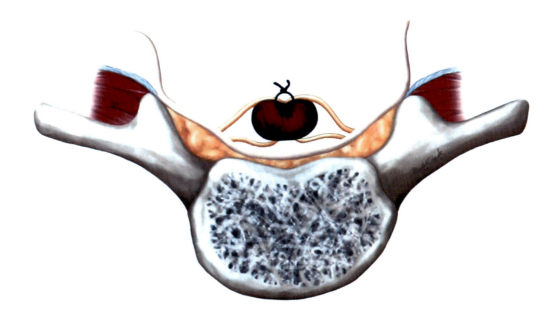

图30.3 脊髓脊膜膨出横断面模式图显示了硬脊膜自筋膜游离后向内侧反折。此时,"神经胚基板"即位于椎管腹侧位置

乔可吸收线间断垂直褥式缝合皮肤。伤口用干敷料覆盖,并且术后几日患儿最好取俯卧位或侧卧位避免局部受压影响血供。

切口张力过高注定导致伤口裂开。对于一些病例如果一开始皮肤的缝合就存在困难,那么就可能需要其他技术促进伤口愈合。例如通过皮瓣或肌瓣旋转来实现,这通常需要与整形外科同事联合完成。作为最后的手段,游离缺陷两侧的皮肤来实现切口的减张。这样可以使得硬膜上的缺损皮肤得到闭合。减张切口可通过Ⅱ期愈合,通过应用干-湿敷料交替更换或者植皮促进愈合。虽然这种切口减张方法作为补救手术效果确切,但作者从没有认为这是必须要做的。

在发展中国家,就医晚的婴儿可能存在脊髓脊膜膨出伴感染(图30.4)。这些病例需要彻底清创并反复应用抗生素溶液清洗,直至所有炎性组织及脓性分泌物被完全清除。虽然这些病例可能出现组织层次不清且增厚,但伤口闭合同前。这些伤口在术后更容易裂开。如在有限的资源环境下发生伤口裂开的,只要没有脑脊液漏,作者发现换药时采用粗(未加工的)蜂蜜能特别有效地刺激肉芽组织。术后标准干湿交替敷料换药并运用无菌盐水,也是一种选择。同时术后需要静脉注射抗生素治疗脑膜炎。

30.3 预后和术后管理

为了预防粪便和尿液污染切口,可以使用塑料切口贴贴在臀部和手术部位之间作为屏障。但是,手术后细致的护理对于保持切口清洁和干燥仍至关重要。同时换药时严密观察,及时发现可能存在的伤口裂开及脑脊液漏,并予以积极处理。一旦引流量明显减少,皮下引流管应于术后24h或48h拔除。

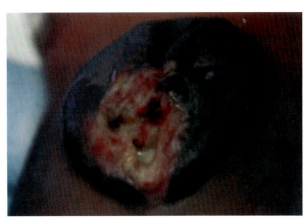

图30.4 一名乌干达儿童腰背部脊髓脊膜膨出严重感染并伴有脓液排出

进展性脑积水的发展应注意每日测量头围、体格检查和每周头颅超声检查。当然医疗团队还需要注意观察脑干功能障碍的一些表现：如喘鸣及吞咽困难。在出院之前，获得脑及脊髓的 MRI 以了解脑室结构及 Chiari 畸形 Ⅱ 型相关的解剖异常的基线对以后随访是有帮助的，并可以发现脊髓积水（脊髓中央管扩张），在这些儿童中类似于"第五脑室"，在出现脑积水或脑积水治疗失败时其反应性的扩张。同时我们脊柱裂中心的整个多学科团队也对婴儿进行整体评估。

由于发达国家的儿童医疗中心熟悉该病的治疗及护理，所以死亡率低。但在一些低收入国家，作者发现存在一些与原发病不相关但可以治疗的合并症的患儿比那些不存在合并症的患儿死亡率明显升高，这可能是因为这些残疾儿获得日常医疗保健的概率较低。在一些简单的、基于社区监管项目中，作者发现这些患儿的 5 年生存率得到显著提高[4]。

参考文献

[1] Warf BC, Campbell JW. Combined endoscopic third ventriculostomy and choroid plexus cauterization as primary treatment of hydrocephalus for infants with myelomeningocele: long-term results of a prospective intent-to-treat study in 115 East African infants. J Neurosurg Pediatr, 2008，2（5）:310–316.

[2] Warf BC. Hydrocephalus associated with neural tube defects: characteristics, management, and outcome in sub-Saharan Africa child nervous system, special annual issue. Hydrocephalus（Oi S, ed.），2011，27:1589–1594.

[3] Patel KB, Taghinia AH, Proctor MR, et al. Extradural myelomeningocele reconstruction using local turnover fascial flaps and midline linear skin closure. J Plast Reconstr Aesthet Surg, 2012，65（11）：1569–1572.

[4] Warf BC, Wright EJ, Kulkarni AV. Factors affecting survival of infants with myelomeningocele in southeastern Uganda. J Neurosurg Pediatr, 2011，7（2）：127–133.

第31章

高张力（紧张性）终丝

Thomas J. Wilson, Korin Muraszko

31.1 简介和背景

虽然各种形式的椎管闭合不全很早就已经被报道，但Garceau可能是第一个描述关于手术治疗高张力终丝的学者，他在1953年报道了3例患者，这些患者的临床表现为：进展性的感觉异常、步态障碍、排尿困难及脊柱侧弯，对这些患者予以行腰椎椎板切开及增粗的终丝切断术后，3例患者的临床症状得到显著改善[1]。1956年，Jones和Love也报道了6例高张力终丝的患者，并且这些患者接受了他们所谓的腰骶部硬膜下探查及终丝切断术。与Garceau类似，作者对手术的结果感到满意，并认为"这一结构（终丝）的切断纠正了几乎无望改善的神经功能缺损"[2]。

就解剖而言，内终丝从脊髓圆锥末端发出，游离飘浮于硬膜囊内并延伸至硬膜囊末端，并经此处进一步向外延续形成外终丝或尾骨韧带，最终附着于尾骨（图31.1）。正常情况下终丝对脊髓圆锥起到锚定作用，但是它的弹性特征允许脊柱屈伸运动时脊髓圆锥轻微的运动。当终丝弹性特征丧失可导致脊髓圆锥承受异常张力，特别是脊柱在做屈伸运动时，最终导致脊髓圆锥功能障碍[3]。

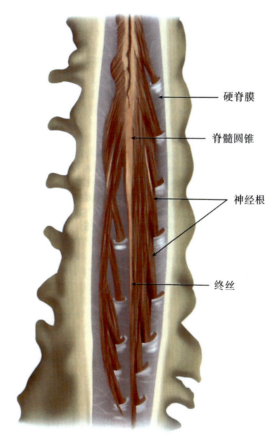

图31.1 脊髓圆锥末端移行为终丝并连于硬膜囊末端，进一步向外延续为外终丝，最终附着于尾骨

31.2 手术细节和术前准备

31.2.1 术前计划

临床表现

目前关于紧张性终丝实际发病率及其患病率知之甚少，且其临床表现又有很大的差异，其中常见的临床表现包括：泌尿系功能障碍及脊髓神经功能障碍引起的临床表现。前者临床表现包括：尿失禁、尿频、尿急及反复发生的尿路感染等；后者则包括：疼痛和（或）骨关节畸形。一般情况下此类患儿的泌尿系症状比较轻微，需要尿流动力学检测才能发现。神经功能损伤的表现可为上、下神经元瘫痪的表现同时存在，且运动功能障碍比感觉功能障碍更常见[3]。常见的表现为步态发育落后、肢体痉挛或萎缩等。而与之相比感觉功能障碍一般不常发生，但其发生的典型的区域为会阴及足部，可导致足部隐匿性的损伤，如溃疡[3]。疼痛是成人的典型表现之一，儿童中一般不常见，也不易被发现。骨关节畸形包含脊柱侧弯、足部畸形或双足不对称，肢体长短不一及双侧臀部不等大。随着神经影像学研究的不断深入，临床上越来越多的紧张性终丝患者被确诊。

诊断及术前评估

目前关于紧张性终丝的诊断及评估方法较多，包括X线、磁共振成像（MRI）、计算机断层成像（CT）及尿动力学检测等。一般而言X线检查通常对诊断紧张性终丝的病例没有特异性，但其可以发现由该病变导致的脊柱侧弯，同时检测到可能存在的隐性脊柱裂，这对制定手术计划有一定帮助。作者常应用的术前诊断及评估方法包括：腰骶部磁共振、脊柱X线检查及尿动力学检查。

磁共振（MRI）是用于识别紧张性终丝最常用的影像学检查方法（图31.2），其不但可以确定脊髓圆锥的位置、测定终丝厚度，还可以辨识终丝是否存在脂肪变性。MRI矢状位T1、T2加权像可显示脊髓圆锥的水平。脊髓圆锥低位（图31.3）往往与紧张性终丝及脊髓拴系有关，圆锥低位可辅助诊断，然而圆锥位置正常并不能排除诊断。

MRI的T1轴位图像则可以帮助确定终丝的直径，也可识别终丝脂肪变性[3]。正常情况下，终丝的直径在$L_5 \sim S_1$腰椎间盘水平不超过2mm，所以只要终丝直径超过2mm就被认为是异常增粗[4]。

在儿科患者中，基于病史及体格检查来确认膀胱功能障碍的程度常比较困难，且术后随访没有一

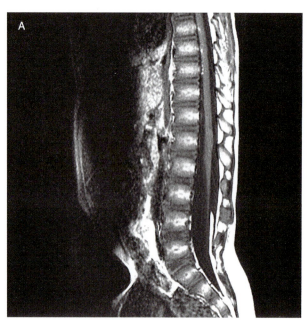 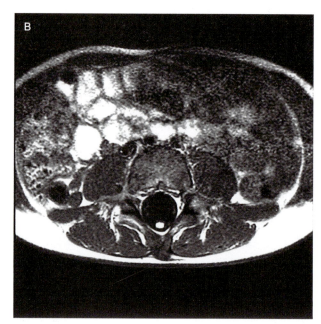

图31.2　A. MRI T2 矢状位。B. MRI T2 轴位显示：终丝增粗伴脂肪侵润

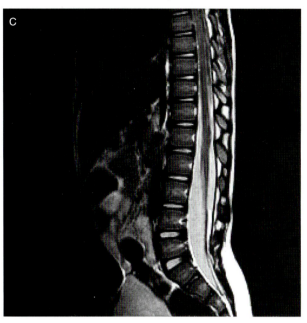
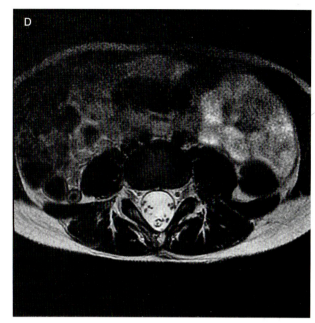

图 31.2（续） C.MRI T2 矢状位。D.MRI T2 轴位显示：终丝增粗且脂肪侵润

个客观的监测工具。对于一些紧张性终丝的患儿初期可能没有泌尿系损伤的临床表现，但可能已出现隐匿性功能改变。在紧张性终丝的病例中尿流动力学检查最常见的表现为高张力自主神经源性膀胱[5]。大多数患者存在不完全性神经源性膀胱，完全失张力性膀胱较少见[5]。在存在泌尿系损伤的紧张性终丝病例中，术前尿动力学检查可以为术后随访比较提供可供参考的依据，故作者建议：对于这类患儿术前均应行尿流动力学检查。

31.2.2 专家建议和共识

一方面对于一些患者，手术干预的决策应基于专家共识，例如，患者具有圆锥低位的临床表现时应当进行手术治疗，特别是同时伴有终丝脂肪变性的病例；另一方面仍有不少患者并不适于上面的标准，对他们进行手术干预仍没有明确的指征。但所有患者均应考虑以下3个特征：有症状与无症状，正常圆锥位置与圆锥低位，正常终丝与终丝脂肪变性。大部分人同意对于圆锥位置正常但终丝异常的有症状患者可以行手术治疗。而对于脊髓圆锥位置正常且终丝直径正常的有症状患者目前正在进行广泛的研究，寻找其可能的原因。但几项研究并没有形成共识，认为这些患者仍应个体化评估。这些研究包括圆锥低位但终丝正常的有症状患者、圆锥位置正常但终丝异常的无症状患者及圆锥低位但终丝正常的无症状患者。对于这些病例的处理仍需要进一步的研究以提供更多的证据来达成共识。

图 31.3 MRI T1 矢状位显示低位脊髓圆锥

31.2.3 关键步骤和手术细节

紧张性终丝的外科治疗方法简单、准确。患者取俯卧位,避免所有受力点受压,放置术中神经电生理监测电极,包含肛门括约肌的监测。作者监测所有患者的体感诱发电位(SSEP)及运动诱发电位(MEP)。切开皮肤暴露 L_5 到骶骨中部,接着行 L_5 椎板成形术,在有些时候,通过 L_5 与 S_1 间隙即可暴露终丝,而无须损伤脊柱完整性。而为了实现上述目的,患者需屈曲髋关节。进一步打开硬膜及蛛网膜并识别终丝(图 31.4)。

终丝可通过许多特征辨认,包括:脂肪组织浸润,其特征性的淡蓝色及缺少郎飞结等。从解剖学来看,终丝通常位于后正中线的位置。一旦终丝被确认,其上的所有神经根均需游离下来,以确保终丝与周围的神经根无粘连。接着应用血管束带将终丝在此处提起,而在切断终丝之前作者常对其进行神经电刺激,在确认无神经根后,应用双极电凝灼烧并将其切断,一般先近端后远端。接着应用 4-0 尼龙缝线严密缝合硬膜,缝合口可用生物蛋白胶进一步加强。如果有整形需要或局部有巨大的脂肪瘤,可请整形科医生协助进行。必须要缝合筋膜以降低脑脊液漏发生的概率。最后应用快速吸收的羊肠线连续缝合皮肤。

31.3 预后和术后管理

31.3.1 术后注意事项

术后患者需在平板床上休养以使硬膜修补处的压力降至最低,而平卧休养多久目前仍没有定论。在硬膜闭合良好的情况下,作者认为患者术后需要平卧 24h,于出院前可以直立。但当硬脊膜比较薄弱时,术后卧床的时间就需延长。但是这应根据每例患者的实际情况来决定。

对疑似隐匿性紧张性终丝综合征患者的处理仍

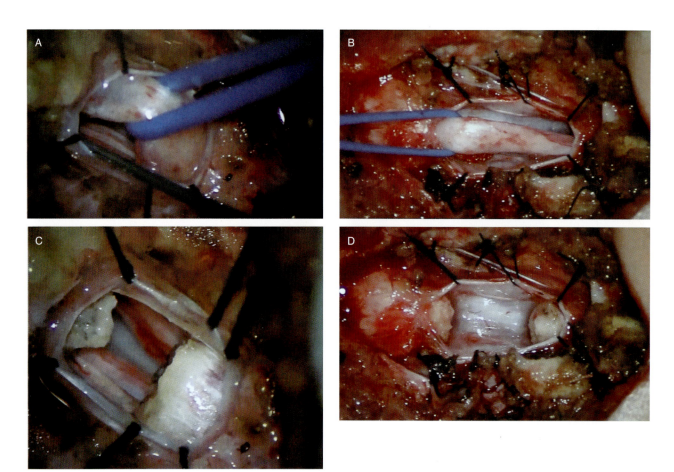

图 31.4 A,B. 术中图像显示:应用蓝色血管束带将增粗的终丝从马尾神经中分离出来。C,D. 术中图像显示:增粗的终丝末端切断后表现

存在争议。然而，隐匿性紧张性终丝综合征的患者也具有高张力终丝的临床表现，但影像学为阴性（包括脊髓圆锥在正常水平，终丝的直径正常），这些病例中75%的患者的临床表现在术后有主观或客观的改善[6]。而近来一个小系列研究认为此类患者在松解后的临床改善率可能更高，其研究结果显示：所有患者中至少有一项临床症状改善，而88%的患者在术后所有的临床症状均得到改善[7]。术前泌尿系异常的患者在术后复查大约50%的患者尿动力学检查显示客观改善[6,8]。这些患者可能合并皮肤异常、泌尿系损伤、神经系统损伤以及骨关节异常的体征或临床表现。而关于术后临床表现的改善，一般而言具有两种或两种以上类型临床表现的患者，术后改善的概率可能较高[6]。神经系统损伤导致的临床表现包括疼痛、感觉异常、无力等，这些症状在手术后最有可能得到改善[8]。

在紧张性终丝的患者中，症状的持续时间与手术松解后痉挛和疼痛改善的可能性之间似乎没有相关性，然而，症状的持续时间与手术松解后运动感觉功能及膀胱功能改善的可能性之间似乎存在负相关[9-10]。关于手术的有效率各个文献的报道不一，大多数文献的结果显示：泌尿系症状改善的概率约为50%[9,11,12]，这一结果在年龄较小的儿童中比年龄较大的儿童及成人中更常见[13]。近来病例回顾研究显示：88%的患者在手术松解后神经功能表现为稳定或改善[14]。

对于手术松解高张力终丝以后，冠状位平衡是一个非常重要的手术前后考量指标。有相当数量的患者表现出高张力终丝的症状及体征，同时会出现脊髓拴系综合征的脊柱侧弯表现。所以当有患者咨询手术以后的效果及脊柱侧弯畸形会导致什么后果时，务必要考虑到这点。目前唯一的一项专注于高张力终丝的连续病例回顾研究显示，20%的患者手术松解后脊柱冠状位对位变差，有超过50%的患者病变恶化，进展到需要手术融合[15]。曾有人假设：手术松解可以终止甚至逆转渐进性脊柱侧凸的过程。在一些侧凸不严重的病例中这点似乎正确。然而，在一些侧凸严重的病例中松解手术却是病情加重的一个显著危险因素。在这个研究中，当Cobb角>35°的患者手术后侧凸最有可能加重[15]。所以当有高张力终丝的患者咨询关于手术松解的相关问题时这点应被考虑。

31.3.2 并发症

与手术松解相关的最常见的并发症为脑脊液漏/假性脊膜膨出、伤口感染和再拴系。最新的关于手术治疗紧张性终丝的病例研究结果显示：总的并发症发生率为12%。脑脊液漏/假性脊膜膨出的发生率5%，伤口感染率为4%，再拴系发生率5%[14]。再拴系最常见的原因为蛛网膜粘连，常发生于初次松解后数年，且其概率可能比之前认为的要高。Yong及其团队的研究显示：紧张性终丝在初次松解后总的再拴系率为8.6%，出现症状性复发的中位时间为23.4个月。对于较年长的患者，一般脊髓圆锥位置较高，且这些患者其初次松解时蛛网膜炎越重（由感染或脑脊液漏引起）术后出现再次拴系的时间越早[1]。有人提出应用植入物来减少在拴系的发生，但至今没有可信的证据支持[16-17]。

对于切口的闭合，作者认为神经外科和整形外科之间的合作可使伤口裂开及脑脊液漏的风险降至最低。整形外科同行在关闭切口时常采用的方法是：应用基于椎旁肌肉组织及腰背筋膜的"重叠缝合"（pants-over-vest）以实现修补。在这一方法不可行时可选取其他方法。作者在使用这种方法后脑脊液漏的发生率仅为1%[18]。所以作者认为，通过与整形外科医生的合作可以显著降低此类手术后脑脊液漏的发生；而通过在皮肤和重建的硬膜之间充填带血管的活性组织的方法，可以使伤口并发症和脑脊液漏的发生率降至最低。

参考文献

[1] Yong RL, Habrock-Bach T, Vaughan M, et al. Symptomatic retethering of the spinal cord after section of a tight filum terminale. Neurosurgery, 2011, 68（6）：1594-1601, discussion 1601-1602.

[2] Kusske JA, Turner PT, Ojemann GA, et al. Ventriculostomy for the treatment of acute hydrocephalus following subarachnoid hemorrhage. J Neurosurg, 1973, 38（5）：

591-595.

[3] Doczi T, Szerdahelyi P, Gulya K, et al. Brain water accumulation after the central administration of vasopressin. Neurosurgery, 1982, 11（3）:402-407.

[4] Unsinn KM, Geley T, Freund MC, et al. US of the spinal cord in newborns: spectrum of normal findings, variants, congenital anomalies, and acquired diseases. Radiographics, 2000, 20（4）:923-938.

[5] Fukui J, Kakizaki T. Urodynamic evaluation of tethered cord syndrome including tight filum terminale: prolonged follow-up observation after intraspinal operation. Urology, 1980, 16（5）:539-552.

[6] Fabiano AJ, Khan MF, Rozzelle CJ, et al. Preoperative predictors for improvement after surgical untethering in occult tight filum terminale syndrome. Pediatr Neurosurg, 2009, 45（4）:256-261.

[7] Cornips EM, Vereijken IM, Beuls EA, et al. Clinical characteristics and surgical outcome in 25 cases of childhood tight filum syndrome. Eur J Paediatr Neurol, 2012, 16（2）:103-117.

[8] Wehby MC, O'ollaren PS, Abtin K, et al. Occult tight filum terminale syndrome: results of surgical untethering. Pediatr Neurosurg, 2004, 40（2）:51-57, discussion 58.

[9] Bui CJ, Tubbs RS, Oakes WJ. Tethered cord syndrome in children: a review. Neurosurg Focus, 2007, 23（2）:E2.

[10] Hüttmann S, Krauss J, Collmann H, et al. Surgical management of tethered spinal cord in adults: report of 54 cases. J Neurosurg, 2001, 95（2, Suppl）:173-178.

[11] Guerra LA, Pike J, Milks J, et al. Outcome in patients who underwent tethered cord release for occult spinal dysraphism. J Urol, 2006, 176（4 Pt 2）:1729-1732.

[12] Lee GY, Paradiso G, Tator CH, et al. Surgical management of tethered cord syndrome in adults: indications, techniques, and long-term outcomes in 60 patients. J Neurosurg Spine, 2006, 4（2）:123-131.

[11] Lapsiwala SB, Iskandar BJ. The tethered cord syndrome in adults with spina bifida occulta. Neurol Res, 2004, 26（7）: 735-740.

[14] Ostling LR, Bierbrauer KS, Kuntz C Ⅳ. Outcome, reoperation, and complications in 99 consecutive children operated for tight or fatty filum. World Neurosurg, 2012, 77（1）: 187-191.

[15] Chern JJ, Dauser RC, Whitehead WE, et al. The effect of tethered cord release on coronal spinal balance in tight filum terminale. Spine, 2011, 36（14）: E944-E949.

[16] Boop FA, Chadduck WM. Silastic duraplasty in pediatric patients. Neurosurgery, 1991, 29（5）:785-787, discussion 788.

[17] Colak A, Pollack IF, Albright AL. Recurrent tethering: a common long-term problem after lipomyelomeningocele repair. Pediatr Neurosurg, 1998, 29（4）:184-190.

[18] Levi B, Sugg KB, Lien SC, et al. Outcomes of tethered cord repair with a layered soft tissue closure. Ann Plast Surg, 2013, 70（1）:74-78.

第32章

脊髓拴系带（窦道）

Casey Madura, Bermans J. Iskandar

32.1 简介和背景

20世纪70年代，James和Lassman[1]在其关于隐性脊柱裂的经典论文中首次提出"脊髓拴系带"这一术语，并认为其内含有一个连续的胚胎组织通道，可延伸至脊髓至皮肤间不同层次。不同类型的脊髓拴系带依据其组织病理学成分命名，如皮毛窦、不全性脊膜膨出，在命名前最好了解其特定的胚胎学背景。常见脊髓拴系带一般从脊髓延伸至皮肤，但其走行长度不一，可开始或结束于任意的背部组织间隙之间（如硬膜、肌肉或骨头）。顾名思义，皮毛窦是指：由于神经外胚层与皮肤外胚层在局部未分离形成的脊髓至皮肤的上皮型线性通道[2-3]。常见的皮毛窦一般止于皮肤，且有皮肤开口（潜毛窦），偶尔合并存在硬膜内肿瘤或囊肿（皮样囊肿、表皮样囊肿或畸胎瘤）[2,4]。根据组织学所见，因一些导致脊髓拴系的条索中含有脊膜成分，故James和Lassman等将其命名为"不全性脊膜膨出"，并假设此通道代表着胚胎学上未完全形成的脊膜膨出[1]。

32.1.1 专家建议和共识

近来，基于对20例脊髓拴系患者的拴系带的显微镜下研究发现：这些索带中并没有脊膜膨出的成分或上皮膜抗原（EMA）染色的证据，而仅少数病例发现上皮成分或上皮相关性肿瘤的成分。正是基于上述因素，故作者不倾向于应用组织学分类的方案。而是推荐以下分类方案：一类为胚胎学相关的"长的拴系带"，这类拴系带从脊髓延伸至筋膜或皮肤，且通常在磁共振成像（MRI）检测中可发现；另一类为"短拴系带"，其局限于硬膜囊，一端附着于脊髓，另一端附着于硬膜内面，这拴系带常与脊髓纵裂畸形有关，是一类常见的复杂畸形[5]。作者还观察到，短的拴系带几乎都是纤维组织，偶尔含有神经组织，松解的唯一目标就是将其切断，而长的粘连束中可能含有上皮成分，因此手术时需要完全切除以预防术后出现皮样或表皮样囊肿。

临床上这种引起拴系的条索常合并皮肤红斑，这提示可能存在其他类型的隐匿脊髓病变。这些病变可以单独或合并存在。病变通常在腰骶部的中线部位，包括：皮肤凹陷或窦口（图32.1、32.2）、多毛症、背部中线区域血管瘤、皮下脂肪瘤、尾部附肢及瘢痕闭合的脊膜膨出等。症状包括：下肢无力、腰痛、腿疼、脚/腿的长度不一致，脊柱侧凸，直肠或膀胱功能障碍[1]。当这种皮肤窦道与椎管沟通时，应尽早手术以消除脊髓脓肿和（或）脑膜炎的风险；而当这种拴系条索不存在皮肤的开口时，可选择择期手术处理。临床上怀疑存在脊髓皮毛窦时，检查的"金标准"为腰骶部MRI伴有或无钆增强扫描，其不但可以勾勒出窦道的轮廓，还可以识别表皮的成分和其他类型的拴系性脊髓病变，并显示脊髓圆锥的位置。

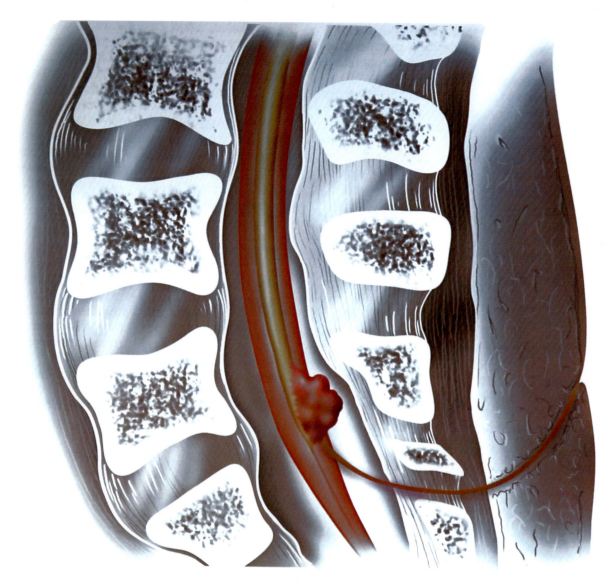

图 32.1 皮毛窦的矢状面示意图,其始于皮肤窦口,止于脊髓背侧。可见其在脊髓附着处形成皮样囊肿

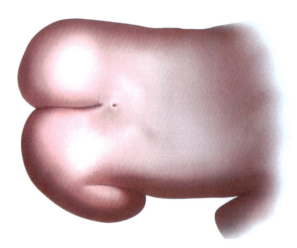

图 32.2 腰骶部中线部位的病理性窦道开口

32.2　手术细节和术前准备

对于脊髓拴系手术,作者建议:①去除自皮肤层至脊髓的全部纤维条带组织,防止残余上皮组织在术后形成皮样或表皮样囊肿;②完整切除上皮内肿瘤,因为残余组织可能会引起化学性脊膜炎和(或)肿瘤的复发,使得再次手术变得更加困难;然而,切除高度钙化或与神经组织粘连的肿瘤具有一定的危险性及挑战性,这种情况下外科医生的经验及判断在决定肿瘤的切除程度上具有重要作用。③仔细探查那些术前影像学发现或未发现的拴系性病变(如终丝增粗、脊髓纵裂畸形)。除了 MRI,建议将尿动力学检查作为术前参考基线。

患者俯卧在手术台上，胸部和髋部放置衬垫，使腰部俯屈。术中监测包括：肌电图（EMG）和体感诱发电位（SSEP），根据外科医生的喜好选择。手术切口一般选择直切口，在皮肤窦道开口（如果存在）周围设计椭圆形切口（图32.3）。初始的暴露目标是沿条索分离，以条索作为导引进行解剖。切开皮肤，然后沿条索分离浅层筋膜直至腰部筋膜层，分离方法见图（图32.4）。切开腰部筋膜，分离两侧椎旁肌肉并牵开，切除椎板，期间需保护条索进入椎管的部位。由于这些病例常见于年龄较小的患者，故剪刀就足以行椎板切除术。

术中应用显微镜追踪条索结构找到条索与硬脊膜连接处（图32.5、32.6）。从尾端向头端逐渐切开硬膜，然后在条索进入硬膜时椭圆形切开硬膜（图32.7）。继续沿着条索分离直至进入脊髓处（图32.8），于此处分离并止血，然后整块切除从皮肤至椎管内条索（图32.9）。皮内肿瘤必须小心切除，以防止其破裂而潜在的炎性物质进入椎管。随后，探查及松解其他可能的粘连，常规切断终丝，接着逐层缝合关闭切口。

32.2.1 专家建议和共识

当切除脊髓拴系条索时，应注意以下几点：①仔细解剖并切除脊髓拴系束以消除残余上皮及皮内肿瘤再生长的可能性。②当存在皮肤开口时，应尽早手术以减少脓肿、脑膜炎的可能性，并减少晚期可能出现的粘连及再拴系等并发症。③切断终丝并松解其他可能存在的潜在引起拴系的病变，使未来神经功能恶化及脊髓拴系再松解的机会最小化。④在一些少见的情况下，可能会在圆锥或马尾遇到意外的脓肿或皮样囊肿。在这种情况下，应尽最大努力安全地清除炎症组织和切除上皮膜以减少未来粘连和复发的可能性。⑤脊髓拴系束偶尔附着于骨的下面或侧方；咬除这些椎板时，要避免过度的"拉"来减少对脊髓的进一步牵拉。

32.3 预后和术后管理

术后24h患者取平卧位。当疼痛控制，食物和饮品可以耐受，膀胱功能恢复至术前时就可以出院。合适的时候可以进行物理治疗（PT）和作业治疗（OT）

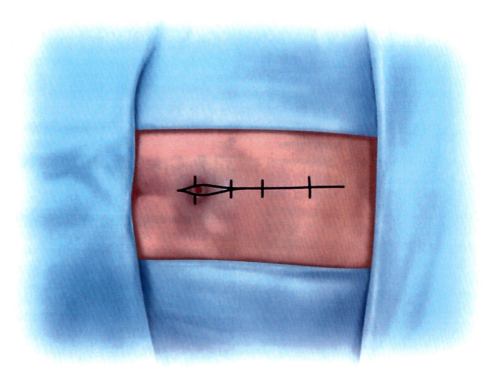

图32.3 皮肤窦道的周围椭圆形皮肤切口设计

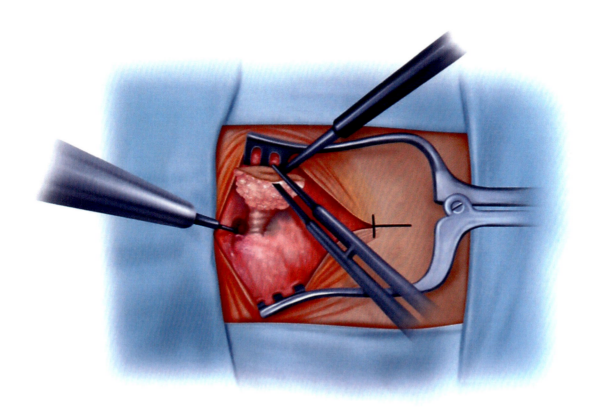

图 32.4　注意窦道进入硬膜下，且在皮下及筋膜内发生骨化

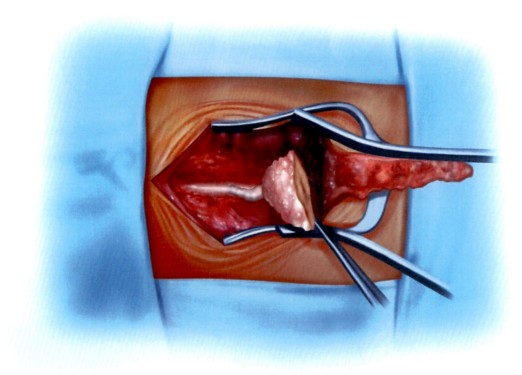

图 32.5　窦道进入硬膜

第 32 章 脊髓拴系带（窦道）

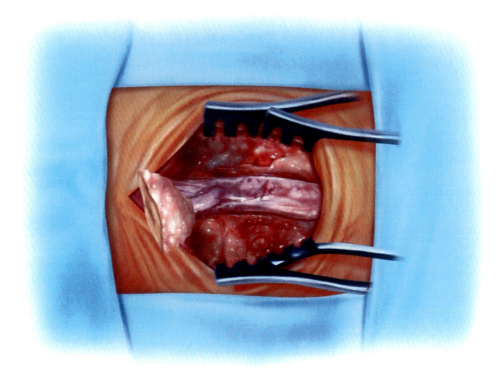

图 32.6 窦道一端附着于皮肤，另一端进入硬脊膜

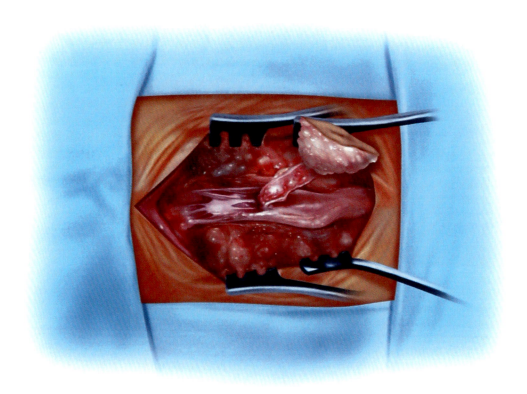

图 32.7 打开的硬膜囊末端连于窦道

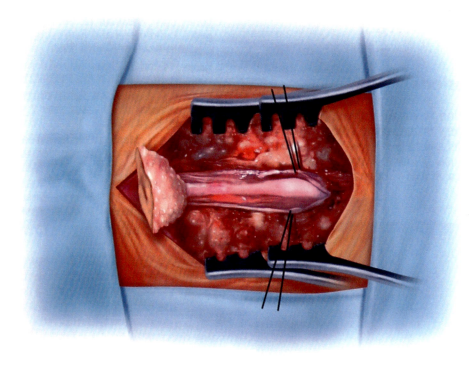

图 32.8　在拴系条索周围硬膜呈椭圆形打开，暴露圆锥及马尾神经。可见窦道与脊髓相连

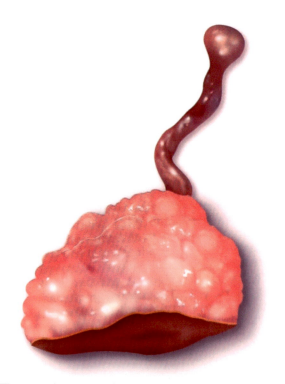

图 32.9　完全切除的窦道包括皮下脂肪组织和皮肤

评估。术后应注意发生的无菌性脑膜炎、尿潴留、脑脊液漏或假性脊膜膨出、感染和下肢神经病理性疼痛，可以通过应用一定量的加巴喷丁或类似的药物治疗。同时计划长期动态 MRI 随访排除新的皮内肿瘤或囊肿。

32.4　结　论

如果密切关注本章中所描述的细节及一些可能出现的误区，再对于脊髓拴系进行手术治疗，就会很安全且并发症很少。一旦诊断明确，尽早手术可以使神经功能状态趋于稳定。

参考文献

[1] James CCM, Lassman LP. Spina bifida occulta. Orthopedic, radiological and neurosurgical aspects. London, England: Academic Press, 1981.

[2] Kanev PM, Park TS. Dermoids and dermal sinus tracts of the spine. Neurosurg Clin N Am, 1995, 6（2）：359–366.

[3] Jindal A, Mahapatra AK. Spinal congenital dermal sinus: an experience of 23 cases over 7 years. Neurol India, 2001, 49（3）：243–246.

[4] Ackerman LL, Menezes AH. Spinal congenital dermal sinuses: a 30-year experience. Pediatrics, 2003, 112（3 Pt1）：641–647.

[5] Rajpal S, Salamat MS, Tubbs RS, et al. Tethering tracts in spina bifida occulta: revisiting an established nomenclature. J Neurosurg Spine, 2007, 7（3）：315–322.

第33章

椎管内脂肪瘤

Tarik Ibrahim, Robin M. Bowman, David G. McLone

33.1 简介和背景

脂肪瘤型脊髓脊膜膨出（LMM）是隐性脊柱裂最常见的类型。在 LMM 中，脂肪瘤通常通过筋膜/椎板的缺陷附着于脊髓，且伴有脊髓低位。在一些罕见的病例中，患者只有硬膜囊内脂肪瘤，而不存在脊柱裂。基于脂肪瘤与神经组织之间的特殊关系，许多外科医生将 LMM 分为不同亚型，这涉及从术前影像学初步分型到最终术中进一步确定分型。最初由 Chapman 于 1982 年提出的亚型包括：贯穿型、圆锥末端型和脊髓背侧型[1]。Pang 和他的同事最近提出了第 4 个亚型的可能：混合型，但并不是所有的外科医生都认同他们的分类[2]。临床上 LMM 常由于背部皮肤及皮下组织的异常改变而被发现（图 33.1）。这些患者中，一部分患儿可能是无症状的；另一些孩子可能会出现继发于牵拉或脊髓压迫导致的骨关节畸形、泌尿功能损伤和（或）神经系统损伤。

对于有椎管内脂肪瘤的孩子，其最大的不幸是脂肪瘤常与神经组织紧密交错，例如，在贯穿型 LMM 中，期望手术彻底将其松解往往无法实现。目前神经外科医生面临的困难是：脂肪瘤与其周围神经结构之间的关系仅能从术前神经影像学中确定。故作者的建议是在保证安全的前提下切除脂肪瘤；但是，如果切除达到一定程度，会出现新的或原有神经功能障碍加重的可能，故手术应及时终止。

33.2 手术细节和术前准备

对于该类患儿术前均应行全脊柱磁共振成像（MRI）检查，这可以更好地观察 LMM 的特征及其周围解剖结构。T1 加权序列通常可以显示 LMM 的外形，及其通过筋膜进入椎管的水平和在脊髓的附着点。通过 T2 加权像外科医生可以更好地观察

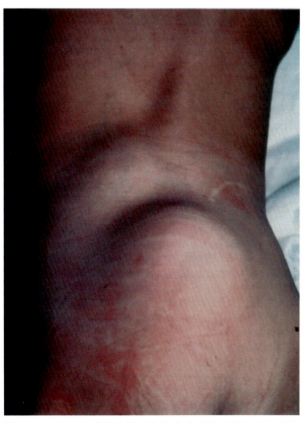

图 33.1 脂肪瘤型脊髓脊膜膨出常通过拴系病变处皮肤或皮下组织异常改变被发现

蛛网膜下腔及合并的脊髓囊状凸起改变、脊髓空洞症或脊膜膨出，例如，前部脊膜膨出，其通常伴有Currarino三联征。术前MRI对确定手术部位及手术切除范围有很大帮助。

对于怀疑LMM切除术后再拴系的病例，有一点是非常重要的：即要充分理解术后持续的MRI矢状位脊髓圆锥低位并不能确定再拴系发生，因为它是意料之中的。诊断主要依据神经系统、泌尿系统及骨关节系统的评价。而术前MRI在手术时是非常有用的。

记录患者术前的神经功能。所有患者均由泌尿科行膀胱功能的评价。骨科对下肢畸形及力量进行评估。物理治疗师行肌力测定。

目前关于术中神经监测的指征在LMM术中的应用仍有争议。当出现模棱两可的情况时，肌电图（EMG）有助于识别运动神经根和不能确认的功能性神经组织。在切断神经结构前对其进行刺激意义不大，这不能为外科医生安全切断神经结构增加信心。

手术应以实现完全松解为目的，但是必须认识到这一目标并不是总能实现，手术松解程度依据脂肪瘤与神经组织的粘连程度而定。部分松解并不一定意味着孩子在术后不会得到改善，这是因为如果脊髓的张力得以改善，神经功能亦可得到改善。

在手术准备过程中，给予患儿全身麻醉，取俯卧位，皮肤容易压疮部位予以保护，留置尿管。年龄较大的孩子应用下肢加压袜，所有的孩子都用保温毯保暖。预防性应用抗生素，但作者不推荐常规预防应用激素。

取中线部位皮下脂肪瘤上方的纵向切口，切口的上缘要达到术前MRI所定位的正常解剖水平。如果脂肪瘤存在皮下成分，就不要对其切除，因为这可能导致局部不美观和（或）形成积液或假性脊膜膨出，导致伤口愈合不良。找到脂肪瘤和上覆软组织之间的界面。一旦脂肪瘤从上覆的皮肤中完全分离出来，就可以将脂肪瘤头端与筋膜以上疏松结缔组织间的平面打开，然后向尾端分离直到脂肪瘤穿过筋膜的位置被确定（图33.2）。在此层内沿着脂肪瘤游离暴露。根据术前MRI确定脂肪瘤的上界，在后正中矢状位沿棘突纵行切开筋膜一个或多个棘

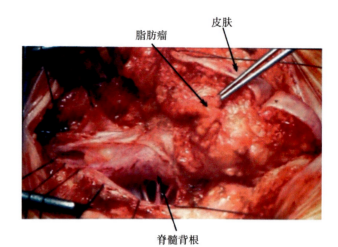

图33.2　脊髓背侧脂肪瘤及其周围组织的纵视图

突水平，分离棘突及椎板两侧的椎旁肌肉，如果是典型病例，那么病变部位上位的椎板应是裂开的，无须行椎板切除即可暴露足够的硬膜以满足硬膜切开所需的空间。如果该处椎板未裂开或MRI提示脂肪瘤向头端延伸，那么就要相应的向上切开椎板。椎板成形术在所有情况下都是一个比较好的选择，特别是对于年龄较小的儿童。

术前应仔细阅读MRI以了解脂肪瘤和脊髓之间的关系，了解有无神经组织向外延伸入软组织中，这种情况常见于脊髓脊膜膨出的病例。一旦见到正常硬脊膜，此时即可应用手术刀切开硬膜，切口朝向脂肪瘤向下延续，随着切口的延续要注意识别潜在的神经结构。一旦切口接近脂肪瘤进入硬脊膜处，需在硬膜下腔操作，同时分离切口周围粘连的蛛网膜，这点至关重要，因为脊神经后根进入脊髓的位置几乎恰好在硬脊膜、脂肪瘤、脊髓连接处（图33.3）。硬膜切口在靠近脂肪瘤进入硬膜内的位置时应当小心，背侧的神经根可能被切断。由于背侧的神经根总是位于蛛网膜下腔，所以在硬膜下清除中线部的神经组织及切开硬膜是安全的。保留硬膜缘上的缝线使其向两侧将硬膜囊牵开，以保证足够视野以观察硬膜囊内的空间，评估神经根、脊髓及脂肪瘤的关系（图33.4）。

偶尔要在解剖脂肪瘤周围组织之前就切除部分脂肪瘤。特别是当脂肪瘤的体积非常大，且将神经组织压至椎骨边缘时，在这种情况下如不过分压迫神经组织是不可能形成足够的操作空间的，因此需

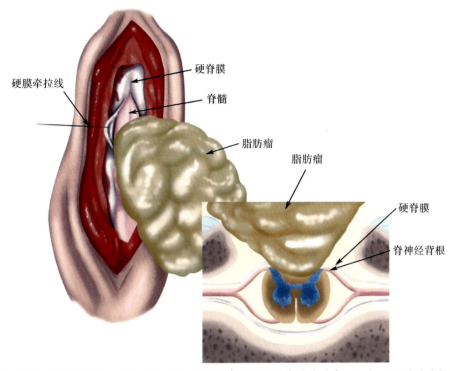

图 33.3 背侧脂肪瘤的横截面视图可见：脊神经背根与硬膜附着处及脂肪瘤关系紧密，故打开硬膜时需格外小心

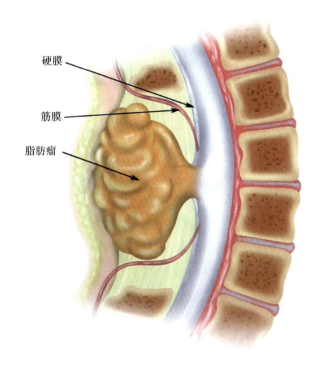

图 33.4 背侧脂肪瘤与背侧脊神经根及脊髓的关系

要先切除一些脂肪瘤以便于暴露。在这种情况下，也可应用激光刀的气化模式进行减压，在显微镜下，使激光束集中在中线脂肪组织内。一旦达到显著的中线减压，脊髓即可以从椎骨边缘退回，并且可以观察到背神经后根。

以上目的是在硬膜下腔内孤立脂肪瘤，使其完全从硬脊膜边缘游离。在这种情况下，脂肪瘤与脊髓及神经后根之间的界面会变得十分清晰，便于应用激光刀切除脂肪瘤的主要部分（图 33.5）。通常会有大的髓内脂肪瘤残留，这些残留可以通过脂肪瘤与胶质纤维层间的界面将其切除（图 33.6）。

作者的经验是：任何通过脂肪瘤背侧发出的脊神经或通过脂肪瘤背侧进入或离开的血管，以及椎板上方穿过脂肪瘤、穿出椎管的血管，这些组织都是无功能的，可以被切断。但向下通过椎间孔的神经可能都具有功能，需予以保留。

一旦脂肪瘤被横断和切除后，有一点非常重要即检查远端肥厚终丝。如果终丝增粗，和（或）圆锥低位，则作者建议将其切断（图 33.7）。如果可能，则缝合两侧软脊膜来闭合中线部位的基板（之前脂肪瘤附着处）。这减少了手术粗糙面与硬脊膜瘢痕粘连的可能，并且可以防止未来形成拴系。

水密缝合硬脊膜。通常，如果存在大量的硬膜

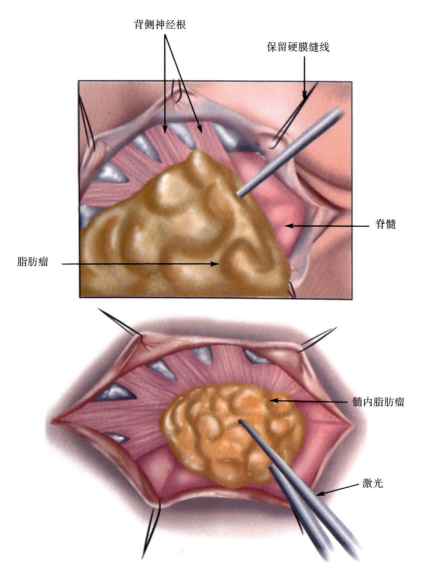

图 33.5 脂肪瘤与脊髓的背侧神经根的界面清楚,脂肪瘤的主体可以应用激光刀简单地横断切除

内脂肪,那么术后就有足够的硬脊膜来进行硬膜囊重建。如果硬脊膜不足以用来行硬膜囊重建,则可以使用人工硬脊膜。如果硬膜囊闭合后不能确保无脑脊液漏,则放置一个腰大池引流,通过软组织以皮下隧道的形式穿出切口上外侧的皮肤。采用引流的方式使脑脊液改道,直至伤口愈合。

逐层缝合伤口,缝合过程中避免深层神经组织受压。为了预防脑脊液进入皮下组织,而对神经组织进行精细解剖以减小它们的体积但却干扰了它们正常的血液供应,这样做没有任何意义。对于任何过多的皮下腔隙均应予以闭合,因为这可导致皮下积液或假性脊膜膨出形成。

33.3 预后和术后管理

33.3.1 术后注意事项

文献记录初次手术后的再拴系率在10%~50%,再拴系的表现为神经功能、骨关节和(或)泌尿系功能减弱[3]。虽然再拴系的发生可早可晚,但在大多数的病例报告中再拴系一般发生在3~8岁。对再拴系进行手术一般由于粘连和增厚的蛛网膜而变得复杂,这时神经功能监测有助于识别神经根,这些

第 33 章 椎管内脂肪瘤

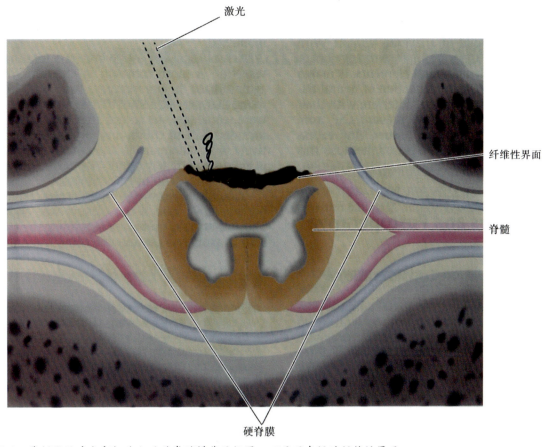

图 33.6 背侧脂肪瘤大部切除之后的脊髓横截面视图，可见两者间的纤维性界面

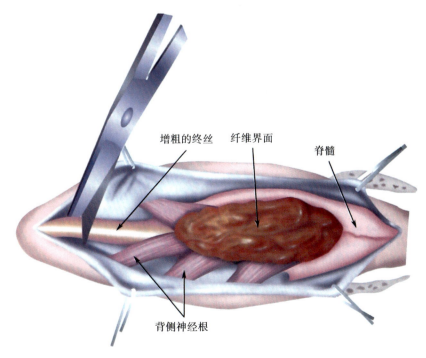

图 33.7 背侧脂肪瘤切除后显露脊髓。可见两者间界面纤维化，同时切断脊髓末端的终丝

神经根由于瘢痕的存在导致术中不易识别。在这种情况下，找到硬膜下平面将其松解，对预后有帮助。

33.3.2 并发症

手术可能出现脑脊液漏，作者建议严密缝合硬脊膜以避免脑脊液漏的发生。术中可做 Valsalva 动作检查有无脑脊液漏，如果仍有脑脊液漏，可留置腰大池引流。术后患儿平卧 4d，之后可适当活动。

术前存在临床症状的椎管内脂肪瘤患儿在经过全切或次全切除后神经功能减弱更加常见。Pang 和他的研究团队发现，他们的病例研究中 5.9% 有临床表现的患者术后症状加重[4]，其中 8.2% 的患儿术前有疼痛、感觉异常或感觉迟钝；5.9% 的患儿有神经源性膀胱/直肠及 2.1% 的患儿表现为上下肢无力和（或）步态改变。

如果缝合良好，则术后伤口裂开则是术后护理不当的原因，所以作者非常仔细地培训他们的护理人员，以避免这种可以避免的并发症。

参考文献

[1] Chapman PH. Congenital intraspinal lipomas: anatomic considerations and surgical treatment. Childs Brain, 1982, 9 (1): 37–47.

[2] Pang D, Zovickian J, Oviedo A. Long-term outcome of total and near-total resection of spinal cord lipomas and radical reconstruction of the neural placode: part I — surgical technique. Neurosurgery, 2009, 65 (3): 511–528, discussion 528–529.

[3] Bowman RM, Mohan A, Ito J, et al. Tethered cord release: a long-term study in 114 patients. J Neurosurg Pediatr, 2009, 3 (3): 181–187.

[4] Pang D, Zovickian J, Oviedo A. Long-term outcome of total and near-total resection of spinal cord lipomas and radical reconstruction of the neural placode, part II: outcome analysis and preoperative profiling. Neurosurgery, 2010, 66 (2): 253–272, discussion 272–273.

第34章

脊髓纵裂畸形：从胚胎形成到手术

Dachling Pang

人生命中真正重要的事情莫过于原肠胚的形成，而非出生、结婚或死亡。

——Lewis Wolpert[1]（1929—），
CBE, FRS, FRSL, FMedSci
发育生物学家、作家、播音员

34.1 简介和背景

脊髓纵裂畸形（SCM）比较少见，本文作者及其同事总结了 3000 多例复杂的脊髓畸形病例。其中 185 例混合型 SCM 是作者提到的特殊类型。SCM 是一种特殊的原肠胚畸形，它不同于初级和次级神经管形成畸形，但同时它又是一种脊髓拴系病变。

34.2 胚胎形成：原肠胚形成错误发生的最初环节

1992 年，作者和他的同事提出所有导致双脊髓畸形的原因均发生在原肠胚形成早期，尤其在脊索形成期[2]。由于新生的前脊索细胞出现在脊索后方，所以脊索呈向后增生迁移。这些前脊索细胞来自原结（鸡胚中叫亨森结），它们形成一束越过原凹，于中线部位在内、外胚层之间形成脊索。来自两侧亨森结的细胞在中线处于脊索尾端融合形成实心索带（图 34.1A）。这种中线部位的融合与纤维蛋白和细胞黏附分子有关[3]。导致 SCM 发生的基本错误很可能与脊索细胞束在中线融合障碍有关（图 34.1B），其原因与纤维蛋白缺陷或出现时间有误不无关系[4]。如果这种中线处融合中断只是小片段的话，那么此处就会出现一个小范围连续的、外胚层与内胚层直接粘连的区域，其以两侧未融合的半脊索为侧腹面（图 34.1B）。这种背-腹侧、内外胚层间的粘连束会形成胚胎表面（外胚层）和卵黄囊（内胚层）之间的联系（图 34.2）。而周围的间充质细胞与这个粘连束会形成紧密的粘连，从而提供了中胚层的成分，并将其转换成内外胚层间联系的通道。之后于排卵后（POD）28d，来源于原始脑膜的 1/4 祖细胞在脊索和神经板之间重新凝胶化，其参与了内间质束的形成[2]。

最终形成成熟的双脊髓畸形取决于 4 个变量：①4 组祖细胞成分的分化；②内间充质束的连续；③神经胚形成过程中的半脊索与半神经板之间异常的相互作用；④分裂神经板和脊索在中线的融合。

34.2.1 祖细胞的分化及脊髓纵裂的分型

在神经胚形成及分化过程中原始的脑脊膜细胞最终会发生很大的变化，由于在分化过程中要形成硬膜和骨骼，所以这决定了 SCM 分型中半脊髓最终的形式。如果内间充质束中混有原始的脑脊膜细胞，那么这些原始的脑脊膜细胞将分化成脊髓中央的膜性结构把硬膜囊分隔成两个完整的硬膜管，以容纳相应的半脊髓。此外，由于这些原始的脑脊膜细胞具有骨化功能，位于间充质束内而不与半脊髓直接相邻的原始脑脊膜细胞与发育的椎体同步在两侧半硬膜管的内侧壁之间骨化形成骨刺。在经历上述过程后最终形成了 I 型 SCM，其中两个独立的半脊髓

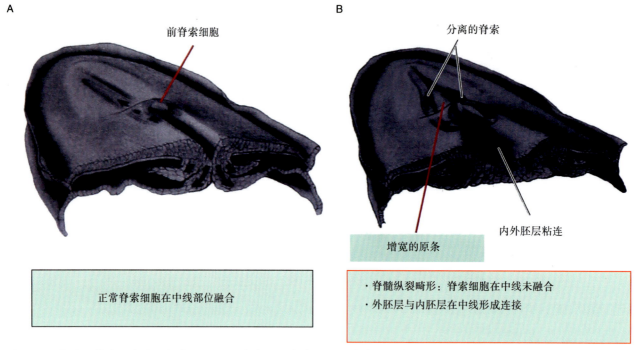

图 34.1 脊髓纵裂畸形发生的根本原因。A. 来自两侧亨森结的前脊索细胞在中线部位融合，于外胚层下方形成脊索。B.SCM 中，前脊索细胞中线部位融合发生中断，使得在中线部位局部出现外胚层仍与内胚层相连的情况，从而导致外-内胚层形成瘘管

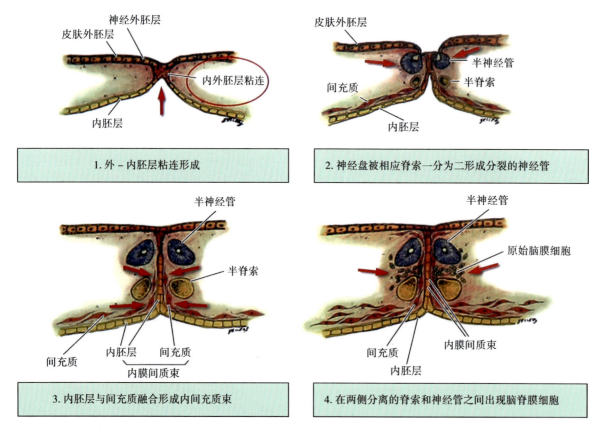

图 34.2 脊髓纵裂畸形的基础模型：内间充质束的形成。内外胚层的粘连（瘘）始于两个胚层在中线的直接接触，其两侧为两个半脊索。中线神经外胚层因此被分为两个半神经板（左上）。每个半神经板相对于各自的半脊索（右上）独立的形成神经胚。位于中线间充质凝结形成内间充质束。内间充质束的细胞的演变决定着中线部位 SCM 的构成（左下）。在排卵后第 29 天左右在半脊索和半神经管之间出现原始的脑脊膜细胞（右下）

位于其各自的硬膜囊内，两上硬膜囊被中间由硬膜包绕的骨软骨棘分离开来（图 34.3）。这样的结果是脊髓被骨性及膜性隔障牢固地固定于椎管内。当原始脑脊膜细胞与发育中的神经弓细胞混合时，其致硬化效应会使得在 I 型 SCM 中出现相邻的几个椎板发生增生性融合。不同于 I 型 SCM，II 型 SCM 的内间充质道内并不包含原始的脑脊膜细胞，导致脊髓纵裂的组织结构为来源于两侧半脊髓间"普通"间充质细胞所形成的较薄的纤维膜性组织间隔，而不是硬膜或骨刺。在脊髓纵裂中被纤维膜性组织而非骨软骨隔开的两个半脊髓位于一个单一的硬膜囊内，且椎管通常不存在间隔（图 34.4），而这个膜性纤维间隔总是附着于两侧半脊髓的内侧面，且其坚固的边缘与硬膜的腹侧和（或）背侧紧密附着，最终如 I 型 SCM 中的骨刺一样引起脊髓拴系（图 34.5）。

为什么一些间充质束能诱使原始的脑脊膜细胞进入，而一些间充质束内则不能，其原因可能与时机有关。原肠胚及内间充质束的形成一般发生于排卵后 18~22d，其由头端向尾端发育，早期形成的间充质可能在原始脑膜细胞（POD 27~29d）出现前已完成了它的发育。因此在原肠胚发育的过程中后期出现的间充质束更有可能诱使原始的脑脊膜细胞进入其中，这与颈部及上胸部以单纯 II 型 SCM 多见而 I 型 SCM 大多发生于下胸部及腰部的事实相符[5]（图 34.3、34.4）。

正是由于中线部位间充质束内的中胚层祖细胞，这些间充质干细胞最终在 SCM 两个类型中分化

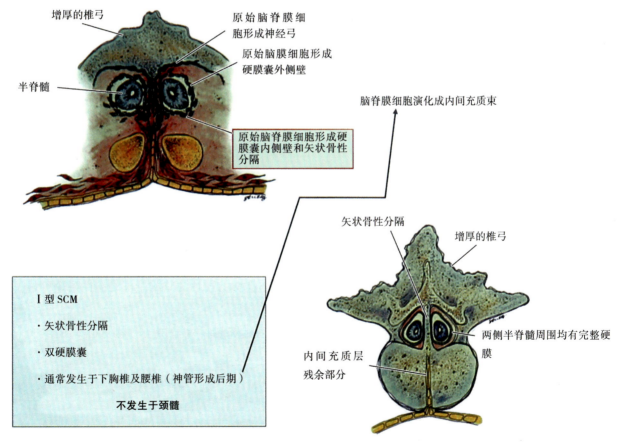

图 34.3 原始脑脊膜细胞-内间充质束两者间相互作用的时机：I 型脊髓纵裂形成的关键。正常的双极脑脊膜细胞出现在脊索和神经管之间大约为 POD 29d，随后沿着半脊髓向后迁移，形成硬膜囊，并帮助形成骨性神经弓。由于内间充质束内混有原始的脑脊膜细胞，其内的原始脑脊膜细胞沿着两个半脊索迁移，形成两个完整的硬膜囊。由于这些细胞的骨化潜力使它们在正中裂的硬膜袖套中形成骨刺（或软骨）及肥厚的神经弓（左上）。胸部下端及腰部的脊髓内的内间充质束，其神经胚形成晚于 POD18d（原肠胚开始形成的时间），因此比高阶段的脊髓更容易混入原始脑脊膜细胞（左下）。形成完整的 I 型 SCM，具有双硬膜管，骨性分隔及肥厚神经弓（下）

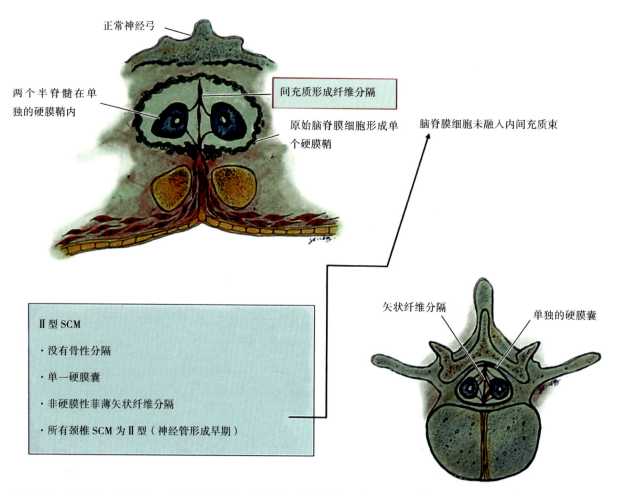

图 34.4 Ⅱ型 SCM 的形成。内间充质束内不包含原始的脑脊膜细胞，原始脑脊膜细胞仅位于两个半脊髓的外侧面，最终形成单个硬膜囊包绕两个半脊髓。正是由于正中分隔中不含原始的脑脊膜细胞，因此Ⅱ型 SCM 中不含矢状骨性分隔，同时也解释了Ⅱ型 SCM 中椎弓发生增生性融合少见的原因。来源于内间充质束的间质细胞分化成矢状纤维隔障，其始终附着于半脊髓的内侧面（左上）。完全形成的Ⅱ型 SCM 具有：单个硬脊膜囊，中间的纤维隔障，纤维隔障与半脊髓内侧表面之间的粘连，其形成Ⅱ型 SCM 所导致的脊髓拴系（右下）

为丰富的血管、骨骼肌、纤维条带和脂肪瘤，其要么成为嵌入Ⅱ型 SCM 中的纤维隔膜，或者成为紧密连接于Ⅰ型 SCM 骨刺袖套的纤维组织。如果位于神经褶皱处的神经嵴细胞也被诱导进入这些内间充质束内，则旁中央的脊神经后根（背侧神经节细胞的中央突起）和神经节细胞将走形于半脊髓的背内侧面和中线结构之间。有时，这些旁正中神经背根与相伴随的纤维带和中央动脉形成束缚带后穿透背侧硬膜，并且固定于硬膜外的纤维脂肪组织中，增加了拴系的效应。在作者的研究中上述病理改变 70% 是脊髓脊膜膨出形成的缺损带，其在Ⅱ型 SCM 中更常见。对于卵黄囊内胚层的衍生物，如神经管原肠囊肿，临床罕见，这也许是由于神经内胚层细胞在其不常见的部位如正中裂诱导发育时，对环境条件要求严格的特性决定的。神经源性肠囊肿可位于髓外的脊髓裂内，一侧半脊髓的髓内、皮下组织或硬膜外，甚至是椎前筋膜内（图 34.6）。

34.2.2 外胚层衍生物和背侧内间充质束的残留

当内间充质束与胚盘背面的原始连接残留时，这时就会偶尔形成来源于外胚层祖细胞的皮肤窦道。在Ⅰ型 SCM 病变中，可以通过皮肤表面的凹陷追溯到这些皮肤窦道，其通过肌筋膜层和椎弓的缺陷连于骨刺。因此，这些皮肤窦道总是位于硬膜外，且并不直接引起脊髓拴系。然而在Ⅱ型 SCM 的病例中，皮肤窦道总是位于硬膜内，与导致脊髓纵裂的纤维分隔相连（图34.7）。这些皮肤窦常与半脊髓紧密粘连，且许多可以发展为硬膜内体积巨大的皮样囊肿，对脊髓形成压迫。因此对于硬膜内的皮肤窦道及囊肿必须完全切除以预防复发（图34.7，下层）。

34.2.3 腹侧内间充质束的残留、腹侧的拴系及伴随的肠道畸形

腹侧内间充质束的残留将导致半脊髓腹侧面的拴系。在作者的病例研究中将Ⅱ型SCM导致的腹侧脊髓拴系分为4类[6]。

1类：单纯腹侧纤维隔膜可能以长短不等的纤维条索将裂开的半脊髓的底面连于中线硬脊膜腹侧的固定点上（图34.8）。

2类：一个穿透性的纤维隔膜或束带同时附着于硬脊膜的腹侧和背侧，从而对脊髓形成双重束缚。

3类：此类型比较少见，表现为一个完全的硬膜内纤维隔膜，其与背侧的皮肤窦道相延续，皮肤窦道或许在硬膜内扩大形成巨大的皮样囊肿，并与脊髓间的隔膜通过纤维束连接，而脊髓间的纤维隔膜则进一步穿过腹侧硬膜进入椎体（图34.7）

4类：此类型非常罕见，表现为整个内间充质束始终作为卵黄囊（未来发育成肠道）与羊膜囊连接的专有原始通道得以残留，导致部分小肠可能会通过该导管疝出并出现在胚胎的后面，临床上表现为背侧的肠瘘。或者，在相对罕见的情况下，羊膜腔与卵黄囊之间有非导管连接的残留，由于这些残留所产生的牵引效应导致胸腔内形成巨大的肠憩室，而在胸腔内憩室的上部依然附着有向前膨出的半脊髓的茎部。或者残留的腹侧内间充质束演变为

中央三角形帆状纤维分隔　　　　　　　　　　　Ⅱ型SCM

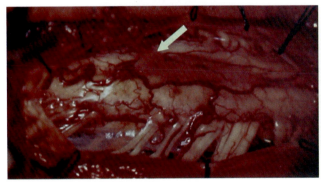
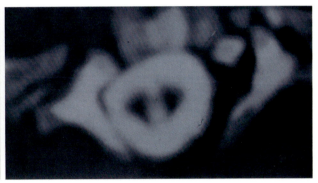

牵拉隔膜提起两个半脊髓　　　　　　　　　与半脊髓表现平行切断隔膜

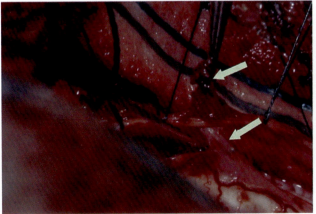
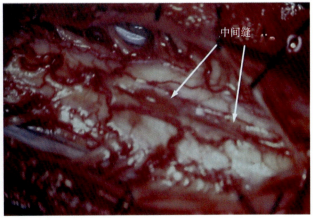

图34.5　Ⅱ型脊髓纵裂畸形。锐角三角形的纤维隔障附着于硬膜背侧与半脊髓之间（左上）。CT造影（CTM）可以显示半脊髓但不能显示隔障结构（右上）。牵拉硬膜外纤维脂肪组织也可使其下纤维间隔和两侧半脊髓牵动，证明了纤维性隔障可引起脊髓拴系（左下）。正中裂的位置可见纤维隔障被切除后半脊髓的拴系被完全解除（右下）

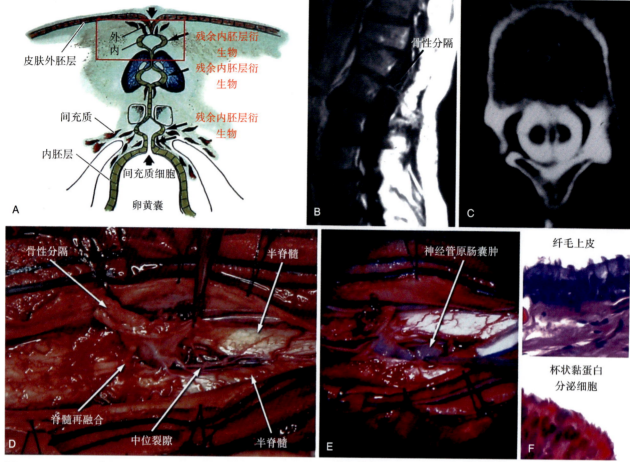

图 34.6 一例 76 岁老年男性 I 型 SCM 畸形合并正中裂内神经管原肠囊肿。A.SCM 中内间充质束中的内胚层衍生物（神经肠源性囊肿）的胚胎学印记的发生位点，其可位于皮下、纵裂间、腹侧硬膜外及椎前囊肿。B. 磁共振成像（MRI）矢状位显示横穿椎管的矢状骨刺。C. 计算机断层造影显示半脊髓位于其各自的硬膜管内，而在半脊髓之间造影剂充盈缺损。D, E. 术中图片。D. 位于中线的骨刺仍位于其硬膜袖套内。E. 纵裂内的肠源性囊肿刚好位于骨刺的头端。F. 肠源性囊肿的组织病理学显示：纤毛上皮内衬杯状黏液分泌细胞，两者均来自内胚层

近端肠道的束缚带，其妨碍了原始中肠的正常顺时针旋转，从而导致肠道旋转不良。

34.2.4 混合型脊髓纵裂畸形及多阶段型脊髓纵裂畸形

混合型脊髓纵裂畸形是指包含了两种或两种以上不同类型的脊髓纵裂呈纵向排列，且两者之间不存在正常脊髓。最常见的混合型脊髓纵裂一般由 I 型 SCM-II 型和 SCM-I 型 SCM 病变构成[5]。三者之间相互联系，提示该病变的整体可能来源于一个单一（但是巨大）的内间充质束，其中的原始脑脊膜祖细胞位于窦道的两端，从而导致 I 型 SCM；但在间充质束的中间部分则没有这些原始脑脊膜祖细胞，故导致中间部分的分隔仅为纤维性的隔膜。如果存在两个或两个以上被正常脊髓隔开的 SCM 发生于同一患者，那么即为真正的多节断型 SCM。这种情况一般比较罕见，这是因为此类病变可能来源于多个内间充质束（例如，在同一个神经管内出现数个胚胎发育的异常），而每一个独立的 SCM 或是完整的 I 型或 II 型 SCM，抑或是混合型 SCM。

34.2.5 半神经板与半脊索间异常的交互作用：脊髓脊膜膨出伴发半脊髓膨出

近 25%~35% 的 SCM 伴有开放性的神经管缺损（ONRD）[5,7]。根据在闭合不全的破膜囊内是一个还是两个半脊髓，病变可分为半脊髓脊膜膨出[8]和全脊髓脊膜膨出[5,9-13]。

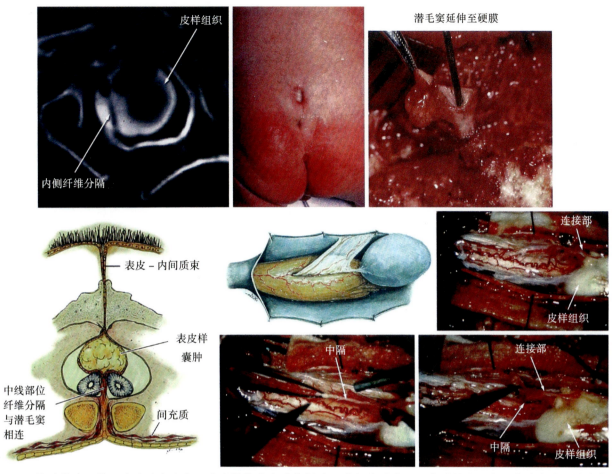

图 34.7 Ⅱ型脊髓纵裂及伴随的皮毛窦，其为持续存在的背侧外-内间充质束。示意图描绘了内间充质束的硬膜内部的成囊作用导致硬膜内、半脊髓背侧形成巨大的皮样囊肿，其与纤维隔相延续。脊髓 CT 造影显示：于左侧状的半脊髓侧存在皮样囊肿，而右侧半脊髓较小，两者被位于其背侧的纤维隔分隔（上层，左侧），皮肤凹陷（上层，中），向皮下窦道的外侧部分内置入探针（上层，右侧）。术中示意图显示了皮样囊肿，纤维隔障与半脊髓之间的关系（下层，左上）。皮样囊肿的深部与纤维隔相连（右上）。应用双极烧灼纤维隔（左下）。重点对中纤维隔与皮样囊肿的连接部进行处理（右下）

正常的神经管形成始于底板形成[14-17]。而后者又依赖于比邻脊索表达的音猬因子基因诱导的影响[18]。这种相互间的作用是空间定向程序化的过程，但如果半神经板距离它伴随的半脊索距离过远时，这种相互作用的过程可能会受到影响[19]。在 SCM 中，由于半神经板仅在一侧与皮肤外胚层相连并接受来自单侧轴旁中胚层机械性和诱导作用的影响，故半神经板的异常迁移偶尔会与半脊索之间形成一个不能相互影响的距离。其结果可能是形成了半脊髓畸形伴有多个灰质角，或形成完整的脊髓脊膜膨出，或是形成半脊髓脊膜膨出。作者关于半脊髓脊膜膨出的病例研究显示：所有病例均有一个完整的背腹间的隔膜，呈垂直斜性，并且总是使半神经板向背侧移位（受斜向的背腹间隔膜影响），从而导致神经胚形成失败[5,12]。

34.3 临床特征及手术指征

毋庸置疑两种类型的 SCM 均为引起拴系的病变，在作者的病例研究中，Ⅰ型 SCM 与Ⅱ型 SCM 的有症状率分别为 72% 和 64%，两者间比较没有统计学差异。两型的临床表现相似，但需注意 3 点差异：①Ⅰ型 SCM 患者更易于出现下肢或会阴区明显的钝痛，一般疼痛的位置为脊髓纵裂的感觉平面；②进行性加重的脊柱侧弯在Ⅰ型 SCM 的发生率更高；③此外在Ⅰ型 SCM 患者中更常见慢性交感神经萎缩症的症状及体征，例如，经久不愈的溃疡、皮肤毛发稀薄、无汗、皮肤变红、反甲及足趾反复发作的骨髓炎等[5]。

同其他可引起脊髓拴系的病变一样，神经功能损伤的概率随脊柱的长度增长及病程的延长而增高。研究显示Ⅰ型SCM的神经功能分级与年龄呈线性相关，R_2系数为0.768。提示Ⅰ型SCM患者随年龄增加，其神经功能恶化的风险将急剧增加。在对Ⅱ型SCM进行线性回归分析时，其R_2系数为0.613，结果提示：神经功能恶化同样有中等程度的时间相关性。这些单纯的统计学结果强烈提示对儿童SCM进行预防性手术。

作者的研究团队对96例Ⅱ型SCM的研究显示：一些重要的导致拴系因素几乎在每例患者中均有出现，而这些导致拴系的因素在术前MRI中不一定能被发现。该研究显示仅有40%的腹侧病变在术前的影像学检查中检出。而在几乎一半的患者中，术前很难首先就发现这些病变，在行进一步探查时才被发现[6]。临床上，腹侧脊髓拴系患者几乎100%有神经功能退化，与之相比，单纯背侧病变的患者中仅有60%有神经功能退化，且这些患者伴有脊髓病的体征。这些结论提示，相较于单纯的背侧拴系，半脊髓腹侧牵拉对皮质脊髓束的损伤更大。

34.4 术前神经影像学检查

MRI是常用的筛选检测的工具，尤其用来定位脊髓纵裂的位置，发现伴随的非SCM畸形[11]。然而，MRI的缺点是不能发现隔障的组织结构细节。与MRI相比，应用碘海醇的CTM（CT脊髓造影）对软组织形成条索及未完全形成的脊髓脊膜膨出的监测更加敏感，还可以很好的显示骨骼结构，可精细地显示纤维分隔的特征，尤其是对这些分隔的倾斜度及与脊髓的关系的显示更为清晰。

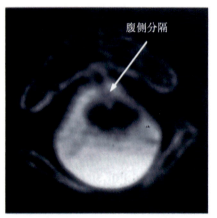
中间静脉丛纤维分隔

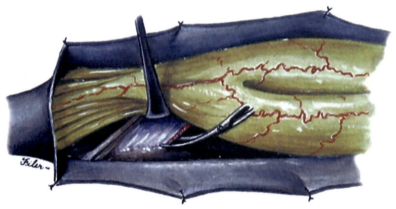
切断腹侧分隔

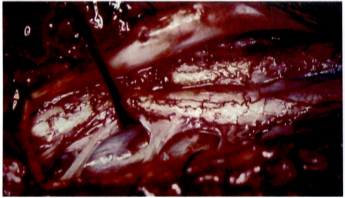

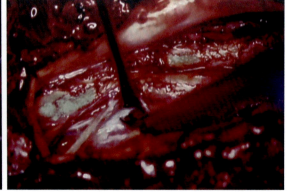

图34.8　Ⅱ型脊髓纵裂畸形中单纯的腹侧隔障型。计算机断层扫描造影（CTM）显示：腹侧隔障（左上）。牢固的腹侧纤维隔障黏附于半脊髓合并的末端，纤维隔膜在头端就像一个斜行的突起。注意中央血管位于纤维隔障游离缘的头端（右上）。轻轻地提起脊髓暴露纤维腹侧的纤维隔障（左下）。切断腹侧的纤维隔障（右下）

34.5 手术细节和术前准备

34.5.1 操作技术

在Ⅰ型SCM的病例中，导致脊髓纵裂的骨棘总是位于硬膜外，被骨棘分隔形成的双硬膜管的内侧壁在矢状位中线处形成袖套将骨棘包裹。而骨棘经常与椎弓融合并隐藏在其下，应用咬骨钳咬除骨刺附着处周围肥厚的椎板，使骨棘孤立，以使骨棘深处粘连的硬脊膜能安全解剖。Woodson牙挺具有细小的棱角和锋利的边缘，非常适合用于以较小的侧向楔入方法剥离硬膜。对于大多数Ⅰ型纵裂的骨性隔障，其腹侧与椎骨体部的连接通常是薄弱的。因此，它们可以轻易地从硬脊膜分叉处去除。去除骨刺后将大大方便硬脊膜袖套的进一步切开。嵌入骨性分隔的中央动脉一般比较恒定，如果将其撕裂常会有较明显的出血。应用棉片辅助骨蜡嵌入裂缝中可以止血[20]。

紧接着在已空虚的硬脊膜分叉的两侧将其打开，使中间的硬脊膜袖套孤立（图34.9A），每侧半脊髓的内侧面常与硬脊膜袖套之间有紧密的纤维粘连带，必须将其分离（图34.9B），在半脊髓与正中硬脊膜袖套之间的旁正中脊神经背侧根需在切除袖套之前将其分离并保护（图34.9C），硬脊膜袖套总是以楔入的方式与半脊髓的尾端紧密相连，所以，在硬脊膜分叉中线的头端到隔障之间的区域是安全的，硬膜袖套的切除始于此处，由于头端粘连最轻，所以一般操作从硬脊膜袖套的头端边缘开始直至尾端，外科医生应用双极烧灼袖套腹侧面的附着物并切断，骨刺离断处的出血应用骨蜡嵌塞，进一步将袖套完整切除，无菌生理盐水冲洗硬膜囊腹侧。如发现有骨刺残留，均应予以去除，确保其与半脊髓的腹侧间无任何接触，以避免再次拴系的可能（图34.9D）。硬脊膜囊腹侧的缺损一般不建议修补，因为在硬膜囊腹侧与后纵韧带之间粘连紧密，可以避免脑脊液漏。而缝合硬脊膜囊腹侧一般不可取，这是因为缝合线有使半脊髓再次拴系的可能。

通常，不成熟的脊髓脊膜膨出的内容物包含：旁正中的脊神经背根、纤维条索、大的血管束缚带等，它们将半脊髓紧紧地粘连于背侧的硬脊膜上。一般这些粘连带穿出硬膜囊的水平较其从半脊髓发出的平面低。与常见的疏松的硬膜外脂肪不同，这些内容物形成肥厚呈簇的纤维脂肪组织牢固的粘连于硬脊膜囊，且成为潜在的脊髓脊膜膨出的标志物。这些纤维脂肪条索必须从半脊髓上整齐切除以到达彻底的松解。

在5%~10%的Ⅰ型SCM病例中，骨性分隔一般以对角线的形式将椎管分为一大一小两部分。在各自形成的硬膜囊内相对应的容纳大，小不等的两部分半脊髓。较小的半脊髓常被悬垂的斜行骨刺部分遮挡，且这些骨刺在视野中向腹侧旋转，所以导致在骨刺切除时极易损伤这部分半脊髓。

在Ⅱ型SCM的所有病例中，脊髓纵裂的分隔物常形成纤维性（间质）隔障或条带被发现存在于中线部位的分叉处；其或为单纯的背侧膜性分隔，此类最常见；或为腹侧或背腹侧膜性分隔。相较于Ⅰ型SCM中常见的增生性融合的椎板，在Ⅱ型SCM中这些情况较少。因此在后方行椎板切除术简单且安全。接着进一步在中线处切开硬脊膜，以暴露背侧或完整的膜性分隔，但是对于单纯的腹侧膜性分隔，应当先将半脊髓轻柔的翻向一侧后再进一步探查。几乎所有的Ⅱ型SCM的纤维性隔膜均位于脊髓纵裂的尾端。背侧的旁正中神经根及发自半脊髓的脊髓脊膜膨出均需要完整切断松解。

34.5.2 腹侧拴系及合并的肠畸形

对于Ⅱ型SCM腹侧的探查可通过将一侧半脊髓轻轻抬起并旋转至中线部位来实施，而进一步扩大骨窗将使操作变得更简单。但是如果存在背侧纤维隔膜及脊髓粘连带需首先将其切断，以使半脊髓游离。

对于一部分SCM常合并肠旋转不良，椎体前的条索常连于十二指肠或回盲部，这些条索应被松解以缓解肠梗阻。而对于脊髓腹侧的拴系应当通过分期手术处理。在一些合并肠憩室的病例中，肠重复畸形的位置常为十二指肠或空肠近端，这是因为腹侧内间充质束的最初附属物常位于卵黄囊的前肠区域。对于这些憩室应首先切除，Ⅱ期再行脊髓腹侧的拴系松解。在一些罕见的病例中，因同时合并十二指肠憩室及巨大的胸腔内肠源性囊肿（图 34.10），首先应行肠道手术，术后数月可开胸切除胸腔内囊肿，前部的半脊髓脊膜膨出可最后切除。

34.5.3 合并脊髓脊膜膨出及半脊髓膨出的处理

在大多数脊髓脊膜膨出的病例中，开放的神经基板位于末端，因而在尾端形成 SCM。而在一些少见的病例中，开放的神经基板呈节段性发生，所以可以形成头端的 SCM。如果在初次神经管修复之后很久才诊断 SCM，那么在对 SCM 行根治性手术时原始的神经板将需要从硬脊膜上大幅剥离。

根据定义，半脊髓膨出是部分神经管闭合不全。常见的情况为：当脊髓纵裂的分隔呈水平斜向时，以致其中一个半神经板从与它相伴的半脊索向背侧移位，导致神经胚不能形成。结果形成了开放的神经管缺损，其由一部分半神经板构成，这部分缺损常被误认为是畸形病变的全部，然而实际上另一半成功形成神经胚的半神经板常被横向分隔掩盖。SCM 常在数月后通过常规 MRI 检查或因不断加剧的左右腿功能差异检查时发现。术中仔细识别神经管初次修复位置，将修复的半基板从硬膜上分离下来。前已述及，通常要切除内侧隔膜。作者及其团队治疗过的患者中，有些半脊髓膨出患者存在局限性背侧囊性脊髓硬化症[21]，病变部位正常的神经干上存在中枢和周围神经组织，它们从一侧半脊髓延伸到囊性病变的基底部，形成神经结或部分脊髓囊性膨出。半脊髓实质上与蛛网膜相连形成了拴系。术中，

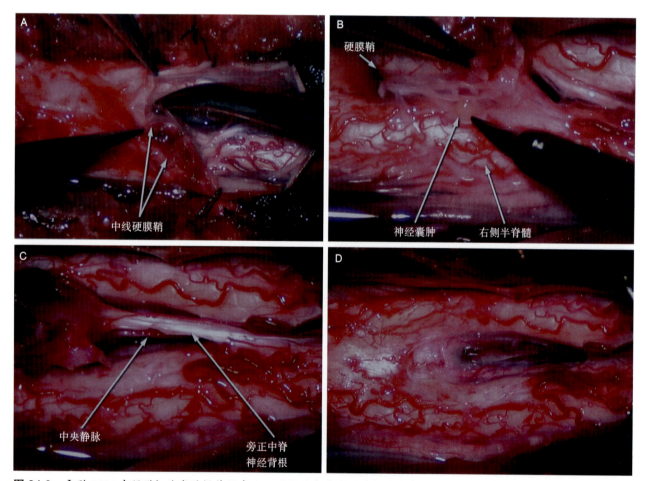

图 34.9 Ⅰ型 SCM 中隔膜切除术的操作顺序。A. 沿位于中线处硬膜鞘的边缘打开硬膜，可见右侧的半脊髓及分布中线部位的脊髓纵裂。B. 使硬膜鞘完全孤立，可见一个体积较小的神经管原肠囊肿及硬膜囊与半脊髓间丰富的粘连。C. 绷紧的旁正中神经背根和脊髓血管粘连于硬膜鞘上。D. 纵裂内的内容物被完全切除，半脊髓不再受束缚

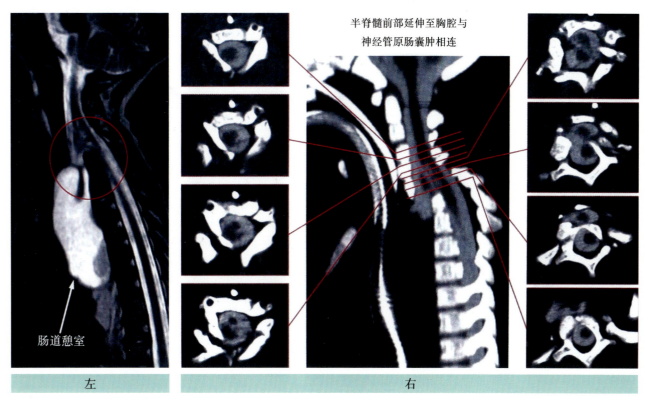

图 34.10 一例 3 岁女性患儿胸腔内巨大的肠憩室伴有前后Ⅱ型 SCM。MRI T2 矢状位显示：胸腔内巨大的肠憩室，其上端连接到通过脊柱前部缺损（左）延伸到纵隔的Ⅱ型 SCM 的半脊髓突出的部分。CTM 显示半脊髓突出的细节（右）。左列显示了连续的轴向切割和前后脊髓纵裂。一部分半脊髓突出从半脊髓前部发出（第 3 个图像向下）。该半脊髓立即重新加入半脊髓突出部尾端（第 4 个图像）。右侧列显示半脊髓突出的前部骑跨在脊柱前部缺损上，随后进入上部纵隔膜从而使脑脊液填充了硬膜囊，其残端最底部连接到肠憩室

于囊性病变顶部切开，从与之相关的半脊髓表面切除无功能的神经干；同时邻近的内侧骨性分隔、软骨或纤维组织也予以切除，以此松解两个半脊髓。

34.5.4 脊髓分裂畸形中的再拴系

如果除外未发现有腹侧分隔的病例，那么 SCM Ⅱ型再拴系就极其少见。SCM Ⅰ型拴系复发几乎均因粘连于半脊髓表面的骨刺未完全切除导致腹侧拴系有关。我们要将残余骨刺磨除掉，以使得腹侧椎管光滑、平整。另一种少见情况见于作者团队早期因担心脑脊液漏，尝试缝合了腹侧硬膜缺损，结果出现腹侧缝线与半脊髓紧密粘连。作者目前强烈建议在Ⅰ型骨刺切除后不予缝合腹侧硬膜。

参考文献

[1] Wolpert L. The Triumph of the Embryo. Dover ed. Mineola, NY: Dover Publications, 2008.

[2] Pang D, Dias MS, Ahab-Barmada M. Split cord malformation: part I: a unified theory of embryogenesis for double spinal cord malformations. Neurosurgery, 1992, 31(3):451–480.

[3] Krolo M, Vilović K, Sapunar D, et al. Fibronectin expression in the developing human spinal cord, nerves, and ganglia. Croat Med J, 1998, 39(4):386–391.

[4] Dias MS, Pang D. Split cord malformations. Neurosurgclin N Am, 1995, 6(2):339–358.

[5] Pang D. Split cord malformation: partⅡ: clinical syndrome. Neurosurgery, 1992, 31(3):481–500.

[6] Pang D. Ventral tethering in split cord malformation. Neurosurg Focus, 2001, 10(1):e6.

[7] Mahapatra AK. Split cord malformation—a study of 300 cases at AIIMS 1990-2006. J Pediatr Neurosci, 2011, 6(Suppl 1):S41–S45.

[8] Jans L, Vlummens P, Van Damme S, et al. Hemimyelomeningocele: a rare and complex spinal dysraphism. JBR-BTR, 2008, 91 (5): 198–199.

[9] Iskandar BJ, McLaughlin C, Oakes WJ. Split cord malfor-

mations in myelomeningocele patients. Br J Neurosurg, 2000, 14(3): 200–203.

[10] Kumar R, Bansal KK, Chhabra DK. Occurrence of split cord malformation in meningomyelocele: complex spina bifida. Pediatr Neurosurg, 2002, 36(3):119–127.

[11] Ozturk E, Sonmez G, Mutlu H, et al. Split-cord malformation and accompanying anomalies [in French]. J Neuroradiol, 2008, 35(3): 150–156.

[12] Pang D. Split cord malformation//Pang D, ed. Disorders of the Pediatric Spine. New York, NY: Raven Press, 1995, 253–264.

[13] Pang D. Spinal cord lipoma//Batjer H, Loftus C, eds. Textbook of Neurological Surgery. New Jersey: Lippincott Williams & Wilkins, 2002.

[14] Schoenwolf GC, Desmond ME. Descriptive studies of occlusion and reopening of the spinal canal of the early chick embryo. Anat Rec, 1984, 209(2):251–263.

[15] Schoenwolf GC, Franks MV. Quantitative analyses of changes in cell shapes during bending of the avian neural plate. Dev Biol, 1984, 105(2):257–272.

[16] van Straaten HWM, Hekking JWM, Thors F, et al. Induction of an additional floor plate in the neural tube. Acta Morphol Neerl Scand, 1985, 23(2):91–97.

[17] Youn BW, Malacinski GM. Axial structure development in ultraviolet-irradiated (notochord-defective) amphibian embryos. Dev Biol, 1981, 83(2):339–352.

[18] Kirillova I, Novikova I, Augé J, et al. Expression of the sonic hedgehog gene in human embryos with neural tube defects. Teratology, 2000, 61(5):347–354.

[19] Saraga-Babić M, Stefanović V, Wartiovaara J, et al. Spinal cord-notochord relationship in normal human embryos and in a human embryo with double spinal cord. Acta Neuropathol, 1993, 86(5):509–514.

[20] Pang D. Surgical management of split cord malformations//Wilkins RH, Rengachary SS, eds. Neurosurgicai Operative Atlas. Vol 3. Baltimore, MD: Williams & Wilkins, 1993, 135–149.

[21] Pang D, Zovickian J, Oviedo A, et al. Limited dorsal myeloschisis: a distinctive clinicopathological entity. Neurosurgery, 2010, 67(6): 1555-1579, discussion, 1579–1580.

第35章

先天性椎管内囊肿

Elias Boulos Rizk, R. Shane Tubbs, W. Jerry Oakes

35.1 简介和背景

先天性椎管内囊肿是一种相对少见的疾病，这些病变包括：蛛网膜囊肿、肠源性囊肿、畸胎瘤、神经管原肠囊肿、前肠囊肿、支气管源性囊肿、上皮样囊肿、室管膜囊肿、皮样囊肿及表皮样囊肿等。临床表现及体征反映了病变的部位和生长速度，同时也反映了病变对脊髓及神经根的压迫程度。常见的临床症状包括：疼痛、肢体无力、共济失调和（或）尿失禁。而且，此类疾病多为行影像学检查时偶然发现。

35.1.1 蛛网膜囊肿

儿童椎管内蛛网膜囊肿罕见，其发病可能为：继发于蛛网膜组织通过硬膜缺损自发疝入硬膜外间隙，或者蛛网膜异常破裂所致[1]。Nabors等将椎管内蛛网膜囊肿分为3型[2]：①Ⅰ型：硬膜外脑膜囊肿不伴有神经纤维。②Ⅱ型：硬膜外脑膜囊肿伴有神经纤维。③Ⅲ型：硬膜内脑膜囊肿/蛛网膜囊肿。这些囊肿一般壁薄且透明，苏木素-伊红染色可见囊壁由纤维结缔组织及线性排列的蛛网膜脑膜上皮组成。X线片对椎管内蛛网膜囊肿的诊断帮助不大，但在CT上，蛛网膜囊肿表现为低密度且不强化。MRI检查亦可作为可供选择的检查手段，病变的信号特征与脑脊液（CSF）相似。蛛网膜囊肿在T1像上表现为低信号，T2像上表现为高信号，且DWI不受抑制，增强扫描不出现强化。

35.1.2 肠源性囊肿

椎管内肠源性囊肿为一种少见的、先天性、病因不明的疾病[3]。可发生于任何年龄段。这些病变可能由神经管形成过程的第3~4周时发育的异常导致[4]，在这一过程中脊索中的神经胚层和中胚层之间的分离发生缺陷导致肠源性囊肿形成[5]，胸段脊髓为此类病变的好发节段，其次为颈部和腰部脊髓（图35.1、35.2）。肠源性囊肿常常合并脊柱前部缺损，当然这些缺损也可位于脊柱的背侧（图35.3~35.5）。此外，60%以上的患者表现为隐性脊柱裂[6]。显微镜下可见囊壁为带支持结缔组织的基底层上覆盖一层柱状上皮，假复层或复层立方上皮细胞。在CT扫描时，肠源性囊肿可表现为低密度、等密度或高密度病变。MRI检查时T1加权像肠源性囊肿可表现为低信号或高信号病变，但在T2加权像上则表现为高信号。

35.1.3 室管膜囊肿

椎管内室管膜囊肿同样为临床罕见的疾病，有假说认为：其可能源于继发性神经底板细胞膨出，这些膨出的神经底板细胞内陷形成室管膜囊肿。显微镜下室管膜囊肿在苏木素-伊红染色和过碘酸-希夫（PAS）染色下可见其由立方细胞构成。椎管内室管膜囊肿常见于髓内[7]，但可发生于头颅脊柱轴的任何部位。MRI检查为评估诊断室管膜囊肿可供选择的方法之一，这些病变一般在磁共振T1和T2像上表现为等信号，且不强化。

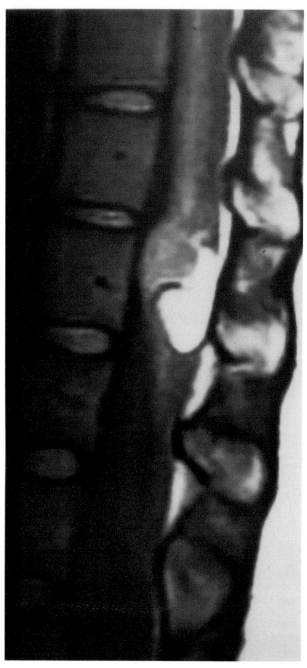

图 35.1 19岁颈椎异常患者的矢状位MRI偶然发现圆锥部脂肪瘤合并神经肠源性囊肿

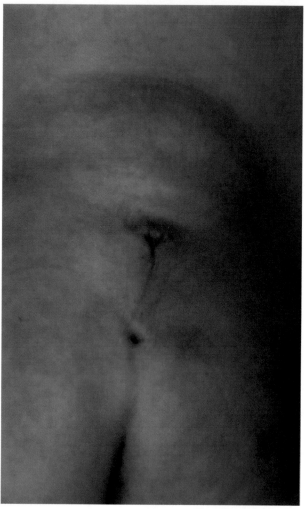

图 35.2 一个新生儿背部照片显示有3种隐性脊柱裂的皮肤标记 [局灶性多毛、皮下包块（神经肠源性囊肿）和皮窦]

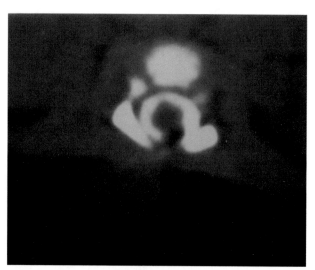

图 35.3 患者CT轴位像显示皮下包块（肠源性囊肿）、脊柱背侧闭合不全和椎管内脂肪

物常呈淡黄色黏稠的干酪样物，伴有钙盐沉积或毛发组织。与表皮样囊肿相比，皮样囊肿一般合并有皮毛窦的情况较少[10]。CT扫描可见椎管内不同密度的组织结构。在MRI上，表皮样囊肿在T1及T2加权像显示不同的信号。

35.2　手术细节和术前准备

一般而言，先天性椎管内囊肿的处理方式均相似。患者取俯卧位，腹部予以放置硅胶防压疮垫。接着确定手术进入的椎体水平，切开皮肤及椎旁肌肉后咬除椎板。作者一般推荐行椎板成形术，然而椎板切除术亦是可供选择的方式。在硬膜打开后必备的手术设备包括显微镜及显微手术器械。然而当遇到髓内病变时神经监测作为附属设备可能对手术有益。

- 手术的目的为切除神经管原肠囊肿、皮样囊肿或表皮样囊肿。然而又要权衡每一个病例要完全切除的风险。在一组作者描述的神经管原肠囊肿病例中，其不完全切除后复发率为27%[6]。当然最终的目的为手术治愈，但是对于许多病例，尤其是神经管原肠囊肿，手术具有巨大的风险。

- 手术中如果怀疑病变为神经管原肠囊肿，需要应用带20-gauge针头的玻璃注射器抽出囊液，吸出液为黏液是神经管原肠囊肿的特征性病理表现（图35.5）。

- 由于病变周围可能黏附极其微小的囊壁残留，

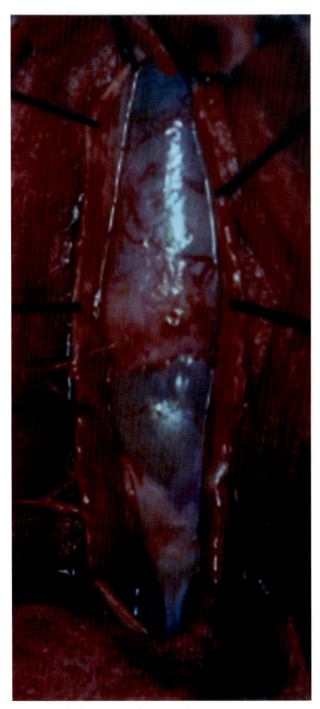

图 35.4　术中所见圆锥部肠源性囊肿

35.1.4　皮样囊肿和表皮样囊肿

皮样囊肿和表皮样囊肿被认为继发于胚胎第3~5周时外胚层细胞的异常种植[8]。临床上椎管内皮样囊肿较表皮样囊肿稍多见。一般而言表皮样囊肿多位于腰骶部髓外硬膜下[9]，显微镜下可见病变局限，病变被膜有珍珠样光泽，内容物为质软、向心性板层排列的白色物质。而皮样囊肿大体标本呈圆形、光滑、边界清楚的病变。在病变内部，内容

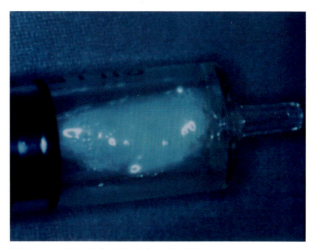

图 35.5　吸取的囊肿成分包含黏蛋白

所以神经管原肠囊肿难以完全切除。患者在术后常有症状及影像学上的复发。考虑到术后可能复发，所以建议术后长期随访。

- 病变在脊柱平面的水平越高，神经功能损伤的风险也就越大。所以在试图切除病变时，无论是切除病变还是脊髓操作，均需谨慎。
- 对于椎管内蛛网膜囊肿，可以观察、造瘘、经皮外引流或分流。文献报道其手术治疗后的复发率为5.3%[11]。开放显微镜下囊肿造瘘为手术治疗的选择，通过自囊肿边缘向中线部位撕拽的方法切除囊壁。要尝试去寻找与椎管相沟通的硬膜，然后关闭破损处。在囊肿造瘘的病例中，通过在囊肿壁上形成多个缺损来实现脑脊液的流动。

35.3 预后和术后管理

对于合适的病例，治疗目的是安全切除囊肿。可供选择的方案包括：部分切除、减压或当手术切除的风险大于可能的获益时囊肿可予以持续观察随访。手术治疗后，作者一般建议患者平卧至少24h。尽早拔除尿管避免尿路感染。如果情况允许应鼓励患者尽早下床活动，对于这点不同的医生可能有不同的观点。术后对患者进行规范的随访，根据术后影像情况以后每年进行影像学复查，尤其是对于神经管原肠囊肿的病例，以发现任何可能的复发。

如果发现脑脊液漏，无论是在床旁再次缝合还是手术室的伤口探查，均需立刻进行。或者放置腰大池引流，逐步减少脑脊液漏以促进伤口的愈合。

参考文献

[1] Bright R. Serous cysts in the arachnoid//Reports of Medical Cases Selected with a View of Illustrating the Symptoms and Cure of Diseases by a Reference to Morbid Anatomy. London, England: Longman, 1831.

[2] Nabors MW, Pait TG, Byrd EB, et al. Updated assessment and current classification of spinal meningeal cysts. J Neurosurg, 1988, 68（3）: 366–377.

[3] Gao P, Osborn AG, Smirniotopoulrs JG, et al. Neuroenteric cyst—pathology, imaging spectrum and differential diagnosis. Int J Neuroradiol, 1995, 1: 17–27.

[4] Gimeno A, Lopez F, Figuera D, et al. Neuroenteric cyst. Neuroradiology, 1972, 3（3）: 167–172.

[5] Sharma RR, Ravi RR, Gurusinghe NT, et al. Cranio-spinal enterogenous cysts: clinico-radiological analysis in a series often cases.J Clin Neurosci, 2001, 8（2）: 133–139.

[6] Rauzzino MJ, Tubbs RS, Alexander E III, et al. Spinal neurenteric cysts and their relation to more common aspects of occult spinal dysraphism. Neurosurg Focus, 2001, 10（1）: e2.

[7] Chhabra R, Bansal S, Radotra BD, et al. Recurrent intramedullary cervical ependymal cyst. Neurol India, 2003, 51（1）: 111–113.

[8] McLone D. Pediatric Neurosurgery: Surgery of the Developing Nervous System. Philadelphia, PA: W.B. Saunders, 2001.

[9] Scarrow AM, Levy El, Gerszten PC, et al. Epidermoid cyst of the thoracic spine: case history. Clin Neurol Neurosurg, 2001, 103（4）: 220–222.

[10] Radmanesh F, Nejat F, El Khashab M. Dermal sinus tract of the spine. Childs Nerv Syst, 2010, 26（3）: 349–357.

[11] Evangelou P, Meixensberger J, Bernhard M, et al. Operative management of idiopathic spinal intradural arachnoid cysts in children: a systematic review. Childs Nerv Syst, 2013, 29（4）: 657–664.

第 4 部分
脑积水和脑脊液循环障碍

John Kestle

脑积水的治疗是儿童神经外科医生面临的最常见且具有挑战性的工作。尽管脑室腹腔分流可能不是神经外科最完美的手术，但却是最有效的。虽然几十年来脑积水的治疗方法没有改变，也没有突破性的研究，但是一些新的发展使得脑积水领域再次活跃起来。最近的相关基础研究及一些证据发现纤毛病理学可能起到了重要的作用。该研究描述了定位于室管膜细胞纤毛组织的"蓬乱蛋白"基因。小鼠体内蓬乱蛋白基因的丢失导致室管膜纤毛的异常排列和脑积水[1]。目前针对特定研究问题的大样本临床试验正在探索相关问题的答案[2-3]。高级影像技术也被用于评估疾病严重程度和预后[4]。一些研究表明，弥散张量成像（DTI）可能比单纯测量脑室大小更有价值[5]。第三脑室造瘘术（伴有脉络丛烧灼）的适应证扩展到了原本需要行分流术的婴幼儿中[6]。尽管我们已经取得了这些突破性的进展，但是在日常工作中仍然要对一些脑积水的患儿进行急诊外科处理。因此作者有幸和大家一起学习目前该领域专家的"行业技巧"。

参考文献

[1] Ohata S, Nakatani J, Herranz-perez V, et al. Loss of dishevelled disrupts planar polarity in ependymal motile cilia and results in hydro cephalus. Neuron, 2014, 83: 558-571.

[2] Adzick NS, Thom EA, Spong CY, et al. A randomized trial of prenatal versus postnatal repair of myelomeningocele. MOMS Investi-gators. N Engl J Med, 2011, 364(11): 993-1004.

[3] Whitelaw A, Jary S, Kmita G, et al. Randomized trial of drainage, irrigation and fibrinolytic therapy for premature infants with posthemorrhagic ventricular dila tation: developmental outcome at 2 years. Pediatrics, 2010, 125: e852-e858.

[4] Air E, Yuan W, Holland S, et al. Longitudinal comparison of pre- and postop erative diffusion tensor imaging parameters in young children with hydrocephalus. J Neurosurg Pediatr, 2010, 5: 385-391.

[5] Buckley RT, Yuan W, Mangano FT, et al. Longitudinal comparison of diffusion tensor imaging parameters and neuropsychological measures following endoscopic third ventriculostomy for hydrocephalus. J Neurosurg Pediatr, 2012, 9: 630-635

[6] Warf B. Comparison of endoscopic third ventricu ostomy alone and combined with choroid plexus cauterization in infants younger than 1 year of age: a prospective study in 550 African children. J Neurosurg, 2005, 103(6): 475-481.

第36章

脑积水的病理生理学和分类

David M. Frim, Ashley Ralston

36.1 简介和背景

病理生理学和分类的内容并不属于"行业技巧"这一部分，但对于复杂的疾病如脑积水，它在神经外科手术中比例高达40%，明确其原因及各种临床表现是十分必要的[1]。本章的讨论并不像其他章节的标准模式，即提出围手术期的技巧未减少手术并发症，或者提出建议来帮助选择最佳的手术方式。本章的主旨是建立一个脑积水的病理生理类型框架，目的是学习使用它为每个特定的脑积水患儿设计个体化的评估和治疗方法。作者希望此方法能起到一定作用，也许这会是儿童神经外科学领域的另一个突破。

36.1.1 定 义

目前已有数个已发表的脑积水的定义[2]。实际上，作者使用了一个相对简单的定义，将脑积水定义为脑脊液在脑室空间内的蓄积并产生异常压力。这个定义虽然过于简单，但历经多年仍然适用于临床。因为它准确定义了脑积水的脑室扩大和高颅压情况，以及其他情况，如老年人的正常压力脑积水。某些特殊情况也包括在其中，如脑积水分流术后出现的裂隙脑室综合征，在这种情况下，脑室内的压力异常升高，并且缩小的脑室容积使得颅内压进一步升高。某些其他情况，如假性脑瘤就被排除在这个脑积水疾病定义之外，因为这一疾病尽管尚未研究完全，但可以认为是一个在脑外蛛网膜下腔内脑脊液蓄积的模型。蛛网膜囊肿，尽管明确为一个脑脊液填充的空间，并往往存在非正常压力，但也被排除在这个定义之外，因其流体压力并不在脑室内。

36.2 病理生理学

脑室系统包含2个侧脑室，以及第三脑室和第四脑室。脑脊液是4个脑室的脉络丛通过复杂的机制主动分泌的，包括主动分泌水和调节各种可溶性电解质和蛋白质含量。脑脊液循环的初步模型为从侧脑室经室间孔流入第三脑室，沿着中脑导水管进入第四脑室，最后经脑室流出孔进入颅颈交界区的蛛网膜下腔。脑脊液的功能、产生以及重吸收的机制均没有被研究透彻。实际上，研究者通常认为脑脊液重吸收是通过大脑表面蛛网膜下腔的蛛网膜颗粒进行的。但到底有多少脑脊液被重新吸收，而不是排入颅底淋巴系统[3]，或者被大脑和脊髓神经根[4]再吸收，目前尚无完全明确的结论。

巨脑室可以理解为巨大的脑室。正如其他很多有关脑积水的描述性定义，它可以表现为一个病理状态或者一个正常的变化，但它不能给脑脊液定性。简单来说，脑积水是由于脑脊液循环梗阻或产生的脑脊液无法吸收所致。从分泌到吸收，梗阻的位置可以发生在任何上述的脑脊液循环通路上。由于梗阻（吸收不良和脑脊液过度产生也被认为是梗阻的一种形式），脑脊液聚集在脑室系统及梗阻部位的"上游"空间，最终导致颅内压进行性升高，牵拉脑室旁白质并伴随神经症状，压迫脑室周围结构，更加致命的是，脑干受压造成枕骨大孔疝，最终导致死亡。这些变化的节奏可以非常迅速，也可以数以年计。脑积水的治疗目的就是阻止这些变化发生。

这个方法也忽略了许多脑积水动力学方面的因素及细节[5]：包括脑脊液流动的搏动性、室间孔及导水管处的流量变化效应，以及脑组织的弹性变化模型（包含脉管系统搏动与脑脊液搏动在不同阶段的不同关系）。虽然此模型在许多方面都令人满意，但是实际上在脑积水的临床治疗中没有实质性意义。仅在非常复杂的脑积水情况下，例如裂隙脑室综合征[1]，这些概念性模型才起到一定作用。脑积水的病理生理表现及治疗成为一个简单的过程，首先应明确脑脊液梗阻、吸收障碍或过度分泌的原因，然后通过以下方法纠正：移除梗阻物（例如室间孔肿瘤），在梗阻部位周围重建支路循环（例如为先天性导水管狭窄的病例行第三脑室脑池造瘘术），当脑积水吸收障碍时将脑脊液转移至颅外（例如为出血后的脑积水行脑室腹腔分流术），或移除过度分泌脑脊液的实体（例如脉络丛乳头状瘤）。

36.3 分 类

正如基本框架中所描述的，在20世纪早期，临床实践中人们把脑积水分为好几个亚型[6]。所谓交通性和非交通性脑积水这一分类已经过时，这种分类法主要在将脑室造影（采用造影剂和空气造影）作为初始影像模式的时期流行。他们认为一种脑积水是4个脑室均有积水（允许造影剂或空气在脑室间来回流通），这种脑积水只是由于脑脊液重吸收梗阻所致。另一种脑积水为空气脑室造影并没有沟通所有脑室，这种情况是由于脑室间的梗阻性病变引起脑脊液在"上游"积聚所致[6]。作者认为，命名为吸收性和梗阻性脑积水更能体现其病理生理机制[7]。在早期的讨论中，梗阻性脑积水的治疗原则是尽可能解除梗阻，而吸收性脑积水的治疗原则是将产生的脑脊液转移到另一吸收部位。也可以这样理解这两类脑积水：脑脊液的过度产生导致了吸收性脑积水，需要去除分泌源（最常见为脉络丛乳突状瘤），或者减少脑脊液分泌，如通过药物（乙酰唑胺），或者通过灼烧或切除脉络丛[2]。

在另一个层面，脑积水可以根据症状分为代偿性和失代偿性。这种分类提供了一个临床脑积水的二分法：需要干预（失代偿性）和不需要干预的。有用的概念是，并不是所有的脑积水引起临床症状，也不是所有脑积水都需要干预。这个是脑积水治疗的宗旨，外科有句名言，"不需手术的就没必要手术"。现在也适用于神经外科，"无须分流的就没必要分流"。

第3种分型是基于病程的进展，将其分为急性和慢性脑积水。这种分型旨在根据疾病的进展，选择积极治疗或保守观察。急性脑积水是一个神经外科急症，神经系统损伤进展很快，同时颅内压（ICP）也快速升高。慢性脑积水在很多方面与代偿性脑积水类似，进展缓慢，如果只是这样，如何干预是值得思考的事情。

第4种分型为先天性和获得性，这种分型与上述类型相比不能帮助决定临床治疗。但是这种分型可通过定义脑积水是否与其他综合征相关而将所有患者整体分为两类，一种是患者先天基因缺陷而引起脑积水，可能影响此类患者的家庭计划。而另一种获得性脑积水则没有这些顾虑，将其定义为继发于其他疾病（例如严重的颅脑损伤），有部分患者是可以自愈的。

36.4 结 论

脑积水是由于脑脊液循环障碍导致脑脊液在脑室内聚积，从而引起颅内压升高的一种复杂的临床表现。为了临床治疗的目的简化其病理学概念，而且不同的分类命名方法都预示或直接指导着治疗方法。本章节讲述的这些两分法系统的概念也表明了我们对该疾病的多方面研究。我们应该将其铭记于心，这将有益于我们研读和回顾脑积水治疗的文章。这些治疗意见总是遵循脑脊液流动及梗阻的简单生理学过程。

参考文献

[1] Frim DM, Gupta N. Hydrocephalus//Frim DM, Gupta N. Pediatric Neurosurgery. Georgetown, TX: Landes Biosciences, 2006:117–129.

[2] Rekate HL. A contemporary definition and classification of hydrocephalus. Semin Pediatr Neurol, 2009, 16(1):9–15.

[3] Johnston M. The importance of lymphatics in cerebrospinal fluid transport. Lymphat Res Biol, 2003, 1(1):41–44, discussion 45.

[4] Zakharov A, Papaiconomou C, DjenicJ, et al. Lymphatic cerebrospinal fluid absorption pathways in neonatal sheep revealed by subarachnoid injection of Microfil. Neuropathol Appl Neurobiol, 2003, 29(6):563–573.

[5] Penn RD, Linninger A. The physics of hydrocephalus. Pediatr Neurosurg, 2009, 45(3):161–174.

[6] Pudenz RH. The surgical treatment of hydrocephalus—an historical review. Surg Neurol, 1981, 15(1):15–26.

[7] Beni-Adani L, Biani N, Ben-Sirah L, et al. The occurrence of obstructive vs absorptive hydrocephalus in newborns and infants: relevance to treatment choices. Childs Nerv Syst, 2006, 22(12):1543–1563.

第37章

脑室分流治疗脑积水

Walavan Sivakumar, Jay Riva-Cambrin, Vijay M. Ravindra, John Kestle

37.1 简介和背景

脑积水的治疗仍旧是儿童神经外科医生遇到的最普遍的难题，也是儿科健康护理体系的重大任务[1]。尽管内镜手术技术有所提高[2]，但是脑室-腹腔分流术仍发挥着重要作用。

儿童脑积水治疗的选择取决于疾病进展的时间。首诊遇到巨大脑室一般不常规进行治疗，除非十分严重。作者认为手术的适应证有脑室系统进行性扩大，或者临床症状逐步加重。这些临床表现可以是精神发育迟缓、头围增大、高颅压等相关进展性症状[3]。

一旦决定治疗，就需要进行一系列的选择。如果是由明显病变引起的脑积水，例如后颅窝囊肿或小脑血肿，脑积水的治疗首先是处理原发病变，接下来选择内镜治疗，即内镜下第三脑室底造瘘伴或不伴脉络丛电灼。"内镜下第三脑室底造瘘术评分系统"[4]是十分常用的临床工具。它能帮助评估手术成功率，这样有利于医生与家属沟通。此外，内镜手术适合于孤立囊腔或脑室分隔等情况。

如果没有出现这些情况，医生需要选择脑室腹腔分流术。唯一一个需要考虑的问题是引发脑积水的病因是否是可逆的，如出血。如果答案是肯定的，则应首选临时性的处理方法，如脑室外引流、帽状腱膜下引流或者埋置储液囊[5]。当然，如果有中枢神经系统感染或严重的系统性感染时，分流手术应避免或延期。

37.2 手术细节和术前准备

37.2.1 术前计划

进入手术室前，患儿的皮肤需用氯已定海绵擦拭。手术室应准备好必需的设备，包括超声。在早期分流手术中，立体定向系统通常并不是必需的，但一些术者仍常规使用[6]。

分流装置的选择在文献中备受关注。作者偏好两件套系统，第一部分是脑室端导管，第二部分由储液囊组成，再由它连接脑室端导管、阀门和腹腔端导管。作者对于初次分流的患者通常使用压力调节阀，即使他们并不知道可调节阀门的优点[7]，或者认为只有处理过度引流时才会使用[8]。抗虹吸阀门偶尔应用于有颅缝融合或者巨大脑室的年长儿童。作者的医疗机构目前将脑室和腹腔导管末端进行抗生素浸润作为评估这些产品效用的一部分。虽然文献中有证据表明这些导管可以降低感染概率[9]，但并没有一个设计完善且强有力的随机试验可以证明。

37.2.2 术中问题

患儿取仰卧位，头部垫马蹄形头垫，头左偏，头部和颈部定位，使颈部拉直以便于分流管从腹腔端通向头部（图37.1A）。术前给予抗生素，进行切口设计和局部浸润麻醉。沿设计切口剃除头发，应用氯已定海绵消毒分流管走形路径，设计切口之间的毛发需要干燥3min，皮肤应用碘附浸润并铺单。

手术中所有的参与者都应该进行严格的外科洗

第 37 章 脑室分流治疗脑积水

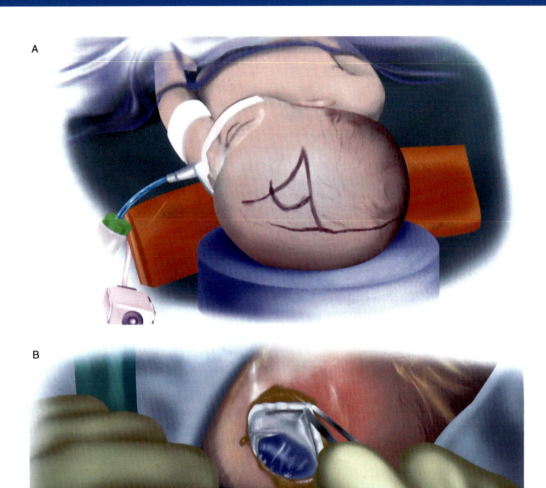

图 37.1 术前患儿体位。A. 仰卧位，头左偏，解剖标志：标记前囟、切口及中线。B. 头皮切口显示前囟下的硬膜

手而不是仅使用消毒剂[10]，并应戴双层手套。在消毒和铺单后，术者应更换外层手套。

作者采用3个切口，在冠状缝处，前囟侧角与瞳孔连线交叉处，做一个"C"形切口（图37.1B）。打开囟门后，在顶骨前缘打开硬膜，这样可以让分流管的储液囊部分搭在颅骨上。在囟门已闭合的儿童中，可以在相同位置钻孔进行手术。第二个切口在耳后，设计上应远离耳朵，避免引流管在耳廓下。腹部的切口一般选择在脐右侧或者腹中线剑突下方。

经前囟或骨孔超声来显示脑室系统。量取硬膜到侧脑室前角距离来确定脑室端引流管的长度。脑室引流管的位置应位于侧脑室前角，Monro孔前方，并远离脉络丛。让引流管前端悬于侧脑室前角，可以保证在脑室变小后它仍处于脑脊液中。

随后分流系统通过皮下隧道，此过程中尽可能减少分离帽状腱膜下层。过度分离会导致出血，局部形成囊袋，其内积血、积液，而且该部位的分流装置也可能移位。第一步，将塑料鞘的锥形头从冠状切口处插入，通过帽状腱膜下层到达耳后切口（图37.2A），在没有将通条插入塑料鞘之前，可以将鞘根据头部曲线进行弯曲，避免过度分离。然后将分流管

293

远端置入塑料鞘，直到从耳后切口处显露出来。然后将鞘从耳后切口抽出（图37.2B）。为了打通从耳后至腹部的通道，把通条置入塑料鞘内，将通条及鞘从腹部切口通到耳后切口，然后将分流管经鞘送达腹部。将分流装置顺着走行路径进行牵拉，并确保头端皮下有足够的空间放置阀门和储液囊。空间也不必特别大，并避免过度分离。将分流系统注水排气。

在冠状穿刺部位打开硬脑膜。采用单极电凝脑针，在硬脑膜上打开一个小孔，大小刚好可以使得脑室引流管进入为宜。合适的引流管硬膜入口可以将脑脊液漏的风险降到最低。在B超引导下放置引流管，使头端位于脑室额角的脉络丛前方。不推荐采用内镜置管，因其并不能改善脑室引流管的位置或增加引流手术的成功率[11]。一旦放置引流管，脑脊液就会流出，这时接上储液囊，就能看到脑脊液从腹腔端引流管自发流出。不建议抽吸分流管远端，而且也几乎不需要此操作。检查分流管并防止其扭曲，并确保从冠状切口处至腹腔的引流管通畅。

可以借助腹腔镜戳卡或腹部小切口将分流管末端放入腹膜中。如果应用戳卡，需将其放入腹壁筋膜内。隔着洞巾提起腹壁，让戳卡与地板呈45°斜行插入，应注意与脐的距离。一旦戳卡突破进腹腔内，术者可能下意识地将其回拉。这样可能导致戳卡未完全进入腹腔，因此需避免此操作。去除戳卡

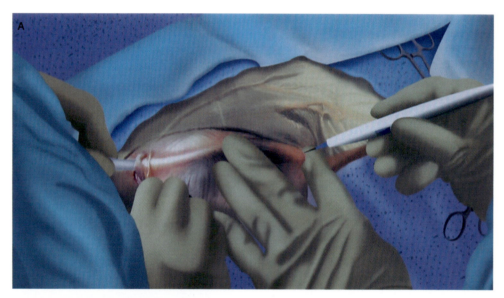

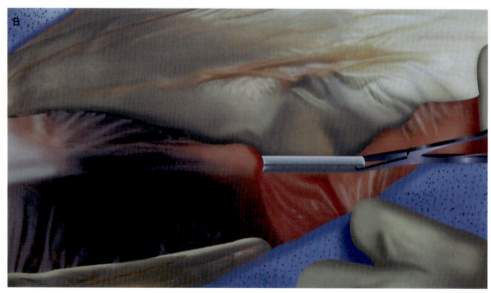

图37.2 冠状切口到耳后切口的皮下隧道。A.电凝软组织有利于塑料鞘的通过。B.通过止血钳牵拉塑料鞘来避免过度分离

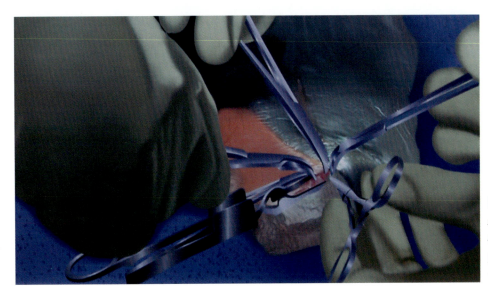

图37.3 图解经腹部小切口放置腹腔端分流管。用止血钳定位腹腔的分层,直至腹膜。在腹膜层做小切口直至可看到肠管或网膜

时应小心,避免戳卡边缘割破分流管。因此,分流管在移动时需与打开的戳卡保持一条直线。喜欢腹部小切口的术者可以选择剑突下正中切口或任何一侧的肌肉分离入路(图37.3)。

一旦腹腔端置入后,3个伤口需要用杆菌肽溶液进行冲洗,并逐层缝合。冠状切口需要将帽状腱膜和头皮分层缝合。作者习惯应用可吸收线缝合皮肤。最后敷料覆盖各切口。

37.3 预后和术后管理

术后护理包括床头抬高30°,术后8h给予一剂头孢唑林。第二天或出院前查头颅影像作为术后复查的基准。

尽管分流手术并不复杂,但不应该让年轻医师来进行操作。注重手术细节和标准操作可以减少并发症,并有利于患者术后快速平稳的恢复。

参考文献

[1] Simon TD, Riva-Cambrin J, Srivastava R, et al. Hydrocephalus Clinical Research Network. Hospital care for children with hydrocephalus in the United States: utilization, charges, comorbidities, and deaths. J Neurosurg Pediatr, 2008, 1(2): 131–137.

[2] Warf BC, Campbell JW. Combined endoscopic third ventriculostomy and choroid plexus cauterization as primary treatment of hydrocephalus for infants with myelomeningocele: long-term results of a prospective intent-to-treat study in 115 East African infants. J Neurosurg Pediatr, 2008, 2(5): 310–316.

[3] Kestle J. Hydrocephalus in children: approach to the patient//Youmans JR, Winn HR, Ralph Erskine Conrad Memorial Fund. Youmans Neurological Surgery. 6th ed. Philadelphia, PA: Elsevier/Saunders, 2011.

[4] Kulkarni AV, Drake JM, Kestle JR, et al. Canadian Pediatric Neurosurgery Study Group. Predicting who will benefit from endoscopic third ventriculostomy compared with shunt insertion in childhood hydrocephalus using the ETV Success Score. J Neurosurg Pediatr, 2010, 6(4): 310–315.

[5] Wellons JC, Shannon CN, Kulkarni AV, et al; Hydrocephalus Clinical Research Network. A multicenter retrospective comparison of conversion from temporary to permanent cerebrospinal fluid diversion in very low birth weight infants with posthemorrhagic hydrocephalus. J Neurosurg Pediatr, 2009, 4(1): 50–55.

[6] Levitt MR, O'Neill BR, Ishak GE, et al. Image-guided cerebrospinal fluid shunting in children: catheter accuracy and shunt survival. J Neurosurg Pediatr, 2012, 10(2): 112–117.

[7] Kestle JR, Walker ML; Strata Investigators. A multicenter prospective cohort study of the Strata valve for the management of hydrocephalus in pediatric patients. J Neurosurg, 2005, 102(2 Suppl): 141–145.

[8] Kestle J, Drake J, Milner R, et al. Long-term follow-up data from the Shunt Design Trial. Pediatr Neurosurg, 2000, 33(5): 230–236.

[9] Klimo P Jr, Thompson CJ, Ragel BT, et al. Antibiotic-impregnated shunt systems versus standard shunt systems: a meta-and cost-savings analysis. J Neurosurg Pediatr, 2011, 8(6): 600–612.

[10] Kestle JR, Riva-Cambrin J, Wellons Jc Ⅲ, et al. Hydrocephalus Clinical Research Network. A standardized protocol to reduce cerebrospinal fluid shunt infection: the Hydrocephalus Clinical Research Network Quality Improvement Initiative. J Neurosurg Pediatr, 2011, 8(1): 22–29.

[11] Kestle JR, Drake JM, Cochrane DD, et al. Endoscopic Shunt Insertion Trial participants. Lack of benefit of endoscopic ventriculoperitoneal shunt insertion: a multicenter randomized trial. J Neurosurg, 2003, 98(2): 284–290.

第38章

脑积水的内镜治疗

Alexandra D. Beier, Abhaya V. Kulkarni

38.1 简介和背景

脑积水的病因繁多，但其治疗目标都是相同的——即脑脊液分流。交通性脑积水和梗阻性脑积水通常存在区别。虽然内窥镜手术更多地被用于交通性脑积水，但本章着重于内镜技术治疗梗阻性脑积水。具体来说，本章讨论如何利用内窥镜进行内镜下第三脑室造瘘术（ETV），以及如何利用该手术治疗复杂脑积水。

38.1.1 适应证
- 病因学特征适应证包括：第三脑室积水、第四脑室流出通道梗阻、孤立脑室、多房性脑积水、小脑后囊肿（包括丹迪－沃克综合征及其变异型，布莱克囊肿、后颅窝蛛网膜囊肿）。
- 解剖学特征适应证包括：
  - 内镜下第三脑室底造瘘术：扩大的侧脑室和第三脑室，下沉的第三脑室底，扩大的斜坡后池，可辨认的基底动脉。
  - 囊肿开窗/造瘘术：菲薄的囊壁或隔膜。
- 以上均为相对适应证，并非必要，但最好符合。

38.1.2 目的
- 恢复正常脑脊液动力学与正常颅内压和神经认知功能。

38.1.3 替代治疗
- 脑脊液分流。

38.1.4 优点
- 理论上使脑脊液流动更符合自身的生理特征。
- 不会出现物理硬件故障、感染或需要换管。
- 避免了对另一体腔的侵犯（通常是腹腔）。

38.1.5 禁忌证
- 对交通性脑积水来源，病因学相关的禁忌证：年龄小。
- 解剖学相关禁忌证：
  - 第三脑室底造瘘术：裂隙/小脑室，狭小的斜坡后池，基地动脉不能辨认，蛛网膜下腔瘢痕病史，尤其是磁共振CISS/FIESTA序列可见脑桥前瘢痕。
  - 囊肿开窗/造瘘术：静脉解剖困难。

38.2 手术细节和术前准备

38.2.1 术前准备和特殊设备
- 回顾术前影像，确保有合适的通道和适当大小的室间孔来通过脑室镜。
- 脑室镜。
- B超。

38.2.2 专家建议和共识
- 术前常规检查仪器设备。

- 通过高质量的磁共振影像来帮助决定合适的干预方法。
- 神经导航系统对小脑室及定位造瘘术或囊肿开窗术的理想通道时非常有用。

38.2.3 关键步骤和手术细节

体 位

- 标准ETV或造瘘术，患者取仰卧位，头部略屈，应用马蹄形头垫适当固定。
  - 如果应用神经导航系统，可以选择头钉刚性固定或DORO头架系统。
- 冠状缝前切口设计。
  - 标准ETV，切口位于瞳孔中点连线上。
  - 造瘘术，将切口设计成瞳孔中点连线旁1~2cm，这样可使得通道与隔膜更加垂直。
- 囊肿开窗术，患者的体位与切口的选择必须个体化，可以遵循以下原则：
  - 尝试寻找到达薄弱点最短的路径，这样可以更简单地贯穿部分囊肿。
  - 神经导航系统多用于标记入口和术中导向，特别当已使用神经导航系统进行内镜标记及追踪时。

手术过程

- 应用手术刀和电刀做一弧形切口，如果内镜手术失败可从此切口行分流术。
- 应用高速钻头钻两个紧邻的骨孔，一个骨孔略大，可以允许B超通过它进行实时导航。
- 在新生儿，可以抬起一小骨瓣，最好选择固定于冠状缝的骨瓣，术毕时放回骨瓣并缝合。
- 硬膜线性划开时尽可能减少电灼（以便术毕进行最重要的水密缝合）。
- B超可通过扩大的骨孔，设计通向侧脑室的理想通道（也可以选择经前囟超声，但因为这并不与手术通道平行，所以会增加一定难度）。
- B超引导下用脑穿针进行侧脑室穿刺。
- 拔出脑穿针，置入脑室镜。
- 通过解剖标识来辨认是否进入同侧侧脑室（图38.1）。
- 内镜下第三脑室底造瘘术（ETV）：
  - 脑室镜通过室间孔进入第三脑室（图38.2）。
  - 确定造瘘点（乳头体及基底动脉前方，鞍背后方）后，应用钝头器械（如脑室外引流管通条或闭合的抓钳）进入脑室镜，旋转穿透第三脑室底。
  - 接下来，扩大瘘口（例如应用球囊扩张导管或沿冠状面撑开抓钳）。
  - 重复这个操作直至瘘口直径大于1cm。
  - 第三脑室底鼓起后，操作脑室镜通过第三脑室底瘘口进入桥前池，检查剩下的膜状结构。
  - 所有膜状结构完成造瘘，需要看到斜坡硬膜和"裸露"的基底动脉。
- 囊肿开窗或造瘘术：
  - 操作脑室镜前往需要造瘘的囊壁。
  - 应用双极电凝烧灼需要造瘘的部位，该部位应是相对缺少血管分布的安全区域。
  - 如果囊壁较厚且不透明，需缓慢地逐层造瘘，而且应间断的检查造瘘部位避免损伤血管。
  - 下一步，使用抓钳在囊壁进行开窗。然后伸展钳子（或使用球囊扩张导管）扩大瘘口，至其直径大于1cm。
  - 操作脑室镜经瘘口进一步探查，确保可看到预期的解剖标志，并明确囊肿开窗成功。
  - 如果需要可使用电凝及剪刀进一步扩大造瘘。
- 操作完成后，反复冲洗可清除碎片及帮助止血。
- 在移除脑室镜前应检查穹窿和脑室壁。
- 脑室镜撤出后，在皮层表面通道缺口处放置胶原基质栓。
- 严密缝合硬膜（如果可能进行水密缝合）及皮肤。
- 可能在脑室内放置脑室外引流管，以便术后进行颅压监测。

38.2.4 风险及风险规避

- 如果术中遇到第三脑室底增厚或解剖变异情

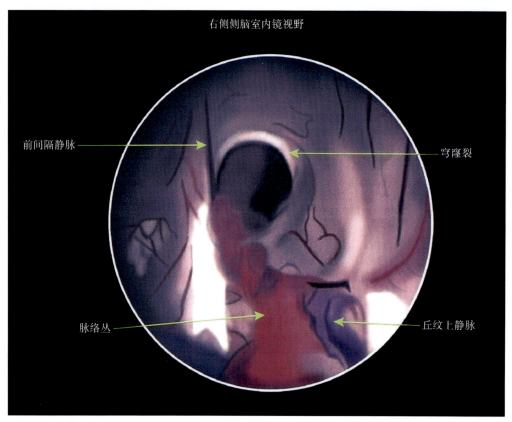

图 38.1 右侧侧脑室内镜视野

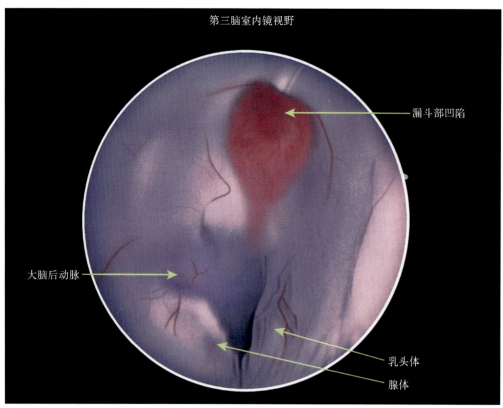

图 38.2 第三脑室底内镜视野

况，可能需要终止手术。
- 应时刻明确脑室镜在脑室的部位以避免损伤穹窿，当通过室间孔时避免头端受压。
- 脑室内出血最常见的原因是静脉出血，可以通过冲洗清除并止血。
- 如果没有充分的冲洗引流，肯定会出现颅内压增高。
- 内镜手术的相关风险包括：基底动脉损伤、内分泌紊乱、穹窿损伤及脑室内出血。

38.2.5 抢救措施
- 脑室腹腔分流或囊肿腹腔分流可作为补救替代治疗。
- 出现出血难以清除时，应放置脑室外引流。
- 如果术中出现主要动脉（例如基底动脉）损伤导致的严重出血，术后需立即行血管造影。

38.3 预后和术后管理

38.3.1 术后注意事项
与脑室腹腔分流的患儿不同，内镜手术的患儿术后脑室形态并不会显著缩小。需要几个月才能观察到脑室的变化。

如果因未清除的脑室内出血放置了脑室外引流，术后应将引流管位置放低以便清除出血，而且需尽快拔除，以保证造瘘口的作用。

38.3.2 并发症
- 次要的并发症：
  - 脑脊液漏、颅内积气、硬膜下积液、脑室内出血及癫痫。
- 主要的并发症：
  - 动脉损伤、穹窿损伤、内分泌障碍及下丘脑、丘脑或中脑损伤。

第 39 章

先天性颅内囊肿

Spyridon Sgouros, Vassilios Tsitouras

39.1 简介和背景

39.1.1 适应证

绝对适应证

- 因囊肿解剖学占位导致的神经症状及体征（表39.1）。
- 记录到高颅压，有症状表现（头痛、呕吐、视盘水肿），或侵袭性检查监测到 ICP 升高。
- 并发脑积水

相对适应证

- 查看系列影像，囊肿体积逐渐增大，却没有新发的或进展的症状表现。
- 有证据表明之前的出血进入或邻近囊肿。

受到争议的适应证（大多数神经外科医生选择避免治疗）

- 不典型的头痛。
- 癫痫。
- 生长发育落后。

根据 AlHolou 等的研究，儿童手术治疗的适应证比成人界限更宽[1]。一些非特殊事件即使术后囊肿体积减小，症状也可能持续存在，例如生长发育落后或不能明确定位癫痫灶的癫痫。

39.1.2 目 的

- 主要目标是改善临床症状，或避免病情恶化并且不增加并发症发生率。
- 治疗成功是通过影像学上囊肿体积的缩小进行评估。手术目的主要是为了减少囊肿占位效应并

表 39.1 颅内蛛网膜囊肿的临床表现

脑积水和 ICP 升高	巨头畸形、前囟膨出、颅缝裂开（新生儿和学步期儿童）	头痛、呕吐、头晕、嗜睡、视盘水肿、第Ⅵ对脑神经麻痹（年龄偏大儿童）
中颅窝囊肿（大脑侧裂）	邻近颅骨受压膨胀变薄，癫痫，生长发育落后，轻度眼球突出，失明	
蝶鞍上囊肿	内分泌紊乱（性早熟、GH 分泌不足）、饮食紊乱、视野丧失、洋娃娃摆头综合征	
后颅窝囊肿	共济失调、长轨体征、听力丧失、颜面部麻痹、吞咽困难	
四叠体囊肿	落日征	
无特殊临床症状及体征	发育受限、行为紊乱、不良的学校表现	

GH：生长激素；ICP：颅内压

治疗并发的脑积水。

目前神经内镜开窗术是手术治疗的首选术式。目的是打通囊肿与基底池和（或）脑室，最小化囊肿复发的风险，并可避免植入分流管。

39.1.3 替代治疗

囊肿开窗造瘘的微创手术

根据作者经验，此术式是一种可靠的选择。一些术者偏好小的皮层造瘘防止硬膜下积液形成。目前已不再提倡对囊壁进行完整的切除。

囊肿腹腔分流术

目前对于许多神经外科医生来说，分流术是开颅术或神经内镜手术后囊肿复发的最后选择。对于非常巨大的扩展到大脑半球凸面的中颅窝蛛网膜囊肿，此术式是较好的一线治疗方法。许多神经外科医生可能选择可调节阀门来避免囊肿快速减压。

39.1.4 优势

神经内镜治疗最大的优势是微创，同时可永久缩小囊肿并避免进行分流手术。手术技术的提高及经验的增长，增加了手术成功率，并使该技术应用起来更加安全广泛，对于复发病例也可再次选择内镜治疗。

39.1.5 禁忌证

- 如果囊肿壁质地坚韧和（或）与周围神经血管结构紧密粘连，应停止内镜手术，改为微创手术或内镜辅助下微创手术。

- 一些巨大的后颅窝囊肿并伴有脑干受压占位效应表现的，不应该激进地进行造瘘。快速的术后脑干移位可以引起致死性后果。可采用囊肿腹腔分流，并将调压阀的初始压力设置较高水平，但在后颅窝处放置导管时注意避免接近脑干。总的来说，应避免后颅窝囊肿放置导管，因为一旦刺入脑干就会引起相应神经功能缺损甚至死亡。

39.2 手术细节和术前准备

39.2.1 术前准备和特殊设备

Cinalli 及其同事表示神经导航系统是一个非常有效的工具，而且逐渐成为术中必需的工具。第 2 个选择是仔细研究患儿的磁共振影像并依据影像表现制定术前计划。可以提示囊肿壁厚度及是否存在分隔的特殊序列（例如 CISS、FIESTA）扫描是十分重要的[2]。激光辅助下神经内镜手术已经被证实了安全性，而且可以缩短手术时间。激光相较单极电凝更有优势，当进行造瘘时不会使囊壁收缩，因此保证了更大的造瘘直径。另外，经常需要利用球囊扩张及内镜剪刀对蛛网膜进行分离（图 39.1）。手术目标是广泛沟通蛛网膜囊肿与基底池 [囊肿脑池造瘘术（CC）]或脑室系统[脑室囊肿造瘘术（VC）]，同时对存在的脑积水进行治疗（脑室-囊肿-脑池造瘘术，VCC）。

39.2.2 专家建议和共识

- 需要详细告知家属病情。对于生长发育落后或癫痫的病例，需要明确告知家属手术的预后。

- 对于后颅窝囊肿及脑积水的病例，Karabatsou 及其同事建议应首先行内镜下第三脑室底造瘘术（ETV），然后可考虑囊肿造瘘术[3]。

- 对于鞍上囊肿导致梗阻性脑积水的病例，囊肿开窗术后需考虑隔膜造瘘术。在内镜撤出前应检查导水管的通畅性。经常需要进行 ETV 手术。

39.2.3 主要步骤和手术细节

- 内镜手术通路是在神经导航系统辅助下制定的，主要目的是尽可能多地创造沟通区域。如果患者曾行脑室腹腔（VP）或囊肿腹腔（CP）分流，那么术中需考虑进行拔管。

- 设计的钻孔部位在必要时应能够简便地转换为微创开颅手术切口。

- 钻孔部位应尽可能选择在最高点以避免脑脊液流失。同样的原因，应选择小的皮层造瘘口，并快速准确地置入内镜鞘。如果术中大量脑脊液丢失，发生硬膜下积液的风险便大大增加，同时囊肿壁容

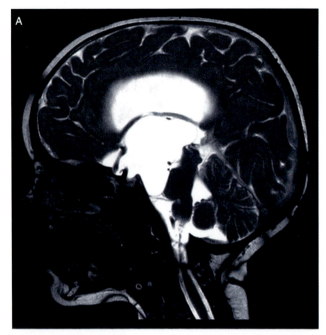
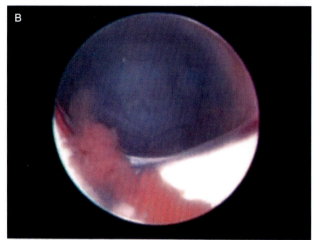
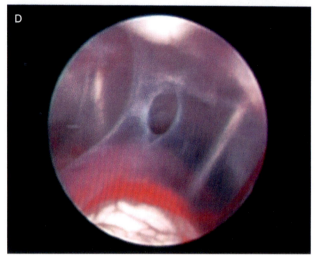
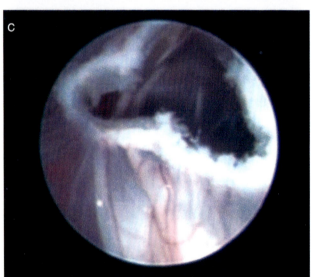
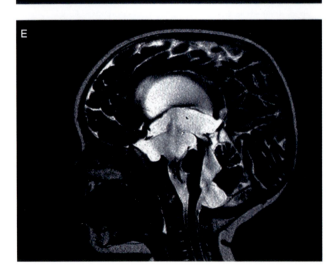

图 39.1 临床表现为头围增大、颅缝增宽、前囟膨隆及近期呕吐的 12 月龄女孩，其 T2 W-FIESTA 序列的正中矢状位影像表现。A. 蝶鞍上有一个巨大的蛛网膜囊肿，填充第三脑室，造成脑积水。B. 手术开始时通过内镜获得的术中视野图片。内镜在右侧侧脑室向室间孔观察。C. 从囊肿的上外侧壁进行开窗术后立即通过内镜获得的术中视野图片。术中采用单极电凝进行造瘘，球囊扩大瘘口，剪刀进行分离。D. 在球囊扩张前，囊肿下壁进行开窗后立即通过内镜获得的术中资料。第三脑室底变薄、变透明，术者可看到基底动脉及桥前池。开窗术完成后，实际上，相当于进行了第三脑室底造瘘术。E. 内镜下鞍上蛛网膜囊肿开窗术及第三脑室底造瘘术后获得的 T2W-FIESTA 序列的正中矢状位影像。囊肿的上壁和下壁有许多流空区，是脑脊液通过开窗术的瘘口流动造成的

易干扰内镜视野，使得神经导航系统的准确性下降。

- 基底池部位开窗术的操作应格外小心。为尽可能达到"无创性"，最佳的手术设备应包括：球囊导管、钝头探子、剪刀、激光（设备允许），以及单极电凝。采用单极电凝时注意尽可能避免靠近下丘脑区域。

- 适当的灌洗（采用人体温度的林格液）可以有效地清除出血及空气。将内镜排水通道接到引流袋中，避免术中冲洗液的溢出，以及地极连接不充分导致偶然漏电的风险。

39.2.4 风险及风险规避

- 在打开囊肿前仔细电凝囊肿壁，减少术中出血。
- 为了避免术后硬膜下积液，应尽可能地避免分离囊肿壁与其周围的硬脑膜，这是非常重要的。如果已经分离了，应通过仔细缝合或调控电凝修复两者的连接。
- 对于大脑侧裂囊肿行囊肿脑池造瘘术时，需打开所有隔膜直至桥前池，并能够清楚地看到基底动脉。囊壁的搏动可证实脑脊液的流动。瘘口应足够大（直径至少1cm）。移除（切除或电凝）造瘘处漂浮的残余组织防止其再次闭合。通过造瘘口处放置多孔导管可防止阻塞，但并不常规推荐（导管可能随着时间迁移）。如果囊壁较厚，脑池标志难以看清，同时术者没有十足的把握，那么应终止开窗术。
- 术中严密缝合可避免脑脊液漏。对于儿童患者，打开的硬膜必须缝合。更重要的是钻孔部位帽状腱膜应紧密缝合。如果发生了持续脑脊液漏或帽状腱膜下积液，那么需考虑再次行内镜术或分流术，并对伤口重新缝合。
- 双侧大脑侧裂囊肿的患儿很可能是1型戊二酸尿症（GAT1）。
- 因蛛网膜囊肿导致脑积水而行脑室腹腔分流术的儿童，如果不治疗囊肿，囊肿可能会越来越大。

39.2.5 抢救措施

联合冲洗、压迫（使用球囊）及电凝可控制大部分出血。在大出血的病例中，应立即将内镜手术转为开放手术。

39.3 预后和术后管理

39.3.1 术后注意事项

- 内镜或微创手术后应尽快行MRI扫描了解脑脊液流动情况。术后不会立即观察到囊肿体积的缩小；但是，术后6周的扫描应观察到囊肿体积的变化。儿童患者囊肿变化较成人更明显。根据Sgouros和Chapman的单光子发射计算机断层扫描成像（SPECT）研究发现即使囊肿体积没有完全缩小，其灌注缺损也已经消失[4]。
- 2岁以内的儿童通过分流手术更容易达到治愈效果。
- Gangemi等的研究表明鞍上、四叠体及后颅窝囊肿的神经内镜手术成功率在83%以上。大脑侧裂及半球间囊肿的成功率不到75%[5]。

39.3.2 并发症

根据El-Ghandour的研究，术后早期的并发症是出血及神经损伤。若术中未观察到神经损伤，则大多数动眼神经麻痹是暂时的。晚期并发症包括合并脑膜炎的脑脊液漏（5%~7%），以及硬膜下积液/积血（9%~15%）。VCC手术并发症发生率较VC手术高[6]。

参考文献

[1] AI-Holou WN, Yew AY, Boomsaad ZE, et al. Prevalence and natural history of arachnoid cysts in children. J Neurosurg Pediatr, 2010, 5(6):578–585.
[2] Cinalli G, Peretta P, Spennato P, et al. Neuroendoscopic management of interhemispheric cysts in children. J Neurosurg, 2006, 105(3 Suppl): 194–202.
[3] Karabatsou K, Hayhurst C, Buxton N, et al. Endoscopic management ofarachnoid cysts: an advancing technique. J Neurosurg, 2007, 106(6 Suppl):455–462.
[4] Sgouros S, Chapman S. Congenital middle fossa arachnoid cysts may cause global brain ischaemia: a study with ^{99}Tc-hexamethylpropyleneamineoxime single photon emission computerised tomography scans. Pediatr Neurosurg, 2001, 35(4):188–194.
[5] Gangemi M, Seneca V, Colella G, et al. Endoscopy versus microsurgical cyst excision and shunting for treating intracranial arachnoid cysts. J Neurosurg Pediatr, 2011 , 8(2): 158–164.
[6] EI-Ghandour NMF. Endoscopic treatment of middle cranial fossa arachnoid cysts in children. J Neurosurg Pediatr, 2012, 9(3):231–238.

第40章

丹迪 – 沃克畸形

Conor Mallucci, Christopher Parks

40.1 简介和背景

很多文献里都在讨论丹迪 – 沃克畸形的确切诊断，自从第一次被描述起，它和其他后颅窝囊性病变区分的标准就存在争议。小脑的发育迟缓，意味着这种畸形在胚胎形成的各个阶段均被致畸因素和基因所影响。这导致了这部分中枢神经系统受到各种因素所影响。专业术语如丹迪 – 沃克变异型、丹迪 – 沃克连续型及丹迪 – 沃克复合型的应用是为了将真正的丹迪 – 沃克畸形与其他类似情况进行区分。这些分型分级系统和它们之间细微的差别使得它们在诊断上更容易混淆。

正确的诊断对于评估预后和了解患者个体胚胎学情况均有重大意义。Klein 等[1]最早提出了丹迪 – 沃克畸形的诊断标准，后被 Spennato 等[2]修正，收录于丹迪 – 沃克畸形诊断标准。

疾病的预后主要受相关中枢神经系统的异常和早期脑积水的治疗所影响，大约80%的患者发展为脑积水。对于解剖畸形的认知，例如小脑蚓部发育不全的程度，可以让家属更好地了解该疾病。

40.1.1 治疗策略的演变

对于原发的神经系统畸形所引起的症状，手术治疗的效果微乎其微。所以治疗上主要针对继发性脑积水和后颅窝囊肿。为了简化决策过程，作者基于治疗策略进行了分类。根据所有因素可将其分为需要治疗的脑积水，单纯后颅窝囊肿，或上面两个情况都存在。虽然真正的丹迪 – 沃克畸形可以通过特定的导水管与幕上脑室系统沟通，但并不是所有的病例都会出现这种情况。

早期对于后颅窝囊性扩张的治疗包括开颅手术和囊壁切除术。这是微创神经外科手术的前身，但是失败率和致死率很高。目前仅用于少数对其他治疗方法无效的病例。根据现有技术手段，也不能解释早期手术导致高死亡率的原因。

> **丹迪 – 沃克畸形诊断标准**
>
> 这些标准基于正中矢状位薄层T2加权影像，它作为诊断真性丹迪 – 沃克畸形的充要条件。Spennato 等从一个回顾性文章中总结得出[2]。
> - 后颅窝巨大囊肿，与第四脑室广泛沟通。
> - 不同程度的小脑蚓下部缺如（小于3/4、小于1/2、小于1/4）。
> - 发育不良，向前翻转并上移替代剩余的小脑蚓部。
> - 第四脑室顶缺如或扁平。
> - 巨大膨出的后颅窝囊肿并抬高窦汇。
> - 正常或发育不全的小脑半球向前外侧移位。

分流技术的改进，使之成为治疗的主流。对于典型的丹迪 – 沃克畸形幕上脑室与后颅凹囊肿自由沟通，应经侧脑室进行分流手术。但现实情况的复杂性使得病情往往难以预料，有出现小脑幕切迹疝的风险。因此,很多时候建议先行囊肿腹腔分流。

磁共振技术的进步使得医生不必再去猜测解剖结构,可以通过高分辨率成像在术前更好地了解病情,在决定方案时不必再担心脑疝的风险。

脑室镜下脑脊液转移的技术是一个重大飞跃,它避免了分流手术。作者提倡这种治疗方法,同样,内镜下放置支架也是为了避免多次分流手术。内镜下放置支架手术的相关技巧及注意事项会在随后章节讨论。

40.1.2 目前的治疗策略

脑积水合并第四脑室囊性扩张的治疗方案见图40.1。其中包含了丹迪-沃克及所有相关情况。前提是尽可能使用脑室镜处理脑积水和后颅凹囊肿,避免采用多次分流对囊肿及脑室系统进行沟通。

与第三脑室底造瘘术优于分流手术的原因一样,这种术式可减少异物带来的感染率,并且使得脑脊液循环更加符合生理要求。复杂的内镜手术必须基于充足的经验。当然,第三脑室底解剖不支持,或者由于松果体区血管解剖的因素,导致囊肿与幕上脑室沟通困难,则为该手术禁忌证。正如所有的分流手术,患者腹部的情况必须良好,同时没有感染存在。

40.2 手术细节和术前准备

40.2.1 术前准备和特殊设备

术前,患者需要进行高分辨率颅脑MRI,为手术计划做准备,通过建立开放的导水管来沟通幕上脑室系统和囊性扩张的第四脑室。作者的医院使用CISS(磁共振稳态干扰序列)和脑脊液流动影像序列,如果没有这些序列,可以做脑室造影检查。评估第三脑室解剖情况是否适合做ETV也是十分重要的。如果第三脑室底较厚且坡度大,ETV手术并不合适,这也取决于设备情况和术者的经验。过小的桥前池和膨大的基底动脉同样妨碍ETV。

神经导航系统需要薄层扫描的T1加权序列磁共振。作者使用的是电磁引擎导航系统(美敦力公

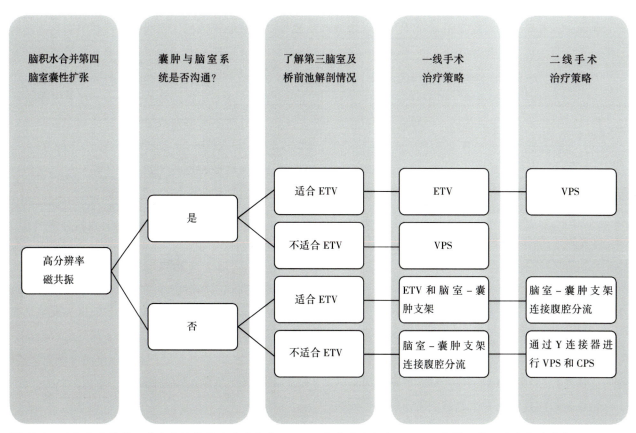

图40.1 脑积水合并第四脑室囊性扩张的治疗方案。CPS:囊肿腹腔分流;ETV:内镜下第三脑室底造瘘术;VPS:脑室腹腔分流

司），该系统可以实时精确地为神经内镜进行导航，同时不需要刚性头架固定患者头颅。1岁以内的患者尤其适用[3]。手术路径可以在导航软件上模拟出来，并制定最佳的入颅点，可以避开大血管直达囊肿。如果准备行ETV同时放置支架，需要评估一个入颅点是否可以满足手术需要，以及第二个骨孔的位置是否安全。

患者常规术前准备。作者的医院，术前一天及手术当天早晨应用抗生素（Octenisan, Schülke&Mayr），并不常规备血。

麻醉诱导前，确认内镜摄像头功能完好，相关设备无菌且随时可用。作者习惯用带光源的3mm硬镜（B. Braun Melsungen AG），并配备高清摄像头，准备林格乳酸溶液以备冲洗。把导航的探针固定于神经内镜的操作通道上，并且可以用它来穿透膜壁。

考虑到囊壁的厚度，开窗术极有可能成为一种挑战。因此术前需要准备各种可用的器械。作者建议使用双叶球囊导管[4]（Neuroballan, INtegra Lifesciences Corp.）、Decq钳（Karl Storz Gmbh&Co., Tuttlingen, Germany）、显微内镜单极电凝（Mell, Codman, Johnsonand Jonson）、最小功率的激光，以及内镜抓钳和剪刀。

术前计划及准备是十分重要的，因为一旦开始内镜手术，术者就可以全神贯注于手术过程，而不需要指示助手，例如将设备放在何处，怎样进行导航系统的调节。如果需要进行ETV及支架植入术，应提前计划，并且提前测量所需导管的长度。根据导管长度调节外孔来沟通囊肿和脑室系统。如果需同时行ETV和支架植入术，应先行脑室造瘘术，因为可防止支架干扰手术视野，而且当放置支架时引起出血也不会增加ETV手术的难度。ETV按标准步骤操作。

40.2.2　内镜下支架植入

如果第四脑室囊肿需要支架，分为两个步骤：第一，内镜开窗术；第二，内镜下置入支架。建议使用头钻进行"8"字形（例如两个连接的钻孔）钻孔。一个钻孔通过内镜，另一个通过支架。通过影像引导，在正确的轨迹上进行脑室穿刺。手术操作中不可盲目自信，例如"有经验的"医生不需要影像引导。

这部分的操作经常决定手术的预后。如果选择了正确的路径，那么术者很容易通过导航穿过脑室系统到达预定造瘘的部位。

当找到合适的层膜，需要选择无血管的区域进行造瘘。预定的造瘘处极有可能是一个厚的、双层膜。术中应该预估到第二层膜，除非在第一层膜穿透后明确看到宽敞的囊肿，否则应假设有第二层膜，而且应主动寻找并进行造瘘。

一个成功的囊肿开窗术，可以明确观察到进入了囊肿内，然后可在内镜视野下置入支架。在影像导航探针引导下，在内镜旁的钻孔处置入多孔导管。导管从造口处进入，并在影像引导下确定位置。对于婴幼儿在囊肿内放置导管时要保证一定长度，以防止颅骨生长造成的支架脱出。连接并缝合支架与钻孔储液囊，用来防止支架的移位，而且当需要分流时也可进行连接。

40.2.3　开窗术的技巧

总的来说，进行开窗术时尽可能使用钝头设备，例如气囊或电磁（EM）导航探针。但是，如果囊肿膜较坚韧或非常膨松，那么钝头设备可能在造瘘时滑出，导致造瘘失败。在这种情况下，可使用具有可伸缩头端的锐利的单极电凝，在开窗术时做一个小的造口。这个小造口足够使用钝头设备安全完成造瘘术。几乎不需要使用单极电凝或剪刀；但是，再次强调，与其做一个显著的造口，不如先做一个小造口，然后使用双叶气囊进行扩张。这个操作可以避免损伤膜另一面看不到的血管。

40.2.4　出血的处理

穿透双层膜时，有可能出血。找到出血部位非常重要，然后用林格乳酸溶液进行冲洗。大多数情况下这种操作已经足够，但是另一种止血策略是在出血部位扩张气囊轻柔压迫1min，使其自行止血。对于主要静脉的损伤是致命的，应该通过仔细计划、谨慎操作及丰富的经验来避免。

40.2.5　其他并发症及抢救措施

正如前面决定治疗策略的流程图中所描绘的，

术中因素可能阻止原计划的手术方式，或者如果已经进行了 ETV，在脑脊液吸收能力减低时需再次选择另一种治疗方法（图 40.2）。并且在开始计划的治疗方法之前，提前确定另一种治疗方法。如果需要行脑室腹腔分流和单独的囊肿腹腔分流，那么应将二者通过"Y"形连接器连接起来，并可以共用一个单独的远端分流系统。

术后，应对患者进行常规的神经系统观察，因其可能需要随后进行内镜手术。儿童患者术后应监测头围变化。选择合适时间进行术后影像学检查，来记录导管的位置并评估脑室和囊肿体积的变化。作者建议术后 2 周及 3 个月进行 MRI 检查。

40.3 预后和术后管理

丹迪-沃克畸形及其变异型是脑积水的梗阻原因；但是，有些先天畸形的病例中有一系列导致脑积水的原因，例如一些患者存在脑积水吸收减少。众所周知，年龄偏小婴幼儿的 ETV 手术成功率低于年龄较大儿童[6]。目前没有文章系统地报道过丹迪-沃克畸形患者的手术成功率，即使国际上就此进行了相关讨论，但是仍未给出明确的年龄界限或病理类型。作者的经验是，大约 50% 丹迪-沃克畸形的婴幼儿可以单独通过 ETV 手术成功治愈，并且成功率随着年龄的增加而增加。

预后主要与神经畸形的严重程度相关，但是远期可受到脑积水治疗的影响。目前畸形的高死亡率较以前已明显改善。近期大多数文献报道死亡率大约是 20%，主要归因于感染、难以控制的脑积水以及分流相关并发症[7-8]。在多样化分组中，后颅窝囊性异常患者的死亡率显著降低，因为真正的丹迪-沃克畸形患者受到了更为严重的影响，而且作者认为报道的死亡率不能反映他们的经验。

40.3.1 结　论

丹迪-沃克综合征及相关情况的手术治疗非常具有挑战性。手术操作很有难度，而且不应由经验欠缺的医生主刀。1 岁以下儿童行 ETV，因其显著的失败率而备受争议。年龄较小的儿童行分流手术或分流联合支架治疗可能会有更好的治疗效果。年长儿童及先前分流管堵塞的儿童应考虑内镜治疗。丹迪-沃克畸形患者第三脑室底的垂直性导致手术难度远大于其他梗阻性疾病。因此，在开始治疗前准备好替代治疗方案是十分重要的。

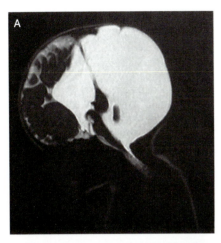
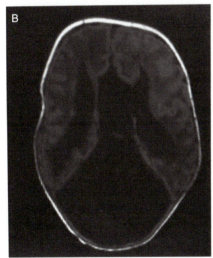
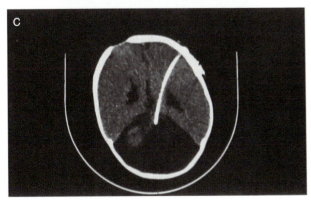

图 40.2　产前诊断丹迪-沃克畸形的孕 33 周早产儿。4 周时尝试行 ETV 联合脑室囊肿支架植入术，但是并没有控制脑积水。5d 后连接支架分流入腹膜。A.T2 矢状位磁共振成像显示大的后颅窝囊性扩张合并小脑蚓发育不良。B.T1 轴位显示同一患者内镜下的造瘘膜。C. 术后表现

参考文献

[1] Klein O, Pierre-Kahn A, Boddaert N, et al. Dandy-Walker malformation: prenatal diagnosis and prognosis. Childs Nerv Syst, 2003, 19(7/8): 484–489.

[2] Spennato P, Mirone G, Nastro A, et al. Hydrocephalus in Dandy-Walker malformation. Childs Nerv Syst, 2011, 27(10): 1665–1681.

[3] Sangra M, Clark S, Hayhurst C, et al. Electromagnetic-guided neuroendoscopy in the pediatric population. J Neurosurg Pediatr, 2009, 3(4): 325–330.

[4] Guzman R, Pendharkar AV, Zerah M, et al. Use of the NeuroBalloon catheter for endoscopic third ventriculostomy. J Neurosurg Pediatr, 2013, 11 (3): 302–306.

[5] Beni-Adani L, Biani N, Ben-Sirah L, et al. The occurrence of obstructive vs absorptive hydrocephalus in newborns and infants: relevance to treatment choices. Childs Nerv Syst, 2006, 22(12): 1543–1563.

[6] Kulkarni AV, Drake JM, Kestle JRW, et al. Canadian Pediatric Neurosurgery Study Group. Predicting who will benefit from endoscopic third ventriculostomy compared with shunt insertion in childhood hydrocephalus using the ETV Success Score. J Neurosurg Pediatr, 2010, 6(4): 310–315.

[7] Marinov M, Gabrovsky S, Undjian S. The Dandy-Walker syndrome: diagnostic and surgical considerations. Br J Neurosurg, 1991, 5(5): 475–483.

[8] Asai A, Hoffman HJ, Hendrick EB, et al. Dandy-Walker syndrome: experience at the Hospital for Sick Children, Toronto. Pediatr Neurosci, 1989, 15(2): 66–73.

第41章

特发性颅高压

Sarah J. Gaskill, Arthur E. Marlin

41.1 简介和背景

特发性颅高压（IIH）是指无明确病因的颅内压力增高，这是一个排除性诊断。特别指出，前提是需要通过颅脑 MRI 及 MRV 影像结果来排除感染、占位、脑积水及血管畸形。对于儿童还应特别注意排除内分泌异常、继发性贫血、药物及化疗的影响，对颅压影响显著的药物是四环素及维生素 A。1937年，Dandy 报道了第一批有关 IIH 患者的文献。他通过颞下颅骨切除治疗了许多此类患者，且预后良好[1]。

尽管以前认为此类疾病多发于 30~40 岁的肥胖女性，但是现在发现儿童的发病率也在逐渐升高，一部分原因可能是肥胖儿童数量的增加。根据 Genizi 等的报道，一项 244 例 IIH 儿童的研究中发现，患者主要分为青春期前（最大 11 岁）及青春期（12~17岁）。肥胖患者在青春期患者中达到 64%，而在青春期前患者中仅占 26%，而且青春期患者中女性所占比例更大，大约为 70%[2]。IIH 主要表现为头痛和视盘水肿，也可能表现出其他高颅压的症状及体征，例如第Ⅵ对脑神经麻痹、失明以及搏动性耳鸣。如果一个患者无明显病因出现视盘水肿，通过腰穿测量颅内压力后可诊断 IIH。压力大于 28cmH$_2$O 时才可诊断 IIH[3]。在儿童患者中，必须考虑的一点是，使用镇静剂后进行腰穿可能引起人为的颅内压升高。腰穿可作为诊断及治疗手段，可以应用腰穿引流脑脊液来减缓症状。因此连续行腰穿治疗也可作为一种治疗手段。

IIH 一旦诊断明确，治疗的首要目标是保存视力。治疗初始应选择药物治疗。对于肥胖的患儿，应建议减肥。此外，乙酰唑胺或呋塞米可作为初始治疗的药物。对于有持续临床表现及视盘水肿的患者，脑脊液分流作为主要治疗方法甚至优先于视神经管减压术。因为 IIH 患者的脑室通常比较小，所以经常采用腰大池腹腔分流（LPS）。但在儿童患者中，LPS 经常可引起继发性 Chiari 畸形[4]，因此现在通常是在神经导航系统辅助下行脑室腹腔分流术。

作者还发现，分流术后可导致反复头痛，从而导致患儿需要进行急诊干预、住院及分流校正的频率增加。作者现在已制定了标准的治疗流程，这类患者可分别从药物干预、连续腰穿、视神经管减压中逐渐缓解，若头疼仍持续存在，可考虑行颞下减压，这也是本章的主体部分。

此方法的优势在于可以通过颞下减压窗进行颅内压评估，而不需要任何侵袭性操作或诊断性评估。因为 IIH 患者经常出现持续性头痛，所以对于减压窗的简单触诊可明确头痛是否系颅内压升高所致。

41.2 手术细节和术前准备

全身麻醉后，患者呈仰卧位，头部固定在马蹄形头垫上，同时使用肩垫伸展颈部。右侧颞部区域进行备皮消毒、铺巾。取额颞部曲线切口，从颧弓根开始，沿着发际线后走形，直到额颞交界处，充

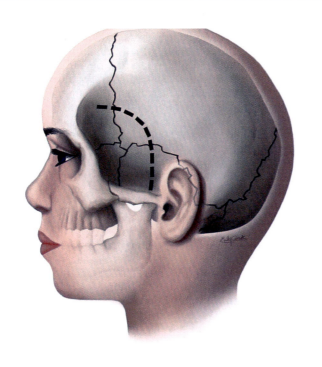

图41.1 颞下减压区的手术切口设计

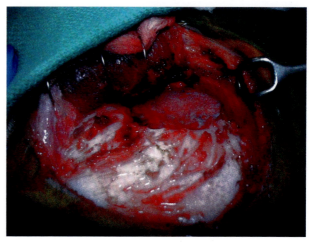

图41.2 颅骨去除后颞下减压窗的术中观,大约 5cm×6cm

分暴露颞肌(图41.1)。在筋膜附着颅骨处分离颞肌。连同皮瓣一起抬起颞肌,向前翻转暴露颞骨。通过高速电钻和咬骨钳切除颞骨,在颞窝底部尽可能向前制造缺损区,大约长6cm,高5cm(图41.2)。

使用"十"字切口打开硬膜,而且切口尽量放大以避免损伤颞叶。此类患者通常蛛网膜下腔增宽,通过打开硬膜可有效地引流出脑脊液。在关闭切口前,将人工硬脑膜覆盖在未缝合的开放硬膜处而不是颞叶上。分层进行肌肉、帽状腱膜及皮肤的缝合。

术后手术区域可能出现水肿,4~6周水肿吸收,缺损部位将变得不明显(图41.3)。一旦进行手术,

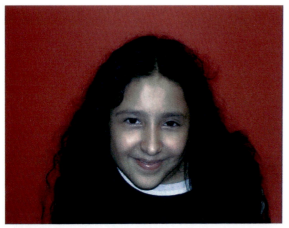

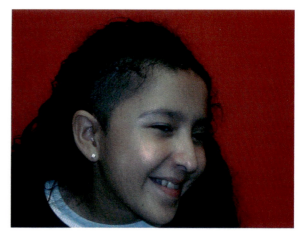

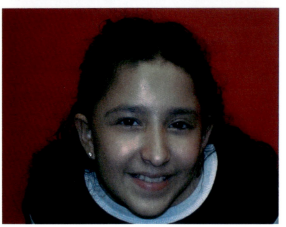

图41.3 颞下减压患者术后1周表现,外观上无明显变化

任何头痛或其他与颅内压相关的体征的评估都可以简单地通过颞下去骨瓣区进行评估。根据作者的经验，此方法对于 IIH 患者的治疗 100% 有效。持续头痛的患者需要通过药物治疗。行颞下去骨瓣的患者不再需要进行分流手术。搬去另一城市的一个患者，通过颅骨整复术进行了颞下去骨瓣缺损区的修补。他再次出现了临床症状，随后移除了颅骨修补处。

参考文献

[1] Dandy WE. Intracranial pressure without brain tumor: diagnosis and treatment. Ann Surg, 1937, 106(4): 492–513.

[2] Genizi J, Lahat E, Zelnik N, et al. Childhood-onset idiopathic intracranial hyper-tension: relation of sex and obesity. Pediatr Neurol, 2007, 36(4): 247–249.

[3] Avery RA, Licht DJ, Shah SS, et al. CSF opening pressure in children with optic nerve head edema. Neurology, 2011, 76(19): 1658–1661.

[4] Chumas PD, Armstrong DC, Drake JM, et al. Tonsillar herniation: the rule rather than the exception after lumboperitoneal shunting in the pediatric population. J Neurosurg, 1993, 78(4): 568–573.

第 5 部分
颅脑损伤

George I. Jallo

在本书的这一部分，作者主要讲述儿童或青少年的大脑或脊髓损伤的治疗。这一部分从头皮损伤和颅骨骨折，以及闭合性颅脑损伤的简单处理开始讲述。由于儿童的外伤基本是发生在玩耍时的意外伤害，而不是像成人一样的枪伤，因此对于贯通伤的治疗存在争议。接下来的章节讨论了在儿童中不常见的血管损伤和非意外损伤的治疗。这些血管损伤虽然罕见，但可能会危及生命，因为它们可能会导致缺血性脑损伤。作者们继续讨论了颅内损伤后的颅骨修补术及颅面重建术。这一部分的最后一章是关于脊髓损伤以及臂丛损伤的治疗。作者还讨论了伴有和不伴有闭合性颅脑损伤或创伤性脑损伤的儿童的重病监护治疗。还讲解了有关颅内压力和脑室外引流的适应证，以及治疗受伤儿童的关键步骤。完成该部分的学习后，读者应该会对儿童颅脑损伤的治疗打下坚实的基础。

第42章

儿童头皮损伤的治疗

Arthur Wang, Jordan M. S. Jacobs, Avinash Mohan

42.1 背 景

人类对头皮的认识可以追溯到公元前3000年，当时埃及人首次研究了头皮损伤的自然史和严重程度[1]。后来，公元前200年左右，掌握了这一知识的古代部落成员会破坏他们敌人的头皮，作为一种惩罚方式，让敌人缓慢死亡。直到1917年，Cushing在美国陆军基地医院（英国远征军服役期间），提供了250例头颅/头皮伤病例，证明了关闭复杂头皮伤口存在的困难及隐患[2]。从此逐步进展，特别在整形外科领域，对神经外科手术进行了补充。这些进展包括了外伤性头皮损伤修复、肿瘤切除后复杂头皮缺损的整复及矫正颅缝早闭的颅腔重建术等。

现代修复头皮损伤的目的与Cushing在20世纪初的目的没有什么不同[3]：清除无活力的组织、止血并关闭伤口。由于头皮提供了颅骨的保护，并且附加了个体的审美特征，因此本书用一章来论述头皮损伤的治疗。作者回顾了头皮的解剖并讨论了神经外科和整形外科对头皮损伤治疗的现有技术的推动。

42.2 头皮解剖和神经血管供应

头皮在颅骨上的范围前至眶上缘，后至上项线，厚度约3.0~8.0mm。

通过助记符（SCALP）可以帮助记忆头皮5个解剖层（表42.1；图42.1）[3]：

S- 头皮

C- 皮下组织

A- 帽状腱膜

L- 疏松结缔组织

P- 骨膜

头皮有丰富的血管供应，与大血管蒂有丰富的吻合。这种广泛连接的血管网使得头皮在多数情况下可以进行局部组织的游离和闭合；但是，当头皮损伤不能快速控制时，也可导致危及生命的大出血。深入理解头皮血管系统对于成功的皮瓣设计和旋转、头皮撕裂伤的一期修复而言必不可少。

头皮的动脉血供主要来自颈外动脉，一小部分来源于颈内动脉–眼动脉的分支（图42.2）。头皮的血供如下[3]：

- 前方：眶上动脉和滑车动脉。
- 侧面：颞浅动脉（STA）的额支和顶支。
- 后方：耳后及枕部动脉。

头皮静脉引流与动脉血供类似，并且通过导静脉跨颅骨引流入静脉窦[3]。

头皮内有很多感觉神经穿过，包括三叉神经

表 42.1 头皮分层

分层	临床意义
皮肤	用于断层皮肤移植的供皮区
皮下组织	包含血管、淋巴管及神经
帽状腱膜	抗张强度，连接额部及枕部肌肉
疏松结缔组织	翻起皮瓣的无血管层，保证头皮的广泛移动，可发生脓肿、撕脱、血肿
骨膜	黏附于颅骨，皮肤移植的血管基础

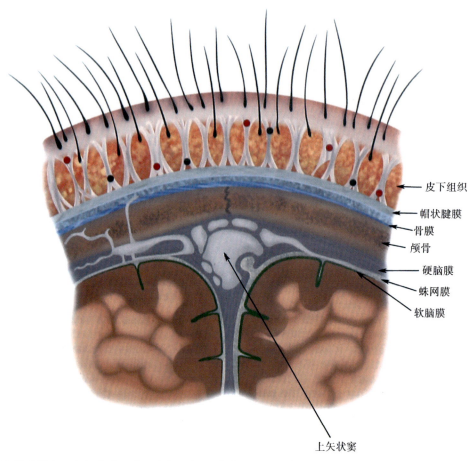

图 42.1 头皮的解剖层次，包括皮肤、皮下组织、帽状腱膜、疏松结缔组织、骨膜

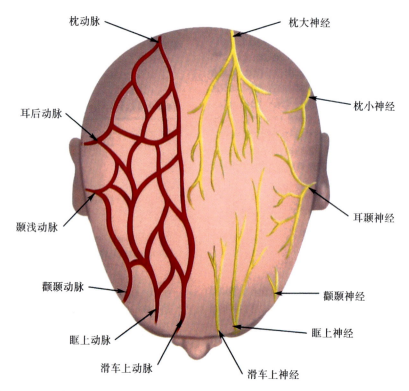

图 42.2 皮肤、皮下组织、帽状腱膜、疏松结缔组织、骨膜的血供和神经支配

的分支和颈神经 C_2~C_4 后支的分支。具体如下（表 42.2；图 42.2）[3]：

- 前方：由滑车和眶上神经支配。
- 侧面：由耳颞和颧颞神经支配。
- 后方：由枕大、小神经支配。

面神经的颞支和耳后支是头皮的运动神经，控制前额的运动。

表 42.2 头皮的神经支配

感觉神经	支配的头皮区域
C_2~C_4	头皮后部
颧颞神经	头皮颞侧区
耳颞神经	头皮颞侧区
枕大和枕小神经	头皮后部

42.3 手术细节和术前准备

42.3.1 概述头皮损伤的治疗

大部分头皮损伤继发于机动车事故、高空坠落以及工业事故导致的钝性损伤。头皮损伤可能为闭合性（例如挫伤、局部血肿）或开放性（例如擦伤、刺伤、裂伤、撕脱伤等），可能导致组织的缺失。

头皮损伤的治疗目标包括[4]：
- 关闭开放性伤口，促进伤口愈合。
- 保护颅骨和神经血管结构。
- 清创污染伤口，减少感染风险。
- 恢复美容效果，包括轮廓和发际线。

无论病情轻重，头皮损伤的治疗均应根据 Goodrich 和 Blum 制定的伤口护理的基本原则进行[3]：
- 检查。
- 止血。
- 清创。
- 皮肤缝合。
- 抗生素。
- 预防破伤风。

伤口的初步检查应当彻底，以便将头皮损伤及其特点进行归类（见头皮损伤的分类栏）[5-6]。

> **头皮损伤的分类：**
> - 擦伤。
> - 挫伤（瘀伤）。
> - 裂伤。
> - 撕脱伤。
> - 血肿。
> - 热伤。
> - 电烧伤。
> - 化学烧伤。
> - 辐射损伤。
> - 伤口特性（大小、深度、创缘、异物、坏死）。
> - 周围组织的血管。
> - 下方颅骨缺损。
> - 局部组织的特征。

影像学检查对于确定下方的骨折和颅内损伤非常重要。通常，头皮损伤可被患者的头发、头皮肿胀/血肿或广泛头皮内出血所掩盖，如撕裂伤、撕脱伤等。必须及时控制头皮出血，特别是在血容量有限且更容易发生低血容量性休克的儿科患者中。作者所在的机构用体重乘以 80mL/kg 来粗略估计儿童的总血容量。对于儿童头皮伤常规备库存浓缩红细胞，以便需输血时使用。可以通过连续强力地压迫头皮边缘来止血，也可以通过使用血管收缩剂来止血，例如 0.05% 利多卡因与肾上腺素以 1∶100 000 比例混合使用，还可以进行加压包扎来止血。一旦止血完成，应以无菌的方式探查伤口，以了解下方是否有颅骨骨折和异物，如灰尘、玻璃和石头。应当充分冲洗伤口，同时给予抗生素并预防破伤风，以防继发伤口感染或潜在的脑膜炎。组织闭合的要点在下文讨论。

42.3.2 组织完整的常见头皮损伤修复

头皮损伤的修复需要仔细评估损伤的性质、局部或周围组织的状况以及下方颅骨的状况（见头皮损伤的分类）。闭合性头皮损伤，如挫伤和擦伤，如果真皮层完好则不需外科干预。这类损伤常在急诊科处理，仅需简单的清创和局部护理。类似的，局部血流灌注未受损的较小的头皮血肿则不需要手术引流。

单纯头皮裂伤十分常见，通常由尖锐的物体造成。处理时同样应当先行止血，随后进行清创，然后关闭伤口。这些损伤通常能够一期闭合。清创并产生新鲜的皮缘后，使用Vicryl（Ethican, Samerville, NJ, USA）以间断、内翻的方式重新缝合帽状腱膜层。然后，使用单线（如尼龙线）进行单纯连续缝合来进行解剖对合。至少两周后进行拆线，以确保伤口能形成足够的抗张强度。作者所处理的儿童患者，一部分皮肤较薄且皮下脂肪少，使用未染色Vicryl缝线以达到美容效果。仔细对合皮缘能够更好地恢复解剖，减少瘢痕，降低感染率，在儿童中更是如此。

42.3.3 组织缺损的头皮损伤修复

当头皮损伤十分严重而导致局部组织缺损时，可能需要在整形外科医生的帮助下共同完成重建术。此类损伤包括头皮撕脱伤、热损伤、电和化学烧伤以及辐射损伤。损伤的性质、周围组织及血管供应均应考虑到。治疗应从最简单有效的方式开始，重建头皮的治疗方法总结如下：

- 一期缝合。
- 皮肤移植：全厚皮片或断层皮片。
- 邻近部位的皮瓣。
- 局部皮瓣（斜方肌、背阔肌、颞肌、胸大肌）。
- 组织移植（微血管游离皮瓣）。

42.3.4 皮肤移植

如果伤口不能一期闭合，皮肤移植是下一个最简单的选择。外科医生应确保伤口已清创，且无感染，并有血管床能够供养皮瓣。皮肤移植包括断层皮片移植（STSG）和全厚皮瓣移植（FTSG）。FTSG包括表皮层和真皮层（包括皮脂腺和毛囊），而STSG仅包括真皮层的一部分（表42.3，图42.3）[1]。选择皮瓣需根据以下几个原则进行：

- 真皮层移植量与移植皮肤挛缩程度之间的反比关系。
- 移植皮肤的厚度与成功黏附及愈合之间的反比关系。
- 移植皮肤保留了供体部位的特性。
- 保存骨膜为移植皮肤提供血管床。

42.3.5 皮 瓣

当头皮损伤难以通过一期缝合或皮肤移植修复时，移植健康、带有血管组织的皮瓣是下一个可供选择的重建方法。当没有可用的血管床供养移植物时可以选择皮瓣移植（如合并骨膜剥离的头皮缺损）。皮瓣设计的目的包括提供足够的组织用于无张力闭合以保存移植物的血供完整，并可以闭合供体部位的伤口。皮瓣可根据供体部位或血供特征进行分类（表42.4）[1,3,7]。

42.3.6 邻近部位的皮瓣

使用邻近皮瓣的原理是将松弛或冗余的组织从一个区域移动到另一个区域，同时保留其血供。在头皮上，最常见的供体部位是颞侧或后部头皮，这些部位有多余的组织能够在不造成严重解剖结构损伤的条件下游离。

目前有3种皮瓣技术，这3种均需在帽状腱膜层广泛游离，以减轻缝合线的张力。特点如下[1,3]：

- 旋转皮瓣：围绕轴心点旋转的半圆形皮瓣（图42.4~42.6）。

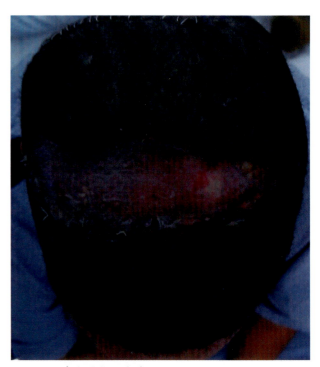

图 42.3　愈合的断层皮片

表 42.3 断层皮片和全厚皮片的对比

	断层皮片	全厚皮片
结构	表皮 + 部分真皮	表皮 + 全部真皮
供体区	大腿或侧臀部	耳后、锁骨上区域、腹股沟区或腹部
优点	更易拉伸并覆盖较大的表面区域	较好的美容效果，保持柔软，较少发生挛缩
缺点	大多发生挛缩 – 美容效果不佳	体积大，更难以重建血管
愈合能力	上皮形成后愈合	一期缝合促进愈合

表 42.4 供体皮瓣的类型

依据供体组织进行分类	依据血供模式进行分类
皮肤（仅皮肤）	随意
肌肉（仅肌肉）	轴位模式（Ⅰ~Ⅴ类型）[7]
肌皮（肌肉和覆盖其上的皮肤）	
骨皮（骨头和皮肤）	
筋膜皮肤（筋膜和皮肤）	
网膜	

- 移位皮瓣：方形 / 长方形皮瓣围绕轴心点旋转到相邻的缺损部位。这种设计方法需要保证皮瓣比缺损区域更长。常用的技术是 Gillies 三角技术。
- 推进皮瓣：皮瓣直接移动到缺损部位，无须旋转或移位。

42.3.7 局部皮瓣（远位皮肤带蒂皮瓣）和游离皮瓣

可以通过保留完整血供的带蒂皮瓣，或应用显微手术重新连接切断血管蒂的游离皮瓣，来进行远位移植从而修复巨大、复杂的头皮缺损。目前已应用了许多不同部位的供体移植，这些皮瓣设计都是协同整形医生来完成，他们能够详细了解血管的解剖结构而且具有专业的显微外科技术。

皮瓣中最浅表的是皮支皮瓣，即附有血管蒂的全层皮肤及皮下组织皮瓣。很多时候保留下层的筋膜以增加血供的可靠性（筋膜皮瓣）。肌皮瓣包括全层皮肤、皮下组织及下方的筋膜和肌肉。已成功应用的进行头皮重建的肌皮瓣包括胸大肌、背阔肌、斜方肌肌瓣[3,4,8-10]。这些皮瓣可提供大量的组织，并具有一致、可靠的血管解剖结构。带蒂背阔肌皮瓣穿过腋窝，应小心采取不要损伤臂丛和腋窝血管，它可用于覆盖颞、顶、枕部头皮缺损。胸大肌瓣可用于覆盖额、颞部缺损，然而，由于局部体积较大，可能使供体部位明显变形，这在女性患者中是一个特别重要的考虑因素。当需要复合组织来重建皮肤和骨缺损的情况下可以考虑使用骨皮瓣，包括腓骨瓣，带髂嵴的旋髂深动脉（DCIA）皮瓣，带肩胛骨的肩胛骨旁瓣，以及前臂桡侧皮瓣[4,6]。网膜皮瓣曾一度使用并获得巨大的成功，因其具有易于获取、表面积大及强健的脉管系统等优点；然而，需进行剖腹探查并且缺乏侵入性较小的方式使得该皮瓣在今天不太常见[1,4,6]。

42.3.8 组织扩张

组织扩张的想法来源于皮肤能够显著拉伸（如

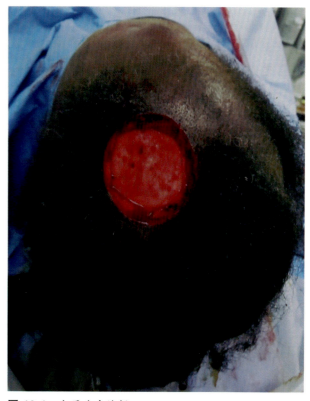

图 42.4 全层头皮缺损

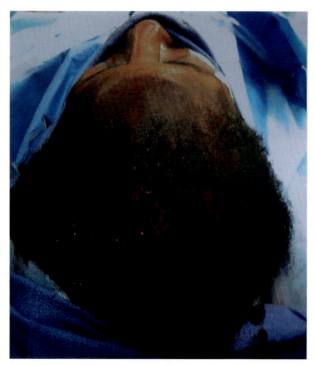

图 42.5 术中设计改良旋转皮瓣

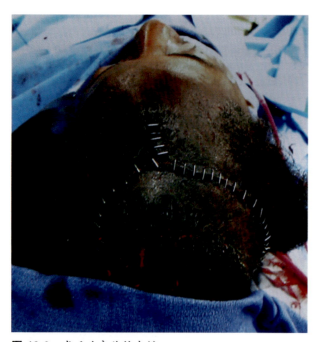

图 42.6 术后改良旋转皮瓣

孕妇和肥胖人群的腹部皮肤）。组织扩张，首先由Radovan在1978年提出，包括在缺损的邻近部位植入组织扩张器（带有可注入生理盐水端口的硅橡胶装置）[1]。最初的扩张在伤后2~3周。每周将无菌盐水注入扩张器，使覆盖的皮肤逐渐扩张。一旦扩张足够即去除扩张器，并且使用冗余组织形成局部皮瓣重建头皮。该技术的主要优点是符合审美，因为相邻组织的弹性、颜色及纹理可以很好地与移植区域匹配，同时可以修复发际线和有毛发的皮肤。缺点包括感染的风险、治疗的持续时间长，并且需要至少两次手术[1,3,5]。

42.4 预后和术后管理

头皮损伤和重建的并发症包括感染、组织缺损、下方颅骨和神经血管的损伤、继发伤口挛缩、移植物或皮瓣失效、美观效果较差等。要避免这些并发症始于手术室，需要神经外科医生和整形外科医生进行适当的手术计划。必须小心避免所有皮瓣和蒂之间产生较大的张力。术后进行皮瓣存活率的监测十分重要。皮瓣的评估包括颜色、肿胀度和毛细血管再充盈。在某些病例中，作者使用手持多普勒监测动脉和静脉血流。如果发现任何灌注缺乏迹象则应及时手术处理。

参考文献

[1] Reddy K. Scalp injuries//Tandon PN, ed. Ramamurthi & Tandon's Textbook of Neurosurgery. New Delhi, India: Jaypee Brothers Medical Publishers, 2012: 422–431.
[2] Cushing HA. A study of a series of wounds involving the brain and its enveloping structures. Br J Surg, 1917, 5: 555–684.
[3] Goodrich JT, Blum KS. Management of scalp injuries//McLone DG, ed. Pediatric Neurosurgery: Surgery of the Developing Nervous System. 4th ed. Philadelphia, PA: W.B. Saunders, 2001: 565–573.
[4] Hodges A, ed. A-Z of Plastic Surgery. Oxford, England: Oxford University Press, 2008: 250–251
[5] Moodambidana K. Scalp and skull injuries//Tham-buraj VA, ed. Textbook of Contemporary Neurosurgery. New Delhi, India: Jaypee Brothers Medical Publishers, 2012: 569–584.
[6] Mueller RV. Facial trauma: soft tissue injuries//Neligan PC, ed. Plastic Surgery. 3rd ed. London: Elsevier Saunders, 2013: 23–49.
[7] Rousso DE, Sule S, Stough D, et al. Hair re-placement techniques//Papel ID, ed. Facial Plastic and Reconstructive Surgery. 3rd ed. New York, NY: Thieme Medical Publishers, 2009: 409–421.
[8] Brenner MJ. Scalp reconstruction//Branham G, ed. Thomas Procedures in Facial Plastic Surgery: Facial Soft Tissue Reconstruction. Shelton, CT: People's Medical Publishing House, 2011: 117–135.
[9] Linton PC, Leitner DW. Surgery of the Scalp. Operative Neurosurgical Techniques. New York, NY: Grune & Stratton, 1988.
[10] Mathes SJ, Nahai F. Classification of the vascular anatomy of muscles: experimental and clinical correlation. Plast Reconstr Surg, 1981, 67(2): 177–187.

第43章

颅骨骨折

Elizabeth C. Tyler-Kabara

43.1 背 景

43.1.1 手术指征

许多颅骨骨折无须手术处理。初步评估和随访对于确定哪些骨折需要手术干预至关重要。通常，线性骨折不需要任何干预。随访观察对于识别少见的、不断加重的骨折来说十分重要，该情况更容易发生在年龄较小的人群中，并且通常与包括硬膜裂伤在内的更严重的损伤有关。颅骨凹陷性骨折多需要手术干预。传统观念认为所有超过颅骨厚度的，或伴有神经功能缺失的凹陷性骨折需要进行手术。神经功能缺失多继发于下方的脑挫伤，并且很少通过手术干预得到改善。此外，一些全层凹陷的凹陷性骨折可能也不出现美容问题。由于许多凹陷性骨折可以采取保守治疗，因此作者寻求更加个体化的方法来治疗这些骨折。

如果存在硬脑膜裂伤的证据，强烈建议撬起凹陷部位，因为存在潜在的脑挫伤或神经功能缺损。粉碎凹陷性骨折更容易发生硬膜撕裂（图43.1、43.2）。对于考虑长期美容效果的头皮完整的患儿也建议手术撬起骨折。对于头皮完整不考虑美容效果的患儿，考虑风险及获益可以考虑观察。

所有开放性颅骨骨折伴硬膜撕裂者均应行手术探查（这在第45章颅脑贯通伤里进行了讨论）。在伴有持续性脑脊液鼻漏或颅内积气增加的额窦骨折的情况下，建议开颅修复脑脊液漏。

43.1.2 手术目的

手术的目的包括：修复潜在的硬膜损伤、凹陷性骨折的美容修复。手术切口应考虑美容效果。如果骨折在发际线后方，应当设计切口以达到最大化的美容效果。如果骨折位于面部，可考虑冠状切口或其他发际内切口。

43.1.3 替代方法

替代手术治疗的方法是随访观察。如患者或家长认为美容效果恢复比较差，则可以出于美容原因进行延期手术。同样的，如果随访时发现增大的软脑膜囊肿，也可行手术修复骨折及硬脑膜缺损。

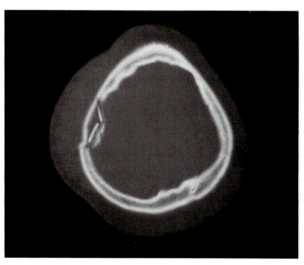

图43.1 一个被棒球击中头部的15岁男性青少年。他表现出短暂的意识丧失和左上肢无力

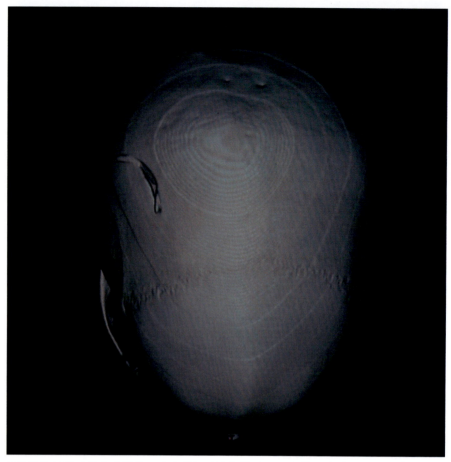

图 43.2　图 43.1 中所见骨折的三维重建图像。注意骨折形状与棒球形状相符。其骨折面符合棒球形状

43.1.4　优　点

受伤后即刻手术在手术操作上较延期手术容易，在发生生长性骨折时确实如此。

43.1.5　禁忌证

在严重脑外伤的患者，颅骨凹陷骨折早期修复是禁忌证，除非骨折导致颅内压增高。在无症状患者中，如果凹陷性骨折在静脉窦上方，也应当倾向于选择随访观察而不是手术撬起骨折。

43.2　手术细节和术前准备

43.2.1　术前准备和特殊设备

术前准备包括计算机断层扫描（CT）成像和标准开颅手术器械。CT 应仔细检查，以便发现任何可能的静脉窦损伤。3D 重建可以显示撬起后的骨折轮廓，但并非必需。本文作者更倾向于在大于 10 岁的儿童使用钛板；在小于 10 岁的儿童则使用可吸收板。

在手术开始前即应确定合适的连接板。

此外，当存在脑挫伤或脑裂伤时，可以在术前或术中开始使用抗惊厥药。如果担心颅内压增高，且已经确定需要必须手术处理骨折，可静脉给予甘露醇，最大量可达 1g/kg。麻醉时需将呼气末二氧化碳保持在 25~35mmHg。将床头抬高可能对手术有所帮助。

43.2.2　专家建议和共识

• 典型的青枝骨折可以在手术台上切下骨折颅骨，在无菌台上直接将骨折处修复。

• 颅骨骨折修复时应与周围颅骨尽量靠近并固定牢靠，以最大限度提高骨愈合率。

• 年幼儿童发生乒乓球样骨折时，可通过在骨折周围钻孔，将器械伸入凹陷处下方将其撬起。

43.2.3　主要步骤和手术细节

• 头部放置于马蹄形软垫上，将骨折部位的头发夹住。切口应当能完全暴露骨折处（图 43.3、

43.4）。

- 在骨折附近钻孔，如有必要，可围绕骨折部位行开颅术（图 43.5）。
- 然后将骨碎片重新拼接，并与连接板牢靠固定（图 43.6、43.7）。

43.2.4 风险及风险规避

- 仔细审阅术前影像学检查，评估骨折是否波及硬脑膜窦。
- 任何硬脑膜撕裂都应该一期关闭。
- 如果硬脑膜已从周围颅骨剥离，可以进行硬脑膜悬吊，以减轻术后硬膜外血肿的风险。

43.2.5 补救措施

凹陷性颅骨骨折的严重并发症并不多见，但如果损伤到硬脑膜窦时通常会出现，这可能发生于骨折的部位或其边缘。静脉窦出血可用棉片或可吸收性明胶海绵填塞。不建议向静脉窦注射颗粒状止血剂，因为如果静脉窦阻塞或形成血栓可能导致意想不到的后遗症。最好的方法是充分暴露静脉窦裂口，使用肌肉或筋膜将其修复。筋膜可取自于暴露的帽状腱膜或骨膜，肌肉可取自颞肌或枕部肌肉组织。如果没有可用的筋膜或肌肉，可以使用可吸收性明胶海绵。

43.3 预后和术后管理

43.3.1 术后注意事项

- 术后应严密观察，以防出现创伤后癫痫发作。如确定为癫痫发作，应给予抗癫痫药物。
- 即使没有脑震荡症状，术后也应避免对抗性运动。

43.3.2 并发症

并发症包括撬起的碎骨被吸收、植入物疼痛以及骨瓣表面凹陷导致的审美缺陷。吸收不常见，但是可以通过牢固固定于周围健康骨片来促进颅骨愈合，减

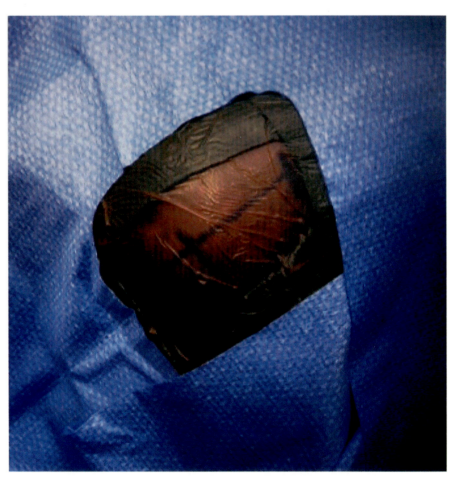

图 43.3 标记一个可以完全暴露骨折的切口。按无菌操作对该区域进行消毒、铺巾

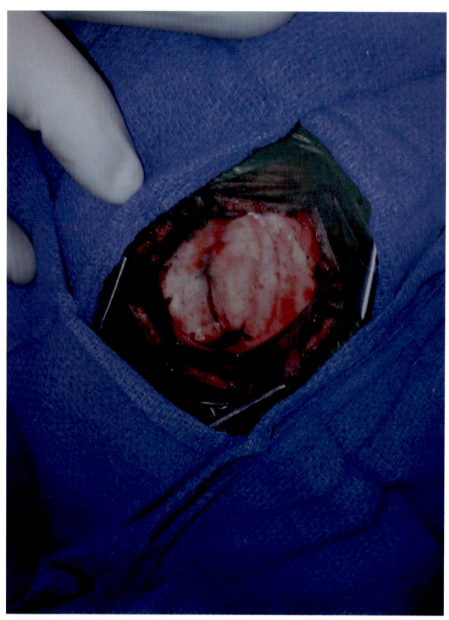

图 43.4 打开切口，可见到骨折部位完全暴露

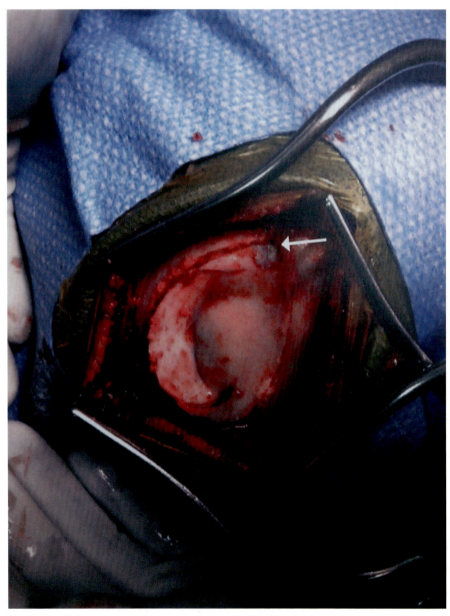

图 43.5 钻孔（箭头）。围绕骨折部位进行颅骨整复术。骨瓣还没有被撬起

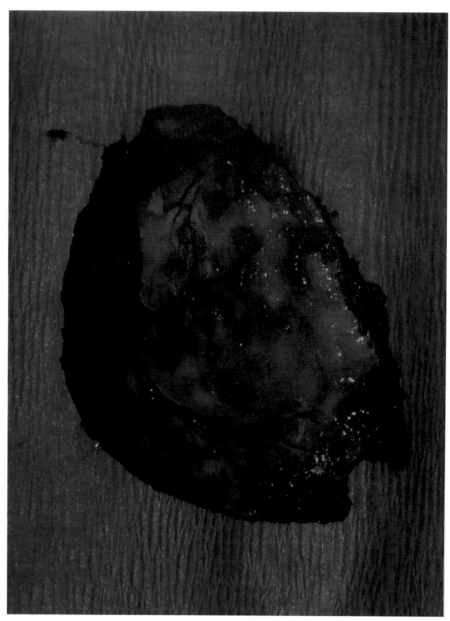

图 43.6　在器械台上对青枝骨折进行整复

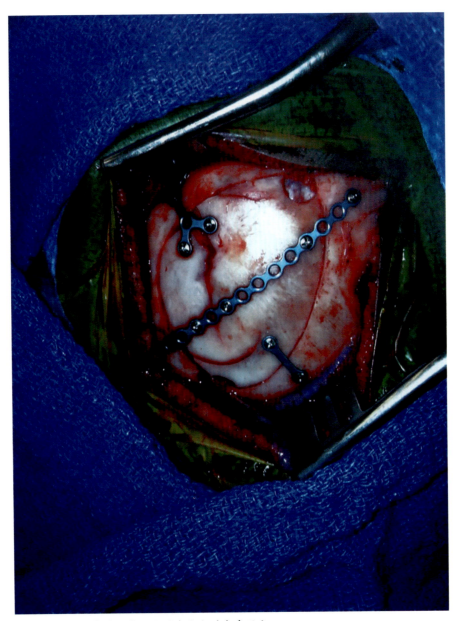

图 43.7 将已整复骨瓣与周围正常骨严密结合严密接合并牢靠固定

少碎骨吸收。如植入物疼痛可以取出以减轻不适。

参考文献

[1] Muhonen MG, Piper JG, Menezes AH. Pathogenesis and treatment of growing skull fractures. Surg Neurol, 1995, 43(4):367-372, discussion 372–373.

[2] Bullock MR, Chesnut R, Ghajar J, et al. Surgical Management of Traumatic Brain Injury Author Group. Surgical management of depressed cranial fractures. Neurosurgery, 2006, 58(3 Suppl):S56–S60, discussion Si-iv.

[3] Steinbok P, Flodmark O, Martens D, et al. Management of simple depressed skull fractures in children. J Neurosurg, 1987, 66(4):506–510.

[4] Ersahin Y, Mutluer S, Mirzai H, et al. Pediatric depressed skull fractures: analysis of 530 cases. Childs Nerv Syst, 1996, 12(6):323–331.

第44章

创伤性脑损伤

Brian T. Farrell, Nathan R. Selden

44.1 背 景

本章的重点在于探讨神经外科医生在儿童创伤性脑损伤（TBI）的最佳处理方案中所扮演的角色，重点讨论手术室内和重症监护室（ICU）的决策。本章内容分为两部分，分别着重探讨儿科TBI的重症监护和手术治疗。重症监护部分还包括颅内压（ICP）监测和脑室外引流（EVD）的放置方法，手术部分则探讨单侧或双侧额颞去骨瓣减压术。

44.1.1 适应证

对于重型颅脑损伤的儿童，处理的第一步为建立最佳的呼吸和循环通道（图44.1）。

许多研究表明，缺氧和低血压是神经功能预后不良的先兆[2]。特别在重症TBI患者中，重症监护主要依赖于神经功能监测或ICP的监测，无论是否监测其他生理参数，如氧合指数、脑血流等[3]。ICP可使用脑实质监视器或EVD来测量。如TBI指南所述，ICP监测和EVD放置的儿科指征包括：

- 格拉斯哥昏迷量表（GCS）评分≤8。
- 计算机断层扫描（CT）的结果提示有神经功能恶化的风险。
- 需要持续的镇静或长时间麻醉。

从本质上来说，任何遭受严重TBI并且未行可靠的神经功能检查的患儿均可能需要进行ICP监测。在神经外科医生的判断中，例如，计划在全身麻醉下行骨科或腹部手术的中度TBI患儿可能从ICP监测中获益。脑室引流能够监测ICP，同时可通过引流脑脊液（CSF）作为颅内高压的治疗手段，但它导致手术相关的并发症发生率略高于脑实质ICP监测。

对于重型颅脑损伤儿童，有效的重症监护的基本原则为维持生理稳态。过去的经验表明，大幅度改变生理参数，如过度换气以降低ICP，将导致结果恶化[4]。目前的原则（儿科TBI指南）认为维护生理平衡更为重要，如维持血氧和血糖的正常范围、正常或轻微的低碳酸血症和正常体温。如果可能的话，应尽早提供适合患者整体状态和受伤情况的肠内营养。患者的体位需适当，避免导致隐匿性脊髓损伤的加重，同时应利于脑静脉回流。如需控制ICP、防止受伤或便于呼吸机治疗，可给予镇静剂或用药物使其暂时麻醉。

ICP管理的目标，特别是避免高颅压，是双重的：第一，保护脑灌注，避免继发的缺血性损伤；第二，预防脑疝和灾难性的病情恶化或死亡。对于婴儿和儿童，安全ICP的上限根据年龄的不同而异，与成人相比较难确立标准。虽然仅有初步的数据支持儿童ICP阈值的确定，但较低的ICP能够改善婴儿的预后。长时间的高ICP与神经功能预后不良和死亡密切相关[5]。

许多从业者都采用脑灌注压（CPP）作为重症监护的首要监测参数，而不是ICP。CPP等于平均动脉血压（MAP）减去ICP，与ICP类似，安全范围不确定，具体取决于年龄。更重要的是，CPP管

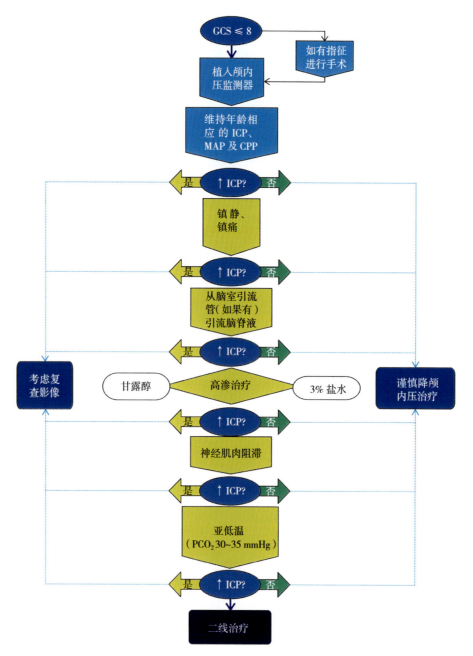

图 44.1 治疗原则，改良自 2003 年第 1 版对于婴幼儿、儿童及青少年重症颅脑创伤的急性治疗指南。CPP：脑灌注压；CSF：脑脊液；GCS：格拉斯哥昏迷评分；ICP：颅内压；MAP：平均动脉压

理包括 3 种完全不同的策略：①避免低血压；②当 ICP 升高时可适当允许全身性高血压；③诱导全身性高血压以应对高 ICP 和低 CPP。前两种属于符合生理机制的治疗。相比之下，诱发全身性高血压是不符合生理的干预行为，且支持证据有限。重度 TBI 儿童，由于脑血管自我调节能力丧失导致颅内充血[6]，可能对于诱发的全身性高血压反应不佳。

对于使用最佳的药物治疗方案仍难以控制的颅高压患儿，外科手术可能是一种有效的抢救方式，尽管尚未得到证实[7]。下列情况中，对于闭合性颅脑损伤的儿童可选用去骨瓣减压术：

- 最佳的保守治疗方案（包括高渗性治疗、过度换气、深度镇静、脑脊液引流、药物麻醉）仍难以控制的顽固性颅内压增高（指南中给予了定义）。
- 神经功能恶化和（或）脑疝的早期迹象。
- 伴有显著占位效应的脑水肿，包括在手术清除血肿时发生此情况。

44.1.2 目　标

在治疗重型颅脑损伤时，神经外科医生应将重点放在预防持续的或继发性脑损伤。此方法最主要的特征是实现 ICP、氧合、循环的监测以及最优管理。符合原则的早期、侵入性治疗能够简化决策流程并且改善预后，如图 44.1 所示。

44.1.3 优　点

尽管采取了预防措施，TBI 仍然是导致儿童死亡和残疾的主要原因。2012 年根据最新的证据制定并发布了儿童闭合性颅脑损伤指南，进一步提出严格依据指南的多学科交叉治疗方法能够改善预后，该方法结合了 ICU 护理、侵入性监测和外科手术等干预[8-9]。

44.1.4 禁忌证

在进行侵入性的颅内操作来监测或治疗重症 TBI 患儿前，应纠正血流动力学、呼吸系统或凝血功能的异常。

44.2 手术细节和术前准备

44.2.1 术前准备和特殊设备

TBI（ICP 监测及脑室外引流）的非手术治疗

ICP 监测需要若干种特殊的设备，包括数字监控站和无菌包装用具包，包内用品包含压力传感导管、保护性塑料护套，匹配的麻花钻头以及用于将监测仪固定在颅骨上的螺栓。放置 EVD 需要无菌 EVD 导管和收集系统，以及将导管固定于头皮的缝线。对于 ICP 监测和 EVD 手术，都需要一个包含麻花钻、手术刀和锋利脊椎穿刺针的无菌用品包。ICP 监测器和 EVD 的放置可在 ICU 床旁、局部麻醉下进行；然而，也可以在手术室进行，具体根据医生的偏好或医院的要求。在所有的病例中，必须进行规范且完全的无菌准备、铺巾、穿长外衣并戴手套。近来，已经使用抗生素浸渍的 EVD 导管，以试图降低 EVD 感染的风险（前颅底骨折的患者尤其好发）。

专家建议和共识

在单侧或不对称受伤的情况下，作者偏爱将监测器或引流管放置于受伤较重的一侧，以反映 ICP 可能最高的区域，并避免损伤较轻的半球出现并发症相关的损伤。当全脑损伤时，常放置于非优势侧。对于脑室狭窄或移位的患儿，放置 EVD 时可使用无框架立体定向系统。对于年龄太小而不适合颅骨刚性固定的儿童，可使用 EM 发射导航系统。

主要步骤和手术细节

Kocher 点（约在瞳孔中线上冠状缝前 1cm、中线旁 3cm）适合作为 ICP 监测器和 EVD 放置的入颅点。放置 ICP 监测器，无菌准备和局部麻醉后，使用 11 号或 15 号手术刀做一小切口。使用与螺栓大小适合的钻头钻一小孔。钻头到达内表面时，应在回撤钻头的同时保持钻头旋转，以避免钻入，并且将骨碎片从小孔中移出。然后将螺栓拧入钻孔，松开塑料底盖。用 18-g 脊髓穿刺针穿过螺栓轴，锐性打开硬膜。在放置螺栓前先将针轴掰弯、放置于仅突出于螺栓 3~5mm 更为安全。将压力传感导管与监测站相连并调零。导管尖端穿过螺栓，使得塑料鞘上的红色指示线与导管上的适当深度标记对齐。然后将塑料螺旋盖紧密固定于螺栓上，以将导管固定就位，并将保护鞘固定到螺栓末端的塑料帽。一旦导管就位，监控站应显示 ICP 和波形。图 44.2 左侧显示了 ICP 监测器的最佳位置。

放置 EVD 需要准备较大的无菌术野，以保证 EVD 导管钻孔距皮肤出口部位至少 5cm，并在 Kocher 点处沿矢状面做一线形小切口。如果预测到后期需行分流，最好使用 90° 拐杖形切口打开后外侧，因此在后期手术中植入的分流器硬件可以不用切口线。

为避免形成血肿，钻孔后需用骨蜡止血，打开硬膜后用双极电凝止血。EVD 导管在矢状面应朝向同侧耳屏，在冠状面朝向内眦，在各个方向上均应与颅骨垂直。导管轻柔地经过大脑，直到突破室管膜进入脑室，在青少年和较大的儿童中从颅骨外表面进入约 4cm 深（具体深度应由影像学测量）。一旦见到 CSF 回流，导管应在导丝末端继续向前推进

儿童神经外科学

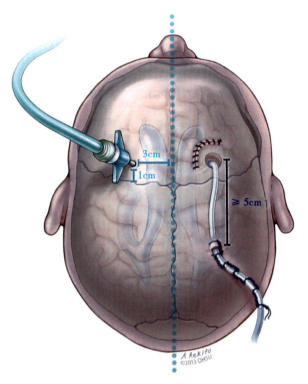

图 44.2 颅内压监测的解剖学标志（左侧），脑室外引流管的位置（右侧），也提供了一种置入和固定 EVD 导管的方法（Andy Rekito 绘制。经俄勒冈健康与科学大学许下使用）

到达合适的深度（在较大儿童和青少年约 6cm 深）。然后，导管应在有毛发的皮肤下穿行，朝向应避开将来可能的远端分流路径，同时不会穿过任何天然或医源性的囟门。导管应仔细地固定到头皮上，如可用改良的 Roman Sandal 技术[10]。头皮分层缝合，导管连接到无菌密封 CSF 收集袋，使用换能器记录 ICP。图 44.2 右侧展示了理想的 EVD 放置方法。

风险及风险规避

对于年幼的患儿，进行钻孔（低压和高转速）时应特别小心，避免穿透颅骨内表面、损伤下方大脑。锐性打开硬膜和软脑膜，避免将硬膜从颅骨内面剥离或牵拉、撕裂硬膜下桥静脉而形成危及生命的血肿。

抢救措施

如果 ICP 监测器不能调零，或提供的 ICP 读数不可靠，需进行无菌操作放置新的光纤导管。或者行脑室造瘘术以方便 ICP 测量和 CSF 引流，从而更好地控制 ICP。

EVD 放置时若不能立即将导管插入脑室内，可以使用其他的代替方式，如请其他外科医生帮助，使用无框立体定向或经颅孔超声或者在导管留在放置部位时行 CT 扫描以确定导管相对于脑室的位置。目前，许多外科医生在小的或偏移的脑室手术中前瞻性地使用超声或立体定向技术进行辅助。

闭合性颅脑损伤的外科治疗（去骨瓣减压术）

针对神经功能恶化或脑疝、保守治疗难以处理的难治性或恶性颅内高压，如果神经功能仍有恢复可能，可在紧急情况下进行去骨瓣减压术[5]。因此，儿童神经外科医院应当拥有相应的设备和人员，以便立即手术。术前短暂的过度通气、推注甘露醇和高渗盐水可短暂控制危险的高颅压，直至去骨瓣减压术完成。

专家建议和共识

应根据临床表现和影像学特征选择合适的减压手术。单侧损伤或血肿的患者可采用额颞顶部大骨瓣开颅减压术，当存在双侧损伤时，使用双侧半球或冠状入路去骨瓣减压术更加有益。未打开硬膜或未建立足够宽大的骨窗或硬膜窗减压口可能导致骨边缘脑膨出、卒中及预后恶化。

主要步骤和手术细节

额颞顶部去骨瓣减压

患者仰卧于马蹄形软垫或胶垫上，头部水平、与地板平行，在同侧肩膀下放置一个大的凝胶垫。床按照反向 Trendelenburg 位摆放，以促进静脉回流、降低颅内压。一般情况下应保留颈托以便定位，除非脊柱已被去除。大的反向问号形切口可以暴露大部分的半球颅骨。

局部浸润麻醉后，抬起大的肌皮瓣，使用 Raney 夹子控制出血。图 44.3 示典型减压过程中使用的钻孔位置、开颅方式和硬膜开口。多个钻孔应当均匀地分布在颅骨开口的周围，在解剖锁孔、颧弓根和顶骨隆起处应格外注意。凸面的钻孔至少应在中线外侧 ≥ 1.5cm，以避免损伤上矢状窦。然后双额切口到达双侧的颧弓根。打开肌皮瓣并向前游离直达眶缘，包括双侧额叶凸面和颞前窝。图 44.4 示典型去骨瓣术的钻孔部位、骨窗开口和硬膜切口。在后方，在矢状线旁钻孔以在不干扰矢状窦的情况下切除硬膜。双侧硬膜在额部下方水平切开，方便结扎矢状窦下部和完全横断大脑镰。最终，鱼嘴型的硬膜大切口应当延伸至颞前区，以便最大限度的脑松弛。任何颅内血肿都可以清除。在放置硬膜外引流和分层缝合前应使用人工硬脑膜。

风险及风险规避

在儿童中，失血过多是一个重大危害。外科医生应与麻醉医生保持密切交流，随时确认失血情况、血流动力学稳定性和输血需求。在手术过程中还应监测患者的凝血情况和体温。

抢救措施

术中超声可用于发现局部或不明原因的脑疝，以识别和帮助去除隐匿性脑实质内的或远处的硬膜下血肿。

由于损伤静脉窦，在手术中可能出现危及生命的大出血（也可能在翻开骨瓣时发生）。控制撕裂窦口的周围对于控制出血是必要的。如果静脉窦撕裂不能直接缝合，可以使用大的可吸收性明胶海绵填塞，并将周围的硬膜永久固定于邻近骨缘上以止血。

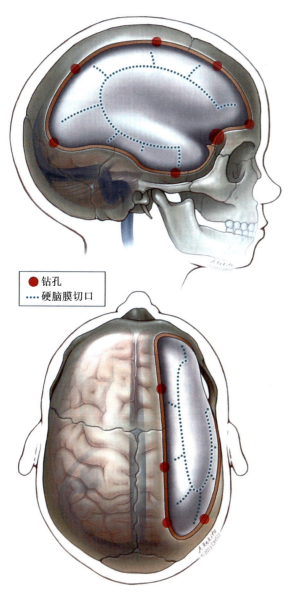

图 44.3 去骨瓣减压术的解剖学标志，图解钻孔部位、去除骨瓣部位及开放硬膜部位（Andy Rekito 绘制。经俄勒冈健康科学大学许可使用）

可以将骨瓣存储在无菌组织库或腹部皮下间隙。颞骨鳞部的下面和蝶翼外侧可以用咬骨钳去除，直到颅骨开口与颅中窝底部平行，保证颞叶减压充分，避免产生钩回疝。任何暴露的气房孔都应用骨蜡封闭或用肌肉组织填塞，避免脑脊液漏。应该广泛切开硬脑膜以允许脑组织扩张。当血肿清除后，覆盖人工硬脑膜，进行松弛扩张的硬膜成形。在关闭前放置硬膜外引流。肌皮瓣按照标准流程重新缝合。

对于双额叶减压术（Kjellberg 和 Prieto）[11]，同样的手术方式和注意事项也适用。患者仰卧，鼻子朝向天花板，颈部处于中立位。

44.3 预后和术后管理

44.3.1 术后注意事项

儿童一般需要行 ICP 监测或放置 EVD，以指导去骨瓣减压术后的治疗。

手术后，护理人员应保持警惕，保护去骨瓣减压的部位，在翻身、调整体位和转运患者时格外小心。柔软的矫形头盔应适合患者的头型以便早期活动，佩戴至可行头颅成形术时。去骨瓣术后的头颅成形术具有较大的风险，包括高风险的术后感染、骨吸收以及迟发的创伤后脑积水。虽然重建的最佳时机尚不确定，近期的报道称如通过术后 MRI 确认

儿童神经外科学

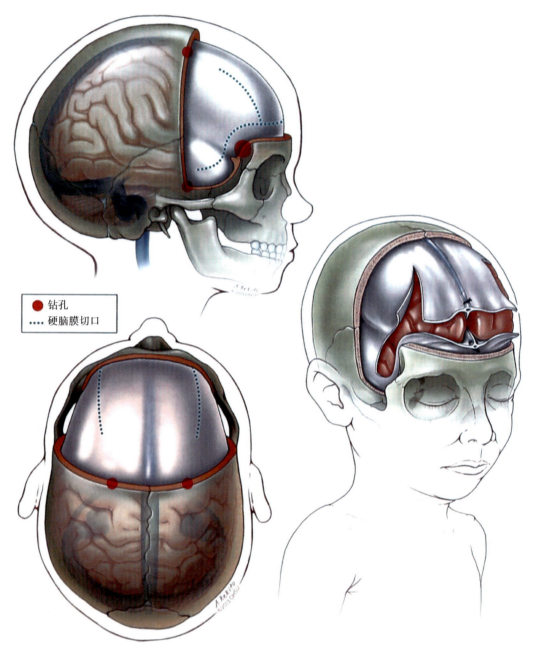

图 44.4 双额部去骨瓣减压术解剖学标志，图解钻孔部位、去除骨瓣部位及开放硬膜部位（Andy Rekito 绘制。经俄勒冈健康科学大学许可使用）

脑水肿情况缓解，在去骨瓣减压术后数周行骨再植术可降低并发症风险。

44.3.2 并发症

在治疗儿童严重 TBI 的过程中可能出现一些独特的并发症。创伤后脑积水需要行脑室造瘘术或脑室腹腔分流术。去骨瓣减压偶尔与"环钻综合征"相关，后者表现为骨瓣下沉伴有头痛、嗜睡或迟发性神经功能恶化；这些症状通常可以被颅骨成形术逆转。

参考文献

[1] Adelson PD, Bratton SL, Carney NA, et al. American Association for Surgery of Trauma; Child Neurology Society; International Society for Pediatric Neurosurgery; International Trauma Anesthesia and Critical Care Society; Society of Critical Care Medicine; World Federation of Pediatric Intensive and Critical Care Societies. Guidelines for the acute medical management of severe traumatic brain injury in infants, children, and adolescents. Chapter 17. Critical pathway for the treatment of established intracranial hypertension in pediatric traumatic brain injury. Pediatr Crit Care Med, 2003, 4(3Suppl): S65–S67.

[2] Chesnut RM, Marshall SB, Piek J, et al. Early and late systemic hypotension as a fre-quent and fundamental source of cerebral ischemia fol-lowing severe brain injury in the Traumatic Coma Data Bank. Acta Neurochir Suppl (Wien), 1993, 59: 121–125.

[3] Tisdall MM, Smith M. Multimodal monitoring in traumatic brain injury: current status and future directions. Br J Anaesth, 2007, 99(1): 61–67.

[4] Muizelaar JP, Marmarou A, Ward JD, et al. Adverse ef-fects of prolonged hyperventilation in patients with severe head injury: a randomized clinical trial. J Neurosurg, 1991, 75(5): 731–739.

[5] Kochanek PM, Carney N, Adelson PD, et al. Guidelines for the acute medical management of severe traumatic brain injury in infants, children, and adolescents—second edition. Pediatr Crit Care Med, 2012, 13(Suppl 1): S18–S23.

[6] Bruce DA, Alavi A, Bilaniuk L, et al. Diffuse cerebral swelling following head injuries in children: the syndrome of "malignant brain edema". J Neurosurg, 1981, 54(2): 170–178.

[7] Kochanek PM, Carney N, Adelson PD, et al. Guidelines for the acute medical management of severe traumatic brain injury in infants, children, and adolescents—second edition. Pediatr Crit Care Med, 2012, 13(Suppl 1): S53–S57.

[8] Kochanek PM, Carney N, Adelson PD, et al. American Academy of Pediatrics-Section on Neurological Surgery; American Association of Neurological Surgeons/Congress of Neurological Surgeons; Child Neurology Society; European Society of Pediatric and Neonatal Intensive Care; Neurocritical Care Society; Pediatric Neurocritical Care Research Group; Society of Critical Care Medicine; Paediatric Intensive Care Society UK; Society for Neuroscience in Anesthesiology and Critical Care; World Federation of Pediatric Intensive and Critical Care Societies. Guidelines for the acute medical management of severe traumatic brain injury in infants, children, and adolescents—second edition. Pediatr Crit Care Med, 2012, 13(Suppl 1): S1–S82.

[9] Kochanek PM, Carney N, Adelson PD, et al. Guidelines for the acute medical management of severe traumatic brain injury in infants, children, and adolescents—second edition. Pediatr Crit Care Med, 2012, 13: S1–S2

[10] Whitney NL, Selden NR. Pullout-proofing external ventricular drains. J Neurosurg Pediatr, 2012, 10(4): 320–323

[11] Kjellberg RN, Prieto A Jr. Bifrontal decompressive craniotomy for massive cerebral edema. J Neurosurg, 1971, 34(4): 488–493

[12] Piedra MP, Thompson EM, Selden NR, et al. Optimal timing of autologous cranioplasty after decompressive craniectomy in children. J Neurosurg Pediatr, 2012, 10(4): 268–272.

第45章

颅脑贯通伤

Kyle G. Halvorson, Gerald A. Grant

45.1 背 景

神经外科关于儿童颅脑贯通伤的经验很大程度上与战争相关损伤有关[1]。在第一次世界大战期间，Harvey Cushing 在围损伤期使用抗生素显著降低了并发症的发病率[2-3]。朝鲜战争中的患者提供了关于早期进行血肿清除术重要性的手术资料，而越南战争则给外科医生们提供了若彻底清除深部脑组织内的骨碎片会有预后不良风险的教训[4-5]。海湾战争及阿富汗战争则教会了战地创伤救助团队如何处理由简易爆炸装置引起的颅内爆炸伤[6]。目前大多数有关儿童颅脑贯通伤的文献是建立在儿童正常玩耍过程中发生的意外损伤的基础之上。但还有一些颅脑贯通伤的病例报道是由于自身枪伤。本章主要讨论儿童中贯通性脑外伤的手术治疗。

45.1.1 指 征

是否进一步进行神经外科手术干预应基于查体及影像学表现。不良预后的危险因素包括初始的 GCS 评分在 3~5 分、瞳孔固定或放大、脑干反射消失、自主神经功能紊乱、后颅窝穿通及多发创伤[7]。对于儿童患者，家长及家庭成员对于特殊治疗有强烈的情感意愿。神经外科医生在非常短的时间内做出决定的同时经常还会被家长要求提供建议及指导。因此，在考虑手术之前，客观而实际地进行手术并发症发病率的谈话是十分重要的。

当受伤儿童初始神经系统查体尚好，在影像上可见异物存留或明显的凹陷性骨折时，应考虑神经外科干预。此外，手术中应注意去除引起颅内占位效应的病灶、处理血管损伤、伴随颅内沟通的开放性头皮损伤以及脑脊液漏。针对儿童头部枪伤的 St. Louis 量表能够指导神经外科医生对这些损伤做出决策。量表纳入了 3 类预测指标。第 1 类包括瞳孔反射、深部核团及第三脑室受累、颅内压升高（>30mmHg），每一项分别为 3 分。此外，后颅窝穿通、残留弹道、超过 3 个脑叶受累属于第 2 类指标，每项 2 分。最后，双侧大脑半球受累、低血压、中线移位是第 3 类预测指标，每项 1 分。总分小于等于 4 则提示预后良好[8]。

45.1.2 目 标

神经外科干预的目标是尽量减少额外的颅内创伤。只有患者具有高级创伤生命支持时，才能积极有效地进行早期手术干预，以减少继发性损伤。易被压陷的骨折片、毛发、坏死组织、弹片及其他异物等应予以清除。硬膜撕裂应一期修复或使用移植物修复，除非这样做会引起继发性的颅内压升高或患儿病情严重无法接受手术治疗。在可能的情况下受损的血管也应予以修复。最后，必须考虑还纳骨瓣的利弊。即使颅内手术已成功，脑组织缺乏骨性覆盖、颅内压控制困难以及由于原有开放伤口的污染导致的感染均会引起继发性损伤。

45.1.3 替代方法

侵袭性的神经外科操作并不是对于所有穿通性颅脑创伤均有必要。跨越中线的穿通性损伤、脑干损伤、大血管损伤、存留异物靠近或直接与脑室系统沟通等情况可能并不适合进行手术干预。继发于脑水肿的脑积水需要脑脊液引流来进行颅内压检测。对于存在严重穿通性损伤的儿科患者，必须考虑没有外科手术干预的预期生活质量。针对这些患者重点应转而集中在支持治疗及器官捐献上。

45.1.4 优 势

儿科患者的早期外科干预可改善长期预后。一些早期的文献表明损伤后感染率有所下降[9]。早期确切的神经外科治疗还为儿科其他专科的外科干预提供了条件。然而需要说明的是，早期外科干预并不总能够完全防止远期的神经损伤。患儿可能出现日常生活困难、失明、短期或长期记忆丢失、人格障碍等症状。尽管这些缺陷会随时间改善，但也存在永久性认知破坏或持续植物人状态的可能性。

45.1.5 禁忌证

对于穿通性脑损伤患儿，儿童神经外科医生应明确外科治疗及支持治疗间的关系。前文提到，GCS评分较低（3~5分）且出现多发神经功能缺陷的患儿神经功能完全恢复的可能性较小[7]。神经外科干预的禁忌证包括功能区存在较大血肿、子弹及其他异物跨越中线或大脑中央，以及弹道经过脑室，但并未得到广泛认可。

45.2 手术细节和术前准备

45.2.1 术前准备和特殊设备

在现场及到达创伤中心时的初步评估和检查，与其他类型的颅脑损伤类似。第一要务是保证患者的气道通畅，呼吸、循环稳定，即ABC创伤管理。在患者基本稳定后应尽快进行神经功能评估。作为神经外科医生，必须考虑其他可能影响到手术治疗及病员分诊的明显损伤。患者的年龄、大致受伤时间、初始GCS评分、穿通性损伤的类型或机制是必须了解的初始因素。体格检查结果，包括瞳孔及相关的脑干反射应进一步进行了解。最后，需要考虑实验室检查结果，包括凝血、血小板计数以及其他并发症是否为手术禁忌，因为这些因素可能会使手术变得更加困难。

神经外科医生在创伤初级评估及分类中有重要作用。在患者尚未建立通畅气道的情况下，神经外科医生更倾向于选择经口气道，因为在面骨骨折的情况下经鼻插管操作可能引起意外的颅脑损伤。短效非去极化型神经肌肉阻滞剂较为常用，因其可避免长时间的抑制作用影响神经查体。这些药物还能短期内减少由于咳嗽反射所引起的颅内压急剧升高。当气道建立后，一些神经外科医生推荐过度通气；但其在穿通性脑损伤管理中的作用尚未明确。此外低血压的管理也是重中之重。在颅内压升高及收缩压降低的情况下，脑灌注会急剧下降。许多研究均表明如果脑灌注压低于40mmHg预示着更高的死亡率[10]。高血压可能是库欣反应的一种表现。绝大多数颅内损伤的患者，利用以下治疗可在临床中获益：甘露醇的渗透压治疗，调节血浆渗透压至320~340mOsm/L；高渗盐水（3%或23%推注）调节血浆Na^+浓度高于150mEq/L；呋塞米推注（0.5~1g/kg）；经临床数据表明也可能需要使用一些血管收缩药物，如多巴胺或血管升压素。

神经外科医生在完成初步检查和稳定创伤患者后，进一步检查中仍有重要作用。他们与创伤团队沟通后应推荐放置Foley导尿管（而非阴茎套导尿管）进行膀胱减压以及监测体液情况，使用胃管进行胃肠减压，采用脊髓防护措施，包括安置和维护"J"形颈托、头低脚高位，头部抬高30°。应告知创伤和紧急医疗服务（EMS）的人员不要在野外及创伤站取出留存异物，即使影响了神经外科功能评价。取出留存异物可能导致在手术室外出现不可控制的大出血。

颅内损伤患者在第一时间应常规接受抗癫痫治疗。通常选择左乙拉西坦（20mg/kg）作为一线药物，因其副作用相对较轻，也无须常规检测血药浓度。苯妥英及磷苯妥英是可供替代的药物，但需考虑它们的致畸作用及肝酶诱导效应。

在初始创伤评估中，考虑进行侵袭性神经外科治疗时，识别凝血异常及贫血十分重要。穿通性颅脑损伤的患者具有发展为弥散性血管内凝血（DIC）的重大风险。当实验室检查发现凝血指标异常或血小板计数降低时，需要予以积极纠正以防止术中及围手术期出血。在婴儿及非常小的儿童中需要特别考虑这一因素，因这一群体非常容易发生帽状腱膜下血肿，继而引起循环血量下降及低血压，最终导致预后不良。

当儿科患者经初步评估认为稳定后，则须进行影像学检查。评估颅内情况的金标准是头颅及颈椎CT平扫。通过这些影像，可获得子弹轨道、颅骨碎片在颅内的分布、脑室穿通情况及继发血肿形成的信息（图45.1）。除此之外，损伤中心的定位及其与主要血管的关系可更好地预测最终受影响的运动感觉区域。作为需要接受手术治疗的患者的重要参考，颈椎稳定性的资料也可通过这些影像进行评估。

当弹道靠近大脑中动脉近端、大脑前动脉、椎动脉或基底动脉时，需进行血管造影评估而且可能进行干预。这也适用于颅内主要的静脉结构，包括海绵窦、上矢状窦、横窦及乙状窦。进行血管造影的目的在于明确主要血管结构损伤的程度及与穿通物的空间结构关系。这些检查结果是手术准备过程中及术中修复损伤血管的重要资料。在有充足的术前准备时间的情况下，CTA对于子弹碎片或弹道位于外侧裂或大脑动脉环（Willis 环）附近的病例有帮助。当异物经过正中裂到达额区时需要密切关注胼胝体周动脉。

穿通性颅脑创伤常会伴发感染，来源包括子弹或穿通部位周围碎片的污染。围手术期常规使用抗生素可减少神经外科干预相关的感染率。可根据患者体重使用合适剂量的万古霉素，达到广谱抗菌效果，并可抵抗抗耐甲氧西林金黄色葡萄球菌（MRSA）感染。此外通常联合使用三代头孢以达到革兰阳性及阴性菌覆盖，以及甲硝唑预防厌氧菌感染。若创口处细菌培养阳性，则根据药敏结果给予敏感抗生素。此外，可根据患者的发热曲线来制订抗生素治疗。若抗生素使用不当，患者则面临脑膜炎、脓肿形成或伤口感染风险。因此短期使用抗生素带来的益处超过了广谱抗生素所带来的风险。但最佳的抗生素使用时长尚无定论，通常是在创伤后应用3~5d。

45.2.2 专家建议和共识

在儿童穿通性颅脑外伤中，必须在复苏后立即进行评估及影像学检查。一旦做出手术治疗决定，必须快速且有效开展。术中儿童神经外科医生应与麻醉及护理团队密切沟通。需要特殊注意的包括呼气末CO_2分压、血细胞比容以及术中输血的需要，另外还包括新鲜冰冻血浆及血小板。若患儿发生DIC则可能需要活化Ⅶa因子。手术中最大

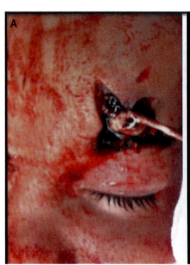
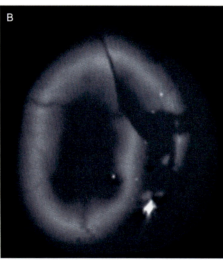
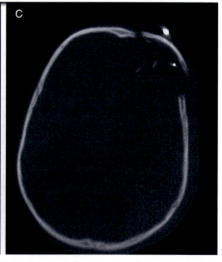

图45.1 发生贯通枪伤的儿童。开始在急诊室进行处理。A.在左侧眶缘上可见呈放射状的伤口入口，伤口处有头皮碎片及疝出的失活脑组织。B.可见向外移位的额骨伴冠状缝破坏，严重的粉碎性骨折以及残留在左顶部的弹片。C.进一步的颅内及浅表弹片图像

程度减少拖延及有条不紊的手术操作对于改善预后十分重要。

45.2.3 关键步骤和手术细节

当患者进入手术室后立刻给予常规麻醉诱导，接下来患者体位摆放十分重要。当传统损伤伴严重颅内损伤时，通常使用带软垫的马掌形 Mayfield 头架以预防颅钉刺入骨折处，以保护可能用作搭桥的颅外血管，以及在有明显头皮缺损的患儿中，可大面积压缩帽状腱膜下空间，使其可一期缝合。为达到理想体位，通常使用肩垫，颈部维持在中立位，因可能有伴发的颈髓损伤，所以应尽可能地促进静脉回流。随后进行头皮备皮，范围需覆盖子弹所造成的创口及术中引流管可能的出口位置。消毒铺巾后进行切皮，皮瓣需兼顾大皮瓣的需求。这满足了广泛的皮瓣游离，同时更易于接近凹陷的骨折片，而且能更好地控制出血。

在前额创伤的病例中，需特别注意额窦损伤的可能性。若额窦充气且损伤明显，则需要手术切除并游离带血管的颅骨膜瓣。这些损伤通常可使用通过脐周切口取得的腹部脂肪进行修补。若由于爆炸伤严重而无可用的骨膜，可以从大腿获取阔筋膜并放入前颅窝。由于穿通性损伤是开放性污染伤口，考虑到潜在的感染风险，一般不使用合成材料。但如果颅底有较大的骨质缺损，则可谨慎铺垫钛网以支撑额叶。同时还需注意额叶损伤中骨性结构的牵连，特别是眼眶及眶顶。放置额外的网状支架或 Medpor 眼眶重建材料以重建眶顶，可使后续的重建手术更加容易。

当失活脑组织、碎片及异物移出，且创口清创完毕后，应快速完成硬膜损伤的评估。若骨膜移植物尚未备好，则需选择合适大小的人工硬脑膜作为覆盖材料进行关颅。由于时间紧迫，通常无须将材料缝合到硬膜上。手术时间越长，则失血及低血压的风险越高。

若出现脑水肿及 CT 改变，则需大面积去骨瓣减压以控制颅内压（图 45.2）。通常爆炸伤后脑水肿会不断进展，应预先考虑到这一点。掀开骨瓣后，应精细游离附着的硬膜，以防进一步撕裂。在骨窗周围进行硬膜悬吊，边缘使用止血纱填充。若硬膜开口范围不足以进行减压，则朝向大静脉窦方向将切口进行星形扩大。任何静脉窦的损伤都会加重水肿并且可能致命。

若术中出现失血过多，应在凝血结果回报前尽早输注新鲜冰冻血浆（FFP）。手术中凝血结果回报通常时间过长且无太多意义。若持续失血且无新鲜冰冻血浆输注，可考虑输注活化Ⅶa因子以控制出血。FLOSEAL（Baxter Healthcare Corp., Deerfield, IL）及其他止血制剂均有助于硬膜外及硬膜内止血。

术中有效的药物治疗是十分重要的。手术过程中应进行轻度的过度通气。由于大量使用甘露醇引起的

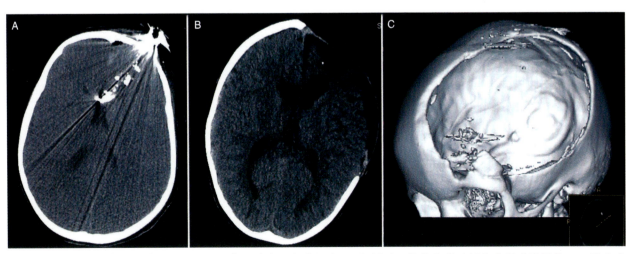

图 45.2 A. 颅骨整复的术前计划。一名 4 岁右利手儿童最初的 CT 扫描显示枪伤轨道及颅内左额叶的损伤。B. 该儿童进行去骨瓣减压及浅表碎片清除后 6 个月。C. 术后 6 个月进行 CT 三维重建拟制作植入假体

利尿作用在较小儿童中有引发低血容量的风险，可在术中及术后使用高渗盐水（3%）维持较高的渗透压。

然而，通常需要清除失活脑组织或快速清除脑实质内血肿以迅速减轻脑水肿。在优势半球手术中，需注意避免损伤白质或过深探查脑室，因为可能引起术后功能不良。

当术野干净后，对于术前 GCS<8 或术中脑肿胀的患儿应放置颅内压监测器用以监测术后颅内压。若条件允许应在术中放置脑室引流，一方面监测颅内压，一方面引流脑脊液防止术后脑脊液漏。在薄弱的硬膜及暴露的脑表面放置一层止血纱以及一层硬膜替代材料。此外还应放置帽状腱膜下引流。通常术后引流量减少到 20mL/24h 时可拔除引流。在术后有感染风险的情况下，使用单丝线进行间断缝合。若由于头皮大面积缺损导致无法理想地缝合帽状腱膜时，通常需要改良帽状腱膜缝合技术，并应尽早与整形外科医生沟通，以辅助完成旋转皮瓣缝合。通常对儿童帽状腱膜下层进行广泛游离组织疏松，可行一期缝合（图 45.3）。

当决定去骨瓣减压时，骨瓣可冷冻储存以备之后植入。若存在较大程度上的粉碎骨折，明确的污染，预计无法恢复美观，或在初期手术中无明确的修复计划，残留骨质的边缘应被修剪成斜面以便后期使用材料进行颅骨成形。当患者需要材料修复时，则需稍后进行 CT 的 3D 重建来制作精确匹配的植入物。通常来说，去骨瓣减压术到颅骨成形术间的间隔应尽可能缩短，因为脑组织在重力作用下下垂，将有可能导致神经功能无明显改善甚至恶化。

45.2.4　风险及风险规避

头顶部穿通性损伤具有较高风险，因有可能损伤矢状窦，因此应给予最大程度的关注。若必须牺牲静脉窦，则可能出现由于静脉回流减少导致颅内压升高的致命后果。在进行开颅手术时，如果有眼眶损伤则需眼科医生的协助，可能需要恢复视力、剜除眼球或置入临时植入物。

45.2.5　抢救措施

在军事环境中早期使用活化Ⅶa因子是穿通性损伤救治中重要的有益措施，因此对于外科治疗的患儿发生凝血障碍时也应考虑使用。若无法止血，则不应装回颅骨且应于头皮缝合前在帽状腱膜下放置引流。

45.3　预后和术后管理

45.3.1　术后需考虑的问题

通常来说，所有穿通性颅脑损伤的患儿都应在儿科重症监护室（PICU）中进行术后监护。神经外科术后几小时到几天时间内与 PICU 人员密切沟通十分重要。低血压、高颅压、呼吸道不良应激、凝血障碍、癫痫发作、发热及其他败血症或感染的全身症状、静脉窦血栓、神经查体突然变化、血浆渗透压下降等均需神经外科团队进行紧急并且全面的评估，并根据情况对症处理。当神经查体良好且稳定后，作者们就会积极地开展物理、职业及语言治疗。

45.3.2　并发症

穿通性头部创伤后并发症常由于创伤本身所致，以及继发于外科手术。脑脊液漏是初始损伤后常见的。术中应尽可能进行硬膜水密缝合，以防止脑脊液漏。当术后脑脊液漏发生时，可考虑自体移植物进行确切的外科缝合。如果无法做到这一点，可考虑行永久的脑脊液分流，也可行临时的脑室外引流。若颅内压正常且无下疝的体征，临时的腰大池引流也可作为脑脊液漏的解决办法之一。

血管性并发症通常继发于损伤本身。包括血管痉挛、由于假性动脉瘤破裂引起的迟发型出血、蛛网膜下腔出血及创伤性动静脉瘘。术后要保持对这些并发症的高度警惕，因为它们可能危及生命，必须积极快速地进行治疗。

留存的异物则可能导致术后感染、脓肿形成及碎片移位。若出现明显的迟发神经查体变化则应立即进行颅内影像学检查，因为异物有可能需要手术才能取出。因此这些患儿需要进行长期随访[1,6,8,11-24]。

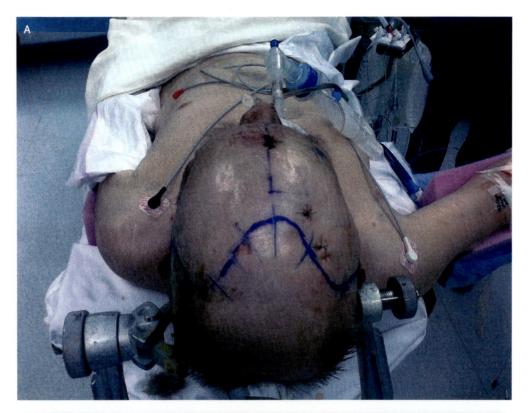
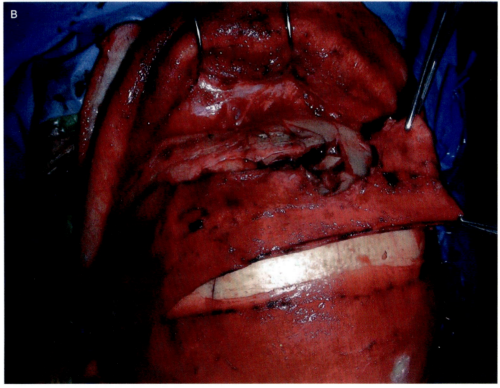

图 45.3 手术治疗继发于自杀未遂的颅脑贯通伤。手术体位。这个病例中使用 Mayfield 头颅支架，但是经常使用 Mayfield 马蹄形装置。A. 头部备皮，术前根据 CT 影像上骨头损伤的程度设计切口，同时要考虑到头皮的游离范围。B. 一旦抬高头皮，需保留带血管的骨膜以满足后续封闭额窦的需要

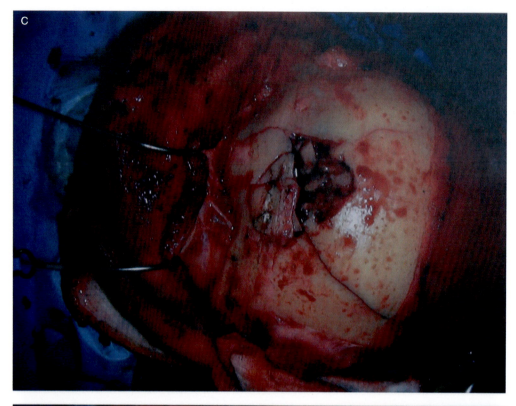

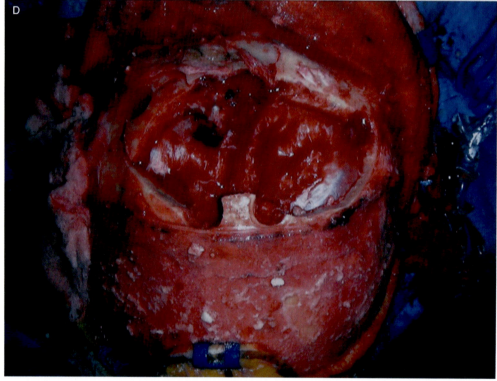

图 45.3（续） C. 评估骨头的粉碎程度并进行颅骨整复的计划。D. 在矢状窦上方以标准的两瓣式抬起骨瓣

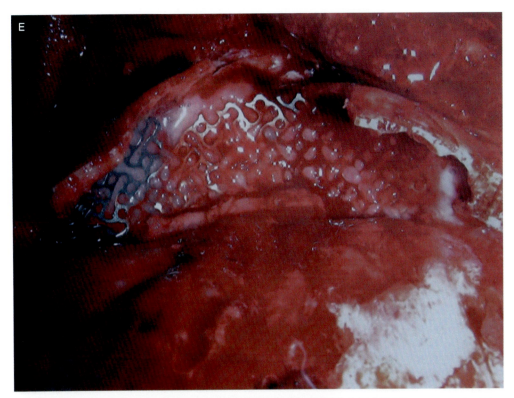

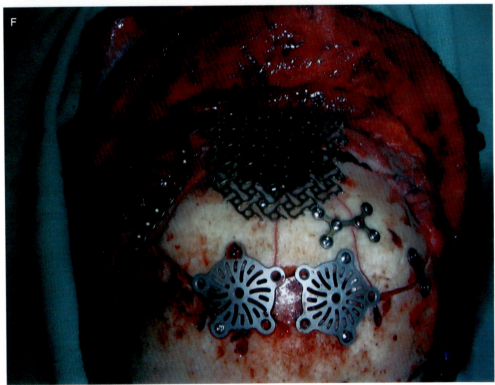

图45.3（续） E.去除额窦并沿前颅底填充腹部脂肪、组织胶和网板。F.通过使用各种钛网及颅骨板进行最终的颅骨重建以达到良好的美容效果

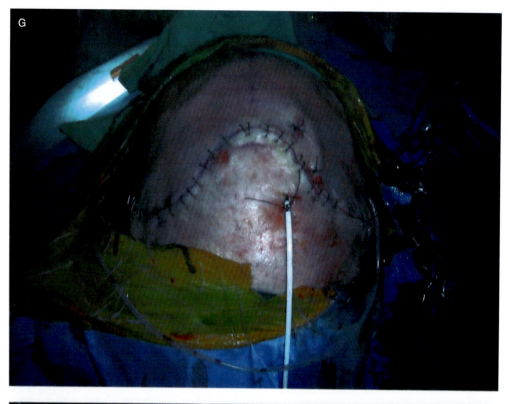

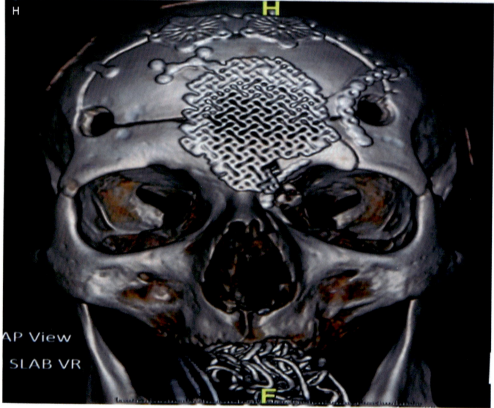

图 45.3（续） G. 照片中可见术中置入右侧脑室外引流管，并置入帽状腱膜下引流管促进术后帽状腱膜下血肿清除。H. 术后 CT 三维重建评估术中重建效果

参考文献

[1] Ambrosi PB, Valenca MM, Azevedo-Filho H. Prognostic factors in civilian gunshot wounds to the head: a series of 110 surgical patients and brief literature review. Neurosurg Rev, 2012, 35(3): 429-435, discussion 435–436.

[2] Winn HR. Penetrating head injuries. Youmans Neurological Surgery. Philadelphia, PA: W.B. Saunders, 2011.

[3] Cushing H. A series of wounds involving the brain and its enveloping structures. Br J Surg, 1917, 5: 558–684.

[4] Meirowsky A. Penetrating wounds of the brain//Costes J, ed. Neurological Surgery of Trauma. Washington, DC: Office of the Surgeon General, Department of the Army, 1965: 103–136.

[5] Carey ME, Young H, Mathis JL, et al. A bacteriological study of craniocerebral missile wounds from Vietnam. J Neurosurg, 1971, 34(2 Pt 1): 145–154.

[6] Klimo P Jr, Ragel BT, Scott WH Jr, et al. Pediatric neurosurgery during Operation Enduring Freedom. J Neurosurg Pediatr, 2010, 6(2): 107–114

[7] Kazim SE, Shamim MS, Tahir MZ, et al. Management of penetrating brain injury. J Emerg Trauma Shock, 2011, 4(3): 395–402.

[8] Bandt SK, Greenberg JK, Yarbrough CK, et al. Management of pediatric intracranial gunshot wounds: predictors of favorable clinical outcome and a new proposed treatment paradigm. J Neurosurg Pediatr, 2012, 10(6): 511–517.

[9] Arendall RE, Meirowsky AM. Air sinus wounds: an analysis of 163 consecutive cases incurred in the Korean War, 1950-1952. Neurosurgery, 1983, 13(4): 377–380.

[10] Adelson PD, Bratton SL, Carney NA, et al. American Association for Surgery of Trauma; Child Neurology Society; International Society for Pediatric Neurosurgery; International Trauma Anesthesia and Critical Care Society; Society of Critical Care Medicine; World Federation of Pediatric Intensive and Critical Care Societies. Guidelines for the acute medical management of severe traumatic brain injury in infants, children, and adolescents. Chapter 4. Resuscitation of blood pressure and oxygenation and prehospital brain-specific therapies for the severe pediatric traumatic brain injury patient. Pediatr Crit Care Med, 2003, 4(3 Suppl): S12–S18.

[11] Surgical management of penetrating brain injury. J Trauma, 2001, 51(2 Suppl): S16–S25.

[12] Brain Trauma Foundation, American Association of Neurological Surgeons, Joint Section on Neurotrauma and Critical Care. Guidelines for the management of severe head injury. J Neurotrauma, 1996, 13(11): 641–734.

[13] Guidelines for the management of severe head injury. Introduction. J Neurotrauma, 1996, 13(11): 643–645.

[14] Bauer R, Fritz H. Pathophysiology of traumatic injury in the developing brain: an introduction and short update. Exp Toxicol Pathol, 2004, 56(1/2): 65–73.

[15] Bell RS, Mossop CM, Dirks MS, et al. Early decompressive craniectomy for severe penetrating and closed head injury during wartime. Neurosurg Focus, 2010, 28(5): E1.

[16] Fischer BR, Yasin Y, Holling M, et al. Good clinical practice in dubious head trauma—the problem of retained intracranial foreign bodies. Int J Gen Med 2012;5: 899–902

[17] Grant GA. Management of penetrating head injuries: lessons learned. World Neurosurg, 2014, 82(1/2): 25–26.

[18] Khan MB, Kumar R, Irfan FB, et al. Civilian craniocerebral gunshot injuries in a developing country: presentation, injury characteristics, prognostic indicators, and complications. World Neurosurg, 2014, 82(1/2): 14–19.

[19] Mackerle Z, Gal P. Unusual penetrating head injury in children: personal experience and review of the literature. Childs Nerv Syst, 2009, 25(8): 909–913.

[20] Mathew P, Gibbons AJ, Christie M, et al. Operative treatment of paediatric penetrating head injuries in southern Afghanistan. Br J Neurosurg, 2013, 27(4): 489–496.

[21] Murakami Y, Wei G, Yang X, et al. Brain oxygen tension monitoring following penetrating ballistic-like brain injury in rats. J Neurosci Methods, 2012, 203(1): 115–121.

[22] Plantman S, Ng KC, Lu J, et al. Risling M. Charac-terization of a novel rat model of penetrating traumatic brain injury. J Neurotrauma, 2012, 29(6): 1219–1232.

[23] Robles LA. High-velocity gunshot to the head presenting as initial minor head injury: things are not what they seem. AmJ Emerg Med, 2012, 30(9): 2089.e5–2089.e7.

[24] Zaaroor M, Soustiel JF, Brenner B, et al. Administration offlabel of recombinant factor-Ⅶa (rFⅦa) to patients with blunt or penetrating brain injury without coagulopathy. Acta Neurochir (Wien), 2008, 150(7): 663–668.

第46章

血管损伤

Jeffrey C. Mai, Kyle M. Fargen, Spiros Blackburn, David W. Pincus

46.1 背 景

由于儿科脑血管损伤案例较少，因此其最佳治疗方法的支持证据显得不足。发生在头颈部的血管损伤可由贯通伤或钝器伤导致。创伤可引起颅内或颅外损伤，包括颈动脉或椎动脉，继而引起缺血性卒中或致死性出血。此外，无论贯通伤或钝器伤均可引起迟发型颅内假性动脉瘤。在成人中，穿通性颈部损伤导致的颈动脉损伤发生率≤20%，钝器伤导致的颈动脉损伤发生率≤0.4%[1]。

尽管严重的血管损伤并不常见，但及时诊断并处理对于保证足够的脑灌注及防止低血容量性休克十分重要。有时，由于同时存在创伤性脑损伤及脑灌注不足或镇静所引起的神经功能不良的表现，以及胸腹部多发伤、多部位出血、肢端损伤的表现等，均使得快速诊断颈部血管损伤有一定困难。幸运的是，当诊断明确后，大多数的儿科颅内或颅外血管损伤均无须手术治疗。

46.2 儿童颅外动脉损伤

46.2.1 穿通性血管损伤

年龄较小患者的颈部穿通性损伤通常由于动物咬伤所致，而年龄较大的儿童通常继发于枪伤（图46.1）。为对这类损伤进行分类及分级，将颈部分为3个区域，分别代表重要血管区、呼吸器官区、消化器官区（图46.2）。在成人中，区域2是最常发生颈动脉损伤的区域。

虽然儿科相关资料有限，但儿童中的穿通性损伤似乎具有相似的发生率，即区域2最为常见。此外，这一区域的损伤因为有颈动脉及椎动脉、颈静脉、食管、气管及喉部、胸导管、迷走神经分支以及甲状腺的存在，可以说是最为复杂。一项纳入了157 000例就诊于儿科急诊或创伤中心的患者，为期5年的研究中，仅有32例患者年龄在10个月到16周岁诊断为穿通性颈部损伤。这些病例中有84%涉及颈部区域2的损伤（在环状软骨与下颌角之间）[2]。这些患者中仅有1/4进行了手术治疗，8例进行了手术探查的患者中，均未发现血管损伤，也不需要脑血管造影。另一项大型回顾性研究纳入了19 363例儿科创伤患者，其中有39例穿通性颈部损伤。6例患者进行了手术探查，而仅有1/3的患者为治疗性的[3]。另有15例患者因影像检查结果而避免了手术探查。

在成人穿通性颈部损伤患者中，某些特定查体表现阳性时推荐立即进行手术探查。这些表现包括低血压性休克或顽固性低血压、搏动性颈部出血、扩大的颈部血肿、颈动脉杂音或脉搏减弱且伴随逐渐加重的神经功能障碍。虽然区域2损伤后这些"硬性指征"未出现时并不代表绝对无血管损伤，但一项从1994年开始的成人范围内的研究表明无这些体征的患者中仅有1%具有血管损伤[4]。一项发表于1991年的儿童研究提出了7项需要对颈部区域2穿通性损伤进行手术探查的指征：①扩大的和（或）

第 46 章　血管损伤

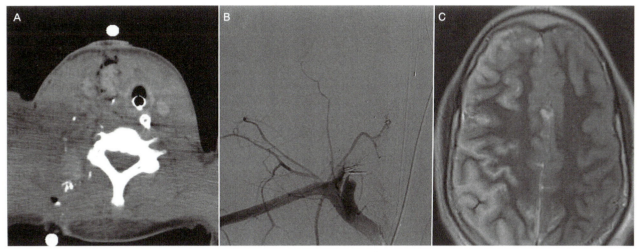

图 46.1　一名右侧颈部受枪伤的 11 岁男孩需要在野外进行复苏及插管。A. 做完 CT 后，他被急送至手术室，确定了右侧颈总动脉分叉处的横断损伤（用白点进行轨迹标记）。结扎右侧颈总、颈内、颈外动脉。进一步的探查发现右侧椎动脉夹层并出血。行椎动脉闭塞。B. 术后进行造影检查评估残留血管血流及侧支循环，发现右侧颈动脉及椎动脉均完全闭塞（导管造影）。C. 如图所示，MRI 显示右侧大脑半球和大脑后动脉供血区域梗死。该患者最终死亡

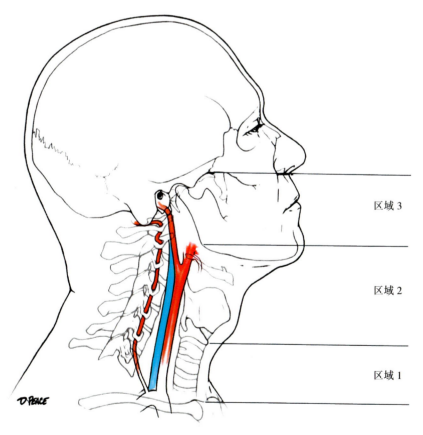

图 46.2　颈部被分为 3 个区域来说明穿透性损伤后需要注意的重要血管、肺或胃肠结构

搏动性血肿；②休克；③影像显示皮下气肿；④颈动脉杂音、震颤或颈部捻发音/吞咽困难；⑤口咽出血；⑥由于儿童无法在局部麻醉下进行伤口缝合而需全身麻醉下进行时；⑦由于其他严重损伤无法对颈部损伤进行检查[5]。虽然在儿童中的数据有限，但在一项纳入了31例患者的回顾性研究中指出，只要儿童的血流动力学稳定，在无"硬性指征"的情况下，观察也是可以接受的治疗方案[2]。

血流动力学稳定的颈部穿通性损伤患者建议进行颈部影像学检查，以评估损伤的范围。血管造影仍是颈部穿通性损伤后评估颈动脉及椎动脉损伤情况的金标准，检查的灵敏度和特异度分别为100%及95%。MRI虽然对于软组织评估具有优势，但由于检查所需时间较长且在枪伤情况下若有子弹存留则无法进行而受到限制。超声检查灵敏度不高。CTA可以较快评估脊髓、软组织和呼吸道、消化道。同时还可以观察颈动脉及椎动脉。虽然有关CTA在儿童患者中实用性的数据有限，一项关于28例患者的研究指出CTA在检测PNI后血管损伤中具有100%的灵敏度及96%的特异度[6]。

总的来说，这些数据说明PNI后常规进行颈部手术探查或血管造影在儿科患者中并不是必需的。快速的CTA检查更适用于评估目标区域损伤。成人中，当发现血管损伤后，推荐在可行的情况下开放性手术修补颈总动脉或颈内动脉。在特定的病例中，可以考虑颈外动脉向颈内动脉转位或反向隐脉或桡动脉搭桥手术，前提是术中血管夹闭时间不能过长。在区域3中损伤到颈动脉或椎间孔损伤累及椎动脉时，因无法充分暴露使得血管修补难以成功。此外，严重的颅外颈动脉或椎动脉损伤可能无法进行开放手术修补，必须结扎动脉。若可以进行，推荐直接修复动脉，因为多数患者在修复动脉并恢复脑灌注后神经功能会得到改善。另一方面，结扎动脉相关的死亡率较高，在一项研究中死亡率达45%，另一些未死亡的患者神经功能状态也无改变，说明可以耐受结扎[7]。然而，其他研究证明结扎会带来更高的卒中风险。

在一些病例中，急诊血管造影并行栓塞及血管舍弃对防止出血是必要的。颈外动脉分支的损伤可通过在损伤处近端（如果可能的话也可在远端）使用液体栓塞剂或附壁弹簧圈进行血管栓塞而成功控制。然而颈外动脉的广泛侧支或颈外-颈内动脉吻合可使这一处理变得更为复杂。椎动脉近端栓塞在对侧椎动脉无损伤的情况下更加安全。颈内静脉损伤可保守治疗，也可以通过结扎或修复进行治疗。

大多数颅外颈内动脉创伤性假性动脉瘤是无症状的，可行观察或单一抗血小板药物进行保守治疗。在无夹层相关的血流受限的情况下，应开始使用抗血小板药物、抗凝药物或联合使用以降低血栓栓塞的风险。在4~6周后使用MRA、CTA或血管造影进行复查，然后在6个月时再次进行检查以确认病情是否稳定。有时较大的颈部假性动脉瘤会增大并需要治疗。发生这种情况时，可选择结扎血管、手术重建或血管内重建。

46.2.2 非穿通性血管损伤

在成人中，血管损伤在颈部枪伤或爆炸伤中的发生比例远高于刺伤或钝器伤。最常见的颈动脉钝性损伤的机制包括：①过度伸展或旋转，在机动车事故中经常发生在上颈椎，其中颈动脉沿着上颈椎节段的侧块受伤，位于上颈椎段旁的颈动脉；②钝性外力直接作用于颈动脉；③附近骨折所引起的血管割裂。由于钝性损伤中血管损伤的发生率远不及穿通性损伤中高，不到0.5%，因此钝性损伤后血管损伤的诊断也更困难且需要临床中高度警惕。正如预料的那样，此类患者常常不会表现出硬性指征，因此此类损伤通常仅在进行颈部影像学检查后或出现神经症状后才被发现。颈部动脉的钝性损伤会引起夹层或假性动脉瘤形成，如果血管内膜瓣闭塞，则会使患儿处于继发于血栓栓塞或脑灌注不足的急性缺血性卒中的风险中。

46.3 儿童的颅内血管损伤

46.3.1 夹层及卒中

儿科中与卒中相关的血管损伤最佳证据来自国际儿科卒中研究小组，此小组研究了1187例年龄在28d到19岁的儿童及成人，纳入者均具有动脉缺血性卒中（AIS）或颅内静脉血栓。大约11%的AIS儿科患者伴有头部或颈部创伤[8]。AIS具有高致残率，70%患者在出院时有持续的神经功能缺失。在AIS背景下的血管夹层具有2%的死亡风险及3%的脑死亡风险。在一项14 991例儿科钝性损伤的研究中，确定了45例钝性脑血管损伤（BCVI）的病例（0.3%的创伤率），其中10例在伤后72h内表现出卒中的症状[9]。

根据成人标准应对患有颈椎骨折、颅底颈动脉管骨折、创伤性脑损伤、弥漫性轴索损伤、Le FortⅡ/Ⅲ度损伤及高损伤程度的患者进行影像学筛查以评估有无动脉夹层[9]。然而在儿科中需要将条件放宽到非颅底骨折、胸部损伤或直接颈部损伤的患者。一些研究认为MRA与CTA相比灵敏度和特异度更低，因此在无症状患者中选用CTA或MRA筛查动脉夹层仍有争议。另一方面，在儿童中，辐射暴露的长期风险仍要考虑在内，且MRI显然在小的缺血病灶检测中具有优势。

对于有卒中症状的创伤患者来说，建议进行脂肪信号抑制的MRA检查。若MRA正常，则应行DSA排除其他隐匿性的病灶。

由于没有儿科相关的随机对照试验，最佳的抗血栓治疗仍不明确。成人中的数据强烈支持在无症状钝性脑血管损伤的患者中使用抗凝或抗血小板药物，因治疗组卒中发生率为0.5%而对照组则为21.5%。在儿童中，当影像检查提示存在颈动脉或椎动脉区腔内血栓、血流受限的动脉夹层、阻塞或梗死时，推荐使用普通肝素进行抗凝治疗。在一些并无血流受限而仅有较小狭窄的病例中，使用单一抗血小板药物就足够了。创伤所致颅内动脉夹层更难处理，并且颅外动脉夹层相比具有更高的发病率与死亡率。事实上，一项研究显示儿童颅内颈动脉解剖的死亡率接近50%[10]。与颅外动脉夹层相似，颅内病变的主要治疗方法依然是抗血小板药物。相反因抗凝药物存在引起蛛网膜下腔出血的风险，并不推荐用于颅内动脉夹层[11]。

对于经过药物治疗后仍有临床症状的患者推荐进行开放性手术或血管内治疗[11]。尽管开放性血管修复在颅外动脉夹层中的并发症发病率较低，但颅内病变的开放性手术与显著的手术并发症发病率相关。血管成形术及支架置入术是颅外及颅内动脉夹层的另一种治疗选择。作者偶尔会在缺血性卒中或创伤性颅内动脉瘤中使用支架。创伤性颅内动脉瘤与严重的血流受限的颅外动脉狭窄相关。在成人中，两项meta分析表明急诊行颅外颈动脉支架治疗夹层是安全有效的，具有良好的1年通畅率。事实上，血管外科协会建议，在适当的抗血栓药物治疗之后如仍有症状可进行颅外动脉夹层的血管内治疗[12]。然而这项技术在儿童中并无研究，其风险与收益并未明确。此外，对于颅内动脉夹层进行血管成形术或支架植入术的证据十分缺乏，仅限于目前的病例。

对于动脉夹层的患者建议定期进行影像学检查来了解血管内皮愈合情况。作者通常在4~6周后进行1次，6个月时再进行1次。根据初始治疗方案，6个月时抗凝治疗可停止并改变为单一抗血小板药物治疗，或停止抗血小板药物。

46.3.2 创伤性颅内动脉瘤（TIA）

TIA在儿童患者中更常见，且在穿通性及非穿通性损伤后均可出现，在全部颅内动脉瘤中的比例不到1%。通常，这些患儿在受伤后的3周内表现为动脉瘤出血，死亡率可达50%[13]。这些动脉瘤可在看似较轻的创伤中出现，但更常出现于穿通性损伤中。他们倾向于在前床突颈动脉或大脑前动脉上形成，包括胼胝体旁或胼胝体脑膜区域。然而在颅底骨折情况下，后床突或基底动脉瘤也可形成。

创伤性动脉瘤发生率较低，儿童患者进行CTA检查暴露于射线中的风险以及MRA影像检查操作的困难（需要全身麻醉以获取较高的图像质量）都使得此种疾病的发现变得复杂。在大多数闭合性颅脑损伤病例中，血管影像检查并无太大作用，作者倾向于仅在穿通性损伤中进行这些影像检查。若初始影像考虑有血管损伤或假性动脉瘤，则应使用血管造影来确定最佳的治疗方法，如外科手术或介入治疗。更应对具有颅底骨折或穿通性损伤的儿科患者提高警惕。

在发现创伤性动脉瘤后进行侵袭性治疗是有必要的，因为手术干预使整体死亡率降低了一半以上，无论微创手术或介入治疗均可，取决于外科医生的舒适度。作者倾向于对这些病变进行开放的显微外科手术以确切治疗动脉瘤，特别是存在明显的颅内血肿占位效应的情况下。当采取了介入治疗时，需要密切的长期随访。

46.3.3 脑血管痉挛

儿科创伤性脑损伤后脑血管痉挛在前循环或后循环均经常发生。在最大14岁的患者中，使用经颅多普勒可探测到45%的创伤后患者存在中动脉区脑血管痉挛，18%的患者存在基底动脉区脑血管痉挛[14]，且常常发生在创伤后0~11d。当出现症状时，血管痉挛可采取动脉内应用维拉帕米或球囊扩张以恢复脑灌注。

参考文献

[1] Martinakis VG, Dalainas I, Katsikas VC, et al. Endovascular treatment of carotid injury. Eur Rev Med Pharmacol Sci, 2013, 17(5):673–688.

[2] Abujamra L, Joseph MM. Penetrating neck injuries in children: a retrospective review. Pediatr Emerg Care, 2003, 19(5):308–313.

[3] Vick LR, Islam S. Adding insult to injury: neck exploration for penetrating pediatric neck trauma. Am Surg, 2008, 74(11):1104–1106.

[4] Beitsch P, Weigelt JA, Flynn E, et al. Physical examination and arteriography in patients with penetrating zone Ⅱ neck wounds. Arch Surg, 1994, 129(6):577–581.

[5] Hall JR, Reyes HM, Meller JL. Penetrating zone-Ⅱ neck injuries in children. J Trauma, 1991, 31(12):1614–1617.

[6] Hogan AR, Lineen EB, Perez EA, et al. Value of computed tomographic angiography in neck and extremity pediatric vascular trauma. J Pediatr Surg, 2009, 44(6):1236–1241, discussion 1241.

[7] du Toit DF, van Schalkwyk GD, Wadee SA, et al. Neurologic outcome after penetrating extracranial arterial trauma. J Vasc Surg, 2003, 38(2):257–262.

[8] Mackay MT, Wiznitzer M, Benedict SL, et al. International Pediatric Stroke Study Group. Arterial ischemic stroke risk factors: the International Pediatric Stroke Study. Ann Neurol, 2011, 69(1):130–140.

[9] Jones TS, Burlew CC, Kornblith LZ, et al. Blunt cerebrovascular injuries in the child. Am J Surg, 2012, 204(1):7–10.

[10] Fullerton HJ, Johnston SC, Smith WS. Arterial dissection and stroke in children. Neurology, 2001, 57(7): 1155–1160.

[11] Roach ES, Golomb MR, Adams R, et al. American Heart Association Stroke Council; Council on Cardiovascular Disease in the Young. Management of stroke in infants and children: a scientific statement from a Special Writing Group of the American Heart Association Stroke Council and the Council on Cardiovascular Disease in the Young. Stroke, 2008, 39(9):2644–2691.

[12] Ricotta JJ, Aburahma A, Ascher E, et al. Society for Vascular Surgery. Updated Society for Vascular Surgery guidelines for management of extra-cranial carotid disease: executive summary. J Vasc Surg, 2011, 54(3):832–836.

[13] Larson PS, Reisner A, Morassutti DJ, et al. Traumatic intracranial aneurysms. Neurosurg Focus, 2000, 8(1):e4.

[14] O'Brien NF, Reuter-Rice KE, Khanna S, et al. Vasospasm in children with traumatic brain injury. Intensive Care Med, 2010, 36(4):680–687.

第47章

虐待性头部损伤

Shenandoah Robinson

47.1 背景

在发达国家，外伤是健康出生婴儿及儿童的首位死亡原因。安全措施的改进，例如在运动中使用安全头盔，以及汽车安全性的提高均减少了儿童及青少年创伤性颅脑损伤的发生。婴幼儿中创伤性脑损伤（TBI）的死亡率及发病率未能迅速下降，很大一部分是由于虐待性头部外伤（AHT）的持续发生。AHT不分社会、宗教、种族或地理界限[1]。在美国，不同地方发病率及AHT的模式具有较大的差异，而且最近经济萧条期间AHT发病率有所增加[2]。一个单机构的研究发现小于2岁的儿童中头外伤有1/3是由于虐待所造成的[3]。因此，对于精神状态改变或有外伤病史的所有儿童，应与AHT进行鉴别。

47.1.1 筛查

一般而言，所有小于2岁的出现病因不明的精神状态改变的儿童和所有经历过创伤事件的儿童，均应通过社会工作者或志愿者进行基本的筛查评估，这些人员应该熟练掌握AHT和相关的精神障碍的鉴别诊断。虽然婴儿可能没有直接遭受外伤，但他们可能由于监管不力、知识缺乏、药物滥用或家庭暴力而受到不必要的伤害。通过筛选所有婴儿，诊断过程中出现误诊的概率也会降低。

47.1.2 初步评估

对于突发事件的描述应该由多个家属在一段时间内逐个提供，互相验证事件的一致性，并与儿童受伤机制相关联。需要进一步调查的危险信号包括：描述事件的不一致、受伤机制与儿童发育阶段不相符（例如一个2月龄的婴儿大多数不能从沙发或床上自己翻下来）、为婴儿进行医疗护理的陪护人在婴儿受伤时未在现场、护理的拖延、短时间内在多家不同医院进行评估、多发性损伤以及有曾经保护性监禁的兄弟姐妹。发热、并发疾病、呼吸困难以及其他非神经系统相关症状的描述并不罕见。

47.1.3 体格检查

体格检查中，损伤的外在体征可能表现出来或不表现出来。任何伤疤、擦伤、烫伤或其他伤痕都需要在医院的安全服务系统中进行记录，通过他们已经达成的协议来完善证据的收集。精神状态的改变、不规则的呼吸或令人担心的哭闹都可能表现出来。可能有50%处于急性期和亚急性期的婴儿表现出亚临床的癫痫发作。婴幼儿癫痫发作可能表现为精神状态波动。进行头围测量并与上一次正常儿童健康体检中获得的初始数据进行比较。囟门张力可能较高，同时颅缝可能分开。升高的颅内压可能导致头皮静脉怒张。可能表现出瞳孔散大、落日征或第Ⅵ对脑神经麻痹。任何局灶的神经功能缺陷都应注意到，例如显著的优势手活动或斜视。优势手在小于1岁的婴儿中不明显。

由眼科医生进行散瞳后的眼底检查是必须要

进行的，可以通过它检查视网膜出血、剥脱或其他异常。这种检查可以帮助诊断但不需要急诊进行。在急性期，药理学的散瞳可能会影响神经系统查体的连续性。典型的视网膜出血可以持续 2 周，如果需要进行瞳孔检查可以延迟 1~2d 进行。

如果怀疑虐待性外伤，则需要咨询创伤服务中心。一些婴幼儿遭受虐待性外伤后不仅出现骨折，也可能出现胸部或腹部损伤。

47.1.4　影像学检查

根据检查的灵敏度及有效性，可行头颅计算机断层扫描（CT）或磁共振成像（MRI）检查来获得初始影像。一旦鉴别诊断考虑创伤性损伤，应尽快进行影像检查。如果患儿已经接受了治疗，早期的影像学检查则非常重要，以防止任何异常被归因于治疗而不是外伤。在许多医疗中心，最快捷的方式都是行 CT 检查来帮助判定是否需要行急诊手术（图 47.1）。当婴儿查体发现囟门张力

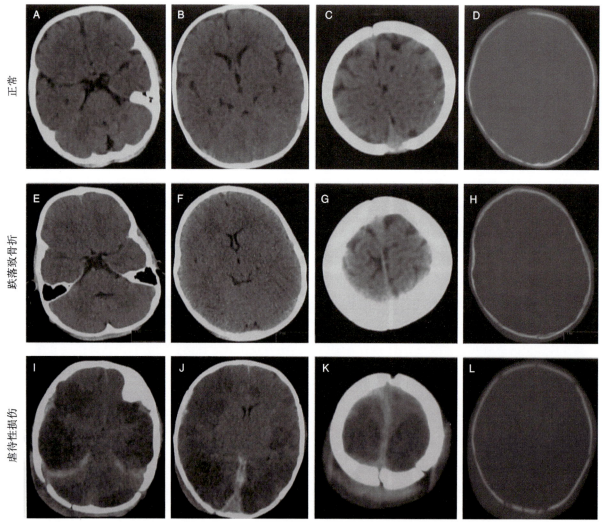

图 47.1　通过比较 3 个婴儿的 CT 来证明（A~D）正常婴儿、（E~H）意外掉落导致单纯枕骨骨折的婴儿以及（I~L）遭受虐待性头部外伤（AHT）的婴儿之间的差异。颅底层面的影像显示出正常婴儿和颅骨骨折婴儿不同的脑池表现，但是 AHT 婴儿目前没有发现脑池，其存在头皮水肿、小脑幕上的急性出血（J）、延伸的右侧枕骨骨折（I，J）以及与卒中相符合的幕上及幕下低密度影区域。额角及颅脑顶部的影像显示不同的蛛网膜下间隙，正常婴儿（B，C）及颅骨骨折（F，G）婴儿未见脑实质异常，骨折婴儿仅在骨折处可见极少量的头皮血肿（F）。相反，AHT 婴儿几乎没有蛛网膜下间隙，沿大脑镰的急性出血（J），双侧大脑皮质灰 / 白质交界消失，以及两侧明显的头皮血肿及左顶骨骨折（K）。正常婴儿（D）及单独骨折婴儿（H）的骨窗有不同表现。可见到表面有头皮血肿的枕骨骨折（H）。AHT 婴儿的骨窗显示冠状缝和人字缝骨折（L）、左顶骨骨折以及双侧头皮血肿

增高以及精神状态较差，需要与其他的一些神经外科急症进行鉴别诊断，包括急性脑积水以及硬膜下积脓或脓肿。待患者状态稳定后，需行颅脑及脊髓MRI检查以排除其他潜在损伤，以及CT检查发现的任何初始异常的进展。磁共振血管成像（MRA）可用来识别头颅或颈部的血管损伤。此外，磁共振静脉血管成像（MRV）可用来识别静脉血栓。许多婴儿在接受治疗前可能存在长时间的呕吐或喂养困难的情况，这可能会导致患儿脱水从而引发静脉血栓。

目前不建议行头颅超声检查，因为不同年龄阶段的脑外成像表现在超声中很难区分，同时，其他一些病变例如卒中可能更难以发现。怎么强调也不为过的是，需综合临床表现和中枢神经系统（CNS）影像学检查以实现准确的诊断。这通常由包括神经外科、神经内科、重症监护、儿科以及神经影像学医生的团队来完成。

另外，还需行骨骼检查来鉴别是否存在急性或慢性骨创伤。只有大约20%颅内损伤的患儿可通过骨骼检查发现创伤。即便预后不良，骨骼检查仍可帮助明确受伤时间及严重程度。

47.1.5　其他实验室检查

根据不同病情需行不同的实验室检查。如果存在颅内出血，需要行血液学检查来明确血小板及凝血功能是否正常。少数婴儿可能存在维生素K缺乏。一些易于发生硬膜下血肿及积液的代谢性疾病，如戊二酸血症，是十分罕见的，大多数代谢性疾病的患儿是由于癫痫或发育迟缓而被诊断的，同时硬膜下积液被认为与脑软化的进展密切相关。作者认为之前健康的婴儿仅因为代谢疾病而出现硬膜下积液的可能性不大。但是，还是需行相关检查来辅助AHT的诊断。同样，尽管一些感染例如细菌性脑膜炎可能引起硬膜下积液，但表现出积液症状的婴儿没有相关的前驱症状则十分罕见。血液制品的使用会使这些检测变得复杂。理想情况下，使用任何血液制品前都需采集血样标本，但在重症患儿中不能保证。

47.1.6　病　历

对于每个患者来说清楚一致的病历是最好的，对有可能起诉的AHT病例来说尤为重要。除非罪犯进行坦白，否则起诉成功非常困难，通常不到20%。医疗团队的职责是提供一份无偏见的准确的病历，以禁得起辩方律师的质证。任何矛盾、主观的失误或评估的错误，将可能导致婴儿所接受的全部医疗过程受到质疑，特别是诊断。一个体系完整的评估系统对于这些儿童是非常有帮助的。

47.1.7　手术干预

小部分表现出占位效应的巨大硬膜外或硬膜下血肿的婴儿需要通过开颅手术进行血肿清除（图47.2）。不同年龄阶段的大部分硬膜下积液患儿可进行或不进行钻孔引流来减轻脑组织受压。对于亚急性或慢性硬膜下血肿或积液的患儿有几种治疗方法。只要这些婴儿不再遭受反复的头颅创伤，许多人在没有外科干预的情况下最终都能吸收。

术前准备

婴儿应该尽可能维持在一个稳定状态，并准备好可能需要的血液制品。对于硬膜下血肿的开颅或钻孔引流手术的切口设计均需要考虑到将来分流的可能，有些硬膜下积液或脑脊液可能需要永久分流。

主要步骤

硬膜外或硬膜下血肿的开颅手术操作与年龄较大患儿的基础操作基本一致。手术全程需重点注意减少出血量，以及根据估算的失血量进行适当地补充。大多数婴儿除了出血外也都遭受了缺氧缺血或血管损伤，在尽量减少贫血所导致的继发损害。在年龄较小的婴儿中，可将未闭合的颅缝作为钻孔引流点或开颅手术的起点。开颅术可以用颅骨切开器或大剪刀进行塑形。可能存在明显的颅脑不相称，因此可能需悬吊硬膜。需要水密缝合硬脑膜，因为这些婴儿存在迟发的软脑膜囊肿的风险。可用缝线将骨瓣固定在位，如果大脑肿胀明显，可用缝线将骨瓣固定在某个点上。这将为肿胀的脑组织提供空间，并避免婴儿开颅手术后所发生的长期并发症。

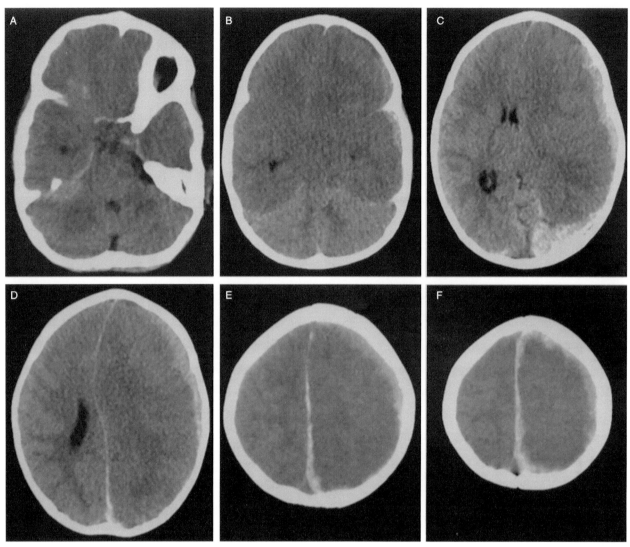

图 47.2 上午10时左右，其母亲发现之前健康且发育正常的20月龄男婴没有反应，立即通过救护车送至医院。1h前患儿意识清楚且正常玩耍。给予医疗护理，患儿存在低体温、高血压，进行插管、对疼痛刺激无反应，同时左侧瞳孔7mm、右侧瞳孔5mm，两侧均无对光反射（A~F）。急查CT显示左侧急性硬膜下出血（B），充填脑池（C，D），中线移位，以及双侧小脑幕上缺血（B）。患儿因为AHT而死亡

大多数幸存的婴儿遗留有神经系统后遗症，许多人需要行胃造瘘补充营养。

对于硬膜下血肿或积液有几种治疗方法。一些医生比较喜欢通过囟门外侧面用穿刺针引流液体作为初始治疗。作者曾在积液最大处放置单侧引流。在设计切口时要考虑到随后可能进行的永久分流。在手术室放置引流管能够对这些危重患儿提供最好的治疗，而且也能满足不同年龄儿童引流时机的选择。在许多病例中，即使存在双侧积液，单侧引流也已足够。引流液的颜色，特别是不同年龄阶段引流液的差异，都能提供有用的信息。引流时，脑室导管应该柔软且易弯曲，这样才能减少刺入脑组织的可能。其他类型导管也常规应用。当患儿仰卧时，导管前端应该向后，从而增加残余液体的引流。作者通常在引流积液时将引流袋放置在耳屏水平，一旦引流液开始变得清亮，则通过逐渐增加引流袋的高度来减少引流。

在大多数婴儿中，临时引流就已足够。由于广泛的脑实质损伤，许多婴儿都可能发生典型的脑软化，而这可加剧颅骨及脑组织的不相称。只有严密评估后才能决定是否置入永久分流。少数患儿可能需要永久的硬膜下-腹腔引流。如果条件允许，可

使用 4cm Leroy 导管，这种导管有一个带阀门的储液囊，需要时可从此处收集脑脊液标本。而且储液囊与导管连接时存在一个小的角度，这个角度可保证导管在脑组织外留有一定空间。

风　险

遭受 AHT 的儿童经常在受伤后数小时至数天接受治疗，因此可能严重脱水、贫血或患有其他未确诊的创伤。当急诊手术没有充足的时间进行术前评估时，我们需格外警惕以尽量减少其他并发症的发生。

抢救措施

硬膜下血肿引流的并发症非常罕见但仍有发生。亚急性和慢性硬膜下血肿可能与脑软化有关，而且有发展成急性硬膜下血肿的风险。此外，靠近矢状窦和横窦部位的骨折需要非常小心。

47.2　预后和术后管理

遭受 AHT 的儿童更容易发生许多危重的并发症，但同时能够从多学科治疗中获益，这种治疗涉及神经内科、重症监护、儿科、创伤外科以及神经外科医生。AHT 婴儿发生癫痫的风险较大，有些甚至为隐匿性发作[4]。癫痫及其治疗可能耽误神经系统检查，例如当准备撤除硬膜下引流时。完成损伤的完整评估，例如对于术后视网膜出血出现与否的记录。整个团队都应该了解进行眼底检查时散瞳药对于瞳孔的影响。因此，这些婴儿的治疗需要团队内部经常进行交流讨论。如果单侧硬膜下引流不能充分引流对侧积液，应该及时进行二次手术。与此相同，如果硬膜下引流管撤管失败，则需行硬膜下－腹腔分流术。

47.2.1　远期预后

许多 AHT 儿童都存在慢性神经系统功能障碍，包括发育迟缓、脑性瘫痪以及癫痫。理想情况下，这些儿童在整个童年时期都在接受多学科临床治疗。癫痫发生风险与头部损伤程度相关，并且会随着时间的推移而增加。

参考文献

[1] Berger RP, Fromkin JB, Stutz H, et al. Abusive head trauma during a time of increased unemployment: a multi-center analysis. Pediatrics, 2011, 128(4): 637–643.

[2] Huang MI, O'Riordan MA, Fitzenrider E, et al. Increased incidence of nonaccidental head trauma in infants associated with the economic recession. J Neurosurg Pediatr, 2011, 8(2): 171–176.

[3] Dashti SR, Decker DD, Razzaq A, et al. Current patterns of inflicted head injury in children. Pediatr Neurosurg, 1999, 31(6): 302–306

[4] Arndt DH, Lerner JT, Matsumoto JH, et al. Subclinical early posttraumatic seizures detected by continuous EEG monitoring in a consecutive pediatric cohort. Epilepsia, 2013, 54(10): 1780–1788.

第48章

颅骨成形术

Jordan P. Steinberg, Arun K. Gosain

48.1 背 景

48.1.1 指 征

头颅成形术是指通过外科手术修复颅骨缺损。这些缺损可能直接来自脑外伤，或者继发于外伤、颅内血管病变及肿瘤手术。在后一种情况下，去除部分颅骨是为了缓解脑肿胀的压力（去骨瓣减压术）。虽然大部分颅骨随后可能进行修补，但感染或肿瘤浸润可能妨碍手术施行，并且需要更复杂的重建。头颅外形异常可能直接由外伤导致或继发于外伤缺损的修复。此外，轮廓异常可见于先天畸形，包括颅缝早闭或继发于对这种畸形的手术矫正。颅缝早闭畸形的矫正不足，复发的原始畸形，或由矫正手术引起的新畸形可能需要延迟颅骨成形术。

48.1.2 目 标

头颅成形术的目标是恢复美观的颅骨形状和轮廓，以及对下面的大脑提供足够的保护。自体骨移植，即从身体其他部位获取的骨骼，例如颅盖、髂骨、肋骨、胫骨等，长期以来一直是颅骨重建的常规修补材料。Wolfe 和他的同事们通过证明上述每个部位移植物的手术结果并发症的发生率不到1%，并通过适当的培训和技术继续倡导骨移植物的安全性和优越性[1]。到今天研究者已经清楚认识到，颅骨成形术的远期疗效受到自体骨体积和（或）形状维持的困扰。此外必须考虑到供体部位的局限性，特别是在可能没有足够自体骨用于颅骨重建的儿科人群中。这些因素导致了在过去25年内颅骨成形术中大量的人工材料的开发和利用。对这些材料的讨论以及有关其使用的注意事项是本章的重点。

48.1.3 替代方案

从惰性钛金属到最近被形容为"生物材料"的各种人工材料均可商购获得用于颅骨成形术。后者声称他们的材料具有增强或取代原生组织功能的能力。基于之前提到的原因，应用人工材料进行颅骨重建已经成为自体骨移植之外的一个热门选择。概括地说，生物材料可以被分为三大类：磷酸钙骨水泥、骨活性生物材料和预制的聚合物（表48.1）[2]。用于制造陶瓷的磷酸钙制剂可追溯到1970年，其主要成分是羟基磷灰石。尽管这种材料的大孔结构允许骨向内生长，但其质脆难以成型，并且结构不稳定。1992年以来开始使用的羟基磷灰石或碳酸羟基磷灰石骨水泥，具有更容易成型、快速凝固的优点，并且表现出了更强的稳定性和强度。因此，骨水泥已成为现今使用的最常见的磷酸钙制剂。骨活性生物材料包括生物活性玻璃、脱钙骨基质（DBM）和一些新的成分，如重组人骨形成蛋白-2（rhBMP-2）。这些材料通过骨引导、骨诱导和（或）成骨特性使得骨生长而替代缺损部位。最后，预制聚合物材料包括聚甲基丙烯酸甲酯（PMMA）、多孔聚乙烯、硬组织替代聚合物（HTRP）和聚醚醚酮（PEEK）。聚合材料可以提供结构完整性，而且能够通过计算机辅助设计或制造技术（CAD/CAM），以镜像方式

表 48.1　颅骨成形术的生物材料

生物材料	构成	特性	制造商
磷酸钙骨水泥			
骨水泥	羟基磷灰石	厚实的颗粒状糊剂	Stryker
水样填充物	羟基磷灰石	可注射的；可用来封闭子宫颈	Stryker
模拟填充物	羟基磷灰石	较大的孔隙结构；快速凝固时间	Biomet
注射型骨水泥	碳酸羟基磷灰石/碳酸磷灰石	可注射的快速固化糊剂	Synthes
生物活性材料			
新骨	生物活性玻璃	形成接触面磷灰石层，而且可直接结合到原生骨或作为替代骨	Porex/Stryker
脱钙骨基质	处理的人类骨组织（包括骨形成蛋白）	多孔结构且易于塑形；用作骨替代物的支架，但在矿化发生之前缺乏结构支撑	Synthes
骨移植	重组人骨形成蛋白2（rhBMP-2）	可能导致薄骨形成；缺乏初始的支撑结构；安全性不确定	Medtronic
脂肪干细胞	–	目前处于实验阶段	–
预制聚合物			
聚甲基丙烯酸甲酯	聚甲基丙烯酸甲酯	便宜，坚固，稳定；能快速准备；感染风险	–
乙烯	多孔聚乙烯	允许纤维血管及骨长入；感染风险，挤压	Porex/Stryker
硬组织替代聚合物（HTRP）	聚甲基丙烯酸甲酯/多羟甲基丙烯酸乙酯	允许纤维血管向内长入；表面负电荷阻止细菌生长	Biomet
聚醚醚酮	聚醚醚酮	惰性，轻盈，坚硬；耐热/耐辐射；易塑形/钻孔/固定；最佳的眶额颞部重建材料	Synthes

使用健侧进行预制。

48.1.4 优势

理想的颅骨成形术的人工材料具有以下几个特点：①能够诱导组织向内生长；②具有足够的强度来保护颅骨下的大脑；③易于塑形以填充颅骨缺损或者恢复正常的颅骨外形；④在患者的一生中保持稳定，或者如果被组织再吸收，取而代之的是具有稳定结构的骨头；⑤生物相容性，而不诱导显著的炎症反应；⑥可透过射线；⑦不会引起过敏、癌变及疾病传播[4]。大量的案例及综述强调了颅骨成形术所使用材料在上述几个标准中的优缺点，这些材料包括钛、磷酸钙骨水泥、生物活性材料和预制聚合物。然而，对于特殊情况下特殊材料选择的通用指导原则至今仍比较缺乏。而且对于最好使用自体骨移植进行重建的具体案例也缺乏描述，例如 Wolfe 团队[5]总结的采用传统方法进行移植或 Greene[6] 等描述的采用微粒移植等。

通过 10 年来对于人工材料应用的临床及转化研究，可按照图 48.1 的流程进行材料选择。正如讨论中详细指出的，不同材料拥有不同的显著缺点，可依照经验逐步进行选择。选择的要点基于：①在颅骨重建时骨骼生长完成的程度；②重建是需要嵌入还是覆盖于表面；③重建区域所需负荷的压力（例如承重或不承重）[2]。

48.1.5 禁忌证

颅骨成形术的绝对禁忌证很少，通常只需要延迟重建。需要被替换的处于炎症活跃期的或有骨髓炎的颅骨通常需要至少感染完全清除 6 个月后方可清除冲洗或者进行骨切除。大量的脑脊液漏在采取适当的干预措施控制后也可以分期进行颅骨重建。

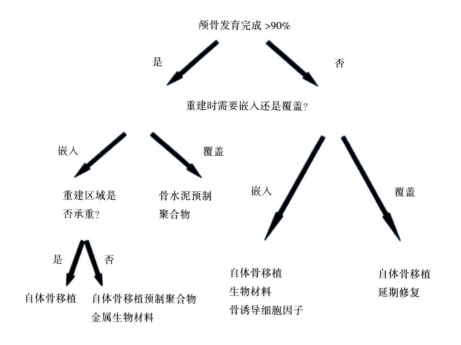

图 48.1 颅骨整复术中对于人工材料选择的指导原则（经 Gosain 等人允许使用[2]）

与颅内压升高相关的疾病可能同样需要分期手术。最后，浸润颅骨的恶性肿瘤需在最终重建之前确认骨缘无癌细胞。

需要注意在颅骨重建中使用特殊人工材料的相对禁忌证。特别是磷酸钙骨水泥，这种材料已经广泛用于颅面部的重建。尽管早期的动物实验已经表明了这些材料的骨骼替代作用，但随后的报道不能证实骨骼向材料的微孔构架内生长。虽然可以在磷酸三钙骨水泥中发现骨引导和骨诱导，一种快速再吸收的成分导致大孔形成并因此导致骨向内生长，纯粹的羟基磷灰石骨水泥仅在材料周围显示骨生长[7]。这种结果已经通过各种商业材料的临床应用进行证实[2,8]。作者的观点是，由于缺乏骨质替代证据，在3岁内的儿童应谨慎使用磷酸钙骨水泥，因为这些儿童的颅骨仍在发育。对于聚合物也同样适用此相对禁忌证，因为这些移植物也不能达到明显的骨内生长。

除了发育因素外，与鼻旁窦的沟通也应被视为一个使用磷酸钙骨水泥和聚合物的相对禁忌证。在这种情况下两种移植物应用时均出现了较高的感染率。在污染环境中组织愈合受限可能解释了这种关联[8]。

48.2 手术细节和术前准备

48.2.1 术前准备和特殊设备

Wolfe 团队已经对自体骨移植的计划、操作、风险及注意事项进行了详细描述，特别是颅骨碎裂移植，因此不再赘述。按照图 48.1 所示，作者对于骨骼发育成熟需要覆盖修补物的儿童使用磷酸钙骨水泥，对于不同年龄段需要嵌入修补物的儿童使用生物制剂，对于年龄较大需要覆盖或嵌入修补物的儿童使用预制聚合物。按照图示方法进行选择，当多种材料都符合要求时则需额外考虑其缺点的复杂性。使用人工材料模型对于复杂的眶额颞缺损进行重建是非常困难的，但在骨骼发育成熟的患者中，其对于 CAD/CAM 辅助的预制移植物却是很好的适应证。在此操作过程中需要高分辨率计算机断层扫描（CT）技术，而且随后将结果发送给制造商，他们将基于现存的、可预计的缺损以及对侧正常的解剖结构建立模型并制作移植物[3]。

所有病例中 CT 扫描都可以精确地描绘出需要重建的缺损部位。使用磷酸钙骨水泥作为覆盖修补物不需任何特殊设备。对于使用生物活性玻璃或

DBM 材料作为嵌入修补物，作者主张应用可吸收板（或在骨骼发育成熟儿童中使用钛网）进行材料的支撑直至其发生矿化。对于聚合物移植物，使用能够穿透材料并将其固定至周围骨骼的微型钛板及螺钉可确保最稳定的固定。

48.2.2 专家建议

对于暴露需要注意的几点：

- 作者比较喜欢的颅穹窿初步暴露方法包括帽状腱膜层的解剖分离。这种方法保护了骨膜，可使其成为血运重建的附加层（图 48.2）。此外，这使骨膜瓣能够翻起以覆盖最终重建的颅骨、封闭额窦或其相关的流出道。

- 在颞窝及额部剥离至骨膜下层前，应在颞嵴上方保留部分颞肌筋膜。这有助于在手术结束时重新悬吊颞肌（图 48.2）。通过这种悬吊同时注意避免在颞肌深浅两面同时分离，有助于避免可能在将来需要进行补救手术的颞肌萎缩及凹陷。通常仅此一点便可作为儿童颅缝早闭矫正术后二次颅骨整复术的指征。

48.2.3 关键步骤和手术细节

将整个头部头发剃掉以准确标记冠状正弦切口，耳上切口后凸以避免损伤颞部浅表血管，头顶正中切口后凸以避免在男士脱发的情况下可见（图 48.3）。暴露颅骨如前一节中所描述。

磷酸钙骨水泥的涂覆应根据制造商的说明进行准备。例如 BoneSource（Stryker, kalamazoo, MI, USA）是将磷酸四钙粉末和脱水磷酸氢钙粉末在磷酸钠溶液中混合得到糊状物，凝固时间为 5~8min，然后可以在额颞部凹陷区域用手将糊剂塑形。正如前文所述，将生物活性玻璃或 DBM 作为嵌入修补物应用时，在硬膜上方放置可吸收板作为支撑。NovaB-1（Stryker, kalamazoo, MI, USA）生物活性玻璃与从颅骨钻孔中获得的骨颗粒按 1∶1 的比例混合，随后通过与自体全血进行混合而形成糊剂。NovaBone（Stryker）的应用如图 48.4 和图 48.5 所示。聚合移植物的嵌入重建是通过预先制造的合适的移植物进行修补，然后如上文所述用微型钛板和螺钉进行固定。

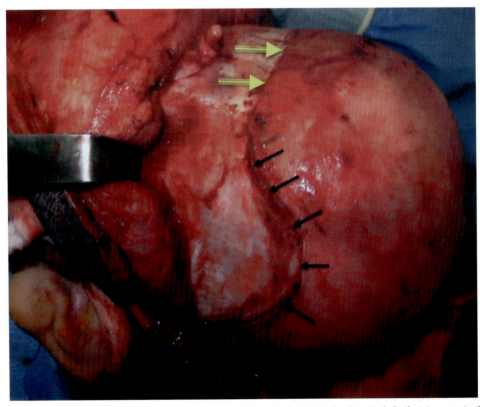

图 48.2　双侧冠状缝早闭的患者进行开颅手术。分离帽状腱膜下层直至前额部（大的黄色箭头），保留骨膜以满足随后可能需要的颅骨膜瓣。还要注意在颞窝处分离至骨膜下层时保留部分颞肌筋膜以便稍后重新悬吊颞肌（黑色箭头）

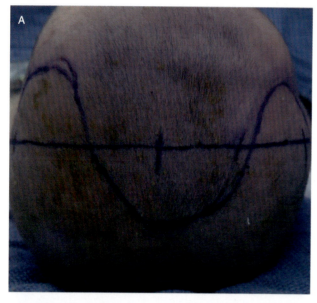
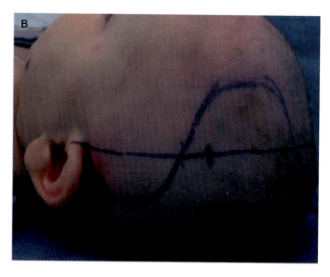
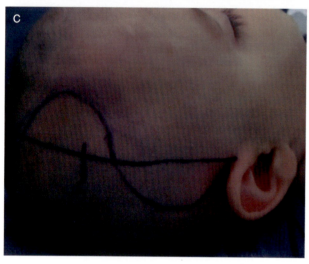

图 48.3 冠状切口。从双耳间沿头顶连接一条线，在此线上等间距进行正弦曲线切口。耳上切口后凸以避免损伤颞部浅表血管，头顶正中切口后凸以减少发迹线后退时的可见度。A. 冠状位。B. 左侧。C. 右侧

带有凹槽的 Blake 引流管置入时注意不与人工材料接触，且术后需留置 48h。在术后第 3 天可去除敷料。患者出院前需行术后 CT 扫描作为对比结果，随后在术后 6 个月至 1 年再次复查。

48.2.4 风险及风险规避

尽管其他作者描述了使用磷酸钙骨水泥作为嵌入重建物，但是本章作者通常都避免这种用法，原因如下：①如前所述缺乏骨生长，使其远期可能不稳定；②并发症的发生率增加，特别在全层缺损超过 5cm（或 25cm²）的患者中[8]。考虑到后面一点，作者也将这种评判标准应用到生物活性玻璃/DBM 中，因为这些材料在较大缺损中矿化的情形不同。

术前应注意到头皮组织的纹理及厚度。这些因素可能增加伤口并发症的风险。如果需要，在行颅骨整复术前需处理软组织增生以尽量减小伤口破溃的概率。

48.2.5 抢救措施

用人工材料进行颅骨整复的风险主要与特殊并发症相关（见上一节）。通常，可首先用抽吸和特异性抗生素来治疗积液及感染。抗生素治疗失败则需要手术探查，清除任何刺激因子，例如材料碎片或鼻窦黏膜。在慢性病例中，需要完全去除异体移植物并通过不同的手术入路进行延期颅骨成形术。尽管一种人工材料的失败（如 PMMA）并不预示着另一种人工材料的失败（如 PEEK），但作者仍建议在二次重建手术时尽可能转换另一种类型的修补

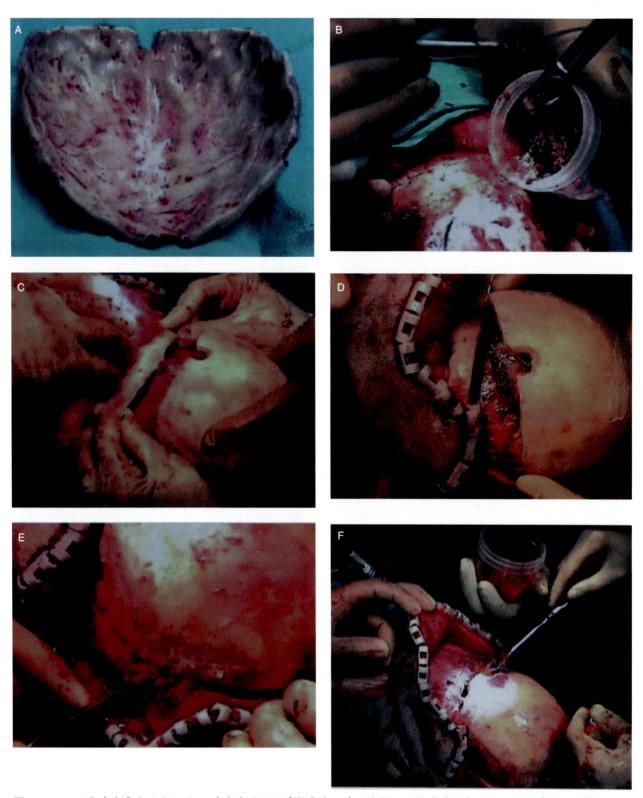

图48.4 一例患有克鲁宗综合征的40岁患者需行颅骨整复术,采用生物活性玻璃作为嵌入物。A.额骨内的压痕明显是由其下的脑组织压迫形成。B.NovaBone(Stryker, Kalamazoo, MI, USA)与从颅骨钻孔中获得的骨颗粒材料按1∶1的比例混合,并与自体全血进行混合。C.重新置入眶上骨带及额部骨瓣来重建正常的前额部轮廓。D.在暴露的硬膜上使用可吸收板进行骨沟间的连接来支撑Nova Bone(Stryker)。E,F.使用Novabone填充骨间隙,否则预计在这位成年患者不会骨化

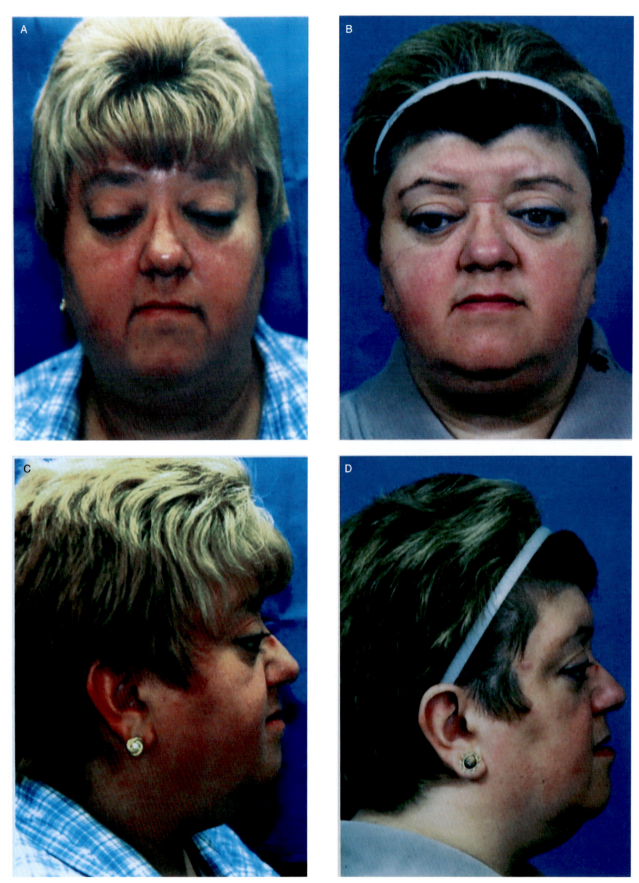

图 48.5 一名患有克鲁宗综合征的 40 岁患者通过使用生物活性材料进行颅骨整复术后的照片及影像学改变。A. 术前正面照。B. 术后 6 个月正面照。C. 术前侧面照。D. 术后 6 个月侧面照显示前额部扁平明显改善

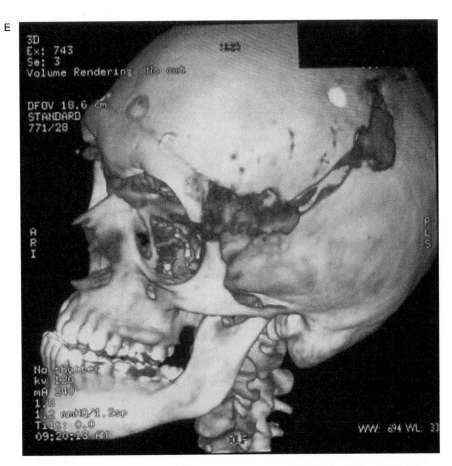

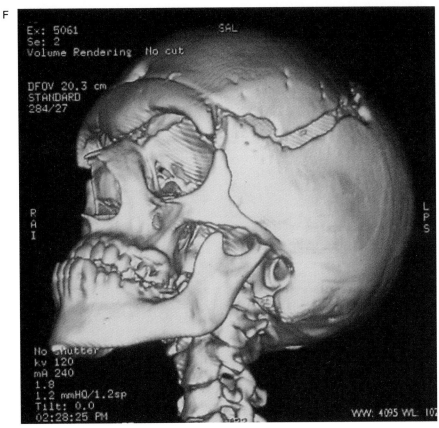

图48.5（续） E. 术后1周的CT扫描。F. 术后6个月CT扫描显示大部分缺损部位的重建部分已经变成相同的骨密度并且稳固，无须再次手术

物（将无孔的PEEK转换为多孔聚乙烯或自体骨移植）。

48.3 预后和术后管理

48.3.1 术后注意事项

如前所述，术后即刻进行作为参考基准的CT检查非常有用，特别对于骨活性材料来说，以后可预期骨生长。术后前几个月患者需要密切随访，以评估水肿消退后的对称性及颅骨轮廓变化。Marchac和Green-smith所描述的分级系统，可用来更客观地评估外观的变化[9]。至于肿瘤，由于需在术后定期进行影像随访，所以手术应采取可透过射线的人工材料。

48.2.3 并发症

与自体骨移植所观察到的显著吸收不同的是，人工材料具有长期稳定性。然而，这种稳定性通常以显著的骨向内生长骨生成为代价，例如在磷酸钙骨水泥中观察到的微孔结构。由于缺乏与原生骨的完全替代及融合，因此即使在术后几年仍有极大的并发症风险。应用磷酸钙骨水泥的病例已经观察到需要二次手术来治疗的微碎片及相关的积液或慢性低级感染[8]。在聚合物移植物中也观察到远期感染，大多数情况下是由于隐匿性的窦道[9]。

参考文献

[1] Tessier P, Kawamoto H, Posnick J, et al. Complications of harvesting autogenous bone grafts: a group experience of 20 000 cases. Plast Reconstr Surg, 2005, 116(5 Suppl): 72S–73S, discussion 92S–94S.

[2] Gosain AK, Chim H, Arneja JS. Application-specific selection of biomaterials for pediatric craniofacial reconstruction: developing a rational approach to guide clinical use. Plast Reconstr Surg, 2009, 123(1): 319–330.

[3] Rudman K, Hoekzema C, Rhee J. Computer-assisted innovations in craniofacial surgery. Facial Plast Surg, 2011, 27(4): 358–365.

[4] Magee WP Jr, Ajkay N, Freda N, et al. Use of fast-setting hydroxyapatite cement for secondary craniofacial contouring. Plast Reconstr Surg, 2004, 114(2): 289–297.

[5] Tessier P, Kawamoto H, Posnick J, et al. Taking calvarial grafts, either split in situ or splitting of the parietal bone flap ex vivo-tools and techniques: V. A 9650-case experience in craniofacial and maxillofacial surgery. Plast Reconstr Surg, 2005, 116(5 Suppl): 54S–71S, discussion 92S–94S.

[6] Greene AK, Mulliken JB, Proctor MR, et al. Pediatric cranioplasty using particulate calvarial bone graft. Plast Reconstr Surg, 2008, 122(2): 563–571.

[7] Gosain AK, Riordan PA, Song L, et al. A 1-year study of os-teoinduction in hydroxyapatite-derived biomaterials in an adult sheep model: part Ⅱ. Bioengineering implants to optimize bone replacement in reconstruction of cranial defects. Plast Reconstr Surg, 2004, 114(5): 1155–1163, discussion 1164–1165.

[8] Afifi AM, Gordon CR, Pryor LS, et al. Calcium phosphate cements in skull reconstruction: a meta-analysis. Plast Reconstr Surg, 2010, 126(4): 1300–1309.

[9] Marchac D, Greensmith A. Long-term experience with methylmethacrylate cranioplasty in craniofacial surgery. J Plast Reconstr Aesthet Surg, 2008, 61(7): 744–752, discussion 753.

第49章

颅脑损伤的神经重症护理

Ash Singhal, Alexander Ross Hengel

49.1 背 景

颅脑损伤是1~18岁儿童及青少年死亡或残疾的主要原因之一[1-2]。尽管严重创伤性脑损伤在所有颅脑损伤中所占比例适中，但其与儿童及青少年的高死亡率和神经系统发病率相关[2]。除了开始的预防措施和创伤机构的治疗，还可通过合理的生理复苏、避免继发性神经系统损伤以及及时诊断和治疗颅内压升高，来改善严重TBI的预后。因此，对于TBI儿童采用系统的、循证的方式进行治疗非常重要以改善其短期及远期神经系统预后。

美国神经外科医师协会（AANS）和神经外科医师大会（CNS）以及美国儿科和神经病学护理学会（以及许多其他团体）最近批准了一套针对婴儿、儿童和青少年严重TBI的紧急医疗救治指南。本章结合了许多这些循证的指南内容，为颅脑损伤神经重症监护的一致性和结果导向的最佳实践奠定了基础。

49.1.1 颅内压（ICP）监测

有很多证据支持在儿童中使用ICP监测，临床上重症TBI颅内压升高的发生率很高[3]。很多报道显示颅内压升高与预后不良密切相关。而且，案例报道中预后最好的（在严重的TBI中）是采用系统的方法诊断出颅内压升高并使其降至正常。成功降低ICP与更好的临床预后相关[3-5]。对于严重的TBI儿童建议加强ICP监测。但是应该注意这是Ⅲ级建议（以前的"选择"），最新的证据显示成人TBI的ICP监测不一定与更好的预后相关[6]。

49.1.2 颅内高压阈值

许多研究表明颅内压持续超过20mmHg的阈值可导致儿科人群的神经系统损害[3,5]。然而，儿童的ICP和血压水平具有年龄相关性，不能将20mmHg的颅内压阈值作为各年龄段的统一标准，婴幼儿的ICP阈值较低，青少年的阈值接近20mmHg。维持20mmHg ICP阈值是Ⅲ级建议[3,5]。但是，最近在成人TBI中进行的一项前瞻性随机研究表明基于ICP的治疗并不优于其他形式的成人TBI治疗[6]。尽管如此，ICP持续升高应该进行积极的医学治疗，对于实现"正常"ICP的措施将会在下文讨论。

49.1.3 脑灌注压（CPP）阈值

脑灌注压（CPP）等于平均动脉压减去平均ICP。多项研究表明，在TBI后的几天内，与非幸存者相比，幸存者的CPP通常更高。然而，这种关联的因果关系从来没有最终确定。在儿童TBI患者中维持CPP大于40mmHg可降低死亡率并减少神经系统预后不良。这是Ⅲ级建议[3,7]。然而，儿童中还没有明确定义最低CPP阈值。Ⅲ级证据也支持维持儿童CPP阈值范围为40~50mmHg[3]，相比较儿童，成人指南要求CPP维持在50~60mmHg。由于CPP阈值在儿童和成人之间的不同，CPP阈值可能与年龄相关。维持CPP高于最小阈值可减少潜在的继发并发症。但文献中普遍认为，避免血容量不足或血容量扩张并采取降颅压措施比通过强心治疗提高 CPP 水平可能更安全有效。

49.1.4　神经影像学

神经影像学在儿科 TBI 治疗中显然是必不可少的，因为可用来评估 TBI 的颅内损伤范围及严重程度。CT 可快速探查颅内损伤（出血及低密度影）和颅骨、软组织病理损伤，已成为检查颅脑损伤的理想影像学技术。尽管 MRI 检查对儿童的辐射风险相对较小，但由于数据存取问题，成像方案的改进以及患儿在磁场中时充分复苏的挑战，在 TBI 后紧急使用更加困难。目前影像学的研究更关注于减少辐射（特别在儿童中）和快速 MRI 技术，MRI 有一天会在创伤检查中替代 CT。

尽管 TBI 患者最初行 CT 扫描的指征越来越精细，但是几乎没有证据支持常规复查或随访进行 CT 检查[8]。随访影像学检查不仅花费较高而且具有潜在风险（辐射，重症患儿的运输）。虽然当患儿出现临床恶化的表现（意识水平，ICP 问题）时需进行复查，但是有充足的证据表明不应对 TBI 儿童行常规 CT 复查（Ⅲ级建议）。

49.1.5　高渗性治疗

重症 TBI 儿童出现颅高压时给予高渗盐水（3%）进行急性期治疗，这是Ⅱ级建议（已知的正式指南）[3]。尽管许多儿科重症监护医生建议更可靠的初始剂量（3~5mL/kg），但目前对于 3% 高渗盐水的急性期应用仍按照 6.5~10mL/kg 剂量进行。此外，当重症 TBI 患者在重症监护时，可以持续灌注高渗盐水（3%）（Ⅲ级建议）[3]。当治疗重症 TBI 儿童时，3% 高渗盐水的有效剂量按每小时 0.1~1mL/kg 持续输注。3% 盐溶液最低的维持剂量应该达到和维持 ICP<20mmHg。

重症 TBI 儿童中没有充足的证据支持临床使用甘露醇、浓度大于 3% 的高渗盐水以及其他高渗溶液。在使用甘露醇的病例中其未被证明是有害的或无效的，但其研究比 3% 高渗盐水少，因此临床医生必须根据支持使用 3% 生理盐水的更有力的证据来衡量甘露醇输注的舒适度和剂量。

49.1.6　体　温

已经假定低温治疗可通过减缓脑组织代谢需求及降低 ICP 来减轻重症 TBI 的继发损害。根据 Hyp HIT 研究的结果，尽管缺乏其他研究证明精确制冷方案具有良好预后，儿科 TBI 的低温治疗仍是最好的治疗方案[9]。然而温度过高对受伤的大脑有潜在的危害，会导致脑组织代谢增加，因此应该避免。

49.1.7　脑脊液引流

治疗性脑脊液（CSF）引流是降低重症 TBI 患者 ICP 的一种方法。Ⅲ级证据支持通过脑室外引流（EVD）引流脑脊液来降低 ICP，实际上这表明 EVD 优于脑实质 ICP 监测，因为 EVD 具有潜在的治疗作用[3-4]。Ⅲ级证据支持的另外一个选择是腰大池引流（当没有颅内占位性病变或移位，同时基底池开放）[3]。

49.1.8　过度换气

尽管缺乏支持其疗效的可靠证据，传统上仍使用过度换气来快速降低 TBI 儿童的 ICP 升高，并且可能将其用作急剧颅内压升高时的一种临时方法，如发生脑疝时。Ⅲ级证据建议，在受伤后 48h 内，重症 TBI 患者动脉二氧化碳分压（$PaCO_2$）低于 30mmHg 时，应避免预防性过度换气[3,10]。当使用过度换气降低 ICP 时，外科医生和内科医生应注意评估由慢性或侵袭性过度换气引起的脑组织缺血情况。

49.1.9　抗癫痫预防

严重的儿童 TBI 与创伤后癫痫发作（PTS）有关，有将近 10% 的 TBI 儿童在受伤后发生 PTS。为了消除诱发早期 PTS 的相关因素（如需氧量增加、脑代谢增加以及 ICP 升高），Ⅲ级证据支持在儿童中使用苯妥英钠预防性抗癫痫治疗（伤后 7d 内）。这种做法在儿童及成人文献中都得到了支持[3]。值得注意的是对儿童预防性的使用苯妥英钠对改善长期预后没有明显影响，并且不会减少后期外伤后癫痫的发生率。

49.1.10 皮质类固醇

尽管皮质类固醇已经被用来治疗多种儿科神经系统疾病，但是指南建议不能将皮质类固醇用于治疗重症TBI儿童的颅内压升高，此指南是多项儿童及成人相关研究综合支持的Ⅱ级指南[3]。没有科学的证据表明皮质类固醇与TBI儿童的神经系统预后改善、颅内压降低或死亡率减少有关，相反，皮质类固醇可增加并发症的发生。

49.1.11 去骨瓣减压术

去骨瓣减压术（DC）作为一种外科手术方式在TBI儿童和成人中的应用逐渐增加，但没有明确的适应证或预后。建议将DC用于治疗难治性颅高压、脑灌注压降低、持续性的神经功能恶化以及脑疝（Ⅲ级建议）。然而这个建议主要基于成人TBI文献。尽管广泛的去骨瓣减压术及硬膜修补术已经被接受，但作者仍在关注正在进行的随机试验结果以明确能从手术中获益的患者群体，以及可合理预期的结果。当进行手术时，文献建议骨瓣应足够大而且应扩大硬膜修补（如双侧或单侧额颞顶部），同时应完整地移除骨瓣而不是原位游离。这就要求制定有关保存/冰冻骨瓣的方案（或将骨瓣嵌入患者身体其他部位，如腹部脂肪）。儿童重新植入的骨瓣吸收率高达50%，应尽早植入骨瓣。一旦去骨瓣部位明显下陷，即急性期脑肿胀缓解后，就可以安全地进行骨瓣植入，通常在DC后2周内。

尽管缺乏有关儿童DC的相关研究，但仍有不少关于成人TBI应用DC的研究。最近一项随机对照研究证实早期进行双侧额颞顶部去骨瓣减压术的患者与仅接受药物治疗的患者相比，能够有效降低难治性高颅压的发生并减少患者在重症监护室的治疗时间。但是，该结果容易被一项事实混淆，即去骨瓣减压的患者与仅接受药物治疗的患者相比远期预后不良风险更高[11]。

Ⅲ级研究表明在重症TBI儿童中应用DC能够改善神经系统预后[3,12]。然而，并没有充足的证据能够帮助筛选需行DC的儿童，正在进行的随机试验可能进一步阐明DC手术的有益效果。

49.2 结 论

有关重症TBI婴幼儿、儿童及青少年的紧急医疗救治指南为神经外科医生提供了最新的循证的治疗建议。Ⅱ级证据支持应用3%盐溶液治疗急性ICP升高，而不是使用皮质类固醇，以及避免24h亚低温治疗重症儿童TBI。此外，Ⅲ级证据支持一些不同的儿童TBI治疗方法：①维持ICP阈值低于20mmHg；②维持CPP阈值在40mmHg（根据年龄其阈值在40~50mmHg变化）；③DC用于难治性高ICP；④持续性输入3%盐溶液；⑤使用EVD和腰大池引流治疗慢性高ICP；⑥使用巴比妥类药物、硫喷托纳、依托咪酯作为镇静类药物；⑦短程苯妥英钠治疗以防止早期TBI后癫痫发作；⑧避免长时间过度换气；⑨避免常规CT复查。根据这些建议，医生可以系统有效地采用神经监护治疗技术来改善重症TBI儿童的预后。

参考文献

[1] Bowman SM, Bird TM, Aitken ME, et al. Trends in hospitalizations associated with pediatric traumatic brain injuries. Pediatrics, 2008, 122(5): 988–993.

[2] Ducrocq SC, Meyer PG, Orliaguet GA, et al. Epidemiology and early predictive factors of mortality and outcome in children with traumatic severe brain injury: experience of a French pediatric trauma center. Pediatr Crit Care Med, 2006, 7(5): 461–467.

[3] Kochanek PM, Carney N, Adelson PD, et al. American Academy of Pediatrics-Section on Neurological Surgery; American Association of Neurological Surgeons Congress of Neurological Surgeons; Child Neurology Society; European Society of Pediatric and Neonatal Intensive Care; Neurocritical Care Society; Pediatric Neurocritical Care Research Group; Society of Critical Care Medicine; Paediatric Intensive Care Society UK; Society for Neuroscience in Anesthesiology and Critical Care; World Federation of Pediatric Intensive and Critical Care Societies. Guidelines for the acute medical management of severe traumatic brain injury in infants, children, and adolescents-second edition. Pediatr Crit Care Med, 2012, 13(Suppl 1): S1–S82.

[4] Jagannathan J, Okonkwo DO, Yeoh HK, et al. Long-term outcomes and prognostic factors in pediatric patients with severe traumatic brain injury and elevated intracranial

pressure. J Neurosurg Pediatr, 2008, 2(4): 240–249.

[5] White JR, Farukhi Z, Bull C, et al. Predictors of outcome in severely head-injured children. Crit Care Med, 2001, 29(3): 534–540.

[6] Chesnut RM, Temkin N, Carney N, et al. Global Neurotrauma Research Group. A trial of intracranial-pressure monitoring in traumatic brain injury. N Engl J Med, 2012, 367(26): 2471–2481.

[7] Figaji AA, Zwane E, Thompson C, et al. Brain tissue oxygen tension monitoring in pediatric severe traumatic brain injury. Part 2: relationship with clinical, physiological, and treatment factors. Childs Nerv Syst, 2009, 25(10): 1335–1343.

[8] Natale JE, Joseph JG, Rogers AJ, et al. PECARN (Pediatric Emergency Care Applied Research Network). Cranial computed tomography use among children with minor blunt head trauma: association with race/ethnicity. Arch Pediatr Adolesc Med, 2012, 166(8): 732–737.

[9] Hutchison JS, Ward RE, Lacroix J, et al. Hypothermia Pediatric Head Injury Trial Investigators and the Canadian Critical Care Trials Group. Hypothermia therapy after traumatic brain injury in children. N Engl J Med, 2008, 358(23): 2447–2456.

[10] Curry R, Hollingworth W, Ellenbogen RG, et al. Incidence of hypo- and hypercarbia in severe traumatic brain injury before and after 2003 pediatric guidelines. Pediatr Crit Care Med, 2008, 9(2): 141–146.

[11] Cooper DJ, Rosenfeld JV, Murray L, et al. DECRA Trial Investigators; Australian and New Zealand Intensive Care Society Clinical Trials Group. Decompressive craniectomy in diffuse traumatic brain injury. N Engl J Med, 2011, 364(16): 1493–1502.

[12] Weintraub D, Williams BJ, Jane J Jr. Decompressive craniectomy in pediatric traumatic brain injury: a review of the literature. NeuroRehabilitation, 2012, 30(3): 219–223.

第50章

儿童脊柱及脊髓损伤

Dachling Pang, Sui-To Wong

50.1 背 景

对于从出生到17岁的儿童来说，脊髓和脊柱损伤相对不常见，其发病率为所有脊髓脊柱损伤的1%~10%。儿童脊柱外伤数据表明，青少年与成人的脊柱损伤在解剖学、生物力学基础、损伤机制、变形反应、损伤类型和预后都不同[1-2]。

50.2 生物力学因素

与成人脊柱不同，青少年的脊柱本身对于变形力更具有可塑性。青少年脊柱的几个特征解释了这种生理性高活动度。这种生理性的高活动度使脊柱各节段之间即使移位相当大也不会出现损伤，但代价是对下面脊髓的保护减弱。首先，韧带和关节囊具有弹性和延展性。其次，由于儿童椎间盘含水量高，对纵向力具有非常好的顺应性，新生儿的脊柱可以拉长2英寸（1英寸=0.03米）而不会断裂。第三，相对成人来说关节面很浅且更朝向水平方向，允许水平及屈伸运动。第四，发育未成熟的椎体向前楔入使其可向前滑动。第五，小于10岁的儿童缺乏钩状突，使得横向及旋转运动不受限制。第六，即使遭受中度剪切力，也可以通过分裂椎体，使得富含生物学活性和富血管生长区域的终板成为潜在的移动点。最后，当进行弯曲和伸展运动时婴幼儿较大的头部比例及精巧的颈部肌肉系统使其颈部易于来回摆动。此外，婴幼儿和儿童的上颈段在弯曲时活动度很大，因此大多数容易受到伸展性损伤，主要因为这个年龄阶段的儿童在颈四节段以上其关节面水平方向的切面和椎体向前楔入都更突出。

在8~9岁时，青少年的许多脊柱特征逐渐转变为成人状态。特别是椎体由楔形变得更趋向于矩形，关节面加深且变得更加垂直，钩状突变大，韧带的拉伸强度增加。随着年龄增长，头部比例逐渐减小，从而其自身的杠杆效应减小。这种生物力学方面的成熟在上颈段发生得更加突然和成功，因此上颈段在8岁左右变得更加耐受损伤。相反，下颈段的成熟似乎更为缓慢[3-4]。

上述的生物力学数据可以预测以下几点：①在年龄偏小的群体（8岁以内）骨折和半脱位发生率比较低，而无影像学异常的脊髓损伤（SCIWORA）发生率较高；②年龄偏小儿童的脊髓损伤较年龄偏大儿童（9~17岁）更严重；③婴幼儿上颈段损伤较多且脊髓损伤更重；④年龄偏大儿童相较SCIWORA更易发生骨折及半脱位，同时其严重脊髓损伤较少；⑤类似成人状态的大龄儿童下颈段损伤较多[5]。

50.3 特殊损伤类型

50.3.1 无影像学异常的脊髓损伤

脊髓损伤机制

SCIWORA的致病机制是基于青少年时的脊柱

有其固有弹性允许椎间移位而不会骨折或者韧带断裂，但是脊柱下面的脊髓容易受到损伤。这意味着稳定的韧带和纤维软骨结构虽然有足够的弹性可以拉伸和卷曲，但是可出现严重的扭伤或者部分撕裂使脊柱出现"隐性不稳定"，并容易遭受反复的应力损伤。其发病机制可能包括伸展过度、屈曲、牵张和脊髓缺血。当青少年脊柱过度伸展时，前纵韧带（ALL）断裂，椎间盘剪切力作用于终板的脆性生长区，上段椎体向后移位挤压脊髓（图50.1）。移位的椎体弹性复位从而自发减少移位，使得X线片结果正常。同样的情况发生在更易受过度屈曲脊髓损伤影响的水平切面上。并且，具有可塑性的婴幼儿脊柱可以拉伸达2英寸而不断裂，但是没有弹性的脊髓如果拉伸超过0.25英寸就会断裂，这无疑是大多数产科脊髓损伤的原因。在非产科脊髓损伤的SCIWORA，最好的证据是由于汽车安全带引起胸椎移位的病例。最后，新生儿的寰枕关节结构不稳定，当椎动脉阻塞时上颈段脊髓易于发生缺血坏死。

MRI 影像学发现

MRI 显示的神经外软组织损伤与损伤机制密切相关[6]。例如，在过度伸展的病例可观察到由于ALL的断裂而导致的前椎间隙扩大及椎间盘向前突出。弯曲、平移及牵拉损伤的病例可见到后纵韧带（PLL）断裂，椎间盘向后突出、椎间盘内出血及椎间软组织出血。

SCIWORA 后的 MRI 可见 5 种类型的脊髓表现：
- 脊髓完全断裂可见于婴幼儿的严重牵拉损伤。
- 当轴位 MRI 上超过 50% 的脊髓出现血红蛋白外渗，则证明存在严重脊髓出血（图50.2）。大量出血通常预示着严重功能障碍和预后不良。
- 当少于 50% 的脊髓出现出血迹象，则证明存在轻微脊髓出血。这与中度的初始功能障碍有关，但恢复的概率很大。
- 只有水肿没有出血预示着预后良好。
- 临床证实的 SCIWORA 患者中，大约 35% 没有脊髓 MRI 的异常。这类患者预后良好可以完全恢复。对于 MRI 异常的患者追踪随访 3~6 个月以检测空洞的形成和脊髓的显著萎缩。

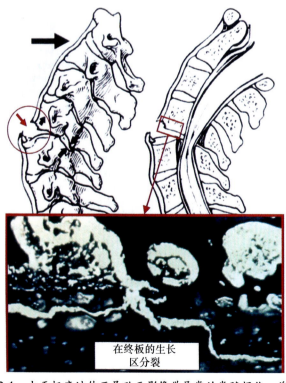

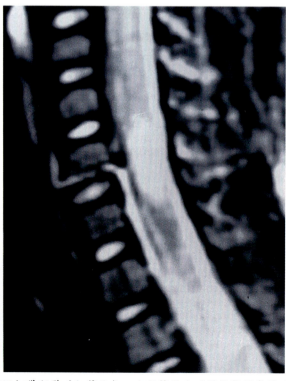

图 50.1　由于极度过伸而导致无影像学异常的脊髓损伤。前纵韧带断裂（红箭头），上段椎体向后移位挤压脊髓（黑箭头）。插图显示脆弱的椎体终板生长区受到剪切力发生的分裂（左下）。矢状位 T2 磁共振成像显示终板的分裂和上段椎体的轻度后移，由于青少年脊髓的自然恢复，X线片可能结果正常（右侧）

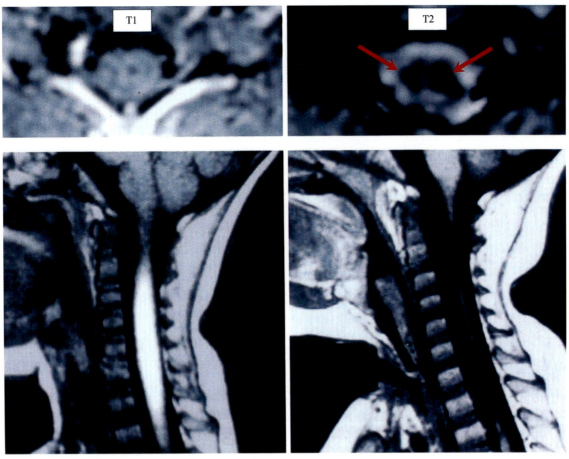

图 50.2 在无影像学异常的脊髓损伤中，脊髓大量出血的 MRI 表现。急性期 T1 和 T2 轴位片显示脊髓中有超过 50% 的脱氧血红蛋白（T1 等信号，T2 低信号；红箭头）。受伤 2d 后 T1 MRI 表现出大量的髓内出血（左下）。6 个月后 T1 MRI 表现出颈胸段脊髓的严重萎缩（右下）

治疗和预后

对没有 X 线片异常的 SCI 患者进行轴位薄层 CT 扫描及骨骼重建以排除隐匿性骨折，然后进行 MRI 检查。行脊柱的屈曲及伸展位 X 线片来排除韧带的不稳定性。许多患者严重的椎旁肌痉挛妨碍了及时充分的动态研究，应在几天后重复检查。颈段脊髓损伤的患者用 Guilford 支架（G.A. Guilford and Sans Orthotic Laboratory Ltd., Cleveland, OH, USA），或者其他颈胸段支架固定 3 个月。中、低胸段损伤使用胸腰椎矫形器（TLSO）治疗，上胸段损伤在用 TLSO 治疗的同时增加下颌与枕骨的支撑。至少 3 个月禁止接触及非接触运动。

一般情况下，神经功能现状可以预测长期预后，因为严重或完全脊髓损伤不随着时间而改善，仅有早期分级较好的患者有恢复的可能。然而，将 5 种 SCIWORA 后 MRI 表现与目前和 6 个月后神经系统损害分级（4 种分级，完全、重度、轻度、正常）综合分析后，发现脊髓水肿及 MRI 表现正常的患者预后很好，即使早期分级较低，同时，轻微脊髓出血的预后介于好坏之间[1]。

50.3.2 寰枕关节脱位（AOD）

解剖和病理生理

枕寰枢（O-C_1-C_2）关节是作为一个单独的单元起作用，寰椎用作两个运动体之间的双凹形垫圈。枕髁和寰椎之间的上关节在矢状面呈杯状，在冠状面向内侧倾斜。这使得关节可以屈曲、伸展并有一些侧向弯曲，但是很难旋转运动。相比之下，寰枢和枢椎之间两面凸起并向侧方倾斜的小关节允许以齿状突为中心的大范围旋转。

O-C_1-C_2 单元的稳定性来自强韧的覆膜，将 C_2

椎体固定在斜坡发育良好的后纵韧带的延续，将齿状突连接到枕骨髁的成对翼状韧带及十字韧带。齿状突顶部之上颅底的弯曲受到覆膜的限制，而伸展受到覆膜和枕骨与C_1椎弓之间骨性连接的制约。侧向弯曲和旋转由翼状韧带控制。当在尸体试验中切断翼状韧带及覆膜时，出现了完全的枕寰枢分离。

外伤性寰枕关节脱位（AOD）常由于力量很强的撞击引起，导致覆膜和翼状韧带断裂。最常见的原因是过度拉伸的力量；仅有25%的AOD病例是由于过度屈曲。超过70%的AOD具有覆膜破裂或裂开。由于翼状韧带在AOD时也会出现断裂，所以牵张力肯定是倾斜地指向头部，例如从下颌的一侧倾斜撞击，或者对枕骨的过度屈曲-牵张，或者过度弯曲分离力量打击枕骨部。

临床症状和诊断

儿童外伤性AOD有脑干、上段脊髓和脑神经损伤的症状。AOD后存活的儿童中，有30%的患者出现呼吸暂停或者心跳呼吸完全停止现象。其他脑干症状包括瞳孔异常、眼球震颤、眼球浮动、去大脑强直和意识改变。运动性缺陷包括四肢轻瘫、交叉性瘫痪、交叉性偏瘫、偏身轻瘫。脑干损伤是由局部压迫或剪切力造成急性组织损伤，或继发于椎动脉痉挛或栓塞引起的局部缺血。第Ⅵ对脑神经的损伤可能是由于脊髓向下的牵引力对抗其出口孔处的固定点导致。

AOD的诊断因人而异，外伤患者应高度怀疑，特别是那些下颌和面部骨折患者，或者短暂心跳呼吸不稳定患者。脑干周围蛛网膜下腔出血时应该立即怀疑寰枕关节有牵张损伤，并且在这种情况下MRI显示覆膜破裂也与AOD高度相关（图50.3）。尽管枕骨和寰椎的严重分离脱位很少从X线片中明显观察到，但是面对上述线索时，放射学检查对于诊断的"追踪"仍然是必须的，因为幸存取决于早期诊断。

影像学诊断标准——枕髁至C_1椎体的间距

几乎所有的传统影像学检查都是利用骨性标志诊断AOD，但是并不包括寰枕关节，因此会有假阴性发生率高的困扰。更具有可靠性的是枕髁至C_1椎体间距（CCI）的监测，因为它是基于$O-C_1$关节间距的直接测量，而且能够更加精确的反应$O-C_1$的完整性。2007年一个关于89例正常儿童的标准研究[7]表明CT的冠状面及矢状面扫描显示儿童寰枕关节通过韧带坚固地连接在一起，CCI的均值是1.28mm（图50.4）。在任何影像中都没有发现个体CCI超过2.5mm。此外，在CCI及构象解剖中都存在牢固的左右关节对称性。基于年龄和CCI的线性回归分析表明CCI的均值从出生到18岁都很稳定，此外，左右对称也具有年龄恒定性[7]。

基于这些发现，作者们对AOD设定了一个新的诊断标准，即观察到患者CCI均值等于或大于4mm或者两个关节严重不对称[8]。在一组24例AOD患者中验证这个新的标准，作者们发现22例患者双侧CCI扩大（7~20mm），2例患者单侧CCI扩大（图50.5）。在10例患者中观察到严重的左右不对称，包括完全性双侧关节分离（图50.5）和双侧枕髁-寰椎横向移位。此外，采用4种公布的常规诊断标准（Wholey、Power、Harris、Sun标准）诊断为正常的5个案例，其CCI结果明显阳性为AOD（图50.5）。

除了有很高的诊断敏感性，CCI也有迄今为止最高的特异性评分。由于正常$O-C_1$关节被韧带牢固的连接在一起，关节间隙很窄，当这些韧带突然断裂没有了这种连接力，类似于解开了一个压缩的弹簧圈，关节面弹开导致了关节间隙扩大，由于附着在关节上的正常肌肉韧带是"活跃的"或"紧张的"，韧带一旦断裂关节表面不可能恢复紧密连接。因此头颈部损伤后的移位只会使扩大的CCI继续变宽而不能变窄，从而消除了假阴性。通过相反的推理，任何不直接影响$O-C_1$关节稳定性的损伤也不会造成CCI扩大产生假阳性。最后，由于正常的CCI从出生到18岁都不会有明显的变化，所以这项检测的有效性不受年龄的限制。

50.3.3 手术细节和术前准备

寰枕关节脱位的治疗

一旦怀疑AOD，应该避免暂时性牵引以防枕寰

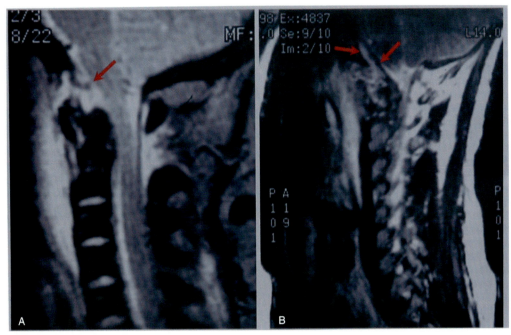

图 50.3 寰枕关节脱位（AOD）患者覆膜损伤的矢状位 MRI 表现。A. 覆膜破裂，箭头指向其游离端。B. 覆膜（右侧箭头）从斜坡上分裂（左侧箭头）

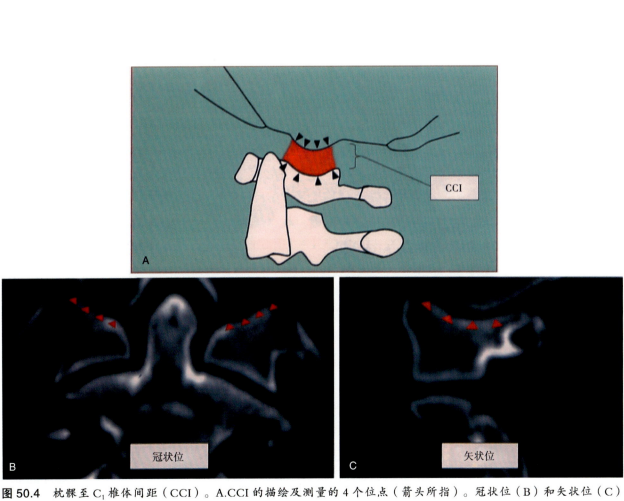

图 50.4 枕髁至 C_1 椎体间距（CCI）。A. CCI 的描绘及测量的 4 个位点（箭头所指）。冠状位（B）和矢状位（C）CT 扫描显示出正常 CCI 及测量位点（箭头所指）。平均 CCI 通过冠状位和矢状位的测量综合获得。每个接合点：冠状位 CCI（4x）/矢状位 CCI（4x），CCI＝平均冠状位 CCI＋平均矢状位 CCI（8x）

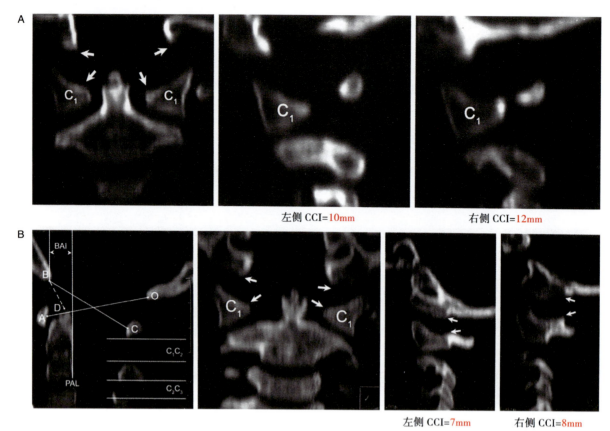

图50.5 两侧寰枕关节脱位。A.冠状位、左矢状位(中间)、右矢状位(右侧)CT显示枕髁-C_1间距明显增宽(上面),另一病例的CT(下面)表现。矢状位CT显示4种常用的影像诊断标准(左侧)。B.Wholey的颅底-齿突间距(BDI),Power的BC/AC比,Harris的颅底-轴位间距(BAI),Sun的椎间比率(C_1C_2/C_2C_3)均正常,但是CCIs明显增宽

关节分离的扩大。当进行CT和MRI扫描时,可以使用坚硬的颈托及侧方沙袋来保持初步稳定。当CT和MRI确诊AOD后,当有其他威胁生命的损伤需要处理时,应佩戴"光环"背心以保持暂时稳定。一旦患者的一般情况稳定,就需要将枕骨内固定至C_2。O_C-C_1-C_2固定类型取决于患者的年龄和螺钉固定区域的解剖,包括枕骨的厚度,C_1侧块的大小和强度以及C_2关节间隙(峡部),螺钉通道与椎动脉毗邻关系。如果解剖学支持,螺钉钢板内固定从生物力学方面来说优于金属套圈技术,它牢固的固定能力可以免去术后的头胸架固定。

因此对于年龄偏大儿童,作者们偏好采用枕骨钉板固定,使用C_1~C_2跨关节螺钉、C_2峡部螺钉,或使用C_1侧块螺钉和C_2峡部螺钉的改良Goel-Harms技术。尽管学者们经常对年龄大于6岁的儿童采用髓内固定,但是年龄限制应该灵活以适应预期的螺钉通道形态,这应该通过对C_2峡部和C_1侧块进行CT三维重建来规划。在儿童,用于螺钉固定的最厚枕骨壁通常是中线骨脊,有时在乳突底部附近。

对于年龄偏小儿童,作者们更喜欢椎板下布线技术,如果C_1和C_2椎板非常脆弱,例如小于3岁儿童的椎板,采用融合技术延伸至C_3甚至C_4来分配垂直压力,并且复合节段运动的额外损失最小。当枕骨鳞部很薄难以固定螺钉时,作者们最近开始使用"内-外"螺钉技术(见下文)。椎板下布线术后应行头胸架固定。

神经系统预后

虽然之前报道AOD有非常高的死亡率,近年来诊断技术的进步明显提高了生存率。毫无疑问AOD的预后取决于最初神经系统损伤的严重程度,高段脊髓完全横断或者严重颅脑损伤的患者通常预后不良。作者的系列研究报道有19%的患者死亡(包括早期或晚期),12%的患者残留完全或严重的四肢

瘫痪，但是69%的患者神经系统恢复非常好，明显优于历史数据。作者的研究与相关文献在低评分患者的预后上没有差别，这些患者的预后都很差。作者研究的人群总体预后较好，是因为将初始神经系统评分为中度至良好的大部分AOD患者纳入研究。作者对每个具有AOD临床和机械特征的创伤儿童使用CCI进行诊断，这种积极的搜索可能成功地进行了早期诊断，从而避免了脊髓的继发性损伤。

50.3.4 寰枢椎旋转脱位固定

正常人C_1~C_2关节在颅颈区域可以达到60%的轴向旋转，寰枕关节可以有3°~8°的旋转，其余部分由枢椎下各节段逐级递减分担。寰枢椎旋转脱位固定（AARF）患者通常表现为伴有疼痛的斜颈，头部为"知更鸟"姿势，下巴转向一侧，颈部弯向对侧，这个姿势让人联想到知更鸟在吃蠕虫。AARF最常见于上呼吸道感染、外伤、头颈部手术后，但是高达24%的患者发作没有明显的原因。

不能根据C_1和C_2的分离角度来诊断，因为典型的病理性旋转固定发生在生理性的旋转范围内，这就可以解释为什么AARF不能与静态X线中的正常旋转区分开。也不能用动态X线来确定C_1~C_2的分离角度，因为真正的C_1和C_2联锁非常罕见，尽管C_1和C_2轮流出现不同程度的病理"粘连"，但有症状的患者经常表现出一些椎体间运动的保留。这里AARF的定义为与寰枢椎之间正常旋转关系的明显偏差。

C_1~C_2旋转运动分析：正常的复合运动曲线

寰枕关节独有的特点是相对于其他颈段脊柱，它的关节面更加偏向水平，也就是有更加陡峭的角度。C_1~C_2关节近乎水平使得寰椎可在枢椎面上旋转而骨性阻力很小。此外，关节软骨衬垫将关节表面转换为双凸面盘。枢椎齿突的旋转依附在翼状韧带，这个韧带可以防止寰椎过度的旋转，翼状韧带将齿状突顶点连接至枕髁和C_1侧块，这就可以解释C_1和C_2之间旋转的限制。

为了研究C_1~C_2旋转的正常动力学，薄层轴位CT扫描可用来观察头部完全旋转时C_1和C_2的角度[相对于纵轴的（0°）的C_1°和C_2°]。C_1和C_2的分离角度，C_1C_2°是这两个角度的代数差，或者C_1°减去C_2°。C_1°和C_2°通过头颅旋转不同位置来获得其数值，可从一边开始旋转，初步认为是0°，后旋转至相反的方向。在横轴记录C_1°数值，在纵轴记录C_1C_2°数值，横轴代表头颅位置，纵轴代表C_1~C_2分离角度，由此绘制的运动曲线能够体现C_1和C_2在头部旋转时所有头位的瞬时关系[例如该曲线可以准确地定义头颅在生理范围旋转（任何方向）时C_1和C_2的旋转力学关系]。将多个个体的运动曲线组合成复合曲线，从而可通过数学绘图将正常轴位旋转时C_1和C_2间的全部关系精确地预测出来（图50.6）。复合曲线几乎经过零点，意味着当头部位于垂直0°时[例如鼻子正对前方（代表C_1C_2°的y轴在0°以下时成为负数，代表C_1在C_2的另一边）]，C_1和C_2在头颅从一边旋转至另一边时发生了交叉。这表明垂直0°是正常旋转位置的零点。此外，曲线部分象限的运动走形似乎与其对角象限的曲线走行呈镜像表现，描绘了头颈部在对侧的运动（图50.6）。

C_1~C_2旋转的正常与异常动力学

复合曲线的3个不同区域代表C_1~C_2旋转的3个不同阶段。当头开始向右旋转时，C_1通过紧密连接的骨性结构向右弯曲，这个骨性结构即槽内滚动的寰枕关节。相反，松弛的关节囊韧带和翼状韧带的倾斜方向允许C_2在头部开始旋转的23°内不受干扰。在这刚开始的单独运动阶段，即C_2维持不动仅C_1运动，C_1的角度和C_1~C_2的分离角度是一致的，该曲线此阶段几乎是线性的（图50.6，阶段1）。头部旋转角度超过23°时，左侧翼状韧带开始绷紧并将齿状突与C_1同方向旋转，此时开始第二阶段或称为双重运动阶段，该阶段C_1~C_2分离角度总是小于C_1的角度。曲线开始弧形向下（图50.6，阶段2）。头部继续转动，韧带变得更加紧张。C_1C_2的分离逐渐被阻挡，同时C_2被更快速有力地拉向C_1，因此即使C_1~C_2分离角度继续增大，随着每次C_1旋转的角度增加，其变化率也逐渐减小。运动曲线逐渐变得平坦直到稳定期。当C_1角度达到65°时，韧

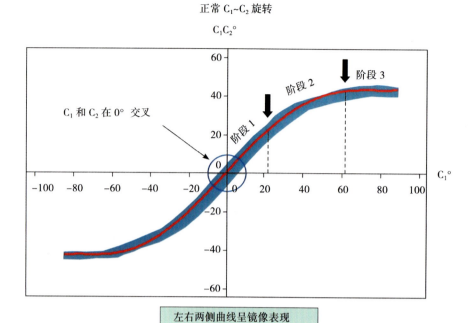

图 50.6 通过 29 例正常儿童数据所绘制 $C_1 \sim C_2$ 旋转的复合运动曲线。当仅有 C_1 运动时为单独运动阶段（阶段 1）。当 C_2 开始通过翼状韧带随 C_1 运动时为双重运动阶段（阶段 2）。当 C_1 和 C_2 以固定分离角度运动时为稳定阶段（阶段 3）。曲线通过 0° 点，表明两者在 0° 时进行了交叉。左右两侧旋转曲线呈镜像表现

带和关节囊都已伸展到最大角度，而且寰枢关节的骨性轮廓也已达到接触极限，C_1 和 C_2 的进一步分离停止，此时开始曲线的稳定或同步运动阶段（图 50.6，阶段 3）。当头部继续旋转至 90°，此过程中两个骨头以一个固定的分离角度（大约 43°）同时进行转动。从 65° 开始头部转动仅通过枢椎下运动进行。因此在 AARF 中，定义的病理状态不是 C_1 和 C_2 之间的任何绝对分离角度，而是 C_1 和 C_2 在轴位旋转时相互关联的异常方式，同时易变性和运动不受限是严重的表现[9]。

寰枢椎旋转固定的动力学诊断研究及分类

对患有疼痛性斜颈的患者进行 3 组 CT 扫描：①头颅目前位置（P 位置）；②头颅转向 0° 的位置（P_0 位置）；③尽患者所能将头转向目前位置的相反方向（P- 或"纠正"位置）。从这 3 个位置获得 C_1 和 $C_1 \sim C_2$ 分离角度。按照惯例，下巴最初指向的一侧被指定为正。诊断性的运动曲线结构与正常运动曲线一样，除了 P、P_0、P- 扫描序列的 3 个数据用直线连接。诊断性曲线的分析是要结合正常 $C_1 \sim C_2$ 旋转叠加在生理复合运动曲线上，通过每侧均值增加 8° 使其成为正常模板，以考虑由于生理

性过度活动导致的差异性分布[10]。

在 AARFI 型中，$C_1 \sim C_2$ 分离角度在 P- 的减少是最小的，当头部强制性的旋转过中线时 C_1C_2 分离角度几乎不变。所有 I 型运动曲线几乎是直线通过正常样板左侧和右侧上象限（图 50.7）。它表示了实际的骨性连锁，而且代表着 AARF 中最极端的类型。II 型 AARF，$C_1 \sim C_2$ 分离角度的下降的最小值（P-体位）仍较目前 $C_1 \sim C_2$ 分离角度（P_0 体位）大 20%，但是不能使 C_1 和 C_2 交叉。他们的运动曲线从右向左倾斜但从不穿过正常发生交叉的 X 轴（图 50.7）。因此，II 型 AARF 患者的"黏滞性"略低于 I 型患者。III 型 AARF 患者，$C_1 \sim C_2$ 分离随着矫正而变窄，并且 C_1 可以与 C_2 交叉，但经常处理非常不正常的头部位置。它们的运动曲线在 C_1 角小于 $-20°$ 的点处横跨 X 轴，在 0° 附近正常交叉的右边较远位置（图 50.7）。因此，III 型 AARF 患者显示出比其他两种类型更小的黏滞性，因为 C_1 可以与 C_2 交叉，但只有当头部（或 C_1）在 0° 处超过预期的零点时才会弯曲。

为了即时诊断和分类 AARF，使用者在诊断范围图表中叠加患者的运动曲线（图 50.8），它的 3 个诊断区域大致对应于 3 个非正常曲线占据的模板区域。肌性斜颈的患者 C_1C_2 关节没有损伤，因此显

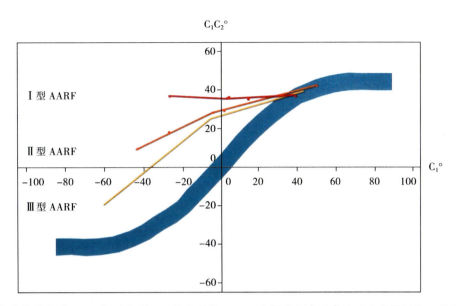

图 50.7 寰枢椎旋转固定（AARF）的分型。3 种类型的 AARF 曲线叠加在正常运动曲线模板上。平均正常旋转模式如图中蓝带所示（参见文中内容）

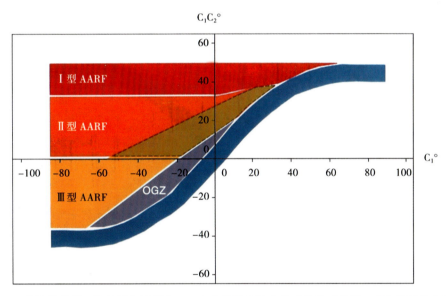

图 50.8 3 种 AARF 的诊断区域，诊断模糊区域（DGZ）及蓝带所显示的正常运动区域。对患者测量 3 个位点来描绘曲线，用来明确 AARF 的类型，C_1-C_2 旋转是否正常，或是否在诊断模糊区域。深黄色区域是 Ⅱ 型及 Ⅲ 型诊断区域的重叠部分

示的运动曲线在正常范围内。一些患者的旋转比正常情况更黏滞，他们的运动曲线在 -20°~-8° 的模糊范围内穿过 X 轴，但不符合作者对于 AARF 的标准（图 50.8）。他们在诊断模糊区域（DGZ），仅仅给予颈托和镇痛剂治疗。一些"模糊区域"的患者在两周后再次检查时已经恢复到正常曲线，还有一些仍遗留症状并进展到 Ⅲ 型 AARF。

未经治疗的慢性寰枢椎旋转固定的结果

在急性 AARF 中神经功能障碍并不常见，然而慢性未经治疗的 ARRF 经常表现出胸锁乳突肌和颈项部肌肉的持续痉挛性疼痛，头部倾斜固定，及由于持续不对称肌肉牵拉作用于颌面部结构导致的面部不对称。有 3 种与慢性 AARF 相关的严重并发症：①治疗延迟超过 2~3 个月经常导致更严重类型的 AARF，预示着病程更长，甚至需要 C_1~C_2 融合。②因为儿童有强烈的保持视轴向前的本能，斜颈儿童为了获取中线前方视野而持续将头颅转向一侧，这可引起寰枕关节周围肌肉及韧带的过度伸展从而导致危险的枕部-C_1 关节松弛。③通过 C_2 面上 C_1 的同

侧缓慢前移，逐渐增加的弯曲运动允许头部的进一步弯曲和平移。这种运动可引起寰椎横韧带的过度伸展以适应齿状突的后移，最终导致韧带永久松弛和失效，从而危及脊髓[11]。

治疗方案和预后

治疗 AARF 分为两个阶段：缓解和固定。吊带牵引以缓解急性和亚急性的半脱位。颅骨卡钳牵引用于慢性患者。缓解之后，所有的急性（治疗延迟不到 1 个月）和亚急性（治疗延迟 1~3 个月）的患者使用 Guilford 支撑架固定 3 个月。首次复发再次牵引，再次复发使用头颈架 3 个月，第 3 次复发或者使用头颈架复发时采用 C_1~C_2 后路融合治疗。通过牵引成功缓解的慢性患者（治疗延迟超过 3 个月的）使用头颈架固定 3 个月，未能缓解或未能维持缓解，采用 C_1~C_2 融合。

急性患者不管哪种类型的 AARF 一般都采用吊带牵引缓解，但是急性Ⅰ型、Ⅱ型患者相对Ⅲ型患者更容易出现滑脱。亚急性Ⅲ型患者预后稍差。只有慢性Ⅲ型患者有希望保留正常的动力学功能。慢性Ⅰ型和Ⅱ型患者几乎不可能实现缓解或者维持在缓解状态，大多数都需要进行融合治疗[1]。

50.3.5 寰枢椎融合

对于这种极度灵活的关节进行任何融合技术必须能够承受所有 4 个运动——屈曲、伸展、旋转和平移。当年龄偏小儿童的 C_1 和 C_2 连接空间增宽时，Brooks 融合通过采用双侧椎板下缆索包绕移植骨来形成 C_1 和 C_2 骨环。通过这种结构，屈曲和伸展都具有稳定性，而且其支撑的移植骨也可作为两个骨环之间的牵引装置，并且提供对抗旋转和平移的稳定性。偶尔，融合部位持续的微移动可导致移植骨吸收并延缓新骨形成，最终导致移植物收缩和 Brooks 结构崩解。因此，对 3 岁或 4 岁以下的儿童来说，作者更喜欢采用缩紧双侧 C_1~C_2 椎板下柔性连接缆索直到双侧关节接触的方法（接触融合法）。

连接的骨环可以满足稳定的屈伸运动，同时可作为有效的牵引装置。

在年龄较大的儿童中，作者更喜欢采用髓内螺钉结构。Magerl C_1~C_2 经关节螺钉融合术报道融合率为 95%~98%，但需要在 C_1 和 C_2 连接之间插入移植物以消除屈曲及伸展[12]。另一个更好的选择方法是 Goel-Harms 技术，即将 C_1 椎弓根与 C_2 峡部通过双侧侧板进行螺钉连接。在一些儿童中，椎间隙（峡部）可能对于安全距离大约为 3.5mm 的螺钉来说太窄了。必须提前测量峡部绝对值，而且在虚拟影像上对螺钉路径进行预先计划。

50.3.6 枕颈融合术

在年龄偏小的儿童中，枕骨的骨头厚度对于螺钉的使用十分重要。在 3 岁儿童中，已成功利用枕骨中线较厚部分作为螺钉板完成刚性颅骨固定。枕部交叉"登山板"（Depuy, Depuy Synthes Spine, Inc., Raynham, MA, USA）采用可调节的双侧波浪状连接杆，此连接杆可以通过连接器与 C_1-C_2 椎板下锁链相连（图 50.9），或和 C_2 跨关节螺钉或峡部螺钉进行连锁。随后采用髂骨皮质及松质骨进行骨移植。

在年龄小于 3 岁或枕骨较薄的儿童中，作者采用"内－外"螺钉技术[13]，即扁头螺钉通过颅骨部位的钻孔将波浪形的外板贴附在枕骨上，这样螺钉头部在硬膜外腔中，而螺纹杆部则朝外（即内－外）。入口孔被切割成向较厚的乳突突出部分延伸的锁孔，朝外的螺杆被导入至该锁孔中。新设计的螺钉具有改良的轴位锥形外板及穿孔垂直杆（Sofamor Danek, Memplis, Tn, USA）。此螺钉专为椎板下锁链连接设计，将螺钉干连接小而脆弱的椎板，并通过扳手将螺母半固定在外露的螺纹部分。在 C_1-C_2 椎板下锁链置入并固定于外板后，最终通过套筒扳手和反扭矩螺钉固定器将枕部螺钉与螺母固定（图 50.10）。或者可将具有波浪形短杆的内－外枕骨板与 C_1 和 C_2 用髓内螺钉连接。

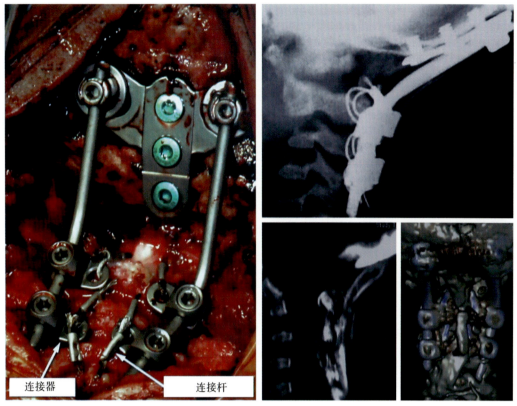

图 50.9　21 岁男孩采用"登山者"枕骨交叉板及椎板下锁链进行枕骨 -C_2-C_3 融合。交叉板通过 3 个螺钉及双侧连接杆与枕骨中线部分相连，C_2-C_3 椎板下软链通过连接器与连接杆相连（左侧）。术后立即行 X 线检查的表现及 4 个月后 CT 检查可见良好的愈合（右侧）

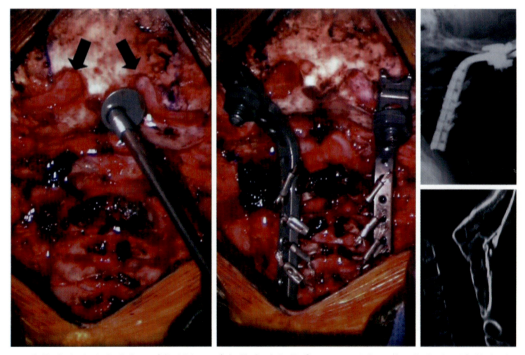

图 50.10　11 月龄的男孩通过"内－外"螺钉－外板技术进行枕骨 -C_1-C_4 融合。对于螺钉头预备较大的颅骨孔（黑色箭头），而对于突出的螺钉干预备较小的颅骨孔。螺钉杆部向外而头部向内（左侧）。将外板及螺钉固定在枕骨上，并通过软索穿过小孔将外板下部固定在椎板上（中间）。术后立即行 X 线检查的表现及 6 个月后再次复查的愈合情况

参考文献

[1] Pang D. Spinal cord injury without radiographic abnormality in children, 2 decades later. Neurosurgery, 2004, 55(6):1325–1342, discussion 1342–1343.

[2] Hamilton MG, Myles ST. Pediatric spinal injury: review of 174 hospital admissions. J Neurosurg, 1992, 77(5): 700–704.

[3] Pang D, Wilberger JE Jr. Spinal cord injury without radiographic abnormalities in children. J Neurosurg, 1982, 57(1): 114–129.

[4] Pang D, Pollack IF. Spinal cord injury without radio-graphic abnormality in children—the SCIWORA syndrome. J Trauma, 1989, 29(5): 654–664.

[5] Pang D. Pediatric spinal cord injuries//McLone DG, ed. Paediatric Neurosurgery. 4th ed. Philadelphia, PA: W.B. Saunders, 2001: 660–694.

[6] Grabb PA, Pang D. Magnetic resonance imaging in the evaluation of spinal cord injury without radiographic abnormality in children. Neurosurgery, 1994, 35(3): 406–414, discussion 414.

[7] Pang D, Nemzek WR, Zovickian J. Atlanto-occipital dislocation: part 1—normal occipital condyle-C1 interval in 89 children. Neurosurgery, 2007, 61(3): 514–521, discussion 521.

[8] Pang D, Nemzek WR, Zovickian J. Atlanto-occipital dislocation—part 2: The clinical use of (occipital) condyle-C1 interval, comparison with other diagnostic methods, and the manifestation, management, and outcome of atlantooccipital dislocation in children. Neurosurgery, 2007, 61(5): 995–1015, discussion 1015.

[9] Pang D, Li V. Atlantoaxial rotatory fixation: Part 1—Biomechanics of normal rotation at the atlantoaxial joint in children. Neurosurgery, 2004, 55(3): 614–625, discussion 625–626.

[10] Pang D, Li V. Atlantoaxial rotatory fixation: part 2—new diagnostic paradigm and a new classification based on motion analysis using computed tomographic imaging. Neurosurgery, 2005, 57(5): 941–953, discussion 941–953.

[11] Pang D, Li V. Atlantoaxial rotatory fixation: part 3—a prospective study of the clinical manifestation, diagnosis, management, and outcome of children with alantoaxial rotatory fixation. Neurosurgery, 2005, 57(5): 954–972, discussion 954–972.

[12] Gluf WM, Brockmeyer DL. Atlantoaxial transarticular screw fixation: a review of surgical indications, fusion rate, complications, and lessons learned in 67 pediatric patients. J Neurosurg Spine, 2005, 2(2): 164–169

[13] Pang D, Zovickian JG. Vertebral column and spinal cord injuries in children//Winn HR, ed. Neurological Surgery. 6th ed. Philadelphia, PA: W.B. Saunders, 2011: 2293–2332.

第51章

臂丛神经分娩损伤

Nathan J. Ranalli, T. S. Park

51.1 背 景

51.1.1 指 征

新生儿臂丛神经分娩损伤（BPBI）是因为分娩期间过大的横向牵引力施加到一个或多个神经丛造成的损伤。尽管越来越多的新生儿臂丛分娩损伤的危险因素得到关注，如巨大胎儿和肩难产，但在美国每年仍有约5400例儿童发生BPBI[1]。尽管很多情况下BPBI是轻微和短暂的，但最近的报告表明，以前对BPBI的自发恢复率过于乐观，并强调了对选定患者一期手术修复的优势[2,3]。

确诊为BPBI婴儿应在综合性的多学科临床治疗中心进行评估。作者使用改良后的英国医学研究委员会量表（BMRC 0~5）来进行评分分级。许多患儿的麻痹症状在最初几周缓解，标志着神经失用型损伤，此外，轴突断裂和神经断裂损伤都属于以下4种损伤模式之一：

- C_5~C_6（Erb麻痹）——手臂内旋，肩部内收，肘部伸展，前臂旋前；最为常见。
- C_5~C_7——Erb麻痹合并腕部屈曲及手指伸直（像侍者收小费的姿态）。
- C_5~T_1——整个手臂至手掌不同程度的无力及感觉麻痹，伴皮肤苍白或斑驳，伴或不伴霍纳综合征。
- C_8~T_1（Klumpke麻痹）——爪形手的姿势和霍纳综合征；很少见。

在出生后1个月应对经过初始物理治疗（PT）的患儿进行复查。对于完全的BPBI儿童，应告知父母预后差，并且作者建议患儿3月龄时行显微外科手术重建[4-6]。如果患者肩部或肱二头肌尚未康复而手部功能已经逐步恢复，可以继续理疗并每月对患儿进行复查。从3月龄起，肱二头肌、肱三头肌、三角肌的肌肉力量能对抗重力的婴儿随访可能较符合期望；而不能对抗重力的儿童需进行影像学及电生理检查评估，为可能进行的手术治疗做准备。如果患儿到6月龄时，肌肉力量仍不能对抗重力，建议行手术探查和修复[3]。

51.1.2 目 标

目的是对通过保守治疗而肌肉力量仍不能对抗重力的患儿进行显微外科臂丛神经探查和修复。目标是达到最优的功能恢复结果，包括减小关节挛缩和永久肌肉萎缩的概率，同时尽量减少对可以自我恢复的儿童进行不必要的手术干预。

51.1.3 替代治疗

以往的报告表明，大多数患儿的BPBI可以通过单纯进行PT完全自发恢复。虽然最近越来越多的文献已经证明能够令人满意的自发恢复率要低得多，但是许多BPBI儿童可能永远没有接受手术干预的机会。此外，多达35%的BPBI婴儿和儿童会经历慢性关节畸形，包括肩、肘和腕部挛缩。当这些患者到达康复稳定期时由骨科医生进行二次重建手术。这些手术措施包括肌肉或肌腱转移、旋转截骨以及后续的肩关节融合术。

51.1.4 优　点

在 BPBI 的早期探查和修补术中采用移植或神经转移是一个安全有效的方法，可以在 3 月龄前应用。神经丛的直接可视化这种技术是准确诊断神经损伤程度的唯一方式。显微外科修复术的术中出血和术后疼痛很小，住院时间短，同时功能重建效果也很好。

51.1.5 禁忌证

如果患者的生育史或体格检查的结果不能完全支持 BPBI 的诊断，则需进一步检查以排除上肢无力的其他病因，包括卒中或脊髓病变。有证据表明，患者可以在不通过手术治疗的情况下，仅通过 PT 疗法也有完全恢复的可能。此手术的禁忌证同一般手术禁忌证，包括活动性的全身或皮肤感染、贫血、凝血障碍或不能耐受全身麻醉。

51.2 手术细节和术前准备

51.2.1 术前准备和特殊设备

患者如果担心检查中出现膈神经损伤，应进行胸部 X 线检查来明确是否存在高位膈肌；肋骨、锁骨、脊柱或肱骨骨折的患者应对怀疑有损伤的部位进行 X 线检查。在一些机构中，在 3 个月时应完成肌电图（EMG）和神经传导的检查。有论文指出，由于在新生儿创伤中去神经的早期消失及广泛侧支出芽性生长，肌电图可能无法准确描绘临床病情的严重程度[7]。作者还没有发现肌电图对自己的实践有所帮助。他们利用快速自旋回波颈椎磁共振成像（MRI）来寻找假性脑膜膨出和脊髓损伤的迹象（图 51.1）；然而，X 线检查发现的假性脑膜膨出中有 15% 与完全性神经根撕脱无关。计算机断层扫描（CT）脊髓造影相较 MRI 来说能够更好地显示神经根及椎间孔，但患者需要遭受全身麻醉、腰椎穿刺、鞘内造影和辐射。

51.2.2 专家建议和共识

临床难题是确定何时需要进行 BPBI 手术探查和重建。运动功能未恢复是手术干预的主要指征。作者发现，未进行手术治疗的患儿，若其 6 月龄时肌肉力量仍不能对抗重力，则可能预后不良，并且已用此结果来指导手术治疗时机的选择[3]。

患者家属的期望管理是很重要的，作者一开始就告知父母，进行手术的目的是改善手臂的功能，但可能永远无法完全恢复正常。而且，在 6 个月内可能不会出现明显改善。

51.2.3 重要步骤和手术细节

体位和准备

手术在全身麻醉下进行，使用短效的神经肌肉药物以便术中进行电刺激。患者呈仰卧位，通过凝胶软垫抬高锁骨区并将头部旋转到对侧。将整个颈部、胸部、受影响的上肢和双下肢进行无菌消毒，术中对于受影响手臂肌肉可以进行直观检查，也可满足对于获取双侧腓肠神经的潜在要求；最后一点在作者所在的机构已经进行改良，他们使用 AxoGen Avance 周围神经异体移植替代腓肠神经自体移植（AxoGen, Inc., Alachu, FL, USA）。

锁骨上和锁骨下神经探查

对于躯干上部麻痹，采用标准的锁骨上神经入路（图 51.1~51.7）；有时治疗下丛时需要暴露锁骨下区域。在显微镜可视化下进行切口，开始于乳突尖下方约两指宽处沿胸锁乳突肌后缘走行，直至锁骨中点；对于复合入路，切口沿锁骨上缘横向延伸至三角肌沟，随后向下弯曲至腋前壁。切开颈阔肌，将覆盖臂丛神经的一层纤维脂肪组织抬高。分离肩胛舌骨肌，收缩或烧灼颈部横向血管。在锁骨上分离锁骨下肌和锁骨膜。

第一个目标是沿前斜角肌识别膈神经。全程使用直接电刺激并观察其反应，这有助于神经标记。将会发现明显的上干神经瘤，并且沿着上干最浅表部分朝神经孔方向可定位 C_5 神经根。切断部分前斜角肌以暴露进入 C_6~T_1 根部的通路；暴露 T_1 根部时必须小心，因其邻近胸膜及锁骨下血管。用柔软的硅胶线圈来标记和收缩神经根，同时可在锁骨附近

第51章 臂丛神经分娩损伤

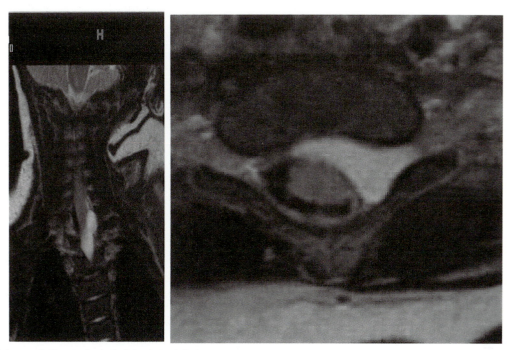

图 51.1　左侧 C_8 脊神经根部伴随的假性脑膜膨出

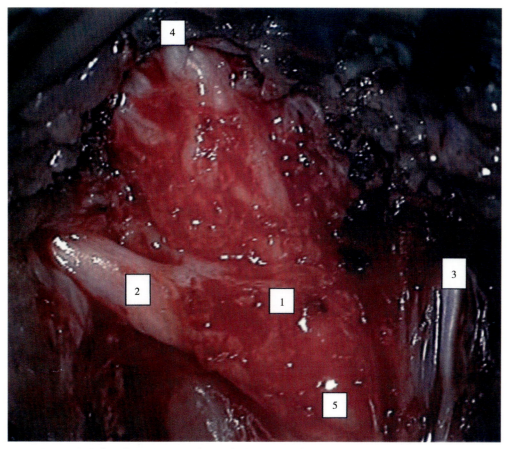

图 51.2　右侧上干损伤,伴随神经瘤的增大的上神经干(1);增大的肩胛上神经(2);膈神经(3);上神经干的前支(4);增大的 C_5 脊神经根

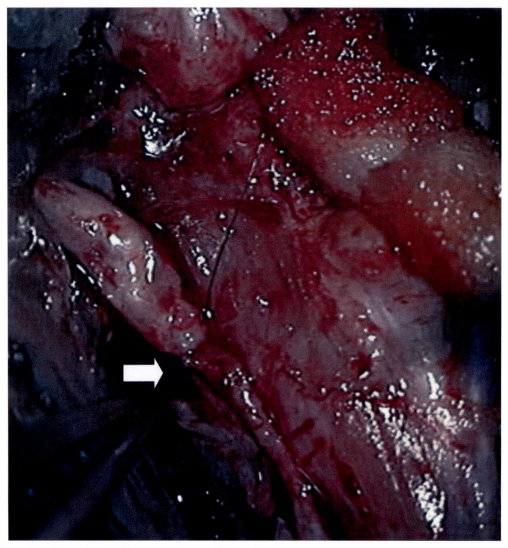

图 51.3　将 C_4 神经移植至肩胛上神经。已经切除异常的上神经干

辨别臂丛神经的 3 个主干，其周围未包绕纤维组织。肩胛背神经和肩胛上神经分别自 C_5 及上神经干发出；胸长神经位于上神经干下方，而在中斜角肌上方。锁骨下区域的暴露可沿着三角肌沟进行解剖，并将胸大肌连接肱骨处及胸小肌中点处离断；头静脉被保留，可用来标记胸大肌从而有助于缝合。可观察到 3 个分支连同正中神经、尺神经、肌皮神经和腋神经。

嫁接移植

传统上，作者通过双侧开放的后小腿梯形切口，获取用来移植的自体腓肠神经；也可见通过内镜获取腓肠神经的文献描述。由于腓肠感觉神经较混合的臂丛神经小，因此需要多段腓肠神经进行移植以满足从神经根到臂丛主干的距离。这要求第 2 个甚至第 3 个切口，增加了伤口感染的危险性，还可能导致术后疼痛或感觉异常。作者现在使用经过脱细胞及无菌处理的细胞外基质（Avance，AxoGen）进行移植，该产品是通过处理捐助的人体周围神经组织而获得。替代的供体部位包括从患者自身不太可能发生神经再生的神经丛获取神经，例如前臂内侧皮神经。

修复术

切除传导的连续神经瘤已经被证实较单独外部神经松解术预后更好[8]。对于在术中观察到的神经瘤，给予其附近神经根电刺激来半定量评估所引起的肌肉收缩，作者将该评估结果与术前了解的肌肉

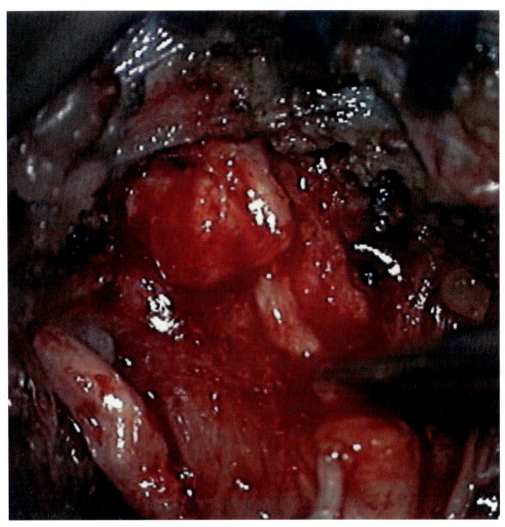

图 51.4 在 $C_5 \sim C_6$ 神经根及前后股之间进行神经移植

强度和 MRI 的发现相结合来综合决定移植片段。如果神经根或主干部分已经破裂，而且达到 10mA 的电刺激也没有引起或仅引起少量肌肉收缩，那么需要进行神经瘤切除及修复。

对于上干麻痹的主要手术目标是通过一系列神经移植术来恢复肩部及肱二头肌的功能。这包括使用 C_5 和（或）C_6、C_7 神经根的残支，或脊髓副神经来进行上神经干或肩胛上神经的全部或部分移植。对于神经丛的完全损伤，必须使用多个神经移植物。如果可辨认出几个神经根残支，将其进行分离并用于臂丛神经所有主干和分支的移植。如果仅获得一个神经根残支，则用来移植上神经干和下神经干。所有移植神经应该比测量的缺损长度长 10%~15%，并且与神经主干直径相匹配。采用 9-0 聚丙烯缝线进行神经外膜缝合，并联合使用纤维蛋白胶进行神经吻合术。

神经根撕脱需要神经移植。此技术是通过神经交叉或将邻近未受损害的供体神经和无功能的神经末段进行转移或移植来完成。将支配尺侧腕屈肌的尺神经束作为运动神经移植到二头肌，即部分尺神经移位术（Oberlin）。作者使用这种方法以及桡神经至腋神经移植，用来进行初步修复，或在 6~12 个月后在部分神经恢复的情况下为了分别增强二头肌和三角肌的功能而进行修复。其他研究者用肋间神经、胸内侧神经、正中神经、胸背神经、胸长神经及肩胛下神经进行神经移植；对于婴儿，这些移植物的长期效果尚不清楚。鉴于婴儿的呼吸系统尚不成熟，不建议在婴儿中进行膈神经转移。

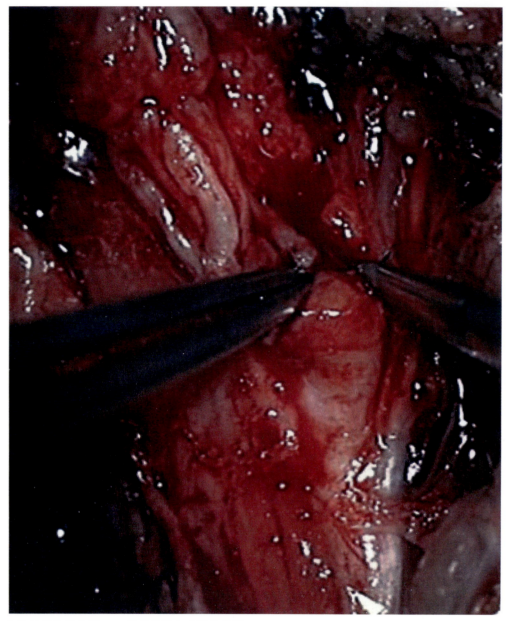

图 51.5 一些神经移植物使用 9-0 尼龙线缝合至臂丛神经

伤口缝合

应分层进行伤口闭合,包括以常规方式进行胸大肌和颈阔肌的重建。用弹性绷带将肩膀以内收的姿势固定于身体前,包扎时可绕过脖子、悬吊于胸前。

51.2.4 风险及风险规避

手术的风险包括术前肌力丧失,膈神经损伤导致膈肌麻痹、脑脊液漏、气胸、胸导管损伤(仅左侧入路)、颈动脉和锁骨下动脉或颈静脉和锁骨下静脉损伤、锁骨截骨术时形成锁骨假性关节以及伤口感染。较罕见的并发症,伤口血肿或气道水肿可能导致呼吸困难。必须严密观察患者术后气道功能不全及吞咽功能障碍的表现。

抢救措施

当初始修复手术并没有完全恢复二头肌或三角肌功能,或初步探查术发现神经根和主干严重损伤或撕脱导致不可能进行移植时,作者采用 Oberlin

第51章 臂丛神经分娩损伤

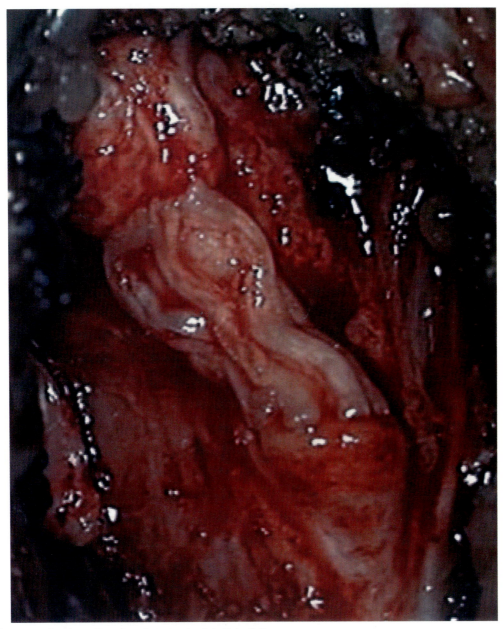

图 51.6 在 $C_5 \sim C_6$ 神经根及臂丛神经前后股之间进行神经移植

和（或）经腋神经转移手术。他们认为当患者在 6 月龄时已经达到肩部功能的自发恢复而肱二头肌功能恢复不满意时，也可以采用 Oberlin 手术。

51.3 预后和术后管理

51.3.1 术后注意事项

大多数患者在术后第 1 天或第 2 天出院。通过吊带将上臂固定 3 周，然后开始进行理疗防止挛缩。患者应每 3 个月来复查，并应用对乙酰氨基酚或布洛芬治疗疼痛。其他作者主张长期使用在手术室中放置的石膏，随后在开始 PT 前使用几个月吊带。

51.3.2 预后

手术的结果取决于损伤的严重程度。功能恢复通常开始于手术治疗后的 2~10 个月内，并可一直持续到患者 5 岁时。因为手术的目标不仅为了恢复功能，也是为了防止去神经肌肉的永久改变从而导致长期畸形，目标包括：通过再生冈上肌和三角肌

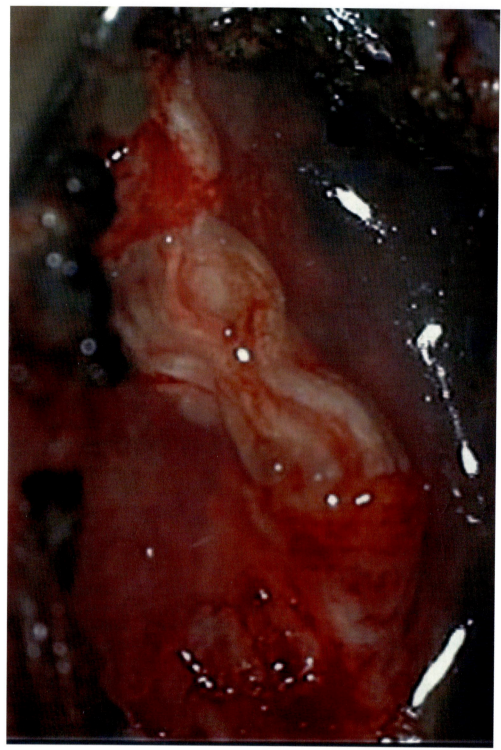

图 51.7 神经移植物周围的纤维蛋白胶

的神经而稳定肩部功能，通过再刺激肱二头肌而恢复肘关节的屈曲运动，在二次重建手术的情况下改善正中感觉神经的功能。多位作者已证实在接受手术重建患者中有 75%~95% 发生了神经改善，他们的肩部和（或）肘部可以实现对抗重力强度的运动[5,9]。Boome 和 Kaye 发表的结果包括 95% 的患者术后其三角肌可对抗重力，而 80% 的患者其肱二头肌可对抗重力。Laurent 和 Lee 发现 85%~95% 的患者肘关节以上都可以对抗重力，而肘关节远端的恢复率达到 50%~70%[10-11]。在作者自己的一系列病例中，上神经丛损伤的患者进行神经探查及修复术较下神经丛损伤的患者效果更好[12]。

参考文献

[1] Benjamin K. Part 1. Injuries to the brachial plexus: mechanisms of injury and identification of risk factors. Adv Neonatal Care, 2005, 5(4): 181–189.

[2] Hoeksma AF, ter Steeg AM, Nelissen RG, et al. Neurological recovery in obstetric brachial plexus injuries: an historical cohort study. Dev Med Child Neurol, 2004, 46(2): 76–83.

[3] Noetzel MJ, Park TS, Robinson S, et al. Prospective study of recovery following neonatal brachial plexus injury. J Child Neurol, 2001, 16(7): 488–492.

[4] Waters PM. Obstetric brachial plexus injuries: evaluation and management. J Am Acad Orthop Surg, 1997, 5(4): 205–214.

[5] Gilbert A, Tassin JL. Surgical repair of the brachial plexus in obstetric paralysis [in French]. Chirurgie, 1984, 110(1): 70–75.

[6] Bain JR, Dematteo C, Gjertsen D, et al. Navigating the gray zone: a guideline for surgical decision making in obstetrical brachial plexus injuries. J Neurosurg Pediatr, 2009, 3(3): 173–180.

[7] Vredeveld JW. Clinical neurophysiological investiga-tions// Gilbert A, ed. Brachial Plexus Injuries. London, England: Martin-Dunitz, 2001: 42.

[8] Capek L, Clarke HM, Curtis CG. Neuroma-in-continuity resection: early outcome in obstetrical brachial plexus palsy. Plast Reconstr Surg, 1998, 102(5): 1555–1562, discussion 1563–1564.

[9] Terzis JK, Liberson WT, Levine R. Obstetric brachial plexus palsy. Hand Clin, 1986, 2(4): 773–786.

[10] Boome RS, Kaye JC. Obstetric traction injuries of the brachial plexus. Natural history, indications for surgical repair and results.J Bone Joint Surg Br, 1988, 70(4): 571–576.

[11] Laurent JP, Lee RT. Birth-related upper brachial plexus injuries in infants: operative and nonoperative approaches. J Child Neurol, 1994, 9(2): 111–117, discussion 118.

[12] Sherburn EW, Kaplan SS, Kaufman BA, et al. Outcome of surgically treated birth-related brachial plexus injuries in twenty cases. Pediatr Neurosurg, 1997, 27(1): 19–27.

第 6 部分
肿 瘤

Frederick A. Boop

在 1954 年出版的 *Neurosurgery of Infancy and Childhood* 一书中，儿童神经外科之父 Franc Ingraham 和 Donald Matson 指出："婴幼儿缺乏神经系统的定位症状和体征，并且无法准确描述病情，使得这一年龄段脑肿瘤的早期诊断变得困难。"从那时起，CT 和 MRI 的应用缩短了开始出现症状至明确诊断之间的时间间隔；然而，儿童在确诊前经过 3~4 名社区或专科医生诊治的情况并不少见。也就是说，在经验丰富的儿科神经影像学家手中，现在可以在手术前对超过 90% 的病例进行肿瘤类型的诊断。目前，对于大多数儿童脑肿瘤，手术切除的程度是决定预后的最重要因素。然而，10 年前参加前瞻性临床试验的儿童脑肿瘤总切除率为 50%，现在几乎超过了 70%，这表明接受过团体训练的儿科神经外科医生现在认识到了以治疗意图去处理这些患儿的重要性。

目前，对于肿瘤生物学和导致肿瘤发生的分子通路的理解也在逐日变化。新的分子靶向治疗为肿瘤的治疗提供了令人兴奋的新机遇。在许多情况下，与病理学结果相比，分子亚型能够更好地预测肿瘤对治疗的反应以及预后。因此，对这些儿童治疗毒性的降低似乎产生了比 20 年前更多的功能良好的癌症幸存者。非侵入性功能神经影像学的进步，如 DTI 和纤维成像技术，以及更为精确的术中导航技术，使得侵袭性更大的手术能够进行，同时功能损害更小。

对于我们这些关心脑肿瘤患儿的人来说，这是一个令人激动的时代。当然，挑战依然存在，正如后面的章节所述，但对于当代的儿科神经外科医生来说，我们现在可以制定大多数癌症患儿的治疗方法。在本书的这一部分，儿童脑肿瘤治疗方面的专家提供了有益于读者的经验教训。牢记中国古代的一句谚语，即"智者吸取他人教训，愚者吸取自己教训"。懂得了这个道理可以让我们都更加明智。

第52章

脑肿瘤治疗的分子学和遗传学进展

Vijay Ramaswamy, Marc Remke, Michael D. Taylor

52.1 背 景

在过去的10年中，我们对儿童脑肿瘤生物学的理解取得了长足的进步。具体而言，全基因组学的进步和下一代测序的出现使我们能够从分子遗传学的基础上深入地了解原发性脑肿瘤，并意外地揭示了肿瘤内异质性。确切地说，在光学显微镜下看起来相同的肿瘤可能具有显著不同的生物学行为。我们在对儿童脑肿瘤分子遗传学理解上的进展可能有助于改善危险分级，从而使治疗变得更加有效，同时打开了肿瘤基因学相关途径方面新型疗法的大门。

目前正在进行的一项研究正致力于分子层面的儿童脑肿瘤研究。最近有报道特别关注于成神经管细胞瘤（髓母细胞瘤）和室管膜瘤以及高级别和低级别的神经胶质瘤。由于大规模的多机构合作，我们对这些肿瘤实体的基本认识发生了巨大的变化，我们对不计其数的肿瘤组织进行了全基因组学分析，并以消除偏倚的方式将它们汇总在一起。在此，作者试图总结过去几年中我们对儿童脑肿瘤分子生物学和遗传学理解上所取得的一些重大突破，特别是对髓母细胞瘤、室管膜瘤和神经胶质瘤。

52.2 髓母细胞瘤

目前的危险分级主要是从临床的角度进行划分，并且在一定程度上是从形态学的角度进行划分；然而，这两种分类都不足以对危险分级进行准确划分。因此，在过去的10年里，许多儿童的治疗效果并没有取得太多改善，或者处于过度治疗或治疗不足的状态。对髓母细胞瘤的初步基因组研究显示，它是一种独特的肿瘤实体，它是来自于中枢神经系统的肿瘤，但与其他圆形的小细胞肿瘤不同，但是分子特征仍然可以用于结果预测[1]。后续的研究证实，髓母细胞瘤实际上包含4个不同的亚型，每种亚型都有其独特的人口统计学特征、遗传学特征、转录物组和预后。这4个亚型分别被称为激活经典WNT通路亚型；激活SHH通路亚型；group 3亚型，其特征在于MYC致癌基因的局部扩增；group 4亚型，为最常见的亚型[2-5]。WNT肿瘤患者的预后极好，5年的总存活率超过95%，而第3组患者5年的总存活率约为50%，预后较差[5]。最重要的是，与单独的临床分类或单独的病理分类相比，基于分子亚型的危险分级可以更为精确地预测结果。新一代测序还揭示出了每个亚型都有特定的单核苷酸变异、融合和体细胞拷贝数改变（表52.1）[6]。这表明下一代临床试验将围绕4个亚型之间的潜在遗传学差异进行。

通过WNT和SHH亚型的临床试验，我们即将看到分子分型将如何改变治疗方案。使用目前的多模式疗法，WNT活性肿瘤患者具有良好的预后。因此，即将进行的试验将使北美和欧洲的治疗方法逐步降级，特别是针对WNT通路肿瘤的治疗方法，并将对涉及全脑全脊髓放疗或化疗的治疗方案降级。SHH通路肿瘤的患者是采用平滑抑制剂疗

表 52.1　4 个髓母细胞瘤亚群的分子特征

分子特征	WNT	SHH	第 3 组	第 4 组
宽增益	n/a	3q（27%）	17q（62%），7（55%），1q（35%），18（26%），8q（22%），12q（17%）	17q（73%），7（47%），12q（20%），18（16%）
宽损失	6（85%）	9q（47%），10q（26%），17p（25%）	16q（50%），10q（49%），17p（42%），9q（21%）	17p（63%），8p（41%），10q（15%）
周期性体细胞突变/局灶性 SCNA/基因融合	CTNNB1（91%），DDX3X（50%），SMARCA4（26%），MYC（7%），MLL2（13%），TP53（13%）	PTCH1（28%），TP53（14%），MLL2（13%），DDX3X（12%），MYCN（8%），BCOR（8%），LDB1（7%），TCF4（6%），GLI2（5%）	MYC（7%）tPVT1-MYC（12%），SMARCA4（11%），OTX2（8%），CTDNEP1（5%），LRP1B（5%），MLL2（4%）	KDM6A（3%），SNCAIP（10%），MYCN（6%），MLL3（5%），CDK6（5%），ZMYM3（4%）
表达特征	WNT 信号	SHH 信号	视黄醛/γ-氨基丁酸能	神经元/谷氨酸
MYC/MYCN 表达	MYC+	MYCN+	MYC+++	两者都很低
起源细胞	下菱唇的祖细胞	EGL 中的 CGNP/耳蜗核；SVZ 中的 NSC	Prominin1+，NSC 谱系；EGL 中的 CGNP	未知

CGNP：小脑颗粒神经元前体；EGL：外部颗粒层； n/a：不适用；NSC：神经干细胞；SCNA：体细胞拷贝数改变；SHH：音猬因子；SVZ：脑室下区；WNT：无翼基因

法的理想候选者，例如 vismodegib（GDC-0449）和 LDE-0445 抑制剂[7]。更重要的是，对 SHH 激活的髓母细胞瘤的不同亚组的识别，同时还应识别患者对平滑抑制剂疗法的反应。此外，全基因组学可以明确 SHH 活性肿瘤患者伴有下游事件，如 GLI2 扩增或 SMO 突变，这些事件可能倾向产生对 SHH 通路抑制的对抗。针对第 3 组和第 4 组患者的特定亚型治疗方法的研究目前正在进行中。几种途径（通路），如 MYC 抑制（剂）或转化生长因子-β（TGF-β），是第 3 组特定亚型治疗干预的候选者。目前存在几种技术可以鉴定亚型，包括基因表达分析、DNA 甲基化分析和免疫组织化学，特别是对于 WNT（核 β-连环蛋白）及 SHH（SFRP1 和 GAB1 表达）的识别[5]。迄今为止，关于髓母细胞瘤的研究中一直都缺乏转移灶的染色体组学研究。跨物种基因组学也发现，在小鼠和人类肿瘤中，转移性成神经管细胞瘤与原发病灶不同。展望未来，可能有必要对转移灶进行活检，以便将患者与合适的新药临床试验形成分层匹配。

52.3　室管膜瘤

室管膜瘤是在沿颅脊柱轴的任何位置都可能出现的，发生率排第 3 位的儿童脑肿瘤。放射状胶质细胞被认为是所有室管膜瘤的起源细胞，其与肿瘤的位置无关[8]。尽管来自颅脊柱轴不同部位的室管膜瘤看起来形态相同，但全基因组研究显示室管膜瘤实体存在不同[8-9]。这可以证实，来自大脑不同部位的室管膜瘤虽然形态相同，但具有不同的分子特征（包括体细胞拷贝数异常和转录物组差别）和临床结果。最近在德国海德堡召开的共识会议上，描述了在每个解剖筋膜室（幕小脑上区、后颅窝和脊柱）中出现的不同的室管膜瘤亚型。对后颅窝室管膜瘤的研究最为广泛，后颅窝室管膜瘤具有两个不同的亚型（亚组），称为 A 组和 B 组（表 52.2），分别主要发生在一些年幼和年长儿童中。更重要的是，这些亚型似乎具有显著的临床相关性，因为 A 组的预后非常差，无论是否完全切除，虽然它是室管膜瘤中最具预测性的单一因素。事实上，A 组肿瘤可能具有较高的脑干侵袭发生率，

表 52.2　室管膜瘤亚群的分子特征

分子特征	PF-A	PF-B
宽增益	1q（20%）	18（59%）、9（56%）、15q（50%）、20（48%）、12（44%）、4（37%）、7（37%）、11（33%）、21q（22%）、5（19%）
宽损失	22q（13%）、6（11%）	6（56%）、22q（41%）、3（37%）、10（37%）、17q（33%）、14q（22%）、1（19%）、8（19%）、2（15%）
周期性体细胞突变 / 局灶性 SCNA / 基因融合	未知	未知
失调性路径	PDGF、血管生成、RAS/GTP 酶、整合素、ECM 组装、酪氨酸激酶信号、MAPK、TGF-β	纤毛形成、（细胞）微管组装、线粒体/氧化代谢
起源细胞	放射状神经胶质细胞	放射状神经胶质细胞

ECM：细胞外基质；MAPK：丝裂原活化蛋白激酶；PDGF：血小板衍生的生长因子；PF-A/-B：后颅窝室管膜瘤 A / B 组；SCNA：体细胞拷贝数改变；TGF-β：转化生长因子-β

因此降低了手术完整切除率[9]。这表明在后颅窝室管膜瘤中最有预测性的因素是分子亚型，而不是临床因素（例如手术切除的程度）。

52.4　毛细胞型星形细胞瘤

毛细胞型星形细胞瘤是儿童时期最常见的脑肿瘤，主要根据其形态特征进行诊断。毛细胞型星形细胞瘤的一个亚型，特别是发生在视觉传导通路上的肿瘤，与Ⅰ型多发性神经纤维瘤病相关，这些肿瘤通常具有更加良好的预后。然而，最近的研究，尤其是对大量毛细胞型星形细胞瘤的新一代测序，已经揭示了存在与丝分裂原活化蛋白激酶（MAPK）通路有关的病变，其主要通过影响 BRAF 的重排进行介导[10]。具体而言，最常见的遗传畸变是 BRAF 融合，其次是 BRAF 或 KRAS、FGFR1、PTON11 和 NTRK2 融合中的点突变[11-12]。基于 MAPK 通路中的遗传病变与毛细胞型星形细胞瘤之间的这种强烈关联性表明，MAPK 抑制剂，特别是与 BRAF 抑制剂一起，例如 PLX4032 和 MEK 抑制剂 AZD6244，此两者正在低级别神经胶质瘤的早期临床试验中进行评估。

52.5　高级别神经胶质瘤

儿童高级别神经胶质瘤既包括半球形高级别神经胶质瘤又包括弥漫性内生型脑桥神经胶质瘤。全基因组研究，特别是下一代测序，揭示了儿童高级别神经胶质瘤具有不同于其成年对应者（成年高级别神经胶质瘤）的突变谱（表52.3）。具体而言，在半球形胶质母细胞瘤和弥漫性内生型脑桥神经胶质瘤中都已经发现了组蛋白修饰物（修饰因子）中的频发突变[13]。组蛋白 3 变体 H3.3 主要受脑桥和丘脑高级别神经胶质瘤中的赖氨酸 27（K27）中的单个氨基酸替代物的影响，而甘氨酸 34（G34）中的单个氨基酸替代物则影响儿童高级别神经胶质瘤并且它们相互（彼此）不包括 IDH1 突变[14-15]。与 H3.3 掺入染色质密切相关的其他频发性突变已被确定，包括 ATRX 和 DAXX，有力地证明正确的染色质结构装配失调是至少一个儿童高级别神经胶质瘤亚型发病机制的基础。影响 TP53 的突变主要与 IDH1 突变和 H3F3A 突变有关。在胶质母细胞瘤中 TERT 启动子突变的频率和端粒的选择性延长随年龄的增加而增加。在弥漫性内生型脑桥神经胶质瘤（DIPG）中发现的 H3.3 K27M 替代物具有特别

表 52.3　低级别和高级别神经胶质瘤的分子特征

组织病理学实体	特征	甲基化模式	其他改变
毛细胞型星形细胞瘤	MAPK 激活（主要是由于 BRAF-KIAA1549 融合）	–	–
扩散型内因性脑桥神经胶质瘤	H3F3A K27 突变 HIST1H3B K27 突变	–	血小板衍生生长因子受体（PDGFR）扩增
胶质母细胞瘤（GBM）	–	–	–
GBM（儿童）	H3F3A K27 突变	–	–
GBM（青少年）	H3F3A G34 突变	G-CHOP（低甲基化）	–
GBM（青壮年）	IDH1 突变	G-CIMP（低甲基化）	–

G-CHOP：CpG 低甲基化表型；G-CIMP：神经胶质瘤-CpG 岛甲基化表型；MAPK：丝裂原活化蛋白激酶

的诊断意义，因为目前对 DIPG 的诊断基于特征性磁共振成像（MRI）表现；然而，这种特别的单氨基酸替代物似乎是一种比单独的临床和放射学因素更为敏感的 DIPG 标志物。这为可以准确地标明真正的高级别脑桥神经胶质瘤患者提供了一次机会，从而将这些患者确定为Ⅰ期研究的候选人，同时确定了预计将会经历更无痛的病理过程的那些非典型疾病患者。此外，独特的儿童高级别神经胶质瘤突变谱的识别（鉴别）表明，目前对成人高级别神经胶质瘤的治疗方法可能不会直接应用于儿科疾病，未来的治疗方法应该瞄准染色质结构中的这些突变。以前关于 DIPG 中结构畸变的研究已经表明，PDGFRA 的局灶性扩增是一个频发性事件。在这个程度上，几项研究正在持续进行中，用以评估受体酪氨酸激酶抑制剂的用途，特别是在治疗弥漫性内生型脑桥神经胶质瘤中 PDGFR 抑制剂的用途[16-17]。因此，全基因组学已经揭示出一些对儿童高级别神经胶质瘤新的深刻见解，不仅为更精确的、基于分子的诊断做出了贡献，而且为药物研发开辟了新途径。

52.6　结　论

全基因组学的出现为各种儿童脑瘤病理学和生物学带来了非常多的新认识。尽管目前全基因组学的贡献一直是将形态上相同的肿瘤细分为不同的实体，但这本质上考虑到了要进行更大的临床试验设计并考虑到更强大的临床关联识别。但这本身使得临床试验设计更加可靠并使得对临床关联的辨别更强有力。

尽管全基因组学处于起步阶段，但它已经确定了几种可以做到的更加有效、独特的新途径，特别是在成神经管细胞瘤中 SHH 通路抑制剂的使用以及在毛细胞型星形细胞瘤中 MAPK 抑制剂的使用。如果没有选择恰当的患者，这些研究肯定会失败。在未来的几年里，我们应该期待下一代临床试验可以将患者的临床和生物分类结合起来，用以改善患者分类并确定新的基于分子的治疗策略。

> **亮点/缺陷**
>
> 未来的发现依赖于能否找到高质量肿瘤材料。因此，神经外科小组的一项最重要的贡献是在 −70℃ 条件下收集和储存肿瘤组织。新鲜的冰冻组织不仅被越来越多地强制性作为即将进行的临床试验的纳入标准，而且在不使用传统治疗方案的情况下还可能有助于提示替代性的治疗策略。

参考文献

[1] Ramaswamy V, Northcott PA, Taylor MD. FISH and chips: the recipe for improved prognostication and outcomes for children with medulloblastoma. Cancer Genet, 2011, 204(11): 577–588.

[2] Remke M, Hielscher T, Korshunov A, et al. FSTL5 is a marker of poor prognosis in non-WNT/non-SHH medul-

loblastoma. J Clin Oncol, 2011, 29(29): 3852-3861.

[3] Remke M, Hielscher T, Northcott PA, et al. Adult medulloblastoma comprises three major molecular variants. J Clin Oncol, 2011, 29(19): 2717-2723.

[4] Northcott PA, Korshunov A, Witt H, et al. Medulloblas-toma comprises four distinct molecular variants. J Clin Oncol, 2011, 29(11): 1408-1414.

[5] Taylor MD, Northcott PA, Korshunov A, et al. Molecular subgroups of medulloblastoma: the current consensus. Acta Neuropathol, 2012, 123(4): 465-472.

[6] Northcott PA, Jones DT, Kool M, et al. Medullobla-stomics: the end of the beginning. Nat Rev Cancer, 2012, 12(12): 818-834.

[7] Rudin CM, Hann CL, Laterra J, et al. Treatment of medulloblastoma with hedgehog pathway inhibitor GDC-0449. N Engl J Med, 2009, 361(12): 1173-1178.

[8] Taylor MD, Poppleton H, Fuller C, et al. Radial glia cells are candidate stem cells of ependymoma. Cancer Cell, 2005, 8(4): 323-335.

[9] Witt H, Mack SC, Ryzhova M, et al. Delineation of two clinically and molecularly distinct subgroups of posterior fossa ependymoma. Cancer Cell, 2011, 20(2): 143-157.

[10] Pfister S, Janzarik WG, Remke M, et al. BRAF gene duplication constitutes a mechanism of MAPK pathway activation in low-grade astrocytomas. J Clin Invest, 2008, 118(5): 1739-1749.

[11] Jones DT, Hutter B, Jäger N, et al. International Cancer Genome Consortium PedBrain Tumor Project. Recurrent somatic alterations of FGFR1 and NTRK2 in pilocytic astrocytoma. Nat Genet, 2013, 45(8): 927-932.

[12] Zhang J, Wu G, Miller CP, et al. St. Jude Children's Research Hospital—Washington University Pediatric Cancer Genome Project. Whole-genome sequencing identifies genetic alterations in pediatric low-grade gliomas. Nat Genet, 2013, 45(6): 602-612

[13] Wu G, Broniscer A, McEachron TA, et al. St. Jude Children's Research Hospital-Washington University Pe-diatric Cancer Genome Project. Somatic histone H3 alterations in pediatric diffuse intrinsic pontine gliomas and non-brainstem glioblastomas. Nat Genet, 2012, 44(3): 251-253.

[14] Sturm D, Witt H, Hovestadt V, et al. Hotspot muta-tions in H3F3A and IDH1 define distinct epigenetic and biological subgroups of glioblastoma. Cancer Cell, 2012, 22(4): 425-437.

[15] Schwartzentruber J, Korshunov A, Liu XY, et al. Driver mutations in histone H3.3 and chromatin remodelling genes in paediatric glioblastoma. Nature, 2012, 482(7384): 226-231.

[16] Paugh BS, Broniscer A, Qu C, et al. Genome-wide analyses identify recurrent amplifications of receptor tyrosine kinases and cell-cycle regulatory genes in diffuse intrinsic pontine glioma. J Clin Oncol, 2011, 29(30): 3999-4006.

[17] Zarghooni M, Bartels U, Lee E, et al. Whole-genome profiling of pediatric diffuse intrinsic pontine gliomas highlights platelet-derived growth factor receptor oc and poly (ADP-ribose) polymerase as potential therapeutic targets. J Clin Oncol, 2010, 28(8): 1337-1344.

第1篇 ▶ 幕上肿瘤

第53章

颅咽管瘤

Jeffrey H. Wisoff

53.1 背 景

关于颅咽管瘤最佳治疗策略的争论依然存在。然而，无论选择何种治疗策略，准确地控制或治愈肿瘤都应是儿童颅咽管瘤治疗的目标。由于颅咽管瘤相对罕见，关于其最佳治疗方法，以及各种形式治疗方法的潜在并发症，一直缺乏一致的意见，从而很难做出对其最佳治疗策略的评估。鉴于完全切除与部分切除＋放疗，这两种主要治疗策略的疾病控制率和生存率相似，预后评估的重点已侧重于生活质量指标。在本章中，作者描述了手术的技术层面，其目标是达到完全切除（或完全手术切除）以治愈儿童颅咽管瘤，同时最大限度地提高患儿在未来几十年内的整体生活质量。

增长模式和增长程度的分类有助于评估治疗方案、评估可能的手术方法和预测结果。已经提出了几种不同的临床放射分类系统，它们都试图描述垂直和水平延伸的程度、视神经和视神经交叉（视交叉）的位移、涉及肿瘤的分离区域的数量以及总尺寸。尺寸分为小型（2cm）、中等（2~4cm）、大型（4~6cm）和巨型（>6cm）。必须注意肿瘤背面和下丘脑的关系。下丘脑的累及和变形可以用以预测术前下丘脑功能障碍水平以及手术切除后并发症的发生率。随着颅咽管瘤的增大，它们可形成多腔（多房或多卵）圆形囊肿，沿着阻力最小的通路（路径或途径）延伸，并侵入颅前窝、颅中窝和颅后窝附近的分离空间。这些延伸部分必须被识别，用以优化手术方法并最大限度地减少对正常脑组织的牵拉损伤。巨型肿瘤可能会延伸进入到多个腔室或所有腔室中，从皮质延伸到室间孔。

不同的外科医生已描述并支持过各种手术方法，包括额下手术、翼点手术、双侧前额手术、半球间手术、颞下手术、经胼胝体手术及经蝶窦手术。应在适当的时候提供和使用外科辅助器械，包括超声吸引器（CUSA）、无框架立体定向手术器械，以及刚性和柔性神经内窥镜。

作者倾向于使用改良翼点开颅手术，即额外切除眼眶上缘、眶顶前部和额骨颧突。这种入路提供了抵达鞍上区最短、最直接的路线，并减少或避免了对正常脑组织的牵拉。通过这种入路可以切除从脑桥延髓的连接处延伸至室间孔上方的肿瘤。皮质切除或牺牲嗅神经对于所有患者来说都是没有必要的。

53.2 手术细节和术前准备

53.2.1 术前评估

根据患者在手术前的临床状态和年龄，作者倾向于由包括眼科、内分泌和神经心理测试方面在内的专科医生进行完整的评估。为患者父母和家属提供预计的短期或者长期术后治疗的建议。

作者的术前影像检查包括带有无框立体定向图像采集的磁共振成像（MRI）和计算机断层扫描（CT）（图53.1）。CT提供了肿瘤钙化程度和钙化位置方

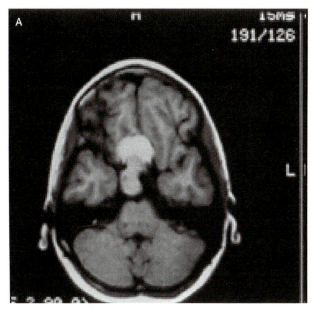 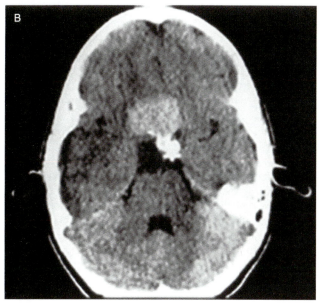

图 53.1　A.颅咽管瘤磁共振成像（MRI）；B.计算机断层扫描（CT）

面的详细信息。仔细评估多平面核磁共振图像对于了解颅咽管瘤与视觉通路、下丘脑和周围脉管系统间的复杂关系来说至关重要，并且可以改善预后。

53.2.2　手术准备和定位

在麻醉诱导和气管插管后给予地塞米松（0.1mg/kg）、左乙拉西坦（7~20mg/kg）和头孢氨苄（25mg/kg）。然后，在切开头皮时给予甘露醇（0.25g/kg）以便于脑组织最大限度地松弛。在手术的第 1 个小时内利尿效果是最好的，这要在对垂体和下丘脑产生骚扰之前完成，因为骚扰后引起的尿崩症可能会使液体和电解质管理复杂化。在开颅和开始切开硬脑膜的过程中，进行过度换气维持 pH 二氧化碳（CO_2）为 26~28。

所有年龄在 18 个月以上的患者均使用头架（头框）进行刚性固定。作者倾向于使用 Sugita 系统有 4 个原因：①对于幼儿，它可以进行六钉固定；②对于小于 4 岁的儿童，它配有短的儿童专用颅钉，可避免穿透薄的头盖骨；③颅钉的张力可以手动调节，更加灵敏，比 Mayfield 头部固定器所需使用的压力更小；④头部可以在头架内的任一侧旋转大约 30°，从而可以沿着各种轨迹触碰到蝶鞍上区。婴儿和 18 个月以下的儿童用大量的（医用）胶带固定在马蹄形头枕上。对于右侧入路，首先将头部向左旋转 60°~75°（对于因视交叉后部肿瘤而移位的"前置"视神经交叉，需要旋转更大的角度，而对于因视交叉前部肿瘤而移位的"后置"视神经交叉，需要旋转较小的角度），然后头顶向地面延伸，并朝向下巴略微向前弯曲（图 53.2）。这使得直接沿着蝶骨嵴和大脑侧裂方向即可

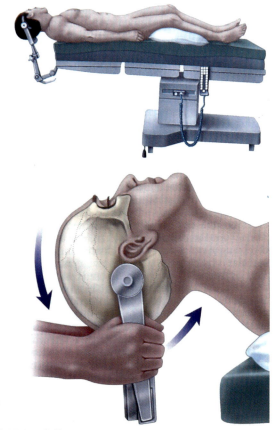

图 53.2　定位

到达蝶鞍上区。在所有情况下均可使用无框架立体定向术。

53.2.3 开颅术

作者直接从颧骨上方的耳屏开始做Z形或隐形切口，紧贴耳廓前部轮廓，然后在发际线后方2~3cm处继续切开至对侧瞳孔中线（图53.3）。保持切口尽可能靠近耳朵，类似于整容手术，最大程度减少面部疤痕对美容的影响。

用15号刀片而不用电刀切断颞肌筋膜和肌肉，是为了减少组织损伤和继发萎缩以及筋膜的回缩。由于儿童和青少年的颞肌比成年人的颞肌体积小得多，所以作者用骨剥直接将其自下方颅骨剥离，以便在手术结束后很好地复位并减少颞肌萎缩。将肌肉与皮瓣一起翻向前方，暴露眶缘至滑车上切迹，并暴露额骨颧突、颧骨根正上方的颞骨。附着于Sugita框架上的弹簧钩有助于肌肉和头皮的牵开。

目前常用的是整体改良的翼点开颅术，此手术方法是切除眶顶前部、眶上缘和额骨颧突（图53.4）。切开眶骨膜，不动眶顶和外侧眶壁。钻两个（颅骨）骨孔：一个位于颧骨上方的颞骨下部区域，另一个位于"锁孔"处。用一个如Hudson支架和穿孔器之类的手持式钻头，收集并保存取自钻孔时的骨粉，以用于在关颅时颅骨轮廓的部分重建。对于大多数年龄小于12岁的儿童来说，在颅骨切开术中作者使用Midas Rex和B5开颅器来进行前部、后部和内侧切口。保持45°角，最初的切口从先前的颞侧钻孔到蝶骨嵴。然后以标准方式，使用开颅器械从颞侧钻孔向后延伸至大约中瞳线，此时将它轻微地向前弯曲到滑车上切迹。使用像线锯一样的开颅器械，分离额骨的颧骨突起，越过骨缝直到锁孔处。使用1cm宽的防护性骨刀来做内侧切口，从1cm眼眶缘向后沿眶顶然后从锁孔沿眶顶开一个切口，与

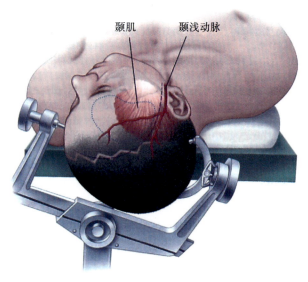

图53.3　隐形切口

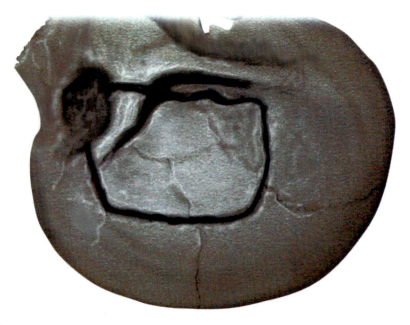

图53.4　颅骨切开术

内侧眶顶切骨线相连。然后撬起整个额骨-眼眶-颧骨-颞侧结构，同时蝶骨嵴断裂。开颅手术骨瓣的长度一般为 7~8cm，宽度为 4~5cm，大脑外侧裂任意一侧的额叶和颞叶即可暴露出来。

当撬起骨瓣时，脑膜中动脉经常会被切断，这就需要双极电凝立即进行止血。然后用小的咬骨钳或 3~4mm 的切割钻去除蝶骨嵴。作者总是将吸收性明胶海绵条放在骨缘下方，并将其嵌入硬脑膜与颅骨间隙。

如果存在严重的脑积水或第三脑室内存在明显的实体瘤组织成分，则需要在立体定向引导下将 4mm 内窥镜放入侧脑室并用刚性牵开器固定。这种操作可以从内镜、脑室内或者显微外侧裂入路直视或者分离肿瘤组织。

53.2.4 颅内手术操作

以长方形方式打开硬脑膜并向前翻转。作者倾向于在其硬脑膜开口处做直角切口，以便更为精确地缝合硬膜。止血夹可用于防止硬脑膜出血，避免使用双极电凝以防止硬脑膜萎缩。然后使用手术显微镜进行下一步的解剖操作。

在整个手术过程中，应尽量减少对脑组织的牵拉。通过甘露醇的使用、过度换气以及脑脊液（CSF）的逐渐排出，以及充分暴露的大脑外侧裂和基底池，即使存在中等程度的脑积水，也能达到较好的减压效果。在难于操作的复杂病例中或使用脑室内镜的病例中应保留脑室外引流。尽管多达 2/3 的患者存在脑积水，但只对药物治疗无反应的颅内压增高症状严重的患者采取术前引流。

由于这些肿瘤通常扩散到整个鞍上池，使正常结构移位和变形，所以血管解剖结构的识别可获取基本的标志。从侧面开始，大幅度地分离大脑外侧裂并辨别大脑中动脉的远端分支。蛛网膜剥离一般进行到大脑中动脉的主干，随后是同侧颈动脉分叉、大脑前动脉和颈内动脉。当剥离颈动脉至床突近端时，辨别与肿瘤相关的视神经、视交叉和（或）神经束。

使用锐性剥离法打开视神经和视交叉上方的蛛网膜；但沿着视神经和视交叉的前面、内侧面或外侧面操作时，作者倾向于使用双极或显微器械进行钝性分离，以避免切割到从颈动脉流向视交叉通路的小穿支血管。

颅咽管瘤特别是囊性肿瘤的过早减压，会导致肿瘤包膜和蛛网膜变得冗余，从而使得剥离面模糊不清。在视交叉前、视神经颈内动脉隐窝和第三间隙中操作时，在肿瘤整体和同侧颈动脉分支以及 Willis 环血管之间显露并保持一个蛛网膜平面，保留所有血管及其穿支。自该平面向后显露，直到识别出基底动脉。在原发性肿瘤中，Liliequist 膜通常将肿瘤组织与基底动脉分隔开。

选择解剖器械和解剖方法是至关重要的。如果使用双极电凝进行解剖，必须小心避免过度拉伸血管。一些双极电凝，例如作者喜欢用的 Yaşargil，具有相对较高的撑开力或伸展度。特别是在再次手术中，由于先前的手术操作或放射，血管可能会变得弹性较小甚至纤维化，双极电凝的过度牵拉可能导致医源性撕裂，通常发生在远离直接剥离区域的分支血管处。尽管使用双极电凝进行解剖的速度更快，但如果存在疤痕组织，正常的穿支血管将很难识别，加上外科医生的有限经验，在蛛网膜平面中应更缓慢集中地分离肿瘤、视通路和血管。Rhoton 6、7、8 和大型 Yaşargil 显微解剖器械是作者应对这些情况的重要工具。

一旦确定了血管解剖结构并将其与肿瘤分离后，肿瘤就会被吸出，内部固体成分就会被去除。小心注意保存肿瘤囊。再次进入副交感神经间隙并保持蛛网膜平面，从视神经、对侧颈动脉及其分支以及视交叉的下面逐渐切除肿瘤。要注意识别并保存垂体柄；约 30% 的患者中可以做到这一点。当垂体柄不能从肿瘤中分离出来时，它应尽可能远并相对较早地分离以防止对下丘脑的过度牵引。在肿瘤被切除出整个 Willis 环、垂体柄和视通路之后，用显微钳（镊子）抓住肿瘤囊，并交替牵引和钝性解剖胶质细胞增生平面，可以将肿瘤从附着于下丘脑灰结节区域中分离出来。肿瘤被切除后，必须检查整个肿瘤基底面，看是否还有残留的肿瘤。使用显微镜或 30° 角内镜观察神经交叉结构和下丘脑的下表面以确认是否完全切除肿瘤。

当肿瘤发展到第三脑室或进入视交叉后区时，则需要进行终板开窗。在手术开始时，将神经内镜放置入侧脑室或第三脑室中有助于观察脑室内肿瘤以及脑脊髓液（CSF）引流减压。可以进行内镜探查，这样可以避免后续进行经胼胝体切开入路手术。

终板很容易与神经交叉区分开来，它表现为苍白、无血管，并且常常由于受肿瘤的影响而扩张。通常有一个小血管从视交叉前的中部向后延伸到终板。这有助于让外科医生定位到真正的中线。显微器械在这方面特别有用。必须注意继续保留肿瘤壁，而不要切入视神经束中间的白质。一旦进入第三脑室并且肿瘤已经从脑室底壁脱离，脑室内肿瘤可以轻松地拖出，然后通过终板以及从神经交叉下方拖出。对于囊性肿瘤，采用小型微环钳以双手轮流交替的方式进行轻柔持续的牵引对于防止囊肿壁撕裂是十分必要的，有时这样做可以保持囊肿壁的完整性。由于视交叉后的肿瘤被切除，视交叉前的间隙可能会扩大，从而为剥离提供了额外的途径。

蝶鞍内肿瘤的分离始于沿后鞍膈的锐性分离，然后从后蝶鞍的硬脑膜中分离肿瘤囊。如果该肿瘤牵涉到硬膜，则可能会从圆形海绵窦中出现明显的静脉出血。尝试使用双极电凝术通常是无效的。用棉球或棉片进行轻微压迫，然后应用小的止血纱布（Surgicel）或Floseal纱布填充物迅速控制出血。

从左后方到左侧方继续剥离，注意了解肿瘤和海绵状颈内动脉之间的关系。随着继续向前剥离，可能需要切除后蝶平面和鞍结节使得蝶鞍内可以充分暴露。显微镜或30°成角的神经内镜可以充分提供前蝶鞍区的视野。剥离的最后一个区域是蝶鞍的同侧侧壁。右侧视神经和颈内动脉正下方总有相对盲区。显微镜和成角度的内镜对于观察这些区域都是重要的辅助工具。

对于沿着蝶鞍前壁和右侧壁去除肿瘤而言，标准的经蝶窦使用环形刮匙和显微器械是极佳的辅助方法。肿瘤切除后，必须仔细检查蝶鞍的底部。很少存在与蝶窦相连接的缺陷，这些缺陷必须用脂肪和颅骨移植物来消除。

肿瘤切除后，必须使用显微镜或成角度内镜检查整个肿瘤底面是否有残余病变。然后将罂粟碱浸泡的可吸收性明胶海绵脱脂棉放置在Willis环动脉的周围以帮助改善血管痉挛，并在关闭硬膜之前将其去除。

53.2.5 关　闭

使用5-0可吸收PDS缝合线间断缝合硬膜转角处，然后使用5-0 PDS缝合线连续缝合硬膜。移除在硬脑膜开口期间放置的所有止血夹；连续缝合既可以止血又可以达到水密性。在最终缝合之前，向脑室内灌注温的生理盐水以尽可能消除颅内空气。通常还需使用纤维蛋白胶辅助硬膜的闭合。剩余的封闭剂可涂抹在硬膜外隙。

使用可吸收的连接片和螺钉来固定颅骨。为了良好的美观效果，在颧骨切口以及在眶上缘内侧正上方设置一个连接片是至关重要的。在头颅钻孔过程中采集的骨粉用于填补锁孔区的缺损。如果缺损很大，那么可以使用市售的磷酸钙骨泥中的一种来重建正常的颅骨轮廓。

作者认为缝合各个层面的颞肌和筋膜可改善美观并减少因颌骨运动而引起的术后疼痛。避免对颞肌和筋膜进行双极电凝，这样可以达到低张力缝合。

如果使用了脑室内镜，则需要放置引流管，引流管通过内镜孔道穿入第三脑室中，并在耳平面以上10cm处引出。

53.3 预后和术后管理

53.3.1 术后治疗

手术和神经系统检查后，所有儿童立即转入儿科重症监护病房。术后护理由儿科内分泌科医生、神经肿瘤专家和危重病学专家组成的多学科综合治疗小组合作完成。进行规律的尿液和电解质化验监测并积极治疗电解质紊乱，即DI（尿崩症）。所有儿童都接受为期10d的尼莫地平治疗，以防止因术中骚扰Willis环以及血液和颅咽管瘤囊液释放后继发的脑血管痉挛。在1周的时间内逐渐减少地塞米松的用量。2周后停用抗癫痫药，除非术后癫痫发作而且该癫痫发作不是由于电解质紊乱引起的。

手术后 48h 内进行术后 MRI 和 CT 检查以确保肿瘤被完全切除。MRI 监测和临床随访的频率是：术后第 1 年每 3 个月进行 1 次，第 2 年每 4 个月进行 1 次，之后的 3 年每 6 个月进行 1 次，接下来的 5 年内每年进行 1 次。当肿瘤较小并且无明显症状时，多次影像学检查可以早期发现肿瘤复发症状。而且，长期影像学检查和随访是十分重要的，因为已经报道过晚期复发的案例。由专门的儿科内分泌科医生、眼科医生和神经肿瘤医生定期进行评估对于这些儿童的远期治疗来说是十分必要的。

53.3.2 预 后

MRI 影像证实 80%~100% 的患者肿瘤可以被完全切除。在作者的颅咽管瘤根治性切除术的 101 例患儿中，全部的 66 例（100%）原发肿瘤和 35 例低发病率复发肿瘤中的 20 例（57%）为完全切除。大宗数据表明，积极的外科手术后的围手术期死亡率在过去的 20 年中也大幅下降，从 10% 以上下降到 0~4%，这有赖于神经影像学和显微外科技术的进步。拥有颅咽管瘤手术经验的外科医生对实现肿瘤的完全切除和取得良好的功能恢复预后作用巨大。每年进行 2 次以上根治性切除手术的外科医生可以使 87% 的儿童取得良好的预后；相比之下，根治性切除术次数少于 2 次的外科医生只能使 52% 的儿童取得良好的预后。

对于 80% 的儿童和 60% 以上的就读大学的青年而言，无论在大学就读还是在大学毕业后，都取得了良好的功能恢复，这清楚地证明对于大多数儿童来说这种方法具有较好的治疗效果。25% 的儿童出现新的下丘脑的问题；但是，在所有病例中，除了 2 例外，其余病例均为轻度或中度症状。作者引用的病例中不到 20% 的患者出现肥胖，并且只有 2 例患者出现严重或病态肥胖。

作者仍然认为颅咽管瘤患儿应该接受以治愈性为目的的治疗，不论其是初次发病还是复发。而且，在有经验的医生看来，在初次发病和复发时根治性切除儿童颅咽管瘤可以为持久的疾病控制和可能的治愈提供最佳机会。

第54章

松果体区肿瘤

J. Gordon McComb, Laurence Davidson

54.1 背 景

松果体区包括许多重要的解剖结构,并且可以发生多种组织病变,尤其是多种类型的肿瘤病变。这其中很多肿瘤,不论是良性还是恶性,它们的手术指征都很明确,但是在松果体区周围有很多重要的解剖结构限制了手术操作。伴随着显微镜的应用和显微外科技术的发展,松果体区的手术有了明显的进步,这种技术极大地提高了这一区域手术的安全性和治疗效果。

一些肿瘤不需要切除,例如生殖细胞瘤,在决定手术切除之前,可以进行创伤最小的内镜活检以明确组织病理学诊断。

20世纪,出现了很多针对这一复杂区域的手术方式,这些方式我们不再讨论。很多人喜欢经幕下小脑上入路,我们也不再讨论。这一章我们主要讨论经后纵裂胼胝体后及经后纵裂胼胝体入路的松果体区手术,之所以选择这种手术方式主要是因为这种手术的并发症最少。

54.2 手术细节和术前准备

54.2.1 脑脊液的引流

松果体区肿瘤的大部分患者都并发有脑积水。处理这个问题的方式之一是放置脑脊液的分流装置。但是,这使得脑室明显减小,脑室的扩张在手术过程中非常有用,它使得松果体区在手术过程中很容易暴露。最近,有学者建议行第三脑室底造瘘术来治疗脑积水。第三脑室底造瘘术并不能使侧脑室减小至分流术后相同的体积,但它是个额外的手术。手术过程中,可以通过纵裂吸取脑脊液,逐步接近松果体区,蛛网膜的开放导致脑脊液更多的引流,使术野更易暴露。如果脑脊液经前纵裂不能很好地引流,那么在手术过程中需要经皮层切开脑室。但这种方法大家都不常用。很多患者在肿瘤切除过程中,能够建立脑脊液的循环通路,从而避免了内镜第三脑室底造瘘或脑脊液分流的痛苦。

如果患者因脑积水高颅压引起神经功能快速下降,则需考虑手术治疗,手术方式可选择内镜第三脑室底造瘘或放置分流装置。放置分流装置后,要保持侧脑室处于适当的扩张状态,需要颅内压超过20毫米汞柱。这样操作可以使后期手术时进一步减压脑室,而且可使得大脑半球下部偏离大脑镰,更好地暴露胼胝体后部或胼胝体。术后,脑室引流可用来监测颅内压,并明确脑脊液循环是否已经建立。即便患者的侧脑室在手术开始时处于正常大小,也能够充分引流脑脊液来暴露手术野。如果需要,可使用渗透性和非渗透性脱水剂。

54.2.2 患者体位

患者被摆放为侧卧位,术侧朝下(图54.1)。髋关节和膝关节保持在90°屈曲,这为患者提供了一个非常稳定的平台。用绷带把患者固定到手术台上以便让患者旋转、抬高或下降,这样就能改变手术入路的角度,来更好地暴露中线深部结构。在肩部下腋窝内放置垫子后,使用绷带固定髋关节及肩关节。同样固定四肢,防止改变手术台位置时发生移动。对于较大儿童,采用Mayfield夹钳或兼容设备固定头颅,而对于婴幼儿,使用马蹄形头垫固定(图54.2)。

如果肿瘤位于中线区域,摆放患者体位时可使任一侧向下,但是如果病灶位于一侧,那么在病

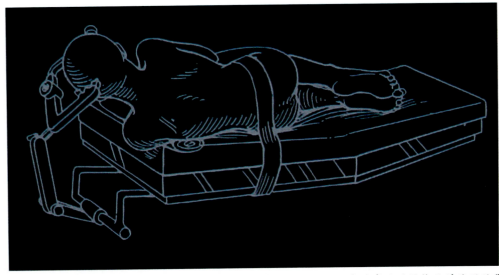

图54.1 患者侧卧位的示意图。髋关节和膝关节呈90°屈曲来保证稳定性。在腋窝处放置垫子并使用胶带将患者固定在手术台上。没有显示使用胶带固定上肩部(经McComb及Apuzzo许可使用[2])

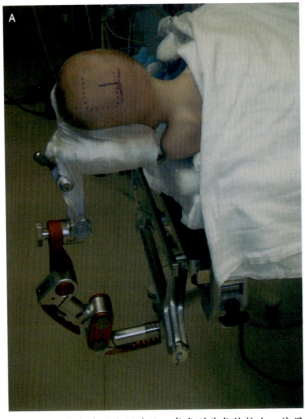 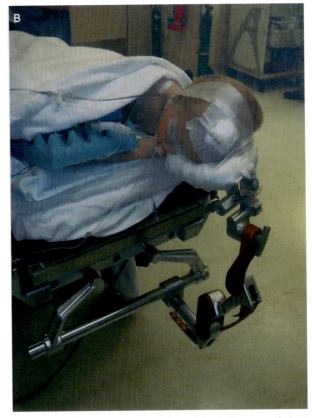

图54.2 患者采用左侧卧位。考虑到其年龄较小,使用马蹄形头垫固定,并在水平面及垂直面进行旋转,而不是使用Mayfield头垫。马蹄形头垫能够为小龄儿童提供很好的稳定性。A. 标记上矢状窦和横窦(实线),皮瓣(虚线)。B. 进行额部脑室外引流

灶上部操作从而通过重力作用将其暴露在手术视野中。病灶扩展至后颅窝需要从脑干同侧入路时，患者的体位则需使肿瘤一侧朝下。对于肿瘤复发需要再次手术的患者，为了减少风险，手术切开则需选择另外一侧，从而避免再次手术的损伤。

患者的头部保持与地平线30°的夹角。如果需要胼胝体后入路，颅脑的后方则需要被旋转至保持与水平面30°的夹角。经胼胝体入路，则需要保持上矢状窦与地面平行（图54.3）。取侧卧位的患者，大脑镰支撑着上方的半球，由于重力的作用，再加上脑脊液的引流，使得中线深部结构暴露得很好，几乎不需要牵拉深部半球（图54.4）。

与坐位相比较，侧卧位能够使得术者与松果体区有更近的距离感。术者不易感到疲劳，因为术者的手和胳膊位于腰部或胸部水平，不需要伸展。另一个重要的好处是手可以并排放置而不是互相叠加，而坐位术者的手则是互相叠加的。

侧卧位患者能得到的额外好处是显微镜下松果体区的显示范围更广，即便是在通道很窄的条件下也能够更好地暴露深部中线区域（图54.5）。同时抬高和降低患者位置能够更好地暴露深部中线结构（图54.6）。垂直面上的变化则需要调整显微镜的高度和角度。

相对于坐位，侧卧位另外的好处包括更少的准备时间（特别是如果消除放置右心房导管）、减少直立性低血压的发生、降低心血管的不稳定性，以及很少发生空气栓塞。事实上侧卧位的患者，作者还没有空气栓塞的病例。

采用俯卧位后，侧卧位的大部分优势及可操作性的程度都基本消失。俯卧位的重力作用并不足以使得暴露病灶时不需要牵拉脑组织。而且俯卧位常常需要注意气管插管、通气路径或对颜面部的压迫性损伤。如果可以选择，麻醉师更愿意采用侧卧位，而不是坐位或俯卧位[1]。

54.2.3 开颅术

要切开一个长宽基本相等的"U"形切口，长度8~10cm，切口范围要刚到达中线位置，切口下方位于枕外隆突上方（图54.2A）[2-3]。

对于胼胝体后入路，在中线部位取2个钻孔，两者相距6~8cm，下面的钻孔位于窦汇区域（图54.7）。由于中线钻孔的位置通过矢状缝，很容易将两侧硬膜与其上的颅骨分离，而不是在远处跨越颅缝，因为这很可能会引起硬脑膜撕裂。第3个钻孔位置位于中线旁3~4cm，另外2个钻孔的中间位置。分离硬膜和其上颅骨以后，使用开颅器械来切除游离骨瓣。通常，骨瓣要稍微跨过中线，这样操作使得连通两骨孔时不易撕裂上矢状窦。如果需要，

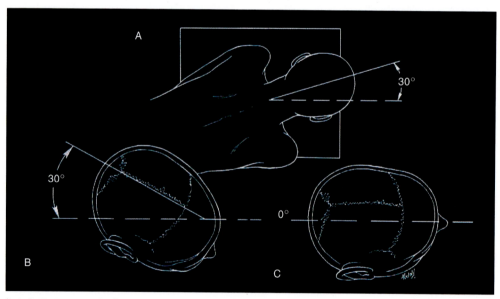

图54.3 患者头部体位。A. 头颅高于水平面30°。B. 胼胝体后入路，头颅顶点在水平面上旋转30°。C. 经胼胝体入路，胼胝体保持与水平面平行（经McComb及Apuzzo许可使用[2]）

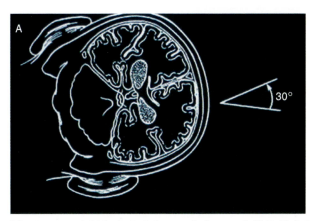
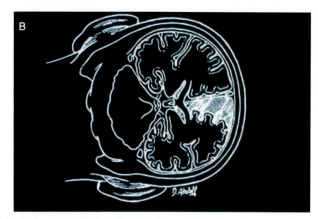

图54.4 A.头颅与水平面呈30°夹角。B.能够使得重力牵拉半球下部来暴露手术入路（经McComb及Apuzzo许可使用[2]）

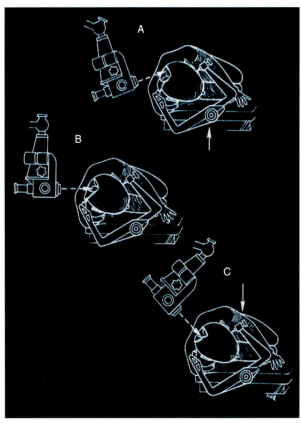

图54.5 A~C.除了改变手术台的高度，可通过调节显微镜的高度及角度来达到垂直面更大的暴露（经McComb及Apuzzo许可使用[2]）

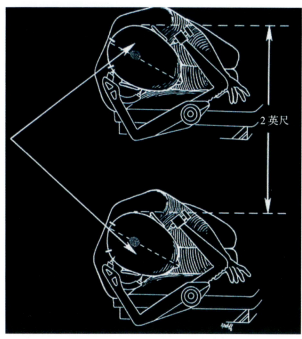

图54.6 升高及降低手术台可极大地增加松果体区的视野暴露，同时可最小化需要骨瓣的宽度及大脑半球牵拉的程度（经McComb及Apuzzo许可使用[2]）

还可以轻度移动大脑镰。

沿骨窗边缘剪开硬脑膜，要留取足够的硬脑膜，为术后关闭做准备。硬脑膜连接着上矢状窦，需要严密缝合。如果遇到了桥静脉，将会使得暴露困难，有撕脱的危险，可以将其电凝并进行分离。胼胝体后入路，桥静脉很少而且很细（图54.8）。

如果是经胼胝体入路，头位仍需要抬高30°，但胼胝体本身需平行于地面。胼胝体前入路可能更容易遇到较大的引流静脉。我们发现如果不对半球施加显著的牵拉张力，可以阻断这些桥静脉，而无须担心梗死的发生（图54.9）。

手术的最后，硬脑膜无须水密缝合。在硬脑膜上覆盖一侧与骨窗大小相近的氧化纤维素膜，然后固定骨瓣。其他可吸收的硬膜组织也可以应用，但通常价格昂贵。瘤体切除以后正常的脑脊液循环通路被打开，进行脑室切开术或内镜下第三脑室底造瘘术，这些都能够大大降低脑脊液漏的发生。

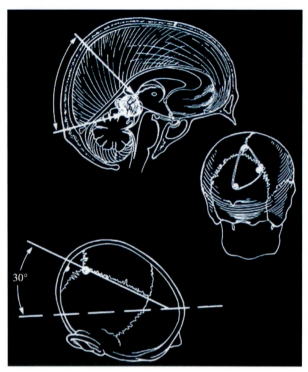

图 54.7 头颅抬高 30°，鼻子向地面旋转并与水平面呈 30° 夹角。在中线部位钻 2 个骨孔，然后在支撑侧，距中线 3~4cm 外取一钻孔。骨瓣须跨越中线，向下延伸至窦汇和横窦上方。通常，骨瓣长 6~8cm，宽 4cm（经 McComb 等许可使用[3]）

54.2.4 阻断表浅或深部的大脑桥静脉

通往许多中线病灶的最直接的途径通常被表浅或深层的桥静脉阻挡。由于手术阻断和分离这些静脉后可能造成严重的后果，所以经常通过成像研究绘制一个可能不那么直接的手术途径，以规避这些静脉并到达目标区域。这可能导致目标区域暴露的不理想，并且达不到肿瘤大范围的或完整切除，或减少与靶区域毗邻的周围组织的损伤这一预想中的效果。传统观点认为，静脉回流受阻可能发生在表浅的或深层静脉的阻塞后。由于大脑静脉没有瓣膜，浅静脉系统和深静脉系统之间存在着广泛的联系，所以会有很大程度的交通和双向流动。大脑静脉系统的广泛的吻合性使得静脉回流可以通过无数的途径进行代偿。

作者报告了 63 例经胼胝体入路切除中线肿瘤的报道中，阻断了矢状窦中 1/3 或以上的桥静脉，均没有发生静脉阻塞[4]。随后，又有一篇论文报道了通过胼胝体后入路到达松果体病变区域的研究，其中包括 7 例患者阻断了表浅的桥静脉，以及 3 例患者阻断了深部的桥静脉（基底静脉、大脑内静脉和小脑中央前静脉），同样没有发生静脉阻塞的证据[5]。

在第 3 篇报道中，作者回顾了关于阻断深部桥静脉这一问题的临床和实验文献，同样也没有发现静脉阻塞的证据[6-7]。

使用最直接的手术入路达到目标区域，而不需要考虑血管的位置，这是一个很大的优势。我们认为，由于大脑的收缩，尤其是在抵抗重力的作用时，大脑的表层和深层的桥静脉被阻断，因此可以通过合适的体位以及充分利用重力作用而避免（图 54.10）[8-9]。

54.2.5 胼胝体后入路

采用胼胝体后入路可以做到松果体区域肿瘤的大部分或完全切除，并且可以避免胼胝体压部的牵拉或损伤（图 54.11）。这避免了胼胝体压部不连续缺陷的可能性。

骨瓣的内侧缘应紧邻中线，同时后缘应在窦汇和横窦的水平。如果病变很小，狭窄的手术通道就足够了，而骨瓣的长度也相应地变小。中线、窦汇以及横窦应在头皮上进行标记，以便正确识别相关的解剖标记（图 54.2A）。脑脊液可以通过大脑半球裂，或脑室切开进行引流，与此同时，轻柔地挤压大脑半球的内侧面，可以充分地暴露深部的中线结构。

不建议使用自动牵开器。手持的牵引器可以进行持续地重新定位，并减少对大脑皮层特定区域的伤害。如果松果体组织或肿瘤组织向后延伸的体积较大，可能通过多层蛛网膜组织看不到小脑幕切迹。尽管我们需要知道胼胝体压部的位置，但一般来说没有必要对其进行暴露。术中可能遇到颈内静脉、基底静脉、胼周后静脉、枕内静脉、中脑后静脉、小脑中央前静脉和蚓上静脉。通常，肿瘤组织会使这些静脉移位，给予手术足够的操作空间；然而，有时也有必要对其中一种或多种血管进行烧灼和分离。可以通过分离大脑镰和小脑幕进行进一步的暴露，如图 54.12 所示。肿瘤切除和分离大脑镰后，在重力作用下会使肿瘤部分更容易暴露于手术视野

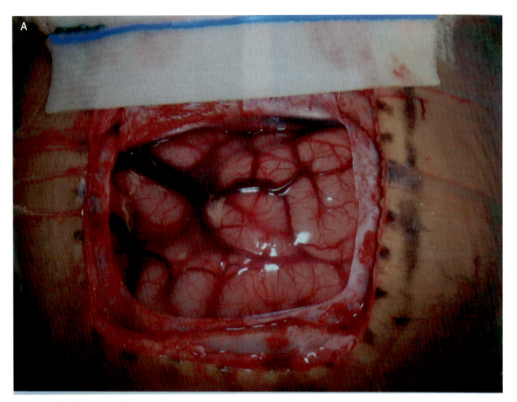

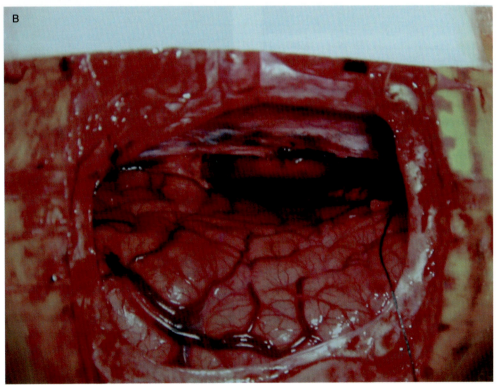

图 54.8　硬膜刚打开，暴露上矢状窦（SSS）并用缝线进行悬吊牵拉。可见大脑镰，而且左侧大脑半球因重力作用刚开始从中线部位下坠。A. 进入 SSS 前，需要分离两侧连接处的桥静脉。B. 术中照片显示重力导致大脑下坠的程度已足够，可能不需要使用固定牵开器。切除肿瘤后产生的瘤腔左侧可见胼胝体压部

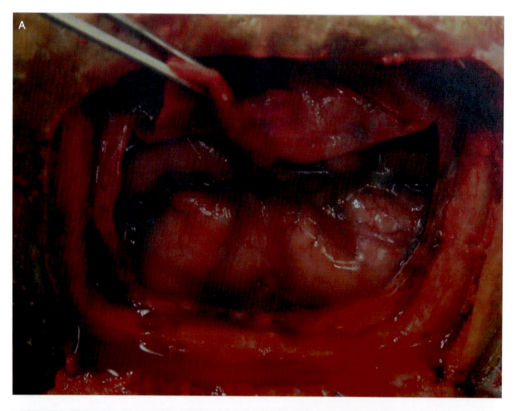

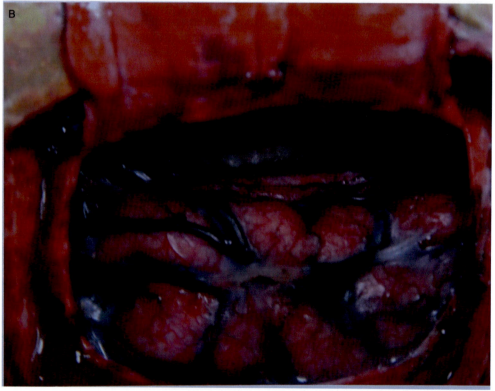

图54.9 打开硬膜后获得的术中照片。将硬膜牵拉至上矢状窦（SSS）上。术野中部是孤立但复杂的引流静脉。A. 患者呈侧卧位，左侧向下，头部向上成30°角，同时保持胼胝体与地面平行。B. 术中照片显示胼胝体。电凝并分离静脉。尽管脑室没有扩张，但是引流脑脊液后，大脑半球因重力作用从中线下坠而不需要器械牵拉（经McNatt等许可使用[4]）

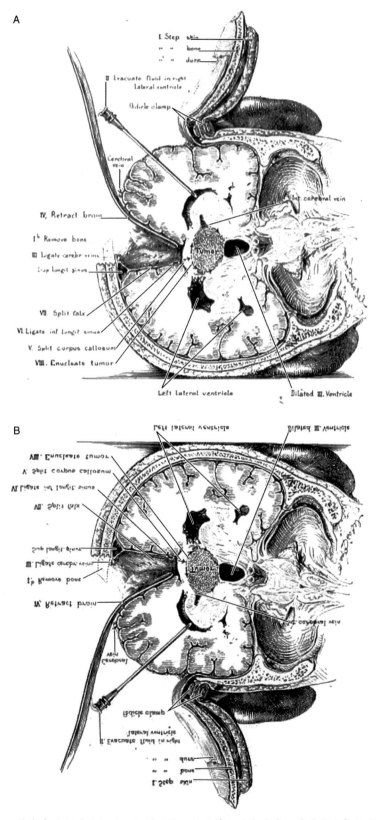

图 54.10 图中显示 Dandy 将患者呈侧卧位摆放，经胼胝体入路至第三脑室肿瘤，并引流脑脊液（CSF）。A. 上部的大脑半球通过牵拉来抵抗重力。B. 头位旋转 180°。右侧大脑半球因重力作用下坠远离中线。此时重力是辅助作用而非对抗作用，仅需较小的张力来牵拉半球（经 Dandy 等许可使用[8]）

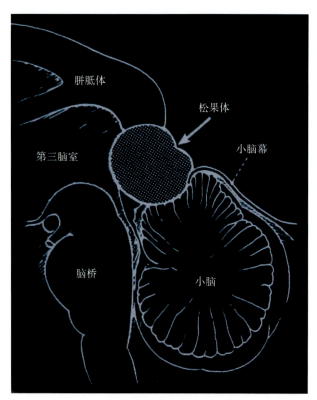

图 54.11 采用纵裂胼胝体后入路，经相对狭窄的路径看到肿瘤，此路径可通过移动患者及显微镜来调整术中视野。分离小脑幕或大脑镰来增加肿瘤的暴露

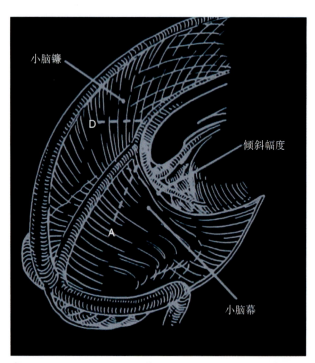

图 54.12 联合切开小脑幕（A）和大脑镰（D）来充分暴露松果体旁区域

中。肿瘤切除可以通过多种技术来完成，包括吸入性、双极电凝、超声吸入术等，这取决于肿瘤的质

地和外科医生的偏好（图 54.13）。

根据病变的位置和切除的程度，可能会进入第三脑室。如果进入第三脑室，则需要重新建立正常的脑脊液循环。

54.2.6　经胼胝体入路

如果肿瘤起源于第三脑室的后部，或从松果体延伸至胼胝体，这就需要采用经胼胝体入路（图 54.14）。由于经胼胝体入路在胼胝体后入路的前方，所以开颅位置也应相应的前移。而顶叶和枕叶后侧的桥静脉回流进上矢状窦的静脉均较少且细小，而来自大脑半球顶叶中部的静脉均较多且巨大，对于静脉回流更重要。

胼胝体压部应该完整保留，因为切开以后会导致左侧半视野失读。如果合并有左侧枕叶损伤或其他损伤，则会导致右侧偏盲，患者表现为失读但不失写。经胼胝体中路小切口的损伤被理解的还不是很透彻，看起来这些损伤无关紧要。即使巨大的松果体区病灶扩展至胼胝体压部后部，也可通过联合胼胝体后入路及胼胝体中部入路来切除病灶，并保持压部的完整性。

大脑镰的宽度变化很大，因为两侧半球的粘连程度在大脑镰之下。明确了两侧的胼周动脉以后，可以进一步明确两者之间的解剖，在到达胼胝体之前它们都不会偏向任何一侧。采用微吸引器在胼胝体体部做一长约 2~2.5cm 的切口，距离压部顶端约 2.5~3cm。在切口放置一窄的手持型牵开器从而利于暴露。如果瘤体巨大或脑积水使胼胝体、后穹窿部受压变薄，切开这些组织就比较简单。在胼胝体的正下方，可见到脉络膜的结缔组织，其内包含有大脑内静脉和脉络丛。要尽可能地电凝或游离大脑内静脉之间的结缔组织，使得这些血管分布于其中一侧，从而更有利于进入第三脑室。然而，如果需要的话，我们还可以阻断一侧或两侧的这些血管，然后安全游离。进入第三脑室后能够看到光滑的室管膜内面，同时可见到脑脊液。肿瘤的切除过程与胼胝体后入路相似。如果暴露的是更前方的组织，则可以通过切开脉络膜裂进入第三脑室，而不需要通过脉络丛。

第54章 松果体区肿瘤

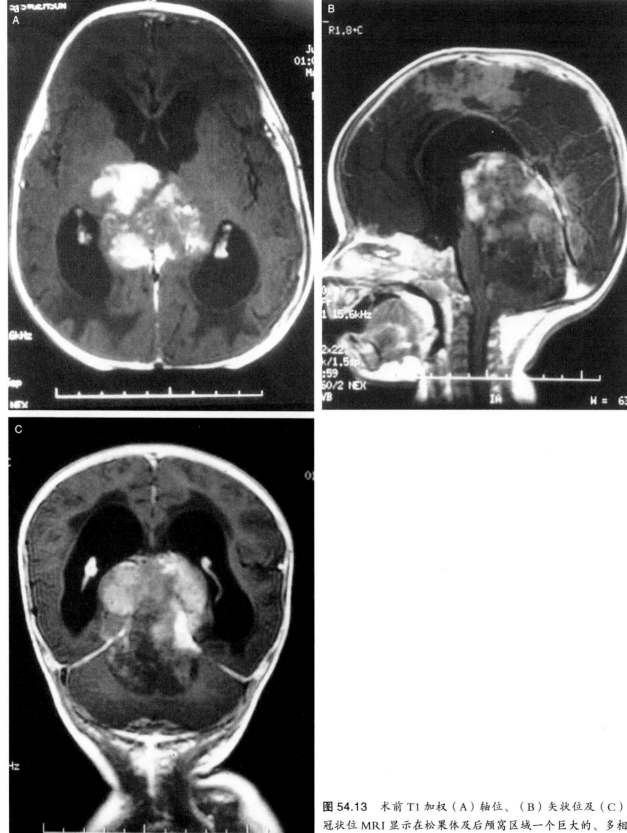

图54.13 术前T1加权（A）轴位、（B）矢状位及（C）冠状位MRI显示在松果体及后颅窝区域一个巨大的、多相强化的非典型畸胎样/横纹肌样肿瘤术中照片显示重力辅助牵拉左侧枕叶后，可见到小脑幕

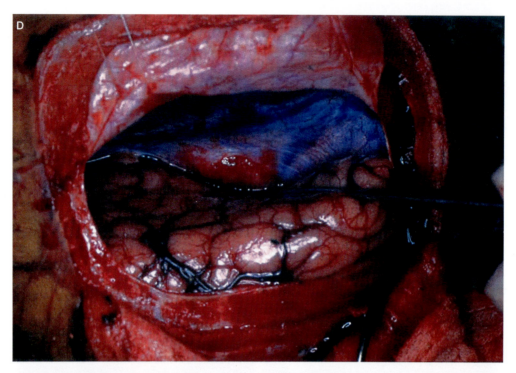

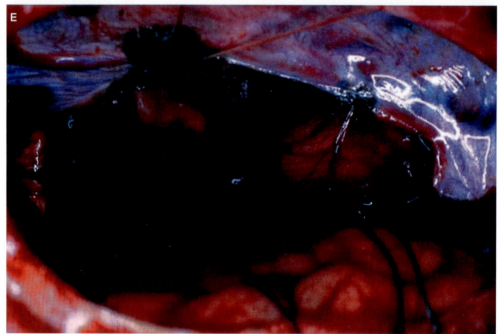

图 54.13（续） D. 可见肿瘤穿过小脑幕，同时在图片右侧可见小脑半球，左侧可见胼胝体压部。E. 充分打开小脑幕术后 T1 加权

54.3 预后和术后管理

松果体区肿瘤的手术入路非常具有挑战性，因为它的位置较深，而且周围有重要的解剖结构。这一章节，作者介绍了经大脑半球后方的胼胝体后入路和经胼胝体入路的手术经验。特别介绍了患者的体位和手术技巧，这些入路完美、直观地呈现了到达松果体区的方法，而且脑损伤小，并发症的发生率很低。

第54章 松果体区肿瘤

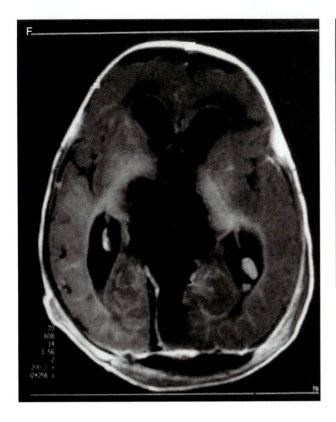

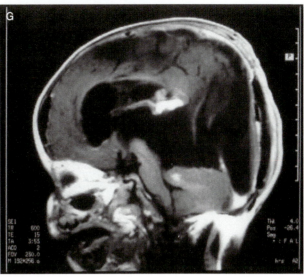

图 54.13（续） （F）轴位及（G）矢状位 MRI 显示肿瘤全切（经 Davidson 等同意使用[5]）

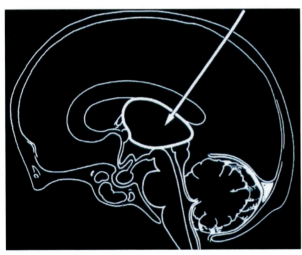

图 54.14 松果体肿瘤延伸到第三脑室后，最好采用经胼胝体入路（经 McComb 等人许可使用[3]）

参考文献

[1] McCombJG, Barky K. Lateral decubitus position for posterior fossa surgery in children//Humphreys RP, ed. Concepts in Pediatric Neurosurgery. Basel, Switzerland: Karger, 1985: 207–213.

[2] McComb JG, Apuzzo MLJ. The lateral decubitus position for the surgical approach to pineal location tumors//Marlin AE, ed. Concepts in Pediatric Neurosurgery. Basel, Switzerland: Karger, 1988: 186–199.

[3] McComb JG, Levy ML, Apuzzo MLJ. The posterior interhemispheric retrocallosal and transcallosal approaches to the third ventricle region//Apuzzo MLJ, ed. Surgery of the Third Ventricle. 2nd ed. Baltimore, MD: Williams & Wilkins, 1998: 743–747.

[4] McNatt SA, Sosa IJ, Krieger MD, et al. Incidence of venous infarction after sacrificing middle-third superior sagittal sinus cortical bridging veins in a pediatric population. J Neurosurg Pediatr, 2011, 7(3): 224–228.

[5] Davidson L, Krieger MD, McComb JG. Posterior interhemispheric retrocallosal approach to pineal region and posterior fossa lesions in a pediatric population. J Neurosurg Pediatr, 2011, 7(5): 527–533.

[6] McComb JG. Is there of risk to occlusion of the deep cerebral veins when removing pineal location tumors?//Marlin AE, ed. Concepts of Pediatric Neurosurgery. Basel, Switzerland: Karger, 1987: 72–80.

[7] Davidson L, McComb JG. The safety of the intr406sacrifice of the deep cerebral veins. Childs Nerv Syst, 2013, 29(2): 199–207

第55章

大脑半球肿瘤

Robert P. Naftel, Elizabeth C. Tyler-Kabara, Ian F. Pollack

55.1 背 景

55.1.1 适应证

由于肿瘤自身和（或）肿瘤所引起癫痫等原因，而行大脑半球肿瘤手术。适应证包括：缓解临床症状，诊断性活检，影像上可见明确占位压迫。在儿童中，良、恶性肿瘤的切除程度是预后的一个重要指标[1-3]。大脑半球最常见的肿瘤为胶质瘤；然而，与成人不同，儿童中大部分的胶质瘤级别较低[4]。

通常，药物难治性癫痫是儿童大脑半球肿瘤常见的首发症状，特别是那些胶质神经元混合肿瘤（图55.1）[5]。当这种患者的致痫灶与病变部位相重合时，应行手术切除[6]。

55.1.2 目 标

应根据每个患者肿瘤的部位及组织学类型来确定个体化治疗目标。通过评估，我们期望达到的肿瘤学及癫痫相关治疗目标包括：明确肿瘤病理诊断，安全范围内的肿瘤最大程度切除，通过病灶切除或大多数病例的相关致痫灶切除来控制癫痫发作。

对于边界清楚的浅表病变，我们的目标是在不引起严重并发症的前提下进行肿瘤全切。对于大部分浅表的毛细胞型星形细胞瘤、许多浅表的非毛细胞型星形细胞瘤和一些浅表的高级别胶质瘤可以达到影像上的完全切除（图55.2、55.3）。无论组织学表现如何，全切除或近全切除对于预后有明显的改善。相反的，对于一些浸润性生长、边界不清的高级别胶质瘤，以及非毛细胞型低级别胶质瘤，他们侵犯重要颅脑区域、深部核团或跨越中线，扩大切除可能会引起严重并发症。这种患者进行穿刺活检可能是更好地选择。

55.1.3 替代治疗

除了手术切除以外，对于那些生长情况不明、体积较小的肿瘤，可以临床密切观察。对于那些位置深或在特殊部位的病变，进一步手术可能引起严重并发症的病例，穿刺活检是达到诊断目的的合理选择。化疗和放疗对于一些肿瘤来说是一种辅助治疗手段，但手术通常被推荐为一线治疗手段。

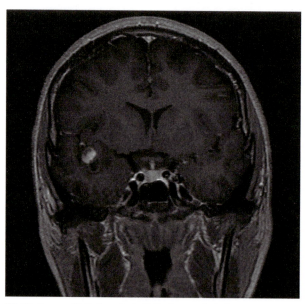

图55.1 14岁患儿，患有药物难治性复杂部分发作癫痫。T1冠状强化MRI显示右侧岛叶肿瘤。后续进行了岛叶病变切除和周围癫痫灶切除术

第55章 大脑半球肿瘤

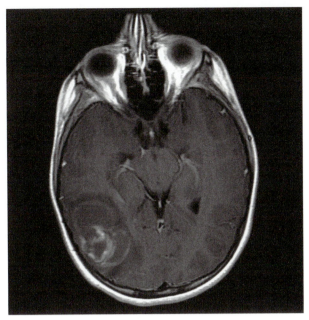

图55.2 在第一次癫痫发作后被送至急诊室的13岁女性患儿诉剧烈头痛。T1轴位强化MRI显示右侧出血性顶叶肿瘤。由于其位置浅表，手术目的为影像学上的胶质母细胞瘤全切

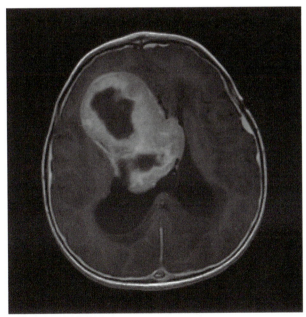

图55.3 13月龄男性患儿因嗜睡入急诊科。T1轴位强化MRI显示右侧额叶巨大肿瘤。其边界清楚，手术目的为影像全切，术后病理为原始神经外胚层肿瘤。如果肿瘤有明显出血，手术不能分期完成

55.1.4 优 点

手术切除是优选，因无进展生存期与切除范围密切相关。对于良性肿瘤，全切可达治愈。

55.1.5 禁忌证

功能区或较深部位的肿瘤切除应慎重，其可能导致严重的神经系统并发症。同样，半球的生殖细胞肿瘤应优先进行放疗和（或）化疗而不是手术治疗。

55.2 术前准备和手术细节

55.2.1 术前准备和特殊设备

术前应进行详细的计划准备，包括神经导航立体定向、功能影像检查。手术医生必须确定所有的仪器可正常使用。通过术前计划，利用影像指导立体定向，设计手术入路，使对功能区的影响降到最小和最大限度地切除肿瘤。功能MRI和DTI（弥散张量成像）可以标志皮质功能区及皮质下神经纤维束走形，以帮助进行手术设计。建立在解剖基础上的影像融合技术可见相关影像与肿瘤位置完美融合。术中可以依靠术中MRI和超声检查，对于肿瘤的切除程度提供实时反馈指导手术进行。超声吸引装置对于肿瘤的切除是有帮助的，但其可能导致手术节奏变缓。

除了功能成像研究外，可在手术外或术中应用预先插入的网格或带状电极进行皮层刺激，这种技术在计划肿瘤切除时可以帮助直接定位语言和运动区域[7]。躯体感觉诱发电位（SSEP）监测，用来定义位相反转位置，可有助于描绘感觉运动皮层。对于皮质病变的患者，若合并有难治性癫痫，术中皮层脑电（ECOG）监测可以辨别癫痫的发作是否来自病变本身，或者是否有额外的癫痫发作。若使用任何一种监测或刺激技术，需术前告知麻醉师，以选择使用适当的麻醉剂。

为了减少或避免使用神经外科手术的剃头备皮，在手术前的晚上和手术的早晨可使用抗菌洗发水来减少皮肤和头发的菌群。

受肿瘤占位效应影响的患者，术前可考虑给予皮质激素，如果手术达到广泛切除，可在术后阶段逐渐减量。此外，可在术前或术中开始使用抗惊厥药物，术后根据癫痫发作的临床病程，可考虑在手术后的几天内停用。

55.2.2 专家建议和共识

在那些与肿瘤相关的长期癫痫患者中，手术切除肿瘤的同时需兼顾癫痫问题，皮层电极用来确定致痫灶和运动、语言区的定位（图55.4）。

在与肿瘤相关的6个月以内的癫痫患者中，病灶切除需在术中皮层脑电（ECOG）监测下进行。

在儿童中，出血的风险及血容量的评估必须充分考虑到，术前需与麻醉师共同商讨。

所有的患者术前都应进行血型鉴定及交叉配血，保证随时可进行血液输注。

55.2.3 关键步骤和手术细节

头部使用3个颅钉固定以保证稳定性，对于小于4岁、颅骨过薄的患儿使用婴幼儿Mayfield头托固定（Integra, Plainsboro, NJ, USA）或者马蹄状的软垫（图55.5）。

立体定向导航是许多脑半球肿瘤的一个有用的手术辅助设备。它辅助外科医生设计切口以及颅骨和硬膜开口。

在接近感觉运动区的肿瘤切除过程中，神经电生理检测被使用，以防出现运动区损伤。通过SSEP监测反馈，可以有效地提示手术医生切除边界，避免副损伤。

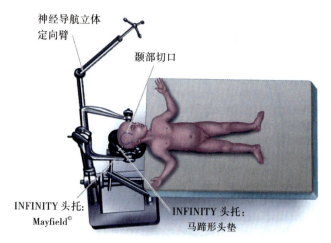

图55.5 幼小儿童体位摆放非常困难，特别是当需要神经导航时。传统的三点颅钉固定不够安全，因为儿童的颅骨很薄，而固定头颅的压力却较大。采用马蹄形头垫和三点头钉固定的组合可能就是应用Mayfield头托固定系统（Integra, Plainsboro, NJ, USA）；这样可以刚性固定头颅而减少了穿透颅骨的风险

对于需要进行硬膜下电极植入和术中刺激定位的患者，骨窗的设计应足够合理以充分暴露可能的病灶区域。

对于远离功能区浅表的皮层肿瘤或皮层下病变，通常选用的入路是直接皮层切开。对于邻近或者位于功能区的病变，应使用立体定向和（或）功能定位，以帮助设计到达肿瘤的安全路径。

功能定位、定向导航和纤维示踪成像等影像整合技术对深部邻近丘脑、基底节的肿瘤是非常有帮助的。对于这些肿瘤，手术入路的设计与肿瘤的生长方向密切相关。对于那些浸润性向中线生长或生长进入侧脑室的肿瘤可选择经胼胝体入路或经额入路，当肿瘤位于非优势半球时可以通过打开侧裂，经岛叶入路。优势半球内位于丘脑后部横向生长的肿瘤可以选择顶后入路，选择位于感觉皮层后、角回以上的区域进入。特定病灶可以通过枕部入路或颞中回入路。位于前侧方的肿瘤，可以使用旁中线入路，同时应避免损伤运动区皮层。这些入路在图55.6A~D和图55.7A~C中描绘。

大部分情况下，需进一步行术中冰冻，因为其诊断可能影响后续的手术决策。例如，若诊断确定，尤其是室管膜瘤，肿瘤的切除程度对于预后影响较大，即使有可能存在较小的神经损伤的风险，有条

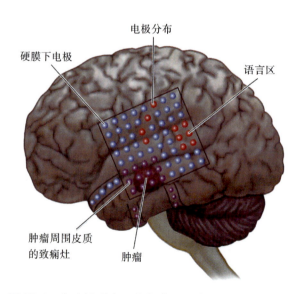

图55.4 在这幅图中，药物难治性病灶癫痫患者置入硬膜下电极。除此之外，可定位肿瘤周围皮质的致痫灶，而且也可定位语言和运动中枢。因此，肿瘤及癫痫的手术适应证可一起治疗

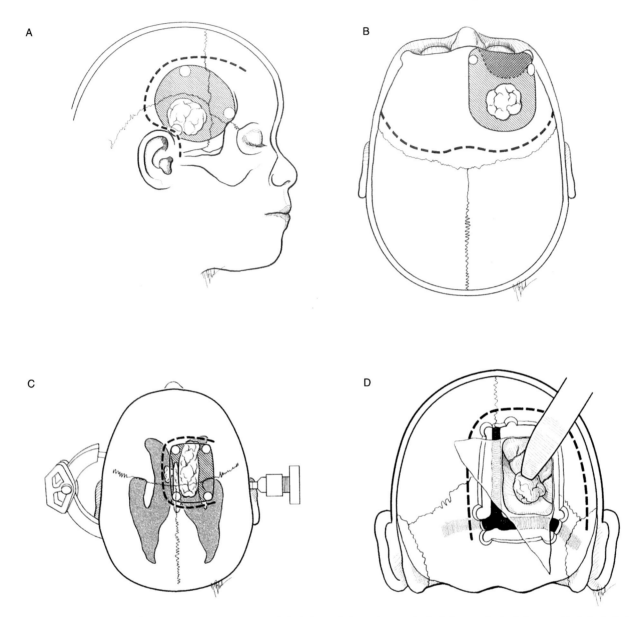

图 55.6 不同部位的幕上半球肿瘤的头皮切口（虚线）和手术入路。A. 颞叶病变。B. 额底病变。C. 侧脑室内病变。D. 枕部病变（这些图片由 Thieme 医学出版社提供。Albright，Pollack，Aldeson. Operative Techniques in Pediatric Neurosurgery. Stuttgart: Thieme，2000）

件时也应进行全切。相反，对于恶性胶质瘤，只需努力将肿瘤中心部位切除，而不用追求切除侵入周围脑组织的病灶。

当获取足够标本后应送冰冻切片检查，切片应包含肿瘤中央及外周组织。肿瘤中央组织通常适用超声吸引切除。一些低级别的胶质瘤与正常脑组织有着很好的边界和囊性结构，而另外的一些肿瘤，包括高级别胶质瘤，与正常脑组织间没有明确界面，因此需要从肿瘤中心区域切除至肿瘤与正常脑组织交界处。

对于囊性的、良性的星形细胞瘤，可见囊壁结节，囊壁不强化呈半透明状，手术没有必要追求囊壁切除[8]。

在一些情况下，硬脑膜被浸润，颅骨骨膜可以作为一个很好的替代修补材料。

在较大的一些儿童中，钛板、可吸收连接片、缝线可用来固定还纳的骨瓣。在较小的儿童中更倾向使用可吸收材料或缝线固定。

- 在儿童中使用可吸收缝线可避免拆除缝线时的不配合情况。

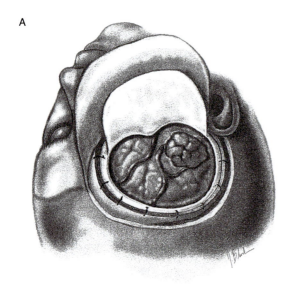
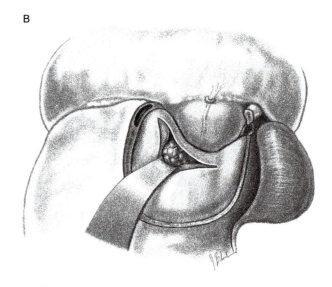
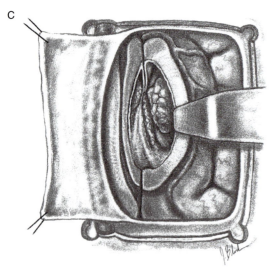

图 55.7　不同部位幕上占位的颅骨切除和硬膜打开。A. 颞叶病变。B. 额底病变。C. 脑室内病变（这些图片由 Thieme 医学出版社提供。Albright, Pollack, Aldeson. Operative Techniques in Pediatric Neurosurgery. Stuttgart: Thieme, 2000）

55.2.4　风险及风险规避

巨大肿瘤的婴幼儿，如婴儿促纤维增生型神经节胶质瘤（图 55.8），由于肿瘤切除所面临的危及生命的失血，监测时应特别注意失血的处理，确保血小板和凝血因子的正常。在某些情况下，可能需要分期手术来达到完整的切除[9]。

硬膜打开和肿瘤切除后的脑组织移位可导致神经导航出现误差。超声和术中 MRI 可对手术提供实时反馈。

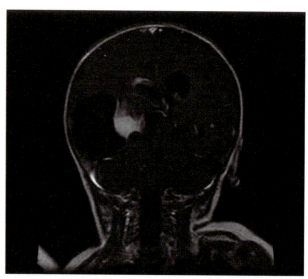

图 55.8　12 岁男性患儿巨头畸形。T1 冠状强化 MRI 显示巨大囊性肿瘤。行肿瘤切除，病理为婴儿促纤维增生型神经节细胞胶质瘤

55.2.5 紧急处理

由于水肿和出血导致的颅内压升高需手术处理。紧急的情况下需特殊手段进行降低颅压处理：抬高床头，通过过度换气使 $PaCO_2$ 维持在 25~30mmHg，按 0.25~1.00g/kg 应用甘露醇。可以使用脑室外引流缓解颅内压力。对于囊性肿瘤，可以通过囊中穿刺引流缓解压力。如果考虑颅内血肿，但定位后没有发现，可使用超声快速定位清除血肿。

55.3 预后和术后管理

55.3.1 术后注意事项

- 如果肿瘤已经达到大部切除，通常在 3~7d 内逐渐减量皮质激素。
- 术后 48h 内进行 MRI 复查以明确切除程度。

55.3.2 并发症

并发症和致残率与肿瘤的位置相关；然而，各种并发症如感觉、运动、语言、视觉、记忆力障碍和内分泌紊乱都可能发生。肿瘤的位置和达到治疗目标所面临的潜在风险，在术前应与家属充分沟通。

参考文献

[1] Pollack IF, Claassen D, al-Shboul Q, et al. Low-grade gliomas of the cerebral hemispheres in children: an analysis of 71 cases. J Neurosurg, 1995,82(4): 536–547.

[2] Wisoff JH, Sanford RA, Heier LA, et al. Primary neurosurgery for pediatric low-grade gliomas: a prospective multi-institutional study from the Children's Oncology Group. Neurosurgery, 2011,68(6): 1548-1554, discussion 1554–1555.

[3] Finlay JL, Boyett JM, Yates AJ, et al. Childrens Cancer Group. Randomized phase III trial in childhood high-grade astrocytoma comparing vincristine, lomustine, and prednisone with the eight-drugs-in-l-day regimen. J Clin Oncol, 1995, 13(1): 112–123.

[4] Louis DN, Ohgaki H, Wiestler OD, et al. The 2007 WHO classification of tumours of the central nervous system. Acta Neuropathol, 2007, 114(2): 97–109.

[5] Haddad SF, Moore SA, Menezes AH, et al. Ganglioglioma: 13 years of experience. Neurosurgery, 1992, 31(2): 171–178.

[6] Englot DJ, Berger MS, Barbara NM, et al. Factors associated with seizure freedom in the surgical resection of glio-neuronal tumors. Epilepsia, 2012,53(l): 51–57.

[7] Berger MS, Kincaid J, Ojemann GA, et al. Brain mapping techniques to maximize resection, safety, and seizure control in children with brain tumors. Neurosurgery, 1989, 25(5): 786–792.

[8] Beni-Adani L, Gomori M, Spektor S, et al. Cyst wall enhancement in pilocytic astrocytoma: neoplastic or reactive phenomena. Pediatr Neurosurg, 2000, 32(5): 234–239.

[9] Duffner PK, Burger PC, Cohen ME, et al. Desmoplastic infantile gangliogliomas: an approach to therapy. Neurosurgery, 1994, 34(4): 583–589, discussion 589.

第56章

脑室内肿瘤

Renee M. Reynolds, Richard G. Ellenbogen

56.1 背 景

56.1.1 适应证、目标、备选方案、优点及禁忌证

显微手术在脑室内肿瘤的切除中起着至关重要的作用。手术切除程度、病理、神经系统损伤情况对于患儿的预后都有影响。肿瘤通常生长缓慢，当到达一定程度时才引起临床症状，其通常出现在脑室扩张、运动性语言中枢受到压迫、肿瘤卒中或癫痫后。由于其位置较深位于脑脊液循环通路上，周围重要结构多，血供丰富且相对罕见，脑室内肿瘤手术切除难度较大。手术入路多经皮层入路，治疗的目标是在保留功能和降低致残率的基础上尽量大部切除或全切肿瘤。

尽管一部分特殊患者可选择内镜下肿瘤切除，但显微手术仍是肿瘤全切的主要手段。尽管内镜在作者的中心越来越多地被用来作为肿瘤切除的辅助手段，但每种技术都有其优缺点和适应证。在阅读MRI影像后，脑室内肿瘤的手术入路选择参考如下：①手术适应证（活检、切除或动态观察）；②解剖结构；③病理鉴别诊断；④供瘤动脉/引流静脉；⑤脑电图/功能区。

作者的经验，第三脑室后部/松果体区肿瘤合并梗阻性脑积水可优先使用内镜下活检和第三脑室底造瘘手术。内镜下活检对于那些无症状、偶然发现的脑室内占位良恶性的鉴定十分有帮助。内镜技术和有经验的神经病理检测可通过最小的损伤获得准确的诊断。作者通过使用脑室镜和（或）显微镜以期望在手术过程中获得最佳的视野来达成肿瘤的全切，特别是当肿瘤毗邻手术视野之外的结构时。同时使用两种技术相较于单用一种可获得更好的视野。然而由于内镜下电凝及切除技术的限制，对于切除有较大供血动脉的瘤体仍然有限制。

作者通常使用经皮层造瘘或者经胼胝体入路进行肿瘤的切除，这种入路有利于肿瘤全切。神经外科医生可以在大部分脑皮层或胼胝体安全区域入路，可以通过任一入路切除侧脑室内巨大的肿瘤。具体选择两种入路中的哪种，取决于进入的最佳角度、最优的视觉方向，以及基于解剖结构的最安全的路径。肿瘤切除早期应处理供瘤血管，然而，安全的手术入路可能导致在肿瘤大部切除后才能暴露供瘤动脉。各种入路均有其优缺点及风险[1]（图56.1）。

通常（但并非总是如此），对于皮层激惹最小的最佳路径是离肿瘤距离最小，或皮层最薄的区域或经胼胝体操作。而作者对于经皮层造瘘或经胼胝体入路没有特别的偏好。有很多文章讨论了两种入路的优缺点，但具体选择何种入路应由肿瘤的解剖位置及手术医生的经验及喜好来决定[2]。

经皮层入路相对较简单且直接，特别是侧脑室的肿瘤导致脑室明显扩张。通过小的皮质切除手术，在薄皮质下进行一项技术高超的显微外科手术的风险是很小的，而且术者视野广泛。这种入路可以很便利地撕开脉络裂，辨认中间或外侧的脉络膜血管，

第 56 章 脑室内肿瘤

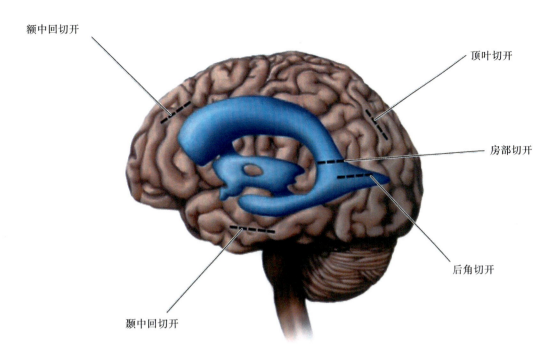

图 56.1　图示侧脑室和第三脑室内肿瘤各种可能的入路

进一步切断肿瘤血供。一个可移动的具有延展性的牵引器或窥镜设备，可通过一个适度的皮质切除术（<20mm）环绕并移除一个非常大的病变。

经胼胝体入路直接进入侧脑室和第三脑室可以保存皮层的完整性，理论上降低了术后癫痫发作的风险。胼胝体 2/3 的前入路或胼胝体压部的后入路在手术分离后，通常不引起大部分患者明显的神经心理变化。值得注意的是具有交叉语言优势或先前行胼胝体切开的患者有失语的风险。通过半球间入路导致静脉阻塞的风险和牵拉相关损伤并不常见，但是并非不重要，即便非常慎重地使用牵引器。半球间入路同样应注意静脉解剖位置，以确保选择的半球侧皮层静脉回流至矢状窦最少。枕后入路中，桥静脉较少，故出现静脉阻塞的可能性非常小。

56.2　手术细节和术前准备

56.2.1　术前准备、特殊设备、专家建议和共识

CT 可以很好地显示病变、脑室扩张、钙化、瘤内出血。所有疾病常规进行高分辨率 MRI 检查，包含 T1、T2、FLAIR 和强化。这些肿瘤在行脑血管造影术前，MRA 及 MRV 对于手术的设计、血管情况的评估是至关重要的。更加复杂的 MRI 序列，包括 fMRI（功能性磁共振）和 DTI（弥散张量成像），可以描绘功能区和长传导束。MRI 可帮助外科医生设计最佳的手术入路。几乎所有侧脑室患者的肿瘤均接受来自脉络膜后外侧动脉的血供，第三脑室的肿瘤接受来自脉络膜后侧动脉的血供。在 MRI 中发现有血供丰富表现为巨大留空影的肿瘤，若条件允许，应进行选择性脑血管造影和栓塞术。成功的栓塞可显著降低血流，以便安全地进行肿瘤全切。作者的血管介入团队可以为小至数月的患儿进行治疗。从既往经验来看，大规模失血是导致术中死亡的原因。在儿童，即使少量的出血也可导致血流动力学的不稳定。而对于成人，血管栓塞可减少输血的需要。

手术成功的关键设备包括：无框立体定向系统、超声吸引器、各种角度的内镜、手术显微镜、自动牵开器（管状或板状）、可冲洗不粘连的双极和一系列的手术显微器械。我们曾使用过的其他非必须辅助技术包括：术中超声、术中 CT、全导向激光（OmniGuide, Inc., Cambridge, MA, USA）和当切除优势半球病变时所需的术中皮层脑电监测。

56.2.2 关键步骤和手术细节

经皮质入路至侧脑室和第三脑室

经皮质入路的头皮切口设计有多种方式。无论何种方式的皮瓣设计，都应提供足够的病变暴露和维持皮瓣的血供。考虑到美观问题，皮瓣应尽可能小，所有切口应位于发际之内。作者常规对双侧冠状入路使用"Z"形切口、直切口或"S"形切口以达到美观和最大限度地骨性暴露[3]。额角/侧脑室入路，骨瓣内缘应达中线，皮瓣可设计为改良过的单侧冠状或双侧冠状切口。枕部入路需骨瓣内缘达矢状窦、下缘达横窦，最好使用直线、弧形或马蹄型切口。颞角病变可以通过直切口、问号切口、"S"形或"Z"形切口充分暴露颞叶的3个脑回。

通过无框的立体定向技术设计开颅切口，通过皮层造瘘或胼胝体切开，使肿瘤最大限度地实现可视化，通常是肿瘤位于骨窗中心区域，从而最大限度地提供可操作性。通常情况下，位于侧脑室前脚、体部前半部分，或第三脑室的肿瘤通过额中回或相关脑沟造瘘是最优选择。患者取仰卧位，略含胸，约15°~30°，通过导航设计皮瓣，切缘位于冠状缝前，这样可以确保避开运动区。

颞叶病变，通常选取颞中回造瘘、经颞叶入路或颞枕皮层切开。患者选取仰卧位，头略低，向对侧旋转45°~90°，以免影响静脉回流和便于术中脑组织自然下垂暴露空间。骨窗大小可以完美地显露或大部显露颞叶3个脑回。当选择位于优势半球的颞中回入路时，应避免损伤颞上回而导致失语。优势半球的肿瘤可于术前描绘语言运动区，避免出现术后语言障碍，但如果皮层切口小于4cm，作者认为并不需要这种术前准备。

位于侧脑室房部和枕角的病变，可以选择位于中央后回与顶枕沟之间的区域性皮层切开，这样可以避免损伤视觉传导束。这个位置略高于顶枕脑室穿刺部位。这种情况可选择侧卧位或俯卧位。但是，这种入路的局限在于，对于巨大肿瘤，通常只有在大部切除后才能显露供瘤动脉。立体定向指导的手术路径通常选取皮层最薄的区域且可避免损伤视觉传导。作为非优势半球的皮层较薄的巨大肿瘤，可选取Keen's点皮层切开（耳上3cm，耳后3cm），若在术前进行DTI辅助定位，可进一步提高手术安全性。外科医生可以通过精心的计划，避开运动区，保护静脉血管。

颅骨切开后硬膜行十字形切开，以确保获得最大暴露，脑表面以湿棉片保护。皮层切开参考肿瘤位置，选择皮层损伤最小且避开功能区的位置。虽然作者偏向通过脑沟来进行暴露，但更喜欢通过脑回入路，从而避免分支动脉牵拉或撕断。首选通过导航定位手术通路，电凝软脑膜/蛛网膜，后应用蛛网膜刀切开，应用脑室穿刺导管沿设计通路进入，确保有脑脊液流出。使用双极电凝和微吸引器将皮层切开10~20mm，然后沿着导管通过皮质下白质及脑室室管膜表面暴露导管。这个过程皮层下仅需要切开很小的范围，通过进一步使用牵开器来增加可视范围。如果病变巨大（>5cm），则可能因为牵拉导致损伤，作者则适当延长皮层切口，以减小牵张力。几乎所有的脑室内肿瘤都可经过小于20mm的皮层切口进行显微切除。

经胼胝体入路至侧脑室和第三脑室

在以下几种情况下应考虑胼胝体入路：①脑室过小；②肿瘤位于双侧脑室；③第三脑室内的肿瘤；④侧脑室体后部的肿瘤。

仰卧位为最佳的体位，略含胸约15°。尽管两侧任意一方入路均可，但作者习惯选取非优势半球侧，以避免出现语言障碍。颅骨切开跨越中线位于病灶上，部分基于皮质的静脉解剖。切口也跨过冠状缝，钻孔过程避免损伤矢状窦，硬膜翻向中线，显露中线手术通道，扣带回下即可见到胼胝体。显露中线结构可能会牺牲少许桥静脉，若可能的话尽量避免损害。当看到胼周动脉时应使用棉片保护。胼胝体切口10~20mm，以显露室管膜瘤和脑室。使用牵开器暴露，探查脑室内结构，观察位于脑室内的病变。对于没有出现室间孔扩张的第三脑室内肿瘤，通常选用脉络膜下或穿穹间入路。作者更喜欢脉络膜入路，通过穹窿与丘脑间打开脉络丛组织进入第三脑室，以避免损伤丘脑及丘纹静脉。

经半球间后部入路适用于第三脑室后部及松果体区肿瘤，特别是对于那些小脑幕陡直不适用于幕下小脑上入路的情况。枕后半球间入路通常选取俯卧位，所有受压点充分保护预防压疮。开颅类似于前方入路，进入点位于中线最高处，以便通过胼胝体以最短、最直接的路径切除瘤体。此处胼胝体压部较体部薄，表面血管较少。此外，一旦打开胼胝体即可见中间帆结构和成对的大脑内静脉、脉络膜中后动脉。此处应小心操作避免损伤深部静脉，可以通过血管间隙或将血管牵向一侧来进行病变切除，切除范围向后下可达顶盖区域，向前可达第三脑室头端。

无论何种手术入路，可通过多种显微外科手术技术来进行肿瘤切除。操作过程中在已分离部位放置棉片，以保护正常结构和防止血液及肿瘤细胞的扩散。肿瘤成功切除的基本原则是早期发现肿瘤与正常组织间的解剖关系，沿边界进行分离。在肿瘤内部的操作包括超声吸引、激光切除、显微吸引和电凝灼烧。在图 56.2 和图 56.3 对 2 个病例进行回顾说明。

56.2.3 风险及风险规避

在手术开始前就应采取相关措施预防并发症的出现，患者在手术床上合适安全的固定避免出现术中移动，对于体位受压点应给予软垫保护以预防压疮。预防深部静脉血栓形成的措施应该到位，包括在大一些的儿童中使用压缩长筒袜和连续压缩设备。如果需要患者的头部抬高，则有出现空气栓塞的风险，应确保适当的麻醉准备，包括持续的多普勒记录和术前对于探查卵圆孔未闭（PPFO）的评估。可预先给予患者皮质类固醇和甘露醇，并在术中减少患者呼吸末二氧化碳水平，以便于脑组织松弛及肿瘤切除。

应沿着静脉窦打开硬膜避免静脉损伤，并达到最大的暴露。沿着周围颅骨悬吊硬膜避免术后硬膜外血肿形成。通过牺牲阻碍视野的浅表静脉以获得暴露，但过多的静脉阻断会导致水肿的产生和静脉血栓的形成。在肿瘤切除的过程对于大静脉的损伤可能性较小，但此种情况若出现的话可能导致更严重的后果。此外，一旦皮层造瘘后，应避免对于皮层过度和持续的牵拉，间断的释放牵开器。牵拉血管的过程中应密切注意，避免出现灌注变化。

在手术结束前，应再次探查残腔以确保肿瘤完全切除。对于有疑问的区域可通过使用内镜以获得更大的视野观察。这种情况下，作者需要特殊的器械来发现位于胼胝体下、额角远侧、枕角、颞角，尤其是对侧脑室的残存肿瘤。手术需要使双侧脑室沟通，期间可以采取多种措施，通过反复的冲洗来检查双侧脑室是否沟通。透明隔切开可使双侧脑室直接沟通。在结束之前，作者们会再次观察双侧侧脑室和第三脑室，用内窥镜移除血凝块、组织碎片和潜在肿瘤的组织。手术结束前放置脑室外引流，以进一步引出血凝块、蛋白组织和炎性产物。这样做理论上可以降低术后化学性脑膜炎的影响及分流管依赖性脑积水的进展。如果由于巨大肿瘤切除后导致皮层塌陷，作者通常放置硬膜下引流管，同时密封皮层造瘘口以防术后出现硬膜下积液。术后卧床，患侧卧位，以防止皮层塌陷对于桥静脉的牵拉导致断裂出血。

56.3 预后和术后管理

56.3.1 术后注意事项

术后最少监护 24h。术后早期复查头颅 CT、磁共振的 HASTE 序列以确定有无出血、脑室形态大小和水肿情况。72h 内进行 MRI 检查确定手术切除程度。经皮层切开入路的患者在术中应给予抗癫痫药物，术后维持 1 周，若患者有癫痫发作，则需要服药更长时间。

很多患者出现术后化学性脑膜炎表现，如头痛、易激惹。为了减轻这种术后反应，作者常规使用静脉注射小剂量激素（经常在术前开始），如同镇痛药一样。脑室外引流有助于引流脑脊液中的炎性细胞、血性产物、肿瘤碎片。

56.3.2 并发症

神经功能障碍的出现与手术入路的选择有关（表 56.1）。视野缺损，不论是颞部还是顶部，可

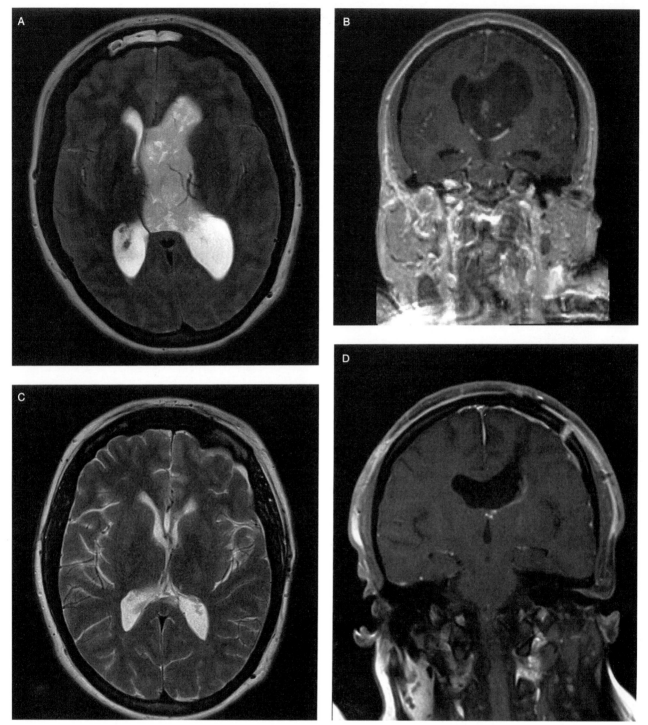

图 56.2 （A）T2 轴位（B）T1 强化冠状位。术前 MRI 可见脑室扩张（左＞右）的室管膜下瘤。患者表现为部分复杂性癫痫发作、视盘水肿、认知障碍。通过左侧额叶皮层造瘘行肿瘤切除。（C）T2 轴位（D）T1 冠状强化。肿瘤全切，1 个月后认知功能恢复至平均水平，高颅压缓解，避免进一步分流，术后癫痫消失。冠状位上可见手术通道

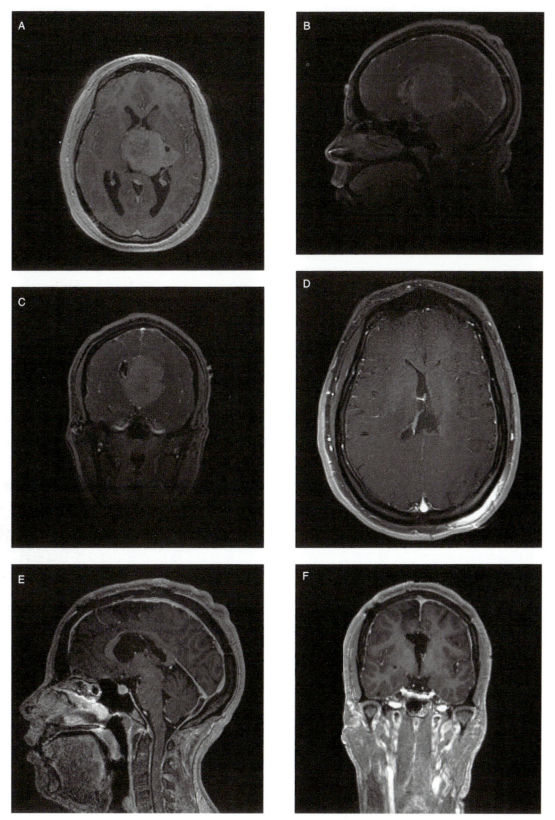

图 56.3 （A）T1 轴位强化、（B）T1 矢状位强化及（C）冠状位强化。20 岁女性进展性认知功能下降、昏睡和记忆力障碍，已经导致她失业。考虑脑室内脑膜瘤，涉及双侧侧脑室及第三脑室。（D）轴位强化、（E）矢状位强化及（F）冠状位强化显示经右侧旁矢状位开颅及半球间经胼胝体入路肿瘤全切。通过右侧脉络膜裂分开进行第三脑室肿瘤切除。1 年后患者返回学校正常工作。患者要求分流，但是术后已经恢复到她之前的神经功能水平

出现在枕后皮层入路和中颅凹入路的肿瘤患者中。术后无力或感觉障碍可发生在半球间胼胝体入路或皮层入路的患者，常见原因为皮层过度牵拉或引流静脉损伤，而间断地释放牵开器及设计合理入路避免静脉损伤可减少此类并发症的发生。通过术前矢状位及冠状位影像评估脑内深部静脉有助于深部静脉引流变异的鉴别和穿窿的确定。可能会发生永久的运动障碍，而由于皮层静脉损伤导致的神经功能障碍可能是临时的，随着水肿的消退可能恢复。优势半球颞角的病变可能导致语言功能障碍的出现，而术前fMRI、DTI及术中语言映射有助于避免此类并发症的出现。记忆和认知障碍可继发于额叶及边缘系统区域的操作，通过皮层造瘘或经胼胝体入路。这些风险具有重大意义，可能对生活质量有长期影响。为了避免此类并发症出现，在手术前通过MRI来确定穿窿柱和伞的位置，而由于巨大肿瘤的推挤，会导致辨认局部结构困难。此外，作者认为对于与边缘系统、丘脑和深部白质粘连紧密的部位可适度保留一薄层肿瘤组织以防止副损伤，尤其在良性肿瘤中。

在脑室扩张肿瘤切除后可能得到缓解。继发于术前脑积水或巨大肿瘤切除后的瘤腔可导致脑室持续或暂时的扩张。应谨慎地置入脑室外引流（EVD）并耐心地进行随后的影像复查。应缓慢升高EVD压力以排出所有脑室内残留的组织碎片，并确定患者是否需要永久分流。在作者的中心，术前存在脑积水的患者中，在术后需要永久分流的比例<20%，而此种情况常发生在恶性肿瘤患者和未行全切的患者身上。

硬膜下积液同样也是一个脑室内肿瘤术后常见的并发症，那些肿瘤巨大且皮层较薄的患者风险较大。在成功切除肿瘤后，皮层从硬膜下坠下。而对于此类患者我们建议在手术结束前，使脑室充满液体，封闭造瘘口，留置硬膜下引流，术后采取患侧卧位均有助于降低其出现的风险。然而，多达1/4的患者在术后影像中有积液表现，而对于那些由于积液引起症状和积液进展增多的患者可能需要暂时的引流或分流。

56.4 结 论

儿童脑室内肿瘤的手术既精细又复杂，其有多种手术入路可供选择，而每一种都可在最小损伤的情况下提供肿瘤的全切。然而，这要求手术过程中穿越复杂的大脑结构，最有利的方法并非总是显而易见或局限于一种方案。合理的手术入路有助于安全地全切大部分良性肿瘤。神经外科医生必须对这些技术问题进行细致的术前评估，如视线方向、视野、安全的手术通路、肿瘤的范围、功能皮层位置，以及血管供应、静脉引流的精确解剖。内窥镜检查是一种很有价值的辅助手段，用于显微外科技术提供辅助视野、活组织检查和脑积水治疗方面。内镜技术有望继续发展，以便在未来的脑室肿瘤切除中发挥更大的作用。

表 56.1 脑室内肿瘤入路：适应证和风险

入路	适应证	潜在风险
额中回	病变位于双侧额角、侧脑室体部或第三脑室	癫痫、意识障碍、硬膜下积液
胼胝体前入路	病变位于双侧额角、侧脑室体部或第三脑室	静脉阻塞、偏瘫、感觉障碍
颞中回入路和经颞叶–颞枕入路	病变位于颞角、环池及脚间池或三角部/三角区	优势半球出现语言障碍、偏瘫、视野缺损
上顶部皮层切开	病变位于房部、侧脑室后部、三角区	视野缺损、术中出血
胼胝体后部入路	病变位于松果体区、第三脑室后部	静脉阻塞、偏瘫、上视中枢损伤
颞顶外侧部切开入路	病变位于房部、颞角后部	优势半球侧格斯特曼综合征、视野缺损

参考文献

[1] Ellenbogen RG. Transcortical surgery for lateral ventricular tumors. Neurosurg Focus, 2001, 10（6）: E2.
[2] Rhoton AL Jr. The lateral and third ventricles. Neurosurgery 2002, 51（4 Suppl）: S207–S271
[3] Lucas TH, Ellenbogen RG. Microsurgical approaches to the ventricular system//Ellenbogen RG, Abdulrauf SI, eds. Principles of Neurosurgery. 3rd ed. Elsevier, 2010.

# 第57章

下丘脑及视路肿瘤

Liliana C. Goumnerova

57.1 背 景

下丘脑视路肿瘤是儿童患者中一种特殊类型的肿瘤。它们可表现为独立发生的肿瘤，也可见于神经纤维瘤病1型（NF1）患者，而且其治疗（手术和辅助治疗）也根据是否合并NF1而有所不同。

57.1.1 适应证

手术最基础及常见的适应证包括诊断明确、切除肿瘤、控制脑积水，极少数的情况包括控制癫痫或仅减压视交叉区及视神经而无显著肿瘤切除。视路及视交叉区肿瘤在NF1患者中较常见，因此如果患者诊断NF1或有NF1的特征表现，包括影像学及临床表现均较典型，那么就没有诊断治疗的手术指征，此类患者需行化疗。

如果患者没有已知的NF1病史（或根据目前的临床表现不能诊断），却在此部位发生肿瘤，可以继续进行手术或根据临床表现采用辅助治疗。

对于仅表现为视力减退或合并下丘脑或垂体功能障碍，但无脑积水表现的患者，可以首先单独进行化疗而不采取手术，或仅手术活检部分组织以明确诊断。

然而，对于有脑积水表现或肿瘤有明显囊性成分压迫周围组织和（或）视路的患者，应首先选择手术治疗。

此类患者开始手术治疗前就应明确手术目的及期望，因为这种肿瘤几乎不可能完全切除，而且常发生原发病相关的合并症，及肿瘤所需手术和非手术治疗相关的各种并发症。

57.1.2 目 的

手术治疗的目的取决于患者的情况。总的来说，最基本的目的是活检明确诊断，其余目的则取决于适应证：①视力结构减压；②囊肿减压；③减瘤手术；④脑积水治疗；⑤尝试完整切除肿瘤。

脑积水治疗

出现视路、下丘脑或第三脑室巨大肿瘤的年龄较小儿童常表现为脑积水。主要是因为第三脑室的巨大占位阻塞了室间孔或导水管。这种情况下不需要首先行减瘤术，而需行分流管置管联合内镜活检术。作者一般先进行内镜活检术，随后行膈膜造瘘术，然后再进行脑室腹腔（VP）分流，将脑室导管置于额部。

设计活检术/分流置管术的手术切口非常重要。一个曲线或半月形手术切口可成为随后可能进行的开颅手术切口的一部分。

因为肿瘤涉及第三脑室底部，所以内镜下第三脑室造瘘术是不可行的。

肿瘤 – 直接手术

开颅术 – 颅底入路

这种手术主要适用于无明显第三脑室扩散的肿

瘤，经常用来减压因肿瘤囊肿或巨大的外生部位引起的视神经或视交叉的占位效应。

开颅术 – 第三脑室入路

作者对于涉及下丘脑、第三脑室或视路的肿瘤入路选择两侧大脑半球间经胼胝体入路，其通过第三脑室。这种方法能够充分暴露肿瘤，可接受脑室系统的减压，以及进行肿瘤的切除。但是，却不能解决颅底的肿瘤。

内 镜

这类肿瘤的内镜活检操作相对简单，仅需获取辅助诊断的组织。随着内镜技术、设备及立体定向导航的改善，需行活检术的无脑积水表现的患者发生并发症的概率越来越小。

虽然这种肿瘤的大部分病理表现为低级别胶质瘤，但是有充足的数据显示不同病理类型的肿瘤有不同的生物学行为。此外，随着药物直接作用于异常基因治疗的发展，对于确定肿瘤的具体病理学类型及基因诊断十分重要，因为其决定了肿瘤的辅助治疗[1]。

因此，即使肿瘤切除术不是首选的手术及治疗方案，但内镜活检术对于明确诊断来说是一种相对安全及容易的操作。

57.2 手术细节和术前准备

57.2.1 术前准备和特殊设备

最近报道了此类肿瘤的纤维束成像及视路映射研究。作者术前并没有常规进行这些检查，所以不清楚该研究对于临床上显著累及视力的患者的指导意义[2]。

然而，这类肿瘤术前必须获得完整的视力评估，包括标准的视野测试。由经验丰富的眼科医生对年龄偏小的儿童进行视野评估相对可靠；治疗团队中有这样的同事是十分重要的，因为在患者随访及随后的治疗方案决策中都需要评估视力。对于不能进行视野试验的儿童，需行视敏度和诱发电位试验。此类患者术前也应通过抽血进行标准内分泌评估。

术前影像包括垂体、蝶鞍和鞍上区域的3个平面（冠状位、轴位、矢状位）磁共振颅脑扫描，伴或不伴增强、弥散及薄层扫描，这样术者可以对肿瘤的解剖及其与血管、鞍区和视路的关系进行最好的评估。这对于决定手术入路、评估手术目标、期望及并发症都是非常重要的。作者及其团队常规行全脊髓MRI检查，因为可能存在肿瘤扩散，特别是年龄偏小的视路和下丘脑胶质瘤的儿童。

作者并没有发现血管造影的必须性，所以术前不做该检查。类似的，MRA/MRV对于手术也没有额外的获益，而且薄层扫描已经提供了充足的解剖细节。

作者的机构采用多学科联合团队非常有帮助，他们通常的做法是神经病学和肿瘤学团队在术前共同讨论手术目标及期望。

内镜手术

作者比较偏好的手术入路是右侧额部钻孔，除非患者出现两侧脑室不对称时，可选择较大的一侧脑室入路。配备可0°~30°活动的硬式内镜，以及烧灼、活检和切除设备。Nico Myriad设备可以手持操作来吸引切除组织，而且能够通过内镜操作对一些病变进行切除及活检。

57.2.2 专家建议和共识

手术主要步骤

内镜手术

患者仰卧位，头部保持正中微屈曲，鼻子指向上方。不需要刚性固定，作者通常使用凝胶头圈。必须与麻醉师讨论体位，因为患者脖子屈曲，所以要确保气管内插管没有移动。由于病变通常位于室间孔，所以采取标准右额部入路至脑室，术者不需要担心位于第三脑室里的次要病变。因为这类患者可能需要二次手术，所以皮肤切口不能设计成平行于矢状缝的线形切口。作者偏好设计曲线切口，如果患者需行大脑半球间手术时，可将此切口并入二次手术切口，如改良双侧冠状 – 翼点入路切口或右额部开颅术切口。一旦钻孔成功，作者通过内镜鞘和戳卡对脑室进行穿刺，随后置入30°内镜。将钻孔处的小骨片保留（因为这个原因，作者经常使用Hudson手钻和Mackenzie钻孔器，除非颅骨非常厚），并在手术结束后放回缺损部位。活检时偏好使用30°内镜，因为其可更好地暴露手术视野。术中使用单极和双极电灼，而且应获得足够诊断及分子研究使用的肿瘤标本。作者通常进行术中冰冻组织诊断，并获取充足的标本来进行诊断及相关生物学研究。一旦获取标本，就可以检查活检部位确保没有出血，然后取出内镜。不用缝合硬膜，在硬膜缺损处放置一小片可吸收性明胶海绵（而不是放置在皮质上），然后放回骨片，逐层缝合皮肤。这种操作允许了颅骨的"填充"，几乎没有外观缺陷，而且不需要使用钻孔覆盖物。因为此类患儿通常年龄较小，应用金属板及螺钉会造成局部刺激及伤口裂开[3]。

开颅术

所有患者都应有动脉导管通路和充分的静脉通路。作者常规不使用激素或甘露醇，但是如果额叶皮质有牵拉损伤，则会使用5d的抗癫痫药物预防癫痫发作。

颅底入路

这种手术入路通常应用于巨大肿瘤的减压及肿瘤相关囊肿的引流；但是，如果肿瘤部分外扩进第三脑室，那么这种入路不一定有用。这些肿瘤即便不是全部，也有许多对化疗敏感，因此首选手术治疗的情况较局限，例如肿瘤的液体或囊性成分引起占位效应导致急性减压。作者偏好翼点入路，左右侧选择主要依据病变涉及的视神经及视力情况。作者经常从眼睛受影响比较严重的一侧入路，或从引起压迫的巨大囊肿一侧入路。采用改良翼点入路，这样当随后需要二次手术到达第三脑室部位肿瘤时，可将原切口扩展为双侧冠状切口。刚性固定患者，头转向对侧，略外展，以便牵拉额叶。作者认为不需要移动眶上骨或采取眶颧弓入路。开颅时将轻微外展的额叶抬高，可充分暴露向前的视野。不需要常规分离大脑侧裂，但是向下分离解剖蝶骨嵴能够帮助进入颅底。每个患者的手术入路因相关解剖特点及手术目标具有个体化差异。

一旦牵拉额叶，作者就会置入Greenberg牵开器，因为作者认为人工操作不够充分。最重要的步骤是尽可能识别正常的解剖结构，但是当肿瘤巨大时，这一过程非常具有挑战性。视神经可能已经被完全扭曲压平，因此在任何活检操作前都应识别该区域的正常解剖结构。在这种情况下，可采用术中导航来辨别正常的血管及骨性解剖。一旦识别了视神经，随后再进行肿瘤活检和切除术。鉴别巨大囊肿比较容易，这种情况下通过术中导航来辅助辨别其位置从而进行治疗。

尽管有文献讨论了此类肿瘤的完整切除，但是因为它们起源于视神经，所以作者不相信可完整切除，而且手术的目标是减压、获取组织进行诊断，以及避免额外的神经系统或内分泌损伤。肿瘤可广泛累及额叶、丘脑区域、下丘脑及第三脑室。如果术者通过颅底入路定位第三脑室的肿瘤成分，那么他需要通过第三脑室底及下丘脑，可能会显著增加术后并发症的发病率，这本可以通过部分切除肿瘤来避免，残余肿瘤可随后进行辅助化疗。肿瘤可以表现为富含液体的无血管性质，或其内富含交叉沟通血管的疏松性质（可导致明显出血），或坚固胶样性质。超声吸引器对这些肿瘤十分有用，但是应小心使用来控制出血及避免其无意中进入重点区域。因为许多患者都是年龄偏小儿童，所以出血需要被极度重视，而肿瘤切除可以根据情况进行。正如任何在鞍区/鞍上部位进行的手术一样，应仔细识别Willis环的主要血管及其分支。虽然识别颈内动脉（ICA）及其主要分支相对简单，但是ICA的穿通支可能已经被肿瘤完全侵犯，可能会导致将其当作肿瘤血管一并切除。因此，应谨慎地进行血管烧灼。

第三脑室入路

这种手术入路主要针对有巨大脑室内成分的肿瘤，及有明显占位效应和脑积水的肿瘤。手术目标不仅是获得组织辅助诊断，还包括部分切除肿瘤、解除脑干受压，以及防止随后进行分流术（图57.1）。患者仰卧位，头位于中线，轻度屈曲，以便术者进入第三脑室。刚性固定头颅，对于12月龄以下的婴儿，作者有时会使用改良的多头钉夹钳来分散颅骨的压力。但是，如果婴儿非常小或术前评估颅骨非常薄（体格检查及影像检查），则采用橡胶头圈进行固定。采用右额部开颅到达室间孔和第三脑室。作者偏好的皮肤切口允许骨瓣交叉到对侧，并跨越矢状缝和冠状缝。术中导航有利于设计开颅皮瓣，尽管标准解剖标志同样有用。如果患者需要留置额部导管，那么应将骨瓣向外侧扩展。

再次强调，尽管作者会预防性使用抗癫痫药物，但是不常规使用激素或甘露醇。根据矢状窦和病变对侧映射，将硬膜呈"U"形打开。牵拉额叶，然后采用标准经胼胝体入路。一般可在室间孔水平看到肿瘤，一旦进入侧脑室，则在大脑镰部置入牵开器，注意保护额叶，避免胼胝体周围动脉受压。在侧脑室时，注意适应患者的个体差异性变化，因

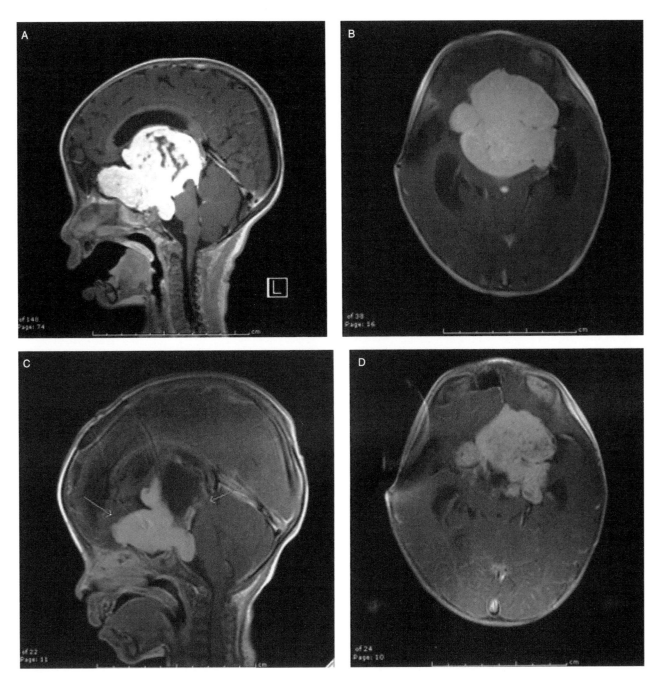

图 57.1 引起脑干受压的视路、下丘脑、第三脑室巨大肿瘤的术前增强扫描 T1 加权像的矢状位（A）及轴位观（B）。矢状位 MRI（C）显示肿瘤切除后第三脑室底的部分残留（左侧箭头），通过清除第三脑室后部肿瘤而没有堵塞导水管（右侧箭头）。轴位（D）显示切除范围，而且与（B）对比没有肿瘤堵塞导水管

为有些肿瘤可能引起穿窿及室间孔的变形。作者识别脉络丛并进行灼烧，然后切开脉络膜进入第三脑室，到达肿瘤部位。识别丘脑纹状体和膈膜静脉。然后行两侧侧脑室间的造瘘术，此操作对于治疗伴随的脑积水是必须的。做完这两步，需要注意肿瘤。根据之前提到的相同原则，进行活检和减瘤术。切除肿瘤时，识别第三脑室侧壁非常重要，尽管一些巨大肿瘤在切除一部分后才能识别到侧壁。仔细识别大脑前动脉（ACA）的穿通支和其他分支，以及大脑中动脉（MCA）穿通肿瘤的分支。手术目标是切除肿瘤并打开中脑导水管；然而，切除的指导方针应适合肿瘤后部/第三脑室（图57.2）。术中导航系统非常有用，因为一些肿瘤非常巨大，导致解剖结构部分扭曲变形。尽管没有损伤第三脑室底，但是经常在术中发生尿崩症（DI），因此应在术前和麻醉团队讨论这种情况，方便他们提前准备并及时处理。目标并不是进行肿瘤的完全切除，因为通过这种入路不太可能，除非少数筛选病例中可达到全切。因此，术者应避免较深地进入第三脑室底，作者经常在该部位遗留一层肿瘤。术中超声吸引、导航及内镜探查脑室都是有效的辅助方法，作者认为导航和识别正常解剖标志是手术必需的。巨大肿瘤经常外扩进丘脑，要经常检查解剖标志。ACA和MCA的穿通支及一些巨大分支经常被肿瘤包绕，术中应极度小心避免损伤这些血管。对于出血采取保守烧灼，尽管有时出血较明显。术中MRI可更准确地评估切除范围及解剖定位。

风险及并发症的避免

这些肿瘤最主要的风险是血管损伤、血管缺损、内分泌紊乱及下丘脑损伤。由于过度切除肿瘤涉及第三脑室底，导致的下丘脑性肥胖是严重的并发症，并没有好的治疗方法；尽可能不要损伤和（或）涉及切除外扩进下丘脑的肿瘤。因此，术前就应明确手术目标，术中注意解剖标志。此时，术中导航是非常有用的。

57.3 预后和术后管理

大部分患者会出现暂时的电解质失衡（低钠血症或高钠血症），医生应高度重视，并与内分泌及重症监护（ICU）团队联合治疗。所有患者术后第1天都应在重症监护室观察，而且经常需要观察多日。监测治疗低钠血症非常重要，以避免意识状态改变及癫痫发作。极少数患者会出现所谓的"丘脑风暴"，由一系列症状群组成，包括心动过速、收缩期高血压，以及显著无感染的体温升高。这些症状会逐渐好转，一旦排除感染就应给予对症治疗。

神经功能缺损，例如新发的无力、感觉缺损及失明，术后都可能发生，应该给予合适的治疗。

这些患者的整个治疗过程中涉及多个学科团队。肿瘤涉及多个相关组织，而且他们经常在术后许多年仍需要综合治疗。

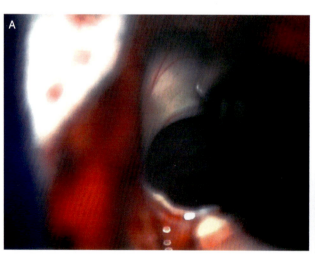
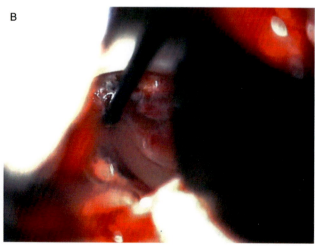

图57.2 A.右侧室间孔的术中显微镜视野，可见一个疏松、浅灰色的肿瘤填充在第三脑室并扩张穿窿。B.使肿瘤远离脑室壁，并在底部打开导水管

极少数情况下需要进行二次减瘤术；然而，这些患者神经功能和内分泌功能缺损的风险增加，而且当患者多种化疗方法失败后考虑再次手术。

有时，需行二次手术进行囊肿减压。但是，囊肿可再次填充，除非肿瘤术后进行充分的辅助治疗，因此，任何手术都应辅助治疗。在仔细筛选的患者中，作者给予局部滴注放射性同位素或化疗药物，但没有发现特别有效的，而且这种模式还没有推广使用。

作者将放疗作为最后的治疗手段，只在多种手术和化疗方法失败后考虑。近50%的肿瘤采用第一种治疗方法失败，需要额外的一线或二线化疗和（或）二次手术切除。但是，目前研究数据表明一旦患者存活到二十几岁，那么胶质瘤进入静止期（正如大部分低级别胶质瘤一样），而死亡最大的风险与放疗有关[4]。因此，视路肿瘤的整个治疗过程需要一个积极的、多学科治疗。

脑积水较难治疗，特别是对于年龄偏小的具有巨大肿瘤的严重脑积水患儿。这种特殊类型的患者经常进展至颅内积液。这种情况需要保守治疗，但是有时需要硬膜下分流置管，有时需要与脑室腹腔分流连接。作者尽量避免多导管的复杂分流系统，尽管有时该系统优于多个独立分流系统。由于脑室系统的巨大肿瘤及脑脊液中升高的蛋白含量，经常会出现由分流管阻塞或阀门问题导致的复发分流管障碍，这是此类患者出现问题的原因。所以只有绝对需要时才给予置管。

该部位肿瘤的长期并发症包括烟雾病，该病将会在独立章节详细介绍。重点是在开颅手术时注意保护颞浅动脉（STA）分支，因为有相当数量的儿童最终需要行血管重建术。

总之，视路、下丘脑及第三脑室肿瘤是复杂肿瘤，从诊断开始到患者从儿童成长至成人，都需要多学科综合治疗。这包括在治疗开始选择手术或化疗，以及之后每一阶段治疗方案的选择。许多病例有适应证时都需要手术治疗，但是应明确手术目的，因为手术有许多相关显著风险，而且术后护理比较困难。尽管如此，手术及术后辅助治疗还是很有效的。

参考文献

[1] Chen YH, Gutmann DH. The molecular and cell biology of pediatric low-grade gliomas. Oncogene, 2014, 33(16): 2019-2026.

[2] Lober RM, Guzman R, Cheshier SH, et al. Application of diffusion tensor tractography in pediatric optic pathway glioma. J Neurosurg Pediatr, 2012, 10(4): 273-280.

[3] Ahn ES, Goumnerova L. Endoscopic biopsy of brain tumors in children: diagnostic success and utility in guiding treatment strategies. J Neurosurg Pediatr, 2010, 5(3): 255-262.

[4] Bandopadhayay P, Bergthold G, London WB, et al. Long-term outcome of 4 040 children diagnosed with pediatric low-grade gliomas: an analysis of the Surveillance Epidemiology and End Results (SEER) database. Pediatr Blood Cancer, 2014, 61(7): 1173-1179.

第58章

垂体瘤

Gautam U. Mehta, John A. Jane Jr.

58.1 背景

58.1.1 简介

对于无功能的垂体巨腺瘤和内分泌活性垂体腺瘤，包括对药物治疗有抗性的催乳素瘤，均适用于经蝶窦垂体手术。压迫视交叉并伴有进行性视力下降的肿瘤具有急诊手术的指征。

58.1.2 目标

对于导致视觉缺陷的病变，手术的主要目标是视交叉的减压。对于其他肿瘤，手术目标是最大限度的安全切除肿瘤和明确诊断，次要目标是对于不能完全切除的侵袭性病灶进行减瘤以提供放疗目标，这样可以最小化视通路的暴露。

58.1.3 替代方案

经颅手术适用于具有明显鞍外延伸的大肿瘤。联合经蝶窦和经颅手术可能有益于跨神经血管平面的大肿瘤。

58.1.4 优点

经蝶窦手术入路提供了到达蝶鞍和垂体前叶的直接路径。与经颅手术入路相比，该途径可以降低手术的风险，且通常可以减少手术时间和住院时间。

58.1.5 禁忌证

大多数泌乳素瘤应该在手术前进行药物治疗试验。小的无症状的腺瘤应该进行系列的影像随诊。

58.2 手术细节和术前准备

58.2.1 术前准备和特殊设备

右利手外科医生应该在患者的右侧操作，以使他们的优势手在手术区域上方（图58.1）。患者应该取鼻背平行于地板的半卧位，以减少静脉压力并促进出血引流。颈部向外侧屈曲，左耳朝向左肩，并且头部朝外科医生旋转。旋转手术床远离外科医生，同时保持头颅轴线位于手术室中间，以最小化工作距离。应对每一种情况的腹部脂肪移植部位提前准备并铺巾。

患者在预麻醉期间使用羟甲唑啉喷雾。一旦插管，将浸泡在羟甲唑啉中的棉球置于鼻中以促进血

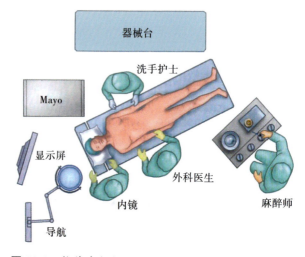

图58.1 推荐手术室设置

管收缩。

所有患儿均应考虑使用神经系统导航，特别是具有异常颈动脉解剖，重复经蝶窦手术，或蝶窦未气化的、未完全气化的、或具有前蝶鞍或甲嵴结构的情况。

应提供成角内窥镜，特别是对于鞍外延伸的情况。

由于异常的鼻解剖结构，例如鼻中隔偏曲或泡状鼻甲，以及重复手术，作者通常与鼻窦专业的耳鼻喉科专家一起手术。

可以在术前放置口胃（OG）管以抽吸血液和冲洗，这可能会导致术后不适。OG 管不应在（除非在直视下）术后或再手术时放置，因为蝶鞍和大脑不再受骨质结构的保护。

58.2.2 专家建议和共识

鼻道的术前影像学检查可显示异常的鼻腔解剖。此外，应标记蝶窦纵隔，因为如果术中外科医生无法识别时可以利于其辨别。最后，应检查颈动脉解剖结构，因为其多发变异，可能需要使用神经导航。

58.2.3 关键步骤和手术细节

双鼻道入路采用长 18cm、0°的内窥镜，中鼻甲注射 1：200 000 肾上腺素进行局部麻醉，然后将下鼻甲和中鼻甲分向一侧显示上鼻甲（图 58.2）。在可能的情况下，将上鼻甲的下 1/3 内侧或鼻后孔上方 1.5cm 认定为蝶窦口，然后在上鼻甲和鼻中隔后部注射局部麻醉药。

通过使用咬除器械和软组织刮除器切除上鼻甲的下 2/3，进入后部筛窦，然后打开蝶窦口，向上扩大切开蝶窦直至可直视视神经隐窝和鞍结节。在对侧的鼻孔里重复一遍该操作。

窗体顶端沿其上缘将鼻中隔后部黏膜锐性切开，并且在中鼻甲后部水平向前切开（图 58.2）。将黏膜从骨性鼻中隔向鼻腔底分离解剖，以获得潜在血管皮瓣。继续向下沿着蝶窦后外侧分离黏膜，允许去除骨骼而不损伤黏膜或其相关的血管。然后用咬骨钳和咬除器械向后切除后隔。

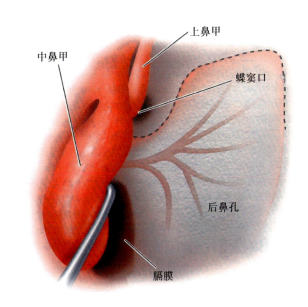

图 58.2 单侧中鼻甲和上鼻甲、蝶窦口、后鼻孔和隔膜视图，显示切除范围（虚线），以确保鼻中隔后部切除术后保留黏膜及其血管供应

使用骨凿或高速自动冲洗钻头对前部蝶窦切开后的底板进行平整处理，直到仪器可以自由通过肿瘤水平以下并去除蝶窦内的所有隔膜。如果蝶窦未气化，则应使用钻头仔细地建立一个通向蝶鞍的宽阔路径。经常应用神经导航来定位颈动脉。如果蝶窦气化，则视神经颈动脉隐窝（OCR）和斜坡旁颈动脉结节将标记颈动脉的路线（图 58.3）。

基于这点，作者调整手术入路为双鼻道-三或四手入路，采用长 30cm、0°的内窥镜，右侧鼻孔吸引，左侧鼻孔操作仪器。当去除蝶鞍前壁时，理想的初始开口位于右下角。这允许右利手外科医生用 Kerrison 咬骨钳去除残留的蝶鞍底。然而，这需要确定颈动脉位置。在其中心打开鞍底提供可靠的安全入口。向外侧去除蝶鞍骨，直至可直视双侧海绵窦，向上直至可直视上部海绵间窦。在上部海绵内窦被肿瘤侵蚀的情况下，骨开口应该直到并经常包括鞍结节。向下完全切除蝶鞍底部。作者通常去除一个巨大的矩形硬脑膜以最大化暴露病灶，十字切口同样可以做到。当颈动脉的位置不确定时，在切开硬脑膜之前，使用多普勒有帮助。在打开硬膜时，还应注意不要进入垂体或肿瘤假包膜。硬膜下平面应离心性分离切开。

对于巨大腺瘤，肿瘤切除通常以连续零碎的方

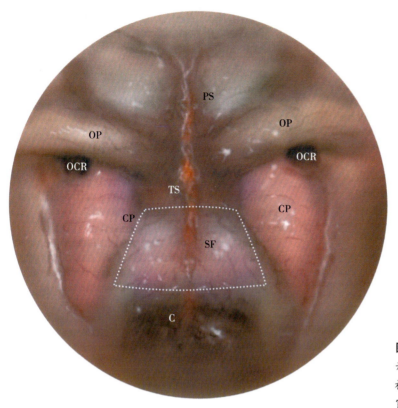

图 58.3 鞍底（SF）观显示斜坡（C）、蝶形平面（PS）、视神经颈动脉隐窝（OCR）、视神经（OP）颈动脉结节（CP）。骨性开窗（虚线）是去除鞍结节

式进行。锐性切开肿瘤包膜中心，使用取瘤镊取出病理样本。然后于该开口插入环形刮匙和负压吸引器来切除肿瘤。这些肿瘤通常是柔软的，可使用负压吸引去除。首先切除蝶鞍底对侧肿瘤底部，以防止鞍膈的早期下降，这将阻碍手术视野。然后肿瘤切除包括鞍背后部和海绵窦壁。在肿瘤下部切除完成后，大的环形刮匙可帮助抬高残留肿瘤。以类似的方式切除上部的肿瘤。再次，可以使用大的环形刮匙来抬高隔膜。如果肿瘤仍然位置较高不能显现，则可以使用 Valsalva 动作来将肿瘤和膜片推向手术视野。也可适当地提高呼气末二氧化碳，短暂压迫颈静脉以及腰大池引流管注射空气或生理盐水。应仔细检查隔膜折叠处残留的肿瘤。

对于表现为垂体囊肿的微腺瘤，可通过肿瘤假包膜进行周围解剖分离。如果进入肿瘤，它仍然可以以零碎的方式去除。可以通过在腺体中进行垂直切口以去除深部肿瘤。如果磁共振成像（MRI）显示无肿瘤，可通过一系列垂直切口来探查腺体深部。

可以使用各种可接受的方法来修复蝶鞍。如果术中并不能证实脑脊液漏，而且鞍膈厚度适中，那么可在瘤床内放置可吸收的吸收性明胶海绵或纤维素聚合物，伴或不伴硬膜外刚性支撑。如果术中存在脑脊液漏，则应考虑将自体移植材料（脂肪或阔筋膜）和（或）胶原基质材料放置在肿瘤腔内，并采用刚性支撑来重建蝶鞍开口。带血管蒂的鼻中隔瓣可用于鞍膈的大缺损，特别是如果完全破坏鞍底平面从而阻止放置刚性支撑。然后彻底冲洗鼻腔，将中鼻甲放置中位。作者并不常规包扎鼻子或放置腰大池引流。

58.2.4 风险及风险规避

鼻黏膜的损伤可导致粘连，应尽量减少。此外，鼻中隔黏膜可能需要带血管蒂皮瓣。可能需要用仪器去除和插入内窥镜，以便在直视下更换内窥镜。

应注意避免烧灼或损坏蝶腭动脉的后隔膜分支（图 58.2）。这可能导致大量出血，术后鼻出血和（或）假性动脉瘤形成，或损伤黏膜瓣血管供应。

应该早期定位下部标记（例如后鼻孔和蝶窦口）确定垂直方向，并避免不必要的上部解剖，其可能导致前颅窝前部受损和随后的脑脊液漏风险。对于可能将力传递给前颅底的鼻甲、骨隔膜或蝶窦内分隔的任何操作也应注意。

在肿瘤切除期间，垂体腺体和肿瘤不应被过度牵拉，因为这种操作可能会引起脑脊液漏及垂体柄损伤。

58.2.5 抢救措施

对于较大的术中脑脊液漏，作者经常使用胶原基质重建鞍膈，随后仔细将腹部脂肪移植物放置在手术腔内，一层胶原基质以重建硬膜前部，蝶鞍骨残留边缘之下的硬膜外平面进行刚性支撑，随后采用纤维蛋白胶。重建区传递的大脑搏动证实蝶鞍没有过度包裹。

来自海绵窦或内海绵窦的出血是低流量，通常可以通过浸泡在凝血酶或止血基质中的可吸收性明胶海绵轻易控制。

如果遇到颈动脉损伤，应使用 1×1 英寸的棉片迅速塞满蝶窦和鼻腔。这些都应该在每个手术开始时就准备好。出血可能会流入口腔，这也可能需要填塞。Foley 导管可放置在蝶窦内用于压迫。然后患者应立即进行血管造影。

58.3 预后和术后管理

对于有明显睡眠呼吸暂停风险的患者，应考虑进入重症监护室（ICU），特别是遇到脑脊液漏并且不能使用持续气道正压（CPAP）时。

所有患者术后应尽快进行视敏度检查，特别是使用脂肪移植物时，因为移植物可以压迫视通路。在这种情况下，新的视力缺陷是急诊二次手术的指征。

对于持续的术后脑脊液漏，作者使用腰大池引流或再次手术放置鼻中隔瓣。如果鼻中隔瓣不可用，则在去除自身黏膜后，用大的脂肪移植物填塞蝶窦。

术后应定期检查血钠水平来监测尿崩症（DI）和抗利尿激素分泌不当综合征（SIADH），可对 DI 患者根据需要使用去氨加压素。但是，这并不是术后初始标准治疗，因为大多数 DI 是短暂的。SIADH 可以用液体限制治疗。作者在手术后 1 周检查患者血清钠，筛选延迟 SIADH。

应在术后 2d 检查 AM 皮质醇水平以筛查肾上腺功能不全（AI）。对于小于 8 ug/dL 的患者，强制给予皮质醇替代物。出院时应给予患者急救剂量的氢化可的松和去氨加压素，以防他们在家中发生 AI 或 DI。这些药物应在咨询外科医生或内分泌科医生后使用，理想情况是在血清生化和皮质醇水平检查后。

鼻出血可在垂体手术后发生，通常是自限性的。持续出血通常来自蝶腭动脉的分支，可以通过内窥镜引导直接烧灼或者填塞进行控制。如果不清楚源头，持续鼻出血，应该强烈考虑血管造影。

双鼻道方法应用的是 18cm、0° 的内窥镜。

第 2 篇 幕下肿瘤

第59章

小脑星形细胞瘤

Stephanie L. Da Silva, Mark D. Krieger

59.1 背 景

小脑星形细胞瘤为儿童颅后窝常见肿瘤，在儿童颅后窝肿瘤约占40%[1-3]，其发病年龄通常在前10年后段，平均年龄在8岁左右[4]。病变通常偏良性，常见的病例类型为：毛细胞星形细胞瘤，世界卫生组织（WHO）分类为Ⅰ级，典型表现为微囊型结构或巨大囊肿合并囊壁结节，通常无浸润表现。比较少见的一类为：简单的星形细胞瘤，WHO分类为Ⅱ级，对于周边脑组织有不同程度的浸润。两种病理类型都可伴有神经纤维瘤病。尽管组织学异质性，但这两类肿瘤都有手术全切治愈的可能。然而，对于颅脑结构浸润的严重程度可能限制了手术切除的程度。

颅后窝占位的临床表现不典型。急性症状通常出现在第四脑室及导水管梗阻后引起的脑积水和与之伴随出现的持续性高颅压，通常有头痛、恶心呕吐，在婴儿期，可表现为头围的增加。当小脑受损时可表现出缓慢进展的临床症状，如共济失调、步态异常和眼震，而无脑积水表现。当第四脑室底受累时，可表现为进展性呕吐。脑干受损时多表现为脑神经的功能障碍[5-6]。

59.1.1 适应证

相应的症状出现后需要进一步的检查，一般情况下，应首先通过CT进行初筛。然后通过头颅磁共振成像（MRI）平扫和强化进一步明确病变性质及其与周围组织结构的关系。同时应进一步行全脊髓MRI以明确有无其他病灶或转移。磁共振波谱（MRS）和磁共振扩散加权成像（DWI）有助于进一步鉴别诊断，同时可以更好地发现是否有周围的浸润，同时应该注意患者是否合并有神经纤维瘤病。

毛细胞星形细胞瘤在MRI上通常表现为：囊壁完整，仅有基底部分小范围的浸润；肿瘤可以表现为实性病灶，伴随囊壁结节的囊性病灶，且囊壁不强化（图59.1），也可以表现为囊壁强化的囊性结构（图59.2），或混合性囊实性改变[7]。通常情况下，中线部位小脑蚓部的肿瘤主要表现为强化的实性结构，而囊性结构更多见于双侧半球[6]。当肿瘤位于第四脑室或起源于第四脑室底时，应仔细观察，对此DWI可能有一定的帮助，来确定肿瘤的位置及起源以更好地保护脑干，防止术中损伤。

由于各种原因导致儿童头颅MRI检查的增多，无症状小脑病变的发现率不断提高。一旦肿瘤病变确定，其治疗方案与有症状的患者相同。然而许多此类病变通常表现为界限不清、弥散侵袭、手术不易完全切除。这种情况下可选择密切观察，若病变进展应及时手术。

除了偶然发现的深部侵袭性病灶，可进一步行活检确定性质，若条件允许，应尝试全部切除。如果脑积水进展且产生明显的症状，应进一步行急诊手术治疗。

59.1.2 目 标

外科手术的目的就是更好地服务患者。首先应

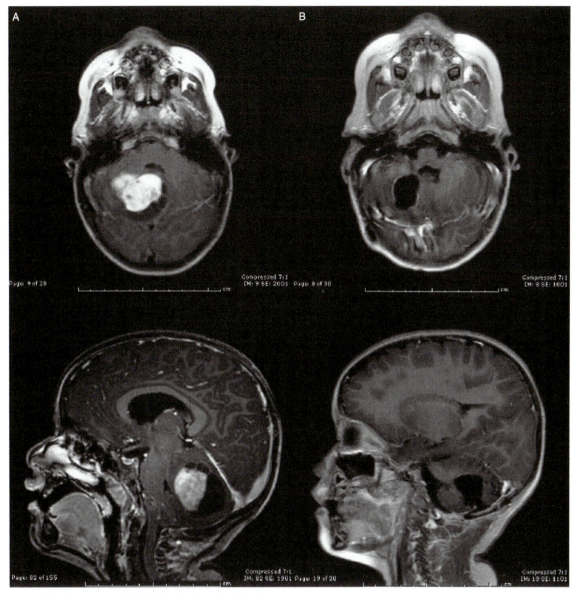

图 59.1　3 岁患儿 MRI T1 强化术前（A），术后（B）

缓解脑积水，其次明确病理诊断，再次对患者不要造成损伤。星形细胞瘤通常生长非常缓慢，因此可通过其他手段治疗。最终目标是尽可能全部切除病灶。

在进行肿瘤切除时应权衡利弊，如播散性/多中心病变，此类肿瘤若采取完全切除，可能导致严重神经损伤。来源于脑干或对脑干有浸润的肿瘤，若采取全切必然损伤脑干，这时可考虑大部切除并在后续进行药物化疗。术前 MRI 检查，利用 MRS 及 DWI 序列可以帮助确定肿瘤的侵袭范围，然而大多数情况下，手术切除程度则依据术中显微镜下可视情况及脑干监测来决定。作者在临床中发现一些肿瘤在影像表现为规则的，而在术中发现其对周围组织有浸润表现。另一种情况，一些毛细胞星形细胞瘤影像表现为脑干浸润，而在术中所见与脑干间有明显间隙且能完全切除（图 59.3）。

应充分认识家属的决定和对于手术风险的接受程度。很多家属要求"全切"，以避免后续的辅助性化疗和大部切除后导致的不确定性风险，对于这些家庭须充分告知手术可能带来的风险，即使进行了完全切除，后续仍可能复发，此后仍应警惕复发并长期随访。另一类家庭对于手术所面临的风险承受力较低，他们希望通过明确病理性质后尝试化疗，对于这类家属需要让他们理解到替代治疗的风险和后续肿瘤可能出现的进展，后续可能会在一种不太

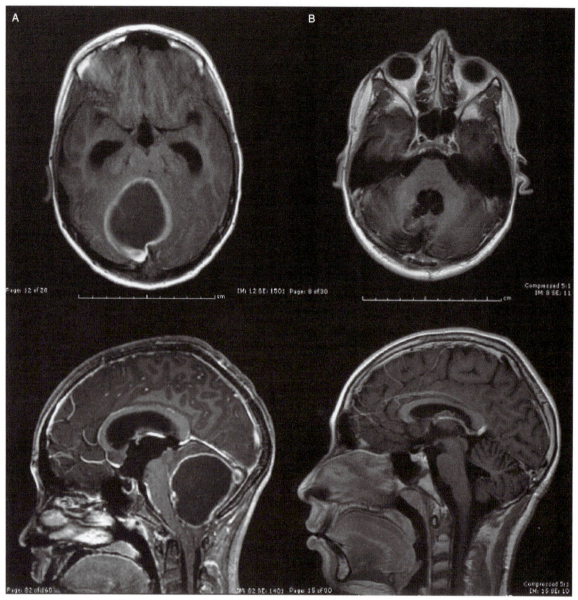

图 59.2　11岁男性患儿，主要表现为近两周反复恶心呕吐及行走障碍，T1 强化后 MRI 表现（A）术前，（B）术后。图像显示囊性占位，而且术中发现有一个实性微囊型肿瘤

理想的状态下进一步手术。对于大部分家庭而言，他们更信任神经外科医生和神经肿瘤团队所做出的决策，他们建立起相互信任的诊疗关系，制订个体化的治疗。

手术切除程度由术前 72h 的 MRI 强化情况和在术中手术医生所见综合决定。大部切除是指切除实体强化部分和 T2 上未强化的所有瘤体。在术前评估时应注意，围手术期激素的使用可能会导致强化范围的缩小。在大多数情况下，囊壁即使强化，因其并不引起肿瘤进展，不必追求全切。然而很多肿瘤在 MRI 上表现为囊性，但实际上是由微囊结构组成的实性瘤体，这种"囊肿"需完全切除。

59.1.3　替代治疗

由于涉及颅脑重要结构而不能全切的肿瘤，活检后辅助性化疗也是一种选择，例如广泛播散的、家属不能接受侵袭性手术切除所导致风险的病例。已显示有一定效果的化疗方案主要包括卡铂和长春新碱。放疗包括质子束治疗和立体定向放疗，两者适用于较大儿童。然而这些治疗方法疗效不尽相同，且其所导致的不良结果多种多样[8]。

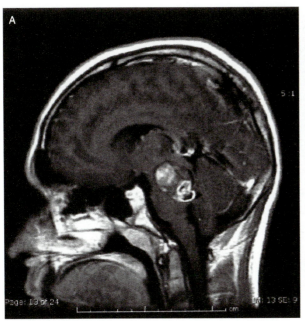 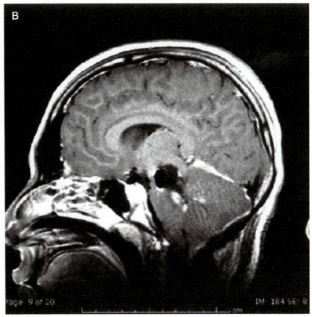

图 59.3　12 岁男性患儿，主要表现为眩晕及平衡障碍，T1 强化后的 MRI 影像表现（A）术前，（B）术后。MRS 提示毛细胞性星形细胞瘤并建议进行激进性手术切除

59.1.4　优　点

通常认为肿瘤全切后可达到治愈，超过 90% 的儿童患者可以长期无瘤状态存活[4, 8]。此外经影像确定完全切除的患者，其复发率小于 10%[4]，即使进行次全切除其长期预后也是非常令人满意的[9]。

59.1.5　禁忌证

肿瘤的切除受限于肿瘤涉及的重要颅脑结构。对于已经出现播散的患者过于激进的手术应该慎重。这种情况下，可能进行次全切或部分切除，后续长期随访观察肿瘤发展趋势[8]。

59.2　手术细节和术前准备

59.2.1　术前准备和特殊设备

需要首先考虑手术时机。在大多数情况下，患者通常表现为缓慢进展的症状，因此他们并不需要即时手术。然而，由于肿瘤增长快速或梗阻性脑积水的出现，一些患者表现为颅内压迅速增高，对于这些患者我们需要通过急诊手术缓解升高的颅压。在一些病例中，手术切除肿瘤前应进行侧脑室外引流，这些患者经常表现为意识水平的下降。然而这种操作应慎重，因为这些患者后续可能要接受永久性的分流。一部分人认为肿瘤切除前或单独进行第三脑室底造瘘，可能会缓解脑积水并减少永久分流的可能。

一些肿瘤血供非常丰富，术前应充分评估出血风险，尤其在婴幼儿中。凝血异常需在术前纠正，术前常规备血。

应具备常规神经外科显微器械。因为以额部为基点进行枕部定位相当困难，所以作者目前没有找到特别实用的应用于颅后窝肿瘤的无框架立体定向系统。因此术中 B 超对于手术有很大的帮助，可以标记肿瘤位置（特别是有巨大囊肿时）和术中肿瘤残余的范围。术中 MRI 检查具有类似的目的，但其过于笨重。

作者使用超声吸引器及吸引组织剃刀来进行立体切除，超声吸引器适用于体积大、质地软的瘤体，组织剃刀适用于纤维性瘤体的切除。

如肿瘤侵及脑干，应常规使用术中的躯体感觉及运动诱发电位监测设备。

59.2.2　专家建议和共识

合适的体位摆放以及手术入路可使术中获得良

好的视野，同时使周围颅脑结构损伤最小化。通常情况下选择进入瘤体的最小路径，而肿瘤一般很少涉及脑干外侧或进入桥小脑角表面。这些肿瘤的最佳手术入路为乙状窦后入路。一些肿瘤紧贴小脑幕表面，常规选择幕下小脑上入路；如果肿瘤位于中线贴于小脑幕缘，常规使用枕后正中小脑幕裂孔入路。

当巨大的瘤体进入第四脑室或接近半球表面时，最好使用宽的枕后正中入路。大多数手术医生习惯使用俯卧位，因为这样易于操作，两个手术医生可以相向而站，且容易辨认中线结构。而作者更喜欢侧卧位，这个体位使麻醉师更容易进行插管护理工作，防止因胸腹受压导致的回流障碍，且在手术过程中 CSF 和血液不易流入手术区域。如果病变位于上方，牵拉可降至最小，但此种体位不利于助手的配合操作。

59.2.3　关键步骤和手术细节

术前手术医生应与麻醉师讨论控制颅内压力及维持足够血容量的方法。除非患儿有长期的高颅压和骨质异常薄的情况，通常在 2 岁以上的儿童使用硬性的骨性头架。切口设计为中线部位自枕外隆突至 C_2 棘突处，尽可能地暴露枕部骨质，若小脑扁桃体位置过低，则需要移除寰椎后弓。

为降低皮层损伤，如果硬膜张力很高不应直接剪开。麻醉医生应用医学手段来降低高颅压，包括甘露醇、呋塞米、过度换气和巴比妥类药物的使用。

如果术前已行脑室外引流，这时可适当引流缓解压力；如果术前有明确的脑积水且未行脑室外引流，则可于术中行钻孔并进行脑室插管引流；如果肿瘤有大囊，在切开硬膜前可在超声引导下行囊肿穿刺抽吸释放压力。

硬膜一旦打开，则使用超声探查肿瘤，留下影像以做切除后对比和设计进入肿瘤路径。小脑半球的肿瘤通常应通过小脑叶的横向切口来暴露，这样的损伤小于直接切开小脑蚓。作者的经验是较大的皮质切开（更偏向头端）可以得到对脑组织最小的牵拉，如果肿瘤有大囊，可以远离囊壁结节处打开囊肿来达到更大的暴露。第四脑室内的肿瘤可以通过抬起小脑扁桃体，打开小脑延髓池区域进入，蚓部的牵拉尽量轻柔。

肿瘤组织取活检后应用显微技术进行肿瘤切除，应适时地使用超声吸引装置，进一步将小脑半球的肿瘤切除，蚓部的切除应慎重（图 59.4）。

切除浸润第四脑室底部及进入导水管的肿瘤应慎重。生命体征的变化及诱发电位的改变对手术操作有指导作用，如果可能的话应尽量清除导水管中的瘤体，以降低术后行永久分流的可能。作者通常于导水管出孔处覆盖棉片，以防止血性物进入第三脑室。

远处瘤体切除情况可通过术中超声来判断。当肿瘤切除后，常规于第四脑室底放置脑室引流管，以引出残留的血性液体和改善由于脑积水引起的伤口愈合困难问题。应注意避免脑室引流管穿过导水

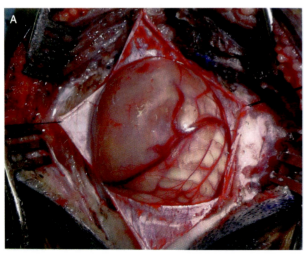
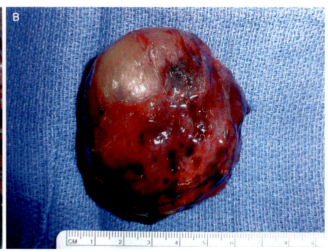

图 59.4　A. 巨大的右侧小脑半球实性毛细胞性星形细胞瘤。B. 全切肿瘤标本

管而引起局部受压。

59.2.4 风险及风险规避

最大的手术风险是过度牵拉和切除肿瘤侵入脑干的部分。在大多数情况下，意识到风险可降低其发生率。术中尽量避免使用固定牵开器，尽量避免牵拉小脑蚓部。确保在颅后窝范围内不至于将小脑牵拉挤压至骨性结构上。如果肿瘤位于小脑半球，那么适当的体位和合适的骨窗可使术中牵拉最小化。

通过神经电生理监测和密切关注生命体征的变化，以确保术中对脑干形成最好的保护。如果肿瘤没有过度占位效应来限制牵拉，那么在手术早期于第四脑室底部放置一棉片以进行保护，便于鉴别正常解剖降低术中的误切可能。

59.2.5 抢救措施

虽然肿瘤血供可能非常丰富，但几乎没有大的供瘤血管。谨慎操作，电凝肿瘤微血管，可有效减少出血，快速的肿瘤切除同样可以尽早阻止出血。根据患儿体重，当出现明显大量出血时应保证及时输血。

59.3 预后和术后管理

59.3.1 术后注意事项

在手术切除肿瘤后，72h 内进行 MRI 检查，确定手术切除程度[10]，如果仍存在大块肿瘤残余，则应再次手术切除。脑积水可能导致神经功能改变、伤口瘘、假性脑膜膨出，均应妥善处理。

59.3.2 并发症

小脑缄默是指暂时的情绪障碍，伴部分或完全运动性言语功能损伤。在颅后窝手术中，这是一个严重的并发症，其发生率可达 29%[11]，于术后 1~6d 出现，多于 1d 至 1 个月恢复[12]，主要表现为构音障碍。尽管有些患者可以自行恢复且语言功能训练可能有部分帮助，但对于这个并发症目前并没有有效的治疗方法[12]。镇静药物（情绪稳定剂）对于治疗可能有部分帮助。

参考文献

[1] Loh JK, Lieu AS, Chai CY, et al. Arrested growth and spontaneous tumor regression of partially resected low-grade cerebellar astrocytomas in children. Childs Nerv Syst, 2013, 29（11）：2051–2055.

[2] Gunny RS, Hayward RD, Phipps KP, et al. Spontaneous regression of residual low-grade cerebellar pilocytic astrocytomas in children. Pediatr Radiol, 2005, 35（11）：1086–1091.

[3] Vassilyadi M, Shamji MF, Tataryn Z, et al. Postoperative surveillance magnetic resonance imaging for cerebellar astrocytoma. Can J Neurol Sci, 2009, 36（6）：707–712.

[4] Due-Tonnessen BJ, Lundar T, Egge A, et al. Neurosurgical treatment of low-grade cerebellar astrocytoma in children and adolescents: a single consecutive institutional series of 100 patients. J Neurosurg Pediatr, 2013, ll（3）：245–249.

[5] Ilgren EB, Stiller CA. Cerebellar astrocytomas. Clinical characteristics and prognosticindices. J Neurooncol, l987, 4（3）：293–308.

[6] Desai KI, Nadkarni TD, Muzumdar DP, et al. Prognostic factors for cerebellar astrocytomas in children: a study of 102 cases. Pediatr Neurosurg, 2001, 35（6）：311–317.

[7] Ogiwara H, Bowman RM, Tomita T. Long-term follow-up of pediatric benign cerebellar astrocytomas. Neurosurgery, 2012, 70（1）：40–47, discussion 47–48.

[8] Krieger MD, Gonzalez-Gomez I, Levy ML, et al. Recurrence patterns and anaplastic change in a longterm study of pilocytic astrocytomas. Pediatr Neurosurg, 1997, 27（1）：1–11.

[9] Steinbok P, Mangat JS, Kerr JM, et al. Neurological morbidity of surgical resection of pediatric cerebellar astrocytomas. Childs Nerv Syst, 2013, 29（8）：1269–1275.

[10] Morreale VM, Ebersold MJ, Quast LM, et al. Cerebellar astrocytoma: experience with 54 cases surgically treated at the Mayo Clinic, Rochester, Minnesota, from 1978 to 1990. J Neurosurg, 1997, 87（2）：257–261.

[11] Robertson PL, Muraszko KM, Holmes EJ, et al. Children's Oncology Group. Incidence and severity of postoperative cerebellar mutism syndrome in children with medulloblastoma: a prospective study by the Children's Oncology Group. J Neurosurg, 2006, 105（6 Suppl）：444–451.

[12] Gudrunardottir T, Sehested A, Juhler M, et al. Cerebellar mutism: review of the literature. Childs Nerv Syst, 2011, 27（3）：355–363.

第60章

髓母细胞瘤

Lauren Ostling, Corey Raffel

60.1 背 景

髓母细胞瘤是儿童中枢神经系统肿瘤中最常见的恶性肿瘤，约占20%，尽管各种年龄均可患此疾病，但峰值年龄一般在4~6岁[1]。肿瘤一般起源于邻近第四脑室的中线部位，通常来源于第四脑室顶部的下髓帆，在MRI强化上表现为高信号。髓母细胞为小、圆、淡蓝色的肿瘤细胞，其细胞核/细胞质比例较大，因此在T2上表现为低信号（图60.1）。脑室梗阻相关的脑积水很典型，而且如果肿瘤侵及第四脑室底，可使脑干受累。髓母细胞瘤有在蛛网膜下腔随脑脊液（CSF）播散的特点，它们可以转移至侧脑室、第三脑室、颅内蛛网膜下腔和向下转移至椎管内。

60.1.1 适应证

手术介入的目的很明确，它包括：①减轻占位效应来改善临床症状；②获得组织并诊断定性；③安全范围内减少瘤负荷，切除的程度影响总的生存率。

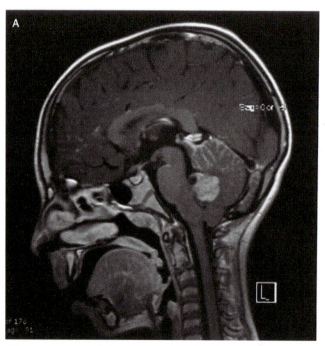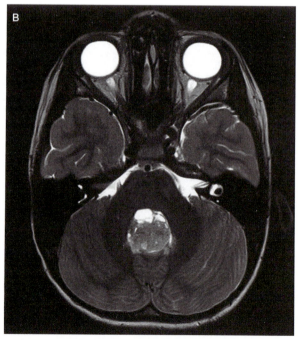

图60.1 髓母细胞瘤磁共振成像（MRI）表现。A. T1增强矢状位影像显示肿瘤起源于下髓帆并充满第四脑室。此患者肿瘤在蛛网膜下腔内播散，正如小脑叶的磁共振强化显示。B. T2轴位显示同一肿瘤起源于下髓帆

60.2 目标

依据确诊时的年龄、有无 CSF 播散及术后肿瘤残余程度将儿童髓母细胞瘤分为普通和高危两组。影像最大层面肿瘤残余大于 1.5cm²，处于高危组[1]。全切肿瘤为主要目标，如果不能安全的全切，使残余肿瘤最大层面小于 1.5cm² 仍能够获益[2]。如果更进一步地切除，可能导致明确的神经损伤，那么即使残留最大层面大于 1.5cm² 也是能够接受的。

鉴于这些肿瘤通常位于第四脑室，采用小脑蚓入路或膜髓帆入路进行手术。

60.2.1 替代治疗

大部分位于侧面的肿瘤，通常为结缔组织增生型，采用经皮质入路直接进入患侧小脑半球。此外，一些人主张对于中线部位的肿瘤，应水平切开小脑蚓而不是垂直切开。

60.2.2 优 点

通过尸解我们试图量化分别从膜髓帆入路和小脑蚓入路所能暴露的空间。小脑蚓入路对于进入第四脑室头端略有优势，而膜髓帆入路可以较容易进入外侧隐凹及外侧孔[3-5]。但是考虑到小脑蚓切开后可能引起小脑缄默症的原因，大部分医生喜欢经膜髓帆入路胜过小脑蚓入路[6-7]，尽管此并发症并不一定出现。此外，若同时行 C_1 椎板切除术，可进入大部分第四脑室头端，对于脑室暴露范围同小脑蚓入路[4]。

60.2.3 禁忌证

在诊断初期，就应最先考虑肿瘤切除范围，若已存在蛛网膜下腔播散，手术就不应过分激进。对于那些局灶复发且从 MRI 及细胞学检查未见播散的患者，推荐手术治疗。但对于那些复发、转移的患者，则不推荐进一步手术治疗，这类患者在复发时高达 75% 出现播散转移。这种情况下，通常使用大剂量化疗药物和自体干细胞移植进一步治疗。

60.3 手术细节和术前准备

60.3.1 术前准备和特殊设备

手术切除前，应行整个神经系统 MRI 扫描，伴或不伴强化。结合术前 MRI 及术中 MRI（iMRI）综合判断，确定手术切除范围。已有研究证明了髓母细胞瘤残存程度与预后的相关性[2]。术中 MRI 可用于评估肿瘤的残余，降低因术后肿瘤残余过多再次手术的可能性。如果术前扫描已有证据显示 CSF 播散，则术中便不需要过分激进的切除。如果术前没有行脊髓 MRI 扫描，则脊髓检查应在术后 2 周后进行，过早的检查可能会因蛛网膜下腔出血影响转移灶的检出。

严重的脑积水合并意识障碍，偶尔需急诊手术治疗，如脑室外引流（ETV）。一些医生提倡，不论脑积水严重程度如何，都应进行脑积水的初步治疗，如脑室镜下第三脑室造瘘术，随后行肿瘤切除[8]。如脑积水不严重，一些医生建议，在颅后窝入路行肿瘤切除前，麻醉诱导后，行额部 EVD。神经监测包括体感诱发电位和脑神经监测，在肿瘤毗邻或侵及脑干的情况下应进行监测，以预防永久性的神经损伤出现。最后，术前应常规使用激素和抗生素。

60.3.2 专家建议和共识

识别肿瘤上下部位第四脑室的正常底部边界是防止切除肿瘤过程中损伤脑干的必要手段，在第四脑室的肿瘤，上下界必须确定，上界由于 CSF 梗阻，使肿瘤上缘出现类似帽子样的结构，这有助于确定肿瘤头端，此外，明确认识第四脑室底的正常解剖结构可在切除过程中作为一个参考。

从血管的角度来看，肿瘤可能有较大的引流静脉位于肿瘤下方。保留引流静脉直到手术最后离断有助于减少术中出血。如果出现电凝不易止住的出血，可以通过盖压吸收性明胶海绵及脑棉片来止血，此过程中需保持耐心，先进行新瘤区的操作，当时间足够时转移至原来出血区域再次操作。

60.3.3 关键步骤

患者采取俯卧位，头架固定头部（图 60.2），

标记枕外隆突至 C_2 水平后正中切口。在中线位置行枕下开颅术，保持在横窦下，且包括枕骨大孔（图60.3）。切口下方尽可能打开至枕骨大孔的宽度，但一般不超过枕髁的中 1/3。如果扁桃体向下延伸或肿瘤向第四脑室头端延伸，则可咬除 C_1 后弓以获得更大的暴露空间；硬膜的打开取决于外科医生的偏好，成"Y"形或弧形（图60.4）。硬膜悬吊牵开，锐性打开小脑延髓池的蛛网膜下腔。此时即可见到小脑扁桃体、小脑谷、颈髓交界等结构（图60.5）。

膜髓帆入路

小脑延髓裂是位于扁桃体前面与延髓尾端后部之间的裂隙。小的第四脑室内肿瘤，可保留解剖结构，而且通过切除下髓帆及脉络膜可进入第四脑室，下髓帆构成第四脑室顶壁的下半部分。此区域的结构无功能性神经组织，所以许多外科医生选择此种入路。为进一步到达膜髓帆连接处，需分离扁桃体蚓垂及扁桃体延髓空间处的蛛网膜，随后向外上抬高扁桃体并将蚓垂向大脑半球对侧牵拉。切除正中孔附近的脉络膜组织，切除范围从下髓帆延伸至尖顶，即上髓帆的连接处。这时肿瘤应暴露于视野，可以开始切除[3, 5]。

较大的肿瘤，经过正中孔延伸时，小脑蚓受压变薄，小脑脚可能直接显露（图60.6）。脉络丛及下髓帆可能不能分辨，这种情况下应先大部切除瘤体。这样可使正常结构部分复位，然后可按前面讨论的方法进行进一步手术[9]。

蚓部切开入路

蚓部切开入路，通过同样的方法显露到扁桃体水平。但是，取代分开扁桃体进入小脑延髓裂蛛网膜的方法，在中线部位，扁桃体和半球之间，辨认下蚓部（蚓锤），并垂直切开。结节位于蚓锤下部，同样切开。小脑蚓被牵拉向两侧，以暴露第四脑室顶壁，然后切开脉络丛及下髓帆进入脑室。同膜髓帆入路，由于来自小脑上脚的交叉纤维位于上髓帆

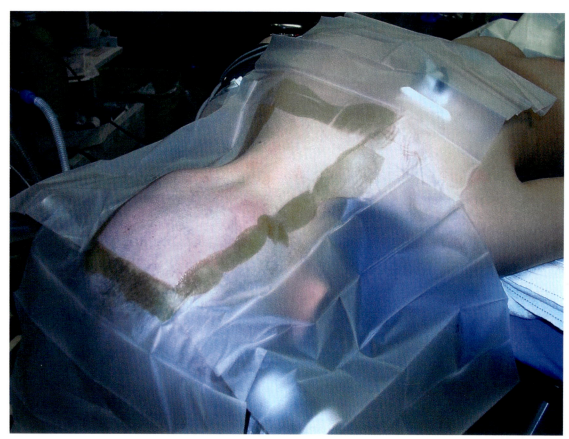

图60.2 手术体位。患者取俯卧位，颈部屈曲呈"军用坦克"样，来充分暴露枕骨大孔。应用头钉固定头颅，并在颅骨受力表面使用棉垫

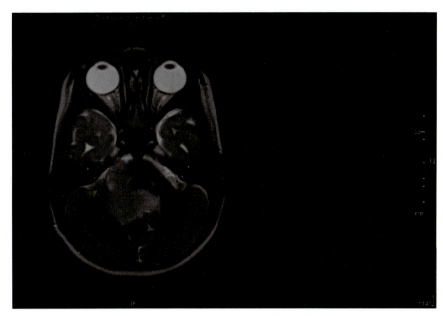

图 61.2 患有典型桥小脑角（CPA）室管膜瘤的 2 岁婴儿的 T2 加权轴位影像。肿瘤充满第四脑室及 CPA。脑干被肿瘤挤压旋转。患儿在另一医疗机构进行了中线枕下开颅术及肿瘤的不完全切除。正中入路不能安全到达 CPA 处及脑桥腹侧的肿瘤

的，可防止医源性导致的肿瘤细胞扩散至椎管或侧脑室内。

一旦第四脑室内肿瘤被大部切除，最后进行第四脑室底部被浸润部分的处理，此时非常关键，此步的目的就是尽可能削薄残存的肿瘤，而不是损伤第四脑室底。肿瘤可能会引起许多小供瘤血管穿过第四脑室底。在此区域过热的电凝处理损伤是非常大的。如果血管渗透第四脑室底，那么较好地处理方法是使用吸收性明胶海绵压迫止血，轻柔冲洗以及耐心等候。另外，在处理肿瘤时撕裂这些肿瘤血管，可能导致血管回缩至脑干，出血位于第四脑室底表面以下，造成止血困难。

对于大多数神经外科医生，他们会选择乙状窦后入路进行听神经瘤手术。CPA 室管膜瘤通常起源于桥小脑角区域，可能来源于第四脑室侧孔外侧部分的室管膜，沿脑桥侧方生长，使其围绕脑干侧方的血管、神经，其也向第四脑室内生长（图61.3），随其生长使脑干受压旋转，局部解剖结构进一步变形。然而枕后正中入路可切除第四脑室内的肿瘤，但对于侧方和脑桥腹侧的瘤体切除并不安全。因此，较大的瘤体可能残存于脑室侧方。鉴于 CPA 室管膜瘤常见于年幼的儿童，现对于中线的肿瘤有更高的复发率，所以此类肿瘤非常具有挑战性[2]。

患儿取俯卧位头屈曲，下颌偏向肿瘤同侧的肩部，使手术床最大限度地左右旋转、平移（图 61.4）。行顶部指向同侧耳的"L"形切口，以及跨越中线并延伸超过横窦-乙状窦交汇处的骨性暴露，这样可先切除第四脑室内的肿瘤，然后以膜髓帆入路，旋转手术床，切除侧方的瘤体[3]。肿瘤虽然常围绕血管、神经生长，但通常可以被安全分离。此肿瘤虽然有向颈静脉孔和听神经孔中生长的特性，但这部分肿瘤很容易被吸引器吸除。重要的是从脑神经解剖肿瘤，而不是相反。即使非常小心地处理舌咽神经、迷走神经，大部分患儿还是会在术后出现短暂的吞咽困难，而且术后头几周发生误吸的风险极大。当这些患儿拔除插管时，有必要请耳鼻喉科专家一起评估及治疗这类儿童，直至他们术后吞咽功能恢复正常[4]。

最后，在关颅前去除切除肿瘤所造成腔隙内的所有止血材料和异物。在一些患者中，这些材料在后续影像检查中会表现强化，可能会影响对术后复发的评估。

61.4 预后和术后管理

如前所述，如果术中存在沿着第四脑室底下部

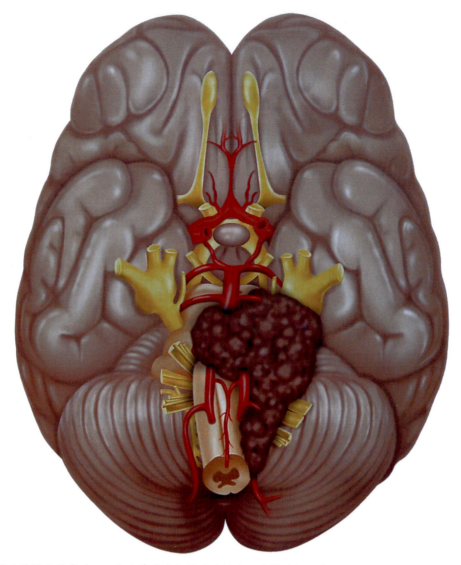

图 61.3 此图显示了桥小脑角（CPA）室管膜瘤起源于外侧孔及脑桥外侧，在脑桥延髓交汇处之上。随着其生长，肿瘤填充 CPA 及第四脑室，挤压旋转脑干，而且包绕脑神经及血管

或后组脑神经解剖分离的操作，那么术后早期可能面临误吸风险。如手术时间长，最好保持患者在插管及镇静状态下过夜，以便于在后续正常状态下评估吞咽功能后拔管。肿瘤切除程度与预后相关，术后早期建议行 MRI 检查（术后 CT 扫描不适合评估残留肿瘤），如果有明显的肿瘤残留，则推荐再次手术切除。婴幼儿的未分化肿瘤通常血供丰富、出血多，在这种情况下，将二次手术放在化疗之后可提高手术的安全性。如果预料到二次手术的可能，那么最好等待 MRI 检查完善后再决定后续是否拔管或进一步手术。术中 MRI（iMRI）可以明显改善这种情况。在作者工作的医院，应用 iMRI 前一年，有 7% 的患者因没有预料到的肿瘤残余而进行二次开颅手术。由于 iMRI 的存在，现二次手术切除残余肿瘤的比例已降低至 1%。

切除 CPA 室管膜瘤时，要特别注意听力，如果对于听神经过度激惹，后续可能出现同侧听力丧失。同样，如果患儿接受以铂为基础的化疗，也可能出现感觉神经性听力丧失，随后进行颅后窝及耳蜗的大剂量放疗，患儿有极高的风险在治疗后出现听力受损。鉴于此，对此类患儿进行放疗时要注意耳蜗的屏蔽保护。

61.4.1 复发后的处理

既往研究中，室管膜瘤的组织学分类存在争议。事实上，如果术后 CT 扫描或术中观察肿瘤切除程

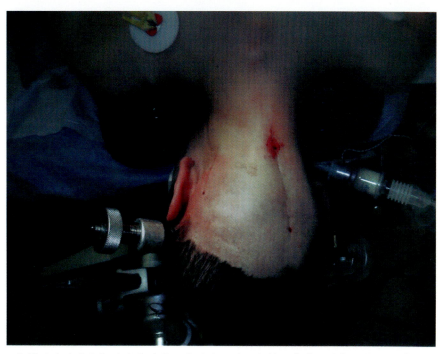

图 61.4 切除 CPA 室管膜瘤的体位摆放为俯卧位，头屈曲，对于大龄儿童采用头钉固定，而对于小龄儿童采用马蹄形头垫，下颌偏向肿瘤同侧的肩部。将患儿束缚在手术床上，以便手术在切除中线处第四脑室的肿瘤后，将手术床旋转至相反方向，采用乙状窦后入路来切除外侧部肿瘤

度只有 50% 或更少，那么组织分类对于病理级别可能没有任何意义，因为其预后都很差。在对照严格并采用高分辨率 MRI 进行监测的前瞻性研究中，组织学分类是主要的预后因素。

鉴于室管膜瘤化疗不敏感，其对于复发的肿瘤有效率为 15%~20%[5]。考虑到大部分肿瘤为原位复发，很多机构在犹豫是否进行脑干的反复照射。在过去的几年中，作者对于复发肿瘤进行了积极的切除，如果初次放疗与此次间隔大于 18 个月，那么同时进行再次放疗。大部分患儿能够很好地耐受，此组病例的存活率接近 50%[6]。

61.4.2 结 论

对于室管膜瘤的肿瘤干细胞起源及肿瘤生长相关分子谱的研究理解已经得到快速发展。然而，目前唯一的治疗办法就是手术切除加局部适形性放疗。对于那些经验丰富及手术设备先进的医疗中心，其患者的预后较好，且后续出现并发症的概率低。在未来，针对性的生物治疗将有望替代目前的治疗方法。

参考文献

[1] GurneyJG, Smith MA, Bunin GR. CNS and miscellaneous intracranial and intraspinal neoplasms//Ries LA, Smith MA, Gurney JG, eds. Cancer Incidence and Survival Among Children and Adolescents: United States SEER Program 1975—1995. Bethesda, MD: National Cancer Institute, SEER Program, 1999: 51–63.

[2] Witt H, Mack SC, Ryzhova M, et al. Delineation of two clinically and molecularly distinct subgroups of posterior fossa ependymoma. Cancer Cell, 2011, 20(2): 143–157.

[3] Sanford RA, Merchant TE, Zwienenberg-Lee M, et al. Advances in surgical techniques for resection of childhood cerebellopontine angle ependymomas are key to survival. Childs Nerv Syst, 2009, 25(10): 1229–1240.

[4] Thompson JW, Newman L, Boop FA, et al. Management of postoperative swallowing dysfunction after ependymoma surgery. Childs Nerv Syst, 2009, 25(10): 1249–1252.

[5] Bouffet E, Capra M, Bartels U. Salvage chemotherapy for metastatic and recurrent ependymoma of childhood. Childs Nerv Syst, 2009, 25(10):1293–1301.

[6] Merchant TE, Boop FA, Kun LE, et al. A retrospective study of surgery and reirradiation for recurrent ependymoma. Int J Radiat Oncol Biol Phys, 2008, 71(1):87–97.

第62章

儿童脑干胶质瘤

Jonathan Roth, Shlomi Constantini

62.1 背 景

脑干胶质瘤（BSG）在不同组的儿童有不同的表现，组织结构导致不同的生物学行为和多种预后情况。BSG占儿童颅脑肿瘤的10%~20%，占幕下肿瘤的20%~30%，其可发生于任何年龄，但是很少发生在5岁前，发病年龄在10岁左右，男女发病率相同。

与小脑半球和许多幕上肿瘤相反，BSG涉及脑干上部的神经，这种情况在最初被认为不适宜手术，然而Epstein和同伴选择特定的脑干肿瘤，结合术中影像及检测，使切除更加容易，最终可获得神经和肿瘤学方面的良好预后[1-3]。结合目前化疗药物及先进的放疗技术，使得综合治疗的选择更加多样化。目前BSG的分类没有统一，其治疗可依据肿瘤的位置、结构和生物学行为特点。在本章中，作者回顾各种肿瘤，提出了一个治疗模式。

62.1.1 分 类

随着影像检查水平的提高，BSG的诊断及分类更加精细，主要依据肿瘤的位置和组织结构（例如肿瘤是否为局灶、囊性或弥散）分类：

• 结构：通常情况下，局部囊性肿瘤趋向于较低级别，生物行为为惰性；而弥漫性的肿瘤更具有侵袭性且级别更高。这个概念适用于所有的脑干肿瘤。

• 位置：BSG可能位于中脑、脑桥和延髓，一些重叠部位取决于肿瘤扩展程度。

- 中脑肿瘤包括：

顶盖肿瘤（有或无向外生长）（图62.1）；

导水管肿瘤（图62.2）；

被盖肿瘤。

- 脑桥肿瘤包括：

局灶性（孤立）脑桥肿瘤，或脑桥肿瘤延伸至脑桥臂（小脑中脚）（图62.3）；

弥漫性（内生性）脑桥胶质瘤（DPG，DIPG）（图62.4）。

- 延髓肿瘤包括：

背侧外生性肿瘤（图62.3）；

颈延髓交界处肿瘤；

髓内局灶性肿瘤；

髓内弥漫性肿瘤。

62.1.2 症 状

BSG可能出现的典型症状：

• 颅内压（ICP）的升高：BSG因阻塞导水管、第四脑室或第四脑室流出道导致梗阻性脑积水的出现，其表现可为急性或慢性，表现为头痛、恶心呕吐和嗜睡。

• 脑神经（CN）损害：这种情况可在与神经核团有关的任何位置引起，或脑神经的损伤而出现。

脑干上部的肿瘤可能导致延髓麻痹。

中脑病变可能导致帕里诺综合征（继发于顶盖受压和脑积水），动眼神经和滑车神经麻痹。如果

第 62 章　儿童脑干胶质瘤

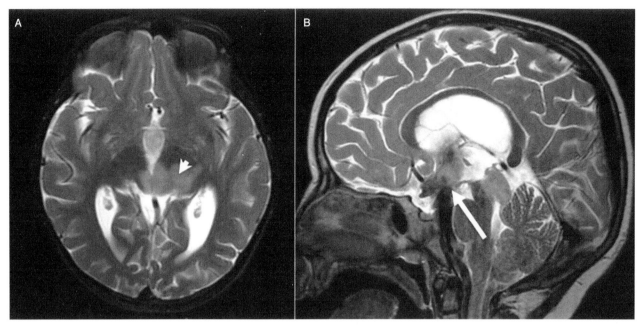

图 62.1　（A）轴位及（B）矢状位 T2 加权磁共振成像（MRI）显示顶盖胶质瘤。注意矢状位的流动伪影（箭头；随后行第三脑室底造瘘术），以及肿瘤扩展至左侧丘脑/丘脑枕（箭头）

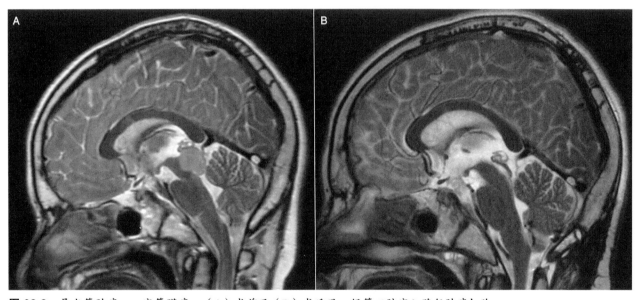

图 62.2　导水管肿瘤——室管膜瘤。（A）术前及（B）术后观。经第四脑室入路行肿瘤切除

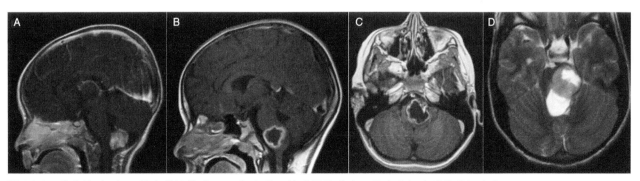

图 62.3　外生性（A）、髓内局灶性（B，C）和局灶性脑桥胶质瘤。均为毛细胞型星形细胞瘤

463

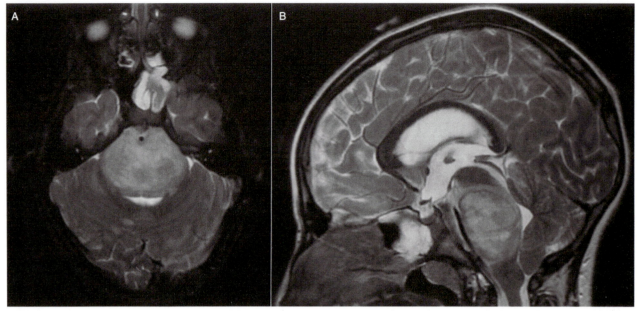

图 62.4 （A）轴位及（B）矢状位 T2 加权磁共振成像（MRI）显示典型弥漫性脑干胶质瘤的表现

Edinger-Westphal 核受损，动眼神经麻痹可表现为瞳孔散大。

脑桥的肿瘤可能导致面神经和外展神经麻痹，但耳蜗及三叉神经症状较罕见。

延髓肿瘤可能导致后组脑神经损伤，如声嘶、吞咽困难、反复饮水呛咳，此类患儿难以养大。

颈延髓交界处肿瘤常见斜颈，由于枕骨大孔处副神经受压导致。

• 长传导束症状：包括肌力减退和瘫痪表现，感觉障碍少见，可能因为这类表现不明显。

• 小脑症状：脑桥肿瘤较多见，特别是在涉及脑桥臂时。

• 其他症状：如呼吸变慢或异常呼吸，这种情况继发于涉及延髓或脑桥下部呼吸中枢或控制呼吸肌肉的神经区域损伤。闩部损伤通常引起呕吐，其也可作为单独症状表现。因此对于反复发作呕吐的患儿，即使没有其他症状或体征，也需行头颅 MRI 评估。

症状可能进展缓慢，可能几个月，也可能快速进展，仅几天到几周。快速进展症状与高级别肿瘤相关，例如 DPG。

62.1.3 影像及诊断

诊断的金标准是头颅 MRI，包括 T1 及 T2 加权，伴或不伴增强，FLAIR 序列。影像可准确显示出肿瘤位置、与周围结构的关系（如导水管、第四脑室、血管）、强化组成部分、脑室大小和定位，以及软脑膜扩散情况。大部分 BSG 在 T1 表现为低信号，T2 和 FLAIR 表现为高信号，并可能有强化表现。重要的是强化肿瘤并不意味着高级别，Ⅰ 级病变通常有部分强化。

T1 与 T2 重叠是局限性 BSG 的重要表现。当 T1 低信号重叠在 T2 高信号区域时，提示非浸润性或低级别肿瘤。然而，DPG 通常表现为脑桥区 T1 弥漫性低信号与 T2 高信号重叠。因此 T1-T2 重叠必须在其他影像发现的更广泛区域进行评估。DPG 经常表现为广泛的脑桥肿胀，伴基底动脉前部浸润（图 62.4）。

DWI 在评估 DPG 的时候非常重要，因为一些 PNET 和 DPG 非常类似[4]，但在 DWI 上表现为抑制信号（图 62.5）

顶盖肿瘤具有典型的影像表现。通常位于顶盖中心（导水管的后面），尽管其可能延伸至丘脑枕内侧部（图 62.1）。影像上表现为 T1 低信号或等信号，T2 高信号，通常不强化。顶盖肿瘤通常压迫导水管，导致梗阻性脑积水。强化的顶盖肿瘤侵袭性强，易生长。

MRS 曾被推荐评估 BSG 的高低级别，然而目

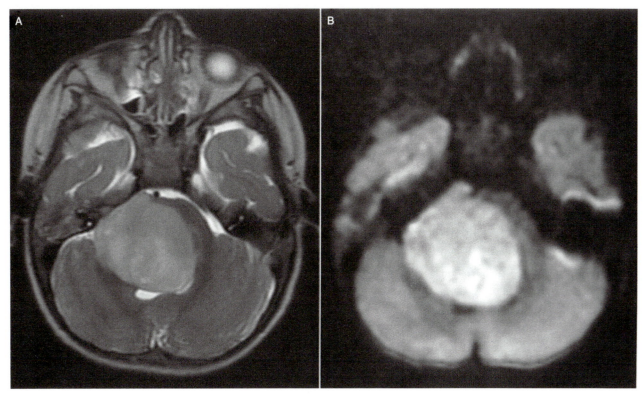

图 62.5　A. 脑干原始神经外胚层肿瘤（PNET）在 T2 轴位的影像表现，病灶可能被误诊为弥漫性脑桥胶质瘤。B. 但是，该病灶呈偏心性表现，在弥散序列被抑制

前对于 MRS 在 BSG 中的作用并没有形成共识。一些 BSG（如 DPG）可能组织级别较低，但具有浸润特性，MRS 的表现类似于高度恶性。因此 MRS 可以作为影像检查的一部分，但只作为补充诊断的工具。

尽管 BSG 很少转移，但最好在初次检查时进行脊髓的 MRI 检查，尤其在有脊髓种植症状或颅内软膜转移症状的患者。

62.1.4　病理学

BSG 包含所有的 WHO Ⅰ～Ⅳ级星形细胞瘤。Ⅰ级肿瘤（主要为毛细胞型星形细胞瘤）通常表现为不连续病变，经常伴囊性组成成分，但其也可表现为顶盖背侧外生性生长或延髓（和颈延髓交界处）肿瘤。通常强化且伴有明显水肿（如位于颈髓时）。但经常肿瘤也包括非强化部分。

WHO Ⅱ肿瘤（弥漫性低级别星形胶质瘤）可以生长于脑干任何位置。生物学特性非常复杂，顶盖区及外生型瘤体生长通常缓慢，相反，DPG 虽定性为 WHO Ⅱ级，但具有较强的侵袭性。Ⅱ级肿瘤通常不强化，T1 低信号，T2 及 FLAIR 高信号。

WHO Ⅲ和Ⅳ肿瘤（间变性星形细胞瘤，多形性胶质母细胞瘤）可起源于任何位置，但在脑桥常见（例如 DPG）。它们通常强化不明显（Ⅲ级），或合并坏死并环形强化（Ⅳ级）。

其他胶质瘤很少发生于脑干，包括神经节胶质细胞瘤、少突胶质细胞瘤及黏液性毛细胞型星形细胞瘤。

62.1.5　鉴别诊断

与 BSG 相似的脑干病变包括：

- 炎性病变（如多发性硬化、急性脱髓鞘性脑炎）。
- 其他肿瘤，如脑干 PNET。
- 非特异性良性病变，如 NF 错构瘤及神经纤维瘤结节。
- 血管疾病，如海绵状血管瘤，血管炎。

因此，诊断应依据特殊临床及影像表现。

62.2 手术细节和术前准备

62.2.1 活检注意事项

DPG 和顶盖肿瘤通过影像即可诊断，无须活检。对于 DPG（弥散性延髓肿瘤罕见），一些作者建议将活检作为治疗的基础。然而，大部分人认为典型的影像表现即可诊断 DPG，活检仅应用于那些非典型病变（如偏心性脑桥病灶或 DWI 上受抑制的病灶），或作为试验性治疗的一部分。未来为鉴别肿瘤标志物及制订个体化治疗方案时，细针穿刺DPG 非常重要。

导水管处的肿瘤有各种病理类型，包括低、高级别星形细胞瘤或室管膜瘤，因此我们推荐在行 ETV 时将内镜活检作为手术的一部分（详见下文）。

关于其他的 BSG，局灶内生型或外生型肿瘤，通常需要切除，因此没有必要在初期单独活检。

62.2.2 手术治疗

手术治疗的目标有两方面：缓解继发性脑积水和治疗肿瘤。

62.2.3 梗阻性脑积水的治疗

由于梗阻性脑积水通常需 ETV 治疗，顶盖胶质瘤是 BSG 中 ETV 治疗的一个典型，如前所述，这种肿瘤不需活检，其长期有效率可达 80%~95%[6]。

与典型的顶盖胶质瘤相反，导水管肿瘤很少，但其病理类型多样，如高级别胶质瘤和室管膜瘤，我们推荐行 ETV 及镜下活检。可采用各种方法联合 ETV 及活检术，如硬镜造瘘和软镜活检。该方法的优点是 ETV 的进入点也可作为活检处。另一方法为两个进入点，一个为 ETV，另一个靠前，用于活检，这种方法的缺点是需要有 2 个经脑组织的腔道。第 3 个方案为，在两点中间选择一个点行 ETV 及活检，缺点在于对两个操作来说都不是最理想的入路，而外科医生通常选择此种方案来完成 2 个操作。

由于其他 BSG 导致的梗阻性脑积水，如中脑、脑桥肿瘤，肿瘤可使解剖严重扭曲，基底动脉前移，脑干–斜坡间距缩小。这样使 ETV 过程中血管损伤概率大大增加，因此对于这种类型的大多数 BSG，如果预计到肿瘤切除后脑积水无法改善，则应行脑室腹腔分流手术。

62.2.4 肿瘤切除

在讨论 BSG 手术技术现状前，我们有必要强调多种入路的手术方式。近年，放化疗的发展和其对于局灶病灶和低级别肿瘤的治疗效果，使得其与手术同样重要，从而使手术决策更加慎重。

顶盖及弥漫性 BSG 并不适合手术治疗，肿瘤切除主要用于局灶性病变，尤其对于那些有外生部分的瘤体。大家普遍认为，像低级别的星形细胞瘤可能位于 CNS 的任何部位，侵袭性手术切除局灶性 BSG（通常是低级别的）可能会增加无症状进展生存期（PFS）和总存活率（OS）。如果可能，手术的目的在于切除局灶性瘤体（通常是病灶强化部分）或肿瘤外生部分[7-8]。通常大部切除并不意味着安全，因此扩大切除常被采纳。大部分局灶性肿瘤表现为延髓或颈延髓交界区外生型肿瘤；然而他们也可能位于脑干的任何部位。

BSG 的成功切除有赖于术中监测（IOM）及定位[1-3]。这些包括长传导束监测，如运动、体感诱发电位、脑神经（包括Ⅶ、Ⅸ、Ⅹ、Ⅺ及Ⅻ脑神经）电流描记图（EMG）监测。定位包括通过直接单极和双极刺激脑干区域产生波形变化而鉴定核团位置及脑神经的连续性。

弥散张量成像（DTI）对于被盖处病灶（位于中脑或脑桥）的手术操作是非常重要的。DTI 可以定位锥体束位置并帮助制订手术计划。但其不能替代 IOM，因其精确性受限。

麻醉不应影响电生理监测，这使麻醉静脉用药主要为丙泊酚和芬太尼。吸入麻醉药物可能会影响监测的准确性。

手术入路包括枕后正中、膜髓帆入路（例如脑室旁脑桥及延髓肿瘤、颈延髓交界区肿瘤、和导水管下部的肿瘤）。旁正中入路对于侧方的外生性延髓 BSG 非常有用；经颞或颞下入路适用于局灶外生性扩展的中脑肿瘤；幕下小脑上入路、枕部小脑幕孔入路被应用于向背侧外生性生长的顶盖胶质瘤。对于颅颈交界肿瘤可行颈椎椎板切除术或切开术。

无论哪种手术入路，切除过程都需小心谨慎，关注明确的病理组织[8]。

62.3 预后和术后管理

62.3.1 术后并发症

BSG切除可导致特殊的神经功能障碍，包括脑神经病变、感觉障碍（深感觉、浅感觉和痛觉）及运动障碍。

其他的并发症根据手术区域而定，包括意识状态减退（脑干上部损害）、呼吸功能不全（脑干下部损害）及呕吐（闩部损害）。

因此清醒后可自行完成呕吐反射、咳嗽时方可拔除气管插管，在手术后最初的几小时至几天时间，需密切关注呕吐反射、咳嗽反射、误吸及窒息。

62.3.2 肿瘤辅助治疗

DPG

对于DPG化疗意义不大[9-11]。目前局部放疗合并激素药物的应用来单独治疗DPG。通常放疗在开始时对肿瘤有效，可以有几个月的临床改善，最终预后不良。

另一些治疗目前正在尝试中，如CED（加强传送给药装置）输送化疗药物，但结果并不理想。

顶盖胶质瘤

顶盖胶质瘤并不需要治疗，应影像随访。如果肿瘤明显在形态或强化上出现改变时应进一步活检（内镜或开放，取决于脑室形态及肿瘤的准确解剖形态）。然而，即使瘤组织诊断不明，放疗也可能是一个有效的选择。对于外生型顶盖胶质瘤而言，可进行手术切除。手术的主要风险为眼球垂直及水平方向共轭活动障碍。

局灶性BSC

这些病变的发展不可预知，次全切后一些病变可能在数年内处于稳态，也可能自行消失，因此严格的影像及临床随诊非常重要，如果有明确增长，则可进行化疗（如长春新碱-卡铂）或局部放疗。

通常，禁止对较小的患儿放疗，因其可导致放射性脑损伤和诱导继发性肿瘤。因此，对于10岁以下儿童，化疗将作为主要的辅助治疗手段。

随访标准

标准的随访方法为MRI，然而近年来有更为精准的检查技术，如容量分析，被用来测量肿瘤的大小，这样能够更好地监测肿瘤的增长，帮助决定治疗时机。

参考文献

[1] Constantini S, Epstein F. Surgical indication and technical considerations in the management of benign brain stem gliomas. J Neurooncol, 1996, 28(2/3):193–205.

[2] Epstein F, Constantini S. Practical decisions in the treatment of pediatric brain stem tumors. Pediatr Neurosurg, 1996, 24(1):24–34.

[3] Morota N, Deletis V, Lee M, et al. Functional anatomic relationship between brain-stem tumors and cranial motor nuclei. Neurosurgery, 1996, 39(4):787-793, discussion 793-794.

[4] Zagzag D, Miller DC, Knopp E, et al. Primitive neuroectodermal tumors of the brainstem: investigation of seven cases. Pediatrics, 2000, 106(5): 1045-1053.

[5] Sanai N, Wachhorst SP, Gupta NM, et al. Transcerebellar stereotactic biopsy for lesions of the brainstem and peduncles under local anesthesia. Neurosurgery, 2008, 63(3):460-466, discussion 466-468.

[6] Li KW, Roonprapunt C, Lawson HC, et al. Endoscopic third ventriculostomy for hydrocephalus associated with tectal gliomas. Neurosurg Focus, 2005; 18(6A):E2.

[7] Teo C, Siu TL. Radical resection of focal brainstem gliomas: is it worth doing? Childs Nerv Syst, 2008, 24(11): 1307-1314.

[8] Klimo P Jr, Pai Panandiker AS, Thompson CJ, et al. Management and outcome of focal low-grade brainstem tumors in pediatric patients: the St. Jude experience. J Neurosurg Pediatr, 2013, 11(3):274-281.

[9] Pollack IF, Stewart CF, Kocak M, et al. A phase II study of gefitinib and irradiation in children with newly diagnosed brainstem gliomas: a report from the Pediatric Brain Tumor

Consortium. Neuro-oncol, 2011, 13(3):290-297.
[10] Korones DN, Fisher PG, Kretschmar C, et al. Treatment of children with diffuse intrinsic brain stem glioma with radiotherapy, vincristine and oral VP-16: a Children's Oncology Group phasee II study. Pediatr Blood Cancer, 2008, 50(2):227-230.
[11] Chassot A, Canale S, Varlet P, et al. Radiotherapy with concurrent and adjuvant temozolomide in children with newly diagnosed diffuse intrinsic pontine glioma. J Neurooncol, 2012, 106(2):399-407.
[12] Anderson RC, Kennedy B, Yanes CL, et al. Convection-enhanced delivery of topotecan into diffuse intrinsic brainstem tumors in children. J Neurosurg Pediatr, 2013, 11(3):289-295.

第63章

颅内表皮样囊肿

Henry W. S. Schroeder

63.1 背景

表皮样囊肿为颅内罕见的先天性病变，大部分发生于颅底部位，沿蛛网膜下腔进行广泛播散，由于它们珍珠样的光泽和表面不规则的结节，1828年早期被Cruveilhier称作"珍珠瘤"。表皮样囊肿来源于外胚层细胞，为胚胎期神经管闭合时的异位细胞[1]。其表现为囊性结构，内含上皮细胞脱屑和角质蛋白降解所形成的质软、白色的内容物。这些物质富含胆固醇，含有蜡样组成和同心圆结构[2]。因囊内容物黏稠且无血管特性，其很容易被吸除。表皮样囊肿生长非常缓慢，类似于表皮样的线性生长曲线。由于生长缓慢，其表现出症状时通常体积已十分巨大。可通过小脑幕切迹沿着基底池从后颅窝扩展至中颅窝，反之亦然。通常包绕重要神经血管并与之粘连紧密，这种情况下仅能行大部切除[3]。

63.2 术前注意事项

63.2.1 临床表现

常见头痛，其他表现取决于肿瘤的位置，幕下肿瘤通常表现为眩晕、平衡障碍及脑神经损伤。位于颞叶可引起癫痫发作；位于脑室内可引起梗阻性脑积水；位于松果体区可引起帕里诺综合征或复视；位于视传导通路上可能会引起视觉障碍；当压迫皮质脊髓束时可导致偏瘫。

63.2.2 影像学表现

核磁共振成像检查（MRI）是不错的选择，通常其在T1、T2表现与脑脊液密度相同，尽管T1轻度增高，T2轻度降低（图63.1A、B），但无强化，标准片包含轴位、冠状位和矢状位。弥散加权成像（DWI）可以准确定性，在DWI上，表皮样囊肿相较于脑组织及脑积水表现为高信号，而蛛网膜囊肿为低信号（图63.1C）。为鉴别蛛网膜囊肿，作者和他的团队更喜欢使用高分辨率稳态构成干扰序列（CISS），这个序列可以很好地显示病灶固体含量及其与周围神经血管的关系（图63.1D）。在CISS序列中，表皮样囊肿通常表现为有不规则边缘的非均匀低密度结构。

63.2.3 手术指征

如果没有明确的禁忌证，引起症状的表皮样囊肿均应手术治疗。MRI上病变通常有局部占位效应，挤压邻近脑组织、中线偏移和（或）脑室受压。对于无症状患者是否手术目前仍存在争议。作者认为对于小的无症状病变不应手术。然而，如果病变大至一定程度，通常建议症状出现前早期手术，尤其对于年龄较小患者，当然同样应向家属或患者提供保守并动态复查的选择。

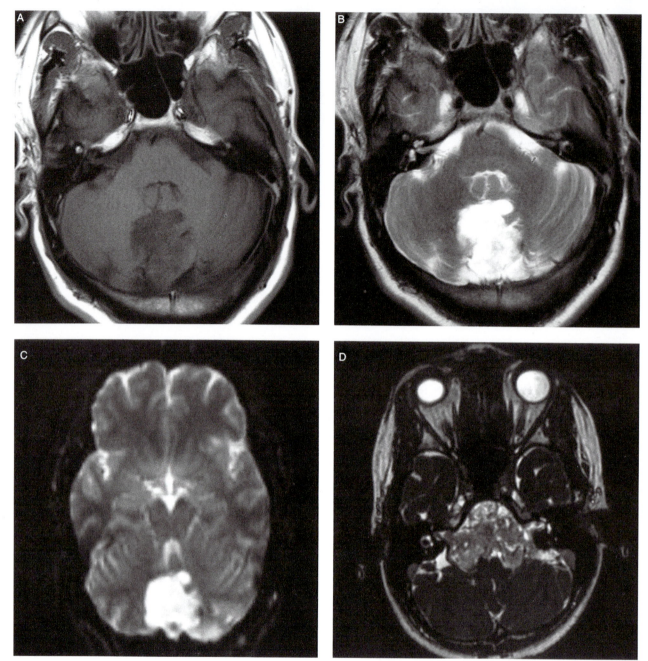

图63.1 A. MRI的表皮样囊肿表现，T1加权轴位影像显示低信号非强化小脑病变并有占位效应。B. T2加权轴位影像显示高信号小脑病变并有占位效应。C. DWI显示高信号小脑病灶。D. CISS轴位影像显示脑干前部非规则低信号病灶

63.3 手术细节和术前准备

63.3.1 手 术

手术目标

手术的目标是清空囊内容物和全部切除病灶的大部分囊壁。由于病变与周围神经血管粘连而导致此目的通常难以达到。当肿瘤囊壁与神经、脑组织粘连紧密时，即使在镜下小心操作，仍然可能导致血供受损及随后本可避免的神经损害。因此，切除程度一定要因人而异。由于肿瘤与血管或神经间可能存在一层基板，一些在影像上反映的血管或神经结构被严重包绕的情况下也可行肿瘤大部切除。这就是术前不能预测肿瘤切除的程度，只能在手术中决定的原因，只能预测一些单纯病变全切的可能。关于复发性肿瘤，依作者经验，病变囊壁厚且粘连

紧密，其结构类似于糖衣，使其很难行全切处理。

手术入路

依据 MRI 中肿瘤位置选取手术入路。桥小脑角病变，通常选用简单的乙状窦后入路，即使肿瘤向 Meckel 孔或颅中窝生长。颞下或翼点入路主要应用于巨大的幕上肿瘤。因巨大表皮样囊肿明显挤压脑组织从而为手术提供了足够空间，所以标准入路能够充分到达任何位置的病灶。作者和其团队从未使用扩大颅底入路，如经岩骨入路或眶颧入路。可应用内镜来补充暴露的不足[4]。作者和团队切除的所有涉及颅后窝和颅中窝的表皮样囊肿均通过单一的小开颅术，而且应用内镜时并不需要联合入路。

手术技巧

手术体位依肿瘤位置而定，大多数入路为仰卧位，包括翼点、颞下、乙状窦后入路。麻醉诱导后应用头架固定头部，单次静脉注射抗生素（1.5g 头孢呋辛）预防感染。如涉及脑神经、脑干，多模式术中检测应提前安装到位。到目前为止，作者认为导航对此手术帮助不大，手术区域消毒、铺巾。

依次打开颅骨、硬膜，开放蛛网膜下腔，释放脑脊液，这样使脑张力下降，在不使用自动牵开器的情况下暴露足够的显微操作空间。先暴露囊肿壁，松解其上的蛛网膜粘连，辨认与之相邻的神经、血管，切开囊壁，应用吸引器或刮匙清除囊内容物。减小病灶的占位效应后，将囊壁与神经血管结构分离。使用瘤镊固定囊壁，使用显微镊将其与血管、神经及脑组织分离（牵拉及抗牵拉技术）。操作应非常小心，避免损伤功能血管及深穿支。理想状态下行肿瘤全切。然而，如果肿瘤与周围神经血管粘连紧密，强行全切并没有意义，并可能会导致神经、血管及软脑膜的损伤。即使粘连的神经经过显微操作剥离保留，随后的血管阻断仍可能导致后续的神经损伤。在此情况下，建议适当保留囊壁，但会增加复发率，囊肿生长非常缓慢，相较于引起永久性神经损伤导致患者生活质量下降，我们更愿意接受术后多年的囊肿复发。在原发病例中，通常仅有少部分囊壁不能完全切除。

如果直视下可见表皮样囊肿，那么全程使用显微镜操作（图 63.2）。然而如果出现直视不能观察区域，可采用内镜进行肿瘤非暴露部分的切除（图 63.3）。内镜辅助显微镜手术技术同样适用于表皮样囊肿扩展至两个或更多部分（如桥小脑区病灶扩展至 Meckel 孔或颅中窝）。通常使用 30°或 45°的内镜切除肿瘤非暴露部分[5]。作者仅使用过 1 次 70°的内镜，但此角度下操作器械非常困难。也可应用注射器喷射冲洗器械不能到达的远部肿瘤。关于内镜的辅助技巧和关键点在第 103 章有描述。

一旦肿瘤切除，大力冲洗肿瘤残腔及蛛网膜下腔，冲掉可能残留的肿瘤，避免出现化学性脑膜炎。硬膜水密缝合，颅骨应用微型板或钛钉固定，逐层关闭伤口，术后于监护室密切观察一晚。

63.4 预后和术后管理

63.4.1 并发症和结局

手术的致死率和致残率较低。作者治疗的 18 例患者无死亡出现，仅 1 例患者出现永久性功能障碍。这一例涉及幕上和幕下的巨大肿瘤，在切除后出现丘脑出血。紧贴丘脑的瘤体仅行囊壁大部切除，未尝试从丘脑表面分离囊壁，术中未见出血，术后患者出现失语和严重的偏瘫。即刻 CT 扫描提示出血部位位于丘脑和残存囊壁间，切除后残腔区域未见出血，考虑出血原因可能为大部切除表皮样囊肿时，在囊肿下丘脑表面的操作导致。但失语短暂恢复，偏瘫症状减轻。出现一过性神经损害的共有 3 人。

无菌性脑膜炎为术后常见并发症[3]。在我们所处理的患者中，无菌性脑膜炎并未引起严重问题，其主要表现在 2 例患者在术后 2~5d 出现发热，并没有出现脑膜炎表现。考虑无菌性脑膜炎出现概率较低的原因可能与瘤体切除后大量灌洗有关。

瘤体全切 15 例（83%）；3 例行近全切，在 MRI 复查中体积小于 5%。有 3 例患者进行了 2 次手术，因为术后肿瘤再次进展。4 例患者瘤体全切。大部分较小瘤体在神经上有部分残留。16 个患者中采用内镜辅助手术，均对手术有所帮助。在所有患者中，显微镜不能看到的肿瘤残余通过内镜得

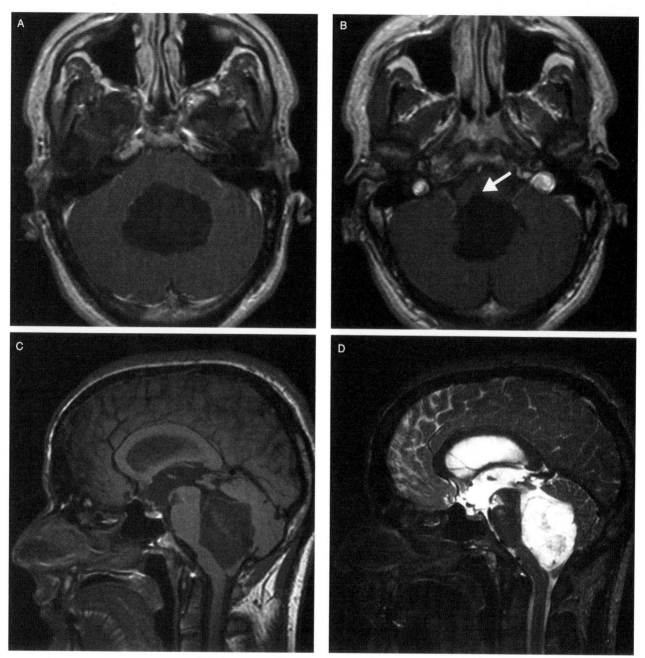

图 63.2 （A，B）临床表现为头痛、平衡障碍及头晕的 27 岁男性患者的第四脑室表皮样囊肿的显微手术切除。T1 加权轴位 MRI 影像显示第四脑室低信号非强化病灶。脑干受压（箭头）。（C）T1 加权和（D）T2 加权矢状位 MRI 显示第四脑室非强化病灶

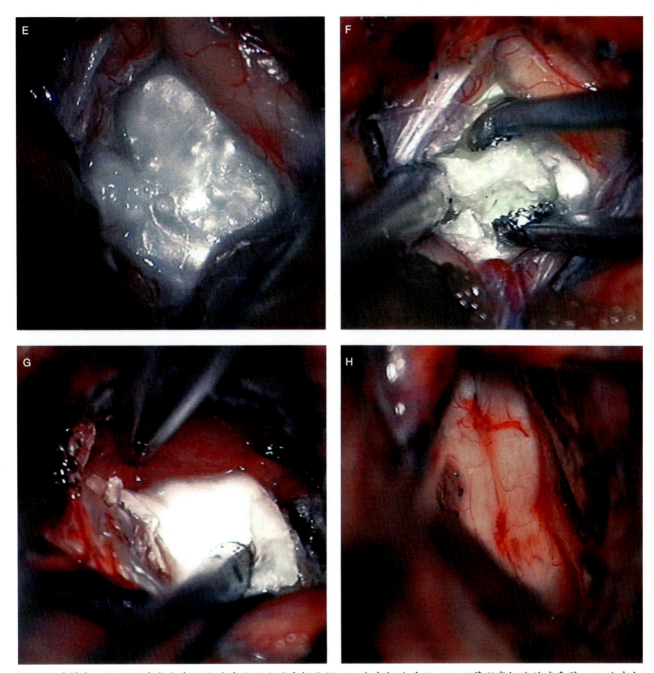

图63.2（续） E.显微手术术中可见肿瘤位于小脑扁桃体间。F.大部切除病灶。G.从菱形窝切除肿瘤囊壁。H.全部切除肿瘤后保留第四脑室底的完整性

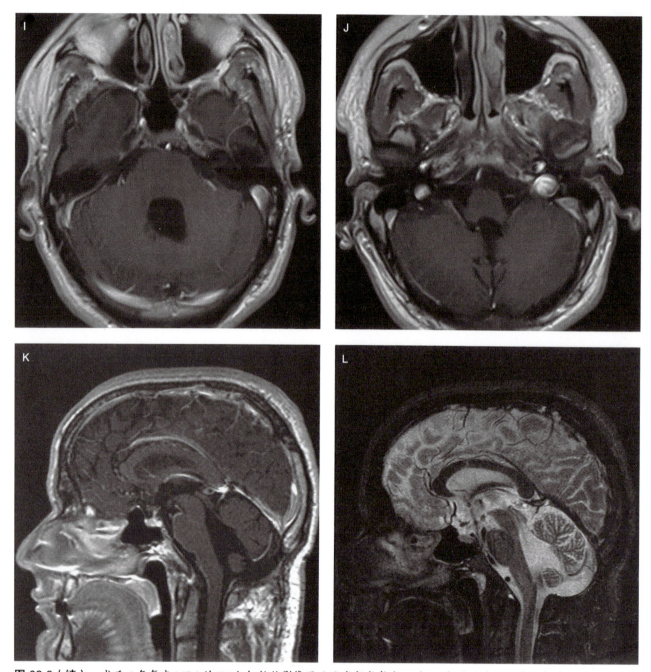

图 63.2（续） 术后 4 年复查 MRI 的 T1 加权轴位影像显示无残留或复发。（I, J）脑干受压已完全解除。（K）T1 加权和（L）T2 加权矢状位 MRI 显示无复发。患者生活良好，无任何神经损伤

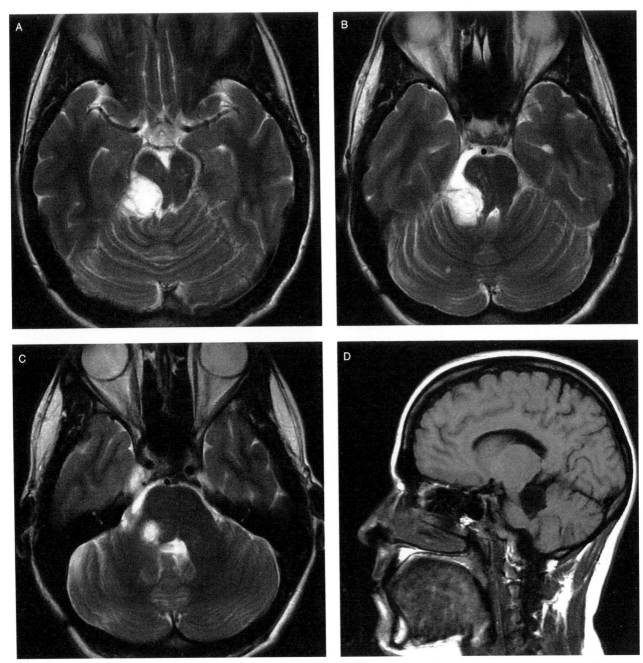

图 63.3 A~C. 32 岁女性患者，内镜辅助显微手术切除环池表皮样囊肿，15 年前及 4 年前分别行显微手术切除肿瘤后出现了再次复发。T2 加权轴位 MRI 显示环池内高信号病灶，并有脑干受压。D. T1 加权矢状位 MRI 显示低信号非强化病灶，并深度压迫小脑脚

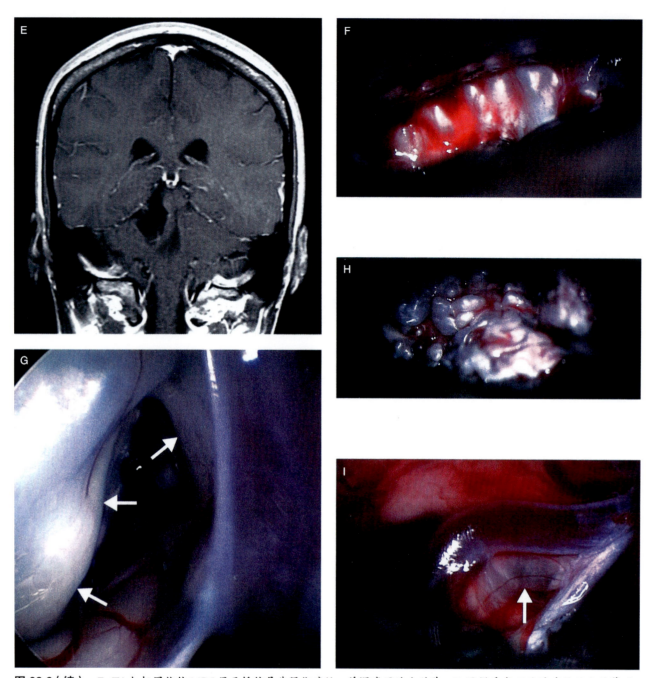

图63.3（续） E. T1加权冠状位MRI显示低信号非强化病灶，并深度压迫小脑脚。F. 显微手术可见肿瘤位于小脑幕下。G. 内镜下可见滑车神经（箭头）位于肿瘤前部。H. 显微手术切除珍珠瘤。I. 切除肿瘤背侧部分后识别滑车神经（箭头）

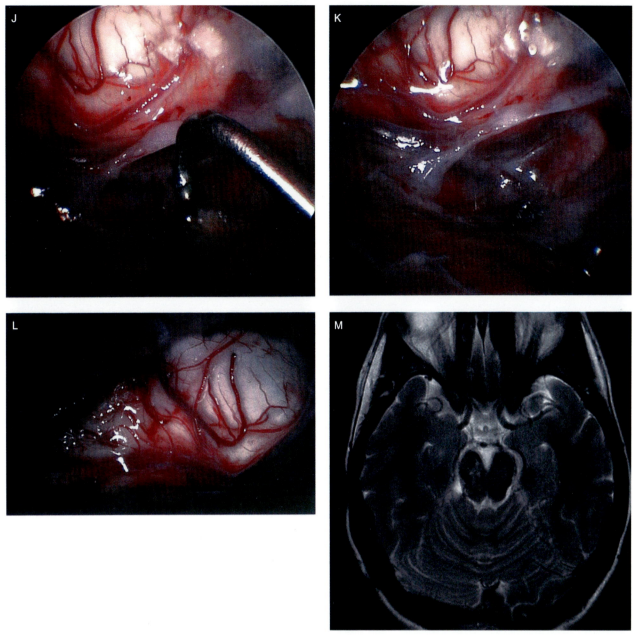

图 63.3（续） J. 使用 45° 内镜采用刮勺移除肿瘤扩展至小脑脚的部分。K. 肿瘤切除后的最终内镜视野。L. 肿瘤切除后的最终显微手术视野。M. 术后 1 年，MRI 的 T2 加权轴位影像显示无肿瘤残留

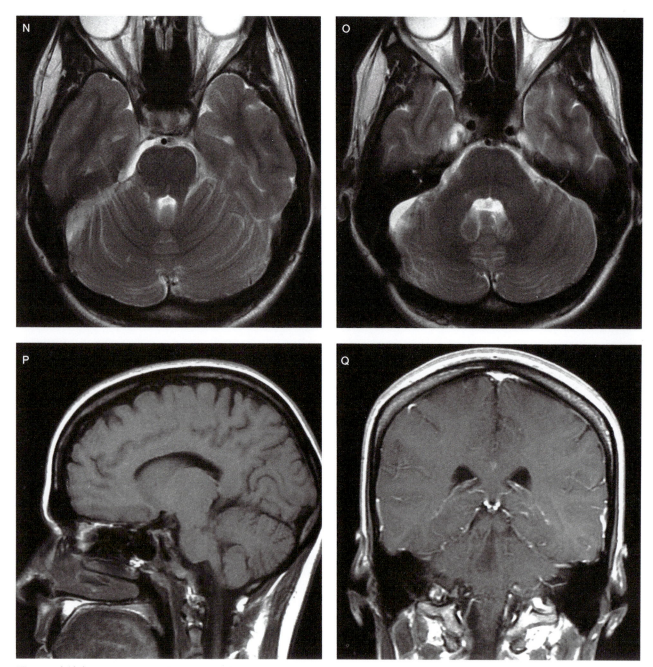

图 63.3（续） 脑干的压迫完全消失。（N~O）1年后的T2轴位未见肿瘤残余。（P）T1矢状位和（Q）冠状位 MRI 显示完全的肿瘤切除。患者生活良好，无神经损伤

到了很好的处理。使用内镜并未对患者造成显著并发症。

16例患者术前症状改善。其中2例术前听力丧失，术后听力得到明显改善；三叉神经痛1例，术后消失。

术后随访监测神经功能及MRI，分别在术后3个月、1年、后续每2~3年进行，平均随访周期6年，范围1~12年。1例曾于10年前手术，在血管神经上有少许残留的患者出现复发。再次手术过程顺利，患者恢复良好，并未出现神经损伤并发症。此外，我们还进行了2例术后15年和19年复发的患者，手术切除并未产生相应并发症，提示即使在2次或3次手术依旧能够获得良好的预后[6]。

63.5 结 论

全切或大部切除是治疗颅内皮样囊肿的方法。内镜辅助显微镜技术对于沿蛛网膜下腔扩散的大多数病灶非常有用。即使肿瘤不能直视，该技术也可安全切除肿瘤。肿瘤向邻近区域延伸也可通过同一腔道进行切除，而不需要对神经血管的过度牵拉和扩大骨窗。

63.5.1 说 明

作者为德国Karl Storz GmbH & Co, KG, Tuttdingen的顾问。

参考文献

[1] Toglia JU, Netsky MG, Alexander E Jr. Epithelial (epidermoid) tumors of the cranium. Their common nature and pathogenesis. J Neurosurg, 1965, 23(4):384–393.

[2] Russell DS, Rubinstein LJ. Pathology of Tumours of the Nervous System. 5th ed. London, England: Edward Arnold, 1990.

[3] Yaşargil MG, Abernathey CD, Sarioglu AC. Microneurosurgical treatment of intracranial dermoid and epidermoid tumors. Neurosurgery, 1989, 24(4):561–567.

[4] Schroeder HW, Hickmann AK, Baldauf J. Endoscope-assisted microsurgical resection of skull base meningiomas. Neurosurg Rev, 2011, 34(4):441–455.

[5] Schroeder HW, Oertel J, Gaab MR. Endoscope-assisted microsurgical resection of epidermoid tumors of the cerebellopontine angle. J Neurosurg, 2004, 101(2):227–232.

[6] Yamakawa K, Shitara N, Genka S, Manaka S, Takakura K. Clinical course and surgical prognosis of 33 cases of intracranial epidermoid tumors. Neurosurgery, 1989, 24(4): 568–573.

第 3 篇 头皮、头骨和颅底肿瘤

第64章

头皮和颅骨的肿瘤

Nalin Gupta, William Y. Hoffman

64.1 背 景

64.1.1 适应证

起源于头皮和颅骨组织的肿瘤是十分多元化的。然而，与成人不同的是，儿童极少发生原发性实性上皮细胞恶性肿瘤。因此，转移性肿瘤在儿童中是十分罕见的。最常见的转移到颅骨的肿瘤是播散性神经母细胞瘤，而且这些肿瘤经常对首次治疗比较敏感。幸运的是，大多数发生在儿童的肿瘤是良性的（如皮样囊肿、骨瘤）或是特异性的增殖性病变（如骨纤维结构发育不良、动脉瘤性骨囊肿）。对于证实有活跃性生长或要求明确诊断的病灶，外科切除是明确的适应证，但也会导致明显的畸形。

除了皮样囊肿，原发性头皮肿瘤在儿童中是十分罕见的。最常见的实性肿瘤是神经纤维瘤病I型（NF1），患者的外周神经纤维瘤，虽然大多数不需要手术切除。

64.1.2 目 标

两个最基本的目标是完整切除肿瘤以及修复正常的解剖结构以达到保护大脑和提供皮肤覆盖的目的。然而因为手术切除经常导致骨性结构或软组织缺损，因此组织重建在术前准备中是非常重要的一部分。

64.1.3 治疗方案的选择

总之，肿瘤的病程以及对于美观的潜在实质性影响是决定是否手术干预的主要原因。从美观方面考虑，额部一个稳定但明显的骨瘤是需要手术切除的；但枕部生长的类似病灶则可以继续观察。在术前对于一些血管病变的栓塞可以减少手术的风险，如血管瘤或动静脉畸形。

64.1.4 禁忌证

手术最基本的禁忌证是肿瘤已经通过全身治疗得到了最好的治疗。这种情况经常出现在恶性肿瘤的治疗中，如神经母细胞瘤和淋巴瘤。

64.2 手术细节与术前准备

64.2.1 术前准备和特殊设备

一般来说，头皮和颅骨位置表浅（除了颅底），因此患者体位的摆放相对简单，病灶也比较容易达到。但如果患者身体的其他部分已经准备进行其他的手术操作，术前就需要决定准确的重建方法（如旋转皮瓣、皮肤移植、游离皮瓣）。对于典型的颅骨病变的切除，在术前就需要决定是否完整地切除颅骨周围的伴随病灶，或零碎的切除。决定颅骨切除的范围是十分重要的，特别是当缺损部分需要修复的时候。薄层计算机断层扫描（CT）非常有意义，特别对于涉及颅底的病变。开颅手术的标准电力系统设备对于达到这些目标都是必需的。

64.2.2 专家建议和共识

颅骨肿瘤的切除要求对于病灶边界的充分暴露。一般来说，位于凸面的病灶边界更容易界定，也更容易完整地切除。这是因为病变周围的正常骨性结构可以用类似开颅手术的方法进行切除。对于一些血管病变，术前栓塞可以帮助在切除病变时减少出血。

通常对于儿童来说，颅骨缺损的修复优先选择自体骨移植。虽然，人造移植物也是很好的一个选择，但这些合成材料在随后几十年中的耐受性是不明确的。自体骨移植的优势在于其将逐渐融合进颅骨，而且不会随着时间而改变。在较小的儿童中，当他们的头颅生长时，自体骨还允许一定程度的扩张，这是合成材料所不能达到的。

修复颅骨所期望使用的方法有时可以决定手术切除的范围与形状。例如，一个涉及额骨的病灶最好可以用顶骨区域的骨性结构进行自体骨移植，因为这两部分的颅骨曲度最相近。一个比较大的颅骨切除可以影响到最终的美容效果。

64.2.3 关键步骤和手术细节

较小的头皮肿瘤可以完整切除，同时头皮比较容易缝合。对于椭圆形或狭窄的肿瘤手术相对简单。直径在 2~3cm 的圆形病灶需要旋转皮瓣或头皮扩张来达到最佳的缝合。对于非常大的病灶，旋转皮瓣需要更大一些。应该特别关注皮瓣的血供，防止边缘或转角的皮肤坏死（图 64.1）。

比较小的局灶性的颅骨病变，实性病灶的切除以及周围颅骨边缘的刮除对最终修复的准备已经足够了。非常小的缺损仅应用羟基磷灰石黏合剂就可以进行充分的修复，这种材料易碎，因此，如果有较大的缺损需要修复，黏合剂应该由某种类型的网架进行支撑，也可以用可吸收网格或者钛网；后者明显更耐用，而且对于需要更强力度和稳定性支撑的巨大缺损是更好的选择。

获得自体骨最常用的技术是从颅骨另一侧分离

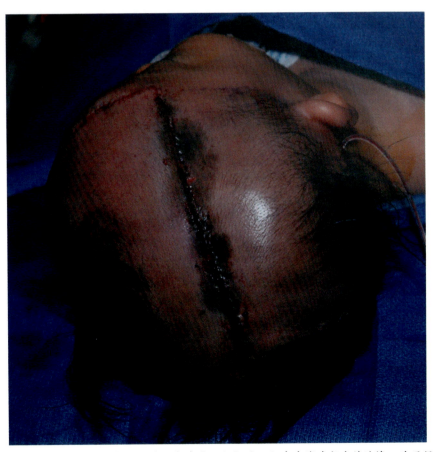

图 64.1　一个巨大的黑色素细胞痣切除术后照片。色素痣已经切除，仅在中线遗留少许边缘。为了保护头皮的血供，沿着枕部和发迹线设计皮瓣切口

出一个全层的骨片。这种方式要求术中更大范围的暴露颅骨,但如果术中进行了双侧冠状切口则不需要考虑扩大范围,如果术前仅计划了一个小切口,则可能会扩大手术范围。尽管儿童颅骨的厚度决定了是否可实行自体骨移植,但移植骨片在 5 岁以下的儿童中是很难获得的。如果分离出了一个全层的移植骨片,那么骨片缺损的部分可以用脱钙骨替代材料进行修复(图 64.2)。在年龄较小的儿童中,具有正常硬膜和骨膜的移植骨片非常类似于正常骨质的重建。移植骨片的尺寸应该在各个方向都扩大 2~3mm。通常,骨片的边缘要求更精细的分离切除以达到精确的吻合。对于美观要求更高的区域,如额部,在受体区的边缘深部准备一个"支架"可以防止移植骨片的塌陷,且可以让移植骨片与周围的颅骨形成平滑紧密的连接。

显而易见,如果自体骨移植不可行,那么可以使用人造材料进行替代,这其中包括了根据术前 CT 扫描所准备好的预制的移植物(图 64.3),应用羟基磷灰石黏合剂或甲基丙烯酸酯填充的连接金属网,或应用羟基磷灰石黏合剂填充的可吸收固定网格。对于年龄较小且缺损较小的儿童,作者更倾向于应用第 2 种人造材料。这种网格类似于支架来支撑黏合剂,使得其在缺损部位更加稳定坚固。

由于其位置的特殊性,颅底病灶具有非常大的挑战性。对于缓慢生长、无症状的病灶,如骨纤维结构发育不良,观察是最好的选择。如果需要手术切除,就应该考虑到随后所期望的修复方法(图 64.4)。

64.2.4　风险及风险规避

颅骨的良性肿瘤通常仅涉及组织水平,不侵犯其上的头皮或者其下的硬膜。术前需要考虑到肿瘤是否直接浸润硬膜和大脑或附近的头皮,这对于手术范围及肿瘤的病程有非常大的影响。如果肿瘤浸润到硬膜,术中需要切除并修复硬膜。如果无法确定肿瘤是否侵犯到大脑,应该先完成手

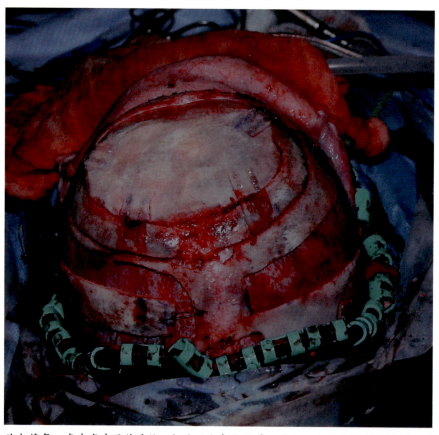

图 64.2　枕骨的切除与修复。患者术中呈俯卧位,切除了大部分枕骨,导致一个巨大的颅骨缺损。从右侧顶骨区域获得了自体移植骨片用来修复缺损部分。移植骨通过可吸收固定板进行支撑。巨大的供体区通过从左侧顶骨区域获得的自体移植骨片进行连接,其中的缺口用脱钙骨基质进行填充

第64章 头皮和颅骨的肿瘤

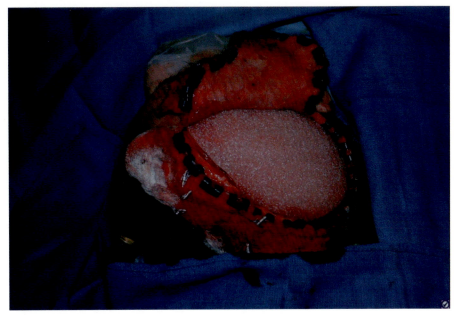

图64.3 定制人造移植物的放置。这种技术的优势在于术中对缺损区域暴露范围的缩小，而且在最终决定移植物放置位置时仅需要最小的调整

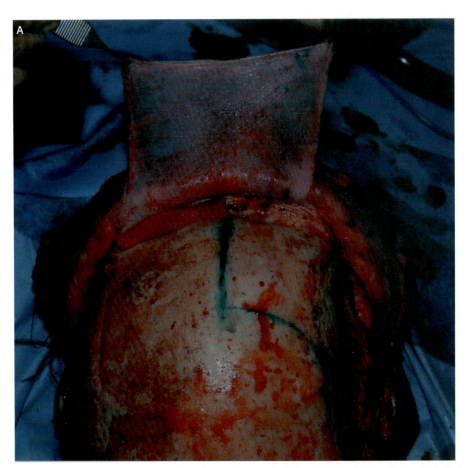

图64.4 A.一个涉及额部的骨纤维结构发育不良的青年患者。术中暴露时保护了骨膜，这对于美容修复是十分重要的

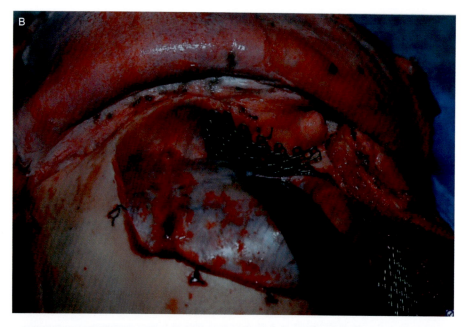

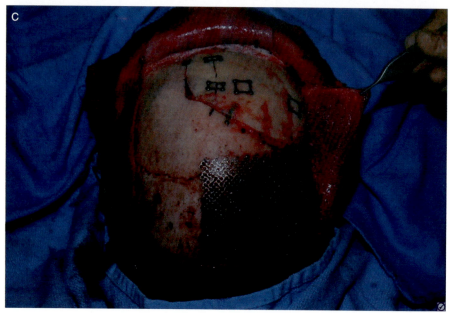

图 64.4（续） B.术中切除了眶顶和眶上缘，而眶顶通过钛网进行修复。C.使用部分顶骨修复缺损额骨，其次使用钛网修复供体区的缺损

术，然后在切除肿瘤的硬膜内部分前获得更详细的影像资料。

64.2.5 抢救措施

这些手术中常见的问题是不能修复缺损的颅骨或头皮。对于颅骨来说，有许多人造材料可以选择（如钛网、羟基磷灰石黏合剂），当不能进行自体骨移植时，可以使用这些材料修复缺损部位。最坏的情况是，颅骨缺损遗留下来，在二次手术中使用人造材料进行修复。

在第一次手术中头皮缺损没有进行闭合，这将是一个挑战。如果已经准备了充足的手术区域，那么扩大切口和旋转皮瓣能够覆盖大部分的缺损。如果遗留了巨大的不能闭合的头皮缺损，唯一的解决方法是游离皮瓣。如果术前已经评估到有不能闭合头皮缺损的可能，则需要与微血管整形外科医生进行病例探讨。

64.3 预后和术后管理

64.3.1 术后注意事项

通常,术后最基本的注意事项是保证头皮充足的血供生长,特别是术中进行旋转皮瓣或扩大头皮切口时,同时应该注意减少感染的发生。作者术后不常规使用抗生素,除非已经有明确的感染。经常用引流管来防止头皮下大量液体的积聚。对于儿童,作者几乎不使用不吸收缝线,因此需要注意保持伤口的清洁和干燥。

64.3.2 并发症

最常见的应该避免的并发症是感染,特别是涉及应用材料进行颅骨整复的患者。婴幼儿颅骨的血供重建是十分迅速的,作者曾成功地治愈了术后感染患儿,通过彻底的清创和冲洗,同时没有移除移植骨片。这些患者需要长期使用抗生素,而且通常疗效较好。

在年龄较大的患儿中,特别是有其他治疗方案(如放疗)的患者中,涉及移植骨片的感染要求在充足的抗生素疗程结束后,立即进行移植物的移除和更换。

第65章

颅底和眼眶肿瘤

Kaisorn L. Chaichana, Ianacio Jusue-Torres, George I. Jallo

65.1 背 景

儿童颅底肿瘤在颅骨病变中的比例不及5%（图65.1）[1-2]，其发生率低于成人，多见于男性患儿[1-2]。由于儿童大脑和颅骨生长发育的限制，婴幼儿较小的体格、有限的生理储备及独特的组织学特点使儿童颅底肿瘤更具有挑战性。因此，其限制了颅底手术在儿童中的广泛应用[1-3]。但是，外科手术技术的进步以及颅底解剖知识的完善提高了儿童颅底手术的施行[4-8]。

直到最近，颅底手术主要局限在成年人[4-8]。儿童颅底手术相较于成年人有利有弊。儿童颅底手术的优势在于组织学上大部分肿瘤都是良性病变，有较好的长期预后，特别是有比较明确的组织界限，而且额窦没有发育完善，对于前颅骨入路来说前颅窝比较短小[1-3]。其劣势在于生长板的存在阻碍了特定的手术入路和重建，未发育的含气窦腔为颅底提供了腔道，而且更易出现牵拉导致的水肿[1-3]。无论这些优劣势，通过外科设备和技术的发展，都可以更安全地切除儿童的颅底及眼眶肿瘤[4-6]。本

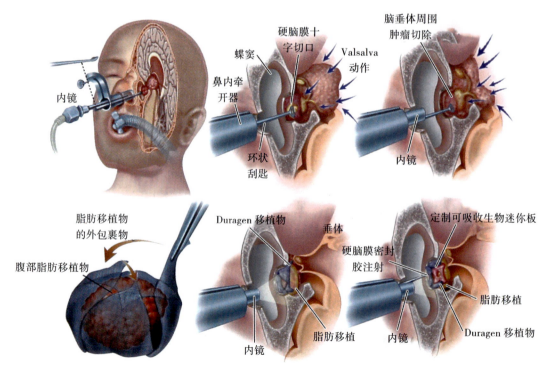

图65.1　一例患儿经鼻-蝶窦入路切除垂体瘤示意图

章作者将讨论儿童颅底肿瘤的一些常见入路、手术计划、技术细节及术后注意事项。

65.2 手术细节和术前准备

65.2.1 术前计划

通常，应在术前准备好肿瘤相关的计算机断层扫描（CT）和磁共振成像（MRI）资料。CT扫描用来描述骨性解剖结构，包括是否有含气窦腔的存在。如果术前计划邻近大血管（如颈内动脉）进行手术，CT血管造影（CTA）可以用来更好地理解肿瘤的主要血管与骨性解剖结构的关系。MRI平扫和MRI增强（注射钆显影）都可以用来描述肿瘤的特征。此外，术前应该由儿科医生和麻醉科医生对患儿进行评估。这一点是非常重要的，因为大多数此类患儿患有相关的影响其他器官系统（如心血管系统）的综合征，具有有限的生理储备，而且强迫性鼻性呼吸，最后一点可能因为肿瘤或手术而导致呼吸衰竭。而且，许多手术是与耳鼻喉科医生或整形外科医生共同合作完成的。一些标准的设备在术前应该准备好，如手术导航系统、术中监测系统（运动和感觉诱发电位）、具有不同角度视野的神经内镜以及外科显微镜。

65.2.2 手术入路

本章主要介绍关于鞍区和斜坡病灶的经蝶骨入路术式，在表65.1中列出了常见的颅骨入路。

经蝶骨入路、扩展的经蝶骨入路

这种手术入路经常和耳鼻喉科医生共同完成，术中通常需要应用神经内镜和显微镜[4]。过去，经常采用经下唇入路，但现在大多数采用经鼻入路。这种手术方式可以直达颅底中线结构，包括筛板、鞍区和斜坡。扩展的经蝶骨入路包括切除上颌窦和（或）筛窦的内侧壁和（或）后壁，这种方式可以扩大暴露位于海绵窦、颞下窝和中颅窝的病灶。这种入路的劣势在于硬膜修复的困难，含气窦腔特别是蝶窦和上颌窦的发育不完善导致的入路困难以及儿童较小的鼻腔通道。作者对于硬膜内的病灶通常不采用这种手术方式。在儿童中采取此手术入路的要点在于术中CT和MRI导航系统的应用，能够便于发现小的含气窦腔。此外，多视野内镜，包括30°、45°及70°内镜的应用，能够观察到不同角度的蝶窦，从而更容易进行肿瘤切除。并发症包括内分泌紊乱、颈内动脉损伤、脑脊液漏和鼻窦炎。手术很重要的一点是保证术者在中线操作以避免损伤海绵窦颈内动脉。

眶颧入路、改良的眶颧入路、眶上入路

眶颧入路（OZ）可以分为一步或两步进行，作者经常采用两步法。第一步进行额部翼点开颅，第二部进行眶缘、眶顶和颧骨的联合开颅[5,6,8]。改良的眶颧入路（MOZ）类似于眶颧入路，其差别在于仅移除了眶顶和眶缘。眶上开颅手术通常经眼睑入路或眉弓切口入路[5,6,8]。通过沿眉弓外侧曲线延伸其切口，眶上入路能够更好地暴露外侧面。这些手术入路都可以直通位于海绵窦和蝶鞍区域附近的病灶。内侧通道在儿童操作中更容易，因为他们缺少发育完善的额窦。视交叉与蝶鞍的关系是非常重要的，因为一个前置型视交叉可能妨碍了通过眶上入路到达视交叉后区的病灶。超声骨刀的应用可以使开颅缺损达到最小，这一点在颜面部的手术中尤为重要。此外，骨黏合剂的应用也可以辅助颅面部重建。并发症包括额部神经麻痹、美容效果较差、面颊部的感觉减退以及牙关紧闭症。

岩锥入路、岩锥前部切除术

这种手术入路涉及切除位于面神经前方、颈内动脉和三叉神经内侧面的岩锥尖部分。这种术式对于位于岩锥尖的病灶是最好的选择。其能够联合小脑幕下硬膜的打开，这使得可以同时到达幕上及幕下的病灶。这种术式适用于在幕上及幕下缓慢浸润的病灶。应用此术式时可以联合颞部颅骨切开术和（或）颧骨切除术，这被称为扩展的岩锥入路。并发症包括面神经损伤、打开小脑幕时滑车神经的损伤、脑脊液漏、Labbe静脉损伤以及传导性耳聋。由于儿童大脑缺乏延展性，耳内入路经常需联合使用一些方法来减少大脑体积，包括应用甘露醇和诱

表 65.1　儿童常见颅底病变

眼眶			
血管瘤			
骨纤维结构发育不良			
神经鞘瘤			
皮样囊肿			
神经纤维瘤			
淋巴管畸形			
前颅窝			
颅内	鼻窦	颅骨	其他
脑膜瘤	内翻性乳头状瘤	骨纤维结构发育不良	鼻部神经胶质瘤
鼻腔神经胶质瘤	黏液囊肿	软骨肉瘤	鼻部皮样囊肿
	鼻息肉	成骨细胞瘤	脑膨出 / 脑膜膨出
	嗅神经母细胞瘤	动脉瘤样骨囊肿	
	横纹肌肉瘤		
中颅窝			
蝶鞍	斜坡	其他	
垂体瘤	脊索瘤	畸胎瘤	
颅咽管瘤	软骨肉瘤	脑膜瘤	
	尤因肉瘤		
	骨肉瘤		
	淋巴瘤		
	横纹肌肉瘤		
颞骨			
良性	中间 / 恶性		
外耳炎	朗格汉斯组织细胞增生症		
胆脂瘤	横纹肌肉瘤		
嗜酸性肉芽肿	淋巴瘤		
骨瘤			
副神经节瘤			
后颅窝			
颈静脉孔	岩斜区		
副神经节瘤	脑膜瘤		
神经鞘瘤	神经鞘瘤		
神经纤维瘤	脊索瘤		
	软骨肉瘤		

导过度换气。

经面部入路、前颅面部入路

这些手术入路经常联合头颈外科医生和（或）整形外科医生共同完成。经面部入路包括经鼻入路、经口底入路、鼻侧切开术、上颌骨水平颌骨切开术（Le Fort Ⅰ型截骨术）、面中部翻揭手术。经鼻入路和经口底入路能够直达蝶骨和上斜坡的病变。Le Fort Ⅰ型截骨术和面中部翻揭手术，特别是联合筛窦切除术和内侧上颌骨切除术，能够直达鼻旁窦、翼状窝和中颅底。前颅面部入路联合双侧额骨切开术能够直达前颅和鼻窦。这些术式经常应用于成人，但是经过必要的改良后也可应用于儿童。儿童此类手术的要点是避过中切牙，这是为了保护他们的牙胚。并发症包括美容效果较差、牙胚的损伤、腭瘘以及伤口裂开。

乙状窦后入路、扩展的乙状窦后入路、乙状窦前入路

这些手术方式最常应用于后颅窝病灶，特别是位于桥小脑角的病灶[7]。乙状窦后入路涉及切除乙状窦后的颅骨，然而，扩展的乙状窦后入路则涉及切除覆盖在窦上的颅骨，以增加暴露来打开硬膜。乙状窦前入路涉及乳突切开术，并联合扩展的乙状窦后入路。若要额外的切除骨迷路则需要经迷路入路。这种术式的要点是降低头颅顶点，这样能够使得到达脑干侧面及脑神经的腔道更宽。手术导航系统可以辅助明确静脉窦的位置。并发症包括静脉窦损伤、脑神经损害及脑脊液漏。

远外侧经踝入路

这种经枕踝入路的术式中超过50%联合乙状窦后入路，并额外切除其上和其下的颅骨。这可以充分地暴露下斜坡、枕骨大孔及上颈椎的腹侧。这种术式的要点是早期辨认椎动脉，避免无意中造成损伤。此方法可以联合结扎乙状窦，称之为经枕踝-乙状窦入路。并发症包括椎动脉损伤、静脉窦损伤及颈椎失稳。

65.3 预后和术后管理

治疗的病灶和采用的颅底手术入路方式决定术后如何护理。术后第1天，通过一系列神经检查在重症监护室对患者进行严密观察。对于靠近视通路的病灶，患者术后需要一些眼科相关检查。采用眶顶或眶颧入路的患者，术后经常需要眼部冰敷来减轻局部肿胀。采用经鼻入路的患者，术后需要鼻盐水来减轻鼻腔阻塞。通常，在术后24h给予患者抗生素治疗。对于鼻腔支架填塞的患者，抗生素需应用至取出支架后。对于病变大部分在颅内的病灶，术后需应用大约3d激素来减轻疼痛同时控制化学性脑膜炎。对于靠近垂体的病灶，术后需检查血清钠和尿比重水平来监测是否有潜在尿崩症发生。儿科内分泌专家经常帮助评估这些术后患者。经常在术后48h内行增强MRI检查，用来评估肿瘤切除的程度以及术后的潜在并发症，包括颅内出血、休克、脑积水及颅内积气。我们通常在术后第1天就开始对患者进行物理治疗。作者不建议预防性皮下注射肝素，除非患者存在发生深静脉血栓或肺血管栓塞的高风险（如长时间插管、卧床、高凝状态）。

颅底手术，特别对于儿童患者来说，具有非常大的风险，一些病例报道中早期并发症的发生率达到57%[3]。但儿童颅底病变的长期预后优于成人患者，主要因为病灶大部分是良性病变[1-3]。在一些病例中，肿瘤全切除率大于90%，而且两年无瘤生存率超过80%[1-3]。然而，这些相关预后数据主要决定于肿瘤病理、手术入路以及外科医生和机构的经验。

参考文献

[1] Manning SC, Bloom DC, Perkins JA, et al Diagnostic and surgical challenges in the pediatric skull base [case reports review]. Otolaryngol Clin North Am, 2005, 38(4):773–794.

[2] Tsai EC, Santoreneos S, Rutka IT. Tumors of the skull base in children: review of tumor types and management strategies [review]. Neurosurg Focus, 2002, 12(5): e1.

[3] Teo C, Dornhoffer J, Hanna E, et al. Application of skull base techniques to pediatric neurosurgery [case reports review]. Childs Nerv Syst, 1999, 15(2/3): 103–109.

[4] Frazier JL, Chaichana K, Jallo Gl, et al. Combined

endoscopic and microscopic management of pediatric pituitary region tumors through one nostril: technical note with case illustrations [case reports]. Childs Nerv Syst, 2008, 24(12):1469-1478.

[5] Jallo Gl, Bognár L. Eyebrow surgery: the supraciliary craniotomy: technical note. Neurosurgery, 2006, 59(1 Suppl 1): E157-E158.

[6] Jallo Gl, Suk I, Bognár L. A superciliary approach for anterior cranial fossa lesions in children. Technical note. J Neurosurg, 2005, 103(1 Suppl): 88-93.

[7] Raza SM, Quinones-hinojosa A. The extended retrosigmoid approach for neoplastic lesions in the posterior fossa: technique modification [case reports]. Neurosurg Rev, 2011, 34(1):123-129.

[8] Raza SM, Quinones-hinojosa A, Lim M, et al. The transconjunctival transorbital approach: a keyhole approach to the midline anterior skull base. World Neurosburg, 2013, 80(6):864-871.

第4篇 脊柱、脊髓和周围神经肿瘤

第66章

脊柱肿瘤

Sudhakar Vadivelu, Andrew Jea

66.1 背 景

发育期脊柱从寰椎到尾椎发生脊柱瘤极其罕见且病变不同（表66.1）。若儿童患有持续性背痛，在鉴别诊断时应考虑并检查是否为肿瘤。若确定为肿瘤，共同治疗目标应为切除病变、保留神经功能和维持脊柱稳定。

66.1.1 手术治疗

切除是指分块切除掉肿瘤（刮治术），它是一种病灶内手术，争取整体切除肿瘤。病理学家应依据外科手术切缘将切除分为病灶内、边缘性或广泛切除。根治性切除术在整体切除肿瘤时完全切除原发灶，但在脊柱上切除时几乎不可能不伤及脊髓或神经根。暂不清楚具有更高死亡率的整体切除术相比于分块切除是否长期效果更好。

姑息手术是针对部分肿瘤切除时有或无功能反应的外科手术（如脊髓减压及骨折稳定）。姑息手术可用于诊断、止痛并改善功能。

66.2 手术细节和术前准备

过去15年脊柱瘤治疗发生了巨大变化。脊柱矫形及儿童同期后路手术治疗方法及技术使外科医生更彻底地治疗这些病变、更有效地重建脊柱。脊柱稳定及肿瘤外科手术治疗极大改善了预后。可以应用成人脊柱矫形衍生的融合技术，但不适用于年幼患者（1岁以下）。1岁半儿童可采用枕颈螺钉固定，避免使用外部固定设施如头环背心或石膏固定，因为儿童对这些的耐受力很差。椎弓根螺钉矫形适用于4岁儿童。就敏感性或对矫形反应而言，8岁以上儿童脊柱解剖及构型与成人脊柱并无差异。评定区术前薄层CT有助于外科医生判断是否可接受矫形。应参照术前CT预估螺钉长度及轨迹。

如需频繁核磁共振（MRI）追踪肿瘤残留或复发，应采用钛合金植入。与不锈钢相比，钛合金铁磁性更低，图像分散失真度更小，可保证更佳的肿瘤随访。肿瘤病灶处或其背侧不应放置节段性植入物，

表 66.1 常见儿科脊柱瘤

良性	骨样骨瘤
	成骨细胞瘤
	骨巨细胞瘤
	动脉瘤样骨囊肿
	嗜酸细胞肉芽肿
	神经鞘瘤
	骶尾部畸胎瘤
恶性	骨肉瘤
	尤因肉瘤
	脊索瘤
	软骨肉瘤
转移性	横纹肌肉瘤
	成神经细胞瘤
	成视网膜细胞瘤
	肾母细胞瘤
	畸胎癌
	白血病
	尤因肉瘤

因为可能会造成术后影像质量不佳。

幼儿期之后的儿童可顺利实现脊柱稳定矫形，且术后出现并发症的风险并不会升高。但需进行随访研究确定未成熟儿童脊柱排列及生长的长期效果。

66.2.1 枕骨螺钉放置技术

钻孔前应先确定解剖标志。枕外侧区有4个骨骼标志，即枕骨大孔后边缘、上顶线、下顶线及枕外隆突。枕骨矫形的安全放置位置应位于上顶线及下顶线之间。双皮质寰枢椎放置直径 4.0~4.5mm 的枕骨螺钉可利用 2mm 限位钻头或逐步钻孔方法（图 66.1）。钻孔及螺钉轨迹应内侧角偏向中线骨嵴。左右枕骨螺钉应相互错开避免螺钉路径交叉。

66.2.2 C_1 侧块螺钉手术

侧面识别并追踪 C_1 后弓以显现侧块。很明显，在 C_1 椎板内侧及 C_1 侧块内侧面之间有一塌陷。该解剖特征与成人不同，成人中 C_1 椎板内侧与 C_1 内侧块齐平。为减少出血，对 C_1 后弓与侧块之间接点处的 C_2 神经根和相关静脉丛进行骨膜下剥离。或者采用双极电凝 C_2 神经根和神经丛。触诊侧块内侧面及侧面后，可在侧块中央钻一个定位孔，通常距

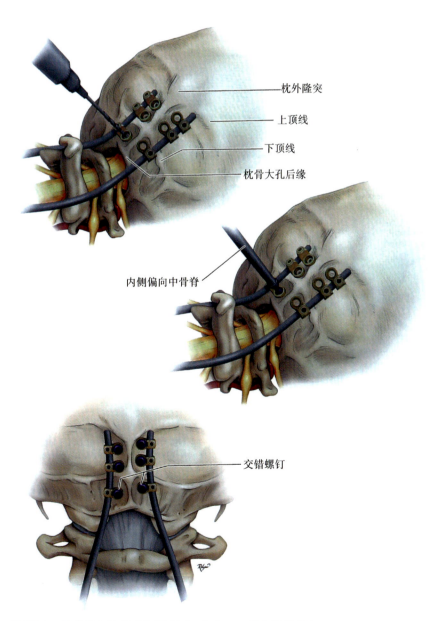

图 66.1 枕骨螺钉放置（绘图 Kathy Relyea，经允许引用）

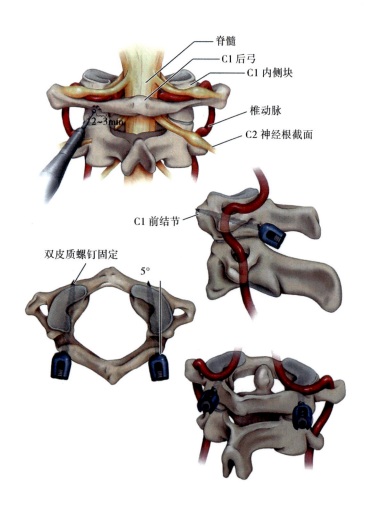

图 66.2 C_1 侧块螺钉放置（绘图 Kathy Relyea，经允许引用）

离内侧面不超过 2~3mm。剩余 C_1 侧块螺钉（图 66.2）的放置采用 Harms 和 Melchar 描述的方法，用直径 3.5mm 或 4.0mm 多轴螺钉。钻孔及螺钉轨迹的角度应为中线 0°~5°，目标是透视下的 C_1 前弓上半部分。双皮质固定通常在前弓前皮质层达到 4mm。

66.2.3 $C_1 \sim C_2$ 经关节螺钉固定法

正中切口可显现 $C_1 \sim C_3$ 后部结构，尤其是 C_2 至 C_3 椎间关节。C_2 部分上、中面均显露出来，但没有理由显露 C_2 部分侧面。事实上，由于与椎动脉相邻，该操作很危险。C_2 椎弓根盖后紧邻着 C_1 至 C_2 椎间关节。

C_2 入口点可通过首次定位 C_2 至 C_3 椎间关节内侧边缘以确定。C_2 入口点位于该点侧面及喙侧，可通过观测内侧部分预估到（大约向上及向外 3mm）。钻孔或克氏针通过 T_1 脊柱棘突侧面刺切或延伸切口，通过 X 线透视检查向内侧 15°。钻孔或克氏针沿着 C_2 椎弓根向下，穿过 C_1 至 C_2 关节，指向 C_1 前结节。钻孔或克氏针末梢延伸至比前 C_1 结节短 4mm 处，实现 C_1 前皮质层配置。

开孔后，使用满穿直径 3.5mm 或 4.0mm 的骨皮质螺钉（图 66.3）。可直接通过钻孔或克氏针测量必要的螺钉长度。螺钉一般长 34~44mm。手术在对侧重复。

66.2.4 C_2 部分、椎弓根螺钉固定

C_2 部分、椎弓根螺钉入口点（图 66.4）与 $C_1 \sim C_2$ 经关节螺钉放置位置相似。暴露 C_2 部分、椎弓根内侧、上线及盖，若有必要，分离 C_2 神经根及静脉丛。C_2 部分、椎弓根螺钉内侧轨迹与 C_2 部分、椎弓根内侧缘平行。利用 X 线指引 C_1 前结节上轨迹，而 C_2 部分、椎弓根螺钉应在短于 $C_1 \sim C_2$ 关节处停止。螺钉长度通常只有 $C_1 \sim C_2$ 经关节螺钉长度的一半，长 16~22mm。

第 66 章 脊柱肿瘤

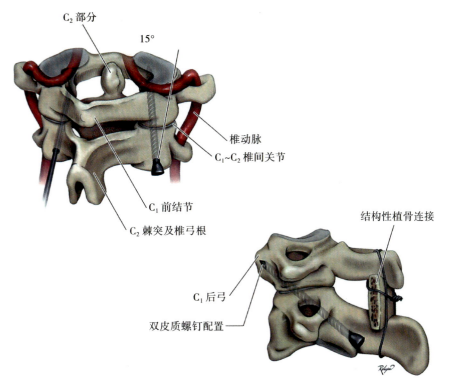

图 66.3 C_1~C_2 跨关节螺钉固定法（绘图 Kathy Relyea，经允许引用）

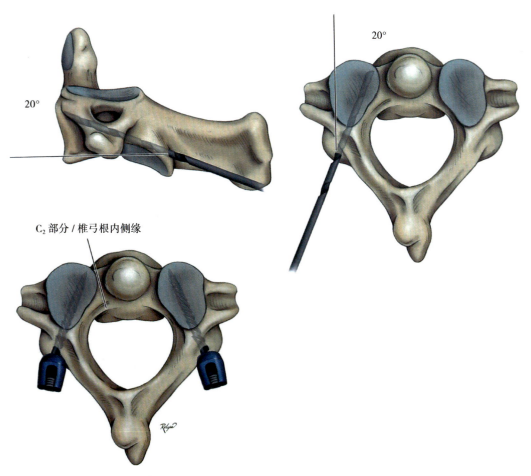

图 66.4 C_2 部分 / 椎弓根螺钉放置（绘图 Kathy Relyea，经允许引用）

66.2.5 经椎板螺钉固定法

使用高速钻头在棘突与椎板交汇处靠近椎板吻缘开一个小窗"入口"。同样地，使用高速钻头在关节与椎板交汇处靠近椎板边缘开一个小窗"出口"。利用 Wright 所述的手钻，仔细沿着内侧椎板钻孔，钻孔应沿着暴露的内侧椎板表面的角度一直到出口点。在出口窗处应能观察到钻尖。这表明钻孔不会侵袭到椎板内皮层，可以使用双皮质螺钉，并准确测量螺钉适宜长度。一般来说，可放置 20~30mm 长及直径 3.5~4.0mm 的螺钉。

随后在棘突和椎弓板交汇处靠近椎弓板尾部的背侧开一个小的皮质层窗入口。利用前面所描述的方法固定交叉椎板螺钉（图 66.5）。

该技术不使用 X 线检查。它既不能指导螺钉轨道，也不能明确螺钉放置位置，因为不能明确螺钉与椎管前后径及侧视图的关系。

66.2.6 C_3~C_7 侧块螺钉固定法

下颈椎整个内侧块暴露应从椎弓根内侧交汇到外下方。入口点大约是侧块 2D "方形"后表面中心 1mm 向下及 1mm 靠内处。为避开神经根及椎动脉，钻孔及螺钉轨迹向上及外侧（大约向上 20°及向外 20°），直至在外科医生看来到达侧块 3D "立方体"上外侧深角。单皮质配置很安全，而双皮质配置则拥有生物动力学优势，可使用 X 线辅助但不是必须的。男孩一般可承受（12~16）mm × 3.5mm 螺钉，女孩则可承受（10~14）mm × 3.5mm 螺钉（图 66.6）。

66.2.7 椎板下钢丝/带治疗法

在椎板下穿过金属线或聚酯带需要足够的经验。金属线或聚酯带的可塑金属末端应塑形为缓和曲线，以便于穿过椎板。线或带通常沿着尾部-吻缘方向穿过。线或带尖端用止血钳或医用钳子夹住，剩余部分可采用推拉的方法穿过。小心带环造成张力压迫硬膜囊。线或带穿过所有椎板后，每根线或钳子应夹紧杆，椎板周边环利用拉紧器拉紧。最终张力主要由外科医生评定，另外还需考虑患者骨长。

使用该方法需重点考虑：①可塑金属顶端弯曲半径至少等同于椎板长度；②顶端弯曲不超过 45°；③避免金属线或聚酯带自椎板下内侧穿过；④无须切除多余骨板，虽然其不会极大地减少带渗透深度，但是可能影响椎板并提高矫形失败风险；

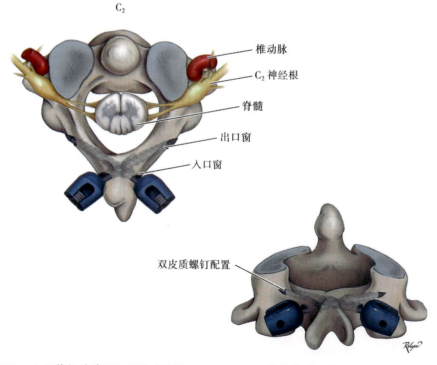

图 66.5　C_2 经椎板关节螺钉放置（绘图 Kathy Relyea，经允许引用）

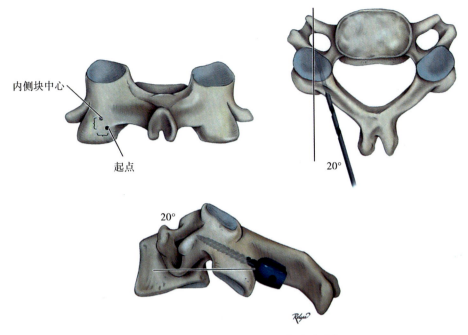

图 66.6 颈椎内侧块螺钉（绘图 Kathy Relyea，经允许引用）

⑤椎板下带直接穿过中线前建议移除棘突；⑥利用推拉式法在穿透过程中保持带的张力，以防止带弯向椎管。

66.2.8 胸椎间椎弓根螺钉固定法

脑间部与横突交汇处可找寻到椎弓根螺钉放置的入口点。为确保安全放置螺钉，必须全面了解椎弓根解剖及单个椎弓根矢状位和轴位测角。最好通过胸椎或腰椎区域术前 CT 或 MRI 判定椎弓根仪、椎弓根丝锥及螺钉角度。术中实时 X 线指引或椎板切开术中对椎弓根直接触诊可辅助螺钉放置，这一方法可替代徒手放置。

66.2.9 骶骨切除术

简单来说，第 1 阶段包括中线开腹手术，激活内脏及神经结构及结扎髂内血管。进行结肠造口术，并在右侧做上腹壁血管滋养的垂直于腹直肌的皮瓣，用肠袋包裹并放置于骨盆中。第 2 天进行第 2 阶段，开展 L_5 和 S_1 椎板切除术、双侧骶骨切开及骶髂关节切断、L_5 神经根硬膜囊结扎、$L_5 \sim S_1$ 全椎间盘切除以及 $S_1 \sim S_5$ 神经根横切。整个骶骨以及肿瘤组织即被切除。

双侧放置 $L_3 \sim L_5$ 椎弓根螺钉（图 66.7）后，横向放置 5.5mm 杆（经髂骨钉棒）于髂皮质层表面末端处。L_5 下端使用 "O" 形钳子（改良自髂骨钉横向连接器）固定螺丝。嵌入两个髂骨螺钉。纵向椎弓根螺钉杆被牢牢固定于带有横向和多米诺连接器的髂螺钉棒上。交叉连接器放于两处：两个腰椎连接棒之间以及从髂螺钉棒到经髂骨螺钉棒。

对钛网进行塑形以适应两髂骨间的缺损。可使用两根钛线确保放在适当位置。前期制作的腹直肌椎弓根皮瓣被从骨盆中提起，并用于骶缺损的重建。

66.2.10 脊柱前路矫形术

相比于脊柱后路矫形术而言，脊柱前路矫形术用得更少。儿童脊柱前路矫形术放置前路硬体时最主要的缺陷在于可能需要二次手术用于后病理减压或后路脊柱矫形放置。但是如今很多儿科脊柱医生认为通过后路或后外侧进行脊柱前路矫形（图 66.8）非常实用，因为通过单一路线可实现前路和后路暴露。胸椎间脊柱肋骨横突切除或外侧入路法均可以同时开展脊柱前路矫形放置以及后路脊柱矫形。

就后路矫形器械而言，标准脊柱矫形器械如钛或聚醚醚酮（PEEK）网笼可能太大，不适用于儿童。仔细研究术前 CT 来判定患者骨骼是否可以接受前路矫形是十分必要的。其他可能并发症包括神经根

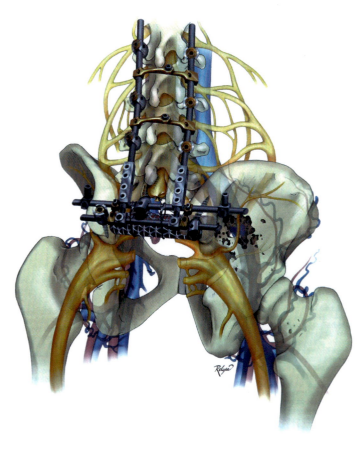

图 66.7 胸椎间椎弓根螺钉放置（绘图 Kathy Relyea，经允许引用）

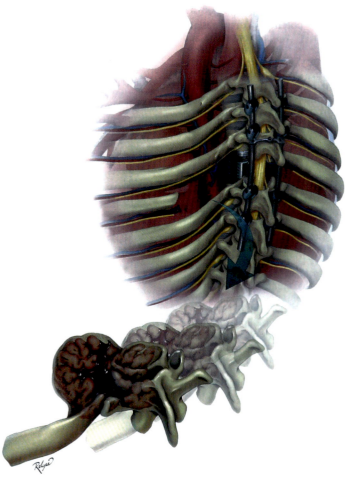

图 66.8 外侧入路法，前内固定放置（绘图 Kathy Relyea，经允许引用）

受损；内固定物松动移动、重要血管结构受损如颈动脉、主动脉或下腔静脉；脊髓及其覆盖物受损；内脏受损；脊髓相关节段疾病，尤其是颈椎移位；狭窄以及应力性结构的不稳定性。

66.3 预后和术后管理

婴儿期之后的儿童可顺利接受脊柱稳定矫形，同时术后即刻发生并发症的风险不高。但是，需进行随访研究确定发育中儿童脊柱排列及生长的长期效果。某些研究报告发现上颈椎内固定融合对椎体排列和生长影响最小，而对于儿童 C_2 以下脊柱的影响尚不清楚。

第67章

脊髓外肿瘤

Timothy W. Vogel, Jeffrey R. Leonard

67.1 背 景

儿童硬膜内髓外原发肿瘤非常少见，大多数来源于原发脑肿瘤软脑膜转移。髓外脊髓肿瘤几乎占所有硬膜内肿瘤的30%[1]，并且病理表现多样[2]。这个区域肿瘤包括神经鞘瘤，如施万细胞瘤和神经纤维瘤、黏液乳头状室管膜瘤、脑膜瘤，特别是有神经纤维瘤病2型病史的儿童（NF2）、非典型性畸胎样横纹肌样肿瘤（ATRT）、原始神经外胚层肿瘤（PNET）以及非肿瘤性病灶，包括表皮样、皮样、蛛网膜囊肿、神经管原肠囊肿（表67.1）。因为每种肿瘤的组织学类型变化频率根据每个医疗机构推荐指南不同而有差异，所以目前没有关于髓外脊髓肿瘤进行手术治疗的确切Ⅰ级证据[3]。

因为脊髓肿瘤的慢性生长过程，病情常常被延误，多以背部及侧面不适，节段性脊髓或神经根受压等临床表现就诊[4]（图67.1）。最常见的主诉是模糊的背痛、肢体乏力、括约肌功能障碍，以及感觉障碍。经常在脊柱侧凸或无关外伤检查中发现占位病灶。而根性疼痛，感觉运动障碍等表现一般出现较晚。任何有明显背痛或腿痛的患儿，或有明显下肢乏力等运动神经元发育迟缓表现的，应该引起重视，详尽检查。

磁共振成像（MRI）是明确髓外硬膜内病变的首选方法。计算机断层扫描（CT）一般用来研究病灶周围的骨重建或病变内的钙化情况；然而，MRI强化可以明确病变与脊髓以及病变与周围软组织平面之间的界面。MRI可能很难区分脑膜瘤与神经鞘瘤，因为它们的T1和T2信号类似。神经鞘瘤通常表现出更多不均匀T2信号，并且引起椎体扇形变和神经孔扩大。如果肿瘤有硬脊膜尾征或有钙化可提示脑膜瘤[5]。

67.1.1 适应证

根据临床表现，外科适应证可有紧急和急迫之分。前者主要依据神经影像学提示的脊柱不稳，或直肠、膀胱功能障碍。而后者主要依据神经系统体征的改变和渐进型脊柱畸形，药物或保守治疗难以缓解的持续疼痛。鉴于急迫和紧急的定义不一致，作者认为急诊手术适应证，若有进展性脊柱畸形和（或）神经功能缺失，应在完成检查的几小时内进行手术，特别在神经功能缺损的48h内进行。

67.1.2 目 标

对于髓外病变，手术的理想目标是尽可能全切除。对于侵袭性或浸润性病变如神经纤维瘤病1型

表67.1 硬膜内髓外肿瘤的鉴别诊断

肿瘤性病变	非肿瘤性病变
神经纤维瘤	表皮样囊肿
施万细胞瘤	皮样囊肿
黏液乳头型室管膜瘤	蛛网膜囊肿
非典型畸胎样横纹肌样肿瘤	神经管原肠囊肿
原始神经外胚层肿瘤	

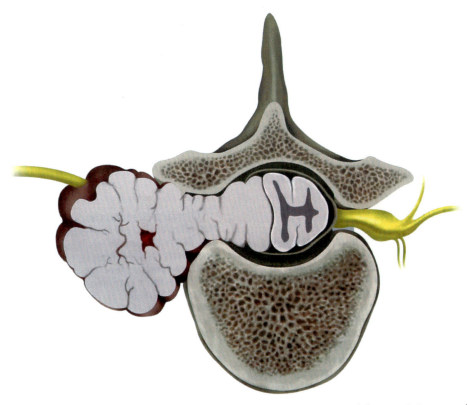

图 67.1 脊柱脊髓轴位像，显示硬膜内髓外占位对脊髓和腹背神经根的压迫。肿瘤解剖很明确，可以手术切除。肿瘤可能涉及神经根或含有髓内成分

（NF1）患者的神经纤维瘤，彻底切除病变比较困难或可能性不大，因为会造成相应节段神经功能缺失或脊柱不稳（图 67.2）[6]。准确的荧光定位可避免椎板过度切除，而且关节突的保存有助于限制脊柱后凸畸形发生的风险[7]。临床研究发现，儿童颈椎硬膜内病变接受椎板切除术或椎管扩大成形术的患者，显示大约有 33% 的儿童发展为后凸畸形[8]。如果辅助放疗，发病率更高[9]。颈椎的渐进性后凸畸形的危险因素包括患者年龄小于 3 岁、原有脊柱畸形，伴有脊髓症状和 3 个或更多椎板切除或关节突切除术[8]。

67.1.3 备用方案

不同机构已经描述过替代侵入性外科治疗的备用方案。有所选择的对无症状肿瘤的生长进行连续MRI 监测可能是必要的。此外，如果诊断明确，或如果活体组织已获得，一些病变可以辅助治疗[10]，包括化疗和立体定向放射治疗[11]。神经鞘瘤可进行放射治疗；然而，作者认为如果肿瘤涉及背（感觉）根，还是适合手术切除。

67.1.4 优 势

椎管内髓外肿瘤切除术的优点包括获取样本做出诊断和切除病变，可防止病变继续增长和其他神经功能障碍。另外，手术切除病灶防止肠道和膀胱功能紊乱。

67.1.5 禁忌证

儿童脊髓髓外肿瘤外科手术治疗的绝对禁忌证包括未经治疗的全身系统性感染，因其可导致脑膜炎；或正在进行抗凝治疗，因其可能导致硬膜下出血。一些医疗中心在患儿一般情况控制良好后，进行髓母细胞瘤转移到髓外肿瘤切除，尽管没有数据显示这对预后是否有效。

67.2 手术细节和术前准备

本章依据作者切除髓外肿瘤的临床经验，详细介绍了作者的一些见解。适用于所有此类肿瘤的原则是适当局限化以及所涉及区域的暴露。这些原则有助于避免术中延迟和手术切除的并发症发生。应该与家属讨论手术潜在的风险，可能发生感觉运动、

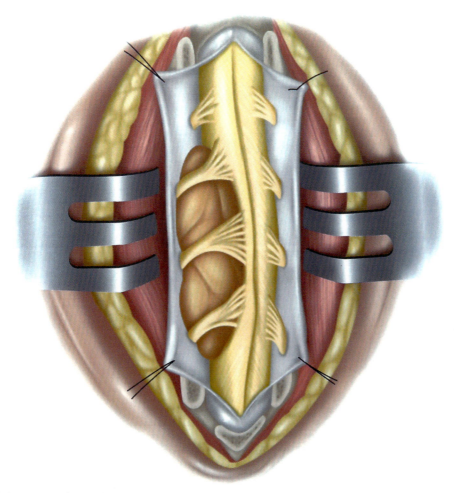

图 67.2 去除棘突及打开硬脊膜观察，可见涉及背根（感觉支）的病灶。肿瘤如神经纤维瘤和神经鞘瘤可能涉及神经根，适合手术切除。请注意解剖神经孔部分，充分暴露以获得肿瘤全切

直肠和膀胱功能障碍。此外，包括一般外科风险，如出血、感染以及存在或怀疑脊柱不稳时需要使用的相关设备。最后，因为患者术中处于俯卧位，同时要考虑到罕见的视力丧失风险。

67.2.1 术前准备和特殊设备

术前计划开始于一个完整的临床病史和体格检查以及神经影像学检查。建立神经功能基准，以便在患者术后进行临床评估，并确保将来症状与肿瘤的复发没有相关性。MRI 扫描可以确定肿瘤的位置和范围，并且轴位 T1 和 T2 加权序列可以帮助诊断（图 67.3）。术前影像学需要包括整个大脑的中枢神经 MRI 检查，来评估源于大脑的脊髓转移肿瘤。

术前 X 线片的必要性在于可以评估脊柱稳定性和畸形，以及病变累及椎弓根和椎体时的情况。在这些情况下，脊柱 CT 影像，用以评估椎弓根大小是必要的。

脊髓体感诱发电位（SSEP）和运动诱发电位（MEPS）监测可以在手术切除时监测脊髓束和神经功能。如果担心术中脊髓受压或进行相关操作，应组织麻醉科、外科和电生理人员进行术前讨论，以确保提供适当的全身麻醉剂量及维持合适的平均动脉压。

内镜和微创脊柱手术技术可用于病灶切除手术。显微外科辅助通道能减少周围韧带损伤，但可能限制暴露硬膜内病变。

67.2.2 专家建议和共识

专家建议，手术过程中病灶位置应进行透视成像及超声确认。这些结果和术前 MRI 进行相互对比，可以缩小手术切口及病灶切除时神经节段的暴露。局限性椎板切除可以通过维持后侧骨韧带张力带来避免术后后凸畸形。同时也要非常小心以避免暴

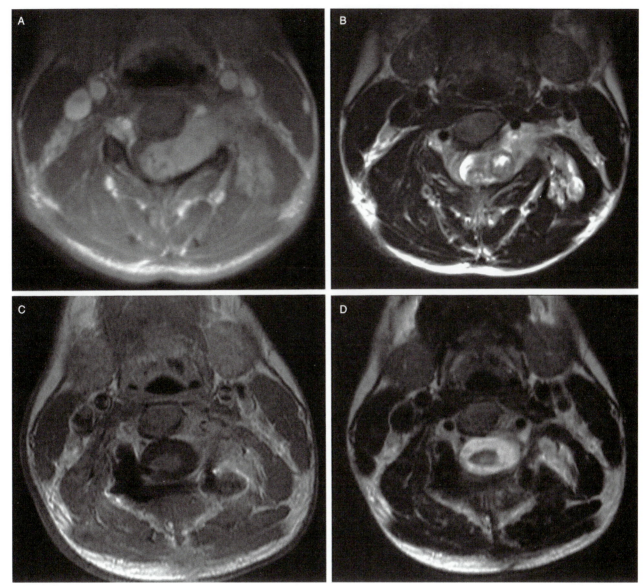

图 67.3 神经纤维瘤病Ⅱ型（NF2）硬膜内髓外肿瘤患者的术前影像，（A）T1增强和（B）T2加权核磁共振影像。脊髓受压明显，在受压脊髓和肿瘤之间有明显的脑脊液平面。（C、D）T1增强和T2加权术后影像显示肿瘤完全切除以及减压后的脊髓

露和破坏关节突，减少脊柱失稳的风险。这些原则尤其适用于颈椎，因为颈椎解剖上存在更多垂直方向关节面，如果损伤，则很容易发生进行性脊柱后凸。

67.2.3　主要步骤和手术细节

硬膜暴露后的一个关键步骤是核实是否完全显露病灶的头尾部。作者建议采用术中超声确保暴露病灶上下的硬膜，有利于显微手术切除肿瘤。另外，额外椎板切除可能浪费手术时间，而且可导致造成术野模糊的椎旁出血。

硬膜打开后要明确髓外占位是否和硬膜粘连。如果肿瘤包膜保持完整，整个过程相对比较容易。保留缝线牵开硬膜成帐篷样打开，以确保手术切除时有足够视野。沿着病灶上下节段打开硬膜，轻柔操作分离瘤体和脊髓。用显微器械帮助分离界面，整个显微操作应该远离脊髓。

67.2.4　风险及风险规避

有许多内在风险与髓外肿瘤切除有关。脊髓损伤可在暴露过程或切除过程中发生。应避免广泛操作而造成邻近脊髓牵拉扭曲。另外，如果存在严重的占位造成的椎管狭窄，脊髓余留顺应性已无法适

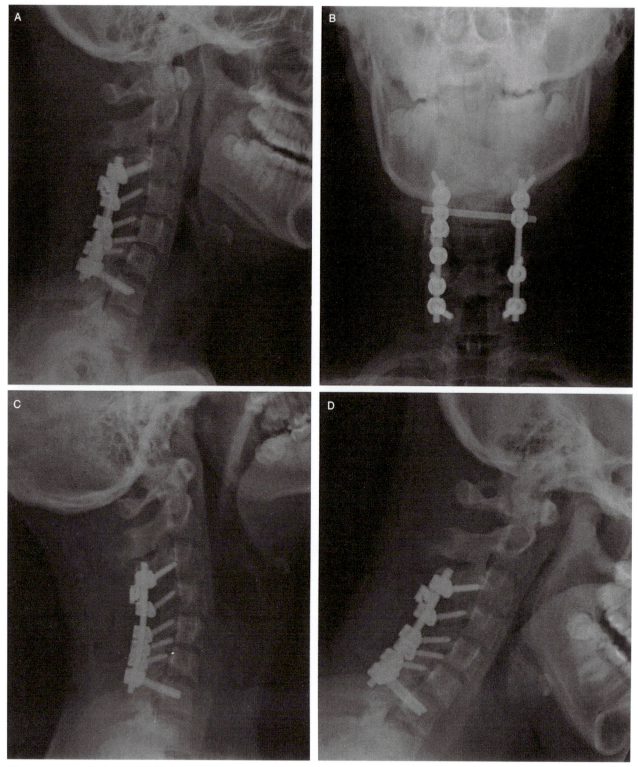

图 67.4 X 线（A）侧位及（B）前后位显示图 67.3 中神经纤维瘤病 Ⅱ 型患者肿瘤切除及后路融合术后 1 年的情况；注意图 B 中的交连板；（C）屈曲位（D）伸展位显示融合固定术后 1 年颈椎稳定性

应操作带来的压迫和干扰。麻醉和术后引导期间患者有足够的平均动脉压，维持轻度高血压状态，可以确保正常脊髓微循环灌注。因为可以防止脊柱畸形，也有人主张椎板成型。但是，依据作者经验，实际情况并非如此。在需切除部分水平上下切断棘突间韧带会削弱后张力带的应力。作者认为，椎板成形术最终更容易在皮下软组织与硬膜之间生成一个层面，而重复手术操作。

大多数情况，如果涉及广泛切除，肿瘤内减压时应使用超声吸引器。术中肌电图以及体感诱发电位监测可以明确手术切除及暴露的限度。如果发现SSEP和MEP有变化，应立即评估是否还要继续手术切除。依据具体情况分析，由麻醉、外科以及电生理成员共同研究作出决定。如果监测电位消失，术者有时需要结束手术，明确原因，并择期切除。这样可以进行神经功能评估，病理学讨论以及某些情况下，从技术上讨论如何更容易切除病灶（例如断掉血供能更容易切除肿瘤）。

67.3 预后和术后管理

67.3.1 术后注意事项

手术后，患者常规入儿科ICU观察。如果可以，严密监测神经功能，维护心血管参数，如平均动脉压参数。如有脊柱内固定物或担心进行性脊柱畸形，有必要佩戴颈托或腰椎矫形器[7]。在术后早期，患者处于俯卧位有助于防止脑脊液（CSF）漏，并有利于24~72h的硬脑膜愈合期。术后限制期，鼓励辅以物理治疗。脊髓后部受累可能损伤脊髓背柱本体感觉功能，起初要限制其独立行走。理疗师、重症医生、外科医生的综合治疗将有助于促进患者术后早期活动和恢复。

术后24~48h MRI将有助于建立一个影像学基线，进行后期评估比较，以确保肿瘤全切或次全切除。依据受影响的脊柱水平可能需要连续MRI检查，并确保没有额外的肿瘤生长。儿童必须由神经外科医生随访，因为他们有被延误和渐进性脊柱畸形的风险（图67.5）。对于多椎板切除的患者，作者随访患者采用站立位X线检查来评估畸形进展情况。

67.3.2 并发症

椎管内髓外肿瘤切除手术引起的并发症包括脑膜炎、局部皮肤感染、脑脊液漏、需要手术引流的硬膜下出血，病灶平面以下的无力和感觉变化以及本体感觉障碍导致的行走困难。当病变涉及多个节段时，这种神经系统的改变往往更为明显，即使手术在技术上没有问题，家属也应该被告知术后会出现这种情况。对于仅出现背部疼痛的患者来说，这尤其令人痛苦。更严重和罕见的风险包括瘫痪、失明、持续性神经性疼痛和永久性神经功能损伤的感觉运动功能障碍。最初的家庭讨论应包括这些潜在事件，从而做出适当的期望和预期。

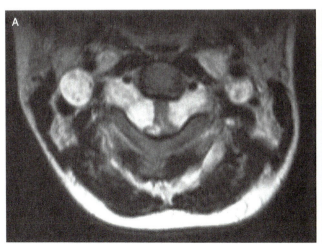
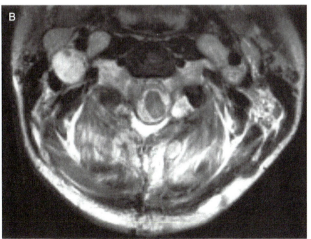

图67.5 （A）术前和（B）术后T2加权磁共振图像显示硬膜内髓外丛状神经纤维瘤，来自神经纤维瘤病1（NF1）型患者。注意图A中严重的双侧脊髓受压和图B中的减压

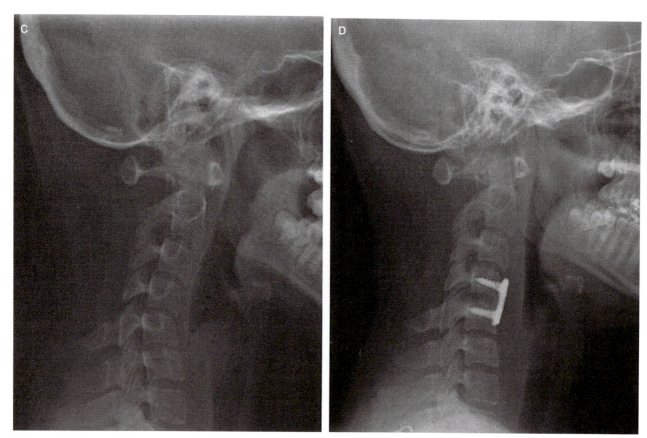

图 67.5（续） C. 患者行 $C_2 \sim C_4$ 节段椎板切除术，尽管使用刚性颈托，术后 6 个月 X 线片可见颈椎后凸畸形。D. 进展性畸形仅限于 $C_4 \sim C_5$ 水平，行颈椎前路椎间盘切除融合术。术后 1 年，畸形纠正

参考文献

[1] Kumar R, Singh V. Benign intradural extramedullary masses in children of northern India. Pediatr Neurosurg, 2005, 41(1): 22–28.

[2] Menezes AH. Craniovertebral junction neoplasms in the pediatric population. Childs Nerv Syst, 2008, 24(10): 1173–1186.

[3] Binning M, Klimo P Jr, Gluf W, et al. Spinal tumors in children. Neurosurg Clin N Am, 2007, 18(4): 631–658.

[4] Rossi A, Gandolfo C, Morana G, et al. Tumors of the spine in children. Neuroimaging Clin N Am, 2007, 17(1):17–35.

[5] Wald JT. Imaging of spine neoplasm. Radiol Clin North Am, 2012, 50(4):749–776.

[6] Leonard JR, Ferner RE, Thomas N, et al. Cervical cord compression from plexiform neurofibromas in neurofbromatosis 1. J Neurol Neurosurg Psychiatry, 2007, 78(12): 1404–1406.

[7] Sciubba DM, Chaichana KL, Woodworth GF, et al. Factors associated with cervical instability requiring fusion after cervical laminetomy for intradural tumor resection. J Neurosurg Spine, 2008, 8(5): 413–419.

[8] Furtado SV, Murthy GK, Hegde AS. Cervical spine instability following resection of benign intradural extramedullary tumours in children. Pediatr Neurosurg, 2011, 47(1):38–44.

[9] McGirt MJ, Garcés-ambrossi GL, Parker SL, et al. Short-term progressive spinal deformity following laminoplasty versus laminectomy for resection of intradural spinal tumors: analysis of 238 patients. Neurosurgery, 2010, 66(5):1005–1012.

[10] Dodd RL, Ryu MR, Kamnerdsupaphon P, et al. Cyberknife radiosurgery for benign intradural extramedullary spinal tumors. Neurosurger, 2006, 58(4):674–685.

[11] Sachdev S, Dodd RL, Chang SD, et al. Stereotactic radiosurgery yields long-term control for benign intradural, extramedullary spinal tumors. Neurosurgery, 2011, 69(3): 533–539, discussion539.

[12] Rajshekhar V, Velayutham P, Joseph M, et al. Factors predicting the feasibility of monitoring lower-limb muscle motor evoked Potentials in Patients undergoing excision of spinal cord tumors. J Neurosurg Spine, 2011, 14(6):748–753.

[13] Kelley BJ, Johnson MH, Vortmeyer AO, et al. Two-level thoracic pedicle subtraction osteotomy for progressive post-laminectomy kyphotic deformity following resection of an unusual thoracolumbar intradural extramedullary tumor. J Neurosurg Pediatr, 2012, 10(4):334–339.

第68章

脊髓髓内肿瘤

Michael Weicker, Rick Abbott

68.1 背 景

68.1.1 适应证和目标

儿童脊髓髓内肿瘤是一种罕见疾病，每年发病患者数不到200例。与成年人相比，相较于室管膜瘤，星形细胞瘤更多见于儿童。多数是低级别肿瘤，间变性星形胶质细胞瘤和胶质母细胞瘤仅仅占10%。比较少见的还有室管膜瘤（12%）、血管网状细胞瘤（5%）和海绵状血管瘤（1.7%）。外科手术是针对所有新诊断患有髓内肿瘤的儿童，其目标是获得组织学诊断，并切除有临床意义的肿瘤部分。如果手术可以切除肿瘤的80%以上，长期无进展生存相当于完全切除[1]。

68.1.2 替代治疗

鉴于放疗及较小程度的化疗对治疗脊髓肿瘤可能有辅助作用，外科切除仍然是主要的治疗手段。大多数采用放疗手段的脊髓肿瘤的报道中，治疗人群大部分为成人。相关报道术后辅助放疗的5年生存率是54%~100%（多数报告是55%~59%）[2]。低级别肿瘤可达75%~86%。依据作者经验，相似肿瘤仅采取手术治疗的患者5年生存率可到88%，手术治疗和放疗有同样效果。成长中的儿童选择手术以避免放疗的已知副作用。

68.2 操作细节和术前准备

68.2.1 术前准备和特殊设备

脊髓肿瘤术前评估需要核磁共振（MRI）强化。应该注意脊髓内肿瘤的偏心性生长，覆盖瘤体头尾部的囊肿以及髓内囊肿的存在。室管膜瘤常常呈明显均一强化。典型表现是头尾囊肿及两极的含铁血黄素帽，一般居脊髓中央。星形细胞瘤和神经节神经胶质瘤较少和不均匀强化，这些肿瘤更多呈偏心性表现，通常导致脊髓不对称肿大，此种表现很少见于室管膜瘤。血管造影通常用于血管性病变，如血管网状细胞瘤。如果脊柱侧凸已进展，有必要拍摄36英寸（1英寸≈0.025m）平片，甚至计算机断层扫描（CT）。手术之前，有必要与麻醉组讨论。作者建议在所有髓内肿瘤切除术中应用神经电生理监测，包括体感诱发电位（SEP）、肌肉运动诱发电位（MEP）和硬膜外运动诱发电位（D波）。挥发性麻醉药，麻痹和肌肉松弛剂的使用显著减弱监控效用。

68.2.2 关键步骤和操作细节

患者俯卧位进行手术，患者用胸托支撑。对于颈部和颈胸部肿瘤，需使用头架固定头颅。椎板切除或椎板成形术需结合高速钻及磨钻进行；开颅器和（或）椎板咬骨钳形成骨窗暴露肿瘤实体，除非考虑到囊肿在瘤体内，否则不必要扩大暴露头尾囊肿。术中超声有助于直视下充分暴露骨窗。

硬脑膜被打开，确认后正中线。脊髓往往不对称扩大，这会导致后正中线识别困难（图68.1、68.2）。感觉诱发电位可以帮助明确脊髓背柱。使用手术刀或比弗刀在脊髓后中线沿肿瘤长度切开软脊膜（图68.3）。用钕钇铝石榴石（Nd：YAG）激光来点状烧灼横行血管。相比传统的烧灼作用，激光引起周围软组织的热损伤少（图68.4）。作者倾向锐性分离中线，尽量减少对脊髓的热灼伤，仅限于那些需用灼烧血管的部位。使用电镀刺刀分离背柱直至肿瘤深部。沿中线垂直走行的血管可帮助确保沿正中线切开（图68.5）。作者认为手术切除肿瘤前尽量避免过多暴露肿瘤的背外侧，以免过度牵

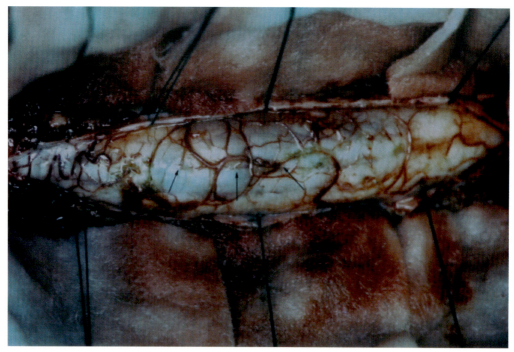

图68.1　脊髓背面颜色的变化标明了髓内肿瘤的节段水平，箭头所示血管消失进中央缝，病变节段内，中线变暗突出了表面凹陷的中央缝

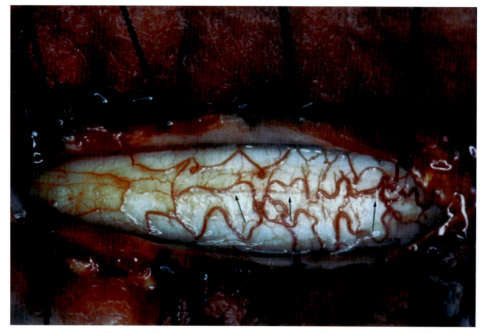

图68.2　图示病例中虽然病变脊髓局部肿胀，仍能看到中央缝。仔细观察箭头所示区域，可以看到血管穿入中央缝

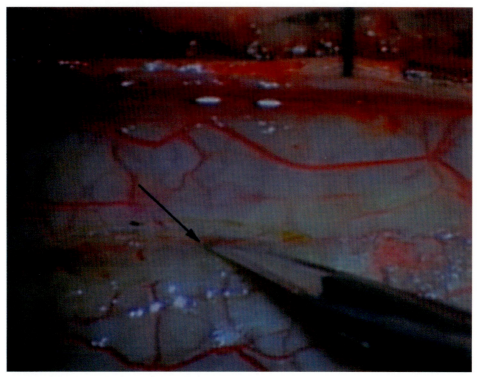

图 68.3 锐性切开软脊膜。经常可见小的软膜带将中央缝从表面凹陷进 1~2mm，可在高倍显微镜下直视并锐性切开（箭头）

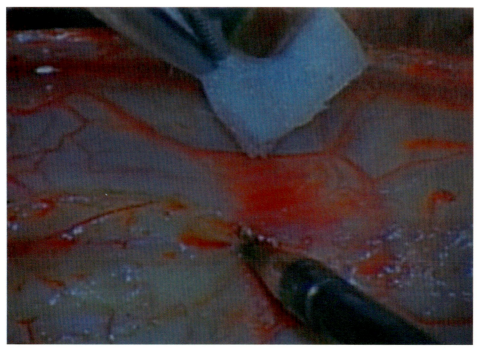

图 68.4 血管可跨过背部中线到覆盖中央缝的软脊膜表面，此时可用点灼烧，图示 0.8mm 尖端的接触式激光灼烧血管

儿童神经外科学

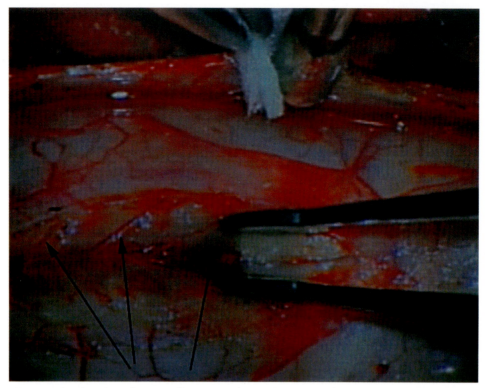

图 68.5　软脑膜切开后柔性解剖打开中央缝，箭头所示经常位于中央缝两侧表面的垂直血管（左侧两箭头，右侧箭头所示颜色加深部分是肿瘤的背侧面），这些垂直分布的血管可以明确限定切开位于中央缝之中，所用器械是 Fred Epstein 医生设计的一对电镀刺刀

拉背柱，造成相应的感觉缺失（图 68.6）。因肿瘤通常具有较大体积，胶质瘤切除从中部开始，随后往两极顺延切除。开始时，联合使用双极电凝和超声吸引器大部切除肿瘤内部（图 68.7）。直到正常组织出现或体感诱发电位提示神经损伤风险减少时可以采取从外侧切除。

室管膜瘤的手术入路稍微不同于神经胶质肿瘤。相比于星形细胞瘤浸润特性，室管膜瘤有其肿瘤脊髓界面，可能只有几层细胞厚。允许在纤维束损伤最小的情况下分离室管膜瘤并做整块切除。最初，使用电镀刺刀或激光从肿瘤一端逐渐延伸分离出分裂面，然后用刺刀从肿瘤头端至尾端轻柔分离该层面。室管膜瘤的血供通常由脊髓前动脉分支在其腹侧供应。须小心烧灼肿瘤供血穿支，严禁灼伤纵向走形的脊髓前动脉。作者常用细尖的双极镊或点激光烧灼。

最后采用冲洗及局部应用微纤维胶原或明胶止血。避免肿瘤边缘过度烧灼，以免影响皮质脊髓束及其他正常组织的血供（图 68.8）。

首先，严密缝合硬脑膜。如果行椎板成形手术，用非吸收缝线缝合椎骨节段，或使用可吸收接骨板[3]。无张力缝合椎旁肌肉。切除外侧筋膜来形成原位肌筋膜皮瓣。所有的肌肉层无无效腔严密缝合有助于防止脑脊液漏和继发假性脑脊膜膨出形成。

68.2.3　风险及风险规避

运动元 D 波波幅（上运动神经元电位）减少 < 50% 和（或）诱发肌电图（EMGS）缺失预示术后暂时性运动障碍。然而，D 波波幅减少 > 50% 将预示完全和永久性运动功能缺失。这两种电位的急剧下降最常见于血管损伤。当电位下降发生时，血压升高可以帮助脊髓灌注，并可能有助于保护术后功能。

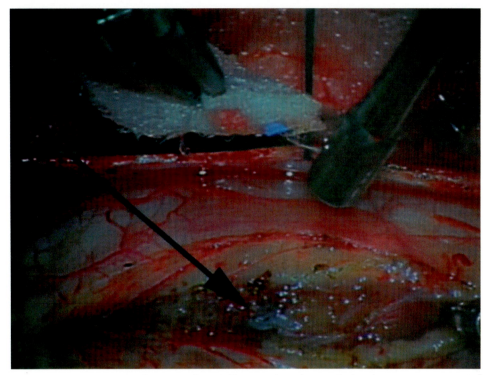

图68.6 一旦中央缝打开，发黑的肿瘤表面就能看见（箭头所指），常呈胶冻样。脊髓切开应该从肿瘤的一极延伸到另一极，以达到脊髓减压，切开后再行肿瘤切除。这样做可以使整个膨胀的瘤体暴露于脊髓切开处，避免额外压迫脊髓

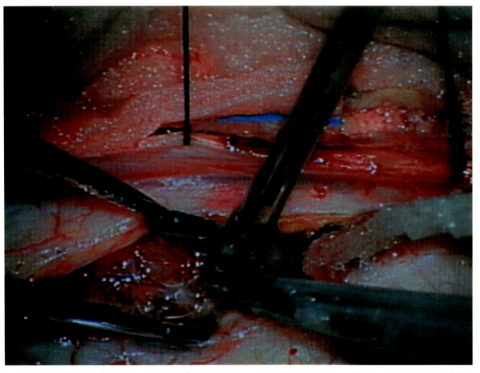

图68.7 一旦切开中央缝暴露肿瘤背部，应用超声吸引器或一般吸引器进行中心减压。电灼时必须谨慎，特别是在肿瘤边缘及其腹侧，避免损伤脊髓造成功能缺失

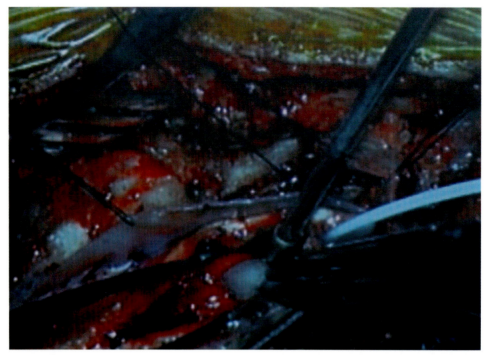

图 68.8 肿瘤完全切除时，出血会自行停止，或者填塞棉片。偶尔，会出现瘤腔腹侧中线部位持续性出血，可能来源于脊髓前动脉小分支；因此，除了大多数持续性出血外，术中应避免灼烧。如果填塞棉片无效，那么可采用凝血酶浸泡的吸收性明胶海绵；如果吸收性明胶海绵填塞 10min 以上仍无效时采取灼烧

68.3 预后和术后管理

68.3.1 术后注意事项

约 1/3 的患者出现了临床上严重的脊柱畸形，需要手术器械治疗。由于接受脊髓肿瘤手术的儿童进展性脊柱侧凸的发生率很高，所以手术适应证范围要小于特发性脊柱侧凸患儿。年龄越小的儿童术后脊柱侧凸的风险越高，最常见于颈椎，其次是胸椎。腰椎畸形的发生率很低。椎板成形术可能有助于减少畸形的发生率，特别是在儿童。此外，肿瘤切除后的进展性畸形可能预示着肿瘤复发，因任何脊髓肿瘤手术前应首先纠正脊柱侧弯。虽然与手术没有直接关系，但大约有 15% 的髓内肿瘤患儿在病程中会出现脑积水。病理生理学还不完全清楚，但可能与脑脊液蛋白增加、肿瘤扩散或颈髓肿瘤阻碍脑脊液流出道有关。

68.3.2 并发症

一般情况下，术后运动功能障碍与患者术前功能状态有关，术前有明显运动障碍的患者术后更易恶化。因此，作者主张在运动障碍发生之前早期手术治疗。关节位置觉损害可能是严重的功能障碍，室管膜瘤较星形细胞瘤切除后更常见。儿童较成年人更少见，如果发生，耐受性更好，因为儿童似乎能够更好地代偿这种功能缺失。在没有接受过早期手术或放射治疗的患者中，持续性脑脊液漏相对少见。然而，接受过早期手术或放射治疗的患者，伤口裂开和随后脑脊液漏的风险很大。因此，闭合伤口时必须更加小心。

参考文献

[1] Constantini S, Miller DC, Allen JC, et al. Radical excision of intramedullary spinal cord tumors: surgical morbidity and long-term follow-up evaluation in 164 children and young adults. J Neurosurg, 2000, 93(2 Suppl):183–193.

[2] Osullivan C, Jenkin RD, Doherty MA, et al. Spinal cord tumors in children: longterm results of combined surgical and radiation treatment. J Neurosurg, 1994, 81(4): 507–512.

[3] Abbott R, Feldstein N, Wisoff JH, et al. Osteoplastic laminotomy in children. Pediatr Neurosurg, 1992, 18(3): 153–156.

第69章

儿童臂丛肿瘤的外科治疗

Elias Boulos Rizk, John "Jay" C. Wellon III

69.1 背　景

儿童臂丛肿瘤包含一系列定义明确的临床病理实体，从反应性、炎症性、感染性、错构瘤、良性肿瘤、高度恶性肿瘤到转移性肿瘤。系统及显微解剖的学习，有助于对周围神经系统病理及治疗的理解。因为本章不涉及相关病理实体和组织病理学讨论，建议读者阅读并掌握相关知识。本章主要讨论更常见的臂丛内在、外在肿瘤的外科治疗和手术细节。

69.2 病理分型

69.2.1 内在肿瘤

神经鞘瘤

神经鞘瘤是周围神经中最常见的良性肿瘤。多数偶然发生，几乎所有年龄段发病，20~50岁高发[1]。神经鞘瘤患者可能同时罹患神经纤维瘤病2型（NF2），但不发生NF1、Carney综合征、合并色素痣的综合征及阴道平滑肌瘤[2]。组织学上，有完整包膜，包膜内由良性肿瘤施万细胞构成[1-3]。肿瘤一般呈偏心性生长。神经鞘瘤表现为典型的结构组成，细胞排列紧密称为安东尼A型，细胞排列稍松散称为安东尼B型[3]。一些细胞可能呈栅栏样排列形成Verocay小体。其他病理变化包括丛状型、黑色素型和细胞型。黑色素型可能发展成恶性肿瘤。神经鞘瘤CT扫描呈低密度，磁共振图像（MRI）T1加权呈中等信号而T2加权图像上呈高信号。神经鞘瘤增强扫描呈均匀强化。

神经纤维瘤

神经纤维瘤从病理和遗传上均有别于神经鞘瘤。依据肿瘤内部是否存在神经纤维可以区别[3]。神经纤维瘤病主要分两种类型。孤立型或非NF1型神经纤维瘤，约占90%[4]。这种肿瘤在末端趋于锥形变。孤立型可以细分为皮肤和神经内型。皮肤肿瘤通常表现为皮肤和皮下组织的结节性肿瘤。神经内神经纤维瘤位于更深的神经根、干、丛，或外周神经末梢。第二种类型是丛状型，几乎完全是NF1。通常，这些病变都能特异性诊断NF1，并且很少呈恶性[1]。其沿神经节段连续性多结节生长，表现典型蠕虫袋外观[3]，神经纤维瘤是由施万细胞、神经束膜样细胞和成纤维细胞混合组成，中间穿插着神经纤维、线状胶原束和黏液样基质[1,3]。CT显示低密度，MRI表现为T1加权低信号、T2加权高信号以及增强信号。在T2加权上可以识别致密胶原核心的靶征。

恶性周围神经鞘瘤（MPNST）

恶性周围神经鞘瘤（MPNST）是一种恶性神经鞘瘤。这些肿瘤的发生率较低，占软组织肉瘤10%~15%[5]。MPNST患者中超过一半是NF1患者[6]。NF1个体发展为MPNST的风险大约是8%~13%[7]。多数散发和所有NF1相关的恶性周围神经鞘膜瘤均有NF1缺失；然而，恶性转变中需要更多基因突变[8]。

TP53、CDKN2A 等肿瘤抑制基因缺失和酪氨酸激酶受体（EGFR）扩增见于恶性周围神经鞘膜瘤[8]，患者通常有众多相关的进展性神经系统表现（如皮肤感觉异常、疼痛、无力或反射减弱）[10]。MPNST 病理特点包括高细胞密度，核异型性，核分裂活跃的梭形细胞，细胞突变，血管周围细胞增加[3]。分裂相每 10 个高倍视野超过 4 个。此外，MPNST 可以有不同的间充质细胞分化，包括软骨、骨、脂肪等。MRI 对于鉴别恶性周围神经鞘膜瘤和神经鞘瘤价值不大（图 69.1）。主张正电子发射断层扫描（PET）作为辅助手段，以确认代谢活动增加。但是，目前还没有关于术前进行 PET 检查的共识。

神经源性肿瘤

累及臂丛神经的神经母细胞瘤比较罕见，但应进行必要的鉴别诊断。神经节细胞瘤是良性肿瘤，由分化良好的瘤样增生的神经节细胞和轴突组成。细胞间散布施万细胞和纤维基质，起源细胞推测是神经节细胞。通常来说，神经节细胞是一种界限清楚、光滑的肿瘤细胞。显微镜下，神经节细胞呈含有大细胞核及突出核仁的嗜酸性巨细胞。神经节细胞发出多个长轴突。施万细胞穿插在轴突之间[3]。

69.2.2 外在肿瘤

囊状水瘤

一种淋巴管畸形的亚型，囊状水瘤也可以涉及臂丛神经。臂丛神经的压迫症状可继发于臂丛间病灶逐渐生长导致的占位效应。大家认为囊状水瘤是由于淋巴管和静脉系统之间相通障碍，沿筋膜面渐进生长而成。显微镜下，它们周围形成疏松结缔组织，与分散的血管网共同形成囊壁，囊内充满颗粒型蛋白淋巴沉淀。T1 及 T2 加权 MRI 显示信号增加的异质性占位（图 69.2）。

脂肪瘤

涉及周围神经的脂肪瘤分为 3 型，如 Terzis 等描述的，①完整包膜的神经内脂肪瘤；②广泛侵犯的纤维脂肪瘤（脂肪纤维错构瘤）；③脂瘤性巨大发育障碍（浸润性纤维脂肪病灶合并相关巨指畸形）[11]。神经内脂肪瘤通常无痛，但引起压迫症状。脂肪纤维错构瘤呈相关神经及软组织弥漫性增大。脂瘤性巨大发育障碍引起患者手掌或手指过度生长。脂肪瘤由脂肪组织组成，可以有完整包膜，或浸润周围神经结构。

脂肪母细胞瘤

临床上脂肪母细胞瘤的诊断极具有挑战性，因为其几乎与脂肪瘤和脂肪肉瘤在放射上难以区分。常常呈具有包膜的团块，将成熟脂肪细胞包在中央，周围环绕成脂肪细胞。影像学可以了解病情的进程。

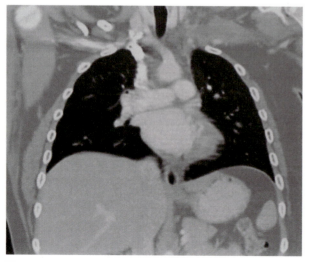

图 69.1　恶性外周神经鞘瘤计算机断层扫描（CT）

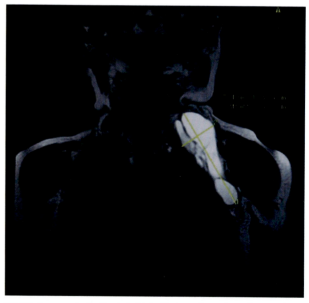

图 69.2　T2 加权核磁共振成像显示涉及左侧臂丛的囊状水瘤

另一方面，CT 或 MRI 无法鉴别脂肪母细胞瘤与脂肪瘤或脂肪肉瘤（图 69.3）。

69.3 手术细节和术前准备

69.3.1 目的与预期

一旦确定外科治疗，预先必须和患儿、家属及护理人员讨论活检、大部切除及全切手术的风险和获益，或手术后肢体功能受到影响，需要神经再生或移植进行恢复。总的来说，治疗计划依据病理类型，常规获得病理组织进行诊断，然后决定是否采取二次更激进的手术。更多良性肿瘤如神经纤维瘤、神经鞘瘤、或其他神经源性肿瘤，手术切除可以最大限度减少神经并发症的发生，或者通过外生性病灶大部切除或通过神经束间分离，这些均可通过神经动作电位试验或直接运动诱发电位监测来鉴别涉及的神经束，从而进行选择性切除。对于梭形神经纤维瘤，因为弥散性生长过程，很少手术治疗。对于可疑的高级别肿瘤，如外周恶性神经鞘瘤，常需要针刺活检或开放次全切除获得组织，然后讨论肿瘤全切除的潜在获益，以及仅为更大暴露病灶进行二次手术和激进手术切除后导致相关神经障碍发生的风险。由于术后常需要辅助治疗，一般不进行移植和神经再植。非手术治疗时良性肿瘤仍会继续生长，所以，不游离臂丛的手术是必要的。这种情况下，早期功能恢复是合适的。

特别需要提及的是与其他外科专科医生协同工作的必要性。具体来说，儿童外科医生熟练在肺尖及胸壁手术，而相关血管解剖经常是手术入路的一部分。此外，耳鼻咽喉科医生在喉和气管的区域更熟练，可能非常有帮助。作者认为，这些肿瘤最好以多学科的方式去实施，术前的计划和角色的定义至关重要。

69.3.2 麻醉、定位、准备和监测

为了确保气道安全，短效的肌松对麻醉团队是有益的，但是，直接刺激臂丛神经对手术过程非常重要。因此，患者在麻醉过程中保持肌肉不完全松弛。卷垫放置于肩胛区，头偏向手术对侧以便暴露锁骨上区及锁骨下区。广泛备皮病变同侧手臂、胸部、肩部及颈部（图 69.4）。

需特别注意，手和手臂采用肢体卷和洞巾，因为铺巾后需用放置多个记录针用于监测，能够直接观察肌肉运动（而不是猜测哪一部分在洞巾下移动）。需长节段移植时，要准备同侧下肢，这种情况较罕见。短节段移植可采用胸锁乳突肌上颈部皮神经的分叉处。技术人员和外科医生之间的监控和沟通是至关重要的。大部分情况下，肌电图（EMG）和神经动作电位（NAP）常规使用，但一定要结合每个具体的患者。

69.3.3 暴露

臂丛神经可从前路、后路或腋下暴露。肿瘤切

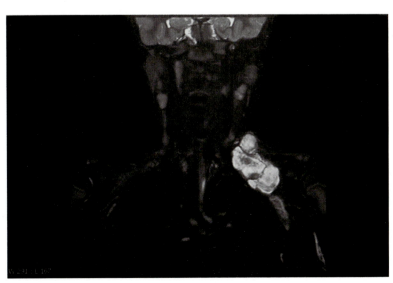

图 69.3 T2 加权 MRI 显示脂肪母细胞瘤

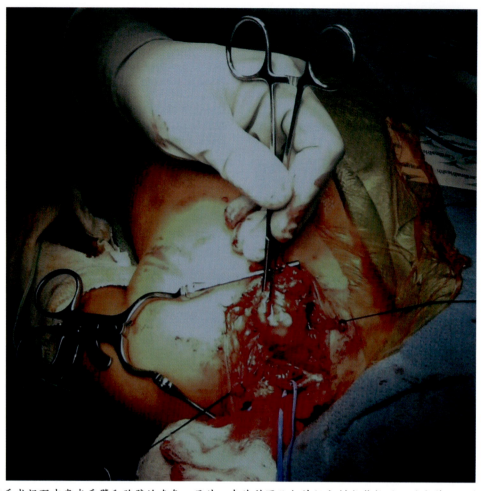

图 69.4 注意手术视野中患者手臂和胸壁的准备。另外,在外科团队与神经电刺激监控团队的合作下,由外科医生放置肌电图导联。锁骨上切口中蓝色软环标记臂丛上干,肩胛舌骨肌离断缝扎后用丝线向两侧牵拉,Allis 钳钳夹肿瘤

除最好是前入路,因为前入路可以更广泛地暴露神经丛。罕见情况例外(可能通过一个锁骨上小切口就可以切除青春期女孩的症状性颈肋),通常认为臂丛神经的手术暴露并不是最小的。通过阅读和花费时间在解剖实验室,去深入理解所涉及解剖结构的区域非常必要。前入路暴露神经丛有两个主要组成部分,包括锁骨上或锁骨下,可以单独或一起采用,但同时一定要认识到每种暴露的局限性。根据神经解剖结构,锁骨上暴露能够明确识别上、中、下干,以及涉及更多的神经根近端和衍生的相关神经结构。相关结构往往被锁骨覆盖,但锁骨区肿块会取代正常的解剖或偏上或偏下。通常锁骨下暴露让外科医生确定在胸小肌下的臂丛 M 分支,然后识别分离更多的近端神经束和更远端的神经末梢。正是在这里,由于肱动脉位于臂丛后束上,神经外科医生将神经束命名为外侧束、内侧束和后束。手术时很少需移除锁骨,因为一个标准剖腹手术巾就可以包裹锁骨,并向上或向下牵拉锁骨进行暴露(图69.5)。当锁骨确实需要切除时,最好有一位骨科医生,因为通常需要用钢板复位。锁骨的愈合率很低,特别是当一段完全切除,无血液供应时。对于恶性肿瘤,可能需要明确放射范围,也要进行钢板置入。

69.3.4 特定内在肿瘤的手术要点

外生性肿瘤比较罕见,病理往往是神经纤维瘤或神经鞘瘤。一般来说,手术目的是切除位于正常神经结构之外的部分,如果涉及单独神经束,将异常组织从正常组织中分离出来,随后根据电刺激情况进行切除。更常见的是病灶(如 MPNST)扩张推移正常神经结构。此外,这些往往是恶性病变,手术切除往往是整体治疗计划的一部分。作者发现,

第 69 章 儿童臂丛肿瘤的外科治疗

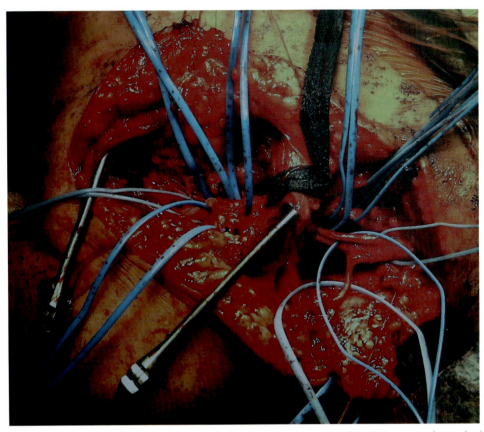

图 69.5 图为采用锁骨（蓝色腹腔手术巾环状包绕）上下同时入路，增加了锁骨下暴露。保护并标记相关臂丛结构，包括近端（副神经、肩胛上神经、上干、中干）和远端（肌皮神经、正中神经、尺神经、正中神经内侧束），注意肿瘤切除后锁骨下腔隙

通过更小的途径进行开放活检（在某些情况下或通过针刺方法）非常有益，病理结果经过多学科肿瘤委员会评估，最终决定手术方法及辅助治疗。切除导致神经功能障碍，往往不会改善，治疗团队的每个成员和家庭成员对风险的意识非常重要。作者并没有将神经移植作为肿瘤切除的常规治疗，因为化疗和（或）放疗不利于轴突的脆弱生长。

69.3.5 特定外在肿瘤的手术要点

颈外侧、胸廓出口或侧胸壁肿瘤常压迫或包围臂丛。如前所述，监测是有用的，特别在进行常规神经分离和牵拉时。由于该区域的解剖相当复杂，交叉的团队合作方法非常有用，能保证安全的手术切除，同时保护涉及的关键结构（即胸导管、锁骨下动脉和静脉、顶叶胸膜）。

典型的良性外生性病灶可依据节段性神经划分来采取较保守手术，而且要仔细鉴别和保护重要神经结构。小部分病例可以保守观察，如残余水囊状淋巴管瘤、脂肪瘤等。其他更具侵袭性的病变，如脂肪母细胞瘤等，为了防止复发，应该明确切除。如果神经在肿瘤切除时被分断，需考虑是否当时直接修复（如果两端反对）、迁移移植（如果两端不反对），或者神经移植，如果近端神经不再可用。

69.3.6 闭 合

作者发现瘤床放置小的引流管，同时皮下多层缝合非常有用，因为淋巴管常常被离断，并向瘤床腔隙渗出淋巴液。引流管于术后 1~2d 拔除。

如果出现持续高流量引流，特别当高脂肪饮食后加重引流液体浑浊程度，应该考虑胸导管的离断损伤（左侧）。手术后护理包括疼痛控制和吊索的简单固定。48h 后开始活动，2 周后开始常规理疗。

69.4 总 结

一般较少见到内在臂丛神经肿瘤，以及外侧颈部、胸廓出口、侧胸壁和腋窝臂丛神经肿瘤。如果遇到，最好采取多学科协作的方式，包括外科及肿瘤科之间协作。制定手术计划时，讨论手术目的以及向家属和患者交代手术风险至关重要。由于解剖变异的缘故，监测很必要。外科医生切除肿瘤时可以向助手或该领域有经验的外科医生寻求帮助。

参考文献

[1] Pilavaki M, Chourmouzi D, Kiziridou A, et al. Imaging of peripheral nerve sheath tumors with pathologic correlation: pictorial review. Eur J Radiol, 2004, 52(3): 229–239.

[2] Maccollin M, Chiocca EA, Evans DG, et al. Diagnostic criteria for schwannomatosis. Neurology, 2005, 64(11): 1838–1845.

[3] Skovronsky DM, Oberholtzer JC. Pathologic classification of peripheral nerve tumors. Neurosurg Clin N Am, 2004,15(2):157–166.

[4] Cutler EC, Gross R. Neurofibroma and neurofibrosarcoma of peripheral nerves. Arch Surg, 1936, 33: 733–779.

[5] Stark AM, Buhl R, Hugo HH, et al. Malignant peripheral nerve sheath tumours-report of 8 cases and review of the literature. Acta Neurochir (Wien), 2001, 143(4): 357–363, discussion 363–364.

[6] Woodruff JM. Pathology of tumors of the peripheral nerve sheath in type 1 neurofibromatosis. Am J Med Genet, 1999, 89(1): 23–30.

[7] Sørensen SA, Mulvihill IJ, Nielsen A. Long-term follow-up of von Recklinghausen neurofibromatosis. Survival and malignant neoplasms. N Engl J Med, 1986, 314(16): 1010–1015.

[8] Birindelli S, Perrone F, Oggionni M, et al. Rb and TP53 pathway alterations in sporadic and Nf1-related malignant peripheral nerve sheath tumors. Lab Invest, 2001, 81(6): 833–844.

[9] Perry A, Kunz SN, Fuller CE, et al. Differential NFL, p16, and EGFR patterns by interphase cytogenetics(FISH)in malignant peripheral nerve sheath tumor(MPNST)and morphologically similar spindle cell neoplasms. J Neuropathol Exp Neurol, 2002, 61(8): 702–709.

[10] Hruban RH, Shiu MH, Senie RT, et al. Maignant peripheral nerve sheath tumors of the buttock and lower extremity. A study of 43 cases. Cancer, 1990, 66(6):1253–1265.

[11] Terzis JK, Daniel RK, Williams HB, et al. Benign fatty tumors of the peripheral nerves. Ann Plast Surg, 1978, 1(2): 193–216.

第5篇 其 他

第70章

神经皮肤综合征

Herbert E. Fuchs

70.1 背 景

神经皮肤综合征是一组通常包括神经系统和皮肤的各式各样的病变，涵盖脑、脊髓、外周神经系统、内脏器官、骨骼系统和皮肤肿瘤。3种最常见的神经皮肤综合征是多发性神经纤维瘤病（NF，包括1型、2型和神经鞘瘤病）、结节性硬化症（TSC）和斯德奇 – 韦伯综合征（Sturge-Weber syndrome, SWS）。所有这些疾病都是先天性的，尽管它们可能在出生时并未立即显现，而NF和TSC则已经确认具有遗传因素。以上这些疾病的临床诊断标准已经完善，并且有大量文献报道此疾病具有特定的基因突变。

70.1.1 综合征

神经纤维瘤病

神经纤维瘤病1型（NF1）和神经纤维瘤病2型（NF2）的临床诊断标准在1987年首次报道[1]，对NF2的进一步改良在2002年[2][见美国国立卫生研究院（NIH）的NF1诊断标准和2002年NF2的更新标准]。

神经纤维瘤病1型的发病率为全球约每2500~3000例成活婴儿中有1例，神经纤维瘤病2型则为全球每25 000~40 000成活婴儿中有1例[2]。神经纤维瘤病1型是一个常染色体显性遗传疾病，在17号染色体上编码神经纤维瘤蛋白的种系基因突变。有一半病例遗传来自父母的异常基因，另一半则是因为新的突变引起。一对患病的父母有50%的概率生出一个患病的子女。神经纤维瘤病2型因为在22号染色体上编码merlin（或神经膜蛋白）种系基因突变。神经纤维瘤病2型也是常染色体显性遗传，但是有些神经纤维瘤病2型病例也可能是NF2突变的嵌合体，因此有小于50%的概率传给子代[2]。神经鞘瘤病更为罕见，不同于NF1和NF2，只有15%的病例为遗传所致。

> **NIH的NF1诊断标准**
> 至少存在以下2条：
> - 6个或6个以上的咖啡牛奶斑，其直径在青春期前的患者>5mm，青春期后的患者>15mm。
> - 2个或2个以上任何类型的神经纤维瘤，或者1个丛状神经纤维瘤。
> - 腋窝或腹股沟斑点。
> - 视神经胶质瘤。
> - 2个或2个以上Lisch结节（虹膜错构瘤）。
> - 骨病变，如蝶骨翼发育异常或胫骨假关节。
> - 一级亲缘关系（父母、兄弟姐妹、子代）中患有NF1。

> **2002 年 NIH 关于 NF2 的更新标准**
>
> **主要标准**
>
> 双侧前庭神经鞘瘤（VS）或 NF2 的家族史，合并有以下任何一条：
> - 单侧前庭神经鞘瘤或。
> - 以下表现的任意 2 个：脑（脊）膜瘤、神经胶质瘤、神经纤维瘤、神经鞘瘤、后囊下晶状体混浊。
>
> **附加标准**
> - 单侧前庭神经鞘瘤加以下任意 2 个：脑膜瘤、神经胶质瘤、神经纤维瘤、神经鞘瘤、后囊下晶状体混浊。
> - 多发性脑膜瘤（两个或更多）加单侧前庭神经鞘瘤或以下任意 2 个：胶质瘤、神经纤维瘤、神经鞘瘤和白内障。

神经纤维瘤病 1 型（NF1）

神经纤维瘤病 1 型患者的诊断基于咖啡牛奶斑，并伴有多种类型的肿瘤（见 NIH 的 NF1 诊断标准）。神经纤维瘤病 1 型患者可能患有广泛多样的肿瘤，包括神经纤维瘤、恶性神经鞘瘤、视通路胶质瘤、恶性胶质瘤、白血病、嗜铬细胞瘤、胃肠道肿瘤、横纹肌肉瘤以及乳腺癌。

皮肤神经纤维瘤是 NF1 的标志，可能广泛存在于各种疾病中。这些良性的周围神经鞘肿瘤，起源于神经鞘细胞的前身，可沿着体内任何地方的神经分布，可能是结节性的、带蒂的或弥散的。肿瘤经常在青春期开始发展，在成人期数量开始增多。丛状神经纤维瘤涉及更多弥散扩张的神经，通常来自脊髓神经根，延伸至神经支。这些肿瘤可能导致脊髓受压、无力、毁容、疼痛，也可能恶变。恶性肿瘤可能转移至肺部、软组织和骨，并且常常具致死性。

神经纤维瘤病 1 型的患者也可发展成为胶质瘤，常为毛细胞型星形细胞瘤。这些肿瘤常常牵涉到视神经通路，而且多半在 7 岁以下的孩子中被发现。这些肿瘤可能累及视力器官的任何部分，并且常为双侧。尽管 15%~20% 的神经纤维瘤病 1 型（NF1）患者可能存在视通路肿瘤，但其中只有不到一半的病例会出现症状。除视通路肿瘤外，神经胶质瘤也可能发生在脑干，尤其是在延髓，偶尔在小脑，往往也是毛细胞型星形细胞瘤。其与磁共振 T2 加权像上增强的信号区域不同，没有占位效应或者在 T1 加权像上的强化，被称为未证实的明亮物体（UBO），在 60%~80% 的神经纤维瘤病 1 型（NF1）患者中可以看到。因为这些病变活检率低，常常被推测为错构瘤、组织异位、异常髓鞘形成区域或低级别肿瘤。此疾病常常表现为幼童时期体积和数量的增加和后期的退化，提示其髓鞘形成模式可能随着年龄发生改变。这些病灶通常需要长期的影像随访。与非神经纤维瘤病 1 型（NF1）患者相比，脑干胶质瘤通常更多是惰性的。此类患者通过长期影像随访，如果出现了病变显著生长则提示偏恶性的组织类型。盖板胶质瘤合并梗阻性脑积水与非 NF1 患者病变的表现类似，而且治疗方法也相近。尽管 10 岁以内的 NF1 患者中的大多数胶质瘤为低级别肿瘤，但其存在发展为高级别肿瘤的风险，而且 NF1 患者较普通人更容易发展为症状性非视路颅脑肿瘤，这个概率可达到 50~100 倍。

NF1 患者中其他较为少见的肿瘤包括慢性髓细胞性白血病（1%）、横纹肌肉瘤（5%）、胃肠道间质瘤（5%~30%），约 13% 的 NF1 患者存在嗜铬细胞瘤，并可能伴随严重的高血压。

神经纤维瘤病 2 型（NF2）

神经纤维瘤病 2 型患者所患肿瘤与神经纤维瘤病 1 型患者明显不同。超过 95% 的神经纤维瘤病 2 型患者中出现前庭神经鞘瘤，它是神经纤维瘤病 2 型的标志。24%~51% 的神经纤维瘤病 2 型患者发生其他脑神经的神经鞘瘤。神经纤维瘤病 2 型患者中神经鞘瘤也可能发生于周围神经中。脑膜瘤发生在 45%~58% 的神经纤维瘤病 2 型患者，相对于散发的脑膜瘤，其更倾向于在年轻的患者中发生。神经纤维瘤病 2 型患者的脑膜瘤往往是多发的。室管膜瘤可能在 33%~53% 的神经纤维瘤病 2 型患者中发生，常常牵涉颈部脊髓，而且还可能延伸贯穿整个脊髓。

神经鞘瘤病

与神经纤维瘤病 2 型患者类似，神经鞘瘤病患者的神经鞘瘤常沿着周围神经发生，但是并没有 NF2 基因突变或其他伴随的肿瘤。

结节性硬化症

结节性硬化症（TSC）是一个伴有多表型表达的多系统遗传疾病。结节性硬化症的发生率在存活婴儿中估计为 1/6000。常染色体显性突变发生在 9 号染色体上编码错构瘤蛋白的 *TSC1* 基因，或者 16 号染色体上编码马铃薯球蛋白的 *TSC2* 基因[3-5]。在 2/3 的患者中，TSC 的发生是由于自发突变引起，只有 1/3 的 TSC 病例是遗传的。

TSC 的诊断分为确诊的、很可能的或可能的，基于主要标准和次要标准的表现（表 70.1）。TSC 患者存在多发病变，包括皮质结节、室管膜下神经小胶质瘤、室管膜下巨细胞星形细胞瘤、视网膜晶状体瘤、心脏横纹肌瘤、肾血管平滑肌脂肪瘤、甲周纤维瘤和皮脂腺瘤。TSC 患者通常在儿童期早期开始即表现为癫痫发作，并常常发展为难治性癫痫。

表 70.1　结节性硬化症（TSC）的诊断标准

TSC 主要特征	TSC 次要特征
面部血管纤维瘤或前额部斑点	牙釉质多发随机分布的凹陷
非创伤性爪的或甲周纤维瘤	错构瘤性直肠息肉
	骨囊肿
脱色斑（3 个或更多）	大脑白质"迁徙地带"
鲨革斑（结缔组织痣）	牙龈纤维瘤
	非肾错构瘤
多发性视网膜结节错构瘤	视网膜色素缺乏斑
皮质结节	"五彩纸屑"皮肤病损
室管膜下结节	多发肾囊肿
管膜下巨细胞性星形细胞瘤（SEGA）	
心脏横纹肌瘤，单个或多发的淋巴管肌瘤病	
肾血管肌脂肪瘤	

斯德奇－韦伯综合征（SWS）

SWS 的原因是在 21 号染色体上 *GNAQ* 基因的一个体细胞性突变，使得一个 G 蛋白偶联受体亚型的信号传导途径活性增加[6-7]。这种过度激活如何导致葡萄酒色痣和 SWS 并不清楚，并被认为是散发的。

> **SWS 的诊断标准**
> - 软脑膜血管瘤病——最常见于枕叶和后顶叶，可双侧。
> - 同侧面部皮肤血管畸形——常影响三叉神经分布的第一区。

SWS 的特征性病变（见 SWS 的诊断标准）包括在出生时可能就发现的典型面部皮肤血管畸形。大多数婴儿面部皮肤血管畸形并非患有 SWS；然而当有单侧或双侧的三叉神经眼区受累时，患有 SWS 的可能性增加。颅内软脑膜血管瘤是 SWS 的诊断的关键特征。颅骨 X 线显示典型的电车轨道钙化征象。值得注意的是，软脑膜血管瘤在婴儿中也许并不会被发现，但可能在此后逐渐发展。75%~90% 的 SWS 患者在 3 岁时发展为局灶性癫痫发作。一些患者进展为顽固性癫痫、永久性肌无力、偏侧萎缩和视野缺损，伴有智力迟钝。目前认为癫痫发作和神经功能障碍是由大脑缺氧和微循环阻塞所引起的。

70.1.2　适应证

神经皮肤综合征治疗的适应证随每个病症的改变而变化。一旦基于临床表现、体格检查和影像学诊断为神经皮肤综合征，可应用遗传学咨询和检测证实诊断。这在年轻患者中特别重要，因为这些患者的疾病体征表现可能在出生时并不完全显现。对神经皮肤综合征的患者来说，密切的临床随访与影像学研究极其重要，任何临床恶化或影像学上的肿瘤进展都应视作进一步治疗的指征。具体例子如下。

神经纤维瘤病 1 型（NF1）

对 NF1 患者推荐的筛选研究显示在（对已证实或推测的 NF1 儿童所推荐的筛选研究）框表中。

> **对已证实或推测的 NF1 儿童所推荐的筛选研究**
> - 每年的临床检测，包括详细的神经病学评定和皮肤病学的评估。
> - 每年的眼科检查。
> - 颅脑 MRI 扫描伴或不伴增强：
>   患儿诊断年龄<5 岁。
>   存在新的神经功能障碍、视力丧失或内分泌失调的儿童。
> - 脊柱的 X 线和 MRI 扫描：
>   伴有脊柱侧弯的儿童。
>   伴有背痛、神经根病或脊髓症状的儿童。
> - 神经心理学和发育测试：
>   伴有学习、言语或社交困难，或精细运动功能受损的儿童。
> - 遗传咨询：诊断时提供及以后需要时。

基于这些检查，临床和影像学上的病变进展是治疗的潜在适应证。就美容来说，可行皮肤神经纤维瘤切除。变大或变得疼痛的丛状神经纤维瘤可行外科手术切除，同时进行仔细的病理学检查以排除恶变可能。

视神经胶质瘤（OPG）的治疗一直有所争议。大多数的 OPG 无症状。每年的眼科检查应进行视觉丧失的证据排查。由于年龄小于 5 岁的儿童视觉测试可能并不可靠，故在这些患者中应该进行筛选性的 MRI 扫描。如果一个患者表现为视力丧失、内分泌异常或新的神经功能缺失，就有必要进行进一步的影像学检查。OPG 自然病程似乎长期稳定或增长缓慢，因此，无明显视力障碍的患者通常应该密切关注有无进展迹象。在有肿瘤进展的临床或影像学证据的患者中，初始的治疗通常采用化疗，最常用的是卡铂和长春新碱。放射治疗，在这些患者中曾经是一个标准治疗，但现已不再推荐，因为它将辐射诱发的继发性中枢神经系统恶性肿瘤或烟雾综合征的风险增加了 3 倍。若肿瘤不涉及视交叉，手术切除单侧视神经肿瘤时通常保留失明侧的视神经。一些作者赞成应该行积极的外科手术切除视神经胶质瘤；然而，这个方法存在导致新的神经、内分泌和视觉缺陷的巨大风险，一般不推荐。

神经纤维瘤病 2 型（NF2）

NF2 肿瘤的治疗主要是密切监测，在适当的时候可手术切除。推荐的筛查 NF2 患者的研究显示在"推荐的确诊或推定的 NF2 儿童的筛选研究"框表中。

> **推荐的确诊或推定的 NF2 儿童的筛选研究**
> - 神经检查。
> - 眼科检查。
> - 听力曲线。
> - 颅脑 MRI 扫描伴或不伴增强。
> - 诊断时符合遗传推断。
>
> 这些检查的频率应由先前检查发现的异常程度决定。NF2 患者上述列表项目的评估至少每 3~5 年 1 次。已知病变的儿童每年都应进行检查。

对于 NF2 患者前庭神经鞘瘤的治疗一直存在争议。对于肿瘤较大和有脑干压迫的患者，应该手术切除。对肿瘤较小、无症状患者的治疗有很多的问题。一些作者主张早期手术切除较小的肿瘤，这在理论上增加听力保存的机会。然而，如果听力未能保留，那么手术侧耳朵术后听觉功能的立即损伤，以及长期预后中出现对侧耳聋的风险都是很显著的。由于这个原因，一些作者主张最初切除较小的肿瘤，以提高保护听力的机会；然而其他作者则建议应初步切除较大的肿瘤，因其构成对功能性听力最直接的威胁。对于存在前庭神经鞘瘤的 NF2 患者，并没有证据证明这些保护听力的方法中哪一个更为成功。肿瘤切除常常与脑干听觉植入物或人工耳蜗植入相结合，以提高或至少是部分功能性听力保留的机会。因为听力保存困难，目前许多作者提出一个更为保守的方法，即推迟手术直到临床或影像学发现肿瘤进展的客观证据。

这种治疗决策是很复杂的，应通过包含神经外科、耳科及神经科专家的多学科治疗组共同讨论，并与患者及其家属仔细沟通后做出。治疗方法包括立体定向放射外科治疗以及最近研究出的血管内皮生长因子（VEGF）单克隆抗体，即贝伐单抗（bevacizumab），随后会进一步讨论。

对于逐步增大、症状性 NF2 相关的室管膜瘤、脑膜瘤和神经鞘瘤，外科手术是目前唯一的治疗方法。这些肿瘤的手术类似于非 NF2 患有同样肿瘤的手术，虽然发病率和死亡率可能更高，特别对于脑膜瘤手术，因为 NF2 患者往往在手术时发现肿瘤体积更大。手术的替代方法包括立体定向放射外科及后面描述的生物制剂。

结节性硬化症

结节性硬化症患者引起神经外科关注的是室管膜下巨细胞星形胶质细胞瘤（SEGA）的治疗，其可能造成脑积水或难治性癫痫，以及为改善癫痫控制而进行的皮质结节切除。一旦确诊为 TSC，患者应进行 MRI 扫描随访以了解室管膜下结节进展，尤其注意室间孔区以及发展为脑积水的可能性。室管膜下结节逐步扩大和（或）脑积水的进展是治疗的适应证。对于药物难治性癫痫患者，应考虑进行综合癫痫检查来决定切除皮层结节是否可以控制癫痫。检查应包括脑电图（EEG）、条件允许时脑磁图（MEG）和（或）硬膜下条状和网格电极定位癫痫灶。

斯德奇-韦伯综合征（SWS）

对于 SWS 患者应监测癫痫、头痛、卒中样发作和青光眼的发展。SWS 患者癫痫发作的处理类似于其他原因的癫痫患者；抗惊厥治疗以单一药物开始，必要时增加另外的药物。大脑半球切除术可能有益于治疗难治性发作。癫痫中心的彻底评估可能有利于选择适合手术的患者。与癫痫不相关的短暂性神经功能障碍，如偏瘫或视野缺损，被认为是由于微循环阻塞引起，应用预防性剂量 3~5mg/（kg·d）的阿司匹林治疗。由于这些疾病与 Reye 综合征（发生在儿童患水痘或病毒性上呼吸道感染之后的罕见急性病）的关系，应用阿司匹林治疗的儿童应该接受水痘免疫和每年的流感疫苗注射。SWS 患者可能发展为青光眼，早期（幼儿期）是因为房水外流受阻和眼内压升高，晚期（儿童期或成年早期）则是由于动静脉分流后巩膜静脉压升高而引起。青光眼的治疗包括 α 和 β 肾上腺素滴眼液以及碳酸酐酶抑制剂。手术治疗包括小梁切除术及前房角切开术。

70.1.3 目标

神经纤维瘤病 1 型（NF1）

由于许多 NF1 相关的肿瘤是惰性的，长期稳定或进展非常缓慢，所以对 NF1 相关肿瘤治疗的目标是保护功能和防止畸形。任何有临床或影像学进展证据的肿瘤应考虑进行治疗。呈现快速增长或出现疼痛的丛状神经纤维瘤应考虑行减瘤术和病理检查以寻找恶性进展的证据。如果恶变已经发生，就需要进一步的放疗和化疗。丛状神经纤维瘤恶变是 NF1 患者死亡的主要原因。若出现进展性背痛、脊柱侧弯或新的神经障碍应该行脊柱 MRI 扫描；存在脊髓肿瘤导致脊髓受压时应手术切除占位。一些新的生物制剂也可考虑用来治疗广泛的疾病。为了保存视力，如前所述，应该密切监测患者视力的恶化程度。

神经纤维瘤病 2 型（NF2）

就像 NF1 相关肿瘤治疗情况一样，NF2 肿瘤的治疗主要采取保守治疗，除非出现明显的临床或影像学上的病变进展。对于前庭神经鞘瘤（VS），存在功能性听力的患者，手术切除引起听力损害的风险是直接和永久性的；这样的患者或许应该接受延迟手术直到进行性听力受损。在此期间，患者也可以学习手语，为最终听力损伤做好准备。同样，也应该密切监测 NF2 相关的室管膜瘤、脑膜瘤、神经鞘瘤，对可引起神经功能缺损的疾病进展做好治疗的准备。

结节性硬化症（TSC）

TSC 患者手术的目标取决于正在治疗的病灶。室管膜下巨细胞星形胶质细胞瘤（SEGA）是低级别肿瘤，切除手术可以达到肿瘤控制及预防或治疗脑积水。应当指出的是，尽管造成梗阻性脑积水的

SEGA 已经被切除，脑脊液（CSF）途径已恢复，一些患者仍然需要分流装置。手术切除皮质结节通常用于治疗难治性癫痫。

斯德奇-韦伯综合征（SWS）

神经外科治疗 SWS 的目的是预防癫痫发作，并阻止顽固性癫痫患者认知功能的恶化。

70.1.4 替代方案（治疗）

除了上述的手术方法，神经皮肤综合征患者还有一些其他可用的治疗选择。基于对这些肿瘤综合征有关的分子和细胞机制的理解，最新研究进展已促成以下所述的生物疗法。

神经纤维瘤病 1 型（NF1）

最近转基因小鼠模型的发展促进了一些治疗 NF1 相关肿瘤新药物的出现及其临床前试验的发展，这些肿瘤包括皮肤神经纤维瘤、丛状神经纤维瘤、视神经胶质瘤、恶性神经鞘瘤和白血病[8]。这些新模型使得快速推进和测试新药物成为可能，同时可以很快地进行人体试验。这些药物中有几种已经获得令人鼓舞的结果，在未来有可能进行靶向性治疗。此外，类似沙利度胺、干扰素与顺式维甲酸等药物也已用于丛状神经纤维瘤治疗的临床试验，正如一些基于单克隆抗体的生物治疗一样。进展性视神经胶质瘤采用化疗，主要为卡铂和长春新碱；不推荐采用放疗，因其可能继发中枢神经系统恶性肿瘤或烟雾综合征。对于患有巨大肿瘤导致梗阻性脑积水的年轻患者，可采用分流和化疗作为替代方案，但却存在出现新的神经、视觉或内分泌障碍的显著风险。

神经纤维瘤病 2 型（NF2）

一些作者主张应用立体定向放射外科治疗 NF2 相关的前庭神经鞘瘤（VS）。较小的肿瘤可以进行靶向放疗，其对周围关键结构施以最低限度的辐射剂量，治疗引起听力损伤的风险并不是直接的而是渐进的，可以使患者在成为全聋之前学习手语。放射外科治疗后 3 年随访大约有 40% 的 NF2 患者听力得以保存。这种方法的一个潜在缺点是，如果未来的手术需要肿瘤切除或脑干听觉植入物植入，辐射引起的瘢痕组织可能会使手术更加困难。

最近有一些研究使用抗 VEGF 单克隆抗体贝伐单抗治疗前庭神经鞘瘤[8-9]。贝伐单抗治疗后得到了令人鼓舞的结果，包括 57% 的患者改善了听力，55% 的患者 MRI 扫描显示肿瘤缩小超过 20%。这种反应表现持久，因为 3 年随访表明 61% 的患者听力保持稳定或改善，54% 的患者肿瘤体积保持稳定或缩小。这些结果促使在前庭神经鞘瘤患者中进行贝伐单抗的 II 期试验。拉帕替尼，是一种血管内皮生长因子和表皮生长因子受体 2（HER2）两种因子的抑制剂，最近有关进展性前庭神经鞘瘤患者使用拉帕替尼的研究结果提示初步成功。

有人也利用转基因小鼠品系制作了 NF2 相关的神经鞘瘤和脑膜瘤。这些品系被用来评估治疗 NF2 相关肿瘤较新的生物疗法。

结节性硬化症（TSC）

TSC 患者的处理主要包括内科治疗癫痫，室管膜下结节的临床和影像学随访以明确是否出现室管膜下巨细胞星形胶质细胞瘤进展或脑积水加重。增大的 SEGA 治疗首选手术切除，但最近的研究表明应用依维莫司 [哺乳动物西罗莫司靶蛋白的抑制剂（m-TOR）] 后 SEGA 体积的确可以减少，75% 的 TSC 患者至少减少 30%，30% 的 TSC 患者至少减少 50%。TSC 基因缺陷涉及 m-TOR 复合物，因此，可用于纠正缺陷的依维莫司治疗是非常鼓舞人心的。此外，在很多应用依维莫司治疗的 TSC 患者中也发现癫痫发作频率减少[10]。

斯德奇-韦伯综合征（SWS）

SWS 患者的治疗目标是控制癫痫，防止渐进性神经功能缺损和认知能力下降。经多药疗法后仍为顽固性癫痫的 SWS 患者应考虑手术治疗。最初，解剖性大脑半球切除术切除受累脑组织后获得了良好的早期结果。远期并发症，包括浅表含铁血黄素沉着症，促使人们选择功能性大脑半球切除术，防止癫痫发作泛化的离断手术以及活性皮层和深部病变的局部切除术。如前所述，患有SWS和偶发性神经功能缺损的患者则用阿司匹林进行药物治疗。

70.1.5 优 点

神经纤维瘤病 1 型（NF1）

NF1患者的密切多学科随访应该有助于保护神经功能和防止进行性畸形。由于NF1相关肿瘤具有很大的惰性，所以积极的手术治疗也许并不能改善长期预后，却可能会导致进一步的并发症。在NF1患者中生物治疗的有效性使得其应用前景充满希望。

神经纤维瘤病 2 型（NF2）

类似于NF1，密切多学科随访NF2患者来监测NF2相关肿瘤的进展可以产生更好的保存功能的效果。对于NF2相关肿瘤，一个经深思熟虑的适时的手术治疗可能会改善这些患者的神经功能和生活质量。NF2患者生物疗法的出现在未来可能改善此类疾病的治疗方案。

结节性硬化症（TSC）

手术切除室管膜下巨细胞星形胶质细胞瘤可以达到直接的肿瘤控制和恢复CSF途径的目的。手术的风险，包括标准的开颅手术的风险，以及一或两个穹窿静脉或深静脉损伤的风险。外科手术可以重建脑脊液通路，包括室间孔开放和透明隔开窗术，所以若以后需要进行分流，通常单向分流就足够了。在难治性癫痫患者中，癫痫灶相关的皮质结节切除可显著降低癫痫发作频率，但也可能导致神经功能缺损。基于m-TOR疗法的应用可能给TSC患者带来了改善预后的希望。

斯德奇 – 韦伯综合征（SWS）

控制难治性癫痫的早期大脑半球切除术可能有助于预防或延缓SWS患者的进展性精神发育迟滞和偏瘫。

70.1.6 禁忌证

神经纤维瘤病 1 型（NF1）

如果可能的话，应避免在NF1相关肿瘤的治疗中采用放疗，因为会导致这些患者继发恶性肿瘤的风险增加。

神经纤维瘤病 2 型（NF2）

对于那些存在功能性听力受损和较小肿瘤的双侧前庭神经鞘瘤患者在考虑外科手术或放射外科治疗时应非常小心。更多生物治疗未来的有效性有可能改变NF2患者治疗的方式。

结节性硬化症（TSC）

不伴脑积水的稳定室管膜下巨细胞星形胶质细胞瘤患者应密切监测，但不考虑手术，直到出现进展。由于这些肿瘤生长缓慢，在大多数情况下，以手术来防止脑积水的发展可能并非必要。治疗巨细胞星形胶质细胞瘤生物制剂的有效性也可能改变这些患者未来治疗的方式。

斯德奇 – 韦伯综合征（SWS）

癫痫病灶涉及双侧大脑是大脑半球切除术治疗SWS合并顽固性癫痫的一个禁忌证。

70.2 手术细节和术前准备

对于神经皮肤综合征相关肿瘤的手术类似于偶发的相同的肿瘤手术。此外，在一些神经皮肤综合征中，也可能对那些症状性的非肿瘤性病变采取手术治疗。

70.2.1 术前准备和特殊设备

神经纤维瘤病 1 型（NF1）

经常对皮肤神经纤维瘤或丛状神经纤维瘤采取手术治疗。对于丛状神经纤维瘤导致脊髓压迫采用手术治疗时经常进行术中体感诱发电位（SSEP）和运动诱发电位（MEP）监测。对于接受手术治疗的视神经胶质瘤患者，应行包含视力检查的全面术前评估，包括视野及内分泌试验，并且必要时进行激素替代治疗。一般来说，手术切除伴有梗阻性脑积水和显著视力障碍的巨大视神经胶质肿瘤应作为最后的选择，可以尝试切除足够的肿瘤以便使脑脊液通路恢复，但不必追求全部切除。

神经纤维瘤病 2 型（NF2）

前庭神经鞘瘤患者术前评估应包括听觉测试和面神经功能的全面检查。术中进行脑干听觉诱发电位（BAER）和面神经监测。听觉保留入路对术前听力存在的患者至关重要。

结节性硬化症（TSC）

对于室管膜下巨细胞星形胶质细胞瘤的切除，可以采取开颅手术或内镜的方法。开放入路至室间孔，可经皮质或经胼胝体入路。在任一情况下，因脑积水扩大的脑室使得进入术区更容易。对于无脑积水的增大巨细胞星形胶质细胞瘤病例，经胼胝体入路为首选方法。对于顽固性癫痫正在考虑切除手术的患者，头皮脑电图可提供一些定位指导，但通常通过脑磁图（MEG；若条件允许）或皮质下网状和条状电极长期监测来帮助定位癫痫病灶活动区与 MRI 上可见的结节区。皮质功能定位图也能提供功能区定位，协助确定更多具有电活性结节的可切除性。

斯德奇-韦伯综合征（SWS）

对大脑半球切除术患者的术前准备应包括停止阿司匹林治疗，因其可增加这些患者的出血风险。在头皮和骨瓣的成型过程中，由于皮肤血管瘤和异常静脉网的存在，出血的可能性很大，所以应该备足血液制品。

70.2.2 专家建议和共识

神经纤维瘤病 1 型（NF1）

对于存在临床或影像学进展的 NF1 相关肿瘤应考虑外科治疗。手术和（或）化疗在 NF1 相关肿瘤的治疗中可能有用。由于辐射导致患者继发性恶性肿瘤的风险增加，故应避免进行放射治疗。在新基因工程小鼠模型辅助下开发的生物疗法，为这些患者提供了未来治疗的基础。

神经纤维瘤病 2 型（NF2）

当考虑手术治疗前庭神经鞘瘤时，在治疗非 NF2 患者前庭神经鞘瘤中同样的注意事项也适用于此处。由于对侧肿瘤的存在，在 NF2 患者中更为重要的是最大限度地减少听力损伤的风险。由于在 NF2 患者手术时肿瘤体积较大，脑膜瘤的手术有可能增加并发症的发生率和死亡率。术前栓塞可显著降低术中出血量，并有助于在切除前软化肿瘤。脊髓室管膜瘤的手术切除属于常规治疗，应在手术显微镜和术中 SSEP、MEP 监测下进行。

结节性硬化症（TSC）

SEGA 肿瘤手术入路可经开颅或内镜方法，并且可利用神经导航。切除肿瘤和重建脑脊液通路是外科手术的主要目标。对这些良性肿瘤进行过度积极的手术切除会导致显著的神经系统并发症。手术治疗的目的是切除肿瘤，重建脑脊液通路。

斯德奇-韦伯综合征（SWS）

在 SWS 患者中应该施行功能性大脑半球切除术，并依据脑电描记来确定癫痫病灶的切除。

70.2.3 关键步骤和手术细节

神经纤维瘤病 1 型（NF1）

NF1 患者的周围神经肿瘤是神经纤维瘤，因而广泛地涉及神经。丛状神经纤维瘤可以大部切除，但不能被完全切除。在脊柱肿瘤的减瘤手术中要特别小心，以避免脊髓损伤或导致脊髓从相关的根部全部离断。

神经纤维瘤病 2 型（NF2）

NF2 患者的前庭神经鞘瘤切除类似于非 NF2 患者同样的操作。值得注意的是，外科医生应该警惕涉及其他后组脑神经的肿瘤。脑膜瘤和室管膜瘤的切除手术也类似于非 NF2 患者的手术方法。

结节性硬化症（TSC）

脑室内巨细胞星形胶质细胞瘤的入路是常规的，采用内镜或手术显微镜的方法。如果需要，可以使用神经导航。该入路的轨迹应该是朝向室间孔，因其为多数巨细胞星形胶质细胞肿瘤所在部位。一旦肿瘤可见，应特别注意避免损伤穹窿或丘纹静脉。正如任何脑室内操作步骤一样，应在透明隔上开窗以确保脑室间沟通。脑积水患者应该有一个脑室外引流的设施，用于术后监测颅内压（ICP）和引流脑脊液。难治性癫痫患儿采用多阶段方法进行监测和切除时可能需要在初步切除手术后，进行更进一步的硬膜下网状和条状电极监测，随后再进行二次切除，以达到最大化切除致痫性结节。

斯德奇－韦伯综合征（SWS）

SWS 患者的大脑半球切除术类似于其他的大脑半球切除术步骤。头皮、肌肉和骨瓣的表面往往富含血液，因为血管瘤的存在致使静脉引流发生变化。仔细严密止血至关重要，因这些患者往往非常幼小，其总血容量相对较少。

70.2.4　风险及风险规避

神经纤维瘤病 1 型（NF1）

丛状神经纤维瘤推荐次全切除，追求更完全的切除可能会导致神经功能缺损。应该考虑对存在脑积水和化疗反应差的婴儿进行视神经胶质瘤切除。但是，在进行次全切除术时应特别小心，以最大程度减少新的视觉、神经或内分泌障碍的发生。

神经纤维瘤病 2 型（NF2）

前庭神经鞘瘤切除时应该非常小心，避免损伤邻近的脑神经或脑干。手术引起患者的功能障碍是直接的且可能致残，否则这些患者可能经历一个非常缓慢的病程，其功能障碍可发展多年。对于 NF2 相关脑膜瘤和室管膜瘤的类似策略是必要的，因为过于积极的手术切除可能导致神经功能障碍，可使患者比原发肿瘤引起更多的残疾。

结节性硬化症（TSC）

外科医生应该在 SEGA 肿瘤手术中避免切除过多的室管膜下结节。室管膜下结节可能永远不会增大或者引起症状，因此切除其对患者没有任何好处，而患者则可能会面临不必要的风险。为避免皮质结节切除术的并发症，仔细的皮层定位是极其重要的。

斯德奇－韦伯综合征（SWS）

这些年幼患儿的大脑半球切除术中，由于循环血量少，故仔细止血十分必要。

70.2.5　抢救措施

神经皮肤综合征患者肿瘤切除术的补救和救援技术类似于非神经皮肤综合征患者的相关操作。

70.3　预后和术后管理

70.3.1　术后注意事项

神经纤维瘤病 1 型（NF1）

虽然 NF1 相关肿瘤往往是惰性的，然而多学科随访的持续警惕对于 NF1 患者的治疗来说还是十分重要。NF1 患者的平均寿命是 71.5 年，而普通人群为 80 年。

神经纤维瘤病 2 型（NF2）

类似于 NF1，NF2 患者必须终身密切监测肿瘤进展征象。NF2 患者的平均寿命是 69 年。

结节性硬化症（TSC）

患者应该在 SEGA 术后行脑室外引流的监测，如有必要也可分流。对于治疗顽固性癫痫行皮质结节切除术的患者，需进行癫痫持续发作或神经功能缺损的术后监测。

斯德奇-韦伯综合征（SWS）

术后应用脑室外引流来帮助清除大脑半球切除术中的出血。物理和作业疗法的评估及治疗对获得最佳恢复是必不可少的。大约 1/3 的患者需要脑脊液分流。

70.3.2 并发症

神经纤维瘤病 1 型（NF1）

NF1 相关肿瘤手术操作的并发症类似于非 NF1 的手术患者。与前面所讨论的一样，应该避免对 NF1 相关肿瘤行放射治疗。

神经纤维瘤病 2 型（NF2）

NF2 相关肿瘤的手术并发症类似于那些非 NF2 患者的。因为双侧前庭神经鞘瘤可能常常导致对侧听力也受损，故在 NF2 患者中前庭神经鞘瘤切除后的听力损伤尤其严重。

结节性硬化症（TSC）

TSC 手术并发症包括脑积水、神经功能缺损和癫痫持续发作。

斯德奇-韦伯综合征（SWS）

SWS 的大脑半球切除术并发症包括浅表轻偏瘫、认知功能减退和脑积水。

70.3.3 总结

神经皮肤综合征包含涉及神经系统和皮肤的各种异常。由于这些疾病的遗传情况已经明确，现已能够更好地了解引起相关肿瘤的分子和细胞机制。随着针对特定缺陷的新生物制剂的开发，这些疾病的治疗正在经历一个快速的发展。在这样的情况下，神经外科治疗的角色可能会在未来发生显著改变。

参考文献

[1] Stumpf DA, et al. National Institutes of Health Consensus Development Conference. Neurofibromatosis. Conference statement. Arch Neurol, 1988, 45(5):575–578.

[2] Baser ME, FriedmanJM, Wallace AJ, et al. Evaluation of clinical diagnostic criteria for neurofibromatosis 2. Neurology, 2002, 59(11):1759–1765.

[3] Merwick A, O'Brien M, Delanty N. Complex single gene disorders and epilepsy. Epilepsia, 2012, 53(Suppl 4):81–91.

[4] Connolly MB, Hendson G, Steinbok P. Tuberous sclerosis complex: a review of the management of epilepsy with emphasis on surgical aspects. Childs Nerv Syst, 2006, 22(8): 896–908.

[5] Kassiri J, Snyder TJ, Bhargava R, et al. Cortical tubers, cognition, and epilepsy in tuberous sclerosis. Pediatr Neurol, 2011, 44(5):328–332.

[6] Thomas-Sohl KA, Vaslow DF, Maria BL. Sturge-Weber syndrome: a review. Pediatr Neurol, 2004, 30(5):303–310.

[7] Bachur CD, Comi AM. Sturge-Weber syndrome. Curr Treat Options Neurol, 2013, 15(5):607–617.

[8] Lin AL, Gutmann DH. Advances in the treatment of neurofibromatosis-associated tumours. Nat Rev Clin Oncol, 2013, 10(11):616–624.

[9] Evans DGR. Neurofibromatosis type 2 (NF2): a clinical and molecular review. Orphanet J Rare Dis, 2009, 4:16.

[10] Krueger DA, Care MM, Holland K, et al. Everolimus for subependymal giant-cell astrocytomas in tuberous sclerosis. N Engl J Med, 2010, 363(19):1801–1811.

第71章

儿童中枢神经系统肿瘤的辅助化疗及神经外科的作用

Mark W. Kieran

71.1 背 景

恶性肿瘤是儿童患者最常见的致死性疾病，而脑肿瘤占据了恶性肿瘤的绝大部分。由神经外科、放射科、神经肿瘤科专家组成的多学科团队在确定肿瘤类型方面取得了重要突破，这需要多学科之间的密切合作。这一章将主要讲述肿瘤类型，以说明多学科合作的重要性。

儿童脑肿瘤可以分为5种类型（表71.1）。虽然在肿瘤类型和级别的范围内取得了令人兴奋的进展，但本章将详细讨论一些与星形细胞和神经谱系有关的新举措。

星形细胞瘤大约占所有儿童脑肿瘤的50%，并可分为高级别神经胶质瘤（HGC；WHO 分级3~4级）和低级别神经胶质瘤（LGG；WHO 分级1~2级）。在成人中，高级别神经胶质瘤在接受了大范围的手术切除、局部的放射治疗以及化疗（绝大部分为替莫唑胺）后预后仍较差。

一个有趣的例外是，1~2岁的患有多形性胶质母细胞瘤（GBM）的婴儿，在切除（通常是次全切除）及经历相对耐受性良好、平均剂量、有限次数疗程的化疗后，其中约30%的患儿将获得长期生存[2]。这些患者并不需要过于激进的手术或放射治疗，因为在其年龄段，这些可能是对功能和神经认知的毁灭。尽管婴儿GBM是一个高度恶性肿瘤可能有良好预后的例子，然而弥漫内生性脑桥胶质瘤（DIPG）则相反。在过去的30年中，DIPG采用临床和影像学诊断标准。这是基于从20世纪60年代到80年代脑桥活检的无效性及并发症的研究。随着影像技术和神经外科技术的显著改善，安全活检肿瘤是可行的[3]。这些肿瘤的组织病理学显示高达50%的病变是WHO 2级或3级胶质瘤，但其预后和WHO 4级肿瘤一样不理想。因此，如果目标是对肿瘤进行分级，活检并不是指征。相反，对DIPG小活检允许应用分子生物学进展来理解肿瘤生物学性质，前者可以使我们从越来越小的样品中获得不断增多的数据[4]。我们现在第一次认识到，儿童恶性胶质瘤在分子层面上是不同于成人的，儿童DIPG在分子层面也是不同于幕上恶性胶质瘤的[5]。这一重要发现在某种程度上是过去50年来治疗这些肿瘤的第一大"进步"。在适当临床试验中关于前期活检的讨论，现在则应该在有相应设备、专业知识和机构审查委员会（IRB）批准的研究中心进行[3]。

与高级别肿瘤相反，儿童LGG与成人相比有一个比较好的预后，患者多数可长期存活。儿童LGG突变资料已经清楚，大多数患者存在Ras/Raf通路的缺陷（图71.1）[6]。鉴于胶质瘤的传统治疗包括最大化的手术切除、局部放射治疗，然而这些患者良好的长期预后使得患者避免了积极手术、放射治

第 71 章 儿童中枢神经系统肿瘤的辅助化疗及神经外科的作用

表 71.1　5 种常见的儿童中枢神经系统肿瘤分型

细胞起源	肿瘤名称（WHO 分级）	扩散方式
神经胶质	星形细胞瘤	直接
	毛细胞型星形细胞瘤（1）	
	纤维性 / 弥漫性星形细胞瘤（2）	
	间变性成胶质细胞瘤（3）	
	多形性成胶质细胞瘤（GBM）（4）	
	室管膜瘤	
	黏液乳头状，室管膜下瘤（1）	
	典型室管膜瘤（2）	
	间变性室管膜瘤（3）	
	少突神经胶质瘤	
	经典少突神经胶质瘤（1）	
	间变性少突神经胶质瘤（2）	
神经	髓母细胞瘤（4）	播种
	成纤维细胞瘤（4）	
	原始神经外胚层肿瘤（PNET）（4）	
脉络丛	脉络丛癌（1）	播种
	不典型脉络丛乳头状瘤（2-3）	
	脉络丛乳头状瘤（4）	
生殖细胞	生殖细胞瘤（4）	播种
	非生殖细胞瘤（4）	
拉特克囊	颅咽管瘤（1）	直接

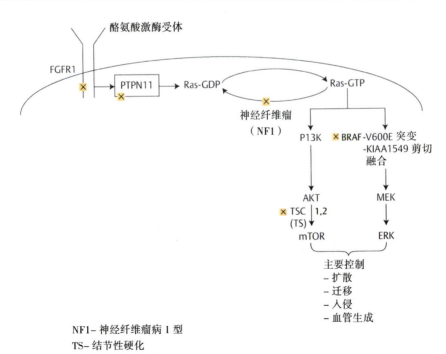

NF1- 神经纤维瘤病 1 型
TS- 结节性硬化
X- 普通突变 / 变更

图 71.1　儿童 LGG 主要是一个 Ras/Raf 通路的疾病。少数定向变异或染色体异常解释了大部分的儿童 LGG，例如 X. BRAF，原癌基因 B-Raf。FGFR1：纤维母细胞生长因子受体 1；NF1：神经纤维瘤蛋白；PTPN11：蛋白酪氨酸磷酸酶 Shp2；TSC 1、2：结节性硬化合成物 1 和 2

疗及相关长期并发症的发生（对认知的影响、继发肿瘤、内分泌缺陷及血管病变）。这些促进了周剂量化疗及最近的靶向生物治疗方法（继续细化中）的使用。

与儿童胶质瘤治疗发生的变化类似，髓母细胞瘤作为一种儿童常见的恶性脑肿瘤，其治疗也有相似的进展。所有的神经肿瘤曾被认为是一个单纯的种类，称为原始神经外胚层肿瘤（PNET）（颅后窝的髓母细胞瘤、松果体区的松果体母细胞瘤、脑和脊柱其他部位的神经肿瘤为中枢神经系统PNET）。髓母细胞瘤的分子分析已经证明了4个不同的方面，表明这些肿瘤起源于不同的细胞系、不同的分化阶段和（或）不同的发展途径[7]。本章以基于分子而非临床表型预测结局的能力，来讨论和重新评估治疗方案的选择。非髓母细胞瘤的PNET表现为一个非常异质的肿瘤类型，并且分子学方法表明，这些肿瘤可能代表一种异于髓母细胞瘤的不同组织混合物。

71.2 治疗细节和注意事项

71.2.1 儿童高级别胶质瘤

当接诊恶性胶质瘤的儿童患者时，有两种情况需要进行经典准则的重新评估。首先，恶性脑胶质瘤的婴儿即使经最简单的治疗也可能获得长期生存，把握手术切除程度时应该将此考虑进去[2]。针对婴儿GBM的指南目前是有效的，并且应考虑这些患儿的情况。对于那些有反应的（约30%），可能获得长期生存。在疾病进展迅速的病例，转变至标准恶性胶质瘤治疗（局灶放疗联用或不联用替莫唑胺）也是正确可行的。鉴于恶性胶质瘤的治疗是姑息性治疗，可以给有生存可能的儿童一个机会接受一种不会引起认知损害的治疗，但最终HGG治疗的延迟并不改变长期预后。迄今为止，没有明确的生物学或组织学特征能够解释婴儿GBM结局的差异。其次，弥漫性脑桥胶质瘤治疗发展迅速。虽然DIPG的结局还没有改变，新的治疗选项很有可能对该疾病产生影响。鉴于经验性治疗已经失败，没有任何疾病比DIPG更需要很好地理解生物学机

制。新方法从脑桥的预先活检开始，使治疗可以针对肿瘤的特定分子特性，也可以更好地理解肿瘤，避免了罕见的误诊。

在这种预活检方法的特殊情况时，可以对患者行导管插入来进行强化对流（一种药物递送方法）输注药物至脑桥。这样就很好地突破了血脑屏障，直接评估新旧药物在DIPG的分布和活性。

71.2.2 儿童低级别胶质瘤

儿童LGG的治疗方案关注于化疗药物的给药频次与这些肿瘤的低增殖活性相匹配。两个标准方案是长春新碱（TPCV）和卡铂（VC），或者硫鸟嘌呤、丙卡巴肼、CCNU和TPCV8。化疗后的复发很常见，平均发生在3年后，大多数儿童LGG都会生存下来。到成年后，似乎有一个肿瘤的静止期，结局则是既缺乏更恶性表型的转变也没有低级别肿瘤的继续进展。因为儿童LGG频繁复发可发生在这个静止期出现前，所以可能需要很多基于"血液疗法"的方法。随着我们对引起这些肿瘤的基因组异常越来越多的了解，其中大部分信号是沿着Ras/Raf通路，故以生物学为基础的方法变得更为常用。在应用VC和TPCV后进展的患者，或烷化剂为禁忌的神经纤维瘤病1型患者，可以使用以下治疗：包括贝伐单抗±伊立替康[9]，节拍化疗（每周静脉注射长春花碱[10]或每日口服抗血管生成的化疗药[11]），通路抑制剂（mTOR抑制剂[12]、BRAF V600E抑制剂、MEK抑制剂）和免疫调节剂（来那度胺[13]）。LGG患者手术损伤受到限制，可因此显著提高这类患者总体的远期效果，通过允许有效性较少但长期毒性较小的治疗，保持肿瘤在可控范围内直到肿瘤趋于稳定。

71.2.3 恶性神经肿瘤

将髓母细胞瘤预治疗方案和生物学特点进行结合才刚刚开始。这个对于神经外科医生是最重要的，因为他们往往是从手术室出来的病理材料的"看门人"，通常连接着神经病理学家。确保样品按照支持生物评估的方式准备，对于把此信息推及临床至关重要。髓母细胞瘤的治疗以前是基于外科手术切

除和影像的风险进行调整。

首次治疗分层将包括预先分子分析结果。WNT阳性的髓母细胞瘤具有良好的预后，即使存在高危疾病的临床特征。例如，诊断时有大量转移的WNT阳性髓母细胞瘤预后较差，但生存率接近100%[14]。基于分子分析（在手术时需要足够的材料和适当的处理），目前正在进行一个新的国际临床试验，内容是关于WNT阳性髓母细胞瘤治疗中肿瘤体积的减少。另一个例子是音猬因子信号通路激活的髓母细胞瘤，已观察到在复发性疾病中对平和抑制剂的显著和持久的反应[15]。虽然确定如何在复发前预先移除这些抑制剂需要更多的研究，但是对于分子确定的肿瘤亚组和靶向治疗的效力，这种反应是一个明确的例证。第3个大的髓母细胞瘤亚组，其中通常包含MYC扩增，其预后是此病4种亚型中最差的，即使其他方面的病情检查提示患者属于无风险的类别。针对这些患者采取不同的治疗方法是接下来的研究重点。MYC通路靶向抑制剂的发展，如嗅结构域蛋白抑制剂，对这一特定亚群提供了更有效的靶向治疗的机会[16]。

不同于髓母细胞瘤（已从最初被认为是一种同样的疾病，到4种需要不同通路抑制剂的不同亚群），中枢神经系统的原发性神经外胚层肿瘤（PNET）则是另外一种情况。这些肿瘤似乎由大量不同的组织学类型组成，其中许多需要不同的治疗方法。例如，最初诊断为PNET的肿瘤，当通过基因表达进行分析时，却发现与室管膜瘤、脉络丛癌、非典型畸胎样横纹肌样瘤（ATRT）或髓母细胞瘤存在相同的模式，即使他们的组织学外观符合PNET。一个中枢神经系统的PNET表现为存在INI1染色缺失，容易被认为由ATRT组成，并且也按照ATRT进行了处理。例如，当中枢神经系统PNET肿瘤具有与室管膜瘤完全相同的基因表达模式，决定是否是进行PNET治疗（颅脊柱放射治疗和多药化疗）还是进行室管膜瘤治疗（局部辐射）会更加困难。这意味着分子分析并不总是胜过经典的组织病理学。这些结果表明神经外科医生、神经病理学家和分子生物学家在儿童中枢神经系统肿瘤的治疗决策中进行合作正变得越来越重要。

71.3 结 论

虽然化疗对于中枢神经系统肿瘤的儿童来说，仍然是一个重要的特殊疾病治疗的方法，但肿瘤分子学鉴别的进展已开始改变我们的治疗方案，推荐采用具体定位于突变位点的药物，而不是无靶向性的细胞毒性药物。实现基于分子的治疗期望需要神经外科医生、神经病理学家和神经肿瘤学家之间进行一个重要的合作，这不仅仅是为了获得能够做出判断的临床资料，而且还有助于目前备受关注的不能穿透CNS药物的研发。

参考文献

[1] Cohen KJ, Pollack IF, Zhou T, et al. Temozolomide in the treatment of high-grade gliomas in children: a report from the Children's Oncology Group. Neuro-oncol, 2011, 13(3): 317–323.

[2] Dufour C, Grill J, Lellouch-Tubiana A, et al. High-grade glioma in children under 5 years of age: a chemotherapy only approach with the BBSFOP protocol. Eur J Cancer, 2006, 42(17): 2939–2945.

[3] Walker DA, Liu J, Kieran M, et al. CPN Paris 2011 Conference Consensus Group. A multi-disciplinary consensus statement concerning surgical approaches to low-grade, high-grade astrocytomas and diffuse intrinsic pontine gliomas in childhood (CPN Paris 2011) using the Delphi method. Neuro-oncol, 2013, 15(4):462–468.

[4] Roujeau T, Machado G, Garnett MR, et al. Stereotactic biopsy of diffuse pontine lesions in children. J Neurosurg, 2007, 107(1 Suppl):l–4.

[5] SchwartzentruberJ, Korshunov A, Liu XY, et al. Driver mutations in histone H3.3 and chromatin remodelling genes in paediatric glioblastoma. Nature, 2012, 482(7384): 226–231.

[6] Jones DT, Hutter B, Jäger N, et al; International Cancer Genome Consortium PedBrain Tumor Project. Recurrent somatic alterations of FGFR1 and NTRK2 in pilocytic astrocytoma. Nat Genet, 2013, 45(8):927–932.

[7] Jones DT, Jäger N, Kool M, et al. Dissecting the genomic complexity underlying medulloblastoma. Nature, 2012, 488(7409): 100–105.

[8] Ater JL, Zhou T, Holmes E, et al. Randomized study of two chemotherapy regimens for treatment of low-grade glioma

in young children: a report from the Children's Oncology Group. J Clin Oncol, 2012, 30(21): 2641–2647.

[9] Packer RJ, Jakacki R, Horn M, et al. Objective response of multiple recurrent low-grade gliomas to bevacizumab and irinotecan. Pediatr Blood Cancer, 2009, 52(7): 791–795.

[10] Lafay-Cousin L, Holm S, Qaddoumi I, et al. Weekly vinblastine in pediatric low-grade glioma patients with carboplatin allergic reaction. Cancer, 2005, 103(12): 2636–2642.

[11] Kieran MW, Turner CD, Rubin JB, et al. A feasibility trial of antiangiogenic (metronomic)chemotherapy in pediatric patients with recurrent or progressive cancer. J Pediatr Hematol Oncol, 2005, 27(11): 573–581.

[12] Józwiak S, Stein K, Kotulska K. Everolimus(RAD001): first systemic treatment for subependymal giant cell astrocytoma associated with tuberous sclerosis complex. Future Oncol, 2012, 8(12):1515–1523.

[13] Warren KE, Goldman S, Pollack IF, et al. Phase I trial of lenalidomide in pediatric patients with recurrent, refractory, or progressive primary CNS tumors: Pediatric Brain Tumor Consortium study PBTC-018. J Clin Oncol, 2011, 29(3): 324–329.

[14] Kool M, Korshunov A, Remke M, et al. Molecular subgroups of medulloblastoma: an international metaanalysis of transcriptome, genetic aberrations, and clinical data of WNT, SHH, Group 3, and Group 4 medulloblastomas. Acta Neuropathol, 2012, 123(4): 473–484.

[15] Rudin CM, Hann CL, Laterra J, et al. Treatment of medulloblastoma with hedgehog Pathway Inhibitor GDC0449. N Engl J Med, 2009, 361(12):1173–1178.

[16] Filippakopoulos P, Qi J, Picaud S, et al. Selective inhibition of BET bromodomains. Nature, 2010, 468(7327): 1067–1073.

第72章

儿童肿瘤辅助放射疗法

Thomas E. Merchant

72.1 背 景

儿童脑瘤常规放疗使用高能加速器系统，周一至周五每周5d，使用质子和光子的疗程为6~6.5周（30~33次）。但中枢神经系统生殖细胞瘤则不同，它通过较低剂量的放射治疗即可被成功治愈，如果采用放射外科手术，则可以通过使用1~5次或更少次数的高剂量放射治疗来消灭肿瘤细胞，并减少整体治疗时间。儿童放射外科手术的适应证非常局限。每次分次放疗的传统剂量为1.8Gy，但根据患者、肿瘤类型及治疗预期的不同，可以采用更低（1.5Gy）或更高（2.0~2.5Gy）剂量。

儿童中枢神经系统肿瘤治疗的照射面积选择应基于肿瘤的类型。已知的播散肿瘤需接受全脑全脊髓照射（CSI），经典的治疗区应涵盖了大脑和脊髓的全部蛛网膜下腔。可以依据疾病播散风险，以及脑及脊髓核磁共振（MRI）或脑脊液（CSF）细胞学检查明确有转移性病灶的患者，可给予全脑全脊髓照射来预防（表72.1）。全脑全脊髓照射会导致长期副作用。在提供全脑全脊髓照射时，原发病灶处往往需要辅以附加治疗。转移灶也应接受放射治疗。

按照肿瘤类型、治疗时间及其他临床因素确定了原发病灶治疗区。过去20年内，髓母细胞瘤及室管膜瘤原发病灶治疗变化最大。髓母细胞瘤的颅后窝减瘤术已被取代，在某些机构中，术后肿瘤床周围边缘仅为0.5cm。同样地，室管膜瘤

表 72.1 肿瘤、疾病程度及全脑全脊髓照射指南 *

诊断	疾病程度	全脑全脊髓剂量
髓母细胞瘤	M0	15~23.4 Gy*
髓母细胞瘤	M+	36~39.6Gy
原始神经外胚层肿瘤（PNET）（幕上）	M0	23.4Gy†
原始神经外胚层肿瘤（幕上）	M+	36~39.6Gy
横纹肌样瘤（ATRT）	M0	23.4Gy‡
横纹肌样瘤	M+	36~39.6Gy
其他生殖细胞肿瘤	M+	36~39.6Gy
生殖细胞瘤	M+	24 Gy**
室管膜瘤	M+	36~39.6 Gy
低级别胶质瘤	M+	36~39.6Gy

M0：局部性；M+：转移性。
* 3岁及以上患者根据年龄及肿瘤生物学（如WNT亚群）；
** 每次1.5 Gy；† 放疗标准为36Gy，机构偏好为23.4Gy；
‡ 对于局部性横纹肌样瘤而言，全脑全脊髓照射存在争议

小边缘切除治疗也获得了临床试验的成功。1993年，三维靶向放射疗法正式得到了国际命名。儿童中枢神经系统肿瘤治疗指南做出一定修改。一般来说，肿瘤总体积（GTV）被界定为术后肿瘤床和（或）病残的肿瘤组织。临床靶区（CTV）则被界定为肿瘤总体积的边缘并包括影像学无法检测到的亚临床显微肿瘤。临床靶区受到了解剖学的限制，这是指临床靶区的边缘为非几何型的，它在非神经界面进行调整直到确保涵盖了肿瘤不可能侵袭到的区域。计划靶区（PTV）为包围临床靶区的几何边缘，由于定位过程中进行了分段定位以及段内移位，会导致PTV定位的多样性。

接下来的章节会界定并讨论髓母细胞瘤及室管膜瘤治疗区及靶向指南的演变过程。髓母细胞瘤是需要全脑全脊髓照射的最佳病例,而室管膜瘤则是仅需局部照射的最佳病例。

72.2 髓母细胞瘤

髓母细胞瘤是儿童最常见的恶性脑肿瘤,且在诊断髓母细胞瘤及肿瘤进展过程中常常已经发生了转移。在过去的20年中,由于设计严谨的临床试验不仅仅提高了该疾病的控制率,而且降低了并发症的发生,使得该疾病的治疗取得了丰硕成果。从放射肿瘤角度来说,该肿瘤治疗可按照年龄进行细分:3岁以下儿童不可以采用全脑全骨髓照射方法。

72.2.1 3岁以上的髓母细胞瘤儿童

诊断时标准风险认为患者无转移迹象。过去20年内北美儿科合作小组调查员进行了3项重要临床试验,均涉及放射疗法修改。此前不论疾病程度,所有儿童均接受36Gy剂量全脑全骨髓照射及额外的颅后窝剂量≥54Gy的"增强"照射治疗。儿童癌症研究组织(CCG)-9892试验[1]首次表明只要整体治疗方案中包含化疗,全脑全骨髓剂量可降至23.4Gy。前期降低全脑全脊髓剂量的试验并未成功,并造成神经轴复发[2]。CCG-9892试验中有85例注册患者,其中符合标准的患者有65例。治疗还包括放疗期间每周1次的长春新碱以及每6周1次的洛莫司汀、顺铂及长春新碱,总共8个疗程。最终的结果显示5年无进展生存率(PFS)为79%。低剂量全脑全骨髓照射联合化疗理念在A9961随机试验中再次得以验证,该随机试验对比了2种不同化疗方案,即23.4Gy全脑全脊髓照射及55.8Gy颅后窝增强方案[3]。该试验在放疗期间也使用长春新碱,每周1次,放疗后化疗则随机使用洛莫司汀、顺铂及长春新碱或环磷酰胺、顺铂和长春新碱。每6周进行1次化疗,总共8次。5年无进展生存(EFS)率与两组治疗组相似,分别为81%±2.1%和86%±9%。该试验确定了适当阶段的患者接受23.4Gy全脑全脊髓照射,5年无进展生存率基准为80%。在过去的10年中,儿童肿瘤学组(COG)ACNS0331试验招募了标准风险髓母细胞瘤的儿童,并随机将8岁以下的儿童分为了2组,分别接受18Gy或23.4Gy全脑全脊髓照射治疗,并进行了二次随机分组,分别接受超边缘1.5cm临床靶区,颅后窝增强放射(54Gy)或肿瘤床增强放射(54Gy)治疗[4]。8岁以上儿童给予23.4Gy全脑全脊髓放射治疗,然后随机分为2种不同增强方案。放疗后化疗与A9961研究中所使用的所有药剂相同。2014年完成的ACNS0331试验中,明确颅后窝放射治疗不是必须的,且原发病灶放疗应局限于术后肿瘤床有适当边缘的患者。同时该试验也证实了给予适当患者18Gy全脑全脊髓照射的可行性及安全性。

田纳西州孟菲斯St.Jude儿童研究医院1996年至2003年[5]及2003年至2013年[6]的2次髓母细胞瘤的系列研究,也证实了可以降低放射剂量以及减少放射治疗的面积。2次试验在放疗完成后均采用高密度环磷酰胺化疗方案,不同的是放射治疗方案。2003年以前,患者接受的是23.4Gy全脑全脊髓照射、36Gy颅后窝照射以及55.8Gy原发病灶2cm边缘临床靶区照射。2003年以后,患者接受的是23.4Gy全脑全脊髓照射治疗和55.8Gy原发病灶1cm边缘临床靶区照射。

髓母细胞瘤生物学信息激增,该信息与其他临床病理信息共同衍生了新的风险分级,并为放疗方案的设计提供了选择。目前有4组亚群,即WNT、SHH、第3组和第4组[7]。WNT亚群代表了低风险组,SHH亚群可使用SHH信号通路靶向药物,第3和第4组通常代表肿瘤生物学信息不利,需要进行增强治疗。按照分子及临床分类,有机会降低或提高放疗和化疗的频率。St.Jude研究组对低风险和标准风险的患者进行了适当的化疗频率的缩减。并对低风险髓母细胞瘤患者(WNT亚群并且无肿瘤转移迹象)采用了新型方案治疗,该方案包含15Gy全脑全脊髓照射和51Gy(累积)原发病灶照射。其他患者则接受23.4Gy剂量全脑全脊髓照射或36~39.6Gy适当剂量治疗,原发病灶剂量则限制在54Gy。所有原发病灶照射案例的临床靶区边缘均为0.5cm[8]。

72.2.2 3岁以下的髓母细胞瘤儿童

近20年中，患有髓母细胞瘤的3岁以下的儿童采用的是术后化疗以延缓或避免照射。与接受放射治疗的年长患者5年无进展生存率（80%）相比，儿童肿瘤学组（POG）-8633报告3岁以下的儿童的5年无进展生存率低于32%[9]。后续研究结果表明增强化疗的预后并不好。2000年启动的A9934试验，对非转移性患者的一线治疗及4次术后化疗后实行局部原发病灶照射[10]。该试验中的放疗按照射时年龄及残留病灶依次限定于颅后窝（18Gy或23.4Gy）及原发病灶（50.4~54Gy）。该方法很成功，4年无进展生存率超过50%。放疗前原发病灶处及放疗后神经轴观察到进展，表明原发病灶照射的重要性及采用更好的方法治疗神经轴的必要性。尽管该试验患者数较少，74例符合标准的患者采用了以下参数：神经轴进展区域接受剂量<12~15Gy照射（图72.1）；原发病灶接受50.4Gy照射可以得到很好的控制；以及基于包含心理评估试验的功能结局保留。

总之，髓母细胞瘤的治疗将会继续降低放射治疗的剂量和体积。后续队列研究的重点为对于特定患者采用放射治疗或年幼的患者采用CSI，并均联合新型药物治疗。髓母细胞瘤放射治疗方案参见表72.2。

72.3 室管膜瘤

室管膜瘤放射疗法完美地阐释了神经外科和放疗科之间的合作。传统治疗后的局部放疗是最主要的治疗方式[11]，但依据外科手术及放疗后改善情况，已大大减少这些患者的局部破坏。随着放射治疗技术的提升，室管膜瘤的儿童是首批获益的患者。室管膜瘤儿童的治疗方案设计已经在术前或术后肿瘤床小边缘照射中取得成功（表72.3）。POG-9132试验[12]中患者患有颅后窝室管膜瘤，并接受了69.6Gy超分级照射（每日2次1.2Gy）。该试验有19例患者。手术完全切除及次全切除患者的4年无进展生存率分别为70%±25%、50%±36%。CCG-9942试验[13]为影像学显示有残余肿瘤灶的患者放

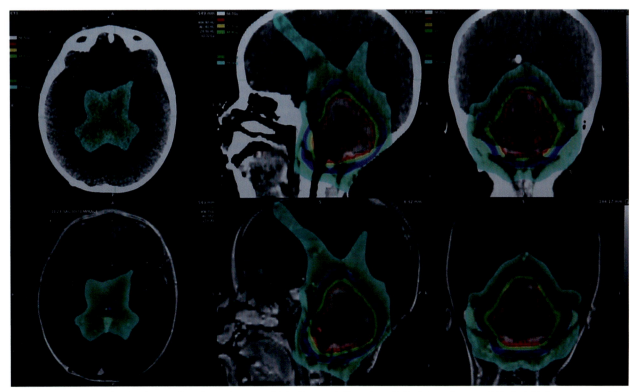

图72.1 髓母细胞瘤（3岁以下患儿）转移性破坏模式展示，诱导化疗后接受局部照射。额区转移区接受<15Gy照射

表 72.2　标准风险髓母细胞瘤全脑全脊髓及原发病灶的放射治疗

方案	年份	CSI 剂量	原发病灶 CTV	原发病灶剂量
SJMB96	1996	23.4Gy	2.0cm[†]	55.8Gy
COG A9961	1999	23.4Gy	PF	55.8Gy
COG A9934	2000	–	1.0cm[‡]	54Gy
SJMB03	2003	23.4Gy	1.0cm	55.8Gy
ACNS0331	2003	23.4Gy vs. 18.0Gy	1.5cm vs. PF	54Gy
SJYC07	2007	–	0.5cm	54Gy
SJMB12	2013	15.0[*] 或 23.4Gy	0.5cm	51[*] 或 54Gy

CSI：指全脑全脊髓照射；CTV：临床靶区 / 边缘；PF：颅后窝。
[†]36Gy 颅后窝照射；[‡]18Gy（<2 岁）或 23.4Gy（>2 岁）颅后窝照射；按照分子分型的低危组（WNT 子群）及标准风险临床因子；
[*] 低风险患者（无转移灶的 WNT 亚群）

表 72.3　室管膜瘤北美治疗方案，包括放疗

方案	年份	年龄	容量	患者数
POG-9132	1991 年 12 月至 1994 年 12 月	>36 个月	局部 2.0cm[†]	19
CCG-9942	1995 年 2 月至 1999 年 10 月	>36 个月	局部 1.5cm[†]	84
ACNS0121	2003 年 8 月至 2007 年 11 月	>12 个月	局部 1.0cm[‡]	378
ACNS0831	2010 年 8 月至今	>12 个月	局部 0.5cm[‡]	284[*]

[*] 截至 2015 年 7 月 19 日；[†] 术前肿瘤床；[‡] 术后肿瘤床

疗前化疗的（长春新碱、顺铂、环磷酰胺、依托泊苷）二期研究。放疗前化疗研究共纳入了 84 例患者中的 41 例，整组 5 年无进展生存率为 57%±6%，而与联合照射患者相比，5 年无进展生存率为 55%±8% 比 58.9%。

鉴于 St.Jude 儿童研究医院系统性手术完全切除联合高剂量术后放疗所获得的良好结果[14]，COG 又开展了 ACNS012[15] 和 ACNS0831[16] 两项室管膜瘤试验，试验观测不同分化的幕上室管膜瘤儿童接受显微手术完全切除、放疗前化疗，非完全切除的室管膜瘤二次手术以及所有其他患者术后即刻放射治疗。除 CTV 边缘不同外，COG ACNS012 和 ACNS0831 试验随机分为放疗后化疗和术后即刻放疗治疗两组。研究结果虽然未知，但预期与 St.Jude 试验观测结果类似。

儿童室管膜瘤放射治疗以及相关重大并发症较少，表明这种新型的放射方法可改善功能预后[17-19]。这些试验结果提示患者和患者家属应选择包括质子治疗在内的新型照射方法。尽管很多案例表明照射剂量的影响较小（图 72.2），但正常组织同时接受照射并无益处，剂量细微差异可造成长期并发症重大差异[20]。研究者可通过高适应性增强放疗来限制靶区容量，并改善光子外照射疗法治疗室管膜瘤。

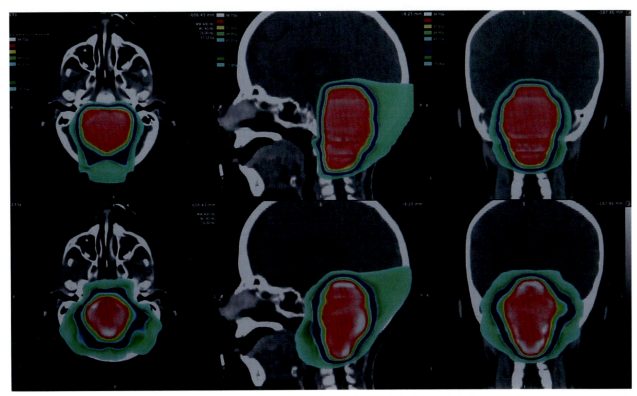

图72.2 局限性幕下室管膜瘤采用双散射(上图)及增强质子放疗(下图)的3D质子治疗方案。治疗计划剂量分布包含轴(左)、矢状(中)及冠状面(右)

参考文献

[1] Packer RJ, Goldwein J, Nicholson HS, et al. Treatment of children with medulloblastomas with reduced-dose craniospinal radiation therapy and adjuvant chenotherapy: a Childrens Cancer Group study. J Clin Oncol, 1999, 17(7): 2127–2136.

[2] Thomas PR, Deutsch M, Kepner JL, et al. Low-stage medulloblastoma: final analysis of trial comparing standard-dose with reduced-dose neuraxis irradiation. J Clin Oncol, 2000, 18(16):3004–3011.

[3] Packer RJ, Gaijar A, Vezina G, et al. Phase Ⅲ study of craniospinal radiation therapy followed by adjuvant chemotherapy for newly diagnosed average-risk medulloblastoma. J Clin Oncol, 2006, 24(25):4202–4208.

[4] Michalski JM. A study evaluating limited target volume boost irradiation and reduced dose craniospinal radiotherapy (18.00 Gy)and chemotherapy in children with newly diagnosed standard risk medulloblastoma: a phaseⅢ double randomized trial. NCT00085735 Clinicaltrialsgov, 2013. Available at: http://clinicaltrials.gov/ct2/show/NCT00085735?term=acns0331&rank=1.

[5] Merchant TE, Kun LE, Krasin M, et al. Multi-institution prospective trial of reduced-dose craniospinal irradiation (23.4 Gy)followed by conformal posterior fossa(36 Gy) and primary site irradiation(558 Gy) and dose-intensive chemotherapy for average-risk medulloblastoma. Int J Radiat Oncol Biol Phys, 2008, 70(3): 782–787.

[6] Gajjar A. Treatment of patients with newly diagnosed medulloblastoma, supratentorial primitive neuroec-todermal tumor, or atypical teratoid rhabdoid tumor. NCT00085202. Clinicaltrials gov, 2013. Available at: http://clinicaltrials.gov/ct 2/show/NCT00085202?term=simb038rank=2.

[7] Northcott PA, Korshunov A, Pfister SM, et al. The clinical implications of medulloblastoma subgroups. Nat Rev Neurol, 2012, 8(6):340–351.

[8] Gaijar A. A clinical and molecular risk-directed therapy for newly diagnosed medulloblastoma. NCT01878617. Clinicaltrialsgov, 2013. Available at: http://clinicaltrials.gov/ct2/show/NCT01878617?term=sjmb12&rank=1.

[9] Duffner PK, Horowitz ME, Krischer JP, et al. The treatment of malignant brain tumors in infants and very young children: an update of the Pediatric Oncology Group experience. Neuro-oncol, 1999, 1(2): 152–161.

[10] Ashley DM, Merchant TE, Strother D, et al. Induction chemotherapy and conformal radiation therapy for very young children with nonmetastatic medulloblastoma: Children's Oncology Group study P9934.J Clin Oncol, 2012, 30(26):3181–3186.

[11] Evans AE, Anderson JR, Lefkowitz-boudreaux B, et al. Adjuvant chemotherapy of childhood posterior fossa ependymoma: cranio-spinal irradiation with or without adjuvant CCNU, vincristine, and prednisone: a Childrens Cancer Group study. Med Pediatr Oncol, 1996, 27(1): 8–14.

[12] Kovar E, Curran W, Tomita T. Hyper-fractionated irradiation for childhood ependymoma: improved local control in sub-totally resected tumors. Childs Nerv Syst, 1998, 14(9):489.

[13] Garvin JH Jr, Selch MT, Holmes E, et al. Children's Oncology Group. Phase II study of pre-irradiation chemotherapy for childhood intracranial ependymoma. Children's Cancer Group protocol 9942: a report from the Children's Oncology Group. Pediatr Blood Cancer, 2012, 59(7):1183–1189.

[14] Merchant TE, Li C, Xiong X, et al. Conformal radiotherapy after surgery for pediatric ependymoma: a prospective study. Lancet Oncol, 2009, 10(3):258–266.

[15] Merchant TE. Observation or radiation therapy and/or chemotherapy and second surgery in treating children who have undergone surgery for ependymoma. NCT00027846. ClinicalTrials gov, 2013. Available at: http://clinicaltrials.gov/ct2/show/NCT00027846?term=nct00027846&rank=1.

[16] Smith A. Phase III randomized trial of postradiation chemotherapy in patients with newly diagnosed ependymoma ages 1 to 21 years. NCT1096368. Clinicaltrials gov, 2013. Available at: http://clinicaltrials.gov/ct2/show/NCT01096368?term=acns0831&rank=1.

[17] Conklin HM, Li C, Xiong X, et al. Predicting change in academic abilities after conformal radiation therapy for localized ependymoma. J Clin Oncol, 2008, 26(24): 3965–3970.

[18] Di Pinto M, Conklin HM, Li C, et al. Investigating verbal and visual auditory learning after conformal radiation therapy for childhood ependymoma. Int J Radiat Oncol Biol Phys, 2010, 77(4): 1002–1008.

[19] Netson KL, Conklin HM, Wu S, et al. A 5-year investigation of children's adaptive functioning following conformal radiation therapy for localized ependymoma. Int J Radiat Oncol Biol Phys, 2012, 84(1):217–223.e1.

[20] Merchant TE. Clinical controversies: proton therapy for pediatric tumors. Semin Radiat Oncol, 2013, 23(2): 97–108.

第 7 部分
感 染

A.Graham Fieggen

神经外科医生在处理感染性疾病时发挥的作用不理想。术后感染仍是最让医务人员惧怕的并发症之一，医务人员成功的处理脑脓肿和脑内积脓等原发性感染是最富有成就感的事情。尽管本章所描述的大多数感染性疾病在发达国家已经消失殆尽，但由于免疫抑制剂的使用以及全球化旅行和人口迁移增加，感染性疾病似乎有所回潮且在临床愈加重要。

通常脑膜炎的诊断和治疗具有特殊性，且部分复发性脑膜炎需要神经外科医生干预，在进行大量的临床检查之前可能需要理智的临床评估。神经外科医生处理的并发症包括硬膜下炎性渗出和脑积水，这些并发症可能是多灶性的而且处理起来甚为棘手。

在发达国家，静脉窦炎、中耳炎的初始治疗水平已显著提高，因而颅内脓毒症的发生已显著下降，但与此类似的并发症在发展中国家仍较为普遍。颅内积脓的外科处理方案从钻孔引流（伴或者不伴铣除骨瓣）到去骨瓣开颅手术不等。对于脑脓肿患者，在临床症状出现时应考虑到该病的可能，但是进一步神经外科处理之前通常需要微生物诊断以指导抗感染治疗。尽管有时仅需简单的外科操作引流，且无须立体定向导航。如患者需要再次外科引流或者更为复杂的脓肿切除手术时需要进行临床评估。

需要强调的是颅内脓毒症患者，即使神经功能状态较差，仍有良好预后的可能性，重点是早期识别并积极处理感染源。

在过去的一个世纪里，神经外科流行病学结果发现脑结核瘤发病率已显著下降。然而，实际上，结核性脑膜炎并发的脑积水治疗仍是儿童神经外科界的挑战。

对免疫缺陷患者，我们应思考是否存在其他颅内感染病因，如真菌和寄生虫。尽管寄生虫感染，如棘球蚴病和囊虫病具有典型的人口学分布特点，但在对中枢神经系统的囊性占位性病变鉴别诊断中应考虑到上述疾病可能。脑囊虫病的治疗决策中很少使用神经内镜以此来扩展治疗方案。

当考虑到中枢神经系统感染时，需谨记不能忽略脊髓感染的可能，以防止延误诊断而导致治疗结果大打折扣。本章节对这些疾病进行了全面系统的描述并从专业视角给予建议。由于感染患者治疗周期长，很重要一点是在后续影像随访中减少放射性检查，以此限制辐射暴露。最后，内科医生在使用抗微生物药物时应具有高度责任感，以尽可能减少药物广泛耐药现象。

第1篇 ▶ 颅

第73章

脑膜炎和脑炎

Dhruve Jeevan, Michael E. Tobias

73.1 背 景

脑膜炎通常指软脑膜及蛛网膜下腔感染,脑炎则指脑实质的非病灶性炎症。尽管脑炎常常与脑膜炎症、脑膜脑炎的炎症相关,但脑炎可影响中枢神经系统的其他元素(中枢神经系统;脊髓炎、神经根炎和视神经炎)。脑炎和脑膜炎的讨论话题较为广泛,在本章中作者着重阐述了儿童神经外科医生在其中所起的治疗作用。

73.2 脑膜炎

脑膜炎可由各种病原体感染引起,包括细菌、病毒、真菌、分枝杆菌和寄生虫。尽管脑膜炎以急性起病最为常见,在几小时或几天内即出现症状,但其也可慢性起病,几周后才发病,或在完全康复后间隔数周或数月复发。

脑膜炎在新生儿中发病率最高,对所有出现发热症状的新生儿均应考虑进行腰椎穿刺。这个年龄组最常见的感染源为无乳链球菌[B组链球菌(GBS)]及革兰氏阴性肠道细菌,主要是大肠杆菌和克雷伯菌属、阴沟肠杆菌属以及单核细胞增生李斯特菌[1]。对年龄较大的健康儿童而言,世界范围内最容易引起急性细菌性脑膜炎的3种感染菌为肺炎链球菌、脑膜炎双球菌和流感嗜血杆菌B型[2]。总的来说,由于美国进行了疫苗接种,这些急性细菌性脑膜炎的发病率已大大降低[2]。

病原体侵入蛛网膜下腔,然后细菌侵入脉络丛导致血源性扩散是引起脑膜炎的最常见的感染途径。非典型的感染方式是通过创伤、先天畸形(如皮窦道)或感染邻近部位致感染蔓延(如鼻窦炎)等直接引起细菌感染。穿透性颅脑创伤或神经外科手术常会引发葡萄球菌、凝固酶阴性葡萄球菌、链球菌、革兰氏阴性感染(尤其是大肠杆菌、克雷伯菌属和绿脓杆菌)感染[1]。脑室分流术是脑膜炎的一个独立危险因素,经常与外科手术时皮肤微生物侵入导致分流污染有关[1]。

脑膜炎治疗的前提是必须了解其发生的重要病理生理改变。由于脑脊液(CSF)中缺乏宿主细胞抵抗,感染菌在蛛网膜下腔会迅速繁殖及传播。机体对感染源的炎症反应导致脑脊液功能发生诸多改变。促炎症介质可直接损伤神经元,改变血脑屏障通透性,诱发细胞凋亡以及脑无氧代谢[3]。除了这些细胞因子的作用外,脑水肿、颅内高压、脑血管自动调节功能丧失也可能导致脑缺血及神经元损伤。化脓性蛛网膜下渗出物渗入血管周围间隙,使脑部及脊髓暴露于其中,导致血管炎症及狭窄[4]。尽管交通性脑积水在蛛网膜绒毛层的阻塞更常见,但第四脑室中孔和侧孔也会阻塞,从而导致梗阻性脑积水。大量的渗出物也可穿过耳蜗管,损伤听觉组织。

细菌性脑膜炎的临床症状随患者年龄及感染细菌不同而有差异性表现。有趣的是,新生儿的症状表现为体温过高或过低,烦躁或意识障碍。他们还可能表现出一些非特异性症状，如食欲缺乏、呕吐、腹泻和（或）行为上的轻微变化。细菌性脑膜炎在2岁以上的儿童中更常见的典型临床三联征是发烧、头痛和颈部僵硬。90%以上的患者出现意识改变，可出现克氏征及布鲁辛斯基征。脑膜炎球菌性脑膜炎也可伴随出现皮肤瘀点或紫癜样皮疹，虽然这些症状并不常见。与细菌性及病毒性脑膜炎不同，结核性脑膜炎通常伴发眼底镜检查中出现的视盘水肿或静脉搏动。

对大多数患有发热性疾病的儿童进行脑膜炎诊断需要进行专业仔细的检查。当考虑细菌性脑膜炎时必须进行腰椎穿刺。尽管细菌性脑膜炎儿童的脑脊液白细胞（WBC）计数 >1000/mm³，但在感染早期阶段很难检测到白细胞。脑脊液蛋白浓度升高，糖浓度通常降低。在未经治疗的细菌性脑膜炎患者中，革兰氏染色涂片阳性率高达80%。表73.1列出了基于不同脑膜炎病原体的一些脑脊液结果。

所有细菌性脑膜炎患儿均应进行计算机断层扫描（CT）检查，以确定脑室大小。尽管进展性脑水肿及升高的颅内压导致脑室系统改变不明显，但在早期仍可观察到轻微的脑室扩张。CT检查还可显示硬膜下积液，30%患有脑膜炎的儿童检查出双侧有无菌积液。更少见的情况是硬脑膜下积脓，这是肺炎链球菌感染脑膜炎患者最常见的症状。脑脓肿是罕见的脑膜炎并发症，而新生儿中的柠檬酸杆菌性脑膜炎除外（脑脓肿发生率高达80%）[5]。如怀疑有感染性脓肿或积液，则有必要进行对比增强成像检查。磁共振成像（MRI）可有效显示脑实质内异常，如脑水肿、脑梗死或脑灌注不足区。MRI可明确是否存在神经系统查体所提示的卒中或单侧硬膜下积液的病灶。

脑膜炎治疗主要是针对特殊器官的支持治疗及经验性抗菌治疗。患儿精神状态很差，需要气管内插管及机械通气以保护气道。脑膜炎患儿可并发感染性休克，伴随由发热、呼吸急促、食欲不振、呕吐和腹泻造成的机体水钠不足。一些患儿可能发展成抗利尿激素分泌异常综合征（SIADH），或脑性耗盐综合征，这将需要更加复杂的液体管理[6]。

脑膜炎患儿最常见的症状是颅内压升高。应采取一些简单的干预措施以降低颅内压，如将患儿头部抬高30°，维持头部正中位、轻微的过度换气、等渗液体输注，避免低钠血症及体温过高，谨慎给予小剂量甘露醇也会起效。在选择的病例中，通常需要在重症监护室内接受微创颅内压监测[7]。

如怀疑是细菌性脑膜炎，需根据患儿年龄，给予经验性抗生素治疗，并且抗生素种类及剂量需根据脑脊液培养情况做适当调整。初始经验治疗方案通常为头孢噻肟或头孢曲松钠联合万古霉素治疗。脑膜炎抗生素治疗周期因感染细菌而异，但对无并发症患者的治疗周期平均为7~14d。大肠杆菌及克雷伯杆菌感染为最常见革兰氏阴性肠道感染病原体，两者通常引起儿童而非新生儿的细菌性脑膜炎。广谱头孢菌素或氨苄青霉素与氨基糖苷类联合静脉给药是对疑似革兰氏阴性菌感染脑膜炎患者的一种较为合理的经验治疗方法。

地塞米松可改善流感嗜血杆菌和肺炎链球菌感染脑膜炎患儿的治疗结果，研究显示地塞米松可减少成人流感嗜血杆菌脑膜炎的患者死亡率，并改善

表73.1 脑膜炎患者中常见的脑脊液结果

病原体	WBC （/mm³）	WBC 分类 （%PMN）	CSF 糖	脑脊液/血清的糖比值（%）	蛋白质 （mg/dL）	颅内压
细菌	100~10 000	>80	<50	<50	100~500	升高
病毒	20~500	<50	>50	>50	50~100	正常
莱姆病	<500	<10	>50	>50	50~100	正常
真菌	20~200	<10~20	<50	<50	50~100	升高
结核杆菌	10~200	<20	<50	<50	100~500 以上	升高

CSF：脑脊液；PMN：中性粒细胞；TB：肺结核；WBC：白细胞

神经功能[8]。临床常推荐6周以上脑膜炎患儿使用地塞米松治疗，剂量0.6mg/（kg·d），治疗4d，首剂量于应用抗生素前15~20min给予，或与抗生素同时给予。

脑膜炎治疗结果因感染种类和病原体特异性而不同，对于某些感染，治疗结果会与确诊前病程及治疗情况有关。尽管给予及时的抗生素治疗，细菌性脑膜炎仍具有较高的死亡率，存活者也会留下较常见的神经系统后遗症。新生儿脑膜炎患者死亡率从GBS感染的10%到极早产新生儿革兰氏阴性菌脑膜炎的50%不等[9]。在年龄较大的婴儿和儿童中，死亡率为10%~30%，这取决于感染菌种类[9]。存活者神经系统后遗症发生率大约为30%，发生程度从轻度认知障碍到全面精神发育迟滞。存活者梗阻性脑积水发生率大约10%，并可发生局灶性损伤，如脑神经麻痹或肢体麻痹[9]。存活者最典型的神经系统损伤是听力障碍，发生率15%~20%。存活者癫痫发作的发生率约10%[9]。

无菌性脑膜炎通常指无确定性细菌感染导致的中枢神经系统炎症。尽管无菌性脑膜炎最常见的病因是病毒感染，对每个患者都应考虑其他原因，包括肺结核、脑膜感染（如硬膜外脓肿，鼻窦炎和脑脓肿）、新生儿疱疹性脑炎、莱姆病、药物引起的脑膜炎（如非甾体抗炎药）。

病毒性脑膜炎通常由肠道病毒引起，且呈典型的双相型感染[1]。病毒性脑膜炎的前驱症状常表现为持续几天的低热和全身乏力，进一步进展到剧烈头痛、畏光、颈部或背部疼痛。患者可能会主诉嗜睡或意识混乱。对于病毒性脑膜炎没有特定的治疗方法，康复后通常不会有神经系统后遗症。

对复发性脑膜炎的定义是脑膜炎间隔数周或数月后单独发作两次或以上，指的是完全恢复后的再次发作。诱发复发性脑膜炎的最常见因素是颅脑外伤、外科手术或先天性导致的蛛网膜下腔与颅底（脑脊液漏或瘘管）发生沟通。通常认为Mondini畸形（妊娠第7周发育停滞，特征为迷路耳蜗发育不全，正常胎儿耳蜗迷路为2.5圈，而该类患儿仅有1~1.5圈）是导致复发性脑膜炎的原因[1]（图73.1）。表皮样囊肿和皮样囊肿伴皮肤窦道是熟知的复发性脑膜炎的发病原因（图73.2）。因此，对于再发脑膜炎患儿，若其没有诱发脑膜炎的神经系统畸形或潜在的免疫缺陷，应怀疑其有隐匿性中枢神经系统异常的可能。这类患者中，必须首先有效治疗脑膜炎，然后再确诊及治疗相关中枢神经系统疾病。建议皮窦道或神经管原肠囊肿患者接受预防性手术，不仅可以预防复发性脑膜炎，而且更容易修复病灶，手术需在脑膜炎导致病灶区域出现粘连的炎症反应之前[10]。

在这些复杂的病例中，儿童神经外科医生在脑膜炎治疗中的作用往往被限制了[10]（表73.2）。然而，重要的是要认识到并正确对待疾病带来的严重后果。

73.3 脑　炎

脑炎是指脑实质炎症，主要临床表现为意识改变。这一特征有助于区分脑炎与更常见的脑膜炎，后者经常缺乏局部或全身神经系统障碍表现。由于大量的潜在病因，以及多数情况下无效的治疗方案，脑炎已成为巨大的临床挑战。若无病原体鉴定或脑组织分析，脑炎诊断往往是基于临床特征做出的推断诊断。

脑炎的病理生理机制可以是病毒对大脑直接损伤的结果，如疱疹或狂犬病病毒，也可以是异常的免疫反应引起的炎症反应。典型的麻疹病毒、EB病毒（EBV）以及风疹病毒感染性脑炎中，病毒可触发自身免疫反应，导致感染后脑炎、急性播散性脑脊髓炎（ADEM），这类脑炎主要涉及脑白质[11]。在子宫内暴露于巨细胞病毒（CMV）或产前暴露于单纯疱疹病毒（HSV）的婴儿可能会患有脑炎[12]。在年龄较大的儿童中，脑炎发病可能与社区获得性病毒感染、接种疫苗或与传播病毒的蚊虫叮咬有关[11]。

脑炎的常见表现为发热、头痛、精神状态改变和癫痫发作。具体症状和体征与受影响大脑部位不同而异。患者需进行脑脊液培养以排除细菌性脑膜炎的可能性。脑脊液常见淋巴细胞增多，蛋白升高，葡萄糖正常或轻微降低。脑脊液应送往病毒培养及聚合酶链反应（PCR）以检测疱疹病毒和肠道病毒感染。脑电图（EEG）检查可在影像学检查发现病

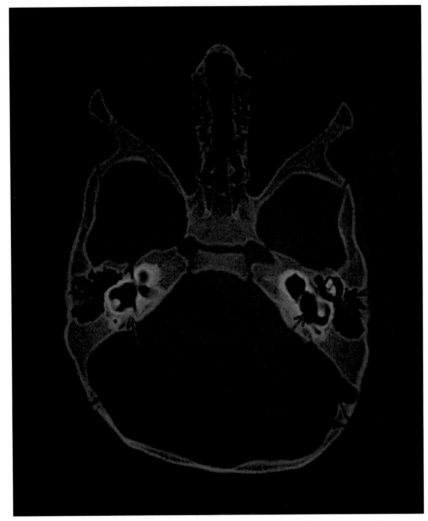

图 73.1　与复发性脑膜炎相关的常见先天性病变。一个患有先天性耳聋及复发性脑膜炎儿童的 CT 显示颞骨 Mondini 畸形（箭头所示）

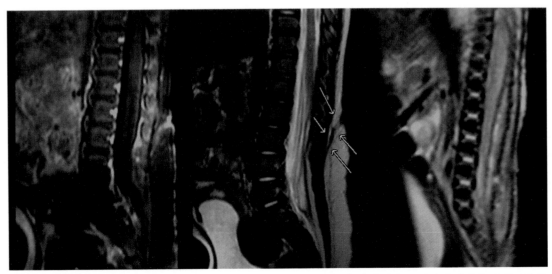

图 73.2　与复发性脑膜炎相关的典型先天性病变。未经治疗的腰骶部皮窦道导致严重脑膜炎和硬膜下脓肿

表 73.2　脑膜炎或脑炎神经外科治疗指征

支持性治疗	药物治疗无法有效渗透至脑脊液中
	脑脊液通路闭塞或脑积水
	颅高压
并发症治疗	硬膜下积液
	脑积水
	脑室内分隔或脑穿通畸形
复发性脑膜炎——隐匿性疾病的表现	先天性缺陷（皮窦道、神经管原肠囊肿）
外科疾病并发症	脑室分流相关感染
	脑脓肿
	鼻窦感染
	脑膨出、脊柱裂
	创伤性损伤

灶前查出局部病变，甚至可能发现具体病因。脑部影像检查仅限于排除大面积病变或脑脓肿，以及确定疱疹性脑炎的典型局灶病变，这种脑炎主要在颞叶、额眶皮质及边缘系统发生出血和坏死病变[12]（图 73.3A）。

急性播散性脑脊髓炎（ADEM）是一种炎性反应失调，可发生于呼吸道感染后，也可能发生于疫苗接种之后[13]。ADEM 的特征是 MRI 显示局灶性脱髓鞘，且该疾病与急性多发性硬化症类似（图 73.3B）。

阿昔洛韦常用于治疗疑似脑炎的患者，直到疱疹病毒感染被排除。若确诊或高度怀疑，则治疗通常会持续 3 周。尽管经过治疗，但疱疹性脑炎往往带来严重的后果——大多数存活者存在长期的神经

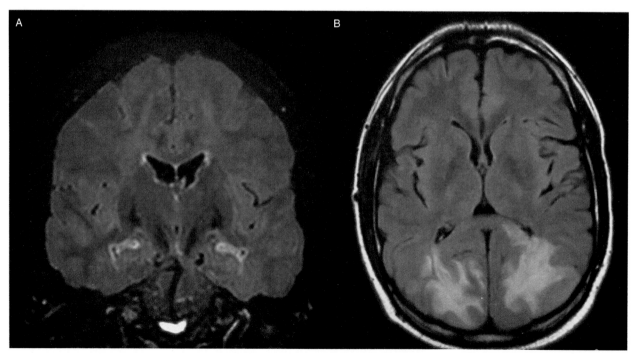

图 73.3　磁共振成像（MRI）显示（A）疱疹性脑炎及（B）急性播散性脑脊髓炎（ADEM）的典型 T2 液体衰减反转恢复序列（FLAIR）改变。疱疹性脑炎的典型特征是颞叶和扣带回病变，而急性播散性脑脊髓炎的病变区往往大而对称，并伴随基底节和丘脑病变

功能损伤[12]。糖皮质激素对急性播散性脑脊髓炎有一定的疗效，治疗后仅有1/3的成人患者会发展成多发性硬化症[13]。给予大多数脑炎患者辅助支持治疗，如气道保护、颅内压控制、癫痫治疗。脑炎患者不应常规进行脑活检，但在使用阿昔洛韦治疗后，病情继续恶化的不明原因脑炎患者中，应考虑脑活检[14]。组织学检查和大脑组织的病毒培养可确诊[14]。

73.4 总 结

尽管抗生素治疗及疫苗接种取得了一定的进展，中枢神经系统感染仍是一项重要的临床挑战。尽早识别病原体并采取积极的治疗，对获得最佳临床治疗效果至关重要。在大多数患者的治疗中，神经外科医生所起的作用是提供诊断及治疗用的脑组织和脑脊液，以及对高颅压的外科治疗。尽管对于脑膜炎或脑炎的患者何时进行颅内压监测没有明确的指征，但是对于有颅高压临床症状表现的严重神经系统损害的患者应进行颅内压监测以改善预后，尤其在改善脑灌注方面。

参考文献

[1] Long SS, Pickering LK, Prober CG. Principles and Practice of Pediatric Infectious Diseases: Expert Consult-on-line. Elsevier Health Sciences, 2012.

[2] Schuchat A, Robinson K, Wenger JD, et al; Active Surveillance Team. Bacterial meningitis in the United States in1995. N Engl J Med, 1997,337(14):970–976.

[3] Sáez-llorens X, Ramilo O, Mustafa MM, et al. Molecular pathophysiology of bacterial meningitis: current concepts and therapeutic implica-tions. I Pediatr, 1990, 116(5): 671–684.

[4] Quagliarello V, Scheld WM. Bacterial meningitis: pathogenesis, pathophysiology, and progress. N Engl J Med, 1992, 327(12):864–872.

[5] Sáez-Llorens X, Mccracken GH Jr. Bacterial meningitis in children. Lancet, 2003, 361(9375):2139–2148.

[6] Quagliarello VJ, Scheld WM. Treatment of bacterial meningitis. N Engl J Med, 1997, 336(10):708–716.

[7] Sala F, Abbruzzese C, Galli D, et al. Intracranial pressure monitoring in Pediatric bacterial meningitis: a fancy or useful tool? A case report. Minerva Anestesiol, 2009, 75(12): 746–749.

[8] Odio CM, Faingezicht I, Paris M, et al. The beneficial effects of early dexamethasone administration in infants and children with bacterial meningitis. N Engl J Med, 1991, 324(22): 1525–1531.

[9] Pomeroy SL, Holmes SJ, Dodge PR, et al. Seizures and other neurologic sequelae of bacterial meningitis in children. N Engl J Med, 1990, 323(24):1651–1657.

[10] Humphreys RP. Surgical management of bacterial meningitis. Can Med Assoc, 1975, 113(6): 536–538.

[11] Whitley RJ, Gnann JW. Viral encephalitis: familiar infections and emerging pathogens. Lancet, 2002, 359(9305): 507–513.

[12] Kimberlin DW. Herpes simplex virus infections in neonates and early childhood. Semin Pediatr Infect Dis, 2005, 16(4): 271–281.

[13] Davis LE, Booss J. Acute disseminated encephalomyelitis in children: a changing picture. Pediatr Infect Dis J, 2003, 22(9): 829–831.

[14] Tunkel AR, Glaser CA, Bloch KC, et al. Infectious Diseases Society of America. The management of encephalitis: clinical practice guidelines by the Infectious Diseases Society of America. Clin Infect Dis, 2008, 47(3): 303–327.

第 74 章

硬脑膜外脓肿与硬脑膜下积脓

William E. Whitehead

74.1 背 景

若颅内感染未经治疗或治疗不当，通常会致命。尽管自 20 世纪初期以来，颅内化脓性疾病的发病率及死亡率稳步下降，但人类与此类疾病的对抗尚未结束，所有的神经外科医生必须熟知硬脑膜外脓肿（CEA）及硬脑膜下积脓（SDE）的诊断与治疗。涉及鼻窦、中耳或乳突的耳鼻喉源性感染是颅内感染的常见原因；而穿透性颅脑损伤、复合颅骨骨折、颅内手术以及免疫抑制后亦可能引发颅内感染。

74.1.1 手术指征

硬脑膜外脓肿或硬脑膜下积脓手术引流适用于所有具有感染、占位效应或颅内压（ICP）升高症状或体征的患者。硬脑膜下积脓患者通常表现出急性脑积水或癫痫持续状态，此类患者经过急性干预后症状迅速缓解。耳鼻喉源性感染有时可能会有厚度小于 1cm 伴有极小占位效应的硬膜外脓肿。这些硬膜外脓肿往往是鼻窦疾病的并发症，只要初始感染部位引流完毕、确定病原体，且开始进行抗生素静脉注射治疗，则通常不需要神经外科手术治疗[1]。

74.1.2 治疗目标

首先，颅内感染治疗最重要的目标之一是明确感染病原体。术中标本应迅速送去做需氧与厌氧细菌培养、真菌染色与培养以及抗酸细菌染色与培养。应尽早进行传染病咨询，以便考虑到当地或医院特有的传染病并进行经验性抗生素治疗。

其次，进行神经外科干预，尽可能地清除脓液，使颅内压恢复正常。但同时需将重要神经和血管的损伤降到最低。对硬脑膜外脓肿患者，通常需要一个或多个钻孔来完成。而对硬脑膜下积脓患者，则通常需要进行大骨瓣开颅术。

第三，诊断时应确定原发性感染源（如鼻窦）。对原发性感染源的治疗应与神经外科手术同时进行，可能需要在术前与耳鼻喉（ENT）外科医生进行会诊，进行鼻腔鼻窦、中耳或乳突引流术。颅内手术与引流手术同时进行，可降低颅内及原发性感染部位的再次手术率[2]。若颅内手术时未处理原发感染部位，则会造成相同路径的再次感染。

74.1.3 其他手术

对于感染性休克或其他不适合开颅术或全身麻醉的患者，可进行引流术，通过局限性手术（钻孔或小骨瓣切除术）获得标本进行引流物培养，并开始经验性抗生素治疗。患者颅内压升高则可通过 ICP 监测和（或）脑室外引流（EVD）进行监测及治疗。一旦血流动力学稳定，必要时可对患者进行更彻底的引流术。

对非包裹性积液且无明显脑水肿的硬脑膜下积脓患者可考虑局限性手术。这在脑膜炎继发硬脑膜下积脓的婴幼儿以及在创伤后和术后硬脑膜下积脓患者中较常见[3]。

74.1.4 优势

早期手术引流可确定感染病原体，减轻占位效应，降低发病率和死亡率，从而缩短个体化抗菌治疗时间[4]。

74.1.5 禁忌证

症状性硬脑膜外脓肿或硬脑膜下积脓引流手术的禁忌证极少。

74.2 手术细节和术前准备

74.2.1 术前准备和特殊设备

一般的术前实验室筛查[全血细胞计数（CBC）和血小板、基础化学指标、凝血检查]是必要的；颅内积脓患者可伴有贫血、血小板减少和凝血障碍，手术准备时需对这些因素进行纠正。应进行基线红细胞沉降率（ESR）和C反应蛋白（CRP）测定，以及浓集红细胞血型及交叉反应试验。为帮助识别感染病原体，应对血液、尿液、痰和（或）伤口标本进行收集并培养。

理想的手术准备包括详细阅读伴或不伴感染部位增强扫描的颅脑MRI，检查鼻窦和颞骨，识别相关的脑脓肿、静脉血栓、脑水肿或异物[5]。若患者病情尚不稳定无法接受MRI检查，可进行颞骨和鼻窦的薄层CT扫描（伴或不伴增强）。

对于硬脑膜下积脓患者，尽快使用抗癫痫药物用于预防癫痫发作，而对于单独硬脑膜外脓肿患者来说则没有必要[6]。

术前需常规给予抗菌药，直至标本培养鉴定出感染病原体；然而，如果出现其他情况导致手术延迟（>1h），或患者临床症状恶化（精神状态下降、癫痫发作），应立即使用广谱抗菌药物。对于预后最重要的预测因素是治疗前患者的意识水平及疾病进展的速度。因此在获取标本前，尤其当患者病情恶化时尽早应用抗生素，实践证明是行之有效的[7]。

74.2.2 专家建议和共识

大多数硬脑膜外脓肿始发于额区，并侵入眼眶[5]。当硬脑膜外脓肿与硬脑膜下积脓或脑实质内脑脓肿相关时，则预后较差，且治疗措施取决于这些相关病变。若硬脑膜外脓肿完全发生于硬膜外腔，则通常不会引起明显的脑水肿，容易形成无间隔积液（图74.1）。独立的硬脑膜外脓肿可通过单个或多个钻孔引流[8]。

当进行硬脑膜外脓肿引流并怀疑感染是否侵入到硬膜下腔时，可使用术中成像检查，如超声检查，以确认硬脑膜外脓肿清除后是否存在硬脑膜下积脓。可将无菌超声探头直接放置在硬脑膜，硬脑膜下积脓呈典型的低回声，并在远离硬脑膜处取代大脑皮层表面回声。若硬脑膜下积脓的怀疑未被排除，则可在硬脑膜取小切口（<1cm）检查脓液。打开硬脑膜的风险远远低于漏诊具有致死性硬脑膜下积脓的风险。若检查结果为阴性，则可封闭切开的硬脑膜。硬脑膜外脓肿充分引流并使用抗生素治疗后，感染蔓延至硬膜下腔的风险较低。若检查结果为阳性，可进行大范围开颅术，大面积敞开硬脑膜以引流硬膜下腔[8]。

在硬脑膜下积脓患者中，脓液常沿大脑镰、小脑幕覆盖整个脑表面（图74.2）。一般认为积脓最多的部位邻近于原始感染部位。硬脑膜下积脓呈分隔状且分布广泛，因此难以通过局限切口来充分引流。此外，影像学检查通常无法全面显示化脓程度，尤其是具有明显脑水肿的患者。因此，建议脑表面覆盖脓液的硬脑膜下积脓患者行大骨瓣开颅术，以便对脑表面、小脑幕及大脑纵裂进行检查，并对大脑半球造成的创伤最小。

小脑幕下的硬脑膜外脓肿及硬脑膜下积脓较罕见且预后很差。后颅窝硬脑膜下积脓通常与脑积水的发生相关（77%）[9]。这些感染通常是耳源性的且与小脑脓肿的发生相关。治疗原则相似，即大部分硬脑膜外脓肿进行钻孔引流，硬脑膜下积脓行广泛的后颅窝开颅术合并枕骨大孔后缘切除及乳突根治术。脑积水者需进行急性脑室外引流。

74.2.3 关键步骤和手术细节

对颅内压升高的患者麻醉诱导前应先告知患者。二氧化碳分压（PCO_2）应保持在35~40 mmHg以将脑水肿的风险降到最低。术中使用经验性抗生

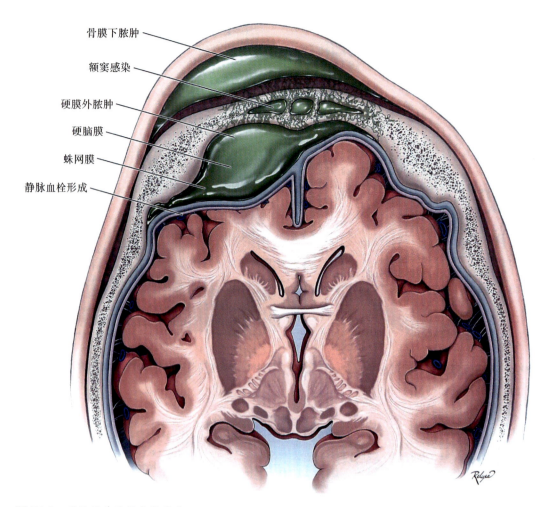

图 74.1 硬脑膜外脓肿占位效应

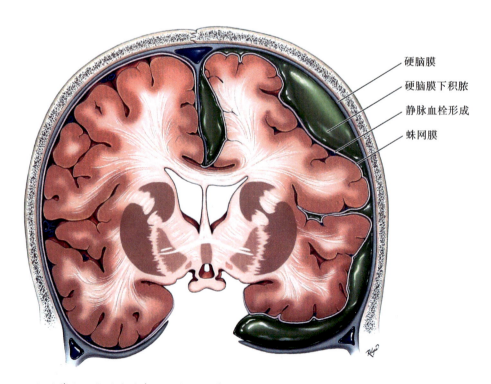

图 74.2 小脑幕上、大脑半球表面、大脑纵裂的硬脑膜下积脓

素，直到培养结果出来后调整抗生素方案。

在骨窗边缘进行硬膜外或硬膜下检查及引流操作时，外科医生应考虑佩戴头灯以提供最大程度的照明。

对于大多数幕上感染患者，应采取仰卧位，头部过伸或转动以便充分暴露受感染区。转动头部时，在同侧肩部放置垫子使其平行于脊柱（即抬高右肩来引流右侧积脓）。这可最大限度地减少颈椎旋转，并有利于静脉引流（图74.3）。

尽管大多数硬脑膜外脓肿患者需要的只是钻孔引流手术，但应对患者做好术前准备，以便可能的情况下，在术中转换为使用钻孔切口进行开颅术。

对于单侧凸面硬脑膜下积脓，问号形头皮切口延展到中线部位可进入大脑纵裂、凸面大部分区域和小脑幕（图74.3）。头皮切口之后，一并游离肌肉和骨膜。将颅骨骨膜保留在皮瓣上，如果硬膜成形术时需要，可使用骨膜修复。行大额颞顶骨瓣切开术，可用咬骨钳扩大骨孔，以便进一步接近脓肿。在额叶（额中回）上方采用"C"形切口敞开硬脑膜，进入颞叶（颞中回或颞下回）时注意避开并保护侧裂静脉。随后在硬脑膜切开边缘取多个垂直切口，以使硬脑膜可广泛敞开（图74.4）。手术时，应大量冲洗并轻柔的抽吸硬膜下腔的脓液，标本送实验室培养。术中不可去除粘连紧密的充血皮层的机化膜，否则会导致潜在皮层损伤，引起神经功能障碍、出血和癫痫发作[4]。

大脑纵裂间及小脑幕上的脓液应在直视下冲洗彻底。直视下的大脑纵裂脓液清除操作需扩大骨瓣范围，越过中线向前至冠状缝。将硬脑膜从颅骨内板剥离，注意不要损伤上矢状窦。向中线部位延伸取3cm×3cm的脑膜切口，将硬脑膜剪开直至上矢状窦（SSS）的边缘并向内侧牵开。充足光线下，轻柔牵拉开颅器，即可在直视下对大脑纵裂大部分区域进行引流（图74.5）。操作过程中，注意不要损伤皮质静脉。

检查小脑幕时，用咬骨钳咬除颅骨并向下至颅中窝底。可在明亮光线下轻柔牵拉颞叶以检查小脑幕。注意不要损伤大脑上吻合静脉。

如果可能，应首先缝合硬脑膜；使用颅骨骨膜进行修补，或必要时使用人工硬脑膜进行修补。还纳骨瓣，除非有显著的脑水肿。还纳骨瓣之前，骨瓣感染部位可使用钻头打磨并使用聚维酮碘（Purdue

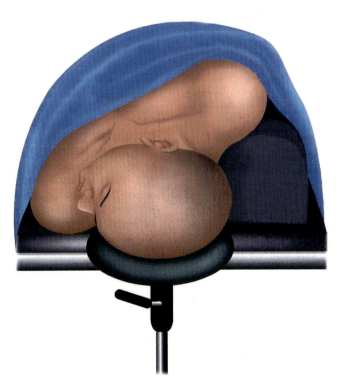

图74.3 患者排空右侧硬脑膜下积脓引流术体位。用肩垫将右侧肩膀垫高以限制头部转动，床头抬高以最大程度进行静脉引流。手术切口位于中线，以方便当需要时可进入大脑纵裂

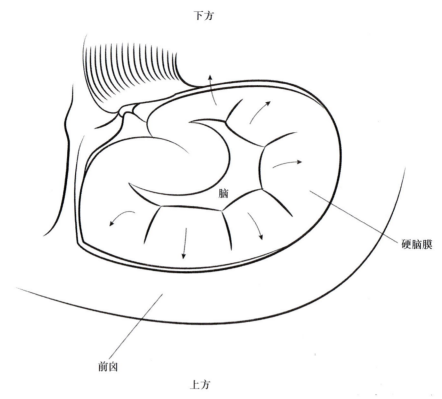

图 74.4　脑表面硬脑膜下积脓大骨瓣开颅术及硬脑膜切开术的术中图

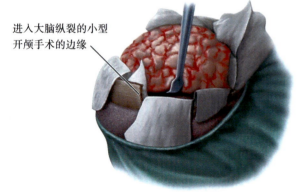

图 74.5　通过冠状缝前段的小型开颅术进入大脑纵裂的术中图

Pharma, Stamford, CT, USA）溶液清洗。

74.2.4　风险及风险规避

脓肿引流后可能会出现脑肿胀，通常发展迅速以致硬脑膜缝合困难；在打开硬脑膜之前，应将冲洗、缝合及修补硬脑膜的材料准备齐全。恶性脑水肿通常与耳鼻喉源性感染有关，甚至在很少量积液情况下也可能发生。目前尚无证据表明硬脑膜下积脓厚度与脑水肿程度之间有相关性[4]。

当凸面硬膜被打开时，伴有明显大脑纵裂积液（>1cm）的凸面硬脑膜下积脓与脑水肿、脑出血及脑梗死导致的快速脑疝相关。当术前成像确认存在大脑镰旁脓肿，且开颅术后出现硬脑膜张力升高，则在打开凸面硬脑膜之前，取 3cm×3cm 的矢状窦旁骨瓣（见上文），并进行小切口的硬脑膜切开术以暴露大脑纵裂，有利于缓解硬脑膜张力。首先进行大脑纵裂减压，接着进行较大切口的硬脑膜敞开[4]。

理想的情况是术中应清除尽可能多的脓液，实际上并非必要；不应因清除脓液而损伤脑静脉、硬脑膜窦或大脑皮层。损伤脑静脉会增加脑缺血和脑梗死的风险。在设计骨瓣和打开脑硬膜时应小心谨慎，以将对这些结构的损伤风险降到最低。如果脑硬膜窦或脑静脉出血，使用吸收性明胶海绵（Pfizer Pharmaceuticals, New York, NY, USA）和棉片（Codman & Shurtleff, Raynham, MA, USA）来止血，要胜过使用双极电灼术来损伤这些血管。

基于同样的原因，不推荐盲目应用设备、冲

洗导管或引流管伸入硬膜下腔以尽力清除多余的脓液，尤其是在脑水肿的情形下。因为这样可能会损伤神经及血管结构，导致出血、神经功能缺损，增加癫痫发作风险。所有手术操作应在直视且光线良好的条件下进行。

若有任何脑室扩张的表现，应进行脑室外引流，因为此类患者脑积水症状会迅速恶化，引流操作有助于颅内压升高患者的术后管理[9]。

74.2.5 抢救措施

一些患者可能需要经历多次手术才能清除感染。即使采用合理的抗生素治疗，脓肿仍有可能复发，并可能在新的部位复发（0~10%）[5]。硬脑膜下积脓极有可能扩散至对侧半球，或在引流术后扩散至小脑幕[3]。大约25%的硬脑膜外脓肿患者可能需要2次或3次外科手术以引流积脓[8]。约1/3的硬脑膜下积脓患者术后需要进行二次手术[5]。症状密集患者的再次手术可能性极高。若复查影像显示脓腔明显扩大或发生新部位感染，则有必要进行再次引流。

74.3 预后和术后管理

74.3.1 术后注意事项

术后应给予广谱抗生素直到明确感染病原体，抗生素应覆盖厌氧菌[11]。红细胞沉降率和C反应蛋白水平有助于确定抗生素治疗疗程[12]。总体来说，对病情简单的患者，先静脉注射2~4周抗生素，再口服4周抗生素[5,8]。

术后立即行影像学检查有助于判断手术结果。所有患者必须密切随访，当其出现新的神经功能缺损，ESR或CRP升高时需复查头颅影像学检查。脓肿复发或新部位出现脓肿需再次手术。临近治疗结束时应进行最后的影像学检查，以确认脓肿已被清除完全。

硬脑膜外脓肿发生率低于硬脑膜下积脓，预后效果好于硬脑膜下积脓，死亡率为1%[8]。对硬脑膜下积脓患者，如诊断及时且后期治疗得当，治疗结果往往较好，死亡率为10%~15%[5]。经过治疗，术前神经功能缺损状况会显著改善[5-6]。治疗效果不佳的已知危险因素包括相关肺部感染、血液系统功能紊乱、脑梗死和脑室炎。

74.3.2 并发症

硬脑膜下积脓患者有并发癫痫风险，大约有60%的患者会出现急性癫痫发作，30%~50%的患者会出现慢性癫痫发作[6]。这类患者急需抗癫痫药物治疗，经治疗至少6个月无癫痫症状后才可尝试停用癫痫药物[5]。

硬脑膜窦血栓形成和脑静脉血栓形成的发生通常与硬脑膜下积脓相关，患者应进行术前和术后影像学检查。若放任其发展，血栓可能会导致缺血和卒中，伴或不伴出血症状。围手术期保持良好血容量对预防及限制此类并发症的发生很重要。围手术期通常需要采取抗凝治疗。

硬脑膜下积脓病理中可发生脑积水，且通常是暂时性的。进行脑室外引流以持续引流脑脊液。约5%的患者需要进行脑室腹腔分流术[5]。在脑水肿消退且脑脊液检查无菌后，3~5d后患者可逐渐停用脑室外引流。若患者因颅内压升高症状或体征致停用失败，脑室外引流压力需下降至10cmH$_2$O，同时引流时间需延长48~72h，接着尝试第二次停用脑室外引流。若患者脑室外引流停用失败，则有必要放置分流管。放置分流管之前需确保脑脊液无菌，同时分流入口位置应尽可能远离脓肿的发生部位。

骨瓣感染较为罕见。若需要用到骨瓣，可使用极低感染可能性（1%~7%）的材料取代骨瓣[5,8]。但是，对需要二次以上手术才可清除感染的患者或完成抗生素治疗周期而复发感染的患者，可考虑去除骨瓣。这些患者在治疗完成至少6个月后才可进行颅骨修补术。

参考文献

[1] Heran NS, Steinbok P, Cochrane DD. Conservative neurosurgical management of intracranial epidural abscesses in children. Neurosurgery, 2003, 53(4): 893-897, discussion 897–898.

[2] Hoyt DJ, Fisher SR. Otolaryngologic management of pa-

tients with subdural empyema. Laryngoscope, 1991, 101(1 Pt 1):20–24.

[3] Nathoo N, Nadvi SS, Van Dellen R. Traumatic cranial empyemas: a review of 55 patients. Br J Neurosurg, 2000, 14(4): 326–330.

[4] Nathoo N, Nadvi SS, Gouws E, et al. Craniotomy improves outcomes for cranial subdural empyemas: computed tomography-era experience with 699 patients. Neurosurgery, 2001, 49(4): 872-877, discussion 877–878.

[5] Nathoo N, Nadvi SS, van Dellen JR, et al. Intracranial subdural empyemas in the era of computed tomography: a review of 699 cases. Neurosurgery, 1999, 44(3): 529-535, discussion 535–536.

[6] Cowie R, Williams B. Late seizures and morbidity after subdural empyema. J Neurosurg, 1983, 58(4): 569–573.

[7] Levy RM. Brain abscess and subdural empyema. Curr Opin Neurol, 1994, 7(3): 223–228.

[8] Nathoo N, Nadvi SS, van Dellen JR. Cranial extradural empyema in the era of computed tomography: a review of 82 cases. Neurosurgery, 1999, 44(4): 748–753, discussion 753–754.

[9] Nathoo N, Nadvi SS, van Dellen JR. Infratentorialempyema: analysis of 22 cases. Neurosurgery, 1997, 41(6): 1263–1268, discussion 1268–1269.

[10] Widdel L, Winston KR. Pus and free bone flaps. J Neurosurg Pediatr, 2009, 4(4): 378–382.

[11] Bair-merritt MH, Shah SS, Zaoutis TE, et al. Suppurative intracranial complications of sinusitis in previously healthy children. Pediatr Infect Dis J, 2005, 24(4): 384–386.

[12] Jamjoom AB. Short course antimicrobial therapy in intracranial abscess. Acta Neurochir (Wien), 1996, 138(7): 835–839.

第 75 章

脑脓肿

Justin Davis, Thomas A. Pittman

75.1 背 景

75.1.1 手术指征

对免疫功能正常已存在明确或疑似脑脓肿的患者应行全面检查，以确定病灶的大小、部位以及数量，并确定可能的感染源。该检查应包括中枢神经系统（CNS）成像，最好是磁共振成像（MRI）平扫和增强扫描（图75.1），血液培养，红细胞沉降率（ESR），C反应蛋白（CRP），超声心动图，胸部、牙齿及鼻窦平片，以及根据临床表现需要做的其他实验室检查及影像学检查。如果能从血培养或可能的原发感染部位分离出感染微生物，可能就没必要进行手术干预。脑脓肿厚度小于2cm且病原体已知的患者可以给予抗生素治疗，并进行影像学随访。即使病原体已经确定，厚度大于2cm的脑脓肿也应进行手术引流[1]。如果病灶在治疗过程中增大，治疗无效或因病灶及相关水肿引起临床症状，也建议进行引流[1]。

75.1.2 治疗目标

引流脑脓肿有以下理由。脓肿引流可以缓解占位效应，且通常可以减少病灶周围水肿。另外，从该脓肿送去的培养通常可以识别病原体并确定其敏感抗生素。如果脓肿变小，使用的抗生素可能更有效。最后，对于脑室周围的脓肿，手术引流会减少脑室破裂的风险。

75.1.3 其他手术

如果确定了致病菌，小脓肿可以给予抗生素治疗。较大病灶需要引流。有3种广泛使用的手术方式：立体定向引流术，切开引流术和脓肿壁切除开放引流术。目前还没有比较这些方法的有价值的研究，但大家似乎都认同其各自的相对优势。除了真菌病灶，极少用到脓肿壁切除术。对于留有异物、怀疑与鼻窦或开放性骨折沟通的儿童，及可能有后颅窝病变的儿童来说，开放引流是有效的[3-4]。但是，总体来说，立体定向引流术是治疗大部分病灶以及大脑深部病灶的最好方法。

75.1.4 优 势

立体定向活检有3个主要优势：安全、相对快速以及可以用于治疗几乎所有颅内位置的脓肿。另外，同一台手术中可治疗多个病灶，必要时也可对病灶进行重复引流。现实情况是，立体定向设备已广泛使用，且大多数神经外科医生都具备进行这类手术的能力。

75.1.5 禁忌证

立体定向脓肿引流术几乎无禁忌证。在某些情形下，可能更倾向于采用其他手术。例如前面所讨论的，如果体内有异物或可能为真菌病灶，则采用开放引流术。如果已行立体定向引流且脓肿内容物未被吸除，则有必要进行开放引流术。尽管如此，立体定向引流术在大多数情况下是可行的，除非患

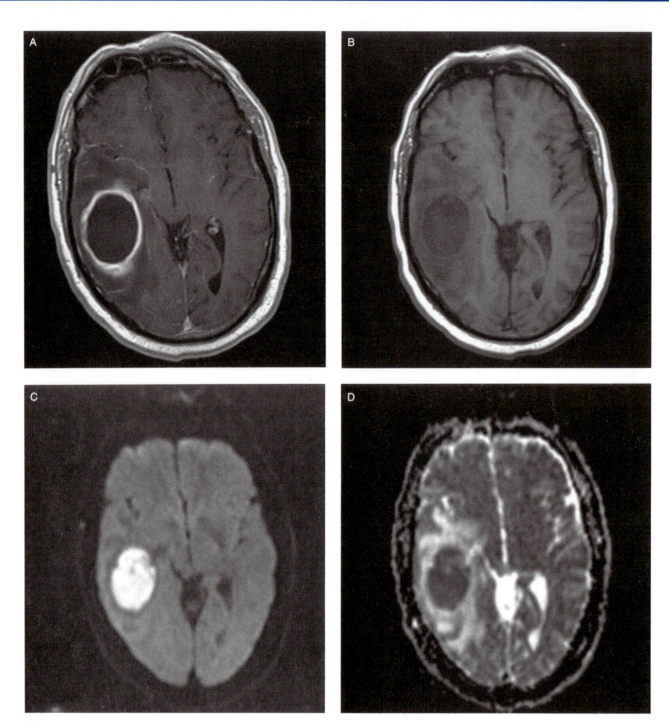

图 75.1　A.T1 平扫；B.T1 增强扫描；C，D. 脓肿的磁共振弥散加权成像（MRI）

者病情严重到基本上无法承受任何手术，即使使用局部麻醉。

75.2　手术细节和术前准备

75.2.1　术前准备和特殊设备

立体定向引流术在有无头架的情况下都可以进行。虽然基于头架系统可能更精确些，但差异几乎无临床意义。无头架系统的立体定向引流术通常操作起来更容易、便捷，且更容易准备。无论在哪种状况下，进入脓肿的手术入路均应避开脑沟、可见的血管及脑室。

如果进行切开手术，有些成像方式指导同样是有帮助的。常用的是无头架系统手术，但超声可以作为定位病灶或辅助无头架系统的主要方法。

75.2.2 专家建议和共识

脓肿手术引流的治疗目标是诊断和减压，这一点很重要。清除整个脓肿既非必要也不明智。即使是那些可能受益于全部切除脓肿的患者，如真菌脓肿的患者，过于激进地尝试切除包膜所引起的并发症可能远远大于整体切除所带来的优势。

75.2.3 关键步骤和手术细节

在无头架系统中定位、固定并标记患者手术切口。如果计划进行开颅手术，可根据指南确定最佳手术切口，并进行剃发、备皮、铺巾。由于手术的目的是简单的脓肿引流，而不是包膜的完整切除，因此可以采用小切口开颅手术和脑皮质造瘘术。如果脓肿是通过脑针进行引流治疗，根据术前计划可采用同样的方法标记切口位置。切口大小仅需足够容纳钻头进行钻孔即可。大多数无头架系统都提供专用硬件和（或）软件以进行立体定向活检。不过这些系统具有各自的优势，任何外科医生熟悉的系统都可以使用。一旦脓肿被穿透，冲洗至关重要，直到脓液被排空且没有脓性或血性液体。进行切开手术时，切忌让脓肿内容物溢出至周围皮质或进入脑脊液（CSF）系统。一旦发生这种情况，应对该区域进行充分冲洗，但最好是避免此类问题发生。

75.2.4 风险及风险规避

立体定向脓肿引流术是比较安全的，但如果轨迹规划不好可能会出现问题。比并发症更典型的是病灶引流不充分。如果脓肿内容物浓稠或被膈膜分开，即使充分引流，也很难排空脓腔。但在多数病例中，即使引流不彻底，对于治疗来说也足够了。如果因引流不充分导致治疗效果不好，则可能需要进行二次穿刺活检或切开手术。

切开引流术有播散感染的风险。如果小心处理脓肿内容物且没有侵犯到脑室，那么播散的风险就会很低。

75.2.5 抢救措施

如脓肿破裂入脑室，患者病情会迅速恶化。如果发生这种情况，应在完成脓肿引流后行脑室造口引流术。脑室造口引流术有几个作用，可以直接监测颅内压，并直接采样脑脊液标本，也可以直接脑室内注射抗生素（如果认为这种治疗有效的话）。目前，对于脑室内抗生素治疗的价值尚未形成定论。

75.3 预后和术后管理

75.3.1 术后注意事项

脑脓肿患者通常要接受至少8周的抗生素治疗。在治疗期间应每2周做1次磁共振成像检查。病灶应逐渐变小，但影像上的改善会滞后于临床改变。治疗后几个月应间断行影像学检查，以排除感染复发[5]。如果在治疗期间或治疗后，病灶显著变大，则应考虑再次行引流术。

即使经过治疗，颅内脓肿也可能留下显著后遗症。目前未破裂脓肿的死亡率为8%~25%，在并发脑室破裂的病例中死亡率上升至27%~85%[6-7]。在所有颅内脓肿的患者中，发生远期神经功能障碍的概率仍然很高（20%~70%）且常伴有癫痫（30%~50%）[8]。

75.3.2 并发症

脓肿引流术通常是安全的。尽管没有记录脓肿引流的具体信息，但其他指征的立体定向活检后出血率约8%，临床显著出血的患者少于2%[9]。立体定向活检后感染非常罕见[10-11]。不过切开引流后的感染率并没有明确的特征，似乎只是略高于其他切开手术。脓肿复发率为0~24%，但经抗生素治疗至少6周的患者的脓肿复发率低于10%[7-8]。

参考文献

[1] Brook I. Brain abscess in children: microbiology and management. J Child Neurol, 1995, 10(4): 283–288.

[2] Erdoğan E, Cansever T. Pyogenic brain abscess. Neurosurg Focus, 2008, 24(6): E2.

[3] Pandey P, Umesh S, Bhat D, et al. Cerebellar abscesses in children: excision or aspiration? J Neurosurg Pediatr, 2008, 1(1): 31–34.

[4] Ciurea AV, Stoica F, Vasilescu G, et al. Neurosurgical management of brain abscesses in children. Childs Nerv

Syst, 1999, 15(6-7):309–317.

[5] Frazier JL, Ahn ES, Jallo Gl. Management of brain abscesses in children. Neurosurg Focus, 2008, 24(6): E8.

[6] Lee TH, Chang WN, Su TM, et al. Clinical features and predictive factors of intraventricular rupture in patients who have bacterial brain abscesses. J Neurol Neurosurg Psychiatry, 2007, 78(3):303–309.

[7] Hakan T. Management of bacterial brain abscesses. Neurosurg Focus, 2008, 24(6): E4.

[8] Cavuşoglu H, Kaya RA, Türkmenoglu ON, et al. Brain abscess: analysis of results in a series of 51 patients with a combined surgical and medical approach during an 11-year period. Neurosurg Focus, 2008, 24(6):E9.

[9] Field M, Witham TF, Flickinger JC, et al. Comprehensive assessment of hemorrhage risks and outcomes after stereotactic brain biopsy. J Neurosurg, 2001, 94(4):545–551.

[10] Bekelis K, Radwan TA, Desai A, et al. Frame-less robotically targeted stereotactic brain biopsy: feasibility, diagnostic yield, and safety. J Neurosurg, 2012, 16(5): 1002–1006.

[11] Bernays RL, Kollias SS, Khan N, et al. Histological yield, complications, and technological considerations in 114 consecutive frameless stereotactic biopsy procedures aided by open intra-operative magnetic resonance imaging. J Neurosurg, 2002, 97(2):354–362.

第76章

结核、真菌及寄生虫感染

A. Graham Fieggen, Anthony A. Figaji

76.1 背 景

结核感染可涉及神经轴所有组成部分或神经轴表面覆盖物，包括脊柱和颅骨。中枢神经系统（CNS）结核感染（TB）治疗的基本原则是发病开始便给予足够的抗结核药物治疗。对于非耐药结核病的治疗通常需要以下药物，如异烟肼、利福平、吡嗪酰胺和链霉素、乙胺丁醇或乙硫异烟胺其中的一种，以及维生素 B_6。治疗方法须遵守当地的结核感染治疗指南，并咨询传染病专家，尤其是在治疗耐药性结核病时。

76.2 结核性脑膜炎

76.2.1 适应证

一项关于 500 例结核性脑膜炎（TBM）患儿的研究显示脑积水发生率约 70%，其中大部分是通过限制性气脑造影术明确的交通性脑积水[1]，而其中大多数可能接受过药物治疗。

脑积水可能发生在感染急性期，也可能由于基底池瘢痕而在感染晚期发生（图 76.1）。

非交通性脑积水或药物治疗无效的交通性脑积水患者，均需要脑脊液（CSF）分流。

- 分流术。
  - 通常需要脑室腹腔分流术（VPS）。
  - 若并发肺部疾病则避免行脑室胸膜腔分流术。
  - 若涉及腹部（结核性腹膜炎）则需进行脑室心房分流术。

- 内镜第三脑室造瘘术（ETV）。
- 结核性脑积水患者其他神经内镜手术，如分流导管造口术或分流导管重置术。

治疗目标

- 高颅内压（ICP）的控制。
- 成功进行内镜治疗的患者，其非交通性脑积水转变为交通性脑积水，且通常需要持续的药物治疗，如利尿剂。

其他疗法

- 已证实的交通性脑积水药物治疗：
  - 利尿剂。
    - 乙酰唑胺。
    - 呋塞米。
  - 定期腰穿，测量腰穿前后的压力。
  - 泼尼松 2~3 mg/（kg·d），治疗 1 个月。
- 分流管植入术是治疗结核性脑积水的默认方法，在作者看来应当作为以下患者首选：
  - 意识水平下降或其他证据显示 ICP 严重升高的患者。
  - 证实为交通性脑积水的患者。

优 势

经严格选择的、成功进行过 ETV 手术的患者可避免永久性分流器植入。这是有价值的，因为结核性脑膜炎患者（TBM）术后并发症发生率高。

儿童神经外科学

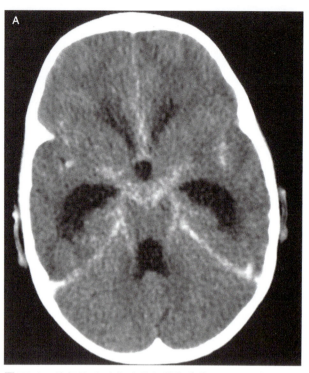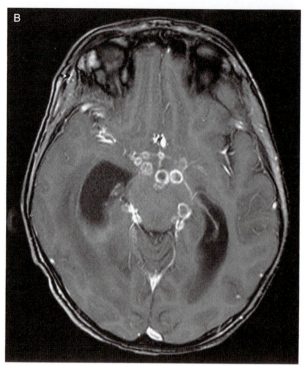

图 76.1 结核性脑膜炎的早期影像学特征。A. 注射造影剂后计算机断层扫描（CT）显示脑积水及整个基底池强化。B. 磁共振成像（MRI）扫描 [注射钆增强剂后 T1 加权（T1W）成像] 显示脑积水及多个小的颅内结核球边缘强化

劣 势

ETV 术前早期阶段，若未确定 ICP 是否已被充分控制，应用临时的脑室外引流（EVD）或脑脊液储液囊可增加手术安全性。

76.2.2 手术细节和术前准备

术前准备和特殊设备

- 作者的做法是为没有出现意识水平下降的患者及经改良气脑造影（mAEG）证实的非交通性脑积水患者预备 ETV 手术（图 76.2；处理程序）。
- 若经 mAEG 证实为非交通性脑积水，则手术必须在 3h 之内完成以避免腰穿后发生脑疝。
- 大多数 TBM 患者有明显的低钠血症，应缓慢纠正至 130 mmol/L。
- 胸部 X 线检查以评估肺部疾病

专家建议和共识

由于严重的解剖异常，因此本手术只能由专家在神经内镜下进行。

关键步骤和手术细节

- 肺结核麻醉注意事项。
- 内镜的设置程序。
- 由于柔性内镜消毒困难，建议 TBM 患者使用硬性内镜。
- 使用一次性的 "8" 字形气囊穿过基底层。

风险及风险规避

- 手术的主要危害与急性 TBM 涉及的病理解剖学相关：
  - CSF 通常应清澈，若浑浊则考虑其他诊断。
  - 脑室壁出现结节（图 76.3）。
  - 基底层出现增厚、不透明，如乳头体及基底动脉模糊不清。
  - 渗出物填充脑池间隙。
- 慢性 TBM 患者的基底层可能更薄而更可能穿孔，而脑池通常被多层瘢痕阻塞。

抢救措施

- 切记也可行 VPS 替代治疗。
- 手术结束时通常会在手术区放置 EVD 以确保

第 76 章 结核、真菌及寄生虫感染

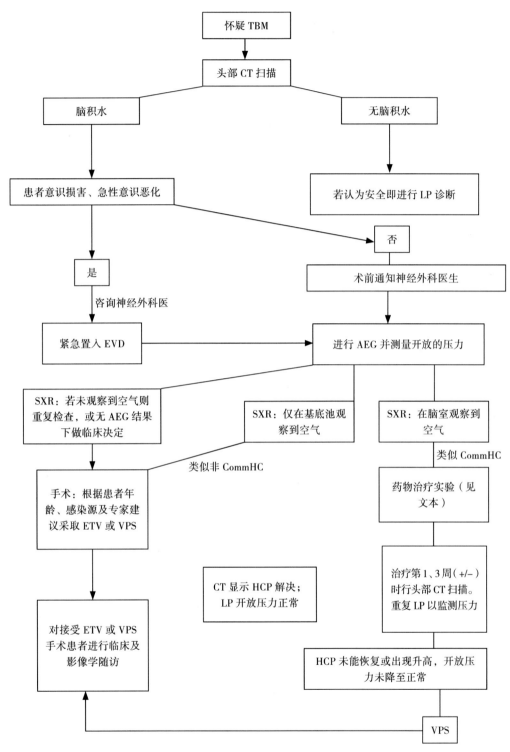

图 76.2 确定结核性脑积水的初步治疗方案的程序（经 Elsevier 许可后转载）。AEG：气脑造影术；CommHC：交通性脑积水；ETV：内镜第三脑室造瘘术；EVD：脑室外引流；HCP：脑积水；LP：腰椎穿刺；SXR：颅骨 X 线；TBM：结核性脑膜炎；VPS：脑室腹腔分流术 [2]

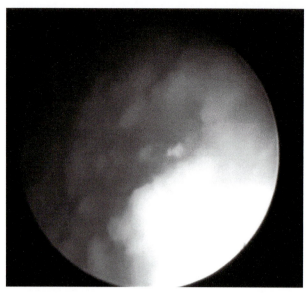

图 76.3 第三脑室底的神经内镜视野，显示大量的室管膜结核结节[2]

短期内控制脑积水。

76.2.3 预后和术后管理

术后注意事项
- 术后患者进入 ICU。
- 通过管柱试验确认交通性脑积水。
- 若确认交通性脑积水，且临床症状改善，则取出 EVD。
- 手术后 48h 内复查颅脑 CT。
- 常规腰椎穿刺，测量开颅前后压力。
- 术后前 2 个月，每 2 周对患者进行影像学检查。
- TBM 主要的远期并发症包括血管炎问题，如脑梗死；室管膜增厚可能导致多房性脑积水（图 76.4）。

并发症
- 失败率较高（10/17）。[3]
- 迟发性脑积水。
- 继续抗结核药物治疗。

76.3 结核性肿块

中枢神经系统 TB 流行病学的一个显著特点是实质性结核占位性病变发病率显著降低，其通常被称为结核瘤。但是我们在临床依然能遇到结核瘤，其可伴或不伴 TBM。临床需将结核瘤与结核性脓肿区分，两者对于感染有不同的免疫反应。

虽然结核瘤可能发生在脊髓，但较罕见。一个常见的难题是区分小的脑结核肉芽肿与囊尾蚴肉芽肿，两者均很少需要特定的治疗，除了伴发癫痫时需抗癫痫治疗。

76.3.1 背 景

指 征
大多数结核瘤可通过影像学检查确诊（图 76.5）并使用药物进行治疗。

下列情况下需采取手术治疗：
① 诊断不明确，由于存在"反常扩张"，因此该情形并不罕见；诊断不明确通常指颅内结核瘤在抗结核治疗初期出现扩大，随后 2~3 个月才对治疗有反应。
② 占位效应影响重要的神经结构。

治疗目标
手术可以：
① 切除病灶；
② 若深层感染则进行立体定向活检；
③ 由于脑脊液通路局部变形导致脑积水则进行 CSF 分流（这种情况下 ETV 成功率可能较高）。

替代方案
药物治疗。

优 势
微生物培养诊断。

劣 势
若切除结核瘤，需格外小心以避免内容物渗出，因为内容物可导致暴发性结核性脑膜炎（TBM）。结核瘤病变通常出现在表面（CT 扫描前通常被误认为是脑膜瘤），可以被完整切除，若瘤体太大则需

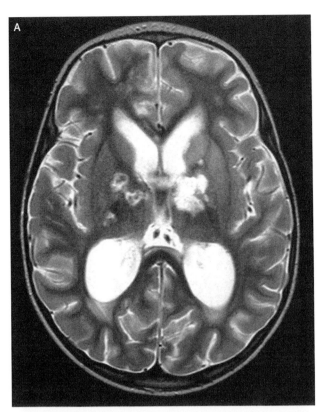
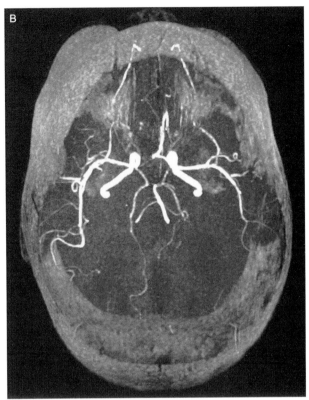
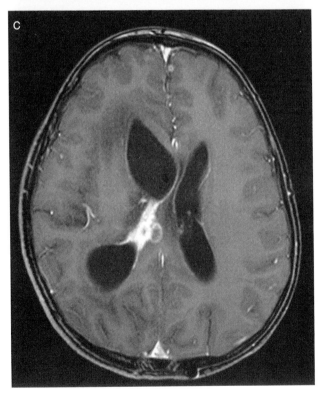

图 76.4 结核性脑膜炎（TBM）并发症。A. MRI 扫描 [T2 加权（T2W）] 显示脑积水及大量基底节区梗死。B. MR 血管造影显示 TBM 血管病变特点。C. 室管膜增厚导致多房性脑积水

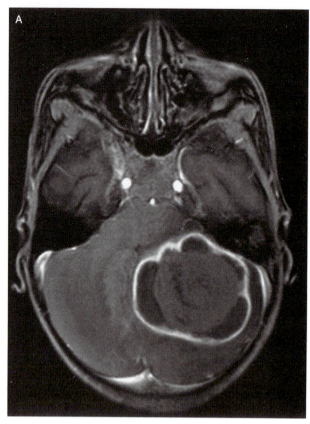 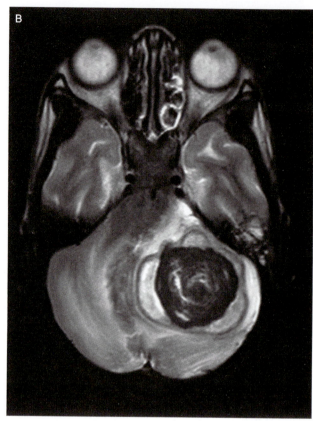

图 76.5 典型结核瘤的成像。A. 钆增强 MRI T1 加权显示占位边缘强化。B. T2 加权 MRI 显示结核瘤呈低信号

逐步摘除。

76.3.2 手术细节和术前准备

术前准备和特殊设备
- 术前通常需进行抗结核治疗。
- 类固醇药物治疗。
- 导航或超声检查有助于确定病变的部位。

专家建议和共识
避免内容物渗漏。

关键步骤和手术细节
- 麻醉注意事项：
  - 麻醉诱导下进行静脉注射（IV）抗生素。
  - 若 ICP 升高则考虑使用甘露醇和类固醇。
- 病变通常较牢固且无血管，易与脑分离。

危险及风险规避
- 内容物渗出及感染蛛网膜下腔。

抢救措施
- 若瘤体太大则分块去除。
- 结核性脓肿常易复发，因此需要手术切除，也可以考虑使用沙利度胺治疗。

76.3.3 预后和术后管理

术后注意事项
根据手术结果、培养及其他部位 TB 证据而继续抗结核治疗。

并发症
- 结核性脑膜炎。
- 复发。

76.4 其他结核性病变

尽管一项Cochrane系统评价[4]报道显示，没有证据表明手术在结核性脊柱炎中的作用，但是许多外科医生相信手术可以更好地控制疼痛，更快改善神经功能的缺损，以及改善畸形矫正效果。

混合感染人类免疫缺陷病毒（HIV）的患者在开始抗结核治疗和使用抗反转录病毒药物时，可能会产生新的病变，这种现象被称为免疫重建炎症综合征（IRIS）。

76.5 真菌感染

环境中的真菌无处不在，但在免疫功能正常的人体内很少引起疾病。真菌感染可表现为颅内真菌占位或脑膜炎；而念珠菌感染在全球分布，芽生菌病、球孢子菌病、组织胞浆菌病有更具体的地理分布。尽管罕见，但对于低级别的慢性脑膜炎和反复发生分流失败的脑积水患者需考虑真菌感染。虽然隐球菌脑膜炎在成年HIV患者中较为常见，但在儿童中较少发生。

76.6 真菌性脓肿

76.6.1 背景

适应证
- 免疫功能低下的儿童最常见的感染病原体是曲霉属真菌（通常在白血病化疗诱导期感染）。
- 症状为发热及局灶性癫痫发作或新发神经功能缺损。
- （脑炎）早期初始扫描易误诊为脑梗死（图76.6）。

治疗目标
实施脓肿切除术以控制病情（真菌侵入血管，引起动脉炎、真菌性动脉瘤，并进一步传播）。

替代方案
- 若脓肿位于深层而无法达到，可能无法实施切除术，则可采用立体定向穿刺。
- 有报道称可在体内植入储液囊以持续腔内给予两性霉素B。

优势
- 有可能治愈。
- 采用适当的抗真菌治疗去除脓肿后，可继续进行化疗。

劣势
- 切除手术比立体定向穿刺更具侵害性。
- 可能会有多个脓肿，每个脓肿均需颅骨切开术。

76.6.2 手术细节和术前准备

术前准备和特殊设备
- 进行多学科讨论以确定治疗目标。
- 胸部X线片显示肺部病变。
- 纠正血液及代谢异常。
- 导航/超声有助于手术进行。

专家建议和共识
持续使用储液囊以有利于切除术进行。

关键步骤和手术细节
- 麻醉注意事项：
  - 麻醉诱导时进行静脉注射抗生素。
  - 考虑使用类固醇及甘露醇。
- 脓肿通常被坚固而柔韧的囊壁包裹[5]，可通过精确的双极电凝操作及轻柔的抽吸将囊壁与大脑分离[5]。
- 避免脓肿内容物渗出。

风险及风险规避
避免脓肿内容物渗出。

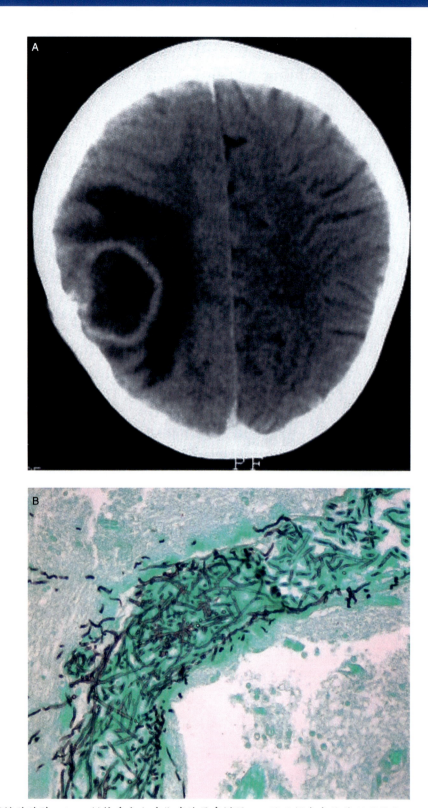

图 76.6 曲霉菌性脑脓肿。A. 一例接受白血病化疗的男童增强 CT 显示颅内占位的环形强化。B. 切除后进行组织学检查证实曲霉菌感染，银染色法显示血管浸润

抢救措施

若脓肿部位或患者的一般情况不允许根治性切除，可行立体定向穿刺确定诊断及减轻占位效应。

76.6.3 预后和术后管理

术后注意事项
- 术后在重症监护室（ICU）进行观察。
- 术后进行 CT 扫描。
- 抗真菌治疗：
  – 必须在咨询儿科肿瘤专家后制定治疗计划。
  – 静脉注射两性霉素 B 是主要疗法。
  – 两性霉素 B 脂质体副作用较少。
  – 也可采用口服伏立康唑。

并发症
- 术前神经功能缺损情况加重，随后改善。
- 药物副作用。

76.7 寄生虫感染

寄生虫感染可大致分为原生动物（单细胞生物）或后生动物／蠕虫（复杂生物体）感染。
前者包括：
- 弓形虫病。
  – 产前感染可能导致脑积水，继发于中脑导水管狭窄，这一情况适合采用 ETV。
  – 获得性感染通常在感染艾滋病的成年人中有所表现。
  – 使用磺胺嘧啶、甲氧苄啶、亚叶酸进行治疗。
- 阿米巴性脓肿。
  – 可出现脑膜脑炎或脑脓肿。
- 疟疾。
  – ICP 升高。

蠕虫包括吸虫类，如血吸虫，引起血吸虫病；绦虫，如带绦虫（囊尾蚴虫病）及棘球绦虫（棘球蚴病）。血吸虫病肉芽肿可出现癫痫或脊髓病。脑囊虫病将在第 77 章中予以介绍。

76.8 包虫囊肿

摄入被细粒棘球绦虫虫卵感染的食物会引发感染（偶有其他物种也可感染人类）。然而血行播散至肺部或肝脏较常见，只有 1%~2% 的包虫病患者，其感染会扩散至大脑、脊髓、眼眶、头颅或椎骨，并可能需要神经外科干预。

包虫囊肿由产生大量原头蚴的内生发层组成，此内生发层称为棘球蚴砂（原因很明显，这是检查内容物时的第一反应）。其由大脑纵裂层和脱细胞寄生薄层膜包裹（图 76.7）[7]。

76.8.1 背 景

适应证
- 近距离观察发现一例巨颅畸形及头颅不对称的儿童，同时出现局灶性癫痫发作或细微的运动障碍时，可能出现单侧巨大的囊肿。
- 首要困难是鉴别该疾病以免误诊为蛛网膜囊肿（图 76.8）。
- 其次的困难是不可耽误治疗太长时间，因为临床发现患者 ICP 会急剧升高并突然出现呼吸困难。

治疗目标
在没有内容物渗漏的情况下完整去除。

备选方案
若无法完整去除，一些作者主张轻轻吸去囊内容物，使用 Scolicidal 剂（高渗盐水）冲洗，随后小心清除掉塌陷的囊肿壁。这一方法通常用于清除肝包虫。

优 势
完整切除术通常可以治愈疾病，改善神经功能缺损。

劣 势
需要大面积暴露。

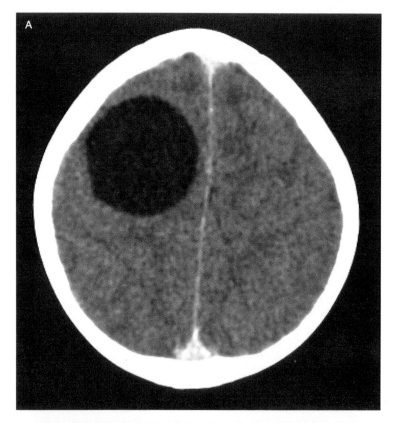

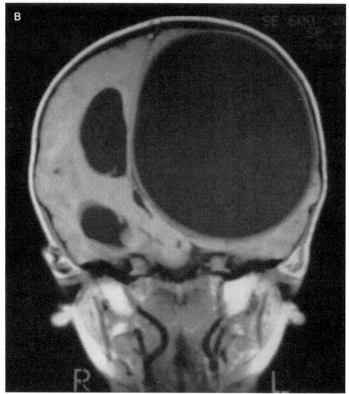

图 76.7 巨大单室包虫囊肿的典型影像学表现。A. 计算机断层扫描（CT）图。B. 磁共振成像（MRI）。非常重要的是，在没有进行该诊断之前，不可轻易置入分流器

第 76 章 结核、真菌及寄生虫感染

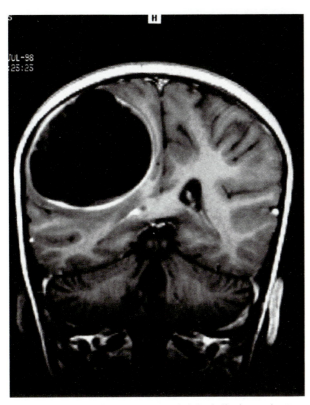

图 76.8 注射造影剂后冠状位磁共振成像（MRI）显示一个增强的不规则囊壁，提示术中破裂的风险增加

76.8.2 手术细节和术前准备

术前准备和特殊设备

- 如果急诊手术之前出现 ICP 急剧升高，则需药物治疗。
- 若患者情况稳定，使用抗蠕虫药治疗，并制定后续的手术方案：
  - 阿苯达唑 15mg/（kg·d），分 2 次使用，最大剂量 800 mg/d。
  - 吡喹酮 40mg/kg，每 8h 给药 1 次。
- 抗惊厥药物。
- 血清学检查阴性。

专家建议和共识

- 严谨对待和麻醉师参与是完整摘除囊肿必不可少的。
- 仔细检查术前成像，囊肿破裂风险增加的非典型特征[6]（图 76.8）：钙化、增强、多发性囊肿。
- 如果为多发性颅内囊肿，可能需要计划多次开颅手术。

关键步骤和手术细节

- 囊肿切除方法是基于 Dowling 技术。
- 麻醉注意事项：
- 麻醉诱导时静脉注射抗生素。
- 类固醇。
- 避免使用甘露醇，因为囊肿切除后通常会留下一个非常大的空隙。

麻醉师必须随时准备应对囊肿破裂之后的过敏反应。

- 手术操作中的每一步都必须严格规划以便彻底清除囊肿（图 76.9）。
- 头部抬起 30° 固定于马蹄形头垫，使囊肿的圆顶指向顶端（也就是预期脑皮质切除术的最高区域）。
- 妥善设置洞巾，确保能下降也可以转动头部。
- 设计较大的皮瓣和开颅手术，注意钻孔位置尽可能远离囊肿。
- 尽可能设计"U"形硬脑膜切口，因为皮质的薄边缘可能黏附于硬脑膜。
- 计划行脑皮层切除术以移除囊肿，不损伤大脑或撕裂桥静脉。
- 在显微镜下小心地进行脑皮质切开术，找到脑和囊壁间的无血管界面。
- 谨慎地使用双极电凝（同时避免使用单极电凝），在行脑皮质切除术时使用棉片（Codman & Shurtleff, Raynham, MA, USA）保护大脑。
- 脑皮层切开范围大约为囊肿直径的 3/4（图 76.10）。
- 囊肿切除需要完成以下几项：
- 使用重力来改变头部的位置。
- 用软管在囊肿底部灌注盐水使囊肿浮出。
- 在关键时刻使用 Valsava 动作升高 ICP。
- 囊肿必须完好无损地放在容器中。
- 用盐水冲洗残腔，以确保所有碎片均被移除。

危险及风险规避

术中囊肿破裂将引起过敏性反应和疾病复发。

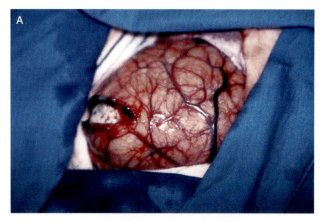
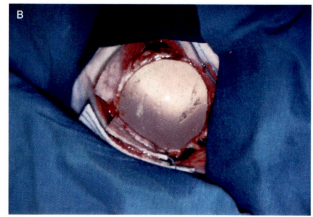
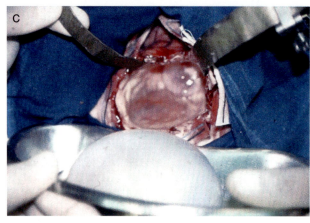

图76.9 切除完整的棘球蚴的手术步骤。A.仔细地进行脑皮层切除术暴露囊肿壁。B.准备好移除囊肿。C.囊肿切除后呈现典型的较大的腔

抢救措施

- 若囊肿破裂,需使用粗吸引器和高渗生理盐水棉片。包括:
  – 放置一个粗吸引器于囊肿内,抽出所有内容物,并在移除破裂囊肿前遮盖周围大脑。
  – 如果囊肿壁破裂,有必要进行逐步移除,考虑用高渗生理盐水冲洗残腔,高渗盐水不可溢出至蛛网膜下腔。
  – 所有受污染的器械、洞巾和手套必须远离手术区域。
- 事实上,神经外科手术中原头节裂解效应所需高渗盐水浓度和暴露时间并不需要太多干预。
- 一些作者提倡使用其他局部化疗药物如福尔马林,但我们在中枢神经系统中避免了这点。
- 必须防止溢出至蛛网膜下腔或脑室。
- 麻醉师需要注意到所有过敏迹象。

76.9 预后和术后管理

76.9.1 术后注意事项

- 患者必须卧床数天。
- 如果使用高渗生理盐水,需要检查血清钠。
- 继续口服阿苯达唑直至完成病情检查。
- 肺和肝脏成像(CT或超声);其他部位的病灶可能需要手术或阿苯达唑治疗。
- 不推荐长期使用阿苯达唑,但由于没有观察到副作用,作者在有限数量的病例中仍然这样做了。然而,重要的是在每4周药物治疗后停用2周,且要监测不良反应,包括定期检查肝功能测试和全血计数。这对于无法手术治愈的多囊疾病特别有帮助(图76.10)。

76.9.2 并发症

- 术前ICP严重升高引起的猝死。
- 在蛛网膜下腔破裂导致广泛的感染和多重复发。
- 术后高血钠。

第 76 章　结核、真菌及寄生虫感染

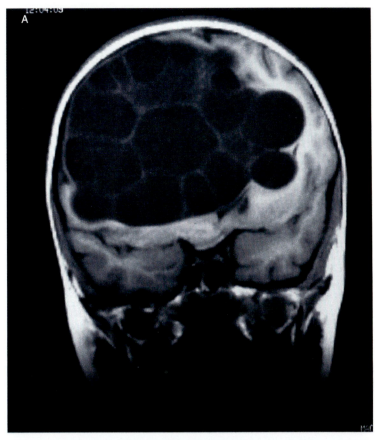

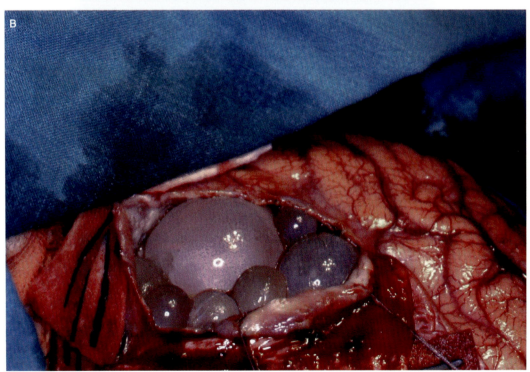

图 76.10　非典型棘球蚴。A. 术前冠状 T1 加权成像显示一个伴有多个子囊肿的多囊团。但患者意识清醒伴有轻微的左偏瘫。B. 术中照片显示了多重棘球蚴的外观。在这种情况下，很可能是以前有破裂发生和没有完整的移除

- 癫痫。
- 依据作者的经验,硬膜下积液和脑积水占位效应的出现不常见。

神经外科医师必须支持以减少寄生虫疾病发生的公共卫生策略制定。

参考文献

[1] van Well GTJ, Paes BF, Terwee CB, et al. Twenty years of tuberculous meningitis: a retrospective cohort study in the Western Cape of South Africa. Pediatrics, 2009, 123(1): e1–e8.

[2] Figaji AA, Fieggen AG. The neurosurgical and acute care management of tuberculous meningitis: evidence and current practice. Tuberculosis(Edinb), 2010, 90:393–400.

[3] Figaji AA, Fieggen AG. Endoscopic challenges and applications in tuberculous meningitis. World Neurosurg, 2013, 70(5):1220–1230.

[4] Jutte PC, van Loenhout-Rooyackers JH. Routine surgery in addition to chemotherapy for treating spinal tuberculosis. Cochrane Database Syst Rev.

[5] Middelhof CA, Loudon WG, Muhonen MD, et al. Improved survival in central nervous system aspergillosis: a series of immunocompromised children with leukaemia undergoing stereotactic resection of asper-gillomas. Report of four cases. J Neurosurg, 2005, 103(4 Suppl):374–378.

[6] Peter JC, Domingo Z, Sinclair-smith C, et al. Hydatid infestation of the brain: difficulties with computed tomography and the surgical treatment. Pediatr Neurosurg, 1994, 20(1): 78–83.

[7] Carrea R, Dowling E Jr, Guevara JA, Surgical treatment of hydatid cysts of the central nervous system in the pediatric age(Dowlings technique). Childs Brain, 1975, 1(1): 4–21.

第77章

囊尾蚴虫病

Tenoch Herrada-Pineda, Juan Antonio Ponce-Comez,
Salvador Manrique-Cuzman, Francisco Revilla-Pacheco

77.1 背 景

脑囊虫病（NCC）是中枢神经系统（CNS）最常见的蠕虫病，由人体内蠕虫和猪带绦虫幼虫寄生引起。NCC在发展中国家是地方性疾病，特别是中南美洲、非洲和东南亚，气候温暖、极度贫困和文化程度低下共同促进了寄生虫的传播。在流行地区，NCC患者占神经疾病入院患者的12%以上，是引起成人新发癫痫的主要原因。每年超过50 000人的死亡与NCC相关，更多有劳动能力的患者遗留有严重的神经后遗症。

NCC通常被认为是发展中国家人口的公共卫生问题，但从流行地区到非流行地区移民的逐渐增加导致其在发达国家的发生率大幅增加。在美国和欧洲近90%被诊断为NCC的病例是拉丁美洲移民[1-2]。

由于囊尾蚴不可预测的宿主反应，以及引起广泛的神经系统（NS）损伤，使得NCC备受关注。目前已有大量针对性研究，尤其是在发展中国家[2]。

77.1.1 发病机理

猪带绦虫具有复杂的生命周期，包含2个宿主。人类只是成年绦虫（蠕虫）的终宿主，然而猪和人类是幼虫或拟囊尾蚴阶段的中间宿主。成年猪带绦虫寄生在人类的小肠内，黏附于小肠壁。每天成年猪带绦虫裂解少量的受精节片至人类排泄物中。每一个节片包含上千个能够感染宿主的虫卵，且这些虫卵可以在恶劣的环境中生存。在人类排泄物清理不当的地方，猪会摄取感染的排泄物。一旦虫卵到达小肠，胰酶和胆汁降解虫卵及外壁，释放六钩蚴，其可穿过小肠壁到达血液。六钩蚴就可以到达宿主的不同组织，然后从胚胎阶段发展至幼虫阶段（拟囊尾蚴）。在这些病例中，猪充当着中间宿主的角色[1]。

人类食用烹饪不当的感染猪肉可导致拟囊尾蚴感染进入小肠。在小肠中，胆汁和消化酶可使拟囊尾蚴头节的摄入并吸附于小肠壁。之后，头节片开始繁殖并发育成绦虫。大约4个月后，绦虫作为成熟的节片可以进入排泄物。人类也可以在直接摄入其虫卵后成为猪带绦虫的中间宿主，导致拟囊尾蚴的发育。

因此，人类感染囊尾蚴虫病的两个途径是食用含有猪带绦虫虫卵的食物，以及经粪口途径感染的小肠绦虫（图77.1）[1]。根据目前流行病学研究，应该将人囊尾蚴虫病作为人与人之间传播的传染病，同时被感染的猪在持续感染中起着作用[2-3]。

拟囊尾蚴由两个主要部分组成：囊腔和头节。在拟囊尾蚴进入神经系统后，即其进入囊腔（活动）阶段，拟囊尾蚴此时有半透明膜、清亮囊液及一个头节。拟囊尾蚴可以存活多年，或由于宿主的免疫攻击被降解或钙化。在退化的第一阶段，也叫胶体阶段，囊液变得浑浊，头节呈现玻璃体退化的迹象。之后，囊肿壁变厚，且头节变成矿化颗粒。在矿化阶段拟囊尾蚴不再存活。最终，寄生虫残余呈现矿

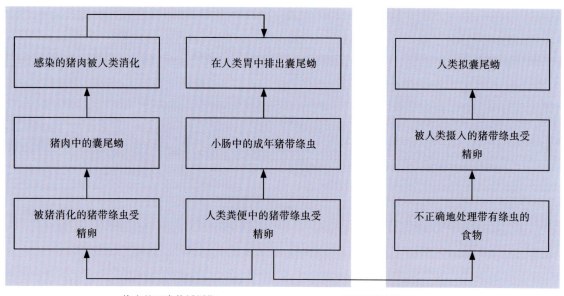

图 77.1 猪带绦虫的生命周期显示了传播的正常周期：人类作为终宿主，猪作为中间宿主；传播的异常周期：人类变成中间宿主并发展为囊尾蚴虫病

化结节（钙化阶段）[2,4]。

囊泡性拟囊尾蚴引起周围组织最小的炎症，与胶体拟囊尾蚴相反，它通常由引起单核细胞炎症反应的胶原包裹。周围脑实质显示神经胶质增生，小胶质细胞增殖、水肿、神经元退化及血管周围淋巴细胞的浸润。当寄生虫进入颗粒和钙化阶段，水肿减少。然而，由于星形细胞的活跃导致周围组织反应更强烈，并且出现多核巨细胞[2]。

脑膜拟囊尾蚴在蛛网膜下腔出现严重的炎症性反应，形成一层由胶原纤维、淋巴细胞、多核巨细胞、嗜酸性细胞和透明化寄生虫膜组成的渗出物，这将引起软脑膜异常增厚。炎症可播散并引起视神经和脑神经的损伤，同时导致 Willis 环动脉闭塞，从而导致脑梗死[5]。

炎症反应产生的渗出物也可闭塞脑室流出孔导致梗阻性脑积水。炎症导致的室管膜内皮损伤可流入脑室腔并阻塞脑脊液的流动，特别在室间孔或中脑导水管处[2]。

拟囊尾蚴具有刺激特异性抗体产生的几种抗原，其中一些抗原在拟囊尾蚴逃避免疫应答的机制中起着重要的作用。这些抗原中最重要的是由胶原组成的 B 抗原，可以结合 C1q，从而抑制补体激活的经典途径。同样，一些研究表明 NCC 患者存在免疫系统的细胞功能障碍[1,6]。

77.1.2 临床表现

NCC 的多样性临床表现与患者个体差异、CNS 病灶的数量和位置以及不同疾病严重程度相关。癫痫发作（强直阵挛性）是最常见的临床表现，发生在 70% 以上的病例中。然而，有时一些患者伴有复杂部分性发作危象[1,7]。惊厥危象在脑实质 NCC 患者中比在蛛网膜下腔或脑室中 NCC 更常见。先前被认为是慢性病灶的钙化灶现在也已被证实可引起惊厥危象[2]。

在超过 20% 的 NCC 患者中观察到了局灶的神经功能体征，其变化取决于病灶的数量和位置，椎体束最常受影响。然而，灵敏性改变、不自主运动、言语功能改变及脑干功能障碍等体征也被描述过[2]。

出现这些临床症状的疾病进展通常是亚急性或慢性的，常常类似于脑肿瘤的进展。通常，因为囊肿压迫脑实质，可在大的蛛网膜下腔囊肿的患者中观察到这些症状。大约有 3% 的 NCC 患者发生了缺血综合征，而且通常影响内囊后肢、放射冠或脑干[2,5]。

一些 NCC 患者发展为颅内高压，这可能与惊厥危象或局部神经缺陷相关。颅内高压通常由脑积水引起，而脑积水又由蛛网膜炎、颗粒性室管膜炎或脑室囊肿引起。颅内高压也可由拟囊尾蚴脑炎引起，这是由大脑实质大面积感染引起的严重的NCC，并会导致严重的免疫反应。这在儿童和年轻女性中更常见，并且患者以意识状态的下降、惊厥危象、视力下降、丛集性头痛、呕吐和视神经盘水肿为特征[2]。

其他临床表现有精神改变，包括痴呆。鞍内病变的患者可以表现为视觉或内分泌改变。脊髓蛛网膜炎的主要临床表现为神经根疼痛、肢体无力的亚急性发作、脊髓囊肿，以及根据病变程度表现为不同的感觉和运动功能障碍[2,8]。眼内囊尾蚴病可引起视力和（或）视野进行性缺损[1]。

77.1.3 诊　断

多年来，已经有多种诊断工具被用来检测拟囊尾蚴，包括粪便、血清和CSF测试。在NCC患者的粪便中检测猪带绦虫虫卵的频率根据感染的严重程度而变化。虫卵不容易被检测到，如果只进行粪便测试则可能漏诊。因此，建议对患者及家庭成员的粪便进行连续传代培养来鉴别宿主。两个最新的检验有助于检测人类绦虫病，即用于检测粪抗原的ELISA和用于检测虫卵的DNA杂交[1]方法。

在超过80%的NCC患者中检测到了CSF的异常细胞化学改变。然而，正常的CSF不排除NCC的可能性。较为一致的观点是单核白细胞增多，其很少超过300/mm^3，并且经常表现为蛋白水平升高。尽管CSF中葡萄糖水平降低提示着预后不良，但是此类患者CSF葡萄糖水平通常表现正常[1]。CSF补体结合试验的阳性率在有炎症变化的患者中可达到83%。但在CSF正常的脑实质囊尾蚴病患者的阳性率仅达到22%。同样，这种方法在脑室NCC中比在蛛网膜下NCC中更不敏感[1]。

ELISA法在CSF中检测比在血清中更可靠。在CSF中，该测试具有87%的灵敏度和95%的特异度，尽管其表现取决于疾病的活动度[1]。近几年，神经影像的出现有助于更准确地诊断NCC，其中计算机断层扫描（CT）和磁共振成像（MRI）研究对病变的数量和分布有了更多的了解。CT和MRI可以识别囊泡拟囊尾蚴，其表现为与周围脑实质轮廓分界清晰的小的圆形囊肿。内部头节通常可见，无水肿或强化。胶体和颗粒拟囊尾蚴表现为由水肿或环形强化围绕的边界不清的病灶。钙化的拟囊尾蚴通常表现为小的、高密度结节，病灶周边无水肿或强化。

蛛网膜下腔的NCC通常表现为脑积水，偶尔会出现异常的软脑膜增强。CT成像时，囊性病变通常在脑池中具有多叶外观，脑室囊肿表现为脑室系统受压的低密度病变。这些病灶可导致不对称的脑积水。相比之下，MRI能够更好地观察脑室内囊肿，并且可以根据囊液及脑脊液信号不同来鉴别几种颅内囊肿[2]。

Citow等人的回顾性研究发现MRI在脑室内NCC的诊断价值优于CT[9]。髓内拟囊尾蚴MRI显示为圆形病灶，其内含有代表头节的高信号偏心结节。通常囊肿周边强化[2]。MRI在鉴别颅底病灶以及脑室内、脑干或脊柱囊肿时优于CT。然而CT扫描可以更好地区分钙化。对于不确定的情况，当CT不能提供足够的信息时，必须进行MRI检查[1]。

77.1.4 药物治疗

治疗选择取决于囊肿形态、针对寄生虫的宿主免疫应答和病灶位置。治疗包括抗寄生虫和非抗寄生虫药物以及手术的结合[1]。吡喹酮已经用于治疗NCC近20年。不同研究的作者报告称，吡喹酮在以50mg/（kg·d），每8h给药并持续15d治疗后可有效消除70%的脑实质NCC。已经证明，将拟囊尾蚴暴露于高剂量的药物超过6h就可以破坏寄生虫，给药方式为每2h给予25~30mg/kg的个体剂量。然而，这种治疗方案仅推荐用于存在一个实质囊肿的病例[1,2,10]。

阿苯达唑是用于治疗NCC的另一种抗寄生虫药物。最初，给药方式为15mg/（kg·d），疗程为30d。然而，已经显示用相同剂量治疗仅1周同样有效。阿苯达唑可以破坏75%~90%的实质NCC，并已在几项比较研究中证明优于吡喹酮。此外，由于其更容易在CSF中聚集，所以它还可以破坏蛛网膜下腔和脑室内囊肿[1,11]。

抗寄生虫治疗不仅破坏拟囊尾蚴，而且已经确定可以改善症状。一项最新随机研究的meta分析评估了抗寄生虫药物对 NCC 患者的临床进程和神经影像学研究的影响，主要结论是抗寄生虫治疗改善了在囊泡和胶体阶段对于拟囊尾蚴清除。抗寄生虫治疗还可降低患有胶质拟囊尾蚴患者的惊厥危象复发以及患有脑室拟囊尾蚴患者临床危象发生的风险[2,12]。

一些类型的 NCC 不能用抗寄生虫药物治疗，因为其可以加重拟囊尾蚴脑炎患者的颅内高压。脑积水和脑实质囊肿的患者必须使用抗寄生虫药物，直至解除脑积水，然后进行分流以避免颅内压升高。在患有巨大蛛网膜下腔囊肿的患者中必须谨慎使用抗寄生虫药物。由于寄生虫的破坏，宿主的炎症反应可以阻塞囊肿周围的软脑膜血管。

因此，同时使用皮质类固醇是必要的，以避免脑梗死。最常用的皮质类固醇是地塞米松，以 30mg/d 剂量静脉给药（IV）。随后可以 50mg/d 剂量的泼尼松替代地塞米松。仅出现钙化的患者不能给予抗寄生虫药物治疗，因为这些钙化代表寄生虫已经死亡[1-2]。

一般来说，一线的抗癫痫药物足以控制继发于 NCC 的惊厥危象。然而，有证据表明，出现过惊厥危象的患者中有高达 50% 的患者有反复发作现象，这些患者的脑实质囊肿已被成功治愈了但随后停用抗癫痫药物[2-13]。

对于 NCC 治疗有丰富经验的医疗中心，药物治疗失败后会采用拟囊尾蚴切除。采用永久性脑室分流手术治疗继发于蛛网膜炎的脑积水。然而，由于 CSF 中细胞和蛋白质水平较高，经常发生继发功能障碍。脑室囊肿必须切除或用内镜吸出，在诊断和治疗期间囊肿迁移的可能性是存在的。因此，在任何外科手术之前必须复查影像（CT 或 MRI）[1]。

在无室管膜炎时，可能不需要永久性分流。Citow 及其同事建议，如果影像上发现脑室内的病灶有囊肿强化，则需要行永久性分流手术。开颅手术仅用于具有占位效应的患者[9]。在一项有关 160 例手术治疗 NCC 患者的研究中，Benedicto 等人发现接受手术的患者长期预后较差。此外，对囊肿位于基底池，年龄小于 40 岁是一个不良的预后因素。目前，已有用于治疗 NCC 的临床指南（图 77.2）[14]。

77.2 手术细节和术前准备

77.2.1 脑囊尾蚴病内镜治疗

NCC 的内镜治疗主要针对脑室内囊肿，还有某些蛛网膜下腔囊肿的治疗。术前行 MRI 检查以及神经导航系统定位（若可行），一旦囊肿的位置确定，则立即制定手术计划。根据作者经验，NCC 可根据其定位进行分类，可以在侧脑室、第三脑室或第四脑室。对于蛛网膜下腔 NCC，病变可位于四叠体池（可突入第三脑室）、脚间池及侧裂池。根据不同位置囊肿制定不同手术计划。

手术设备

使用硬式内镜进行（Richard Wolf GmbH, Knittlingen, Germany）手术，内镜配有 1 个光通道，1 个工作通道，以及 2 个冲洗-抽吸通道（图 77.3）。该内镜通常可与其他设备配合使用。还需使用另外的设备，包括活检钳、1 个双极电极和 1 个 3 号 Fogarty 导管。使用加入抗生素的温（患者体温）等渗溶液进行反复冲洗。

侧脑室

通常情况下，囊肿位于侧脑室前角，患者平躺，头部自然固定在 Mayfield 头垫上。使用神经导航系统并进行额部常规钻孔；钻孔位置通常在冠状缝前 5cm、中线旁 3cm。放置硬式内镜直至侧脑室。一旦进入脑室，进行常规的解剖学标记，开始使用等渗溶液冲洗，并进行脑室内导航。

当囊肿或多个囊肿被定位后，确定它们是游离在脑室内还是附着于脑室壁极其重要。若它们游离于脑室内，则应使用活检钳，抓住头节取出囊肿。这个过程中囊肿可能破裂，为了减轻囊肿内容物外泄进室管膜引发的炎性反应，必须持续使用等渗溶液冲洗。若囊肿附着于脑室壁，由于这种囊肿可能与血管结构或脉络丛密切相关从而导致摘除时大出血，因此应非常小心地使用双极电极将囊肿与脑室壁分离。

一旦囊肿从脑室壁分离，即可以用前一种方式摘除。需注意的是，囊肿可根据患者的体位，移位到侧脑室枕角。因此，使用内镜检查整个脑

第77章 囊尾蚴病

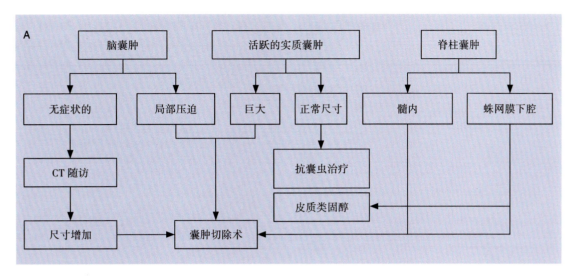

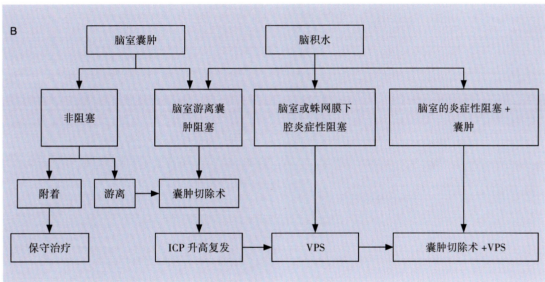

图 77.2 A. 脑实质和脑池脑囊虫病（NCC）患者的治疗法则。B. 脑室型囊虫病和脑积水。ICP：颅内压；VPS：脑室-腹腔分流术

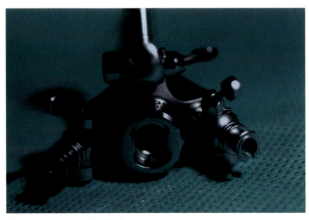

图 77.3 硬式内镜（Richard Wolf GmbH, Knittlingen, Germany）配有1个光通道，1个工作通道，以及2个冲洗-抽吸通道

室以排除任何可能的囊肿移位极其重要。一旦确认止血彻底且无明显活动出血倾向，即可取出内镜，并在骨皮质切开处放置止血纱布填塞（Johnson & Johnson, New Brunswick, NJ, USA）（图77.4）。

第三脑室

对这类囊肿可采取冠状缝前钻孔进入，类似于脑室造瘘术。同样，患者平躺，头部自然固定在Mayfield头垫上。钻孔位置位于冠状缝前1cm，中线旁3cm。放置硬式内镜直达脑室。一旦进入脑室，即连接冲洗设备，通过室间孔进一步深入内镜到达

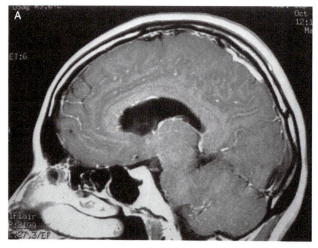
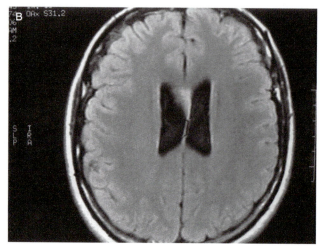
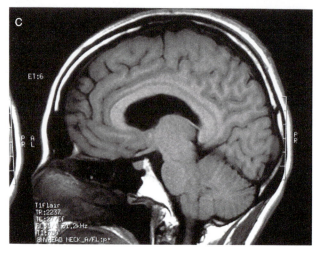

图 77.4 A. 额角脑室内囊肿的增强 MRI 矢状位观。B. 额角脑室内囊肿 MRI 的 FLAIR 序列的轴位观。C. 术后额角脑室内囊肿在 MRI 的 FLAIR 序列的 TI 加权影像矢状位显示病灶消失

第三脑室。囊肿定位后，则需确定它们是游离于第三脑室内还是附着于第三脑室壁。使用活检钳摘取囊肿，摘除原则同侧脑室囊肿（图 77.5）。

第四脑室

这类囊肿治疗需要经验丰富的外科医生。此类病变可在冠状缝前 5cm、中线旁 2cm 设计手术入路并钻孔进行摘除。放置硬式内镜直至侧脑室。一旦进入脑室，则定位 Monro 孔，继续向前进入第三脑室。计划手术入路使中脑导水管可视，且通常可通过导水管使囊肿可视，通过导水管置入活检钳，并摘除囊肿。若这一方法不可行，则在不损害导水管壁的情况下，将内镜小心置入第四脑室。一般来说，若病变破裂，则必须摘除所有囊肿碎片，并持续冲洗以避免因囊肿内容物溢出而导致室管膜炎。一旦囊肿摘除完成，即可取出内镜，并在骨皮质切开处放置止血纱布填塞（Johnson & Johnson）（图 77.6）。

脚间池

脚间池囊肿可通过在冠状缝前 1cm、中线旁 1.5cm 处钻孔进行摘除。放置内镜直至额角（图 77.7）。然后内镜向前到达第三脑室前 1/3 处，并辨别乳头体膜底部。常规进行第三脑室造瘘术。在脑室造瘘术中，囊尾蚴囊肿经造瘘口突出，便可使用活检钳取出。取出后，经造瘘口置入内镜，检查脚间池与桥前池。若囊肿依然存在，则继续使用活检钳取出。取出前应仔细确认囊肿没有附着于脑池的神经血管结构上。

若附着于神经血管结构上，则囊肿必须使用双极电凝仔细分离，分离后可能会留下膜状物附着于神经血管，但不会导致囊肿复发。一旦手术完成，取出内镜，按照常规方法于骨皮质切口处止血。

大脑外侧裂

患者平卧并固定，头部前伸 15°，向患侧反方

第 77 章 囊尾蚴病

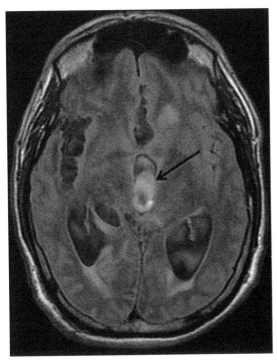

图 77.5 MRI 的 FLAIR 序列的轴位显示多个脑室内囊肿，第三脑室内一个较大囊肿（箭头所指）

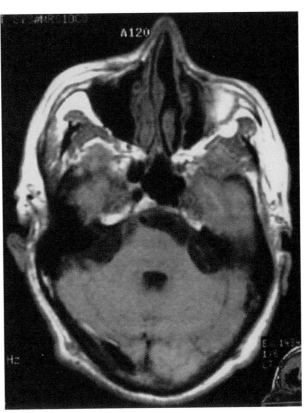

图 77.7 MRI 的 FLAIR 序列的轴位显示脚间池多个囊肿

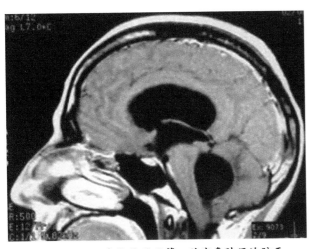

图 77.6 MRI T1 矢状位显示第四脑室囊肿压迫脑干

向旋转 15°，横向弯曲 10°。最初切口位于眶上裂外侧及眉弓上部，沿着眶缘走行。向上解剖皮下组织至额部，形成可伸缩皮瓣，暴露额颞部和眼眶腱膜及颞肌。使用单极电凝切断额部平行于眉间肌的肌肉，分离颞肌并向外侧翻转来暴露颞线。

牵拉颞肌和额肌来暴露眶上骨表面。轻轻将额眶肌向眶缘牵拉，避免眶周血肿。使用高速电钻在平行于颞线及额部基线处进行额基部钻孔。分离硬脑膜，使用开颅器进行线性切割，切口从大脑外侧至眉中钻孔处，术中需仔细操作以避免打开额窦。

随后，从钻孔处向上至之前线性切割的内侧缘做 1 个 "C" 形切口，形成 1 个 15~20mm 的中外侧以及 1 个 10~15mm 的前后骨瓣。进行眉骨缝内磨除以保证较好的手术视野是十分必要的。

眶顶钻孔十分重要，随后以弧形打开硬脑膜，弧形底部始于眼眶，然后牵拉硬膜。接着，必须打开颈动脉和视交叉池释放脑脊液。然后置入 0 号内镜并继续分离蛛网膜，直至可观察到床突上段的颈动脉及身体同侧的视神经。内镜下沿大脑中动脉继续剥离颈动脉分叉。

分离侧裂直到可定位囊尾蚴囊肿，随后穿刺侧裂，将囊液引流后使用活检钳取出囊肿。解剖大脑实质并尽量取出部分脑实质。内镜下确认无囊肿残留，且充分止血。随后取出内镜，使用等体温缓冲液冲洗病变区，以代替引流的脑脊液。硬脑膜采用连续缝合进行闭合。使用可吸收颅骨锁固定覆盖在钻孔部位的骨瓣，以此达到更加美观的效果。肌肉和皮下细胞组织均进行单独缝合，皮肤采用皮内缝合关闭。没有必要留置引流管（图 77.8）。

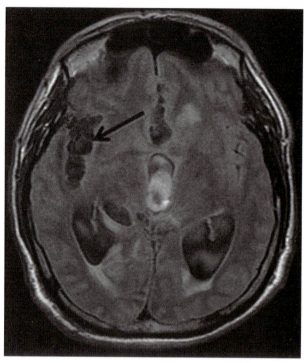

图 77.8 MRI 的 FLAIR 序列的轴位显示多个囊肿，特别是位于外侧裂的囊肿（黑色箭头）

77.3 预后和术后管理

神经内镜手术被证明是治疗脑室内病变，尤其是 NCC 的一种较为安全有效的方法。在神经导航系统的协助下，大多数病变可高精度定位，进而完全去除。这种外科手术的死亡率几乎是零。NCC 摘除术中若有囊肿破裂则会发生轻度脑炎，但是这种情况可以通过充分的灌洗及短期高剂量激素治疗缓解。

参考文献

[1] Sotelo J, Del Brutto OH. Review of neurocysticercosis. Neurosurg Focus, 2002, 12(6): e1.

[2] Del Brutto OH. Neurocysticercosis: a review. ScientificWorld Journal, 2012, 2012: 159821.

[3] Gonzalez AE, Lopez-urbina T, Tsang B, et al; Cysticercosis Working Group in Peru. Transmission dynamics of Taenia solium and potential for pig-to-pig transmission. Parasitol Int, 2006, 55(Suppl): S131–S135.

[4] Escobar A, Weidenheim KM. The pathology of neurocysticercosis//Singh G, Prabhakar S, eds. Taenia solium Cysticercosis. From Basic to Clinical Science. Oxon, UK: CAB International, 2002: 289–305.

[5] Del Brutto OH. Stroke and vasculitis in patients with cysticercosis//Caplan LR, ed Uncommon Causes of Stroke. New York, NY. Cambridge University Press, 2008: 53–58.

[6] Del Brutto OH, Sotelo I, Román GC. Neurocysticercosis: A Clinical Handbook. Lisse, the Netherlands: Swets & Zeitlinger, 1998.

[7] Del Brutto OH, Santibañez R, Noboa CA, et al. Epilepsy due to neurocysticercosis: analysis of 203 patients. Neurology, 1992, 42(2): 389–392.

[8] Alsina GA, Johnson JP, Mcbride DQ, et al. Spinal neurocysticercosis. Neurosurg Focus, 2002,12(6):e8.

[9] Citow SJ, Johnson J, Mcbride DQ, et al. Imaging features and surgery-related outcomes in intraventricular neurocysticercosis. Neurosurg Focus, 2002, 12(6): 1–8.

[10] Del Brutto OH, Campos X, Sánchez J, et al. Sin-gle-day praziquantel versus 1-week albendazole for neurocysticercosis. Neurology, 1999, 52(5): 1079–1081.

[11] Sotelo J, del Brutto OH, Penagos P, et al. Comparison of therapeutic regimen of anticysticercal drugs for parenchymal brain cysticercosis. J Neurol, 1990, 237(2): 69–72.

[12] Del Brutto OH, Roos KL, Coffey CS, et al. Meta-analysis: cysticidal drugs for neurocysticercosis: albendazole and praziquantel. Ann Intern Med, 2006, 145(1): 43–51.

[13] Del Brutto OH. Prognostic factors for seizure recurrence after withdrawal of antiepileptic drugs in patients with neurocysticercosis. Neurology, 1994, 44(9): 1706–1709.

[14] Colli BO, Carlotti CG Jr, Assirati JA Jr, et al. Surgical treatment of cerebral cysticercosis: long-term results and prognostic factors. Neurosurg Focus, 2002, 12(6): e3.

第2篇 ▶ 脊　柱

第78章

儿童脊椎感染的评估与治疗

Jonathan Yun, Brian J. A. Gill, Richard C. E. Anderson

78.1 背 景

儿童脊椎感染是一种罕见疾病，由于临床症状不明显，内科医生难以诊断。过去，脊椎感染常具有高发病率和高死亡率。然而，随着诊断和治疗技术的不断发展，本病的预后也有显著改善。但是，快速诊断和制定合理的抗菌药物使用，以及必要时的手术干预仍然至关重要。临床检查初期应保持高度怀疑，以实现快速诊断并预防本病可能出现的任何致死性后遗症。

脊椎感染有多种分类方法，根据感染途径可分为血源播散、直接感染、接触传播；根据宿主对入侵微生物的反应分为化脓性反应或肉芽肿反应。大多数细菌感染都会引起化脓性反应。在脊椎中，化脓性感染容易感染椎间盘（关节盘炎）或脊椎本身（化脓性脊椎炎），并且常常引起椎体外感染。脊椎血管解剖的年龄相关性差异可能影响病理分型。肉芽肿感染由真菌、特殊细菌及最常见的结核菌引起。感染源的精确分类以及感染过程的精确定位，有助于确定最佳治疗方案。

无论本病的病因或发病部位如何，临床治疗儿童脊椎感染的目的是根除感染、缓解疼痛、保留或恢复神经功能，使畸形最小化，并维持脊椎的稳定性[1]。非手术的最佳抗菌治疗应为首选治疗方案，而手术干预应在保守疗法无效后进行。

78.1.1 适应证和目标

所有脊椎感染患者中，最佳临床治疗（经验性抗菌治疗）的治疗初期具有关键意义，应对初始检测结果保留适度的怀疑。3~5岁的化脓性关节盘炎儿童的典型临床症状有性格急躁、跛行、拒绝下肢负重。这些症状可进行性加重，并最终导致患者全身不适，仅在脊椎平卧时有所缓解。年长的孤立性关节炎儿童的典型临床症状包括背痛、腹痛，偶尔会因为神经根受到刺激而出现臀部及腿部疼痛[2]。体格检查显示：感染部位触诊压痛、椎旁肌肉痉挛、脊椎活动受限、椎旁肌紧缩。直腿抬高实验呈阳性[2-3]。化脓性脊椎炎在3岁以下儿童中不常见，而在6~12岁儿童中诊断率较高。患者主诉包括持续性背部隐痛，发热，多种全身性疾病症状。上颈椎也受感染时易引起斜颈[2-3]。

结核性脊椎炎呈慢性进展。其主要临床表现为背痛、脊椎后凸变形以及全身症状，如发热、盗汗、体重减轻。考虑到全身症状的主观性，大部分脊椎结核患者在诊断时已是晚期，并伴随明显的脊柱后凸畸形。不幸的是，神经缺损症状的发生率较高，如下肢无力和肢体麻痹（脊柱结核并发截瘫）[4]。

儿童脊椎感染患者的急性神经损伤可能继发于由硬膜外脓肿、颗粒化或其他炎症组织引起的血管栓塞、脊椎力学的不稳定或脊髓受压。初期病变愈合后的几年，由于进展性畸形引起的脊髓拉伸可导致迟发性截瘫[4-5]。

手术主要针对抗菌治疗失败及急性神经功能减

退的患者。手术干预的适应证或目的主要包括以下3项：①确定未知的致病微生物；②神经组织的减压；③脊椎稳定。

78.1.2 替代疗法

应用经验性抗菌治疗失败后，通过直接采样鉴定未知的致病微生物有助于指导更有效的抗菌治疗。特定情况下，在实施药物治疗前，可进行计算机断层扫描（CT）引导的活检来确诊。然而，活检主要针对那些对经验性抗菌治疗无效的化脓性关节炎或化脓性脊椎炎患者。如果获得的样本不能确诊，可进行手术活检来确诊潜在感染的病原体，并排除其他肿瘤、真菌或肉芽肿疾病[2]。

报道称可疑性化脓性脊椎感染患者的椎间盘活检培养的阳性率为0~91%。由于成功率的不稳定性，手术相关的风险就会升高，同时患儿需要镇静，因此对于怀疑轻微脊椎感染的患儿不推荐将活检作为常规评估方法[6]。

尽管培养结核杆菌速度很慢，且只有50%的患者呈现阳性，但聚合酶链反应（PCR）分析有助于快速和精确的诊断。另外，病理检查也显示出干酪样肉芽肿或抗酸杆菌的存在，进一步证明了结核菌感染的发生。

78.2 手术细节和术前准备

78.2.1 术前设计和专用设备

影像学

在进行介入治疗前，获取充足的影像以确定病灶部位、涉及的脊椎范围及感染过程中的相关畸形非常重要。前后位及侧位平片是最佳初始图像，其可将脊柱异常、骨破坏及脊柱排列充分显示。尽管如此，许多感染类型不会出现异常，所以仅依据平片诊断不太可靠。可疑脊椎感染患者也可行磁共振成像（MRI）。MRI典型表现包括椎间盘高度减小，椎间盘信号异常，以及椎体终板T2像信号增强。应用造影剂后，MRI的T1加权像感染病灶的异常强化（图78.1、78.2）[2,3,7]。尽管儿童患者中需考虑将辐射影响降到最低，但是术前准备中仍经常使用CT来评估涉及的骨骼情况[2,3,7]。

锝99m骨显像的灵敏度高达90%，且感染运动部位摄取的标记物可在临床症状出现3~5d内不断增强，使之成为临床高度怀疑脊椎感染但影像正常

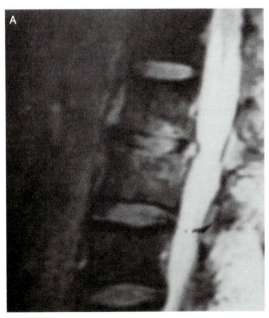
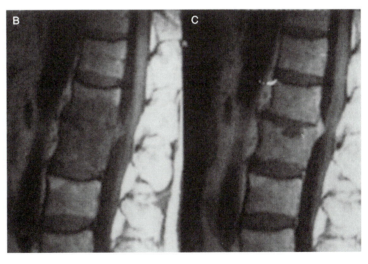

图78.1 化脓性脊椎炎。A.T2加权（T2W）显示椎体及椎间盘高信号，硬膜外间隙增宽及皮质边缘受损，均提示感染。B.感染椎体信号几乎接近于正常信号。C.强化后T1加权（T1W）成像。在强化后的影像上可观察到椎体边缘及椎间盘的硬膜外间隙增宽 [摘自Tali ET. Spinal infections. Eur J Radiol, 2004, 50（2）：120-133. 经许可使用]

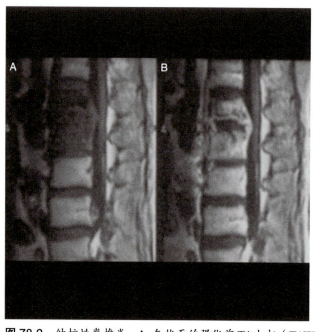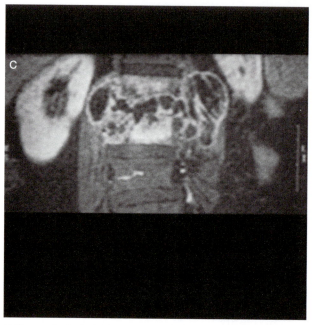

图78.2 结核性脊椎炎。A.矢状面的强化前T1加权（T1W）成像。B.矢状面的强化后T1W成像。C.冠状面成像显示，L_1水平椎骨的椎体高度减小，椎体终板的不规则性和破坏，不规则强化，以及传染过程中椎旁间隙和硬膜外间隙增宽 [摘自 Tali ET. Spinal infections. Eur J Radiol, 2004, 50（2）: 120-133. 经许可使用]

患者的最佳选择。然而，此方法在确定诊断和手术计划方面的特异性较低[2]。

78.2.2 专家建议和共识

目前对儿童脊椎感染的最佳手术方法尚未达成共识。大部分对于儿童脊椎感染初期的干预治疗采用后入路方式。单纯的后路减压术和清创术最常用于治疗孤立的化脓性脊椎炎或引起急性神经损伤的硬膜外积液。如果患者出现脊椎不稳定或畸形，则需要采用后路固定术和融合术。在椎体或脊柱前路结构有感染时，有必要采用前路固定术和融合术。

使用固定术治疗脊椎感染一直备受争议，因为有人认为金属表面也可成为感染灶。然而，单阶段清创术和固定术的应用越来越多，且长期随访发现治疗后患者感染复发率和二次手术率均较低[8-9]。

78.2.3 关键步骤和手术细节

• 大多数针对儿童胸腰部脊椎感染的清创术、减压术和固定术均可通过后路途径完成。

• 复杂性颈椎感染，表现为显著的骨破坏和畸形，需行减压术和融合术。

• 对所有可疑的组织样本进行仔细培养，包括厌氧菌、需氧菌、真菌、抗酸杆菌的染色和培养。

• 对于具有广泛硬膜外积液、间断椎板切除术、椎板下灌洗的儿童，需使用一种红色的橡胶软管，使脊椎不稳定性降到最低（图78.3）。

• 如果发生感染和脊椎不稳定，选择稳定的感染脊椎比不稳定的感染脊椎更有益。

78.3 预后和术后管理

78.3.1 术后注意事项

术后，患者需继续一个疗程的广谱抗菌治疗直到术中培养结果出来后，可调整抗菌方案。治疗过程可联合儿童感染专家进行，他们也能够帮助制定抗感染疗程及观察患儿对于治疗的反应。主要包括测量血液炎症标志物 [如白细胞（WBC）、红细胞沉降率（ESR）、C-反应蛋白（CRP）] 和随访影像。

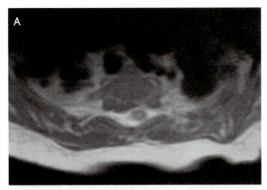
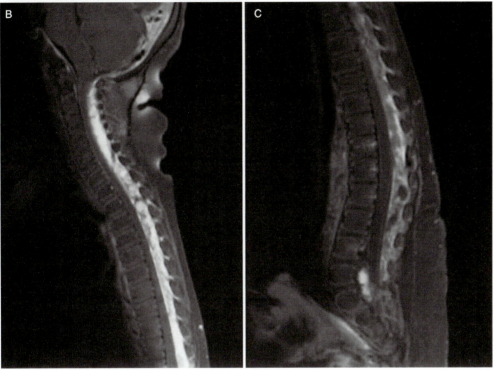

图 78.3　A.增强后 T1 加权（T1W）序列的轴位观。B.增强后 T1W 序列的矢状位显示颈胸脊椎。C.增强后 T1W 序列的矢状位显示腰骶部脊髓。这种情况下，需要在间断椎板切除术之间放置一个红色的橡胶软管来进行冲洗和清除硬膜外腔隙

参考文献

[1] Tay BK, Deckey J, Hu SS. Spinal infections. J Am Acad Orthop Surg, 2002, 10(3):188–197.

[2] Fernandez M, Carrol CL, Baker Cl. Discitis and vertebral osteomyelitis in children: an 18-year review. Pediatrics, 2000, 105(6):1299–1304.

[3] Early SD, Kay RM, Tolo VT. Childhood diskitis. J Am Acad Orthop Surg, 2003, 11(6):413–420.

[4] Eisen S, Honywood L, Shingadia D, et al. Spinal tuberculosis in children. Arch Dis Child, 2012, 97(8):724–729.

[5] Bailey HL, Gabriel M, Hodgson AR, et al. Tuberculosis of the spine in children. Operative findings and results in one hundred consecutive patients treated by removal of the lesion and anterior grafting. J Bone Joint Surg Am, 1972, 54(8):1633–1657.

[6] Kayser R, Mahlfeld K, Greulich M, et al. Spondylodiscitis in childhood: results of a long-term study. Spine, 2005, 30(3):318–323.

[7] Mahboubi S, Morris MC. Imaging of spinal infections in children. Radiol Clin North Am, 2001, 39(2):215–222.

[8] Lan X, Xu JZ, Luo F, et al. [One-stage débridement and bone grafting with internal fixation via posterior approach for treatment of children thoracic spine tuberculosis]. Zhongguo Gu Shang, 2013, 26(4):320–323.

[9] Rezai AR, Woo HH, Errico TI, et al. Contemporary management of spinal osteomyelitis. Neurosurgery, 1999, 44(5):1018-1025, discussion 1025–1026.

第 8 部分
癫痫和功能障碍

Matthew D. Smyth

功能性神经外科手术对儿童的影响可能远远大于成人，及早进行干预可以很大程度改善患儿的发育状态，可以对认知功能、情绪和身体发育产生积极影响。由于年幼患者还有较长的生存时间，为了提高他们的生活质量，医生和患者家属更容易接受神经外科手术。只要神经外科手术不断改良，能降低发病率，改善功能并清楚地记录治疗效果，儿童功能性外科手术领域会继续发展壮大，从而改善这些患儿的状况。

本部分将围绕儿童癫痫和运动障碍的常见手术进行讨论。首先介绍关于癫痫和运动障碍的分类和评估，然后重点讨论外科技术和疗效。

功能成像和癫痫病灶定位技术的进步得益于更先进、更安全的技术，使很多以前从未考虑过手术干预的患儿和家庭开始接受手术。在本章中将描述一些新技术（例如，立体脑电图、机器人技术、术中MRI、神经调节和反应性神经刺激及激光消融技术）的推广和使用能否提高疗效、降低发病率，并超越对应的传统技术。以后的新版本中可能会详细讨论这些新技术。但可以肯定的是，与现代癫痫病中心和多学科运动障碍诊治技术相比，早期的功能性神经外科手术对很多患儿都非常有效。

在本章中，每位作者结合自身专业讲述了他们各自的临床经验、体会和知识。每个章节结构设计合理，能让不同层次的人群有所收获，包括医学生到高年资神经外科医生。作者首先介绍术前计划、手术准备、手术关键步骤和重点以及风险和难点，然后讨论术后管理和并发症，目的是向读者传授实用且适用的知识，以提高他们的临床实践能力。

第79章

癫痫的分类、评估和影像

Iván Sánchez Fernández, Tobias Loddenkemper

79.1 背 景

大约60%的癫痫属于局灶性癫痫综合征，这些患者中有30%的人接受抗癫痫药治疗后病情得不到完全控制[1]。普通人群每10 000人中约有9人患有无法控制的癫痫，癫痫手术可能会让这些患者获益[2]。癫痫手术能够有效控制癫痫发作，且效果可以持续很长时间，其长期的有效率在额叶癫痫为25%而颞叶癫痫为65%[3]，大脑半球切除术可以使患者的癫痫发作减少80%。从病理类型来看，肿瘤和海马硬化患者的手术治疗效果比大脑皮质发育畸形的患者更好[4]。手术治疗对颞叶内侧硬化、磁共振成像（MRI）上存在结构异常且MRI和脑电图（EEG）结果一致的患者，当完全切除致痫病变，尤其是存在皮质发育畸形时，患者疗效较好[4]。癫痫手术的总死亡率约为1%[4]，这一点必须与无法控制的癫痫猝死风险（每1000例癫痫发作无法控制的患者中有9人会猝死）进行权衡[5]。在儿童患者中，尽早手术有助于提高癫痫术后脑的可塑期，从而提高癫痫手术对患者认知功能的改善[6]。另外，癫痫手术不仅药物治疗费用低，而且能够提高存活率和生活质量[7]。虽然手术是治疗难治性癫痫最有效的干预措施之一，但它并未得到临床的广泛应用，难治性癫痫的发生与术前评估之间存在明显的延迟[7]。

在为癫痫患者实施切除性手术之前，必须先逐一解决下列问题，然后再做决定：

①临床表现是否为癫痫发作？
②使用抗癫痫药物是否无法控制癫痫发作？
③癫痫原发病灶在哪里？
④癫痫的病因是什么？

79.2 癫痫发作与非癫痫性发作的鉴别诊断

非癫痫性发作比癫痫发作更常见，做癫痫手术之前必须先排除非癫痫性发作可能。区分非癫痫性发作（如晕厥、抽搐或偏头痛等）和癫痫发作一般需要详细的病史，非癫痫性发作和癫痫发作的个别体征或症状可能是一样的。但是，大多数情况下，根据患者整个临床症状及其演变过程可以区分癫痫与非癫痫性事件（表79.1）[4]。

心因性非癫痫性发作与癫痫发作很难区分，在癫痫病中心最为常见。在一项针对251例患者的大型研究中，接受视频脑电图监测的61例患者（24%）有心因性非癫痫性发作，多于需要做癫痫手术的患者（58例，23%）[8]。心因性非癫痫性发作的患者中至少有5%并发癫痫发作[9]，这类患者的术前评估更加复杂。

79.3 药物疗法无效

癫痫治疗的主要目标是：①控制发作；②无不良事件；③尽可能改善患者的发育和生活质量[4]。癫痫手术的一个前提条件是药物治疗无效。根据每

表 79.1 区分癫痫发作与非癫痫性发作事件的主要临床特征

症状	癫痫发作	晕厥	抽搐	偏头痛
突然发作	++	++	−	−
发作先兆，包括口中异味、异常气味或胃部温热感	+++	−	−	+
发作先兆，包括头晕、眩晕或失明	+	+++	−	+
刻板动作	+++	−	++	−
对环境刺激无应答的活动能力	+++	+	−	−
可在环境作用下调整的活动能力	−	−	+++	−
发作后困倦、运动缺陷或记忆缺失	+++	+	−	+
头痛	+	+	−	+++
畏光或恐声	−	−	−	+++
焦虑时加重	+	+	+++	+

位患者的具体情况制订手术计划，而且手术评估或手术没有固定适用的适应证[7]。但是，如果用药物治疗无法控制癫痫发作，或者控制发作的代价是产生无法忍受的、会降低患者生活质量的副作用，则强烈建议考虑手术。

79.3.1 什么情况下可以判定药物治疗无效？

首次使用两种抗癫痫药物治疗失败的癫痫患者，其发作能够得到控制的概率将大大降低。在一组 470 例未经治疗的癫痫患者中，47% 的患者用第 1 种抗癫痫药治疗时有效果，13% 的患者用第 2 种抗癫痫药治疗时有效（大多数为单药治疗），4% 的患者用第 3 种或多种抗癫痫药联合治疗时有效果[10]。单药治疗的患者增加使用第 2 种抗癫痫药（约 65% 的患者）时，癫痫发作被控制的可能性远远大于增加使用第 3 种抗癫痫药（约 17%）[11]。因此，当患者接受两种合理、可耐受抗癫痫药物治疗失败时，可以确定药物治疗无效[12]。

79.3.2 什么时候考虑癫痫手术？

所有难治性癫痫患者都应该考虑手术治疗，除非有绝对的手术禁忌证，例如癫痫继发于一种难治性、退行性或代谢性中枢神经系统（CNS）疾病，或者患者没有正确服药时[13]。转诊和术前检查通常可以和药物难治性测试同时进行[14]，尤其是当患者有轮廓分明或进行性结构病变时。随着定位技术的不断进步、对癫痫发病机制的理解加深以及网络传播，使更多患者考虑接受手术治疗，包括有多个病变或脑电图病灶的年幼和年老患者以及 MRI 阴性的患者[7,15]。另外，发作间期广泛癫痫样放电和全面性发作并非手术禁忌证；这类患者如果伴有早期发育损伤，例如脑卒中或皮质发育畸形，手术治疗效果与其他传统手术患者类似[16-17]。一般来说，如果发现疑似病例，应转诊到癫痫病专家或Ⅳ级癫痫病中心。尽早转诊、检查和治疗对患者的发育更有利，还有可能预防不明原因的癫痫猝死（SUDEP）（表 79.2、79.3）[6,18]。

79.4 癫痫患者的分类及方法

79.4.1 癫痫发作和癫痫的传统分类

Jackson 引入了二分法，将癫痫发作分为部分性和全面性发作，此后，国际抗癫痫病联盟（ILAE）一直采用这种分类方法。癫痫和癫痫综合征的这种分类法将部分性/全面性二分法应用于癫痫综合征（表 79.2）[19]。

此外，这种分类法将癫痫的病因分为特发性、症状性和隐源性——推测是症状性癫痫（表 79.2）[19]。

79.4.2 多维度分类法

传统分类法基本上依靠两种诊断方法来获取信息，即癫痫发作的症状学特点和脑电图特征。因此，

表 79.2 不同分类标准中对局限性与全面性发作二分法的不同解释

分类标准	分类体系的主要特征
癫痫分类标准[20-21]	引入定位二分法，根据临床特点、脑电图特征和病因将癫痫分为部分性和全面性癫痫 病因二分法将癫痫分为原发性和继发性癫痫
ILAE, 1981[22]	这种分类法针对的是单次发作 定位二分法。部分性发作包括简单部分性发作、复杂部分性发作和继发全面性发作。全面性发作包括失神、肌阵挛、失张力、强直和强直-阵挛发作病因。没有制定癫痫发作病因的分类标准，因为它的解剖基础、病因和年龄因素大多是根据病史或推测的信息，而非根据直接观察得到的信息来确定
ILAE, 1989[19]	定位二分法。这种分类方法将癫痫及综合征分为部分性、全面性、难以分类的以及特殊综合征 病因。将癫痫的病因分为特发性、症状性和隐源性（推测是症状性的，但病因不明）
多维度标准[23-24]	这种分类法主要针对局灶性癫痫，对手术患者尤其有效。这种方法从多个维度描述癫痫的特征 从 5 个方面描述：①致痫区的定位；②发作症状；③病因；④发作频率；⑤相关疾病
ILAE, 2001 和 ILAE, 2006[25,26]	引入了多维评估法，从 5 个方面描述：①发作症状；②脑电临床发作类型；③癫痫综合征；④病因；⑤残疾和损伤程度 重新采用排他的综合征分类法，尤其重视综合征的发作年龄。没有突出症状和病因
ILAE, 2010[27]	定位。单次发作被分为局灶性和全面性发作。癫痫及综合征没有按照这种二分法分类 病因。分为遗传性、结构/代谢性和病因不明 将多维性标准纳入ILAE分类

包含 4 个独立维度的描述性癫痫分类法被引入，它可以将各种技术的发展也考虑在内。这种方法基于全面的神经学评价，包括癫痫定位（病变部位）、发作症状描述及频率（发作的类型、发作频率）、病因（癫痫发作的原因）以及相关疾病（可能需要注意的其他相关发现）[23-24]。这种方法在术前评估过程中有优势[29]，因为它反映了临床实践中的信息采集过程，而且随着可用资料的增加，这些维度还可以不断更新。另外，不同维度从根本上是相互独立的，因此不存在重复信息。更重要的是，它们对每个患者都适用，因为它们只描述客观特征（这与传统分类法不同，在传统分类中，患者必须被归类到预置的某个类别或综合征）。

79.4.3 对癫痫分类的最新提议

ILAE 对癫痫分类进行了修订，最新修订版将癫痫的手术治疗也考虑在内。2010 年，ILAE 提出了新的关于癫痫发作和癫痫分类的术语和概念[27]。在最新分类法中将特发性、症状性和隐源性 3 个病因类型替换成遗传性、结构-代谢性和病因不明性（表79.2）[27]。另外，现在可以通过几个相关维度来描述一个病例，特别是局灶性癫痫病例，以便更好地确定癫痫手术的方法。

79.5 操作细节和术前准备

癫痫患者术前如有明确局灶性致痫区，可以通过手术切除致痫区来控制癫痫发作。这个癫痫原发灶被称为致痫区，是指"对癫痫发生必不可少的大脑皮层区域"。癫痫手术的目的是完全切除致痫区或离断致痫区与其他皮层的联系，同时保留大脑皮层的功能[28]。目前还没有任何一种检查方法能够在切除术前明确致痫区的范围。因此，只有当手术后患者不再发作癫痫时，才能确定切除的脑区与癫痫的发生有关，也能够确定致痫区位于被切除脑区内或已被手术离断[2]。

由于现有的检查或试验都无法确定致痫区的位置，可通过其他脑区推测出致痫区的位置。每个脑区可提供不同信息，通过信息的综合分析和解读可以推测出致痫区的位置（表 79.3~79.4，图 79.1）[2]。

随着对不同脑区神经元网络和癫痫发作阈值的更深认识，局灶性和全面性癫痫分类方法因过于简化而被淘汰。由于这两种癫痫分类方法有助于选择患者手术方法，因而临床仍在应用，如局灶性发作的患者通常比全面性发作的患者更适合手术[30]。

不同脑区的致痫性和癫痫发作倾向不同[23,30]。在大多数全面性癫痫患者中，所有脑区或大部分的致痫性都比较高（图79.2A）[30]。

因此，手术往往不能让全面性癫痫患者的发作完全缓解，因其还有一些发作阈值较低的脑区（早期发育损伤除外）。相反，在局灶性癫痫患者中，大部分脑区的致痫性较低（与非癫痫患者的发作阈值相似），而特定脑区（也就是致痫区）的致痫性很高（图79.2B）[30]。因此，将这个脑区切除后，患者癫痫通常不再发作。癫痫患者常常表现介于局灶性和全面性发作之间（图79.2C）[30]。这种情况下，切除致痫性最高的脑区可能无法阻止癫痫发作，而只是暴露之前未被发现的低致痫性区域。

表79.3　与癫痫手术相关的皮层区域的定义

区域	定义	最佳评估方法	在致痫区划定中的作用
症状产生区	被癫痫样放电激活时产生发作症状的皮层区	发作症状 视频EEG 功能成像法 皮层刺激法	症状产生区和致痫区之间通常没有重叠。初始发作症状一般是由位于非症状产生区域的致痫区向远离致痫区的皮层功能区的放电引起的
易激惹区	产生发作间癫痫样放电的皮层区	头皮EEG 有创EEG MEG fMRI EEG或MEG源分析	一般来说，激惹区远远大于真实致痫区。真实致痫区以外的激惹区有可能是潜在致痫区，但也可能不是
发作起始区	参与脑电图发作起始的皮层区	头皮EEG 有创EEG 发作期SPECT MEG	发作起始区一般是真实致痫区最好的标志，但它无法确定潜在致痫区的位置
致痫病变	引发癫痫的大脑结构异常	MRI PET 头皮EEG 有创EEG	完全切除致痫病变并不一定能保证患者不再发作。完全切除海绵状血管瘤和轮廓分明的脑肿瘤常常只在MRI可见病变及其附近产生致痫性，而皮质发育不良和创伤后癫痫所需的切除范围更大
功能缺失区	发作间期内有功能异常的皮层区	神经学检查 神经心理学检查 EEG MEG 诱发电位 功能成像法 fMRI Wada测试 皮层刺激法 PET 发作间期SPECT	功能缺损可能与发作间期癫痫样放电或潜在结构损伤有关，与致痫区可能有关联，也可能没有
皮层功能区	实现特定皮层功能必不可少的皮层区	皮层电刺激 诱发电位 MEG fMRI PET	皮层功能区不能帮助确定致痫区。它是实现特定功能（例如语言功能）的区域，一旦切除，就会导致该功能缺损。如果致痫区与皮层功能区重叠，那么必须确定以功能缺失为代价完全切除致痫区是否值得

EEG：脑电图；fMRI：功能性磁共振成像；MEG：脑磁图；MRI：磁共振成像；PET：正电子发射断层扫描；SPECT：单光子发射计算机断层扫描。

注：致痫区是指引发癫痫发作的皮层区域。这是一个理论性结构，现有的(以及将来可能出现的)任何检查方法都无法界定该区域。本表格中列出的皮层区是可能的致痫区[2,28]

表 79.4　不同诊断试验的具体作用

试验	评估的区域
常规癫痫评估	
病史	症状发生区和功能缺损区
EEG	易激惹区和发作起始区
视频 EEG	症状发生区、易激惹区、发作起始区
神经心理学 / 社会心理学评估	功能区和功能缺损区
大脑 MRI	癫痫病灶
术前第一阶段评估	
MEG	激惹区和发作起始区、功能区
SPECT	发作起始区
PET	致痫病变和功能缺损区
fMRI	功能区和功能缺损区
特定患者考虑 Wada 试验	功能区
TMS	功能区
术前第二阶段评估	
硬膜下和深部电极记录	易激惹区和发作起始区
皮层刺激和定位	功能区和功能缺损区
诱发电位	功能区
术中监测	
术中记录、刺激和诱发电位	易激惹区和功能区

EEG：脑电图；fMRI：功能性磁共振成像；MEG：脑磁图；MRI：磁共振成像；PET：正电子发射断层扫描；SPECT：单光子发射计算机断层扫描；TMS：经颅磁刺激。
来源：经 Loddenkemper 同意后修改[14]

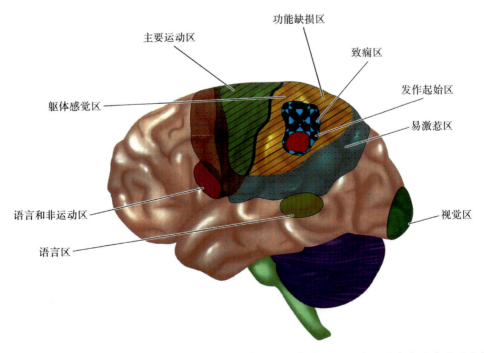

图 79.1　癫痫手术脑区划分示意图。注意：致痫区的位置和范围无法直接评估。图示区域是致痫区的大概范围（表 79.3）（已在 Loddenkemper 的授权下修改[14]）

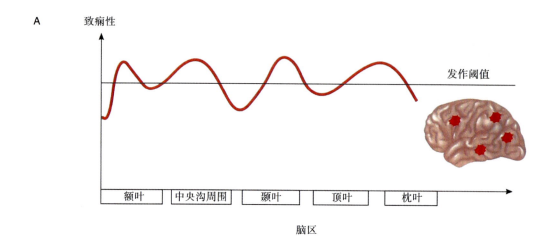

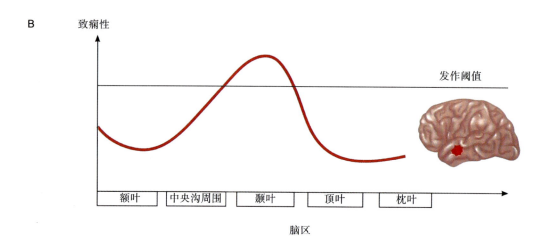

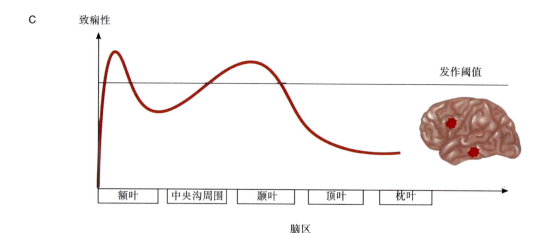

图 79.2　大脑不同区域的致痫性也不相同。脑区的致痫性在发作阈值以上，癫痫发作比较频繁。A.全面性发作患者有多个脑区的致痫性高于发作阈值。因此，其癫痫发作起始于多个不同区域，并且很容易扩散到整个大脑。B.局灶性发作患者只有一个脑区的致痫性高于发作阈值。因此，其发作只起始于该区域，很少扩散到大脑的其他部位。图中所示病例的致痫灶在颞叶。C.癫痫患者常常处于局灶性和全面性发作之间，他们虽然有一个主要发作病灶，并且癫痫发作仅或主要从该区域（即真正发作起始区）产生，但其他区域也有可能产生癫痫发作，并且当真正发作区被切除之后，这个区域就会变成主发作病灶（潜在致痫区）。图中所示病例的主病灶位于额叶，但颞叶的致痫性也高于发作阈值（已在 Loddenkemper 的授权下修改）[14]

因此，致痫区的概念可以分为两种：一种是真正致痫区，即术前评估中确定的引起癫痫发作的脑区；另一种是潜在致痫区，即在真正致痫区被切除或离断后可能会引起癫痫发作的脑区。这些区域不一定相邻，它们可能通过神经元网络相互连接，并且有可能包括皮质下区域。

79.6 术前评估过程

在实施癫痫手术前，需要多次的跨学科术前讨论来明确是否需要手术及采取哪种手术方式，以使患者获益最大（图 79.3、79.4）。

癫痫患者的多学科术前讨论主要是关于评估患者是否适合做手术以及是否需要有创监测和定位，以提供更多关于癫痫发作起始、发作间棘波和功能的信息（图 79.5）[4]。

79.7 各种诊断试验的具体作用

发作症状、神经影像学检查和脑电图特征可提供关于病灶定侧和定位信息。MRI 可以定位可能的致痫区。根据常规 MRI 结果，可以利用高分辨率 MRI 评估脑结构性病变。根据临床需要可以使用其他技术，如果采用正电子发射断层扫描（PET）评估低代谢区、单光子发射计算机断层扫描（SPECT）（通过发作间期与发作期图像处理来确定发作期脑高灌注区）、用脑磁图（MEG）定位发作期棘波。功能性检查必须包括神经心理学检查和功能性 MRI（fMRI），或颈动脉内异戊巴比妥试验（Wada 试验）（表 79.4，图 79.3、79.4）。

发作间期氟脱氧葡萄糖（FDG）PET 可以显示葡萄糖代谢水平比正常大脑低代谢的部位，从而定位发作起始区和皮层传播区。一般来说，PET 上显示的低代谢区比结构性 MRI 上显示的异常病灶范围更大（结构性 MRI 上的异常通常对应的是 PET 上代谢最低的部位）[31]。

发作期 99mTc-HMPAO SPECT 可以检测出发作过程中的高灌注区，该区域有可能是发作起始区。这项检查在技术上很有难度，因为只有在发作起始数秒内完成放射性同位素注射，并获取发作期图像再通过发作期 SPECT 图像减去发作间期图像，才能得到可靠的结果[31]。

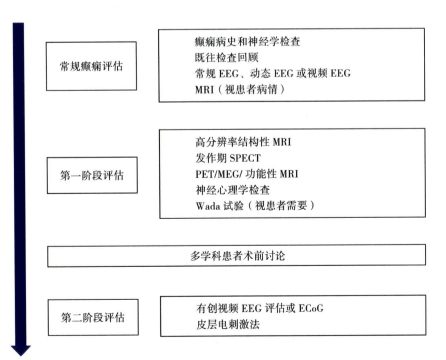

图 79.3 分阶段术前评估。ECoG：皮层脑电图；EEG：脑电图；MEG：脑磁图；MRI：磁共振成像；PET：正电子发射断层扫描；SPECT：单光子发射计算机断层扫描（已在 Glause 和 Loddenkemper 的授权下修改）[4]

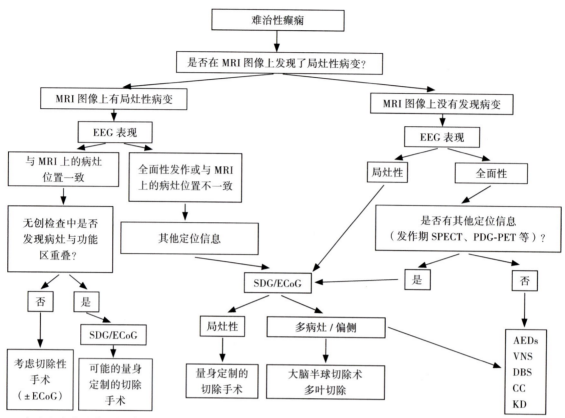

图79.4 难治性癫痫的管理概览。AED：抗癫痫药；CC：胼胝体切断术；DBS：脑深部刺激；FDG-PET：氟脱氧葡萄糖；KD：生酮饮食；SDG：硬膜下格栅状电极；VNS：迷走神经刺激（已在 Glauser 和 Loddenkemper 的允许下修改[4]）

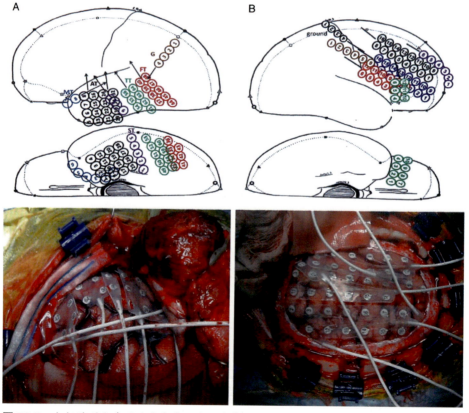

图79.5 电极阵列分布因癫痫患者具体临床表现而不同。A. 电极覆盖左侧颞叶。B. 电极覆盖右侧颞叶（已在 Sánchez Fernández 和 Loddenkemper 的授权下修改[32]）

79.8 结 论

癫痫患者术前评估的目的是在大脑定位癫痫的原发灶，即切除后可以使发作消失的脑区。可以通过在不同皮层脑区来定位癫痫原发灶。手术是治疗难治性癫痫的一个非常有效和安全的方法，但这种方法尚未得到临床广泛应用。

Tobias Loddenkemper 是（癫痫和 ICU）长期监测实验室鉴定委员会（ABRET）成员，美国临床神经心理学理事会（ACNS）成员，美国临床神经心理学委员会成员，Seizure 副主编，Epilepsy Currents 的特约编辑以及 Wyllie's Treatmen of Epilepsy 第 6 版的副主编。他参与了癫痫发作监测和诊断产品专利的申请，获得过美国癫痫病学会、美国癫痫基金会、癫痫病治疗项目（PCORI）、儿童癫痫病研究基金、Danny-Did 基金会、HHV-6 基金会的研究支持以及 Lundbeck、Eisai 和 Upsher-Smith 提供的研究经费支持。他在波士顿儿童医院开展视频脑电图长程监测、脑电图检查及其他电生理学检查及宣传，开展儿童神经科患者评估及宣传。他获得过国家级学会（包括 AAN、AES 和 ACNS）的演讲费，以及多个学术中心的会诊费。

参考文献

[1] Picot MC, Baldy-Moulinier M, Daurès JP, et al. The prevalence of epilepsy and pharmacoresistan epilepsy in adults: a population-based study in a Western European country. Epilepsia, 2008, 49(7):1230–1238.

[2] Rosenow F, Lüders H. Presurgical evaluation of epilepsy. Brain, 2001, 124(Pt9):1683–1700.

[3] Tellez-zenteno JF, Dhar R, Wiebe S. Long-term seizure outcomes following epilepsy surgery: a systematic review and meta-analysis. Brain, 2005, 128(Pt 5): 1188–1198.

[4] Glauser TA, Loddenkemper T. Management of childhood epilepsy. Continuum (Minneap Minn), 2013, 19(3 Epilepsy): 656–681.

[5] Surges R, Sander JW. Sudden unexpected death in epilepsy: mechanisms, prevalence, and prevention. Curr Opin Neurol, 2012, 25(2):201–207.

[6] Loddenkemper T, Holland KD, Stanford LD, et al. Developmental outcome after epilepsy surgery in infancy. Pediatrics, 2007, 119(5): 930–935.

[7] Wiebe S, Jette N. Epilepsy surgery utilization: who, when, where, and why? Curr Opin Neurol, 2012, 25(2): 187–193.

[8] Benbadis SR, O'Neill E, Tatum WO, et al. Outcome of prolonged VIDEO-EEG monitoring at a typical referral epilepsy center. Epilepsia, 2004, 45(9): 1150–1153.

[9] Martin R, Burneo JC, Prasad A, et al. Frequency of epilepsy in patients with psychogenic seizures monitored by video-E. Neurology, 2003, 61(12):1791–1792.

[10] Kwan P, Brodie MJ. Early identification of refractory epilepsy. N Engl J Med, 2000, 342(5): 314–319.

[11] Desai J, Mitchell WG. Does one more medication help? Effect of adding another anticonvulsant in childhood epilepsy. Child Neurol, 2011, 26(3): 329–333.

[12] Kwan P, Arzimanoglou A, Berg AT, et al. Definition of drug resistant epilepsy: consensus proposal by the ad hoc Task Force of the ILAE Commission on Therapeutic Strategies. Epilepsia, 2010, 51(6): 1069–1077.

[13] Engel J Jr. Update on surgical treatment of the epilepsies. Summary of the Second International Palm Desert Conference on the Surgical Treatment of the Epilepsies (1992). Neurology, 1993, 43(8)1612–1617.

[14] Loddenkemper T. Diagnosis/treatment: criteria for referral to epilepsy surgery//Panayiotopoulos C, Benbadis S, Beran R, et al, eds. Atlas of Epilepsies. London, England: Springer-verlag, 2010: 1627–1634.

[15] Chugani HT, Shields WD, Shewmon DA, et al. Infantile spasms: I. PET identifies focal cortical dysgenesis in cryptogenic cases for surgical treatment. Ann Neurol, 1990, 27(4): 406–413.

[16] Kramer U, Sue WC, Mikati MA. Focal features in West syndrome indicating candidacy for surgery. Pediatr Neurol, 1997, 16(3):213–217.

[17] Wyllie E, Lachhwani DK, Gupta A, et al. Successful surgery for epilepsy due to early brain lesions despite generalized EEG findings. Neurology, 2007, 69(4): 389–397.

[18] Wiebe S, Blume WT, Girvin JP, et al. Effectiveness and Efficiency of Surgery for Temporal Lobe Epilepsy Study Group. A randomized, controlled trial of surgery for temporal-lobe epilepsy. N Engl J Med, 2001, 345(5):311–318.

[19] Commission on Classification and Terminology of the International League Against Epilepsy. Proposal for revised classification of epilepsies and epileptic syndromes. Epilepsia, 1989, 30(4): 389–399.

[20] Gastaut H. Classification of the epilepsies. Proposal for an international classification. Epilepsia, 1969, 10(Suppl): 14–21.

[21] Merlis JK. Proposal for an international classification of the epilepsies. Epilepsia, 1970, 11(1): 114–119.

[22] From the Commission on Classification and Terminology of the International League Against Epilepsy. Proposal for revised clinical and electroencephalographic classification of epileptic seizures. Epilepsia, 1981, 22(4): 489–501.

[23] Loddenkemper T, Ellinghaus C, Wyllie E, et al. A proposal for a five-dimensional patient-oriented epilepsy classification. Epileptic Disord, 2005, 7(4): 308–316.

[24] Lüders HO, Amina S, Baumgartner C, et al. Modern technology calls for a modern approach to classification of epileptic seizures and the epilepsies. Epilepsia, 2012, 53(3): 405–411.

[25] Engel J Jr. Classification of epileptic disorders. Epilepsia, 2001, 42(3):316.

[26] Engel J Jr. Report of the ILAE classification core group. Epilepsia, 2006, 47(9):1558–1568.

[27] Berg AT, Berkovic SF, Brodie MJ, et al. Revised terminology and concepts for organization of seizures and epilepsies: report of the ILAE Commission on Classification and Terminology, 2005—2009. Epilepsia, 2010, 51(4): 676–685.

[28] Datta A, Loddenkemper T. The epileptogenic zone//Wyllie E, Cascino G, Gidal B, et al. Treatment of Epilepsy. 5th ed. Philadelphia, PA: Lippincott Williams & Wilkins, 2011, 818–827.

[29] Loddenkemper T. Classification of the epilepsies//Wyllie E, Cascino G, Gidal B, et al. Treatment of Epilepsy. 5th ed. Philadelphia, PA: Lippincott Williams & Wilkins, 2011: 229–242.

[30] Lüders HO, Turnbull J, Kaffashi F. Are the dichotomies generalized versus focal epilepsies and idiopathic versus symptomatic epilepsies still valid in modern epileptology? Epilepsia, 2009, 50(6): 1336–1343.

[31] Likeman M. Imaging in epilepsy. Pract Neurol, 2013, 13(4): 210–218.

[32] Sánchez Fernández l, Loddenkemper T. Electrocorticography for seizure foci mapping in epilepsy surgery. J Clin Neurophysiol, 2013, 30(6):554–570.

第80章

癫痫的手术治疗：概述

Hai Sun, Sergey Abeshaus, Jeffrey G. Ojemann

80.1 背 景

据估计，普通人群中的癫痫患病率为1%。该病的发病率在人群中呈双峰分布，在儿童和老年人中较为多见。如患者大脑正处于发育阶段，需积极治疗阻止癫痫发作，防止后遗症出现。癫痫患者中有30%~40%无法用药物治疗得到完全缓解[1]。虽然抗癫痫药物治疗进展缓慢，但在过去的几十年，癫痫外科手术方面取得了一些进展。技术创新，尤其是影像和脑功能影像技术的创新，使癫痫手术更加安全和有效。对于儿童癫痫患者而言，成功的手术干预有望逆转长期医学和社会心理学上的伤害，使患儿拥有更充实、更独立的生活。目前，建议对药物治疗无效的患者采用手术治疗，而且接受癫痫手术的患儿平均年龄已逐渐降低。

80.2 病理和病因

流行病学研究显示，低龄人群患癫痫的可能性远远高于成年人。虽然某些癫痫是特发性的且通常会在青春期或成年早期缓解，但也有很大一部分患者即使长期服用药物，癫痫发作仍频繁、病情也更严重，并且大部分患者的病因仍未明确。引起癫痫的主要原因包括缺氧－缺血性脑损伤、脑卒中、局灶性皮质发育不良及与神经元发育相关的良性或低级别肿瘤。为明确癫痫患者长期预后和便于外科转诊，国际抗癫痫联盟（ILAE）对多个癫痫综合征进行了归类[2]，包括结节性硬化、SWS、Rasmussen脑炎、半侧巨脑畸形和West综合征。可能引起癫痫的其他病变包括血管畸形和下丘脑错构瘤。在儿童中也可见颞叶内侧硬化（MTS），但一般患者年龄比较大，而儿童MTS患者同时患两种疾病的概率高于成人患者[3]。

80.3 适应证

较为统一的观点认为抗癫痫药物治疗无效或发生致残性药物副作用的儿童癫痫患者应考虑手术干预[4]。手术前，患者癫痫发作必须满足两个条件，难治性和局灶性发作。

在过去几年中，评估是否为药物难治性癫痫的时间已明显缩短。Kwan和Brodie发现，初次诊断为癫痫的患者中有47%用一种抗癫痫药（AED）可完全控制病情，13%需要用第2种药物，而只有4%的患者在使用第3种或多种抗癫痫药后不再发作。在他们的研究中，36%的患者用药物治疗无效[1]。这项研究证实，随着使用的抗癫痫药种类增多，癫痫发作被控制的可能性逐渐降低。现在，使用2~3种抗癫痫药治疗1年以上仍然无法控制的癫痫被视为药物难治性癫痫。另一项研究显示，在影像检查阳性的患者中，如果使用2~3种抗癫痫药仍无法控制发作，则继续使用药物治愈的可能性<5%[5]。根据这些结果，如果术前评估显示患者有明显的病变，且可以通过手术得到治疗，则应尽早进行手术。

另外，还应当有证据表明，患者有一个定位明确的大脑异常病灶，而癫痫发作起源于该病灶。

手术的成功依赖于切除异常病灶的同时保留正常大脑组织和功能。如果手术是以减少癫痫发作的严重后果为目的，例如大脑半球切除术和胼胝体切断术，则此要求可适度降低。

最后，在术前评估之前必须获得患者和（或）患者家属的知情同意书。必须将手术的风险、利益、成本和可能的并发症告诉患者和家属，以便于他们做决定。对于某些患者来说，偶尔发作是可以接受的，而对另一些人来说，每年发作1~2次便是影响他们生活的严重问题。

80.4 术前评估

术前评估的目的是确定"致痫灶（EZ）"，它是大脑的一个区域，是导致癫痫发作不可或缺的病理基础，彻底切除致痫灶可以终止癫痫发作。在标准的癫痫中心，术前评估是由不同领域的医生利用各种技术完成的多学科评估，用于确定致痫灶的信息包括病史、症状、神经心理学检查结果、临床神经生理学证据以及结构性和功能性神经影像学检查。一般来说，神经影像检查中发现结构性病变的癫痫患者手术后不再发作的可能性更大。癫痫症状、发作间期和发作期脑电图（EEG）以及功能性影像检查[例如正电子发射断层显像（PET）和单光子发射计算机断层显像（SPECT）]结果之间的一致性非常重要。如果这些检查的结果不一致，可以采用硬膜下电极或深部电极进行有创监测，以进一步确定致痫灶。

大致确定致痫灶的位置后，要评估它与大脑皮层功能区之间的关系，以预测或预防术后功能缺失。这个关系可以利用功能测试来确定，例如视野、神经心理学检查以及颈动脉内异戊巴比妥钠试验（Wada试验）。一般可以用功能性磁共振成像（MRI）检测语言、感觉和视力视野及事件诱发电位。对于埋植了硬膜下栅状和条状电极的患者，可以通过对大脑皮层的直接电刺激来获取功能性影像。

综合术前评估所得信息，并组织癫痫病专家、神经外科医生、神经影像学专家和神经心理学专家举行多学科会诊，以共同讨论手术的风险与获益。最终制定个体化治疗方案。

80.4.1 手术类型

2004年国际抗癫痫联盟（ILAE）的一份调查结果显示，81%的儿童癫痫手术是切除性手术，通过切除部分大脑来达到控制癫痫的目的，19%是姑息性手术（迷走神经刺激术和胼胝体切断术）[6]。与成人癫痫手术不同，儿童癫痫手术的类型与年龄具有密切相关性。婴幼儿及学龄前（4岁以下）患儿大多需要颞叶外切除、多脑叶切除、大脑半球切除术（90%），而年龄更大的患儿需要颞叶切除和更为局限的脑切除性手术（70%）[7]。儿童与成人患者的另一个不同之处在于，儿童患者中接受颞叶外切除的患者比例更高（70%）[8]。

有明显结构性病变的患者一般可以通过病变切除术终止癫痫发作。这种情况下，术中或长程脑皮层电图记录可以提高治愈率，因为病变有可能累及邻近的脑区。

如果致痫灶可定侧而无法定位时，则可以考虑做大脑半球切除术。如果考虑患侧大脑半球已出现功能障碍，如多见的围生期缺氧损伤，则这种手术是一个理想的方法。传统大脑半球切除术已经多次改进，现更多地采用大脑半球离断术，其具有切口小、失血量少及术后并发症少的优势[9]。

对于跌倒发作的患者，胼胝体切开术可以缓解症状并预防癫痫发作相关损伤。一般从两半球间切开胼胝体的前2/3。另外一种姑息手术是迷走神经刺激术，这种方法一般可以将癫痫发作频率降低50%~75%，因此特别适用于不适合做切除手术的患者。

年幼儿童的开颅切除性手术面临巨大挑战。患者全身血容量少，应尽可能减少其围手术期出血。对3岁以内患儿，因年龄小而延迟手术并不能降低手术风险，反而更容易导致患儿认知功能变差[10]。因此，尽管对年幼患者实施手术的风险较大，但可以预防长期癫痫发作相关的发育缺陷[11]。

MRI引导的激光热消融术是一种令人振奋的癫

痫治疗微创技术，逐渐被用于各种致痫灶（下丘脑错构瘤、皮质发育不良、皮层畸形、肿瘤）的切除或被用作离断方法[12]。通过脑深部结构（如丘脑前核）刺激或对原发灶的反应性闭环电刺激来治疗癫痫发作，效果也很好[13]。

80.5 预后和术后管理

首个成人癫痫手术随机对照试验结果表明，颞叶切除术对MTS患者的疗效优于药物治疗。儿童癫痫患者中并没有类似的随机对照试验研究，但很多回顾性研究发现儿童的癫痫发作缓解率与成人相近。与成人一样，在儿童患者中，肿瘤或海马硬化患者比皮层发育畸形患者的治疗效果好。在设施齐全的先进的医疗中心，儿童癫痫手术的死亡率为1.3%。预测术后效果良好的因素包括热性癫痫发作、MTS、MRI上有明确病灶、EEG和MRI结果一致及大范围脑切除术。经历有创监测和术后发作间期放电患者有术后持续发作倾向[7,10]。

80.6 结 论

手术治疗对儿童癫痫患者至关重要，术后癫痫发作完全缓解概率较低，并且有可能防止甚至逆转癫痫发作所造成的脑损伤。手术方法和设备会继续迅速发展，从而使疗效达到最佳。

参考文献

[1] Kwan P, Brodie MJ. Early identification of refractory epilepsy. N Engl J Med, 2000, 342(5): 314–319.

[2] Commission on Classification and Terminology of the International League Against Epilepsy. Proposal for revised classification of epilepsies and epileptic syndromes. Epilepsia, 1989, 30(4): 389–399.

[3] Mohamed A, Wyllie E, Ruggieri P, et al. Temporal lobe epilepsy due to hippocampal sclerosis in pediatric candidates for epilepsy surgery. Neurology, 2001, 56(12): 1643–1649.

[4] Cross JH, Jayakar P, Nordli D, et al. International League against Epilepsy, Subcommission for Paediatric Epilepsy Surgery; Commissions of Neurosurgery and Paediatrics. Proposed criteria for referral and evaluation of children for epilepsy surgery: recommendations of the Subcommission for Pediatric Epilepsy Surgery. Epilepsia, 2006, 47(6): 952–959.

[5] Berg AT, Mathern GW, Bronen RA, et al. Frequency, prognosis and surgical treatment of structural abnormalities seen with magnetic resonance imaging in childhood epilepsy. Brain, 2009, 132(Pt 10):2785–2797.

[6] Harvey AS, Cross JH, Shinnar S, et al. ILAE Pediatric Epilepsy Surgery Survey Taskforce. Defining the spectrum of international practice in pediatric epilepsy surgery patients. Epilepsia, 2008, 49(1): 146–155.

[7] Gilliam F, Wyllie E, Kashden J, et al. Epilepsy surgery outcome: comprehensive assessment in children. Neurology, 1997, 48(5):1368–1374.

[8] Wiebe S, Blume WT, Girvin JP, et al. Effectiveness and Efficiency of Surgery for Temporal Lobe Epllepsy Study Group. A randomized, controlled trial of surgery for temporal-lobe epilepsy. N Engl J Med, 2001, 345(5): 311–318.

[9] Schramm J. Hemispherectomy techniques. Neurosurg Clin N Am, 2002, 13(1):113–134,ix.

[10] Sugimoto T, Otsubo H, Hwang PA, et al. Outcome of epilepsy surgery in the first three years of life. Epilepsia, 1999, 40(5): 560–565.

[11] Bittar RG, Rosenfeld JV, Klug GL, et al. Resective surgery in infants and young children with intractable epilepsy. J Clin Neurosci, 2002, 9(2): 142–146.

[12] Tovar-spinoza Z, Carter D, Ferrone D, et al. The use of MRI-guided laser-induced thermal ablation for epilepsy. Childs Nerv Syst, 2013, 29(11): 2089–2094.

[13] Fridley J, Thomas JG, Navarro C, et al. Brain stimulation for the treatment of epilepsy. Neurosurg Focus, 2012, 32(3):E13.

第81章

儿童神经外科学有创监测

Jean-Pierre Farmer, Jeffrey Atkinson

81.1 背 景

81.1.1 适应证

儿童神经外科学有创监测适用于大脑皮层功能区附近、脑干、脊髓及马尾神经的手术治疗。脑干和脊髓监测主要用于肿瘤切除、脊髓空洞症或延髓空洞症治疗以及复杂的颅颈交界区手术,例如与成骨不全有关的颅底凹陷症的手术治疗。马尾神经水平的监测用于脊髓拴系松解术[1]和选择性脊神经背根切断术以及马尾肿瘤切除术[2-3]。

能够在术前定位发作起始、致痫区和(或)运动区及感觉区的难治性非局灶性癫痫患者可能需要有创监测[4-5]。

81.1.2 目 的

难治性癫痫术前监测的目的是为了明确发作起始区和致痫区以及邻近的需要保留的功能区。利用格栅状和条状电极还可以刺激大脑[4-5],并确定语言区(通过语言干预)或手区、面区、下肢区。术中监测的目的是为了便于医生安全地切除尽可能多的肿瘤,以保护大脑、脑干、脊髓或马尾。脊髓拴系松解术监测有助于保留括约肌功能以及在复杂脊髓拴系手术中保留足部功能[1]。在神经根切断术中,还可以通过监测诱发肌电图(EMG)活动和手法触诊收缩反射来确定病变形式[2]。

81.1.3 替代治疗

除皮层区手术外,脑干、脊髓或马尾手术没有任何可替代治疗方式以提高手术的安全性,即使在非常幼小的儿童中,脚趾或手指的被动运动下,可采用浅度麻醉下功能性磁共振成像(fMRI)来定位脑中央沟[6]。在年龄稍大的儿童中,言语记忆任务(例如说出近义词)有助于确定语言中心,这个过程用3T(特斯拉)磁共振仪(最佳信噪比),在麻醉医生的良好配合下更容易完成。另外,基于已知的解剖投射,利用fMRI可以定位主要的皮层功能区,例如在大脑脚上的投影(或视觉传导时从视神经交叉到初级视觉区的投影),这种纤维束成像有助于手术方案的设计[7]。

对于非局灶性癫痫的定位,表面遥测和卵圆孔电极植入可作为格栅电极植入术的替代方法,与手术过程中的皮层成像相结合,用于定位发作区[5]。使用瑞芬太尼可增强大脑的兴奋性,提高皮层成像质量,有助于确定切除的范围,尤其是当棘波发生在切除病灶附近时。但是,在很多病例(约占10%~20%)中,必须使用格栅和条状电极进行术前有创监测。

81.1.4 优 点

有创监测可提供相对完整的解剖结构和神经电生理功能,帮助外科医生确定手术切除的范围。

81.1.5 禁忌证

监测运动诱发电位（MEP）是活动性癫痫的相对禁忌证。对于癫痫发作非常频繁且手术过程中需要 MEP 监测的患者，医生可能会利用经颅运动刺激诱发癫痫发作，这种情况下需要权衡 MEP 的利弊。

术中诱发电位的其他相对禁忌证是术前未记录到诱发电位，因此在全身麻醉下更不可能记录到诱发电位。对于特别低龄或不合作的患儿，禁止使用格栅和条状电极，否则有可能导致并发症，例如出血、感染和脑脊液漏，这些均在深部电极使用案例中有过报道。

81.2 手术细节和术前准备

81.2.1 术前准备和特殊设备

所有位于大脑中央区、脑干或脊髓的手术都应记录术前体感诱发电位（SSEP）作为基线资料。在中央区手术中，充分的术前 SSEP（通过在垂直中央区的手区或足区的植入阵列条状电极或数排电极）可帮助医生通过相位反转（从初级感觉功能反转到初级运动功能）来定位中央沟（图 81.1）。

脑干手术前获取听觉脑干反应（ABR）的数据，可作为脑干手术中神经功能是否完整的检测方法。

因为儿童和青少年无法耐受 MEP，手术前无法记录到 MEP，可能需要做脑电图（EEG）检查，以确保患者没有任何潜在的重大致痫异常后才能在术中行经颅运动刺激。

在马尾手术中，可能需要监测括约肌活动以及足部肌肉的自发性 EMG 活动。

监测癫痫患者时，不会从一开始就植入栅状电极。在分析发作症状后，可以先仔细评估 MRI，以确定是否存在皮质发育不良等微小病变、颞角是否增大或海马上是否在 FLAIR 上有信号改变，然后进行表面遥测（包括颞叶癫痫患者的卵圆孔电极植入）。但是，如果对癫痫发作起源的判断不够明确，无法在皮层成像引导下完成手术，则有可能需要格

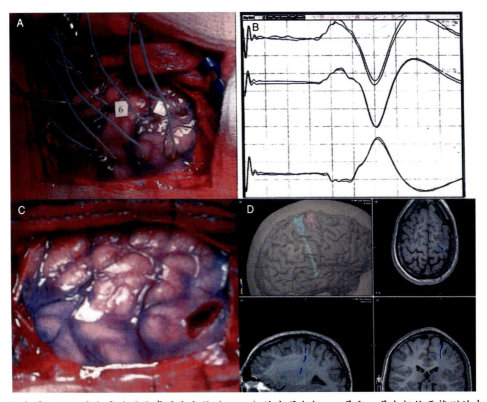

图 81.1 A. 切除术前用于记录主要脑区体感诱发电位（SSEP）的皮层电极；6 号和 7 号电极位于推测的中央后区和中央前区位置。B. 主要脑区 SSEP 记录显示了 6 号和 7 号电极相位反转，确认了中央区的位置。C. 中央前区病变切除后。D. 皮层表面的神经导航图和腿区激活的功能性磁共振成像（fMRI），腿区纤维束的弥散张量成像（DTI）（蓝色），粉色表示切除的病变

栅电极。利用这些技术可以定位致痫区，并确定大脑的致痫区与功能区之间的关系。利用CT来精确定位电极阵列，然后将CT图像融合到之前MRI中。这样就可以在MRI上进行转置定位，并生成术前手术示意图供外科医生使用，然后该示意图会被合并到导航扫描中（图81.2）。

fMRI和纤维束示踪成像可帮助医生定位具体的大脑功能区，甚至可适用于幼龄或不太合作的患儿。作者曾经在浅度全身麻醉下定位学步期儿童的初级视觉皮层区（视觉刺激，闭眼）（图81.3）和初级感觉/运动皮层区（脚趾/手指被动运动）（图81.4）。由于上述神经后射是本体感觉和运动反应，信号改变通常定位于中央沟。对于年龄稍大的儿童，我们采用fMRI技术并由有经验的临床医生指导儿童说出同义词或说出以某个字母开头的单词来完成，切记在检查过程中（3.0T MRI）保持头部固定不动。纤维束成像精确度较高可以和fMRI图像相结合准确定位脑深部纤维投射成像。若能确定初级下肢运动区的位置，就能准确定位大脑脚的纤维束，这些纤维与起始于手区的纤维明显不同（图81.5）。

另外，在癫痫患者中，可以将正电子发射断层扫描（PET）图像或SISCOM（一种高级影像诊断工具，是将发作间期及发作期SPECT图像相减后再与MRI结构影像融合的技术）数据与MRI进行比较[8]。然后，外科医生及其实习生在手术过程中根据解剖学、生理学、代谢和功能信息（所有这些信息都能迅速传送至导航MRI）提前进行手术模拟（图81.6）。

81.2.2 专家建议和共识

自20世纪80年代后期，作者就采用相位反转来定位中央区，在全身麻醉下帮助完成所有癫痫手术。所以，作者也尝试将有创神经电生理监测限制应用于真正的难治性癫痫手术中，通过监测自发生性EMG活动，如舌肌、面神经和括约肌，分析术前和术中这些广泛的运动神经元电生理形态来确保较长纤维束运动或局部运动神经元功能。自2000年起，作者所在单位具备了颅脑手术术中MRI检查能力，这样可以和大量术前3.0T MRI，PET/CT代谢图像和fMRI结合起来比较。由于手术过程中在同一部位增加了MRI导航信息，这样就使得术中导航更加精确，确保手术切除更加彻底和安全。

作者认为，随着癫痫治疗经验的不断增加，儿

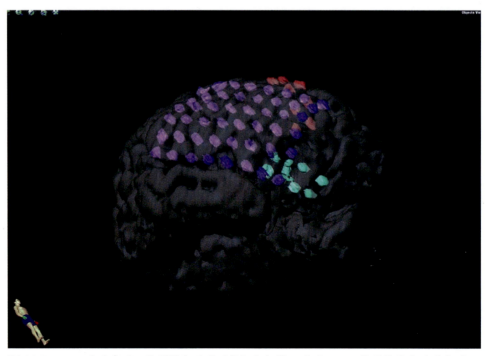

图81.2　MRI皮层表面三维图像与硬膜下格栅电极植入后的CT三维图像融合后的表现

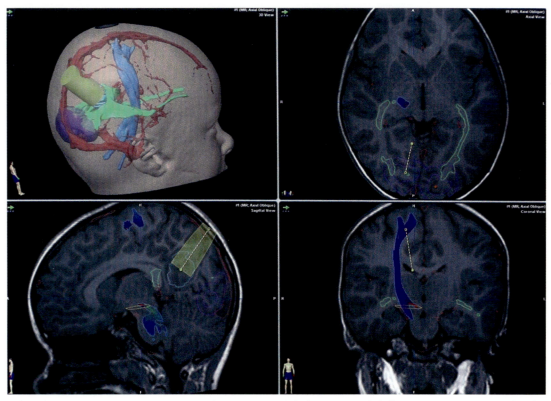

图 81.3 神经导航的三维图及病变和功能区的多平面图。浅蓝色表示病变，黄色表示拟定的手术通路，紫色表示功能性磁共振成像（fMRI）的视觉反应，绿色表示弥散张量成像（DTI）确定的视辐射，深蓝色表示下肢运动区和运动纤维

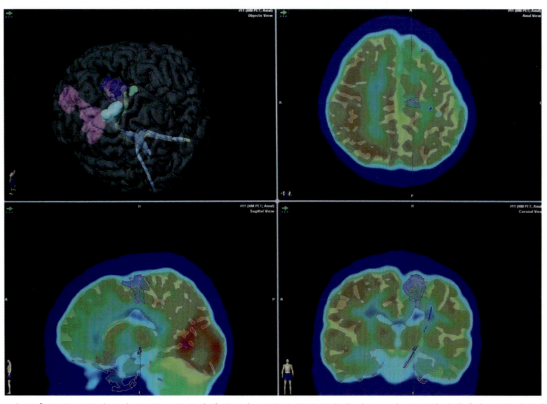

图 81.4 皮层表面的三维（3D）呈现，被动（镇静后）功能性磁共振成像（fMRI）确定手（蓝色）和腿（绿色）功能区，以及每个运动区的纤维束弥散张量成像（DTI）。皮质发育不良部位用粉色表示。正电子发射断层扫描（PET）（3个平面的视图）与磁共振成像（MRI）融合，其中低代谢区以紫色表示

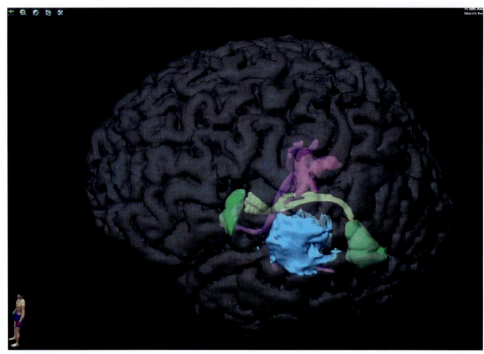

图81.5 肿瘤用蓝色表示。前、后语言区（绿色）的功能性磁共振成像（fMRI）和弓状束（黄色）的弥散张量成像（DTI）。手运动区和相应的纤维束为粉色

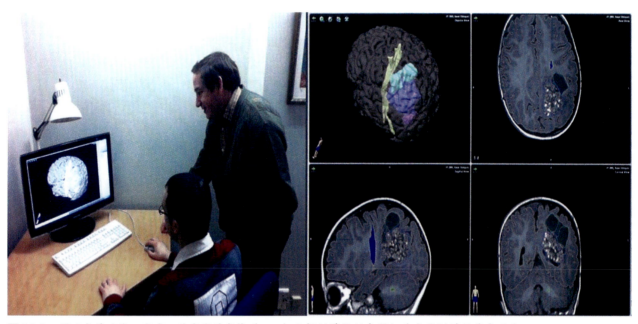

图81.6 利用术前功能、代谢、弥散张量成像（DTI）和解剖学数据来制订手术计划并教导实习生

童癫痫治疗中对栅状电极植入的需求可能会逐渐减少，只占所有癫痫科就诊患者的10%~15%。影像检查在这种模式转变中发挥了关键作用。

81.2.3 关键步骤和手术细节

皮层手术

保持导航精确度的重要性对于该类手术非常关

键。利用五钉头部固定器/箍圈，作者能够为最小年龄为 11 月龄的患儿固定头部，骨钉的排布应避开颞骨鳞部。陶瓷钉座可承受 60N（牛顿；13 磅）的压力，对于 4~6 岁以下的儿童来说绝对够用。作者可以从准确的导航信息中获益，并可以将其与术前多模态影像数据进行融合。对于婴儿，用网状马蹄形头部固定器，参考术前 MRI 扫描时放置的基准标志，能够达到相对较高的准确度。即使这种准确度在表面会稍有偏离，但在脑深部会很可靠，甚至在大脑半球切除术中也是如此。

利用栅状电极完成的手术

一般在术前获取栅状电极的位置图像以及癫痫区的电生理学定位。但在 MRI 导航开始前，必须移除栅状电极。当患者从 iMRI 室返回时，术前 CT 与 MRI 的融合图像可被传输到导航扫描中。

脑干手术

在脑干手术中，SSEP 和 MEP 信息以及舌或面部自发活动诱发的 ABR 和 EMG 活动至关重要，前提是必须达到最佳麻醉状态。脑干手术患者需要用芬太尼和丙泊酚进行全静脉麻醉（TIVA）。体温降低、平均动脉血压降低或麻醉过深也会改变患者的反应。麻醉师、电生理学医生、外科医生和患者之间的沟通非常重要。

脊髓手术

必须采用完全静脉麻醉。另外，当反应减弱时，应按照作者的操作流程，确认患者的麻醉状态、血压或体温是否有变化。在脊髓手术中，麻醉医生一般使用脑电双频指数（BIS）监测仪来评估患者的意识水平。

马尾手术

选择性脊神经背根切断术

同样，仍需采用全静脉麻醉。此外，刺激过程中需要保持"稳定状态"。通常情况下，最好能获得轻微但可清晰察觉的可重复临界反应，防止刺激超过最大限度时患者发生血流动力学变化或对反复刺激没有反应。研究发现，患者的反应在这种状态下是非常可靠的。

脊髓拴系手术

最有效的脊髓拴系手术技术是将括约肌或足部肌肉自发性 EMG 活动与便携式刺激仪（振幅为 0.5~2.0mA）相结合。

81.2.4 风险及风险规避

皮层手术

由脑组织移位导致的不准确性可能会对手术有较大影响。然而，一旦术中首次融合多模态影像后可以帮助外科医生确定手术计划，即使在硬脑膜打开，脑表面结构暴露后仍可得到再次确认。在进行大范围、含大脑中动脉脑室穿通畸形 - 大脑半球切除时，肯定会发生脑表面移位，但在被离断的中线结构水平的准确度仍然相对可靠。胼周动脉及其周围脑池是引导脑室内胼胝体切断的参照标志，即使发生脑表面移位，这些结构也能被准确追踪。

全静脉麻醉下采用相位反转来定位中央区的可靠性已经得到证实。作者曾将术前 fMRI 中得到的中央区定位与术中用相位反转技术得到的定位进行关联分析（图 81.6）。目前为止，两种方式得到的结果都很可靠。

植入了栅状电极或诱发电位电极的患者禁止接受 3.0T MRI 扫描。大多数供应商还未能证实这些金属电极在 3T 磁场中的安全性（在 1.5T 磁场的安全性已经基本证实）。因此，在已植入皮层栅状电极或植入参考电极来获取皮层成像并记录诱发电位时，均应移除电极后再次更新图像信息。

脑干和脊髓手术

在脑干和脊髓手术中使用监测时最大的风险为假阳性结果。在手术中，如果感觉传导功能明显受损，而监测设备未能识别，这种情况会误导外科医生（图 81.7）。医生会被信号减少误导而误以为病灶并没有被完全切除[9]。同样，在进行脊髓切开术或在颈延髓区手术时，感觉传导功能减弱并不能指导终止手术。尤其是当反应减少 50% 及以下时，它的恢复需要一段时间。使用类似超声吸引力切除这些区域的肿瘤病变，其振动效应可能会对 MEP 产生不利影响，这是神经外科医生需要高度关注的问题。最近，作者根据不同组织降低器械振动以减少对 MEP 的干扰，波幅降低现象明显减少。如果电活动波幅降低很明显，则建议暂停或先处理另一侧，给波形恢复留出更多时间；信号强度短暂性降低 50% 及以下不会导致术后功能丧失，但更大幅度的降低会导致功能丧失[10-11]。但是，作者经常会在手术过程中发现信号波幅轻度降低，即使波幅较基线波动更大，在关闭时也会恢复正常，说明纤维束受压解除。

选择性脊神经背根切断术

如果患者的反应良好，则根据临床判断尝试在解除痉挛与保留肌张力和肌肉强度之间保持平衡非常重要。为了得到较好的疗效，应该切断反应最为异常的神经根，而并非将所有反应异常的神经根都切断。对于刺激反应耐受而反应受抑制的患者通常需要耐心，需要调节丙泊酚或舒芬太尼的输注速率。一般来说，通过暂停 15~20min 来建立新的稳态，反应就会恢复。在作者所在的中心，理疗效果和 EMG 反应之间以及对同一支脊神经根的 EMG 刺激之间的关联性远高于 90%[2]。S_2 背根（两侧加起来）切除不能超过 50%，以避免导致神经源性膀胱，L_4 水平的切除需保守，以保留股四头肌的肌张力。如果患者出现血流动力学变化，最好不要调整麻醉条件，而应在处理 1~2 支背根后暂停一下，以维持机体状态稳定。

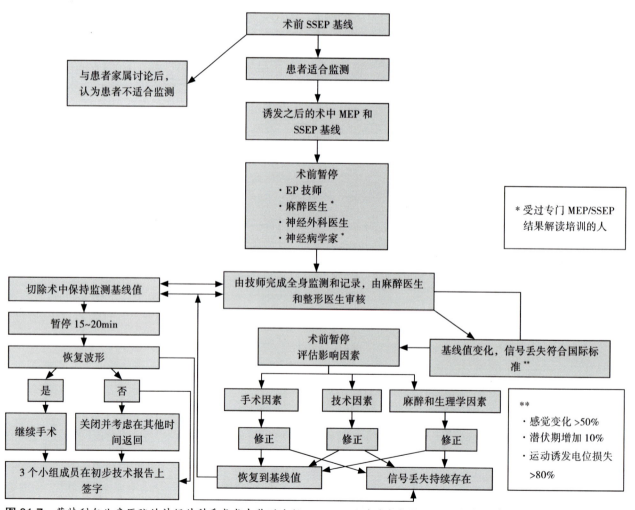

图 81.7 蒙特利尔儿童医院的神经外科手术术中监测流程。MEP：运动诱发电位；EP：电生理学；SSEP：体感诱发电位

拴系松解术

监测自发性 EMG 对这项手术很有帮助。当患者体位被完全翻转后，使用便携式刺激仪（设置为 0.5~2 mA），有助于利用自发性 EMG 技术清楚地识别神经元成分。

81.3 抢救措施

如果手术过程中电生理学监测受到抑制或偶尔难以获取信息，术者必须有耐心并暂停手术，待手术部位监测信息恢复后再继续手术。如果反应没有恢复或仍然受抑制，建议停止手术让患儿恢复，即使这意味着几周或几个月之后需要再次手术。虽然患者家属希望手术最好一次能够成功，但与严重的、永久性的运动缺陷相比，他们肯定更偏向于分期手术。这种可能性需要在术前告知患者家属，双方应共同确定手术计划。

导航不准确性：良好的手术策略依赖于术前综合的功能计划，包括 fMRI、纤维束示踪成像、PET 或 SISCOM 图像，或通过复杂的血管解剖确定的详细手术轨迹。以上均应在术前模拟确定，如果出现不准确性，可以在颅骨打开、硬膜简单修补的情况下利用 iMRI 重新确定定位准确性。以此更新信息，重新获取导航准确性。在作者所完成的切除手术中，有 20%~25% 按这种方法进一步达到安全切除病灶，避免了二次手术。考虑到空气和止血材料对 iMRI 的影响，必须由经验和知识丰富的专业放射科医生来指导检查中材料的使用，以确保检查顺利完成。在作者的医疗中心，这种条件下获得的术中图像与术后 3 个月图像之间的关联性非常好。

81.4 预后和术后管理

81.4.1 术后注意事项

有创监测及相关多模式影像检查信息可以让手术更安全，切除更彻底。但必须谨记，尽管术中给予模态监测（例如在脑干手术中）术后仍需重症监护室（ICU）的管理。脑干血管丰富的"末端血管"走行复杂，术中呼吸系统的损伤将导致术后缺氧明显加重缺损，而且这种损伤无法弥补。

手术全程使用影像技术 iMRI 或术后 MRI，并不能消除骨钉置入或患者从俯卧位换成仰卧位时回缩移位导致的并发症的风险。植入栅状电极的患者，很多出现了"格栅植入后并发症"。患儿必须一直有人陪同（可靠的家属或医务人员），以免发生任何与格栅电极相关的损伤。脑脊液会通过导线形成的皮肤隧道或硬膜关闭不全而漏出，因此往往需要加厚敷料。如果格栅电极留置时间过长，则电极部位有可能出现肉芽组织增生。如果肉芽组织出现在"将来要切除的癫痫区"以外，则会进一步加重癫痫发作。

81.4.2 并发症

有创监测最大的并发症是它给外科医生带来的虚假的安全感和不安感。在可靠的 MEP 反应出现之前，脊髓手术中保留感觉信号产生了虚假的安全感，尤其是病变切除中最靠近腹侧的部分。脊髓的血管解剖结构中，对腹侧血管进行电凝操作会导致运动缺陷，而背侧的脊髓监测不能发现这种异常。如今，MEP 和自发性 EMG 等技术有助于保留运动功能。但如果治疗小组未经培训，没有在每次信号波减弱时按照流程来完成手术，或者轻易停止手术，则假阳性率会很高。当信号波减弱时，必须仔细核对"流程"，确保这种情况不是人为的。另外，还必须在瘤床的其他部位操作，直至波形恢复。在选择性脊神经背根切断术中，必须能够检查出条件不够充分的情况，因为如果手术在不充分监测下进行，那么这个手术就与无监测手术一样。作者所治疗的患者发生过电极接触部位的皮肤淤青和浅表擦伤，但都很轻微。

81.5 结 论

多模式监测、术前规划及导航和电生理学信息的合理使用能够帮助医生完成更安全、更彻底的切除手术。从短期（缩短住院时长）和长期（避免永久性后遗症或复发）来看，这对患儿及其家庭非常有益。

参考文献

[1] Khealani B, Husain AM. Neurophysiologic intraoperative monitoring during surgery for tethered cord syndrome. J Clin Neurophysiol, 2009, 26(2): 76–81.

[2] Mittal S, Farmer JP, Poulin C, et al. Reliability of intraoperative electrophysiological monitoring in selective posterior rhizotomy. J Neurosurg, 2001, 95(1): 67–75.

[3] Turner RP. Neurophysiologic intraoperative monitoring during selective dorsal rhizotomy. J Clin Neurophysiol, 2009, 26(2):82–84.

[4] Ng WH, Mukhida K, Rutka JT. Image guidance and neuromonitoring in neurosurgery. Childs Nerv Syst, 2010, 26(4): 491–502.

[5] Gallentine WB, Mikati MA. Intraoperative electrocorticography and cortical stimulation in children. J Clin Neurophysiol, 2009, 26(2): 95–108.

[6] Ogg RJ, Laningham FH, Clarke D, et al. Passive range of motion functional magnetic resonance imaging localizing sensorimotor cortex in sedated children. J Neurosurg Pediatr, 2009, 4(4): 317–322.

[7] Yamada K, Sakai K, Akazawa K, et al. MR tractography: a review of its clinical applications. Magn Reson Med Sci, 2009, 8(4):165–174.

[8] O'brien TJ, So EL, Mullan BP, et al. Subtraction ictal SPECT co-registered to MRI improves clinical usefulness of SPECT in localizing the surgical seizure focus. Neurology, 1998, 50(2):445–454.

[9] Sala F, Bricolo A, Faccioli F, et al. Surgery for intramedullary spinal cord tumors: the role of intra-operative (neurophysiological) monitoring. Eur Spine J, 2007, 16(Suppl2):S130–S139.

[10] Nuwer MR, Emerson RG, Galloway G, et al. Therapeutics and Technology Assessment Subcommittee of the American Academy of Neurology; American Clinical Neurophysiology Society. Evidence-based guideline update: intraoperative spinal monitoring with somatosensory and transcranial electrical motor evoked potentials: report of the Therapeutics and Technology Assessment Subcommittee of the American Academy of Neurology and the American Clinical Neurophysiology Society. Neurology, 2012, 78(8): 585–589.

[11] Kothbauer KF, Deletis V, Epstein FJ. Motor-evoked potential monitoring for intramedullary spinal cord tumor surgery: correlation of clinical and neurophysiological data in a series of 100 consecutive procedures. Neurosurg Focus, 1998, 4(5): e1.

第82章

颞叶癫痫的手术治疗

Benjamin A. Rubin, Howard L. Weiner

82.1 背 景

颞叶及其邻近结构杏仁核和海马特别容易成为人类大脑的致痫区。因此，它们是儿童和成人复杂部分性癫痫发作（CPS）的常见起源。由于颞叶癫痫（TLE）患者中有很大一部分用药物治疗无效，因此TLE也是最常见的采用手术治疗的癫痫类型[1]。手术治疗TLE是神经外科学中极少数有Ⅰ级科学证据证明手术治疗优于药物治疗的疗法之一[2]。

但是TLE的诊断和治疗不一定总是简单明了，它的病理学异质性和患者的年龄、发育水平及神经认知能力的差异给外科医生带来了独特的挑战和机遇，例如成人和儿童TLE患者的病理学基础是不同的。内侧颞叶硬化（MTS）是一种特征明显的实体案例，曾经是成人TLE最常见的病因，但在儿童中，单独由MTS引起的TLE相对来说较为罕见。在儿童中，MTS往往与新皮质病变相关，例如肿瘤或皮质发育畸形[3]。

这种"双重病理"要求儿童TLE患者接受特殊的术前评估、手术规划和手术干预优化技术。治疗儿童TLE的外科医生应该尽最大的努力完成安全切除和永久的癫痫控制，同时尽可能减少手术并发症。这个微妙的平衡可以通过多学科途径、全面的术前检查和对技术要点的深刻理解来实现。与所有有创治疗一样，在制订任何手术计划之前，都必须明确地评估和权衡各种风险。

但是，在儿童神经外科医生仔细筛选TLE患儿的情况下，手术取得理想结果的概率为66%~80%[4]。大多数患者的发作频率明显减少，很多患者彻底不再发作。而且，患儿的社会心理和神经认知发育也有可能得到改善[1]。因此，药物治疗无效的癫痫病患儿应该接受手术评估。

82.2 术前评估和适应证

任何癫痫患者的术前评估均采用多学科和多模式方法，由儿科神经病学、神经外科学、神经放射学、重症医学、理疗学和营养学专家以及受过专业培训的护理人员和社会工作者共同完成。完整的无创检查应包括脑电图（EEG）、结构和功能成像以及神经心理学和神经精神病学评估。在作者的机构中，多学科小组在每周的会议上会检查每一位接受癫痫病手术评估的患者的所有检查数据并提出建议，然后将建议告知患者家属。

成人和儿童癫痫手术最典型的适应证是药物难治性癫痫。难治性是指用两种合适的抗癫痫药物（AED）治疗均失败[6]。但是，儿童的药物难治性更加多变，因为他们正处于大脑发育的关键时期，必须尽快决定他们是否适合做手术。对于患有颞叶病变、皮质发育不良或肿瘤的儿童，尤其是经药物治疗后病情得到控制的患者，决策过程可能更加复杂。有些情况下，可通过连续成像分析来决定治疗方法。长期保持临床和影像学稳定的颞叶病变患者，更难做出决定。必须根据每一例患者的具体情况做出决定，包括年龄、病变位置以及家庭对于择期脑手术概念的接受程度等。

有可能会复发，甚至有些会发生在很多年以后，但原因不明[8]。

82.3 手术目标和替代选择

TLE手术治疗的最终目的是"不再发作、没有副作用"。为了实现这个目的，术前评估必须首先确定致痫区，然后确定该区域能否被安全切除，且对患者的神经功能造成损伤的危险极小。在不能确定是否能够通过一期切除手术实现治疗目的时，外科医生可以开展有创硬膜下电极监测并分期完成切除。当患者的风险超过受益时，医生必须考虑替代手术。这个问题不在本章的讨论范围之内，但替代手术，对一些患者来说是比较安全的姑息治疗选择，如迷走神经刺激、胼胝体切断术以及最近的反应性神经刺激术[7]。

TLE手术获得成功且患者不再发作的可能性很大，但外科医生必须提醒患者及其家人该手术效果可能不会持久。人们逐渐认识到，癫痫手术成功后

82.4 手术细节、术前准备和技术要点

作者认为，稳定的手术方法是手术成功的必要条件。虽然每个患者都有独特性，但手术的技术细节不应该有太大变化。TLE手术所需的基础设备与任何颅脑手术都差不多。外科医生的设备选择通常取决于过去的经验、培训方式、舒适度和相关领域的发展趋势。一般来说，颅骨固定装置、无框架立体定向影像导航系统（图82.1）、绝缘双极冲洗钳、脑牵开器和显微解剖设备都是TLE手术的有用辅助工具。

作者认为超声吸引器——CUSA（Integra Lifesciences, Plainsboro, NJ, USA）是TLE手术中最重要的工具。TLE手术中的大部分皮层切除操作是在软脑膜下进行的，CUSA使用时调低功率设置，利用其精密的尖端，能够很好地维持软脑膜平面、

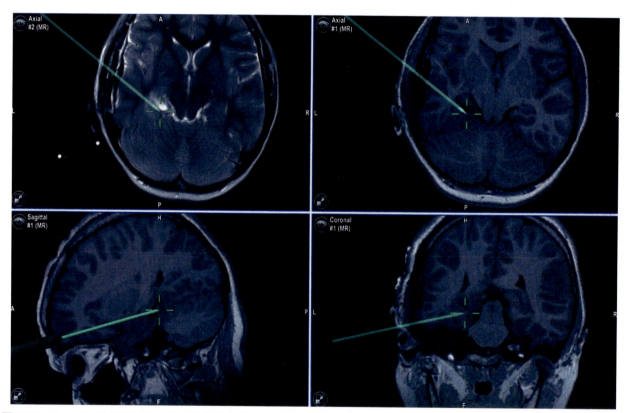

图82.1 Brainlab无框立体定向神经导航装置被用于定位和靶向磁共振成像（MRI）上内侧颞叶左后方的病变。无框架导航在颞叶癫痫（TLE）手术中是一个很有用的辅助工具，可用于导航和靶向病变（没有视觉提示）、靶向和确认解剖标志以及监测电极的安全、准确植入

保护蛛网膜下腔软脑膜上表面血管。

当然，具体的手术计划应根据患者的具体情况和手术目的来制订。但也有一些基础操作需要掌握，包括外侧颞叶切除、海马和杏仁核内侧切除、电极植入和病灶切除。

颞叶，特别是海马和杏仁核的解剖结构很复杂。随着外科医生的经验积累，解剖和逐步切除法对他们来说会越来越直观。本章并非手术图谱，不过作者介绍了每个步骤的要点和"亮点"，希望能够帮助读者掌握手术的基本流程，提高安全性。

82.4.1 切　开

外科医生在做切口前必须完成很多重要步骤，才能确保手术成功、顺利完成。患者麻醉后静脉注射抗生素、地塞米松及专为患者选择的抗癫痫药。患者取仰卧位，Sugita头架（Mizuho Union City, CA, USA）固定头部，然后设计切口。患者的体位摆位对任何颞叶手术来说都是一个关键步骤（图82.2）。

立体定向导航系统调准后，在切口处注射利多卡因和肾上腺素，然后严格消毒皮肤。感染是非常危险的，尤其是对于植入电极的患者，但是有很多办法可以降低这种危险。

铺巾后，小心地做一个切口，主要保留颅骨膜。颅骨膜常被用于硬膜移植，以确保硬脑膜密闭。必要时可使用硬脑膜替代物，但根据作者的经验，最好使用自体移植材料。预防植入电极周围的脑脊液漏可防止监测电极植入期发生感染。另外，在做切口时，应注意保留颞浅动脉，以维持血管供应、促进愈合。

颞肌分离及颅骨切开术都有标准的方法。需要注意的是，这些步骤都可以根据具体病例加以改动（图82.3）。某些病例要求的暴露区域较小、靠前，而有些需要较大的暴露区域。无论如何，医生凭借娴熟的技术和对解剖结构的深刻了解，可以根据患者和所治疗疾病的具体要求对每个病例的操作进行调整。

82.4.2　外侧颞叶切除

下一步的目的是将外侧颞叶作为单独的部分切除，并辨认和进入侧脑室的颞角（图82.4）。这个步骤在不同患者的治疗中操作也各不相同，主要取决于它是否在患者的优势大脑半球。术前必须确定语言区的位置 [功能性磁共振成像（fMRI）、脑磁

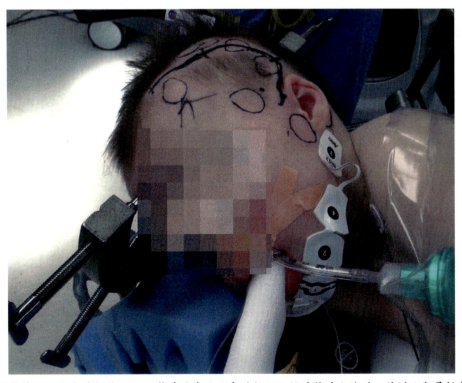

图82.2　患者取仰卧位，头向对侧转45°，垫肩使患儿颈部放松，以促进静脉血流动。计划从颧骨根部开始，以微弧形一直到发际线后的额区做一个切口。如果要植入电极，可以从切口的顶端向后插入

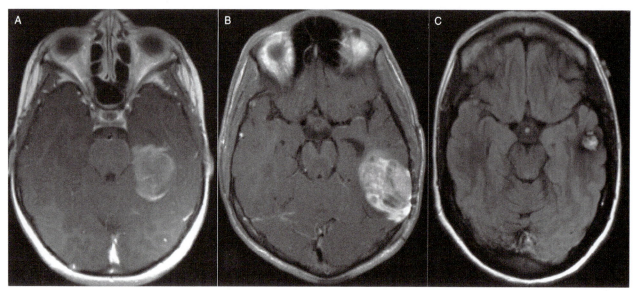

图 82.3 3个累及颞叶并需要不同手术暴露的癫痫区的磁共振成像（MRI）。A. T1增强后轴位MRI显示了位于颞叶内侧后部的强化肿瘤。B. T1增强后MRI显示了位于颞叶外侧后部的强化肿瘤。C. T1增强前MRI显示了颞叶前外侧部分的海绵状血管畸形

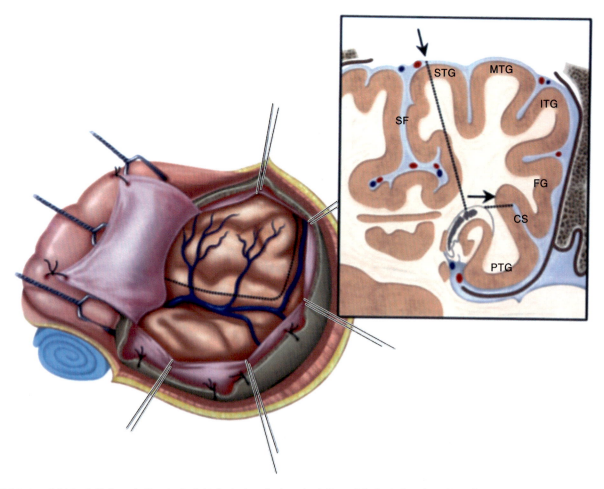

图 82.4 外侧颞叶暴露示意图。记住内侧颞叶的三维（3D）结构，并想象这些深部结构与表面结构之间的关系，能够帮助医生找准方向。它还确定了进入的角度，因为在进入内侧结构和侧脑室颞角的途中会先遇到外侧颞叶并切除。CS：侧副沟；FG：梭状回；ITG：颞下回；MTG：颞中回；PHG：海马旁回；SF：侧裂；STG：颞上回

图（MEG）、Wada试验、格栅电极定位等]，尽可能保留优势半球颞叶的颞上回。切除的大小根据具体的病例而定，有些可能只是颞叶上的一个小肿瘤，而有些病例中，皮质发育畸形可能会累及整个颞叶（图82.3）。但是，外侧颞叶切除有一个总体原则，即做两个软脑膜切口：位于拟切除部位的后界限（通常根据Labbé静脉的位置来确定），一个平行于侧裂，另一个垂直于侧裂。在做垂直切口时，可以通过数脑回来辨认方向，从上回到中回、下回，最后到梭状回，梭状回在侧副沟与海马旁回分开。在外侧切除过程中，必须重视并保留静脉解剖结构，直到预备好切除标本，这样做可以防止标本充血和切除部位的长时间出血。电凝并切掉软脑膜，慢慢游离外侧颞叶。必须注意所有从颞叶进入颅中窝硬膜的静脉，取出标本前先将这些静脉电凝并切断。

辨认颞角完全依赖术者个人，明确颞角后可以对杏仁核和海马内侧切除范围进行定位，这个过程有时候并不简单。从磁共振成像（MRI）扫描中可以看出，颞角常常会深入到颞中回，深度约为3.5 cm。在进入颞角，尤其是从颞上回开始时，应朝着颅中窝底部的方向前进，而不能直接向内侧前进，这样做有可能迷失方向。可以用无框架立体定位（图82.1）进行辅助。进入脑室后，在脉络丛上放置一个棉条，以防止出血、维持标志及预防脉络丛在之后的手术过程中受到损伤。不能对脉络丛进行电凝操作，而应该用棉条覆盖，以防脉络膜前动脉受到损伤而导致偏瘫。

在颞角内，辨认解剖结构对定位来说至关重要。海马的外观很典型，它位于脉络丛的外侧、脉络膜裂内。海马伞衬于海马的内侧。海马外侧是一个凸起结构，即侧副隆起。杏仁核是一个大体积的灰质结构，填满了手术区的前–内–上面（图82.5）。

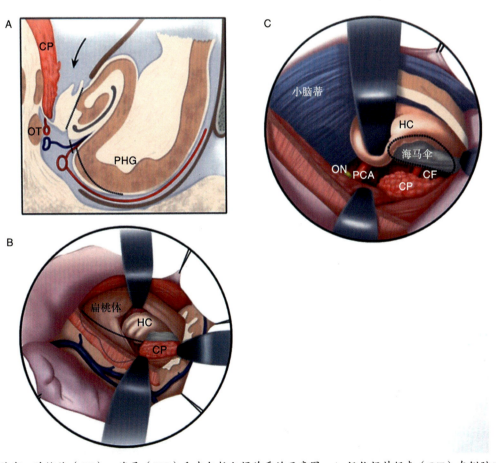

图82.5 侧脑室、脉络丛（CP）、海马（HC）和杏仁核之间关系的示意图。A. 记住视神经束（OT）在侧脑室顶部走行，大约位于脉络丛开始出现时的水平。用一个棉条来标记这个点，并保护脉络丛、视神经束、脉络膜前动脉和Rosenthal基底静脉（紧挨视神经束后）。PHG：海马旁回。B. 杏仁核沿一条起于脉络膜裂（CF）的横线切除。C. 脉络膜裂是海马伞和脉络丛之间的空隙。当杏仁核被切除后，海马被牵开，脉络膜裂打开，可以看到大脑后动脉（PCA）和视神经（ON）

82.4.3 海马和杏仁核的内侧切除

下一步是切除杏仁核，作者使用CUSA（Integra LifeSciences公司）来完成。在他们的经验中，这一步是学习曲线最陡峭的部分。杏仁核的位置比想象得更深、更靠前（图82.6、82.7）。首先，从脉络膜裂的前端到颞叶前内侧的软脑膜做一个切口，断开杏仁核与海马。所有组织都必须移除到软脑膜内侧，暴露软脑膜另一侧上方的大脑中动脉和下方的小脑幕缘。在小脑幕缘内侧、软脑膜（保护这些重要结构）的另一侧，必须暴露第Ⅲ脑神经和大脑后动脉。绝对不能从脉络膜裂前端到大脑中动脉M1支主干的连线上方切除杏仁核，以免损伤视神经束和基底神经节[9]。

作者用CUSA（Integra LifeSciences公司）在软脑膜下切除海马旁回，将其与海马分开。切除杏仁核、暴露小脑幕缘内侧的软脑膜后，用CUSA（Integra LifeSciences公司）从前向后切除海马旁回，尽可能向后至顶盖。软脑膜保护环池中的结构，包括大脑后动脉、脑干和第Ⅳ脑神经。

虽然作者切除海马时一般不用固定脑牵开器——这个习惯沿自Patrick Kelly博士，他从来不用脑牵开器，但很多外科医生喜欢用牵开器。在切除海马时，一个牵开器叶片放在内侧，以暴露海马的内侧面，而另一个放在颞角内的后方，轻轻抬高颞角后面的顶部，以暴露海马尾部。作者喜欢用手持式牵开器，必要时让第一助手轻轻牵拉，这样做可以获得触觉反馈，更加动态，因此比固定牵拉更安全。

海马切除是用手术显微镜进行显微手术切除。目的是向外侧和向后切除，并在尾部横切，横断位置尽可能向后至顶盖。作者使用Penfield 4号剥离器和Rhoton 5号吸引器，从内侧向外侧轻轻将海马伞和海马从软脑膜剥离。然后将海马向内卷起，放在棉条上，进一步暴露海马沟，可以看到供应海马的大脑后动脉小分支穿过蛛网膜的双重褶皱进入海马回。医生应尽可能游离海马，只留下这些血管连接。用双极钳凝固这些血管，电凝位置尽可能靠近海马体，然后用显微剪剪断。将海马向后向外侧移动，用双极钳在尾部横切。然后检查整个手术区的内侧，确保完全切除。作者使用CUSA（Integra

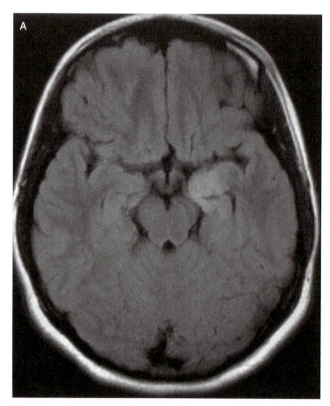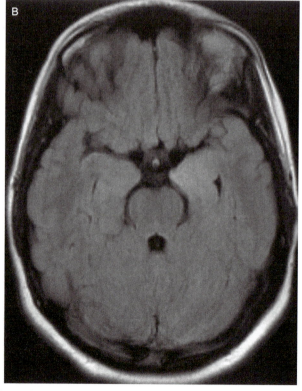

图82.6 轴位液体衰减反转恢复（FLAIR）序列磁共振成像（MRI）显示（A）海马旁回钩内的信号异常证据和（B）杏仁核提示有肿瘤或皮质发育畸形

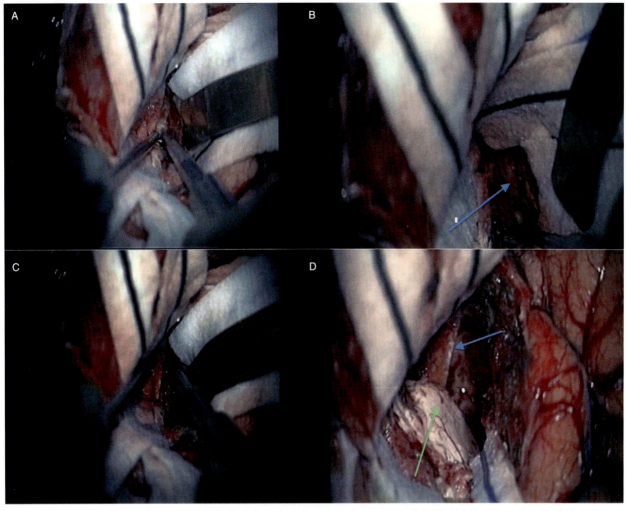

图 82.7 在图 82.6 中所示的位于左侧内颞叶的病变的逐步显微切除。A. 经皮质切开到达位于海马旁回钩水平的病灶。B. 切除肿瘤的海马旁回钩部分后，确定杏仁核区在上方内侧方向（蓝色箭头）。C. 用 Cavitron 超声吸引装置（Integra Life-Science, Plainsboro, NJ, USA）将其吸出。D. 病变完全切除后，发现海马头部（绿色箭头）和小脑幕缘（蓝色箭头）构成了环池的前缘

LifeSciences 公司）仔细完成剩余切除（图 82.8）。

82.4.4　电极植入和术中脑皮层电图

TLE 最好尽可能通过一次手术完成治疗；但实际上，经常需要植入硬膜下和深部电极，以确定致痫区、明确癫痫网络以及帮助医生确定最终切除的边缘。长期监测电极的植入有很多方式，具体如何放置需根据每个患者的情况而定。

为了确保安全，这些电极应在直视下插入，以免撕破静脉，引起硬膜下出血。如果不能在直视下完成或置入深部电极时，可利用无框架图像导航找到安全的路径。由于电极可能会留置很长时间，因此必须将其妥善固定。作者用 4-0 尼龙缝线（Ethicon Endo-Surgery, Inc., Somerville, NJ, USA）在硬膜的边缘和皮肤出口部位进行荷包缝合，以固定这些植入物，然后用 0 Prolene（Ethicon）缝线将其固定在头皮上。另外，用颅骨膜移植物进行硬膜密闭、在电极出口做荷包缝合以及静脉注射抗生素可以减少脑脊液漏和感染。

术中皮层脑电图也可以帮助医生确定切除范围。在病灶切除或皮层切除后，可以将电极放在切口边缘，寻找癫痫样放电。发现致痫区后，将这些区域切除。

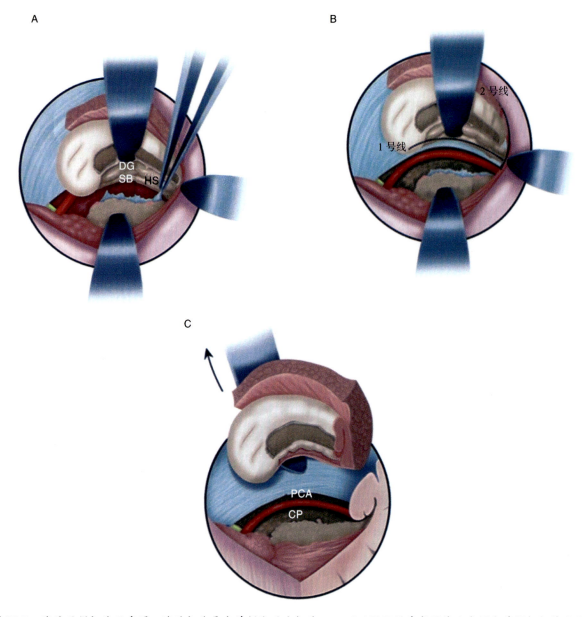

图 82.8 海马显微切除示意图。海马切除是向外侧和后方切除。A. 可以用显微手术器械从内侧向外侧轻轻将海马伞和海马剥离软脑膜。然后将海马向内侧卷起，放在棉条上，以进一步暴露齿状回（DG）和下托（SB）之间的海马沟（HS）。供养海马的大脑后动脉（PCA）小分支穿过蛛网膜的双重褶皱进入海马沟。这些分支用双极钳电凝并快速切断，以防止出血。B. 1 号线是从下托到小脑幕表面的切线，2 号线是切断海马和海马旁回（PHG）的线。C. 海马和海马旁回切断后，被移出手术区。可以看到大脑后动脉穿过大脑脚（CP）

82.5 结 论

TLE 手术治疗对患者非常有益。在多学科综合治疗小组的支持下，通过合理选择患者，治疗结果一般都非常好。但是，每个病例都有各自的挑战，需要不同策略来达到不同的治疗目的。外侧和内侧颞叶的解剖结构很复杂，完成这些手术需要大量的学习。在神经外科学的所有领域，坚持自己的手术方法并不断积累手术经验是成功、安全完成手术的关键。

参考文献

[1] Albright AL, Pollack IF, Adelson PD. Operative Techniques in Pediatric Neurosurgery. New York, NY: Thieme Medical Publishers, 2001.

[2] Wiebe S, Blume WT, Girvin JP, et al. Effectiveness and Efficiency of Surgery for Temporal Lobe Epilepsy Study Group. A randomized, controlled trial of surgery for temporallobe epilepsy. N Engl J Med, 2001, 345(5): 311-318.

[3] de Ribaupierre S, Wang A, Hayman-abello S. Language mapping in temporal lobe epilepsy in children: special considerations. Epilepsy Res Treat, 2012, 2012: 837036.

[4] Spencer S, Huh L. Outcomes of epilepsy surgery in adults and children. Lancet Neurol, 2008, 7(6): 525-537.

[5] Cross JH, Jayakar P, Nordli D, et al. International League against Epilepsy, Subcommission for Paediatric Epilepsy Surgery; Commissions of Neurosurgery and Paediatrics. Proposed criteria for referral and evaluation of children for epilepsy surgery: recommendations of the Sub-commission for Pediatric Epilepsy Surgery. Epilepsia, 2006, 47(6): 952-959.

[6] Kwan P, Arzimanoglou A, Berg AT, et al. Definition of drug resistant epilepsy: consensus proposal by the ad hoc Task Force of the ILAE Commission on Therapeutic Strategies. Epilepsia, 2010, 51(6): 1069-1077.

[7] Al-Otaibi F, Baeesa SS, Parrent AG, et al. Surgical techniques for the treatment of temporal lobe epilepsy. Epilepsy Res Treat, 2012, 2012: 374848.

[8] Najm I, Jehi L, Palmini A, et al. Temporal patterns and mechanisms of epilepsy surgery failure. Epilepsia, 2013, 54(5): 772-782.

[9] Tubbs RS, Miller JH, Cohen-gadol AA, et al. Intraoperative anatomic landmarks for resection of the amygdala during medial temporal lobe surgery. Neurosurgery, 2010, 66(5): 974-977.

第83章

颞叶外癫痫的手术治疗

Alexander G. Weil, Sanjiv Bhatia

83.1 背 景

基于人群的研究显示，5%~10%的新发癫痫患者可发展为难治性癫痫。难治性癫痫的预测指标包括年幼时开始发作、智力迟钝和发作频率高[1]。这些患儿应该接受综合癫痫手术项目评估并考虑进行癫痫手术[2-3]。

83.2 手术干预的适应证

颞叶外癫痫（ETE）在儿童中很常见。虽然额叶或岛叶癫痫有时会出现复杂症状，与颞叶癫痫（TLE）相似，但ETE的临床症状与起源于颞叶的癫痫并不相同。儿童癫痫患者有多种病理表现，如皮质发育畸形[如皮层发育不良（CD）]等，而发作更多起源于一个或多个颞外脑叶[1]。

难治性ETE可能会导致神经认知功能衰退、发育迟滞、社交功能损害和生活质量严重下降。更好地控制癫痫发作有助于改善这些损害。未成熟大脑的神经可塑性使得患儿有可能在手术后恢复功能和发育[4]。

所有被判定为药物难治性癫痫的ETE患儿都应在综合癫痫病中心接受一次评估（图83.1）[2,5]。利用术前无创检查：①定位致痫区；②定位皮层功能区（感觉运动、语言、视觉）[2-3]。

83.3 术前评估

- 评估项目包括视频脑电图（EEG）、高质量磁共振成像（MRI），以及单光子发射计算机断层扫描（SPECT）、正电子发射断层扫描（PET）、脑磁图（MEG）和功能性MRI（fMRI）完成的生理影像学评估。
- 在非病灶性ETE中，发作间和发作期SPECT扫描、PET扫描和三维（3D）影像或MEG扫描，可以帮助医生定位发作起始部位（图83.2）。
- 图像配准技术可以帮助医生确定受累皮层的范围和制订手术方案（图83.2、83.3）。
- 利用神经生理学检查可评估语言、记忆、智商（IQ）功能缺陷及执行能力。

适合手术的ETE患者可根据MRI发现分为三大类：病灶性ETE在MRI图像上有明确的解剖学异常；非病灶性ETE的MRI图像正常；双重病理患者的MRI图像上有两个明显不同的解剖学异常，如同时存在颞叶外皮层发育不良和海马硬化（HS）[1]。在儿童ETE患者中，是否存在可完全切除病灶是癫痫手术治疗最重要的预后影响因素[1,6-7]。

ETE的手术方法很复杂，需要根据每个患者的术前检查结果来确定。ETE手术可以一期完成或分期完成[1]。

一期手术：

- 包括颞叶外致痫区切除；切除范围根据术前无创检查中明确的致痫区边界和功能区来确定。大

第83章 颞叶外癫痫的手术治疗

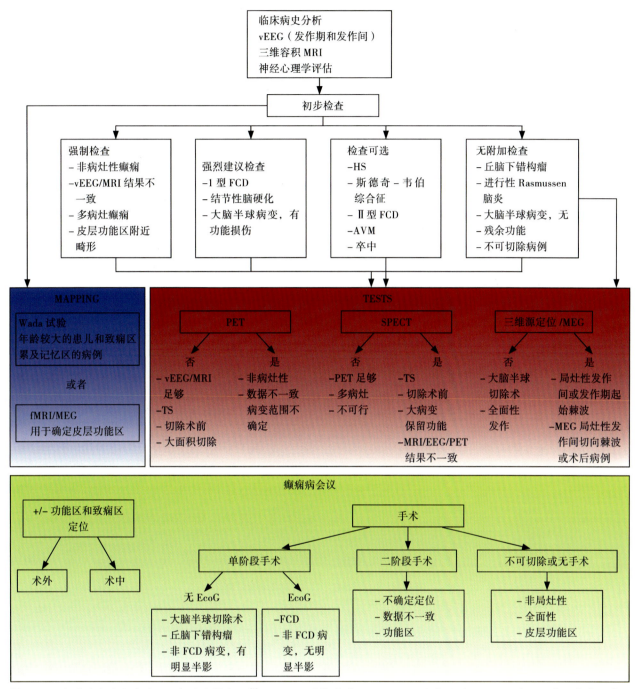

图 83.1 颞叶外癫痫患者（ETE）的决策流程[3]。AVM：动静脉畸形；ECoG：脑皮层图；FCD：局灶性皮层发育不良；fMRI：功能性 MRI；MEG：脑磁图；TS：结节性脑硬化；vEEG：视频脑电图

多数病例，包括皮层发育不良或发育不良性肿瘤患者，需要记录术中皮层脑电图（ECoG）[7]。如果切除部位与功能区相距较远，则不需要有创电极植入及手术后记录和刺激。如果致痫区与皮层功能区接近，可利用 fMRI 对这些功能区（尤其是运动区）进行无创定位。

- 以下类型的患儿可以采用单阶段皮层切除术：

①病灶性 ETE，且无创评估数据一致表明致痫区远离皮层功能区。

②病灶性 ETE，且无创评估数据一致表明致痫区位于功能区内或附近，无创 fMRI 结果可显示致痫区与功能区之间的关系。对于非常配合的患儿可采用术中运动皮层刺激法进行运动功能区切除或采用清醒开颅术完成语言和（或）感觉运动功

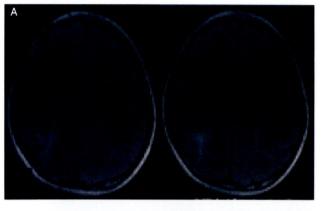
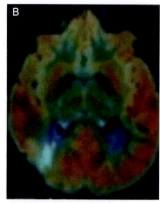
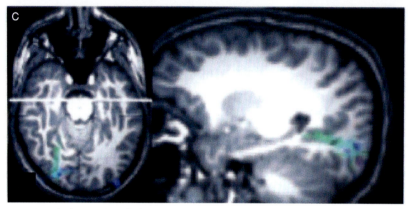

图 83.2　A.因右侧顶叶胶质增生导致癫痫的患者磁共振成像（MRI）。B.脑电图（EEG）定位。C.MRI 正电子发射断层扫描（PET）配准图

能区切除。

分期：

- 如果采用无创方法不能准确定位致痫区或功能区，则采用分期手术。可植入硬膜下格栅／深部电极或立体定向深部电极（SEEG）并采用手术后视频 EEG 监测／刺激法定位致痫区和功能区，

- 然后开展量身定制的皮层切除术。非病灶性 ETE 往往需要分期手术，因为致痫区可能呈弥漫性分布、界定模糊，或者包含或邻近功能区（语言、运动、感觉）。这种方法常用于下列情况：

①无创评估数据[症状学分析、发作间期或发作期头皮 EEG、视频 EEG、发作期 SPECT、发作间期氟脱氧葡萄糖（FDG）-PET、MEG] 不一致的病灶性 ETE。

②无创评估数据一致，但表明致痫区位于或接近皮层功能区的病灶性 ETE。

③无创评估数据不明确或不一致的、有多个病变[如结节性脑硬化（TS）或多个皮质发育不良区]的病灶性 ETE。

④病灶性 ETE，且无创评估数据一致表明病灶范围超出 MRI 上显示的致痫病变。这种情况下可以采用术中 ECOG 监测一期手术。

⑤非病灶性 ETE，无创评估数据一致，可用于确定切除范围。

83.4　目　标

颞叶外切除性手术的治疗目标是[1,6,7]：

• 通过切除致痫区来消除或减少癫痫发作。

• 对于那些用替代方法治疗失败的药物难治性癫痫患者，达到减轻癫痫发作的目的。

• 保留神经功能。

• 提高生活质量，保持或改善神经发育和认知预后。

83.5　替代手术

替代手术包括离断和刺激手术。

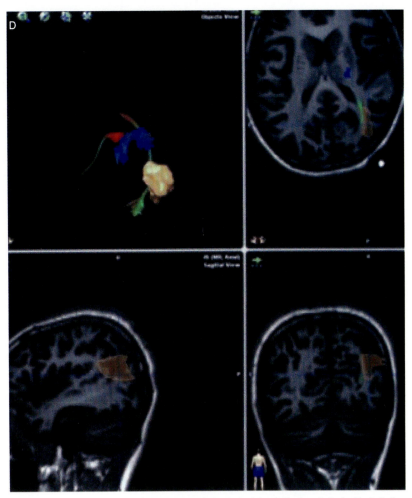

图83.2（续） D. 制订手术计划以界定所需的切除范围及与视辐射的关系

- 离断手术：
  - 多处软脑膜下横切术（MST）：
    a. 发作灶累及功能区（如皮层感觉运动区或语言区）时使用；
    b. 选择性切断癫痫同步性和传播所必需的皮质内横向连接，保留用于实现功能的垂直连接。
  - 解剖性大脑半球切除术或功能性大脑半球切除术：
    c. 用于弥散性大脑半球病变[如斯德奇-韦伯综合征、大脑中动脉（MCA）梗死]引起的耐药性单侧癫痫发作，且多脑叶切除不可行的病例。这些半球病变可导致进行性半球综合征（偏瘫、同侧性偏盲）。
  - 胼胝体离断术：
    a. 用于耐药性跌倒发作和从一侧半球迅速传播到另一侧的全面性癫痫发作。
  - 后象限离断术：
    a. 后象限是指颞-顶-枕区。半球癫痫亚组患者病变累及颞-顶-枕多脑叶，切断后象限可以缓解癫痫发作。
- 刺激手术：
  - 植入式刺激装置：
    a. NeuroPace RNS 是一种闭环、反应性皮层刺激装置，最近已经通过美国食品药品监督管理局（FDA）的售前审批，可用于成人（18岁以上）药物难治性部分性癫痫（仅限于最多两个致痫灶）患者。使用该产品的患者中有50%的致残性癫痫发作减少50%。
  - 迷走神经刺激器（VNS）：
    a. 已通过FDA审批的治疗药物难治性癫痫的方法。在不适合局灶性切除手术的患儿中，VNS可使30%~50%的患儿癫痫发作减少50%。
  - MRI引导的激光热消融术：

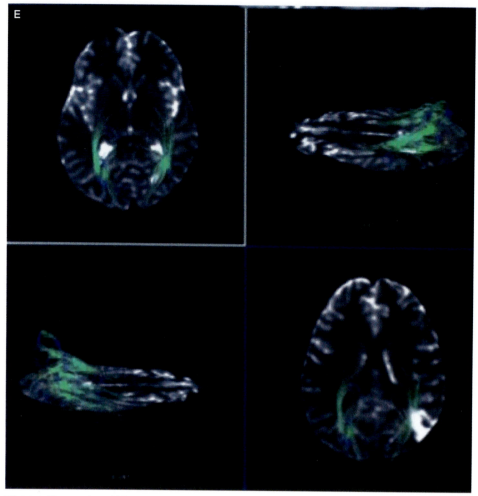

图83.2续　E. 术后影像显示右侧顶叶切除避开了视辐射

a. 当致痫区可准确定位，且位于深部而邻近皮层功能区时，可考虑使用MRI引导的立体定向激光热消融术。这项技术还可用于为处理残留的症状性致痫区而接受再次手术的患者。

83.6　优　点

微创方法（如激光热消融术）适用于位于深部区域或前次切除术后残留皮层的致痫组织的消融，以及需要多次手术干预的患者（如TS）。

闭环反应性皮层刺激对功能区ETE的治疗很有帮助。

83.7　禁忌证

- 当致痫半球功能完整时，禁止使用半球切除术。

- 如果患者身体状况不允许全身麻醉（如TS患者的横纹肌瘤），则不能采用局灶性切除及其他方法。
- 单侧声带麻痹患者禁用VNS。
- 前次术外监测后再次手术时必须小心操作，以避免皮层损伤。

83.8　手术细节和术前准备

83.8.1　术前准备和特殊设备

应与癫痫病专家详细讨论患者临床症状、检查结果以及手术计划（包括硬膜下格栅、条状和深部电极记录的覆盖范围，以及对发作控制的预期），以保证致痫区充分暴露。

在非病灶性患者中，建立致痫区和癫痫发作传播的三维结构有利于手术的实施。它可以帮助医生规划表面栅状电极的放置和深部电极的插入。很多影像处理方法可通过多模式影像检查配准来实现这一目的（图83.2~83.4）。

在二次手术中，如果使用了SEEG技术，则可采用无框架立体定向术（神经导航）或基于框架的立体定向术进行有创监测。

手术前2周应停用丙戊酸以矫正凝血障碍，避免出血风险。

记录诱发电位时应静脉注射皮质类固醇以减少脑水肿，术后继续注射。

对于伴有单纯疱疹病毒性（HSV）脑炎的患者，作者主张采用预防性的术前阿昔洛韦静脉注射，以预防HSV再活化和术后暴发性HSV脑炎。这样做有助于预防术后癫痫发作、神经功能衰退以及与HSV脑炎再活化有关的永久性残疾[8]。

特殊设备

- 无框架立体定向系统：
- 神经导航在颞叶外切除性手术中尤其有用，它可以帮助医生制订开颅手术计划、在MRI上确定相应的皮层区，并评估手术切除范围。
- 解剖性MRI与功能性定位（fMRI）及致痫区[MEG、SISCOM（一种先进的影像诊断工具）]的配准在ETE中具有非常重要的作用，可在术中确定切除范围及其与皮层功能区之间的关系（图83.2、83.3）。

- 术中皮层脑电图[5]：
- 几乎所有ETE患者都会在术中使用ECoG，以界定致痫区、提高儿童癫痫手术的效果。它在非病灶性患者或伴有皮质发育不良和发育不良性肿瘤的病灶性患者中尤其有用。

- 术中超声（IUS）或术中磁共振成像（iMRI）：
- IUS是一种可行的、价格低廉的工具，可帮助定位皮层表面下的致痫病变、评估切除范围，它还可以在海马和岛叶电极植入中发挥辅助作用（图83.5）。
- iMRI还对皮质发育不良或低级别肿瘤患者有益。

83.8.2　专家建议和共识

- 应重视与患者、家属和其他护理者的谈话交流；评估发作症状细节，解释可能与癫痫放电起源或传播有关的皮层。

- 与癫痫病小组讨论症状、神经电生理检查及影像学数据，预测确定致痫区的位置。

讨论对发作控制的预测、尚未解决的临床问题及可利用术外监测实现的目标。这样做有助于规划术外监测的覆盖范围。

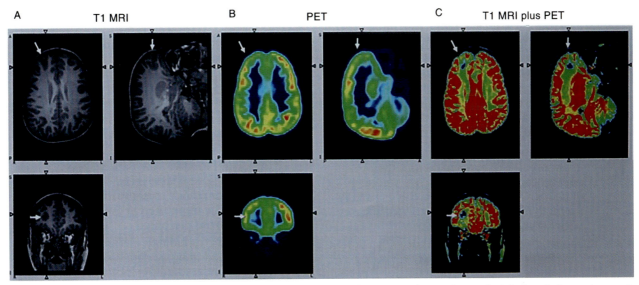

图83.3　A. 5岁男孩的T1加权（T1W）磁共振成像（MRI）显示其右侧额极有可疑局灶性皮层发育不良（FCD）。B. 发作间期正电子发射断层扫描（PET）图像正常。C. MRI和PET图像上右额叶可疑FCD及周围灰质之间的不匹配区。可疑区切除后，患儿在术后3年随访期间癫痫未再发作

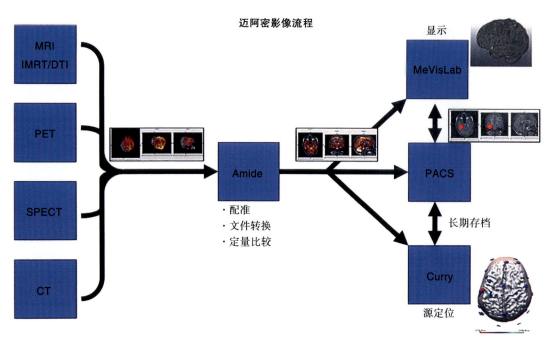

图 83.4 迈阿密影像流程是一个概念性工具，用于处理图像数据。用 Amide（用于查看、分析和配准的软件工具）对多个图像数据集［磁共振成像（MRI）、单光子发射计算机断层扫描（SPECT）和正电子发射断层扫描（PET）］进行配准，然后将这些图像集传送到 MeVisLab 进行三维（3D）构象并用于手术规划，传送到图像存档及通信系统（PACS）进行长期存档，并传送到 Brainlab（Brainlab，德国慕尼黑）用于手术规划和神经导航。CT：计算机断层扫描；fMRI：功能性磁共振成像；DTI：弥散张量成像

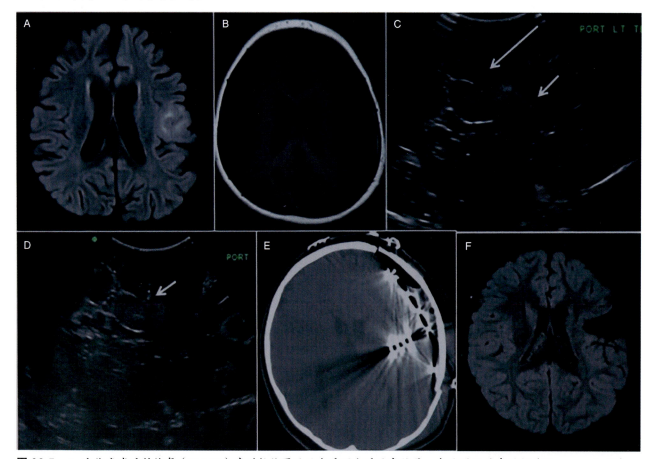

图 83.5 A. 液体衰减反转恢复（FLAIR）序列轴位图显示皮质下白质呈高信号。未见明显的穿通征（Transmantle 征）。B. T1 轴位图显示异常皮质及灰白质分界模糊和萎缩。C. 术中超声（IUS）显示皮质下白质（长箭头）呈高回声及穿通征（短箭头）。D. 超声被用于引导电极植入（短箭头）。E. 计算机断层扫描（CT）确认电极位置正确。F. 术后 FLAIR 磁共振成像（MRI）显示手术形成的腔隙

- 切除时，尽可能使用显微外科技术，辅以神经导航和示踪成像，以保护功能性白质束。
- 深入了解正常和病理解剖路径，以便准确切除致痫组织，而不损害正常实质。

83.8.3 关键步骤和手术细节

- 利用磁共振成像（MRV）可以在暴露两半球间结构时避开大静脉。
- 规划术外监测时考虑颅骨成形骨瓣，以降低伤口感染时的骨损失。
- 植入岛叶深部电极时可采用立体定向技术或在分离侧裂后通过岛域进入，可穿透小翼进入岛叶皮质。
- 采用皮质表面刺激法进行脑定位可能会促使癫痫发作——提前预备冰凉的乳酸林格氏液，以预防癫痫发作的传播和脑肿胀。
- 电极植入后使用硬膜代替物和类固醇来预防术后肿胀。

切除时，应密切关注病理解剖以及与白质束的关系，以免无意中造成损伤。联合使用MRI、示踪成像和电极，有助于建立三维解剖关系（图83.6）。

开颅手术

如果预备开展术外监测，则最好使用骨成形颅骨切开术，为硬膜下和深部电极的植入提供充分的入口，并为目标区域提供合适的覆盖。关颅前应测试所有导线。

将导线缝合到硬膜的边缘，以防止电极移动。将电极推离切口处并缝合到皮肤上，以免发生移位。封盖出口部位，以避免术后脑脊液漏的发生。

用硬膜移植物进行可扩张性硬膜成形术，有助于患者适应硬膜下电极导致的术后肿胀和脑移位。

术后立即开展计算机断层扫描（CT），以便于医生利用术后CT-MRI配准来确定电极在脑回表面的位置。

- 麻醉注意事项：
  - 最好使用全身麻醉；很少情况下功能区切除手术需要清醒开颅术。实施术中ECoG或运动皮层刺激时，应减少吸入性麻醉药。
  - 麻醉药（如氮氧化物、吸入性卤代烷类、巴比妥类、苯二氮平类）会抑制癫痫样活动，并在术中EcoG过程中诱发爆发抑制。
  - 建议使用1.5 MAC的七氟烷和<0.5% MAC的异氟烷。
- 术中EcoG：
  - 在EcoG监测过程中应尽量降低麻醉深度，以免抑制癫痫活动。将条状和（或）格栅电极放置在皮层的疑似致痫区上，并在帽状腱膜下置入接地电极和参考电极。背景活动和静息棘波的评估非常重要。背景活动的局灶性减弱或局限性暴发抑制可能提示局灶性致痫区。癫痫病学家需要评估发作期癫痫样棘波活动。持续性癫痫样放电的存在对皮质

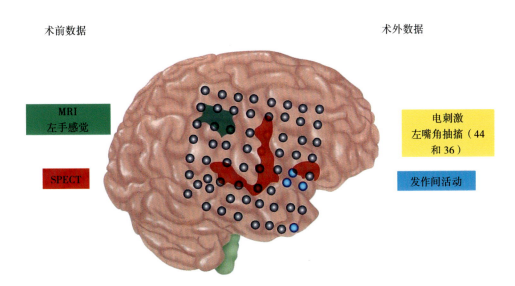

图83.6 有创电极植入示意图和多模态检查。MRI：磁共振成像；SPECT：单光子发射计算机断层扫描

发育不良的敏感性和特异性很高。

- 术后逐渐减少抗惊厥药用量并监测习惯性癫痫发作。当发作次数足够并对发作起始有了比较满意的预测后,应给予抗惊厥药,并准备定位功能皮层。

与癫痫病专家一起确定手术计划之后,应与患者家属详细讨论对发作控制的预测、切除手术的风险及术后功能缺损。

皮层切除手术

标出术外监测确定的可疑致痫区。

根据解剖性MRI上显示的异常、电生理学数据(SPECT、PET、MEG或MSI)以及fMRI数据(语言、运动),或根据术外监测后制订的计划,电凝皮层并实施皮层切除术(图83.2)。

沿拟定的切除区电凝并切开软膜,进行额叶皮层局部切除术。在显微镜下,软膜下切除灰质,同时保护下面的白质。操作时要小心,以免电凝到脑沟血管。皮层切除术可深入到脑沟,这个过程往往很单调,最好在显微镜下进行。

- 额叶皮层切除术/额叶切除术的操作方式一般根据具体情况而定。眶额皮层的切除通常由后向前一直延伸到岛叶前部。内侧切除延伸到直回,期间注意保护穿支血管。如果预备开展前额叶切除,则必须在术外或手术过程中采用体感诱发电位(SSEP)相位反转法确定中央沟。切除部位一般在冠状缝前,应注意避免越过纵裂。另外,还应注意避免切到后面的下行运动纤维。

- 顶叶和枕叶皮层切除术操作过程中应避开距状裂皮质及下面的白质。

- 在软膜下岛短回和岛长回皮层切除术中,如需岛叶切除术,可以先打开侧裂,然后采用经侧裂入路;如果要求岛盖-岛叶切除,可在切除额顶或颞叶岛盖后采用经岛盖入路。必须小心操作,以免损伤岛叶切除腔深处的最外囊(图83.7)。

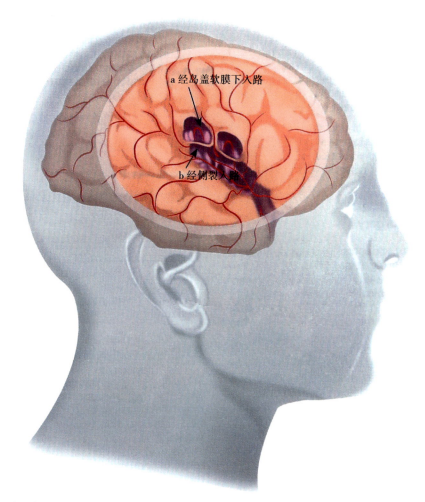

图83.7　侧裂周岛盖-岛叶切除术的两种方法。a: 经岛盖软膜下切除。b: 侧裂打开后经侧裂入路切除

考虑使用帽状腱膜下引流管以降低硬膜外积液的风险，并用术后 CT 或 MRI 配准表面脑回结构上的电极。

83.9 预后和术后管理

切除术后使用抗生素 48h；使用类固醇数天，然后逐渐减少用量。

一期电极植入后使用较低剂量的抗惊厥药。

83.9.1 并发症

短暂性功能缺陷可能与切除区域有关。辅助区切除后，患者可能会出现短暂性缄默症和对侧肢体无力（失用症），一般几周后会消除。

顶区皮层切除可能会因白质束（视辐射）缺血性损伤而导致偏盲，这个症状通常会完全消失。

岛叶切除因损伤 MCA 的 M3 和 M4 分支血管而导致偏瘫的风险很高。通过小心谨慎的显微手术切除和术后局部滴注罂粟碱以预防血管痉挛，可以防止这种并发症发生。很多患者会发生短暂性轻偏瘫并自行消除，这与 M2 发出的长穿支动脉受损而导致的辐射冠梗死有关。特别注意避免进入深部白质，否则可能会导致弓状束损伤。

一期手术的感染风险率已经被控制在 1.5%，术外监测的感染风险率为 3%~5%。

83.9.2 预 后

病灶性颞叶外癫痫的发作控制率高达 80%，而非病灶性颞叶外癫痫约为 60%[7]。

参考文献

[1] Morrison G, Bhatia S. Surgical management of extra-temporal epilepsy in children//Principles and Practice of Pediatric Neurosurgery. 2nd ed.

[2] Jayakar P, Dunoyer C, Dean P, et al. Epilepsy surgery in patients with normal or nonfocal MRI scans: integrative strategies offer long-term seizure relief. Epilepsia, 2008, 49(5): 758–764.

[3] Jayakar P, Gaillard WD, Tripathi M, et al. Task Force for Paediatric Epilepsy Surgery, Commission for Paediatrics, and the Diagnostic Commission of the International League Against Epilepsy. Diagnostic test utilization in evaluation for resective epilepsy surgery in children. Epilepsia, 2014, 55(4): 507–518.

[4] D'argenzio L, Colonnelli MC, Harrison S, et al. Cognitive outcome after extratemporal epilepsy surgery in childhood. Epilepsia, 2011, 52(11):1966–1972.

[5] Awad IA, Rosenfeld J, Ahl J, et al. Intractable epilepsy and structural lesions of the brain: mapping, resection strategies, and seizure outcome. Epilepsla, 1991, 32(2):179–186.

[6] Ansari SF, Maher CO, Tubbs RS, et al. Surgery for extratemporal nonlesional epilepsy in children: a meta-analysis. Childs Nerv Syst, 2010, 26(7):945–951.

[7] Englot DJ, Breshears JD, Sun PP, et al. Seizure outcomes after resective surgery for extra-temporal lobe epilepsy in pediatric patients. J Neurosurg Pediatr, 2013, 12(2): 126–133.

[8] Bourgeois M, Vinikoff L, Lellouch-tubiana A, et al. Reactivation of herpes virus after surgery for epilepsy in a pediatric patient with mesial temporal sclerosis: case report. Neurosurgery, 1999, 44(3): 633–635, discussion 635–636.

第 84 章

儿童 Rolandic 癫痫的手术治疗

Christian J. Cantillano Malone, James T. Rutka

84.1 背 景

外科手术在治疗源自感觉运动皮层的儿童癫痫时仍存在巨大挑战，主要是因为致痫灶定位困难以及手术有损伤运动语言中枢的风险。

84.2 适应证

发作起源于感觉运动区的儿童恶性中央颞区癫痫综合征属于药物难治性癫痫。该类患者影像学检查正常，但存在认知障碍，脑电图（EEG）显示中央区痫样棘波发放及肌电图（MEG）显示单侧簇状棘波发放[1]。如果可能，许多儿童恶性中央颞区癫痫综合征以及起源于该区的其他难治性癫痫患者可接受外科切除性手术治疗。

84.3 目 的

据报道，颞叶癫痫手术后癫痫发作完全缓解率在 80% 以上，与此相比，颞叶外癫痫手术后癫痫发作完全缓解率为 40%~70%。但是，其共同目的都是减少或根治癫痫发作，降低复发率，保留或者提高神经认知功能[3]。

84.4 可选择的治疗

由于该类癫痫的难治性特点以及考虑到中央致痫灶切除后可能会导致新的神经功能缺损，所以早期尝试在中央颞区进行多处软膜下横切（MST）治疗[1]。理论依据是该类技术保留了皮层垂直传导通路功能从而阻断了癫痫发作的水平传导通路。然而，此种手术效果并不持久，且随着时间延长手术效果逐渐变差。

84.5 优 点

对于中央颞区内或邻近部位致痫灶切除性手术，最为主要的优点在于能及时控制癫痫发作，且有机会完全切除皮层发育不良或者其他病灶。

84.6 禁忌证

使得手术复杂化的重要因素包括多部位致痫灶、MRI 显示无损伤性病灶以及主要致痫灶邻近运动语言中枢。如果患者本身存在风险因素，如手术后获益不理想，可考虑行分期手术、迷走神经刺激术（VNS）或者胼胝体切开等手术。

84.7 手术细节和术前准备

84.7.1 术前准备和特殊设备

在进行侵袭性视频脑电监测之前，如果可能，所有患儿均应行头皮 EEG、MRI、功能 MRI（fMRI）以及 MEG 检查进行评估。长时程视频 EEG 监测检查在初始检查中至关重要。筛选出的部分患者需行氟脱氧葡萄糖正电子发射断层（FDG-PET）扫描或（和）单光子发射计算机断层（SPECT）检查。对于可配合患者，尽可能进行神经心理学测试。严谨的神经心理学评估至关重要，不仅可提供术前基线资料，而且能为可疑的发作起始区提供潜在的有用信息。在手术之前，应用 Wada 试验、fMRI 或 MEG 检查有助于确定大脑的语言优势半球[1]。

MRI 影像检查

在所有患者中，脑 MRI 检查磁场强度为 1.5~3.0T。作者的癫痫检查方案包括：矢状位 T1、轴位以及冠状位双回波 T2、冠状位液体衰减反转恢复序列（FLAIR）以及冠状位容积三维快速扰相梯度回波序列[1]。对于 2 岁以内的儿童，在 T2 加权像及质子密度像采用较长回声时间（50~100ms）进行成像，以提高髓鞘形成的评估效果。如果怀疑有新生物形成，可采用钆剂对比扫描来确定[1]。

脑磁图（MEG）检查

MEG 检查涉及全脑梯度测量仪。如果可行，强烈推荐使用 Ω151 通道系统（VSM Med Tech Ltd.）对患者进行 MEG 检查。简单来说，EEG 数据采集与 MEG 记录同时进行，包括 19 个电极以及 2min 时程自发数据，至少记录 15 次。通过 MEG 监测以及 EEG 监测交叉参考来确定癫痫事件[4-5]。先前已对 MEG 监测中临床典型的簇状棘波概念有所描述[5]。

正电子发射断层扫描（PET）

对筛选的患者在发作间期可行 FDG-PET 检查以观察脑代谢变化。对无须镇静的儿童，采用 GEMS 2048 系统（Scanditronix）在发作间期进行 PET 扫描。对需要镇静的年幼患儿可采用 ECAT ART 系统进行检查（CTI-Siemens）。

84.7.2 专家共识

安全进行中央颞区癫痫手术依赖于之前描述的综合癫痫治疗准备、神经外科辅助设备的可行性（例如与神经影像相关的神经导航系统）以及连续的神经电位监测。

83.7.3 关键步骤和操作细节

置入硬膜下栅状电极

硬膜下栅状电极通常需要根据癫痫发作的症状学特点进行个体化制订。电极直径为 5mm，并插入至硅胶片上，电极间距为 10~13mm。在某些病例中，同侧大脑半球硬膜下条状电极和深部电极也被用于在广泛的脑区捕捉癫痫发作期数据。

置入栅状电极时，首先进行大骨瓣开窗，以矢状窦为基底"M"形剪开硬脑膜（图 84.1）。通过正中神经电刺激，在躯体感觉诱发电位上以电位位相倒置来间接确定中央沟（图 84.2）。然后通过直接皮层电刺激可以确定中央前回（运动区）位置。如果诱发癫痫发作，可采用冷盐水冲洗脑皮层来终止发作[1]。

明确中央沟以及运动皮层主要结构后，根据术前 MEG 检查的定位，使用无框架立体定向技术确定 SEF 位置，并标记 MEG 簇状棘波放电边界（图 84.3）。

对每一例患者而言，硬膜下栅状电极被放置于皮层表面，根据需要放置附加的条状电极。可采用无框架立体定向技术将附加的深部电极放置于颞叶内侧或置于 MEG 检查提示的簇状棘波放电区域。然后，数字成像获取最终术野中硬膜下条状、栅状和深部电极的位置（图 84.4）。将栅状电极缝合于硬脑膜两处防止电极移位。采用较大的硬脑膜移植物缝合硬脑膜，其上覆盖骨瓣并用连接片固定。每根电极导线远离手术切口在头皮下戳孔穿出并呈束结扎缝合固定。

侵袭性视频脑电记录

术后立即进行颅骨平片和头部 CT 扫描检查，确定电极位置。通常需减少患者的抗癫痫药物服用剂量，围手术期使用头孢噻肟联合万古霉素来预防感染。在电极置入后第 3 或第 4 天绘制运动、感觉及语言功能区图谱 1~2 次。内科医生于术后实时监测并记录患者 EEG 数据，采用参考导联监测

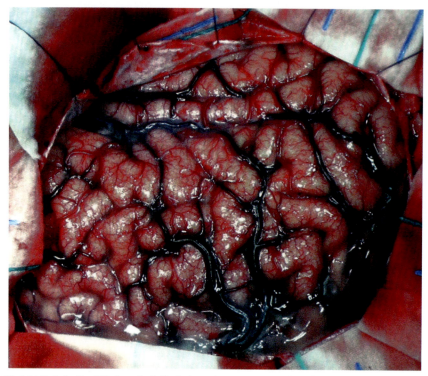

图 84.1 侵袭性硬膜下栅状电极监测操作。术中暴露难治性 Rolandic 癫痫患者右侧大脑半球。开颅大骨窗制备完成,将栅状电极放置于右侧大脑半球中央颞区中心(由 Ayako Ochi 和 Hiro Otsubo 提供)

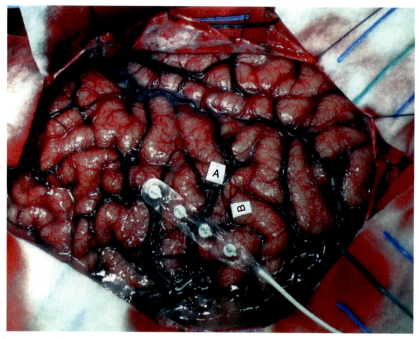

图 84.2 通过正中神经电刺激在躯体感觉诱发电位上以电位位相倒置来间接确定中央沟。A. MEG 体感诱发电场(MEG SEF)。B. MEG 运动诱发电场(由 Ayako Ochi 和 Hiro Otsubo 提供)

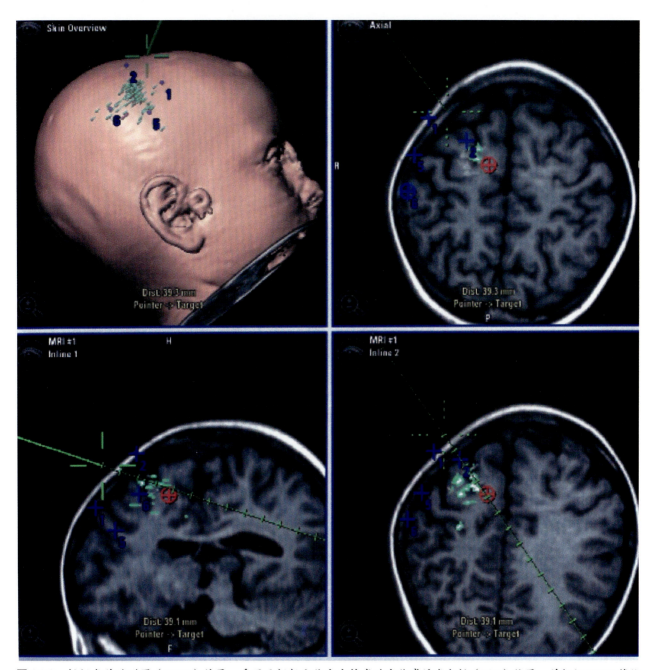

图 84.3 根据术前脑磁图（MEG）结果，采用无框架立体定向技术确定体感诱发电场（SEF）位置，并标记 MEG 簇状棘波边界。（上左）三维重建显示头部右侧硬膜下栅状电极位置（蓝色实心区），MEG 簇状棘波（粉红色实心区）。这位患者的硬膜下电极位置覆盖了 MEG 簇状棘波区域（由 Ayako Ochi 和 Hiro Otsubo 提供）

放电。当获取了充分的发作事件信号后就可以绘制癫痫发作图，以此来确定须切除的发作起始区（图84.5）。

中央沟区栅状电极的取出及皮层切除

在获得足够的功能区皮质以及致痫区数据后，可取出硬膜下电极并切除致痫区。通常推荐软膜下切除病灶，尽可能保留引流静脉以及穿支动脉（图84.6 A、B）。须保证切除完全直达软膜表面，并将问题脑回的所有灰质全部切除。在一些切除中央后回而未切除运动前区皮质的病例中，可使用 4×1 阵列电极放置于运动皮层持续 5 次刺激，并监测皮质脊髓束传导功能（图84.7）[1]。完整切除致痫灶的评价标准是术中 MEG 神经导航数据、颅内视频脑电监测以及术中超声监测。所有的病灶标本送病理学检查。部分中央沟区病理学检查结果提示为皮层

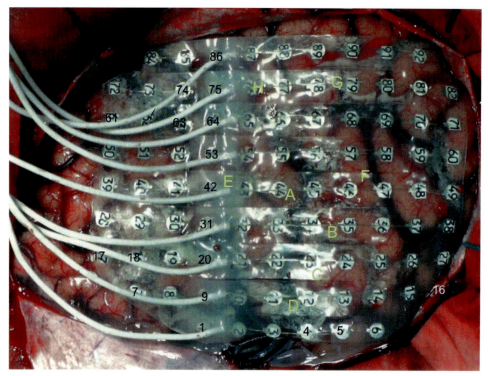

图 84.4 数字成像获取最终术野中硬膜下条状、栅状和深部电极的位置，D-E-F-G-H 显示 MEG 簇状放电区（由 Ayako Ochi 和 Hiro Otsubo 提供）

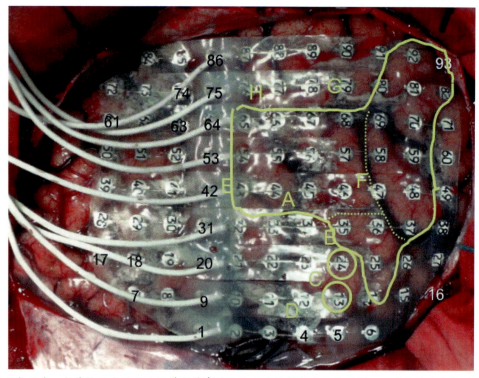

图 84.5 在术后数日内，当获取了充足的症状学发作事件，就可以绘制癫痫发作图谱，以此来确定须切除的发作起始区。A. 脑磁图体感诱发电场（MEG SEF）。B. MEG 运动诱发电场。D-E-F-G-H MEG 簇状棘波放电区。连续 5 次：最低阈值 C，手部（20）B，手部（30），皮层刺激对应肘部（13）。该图谱显示术中所有诱发电场（由 Ayako Ochi 和 Hiro Otsubo 提供）

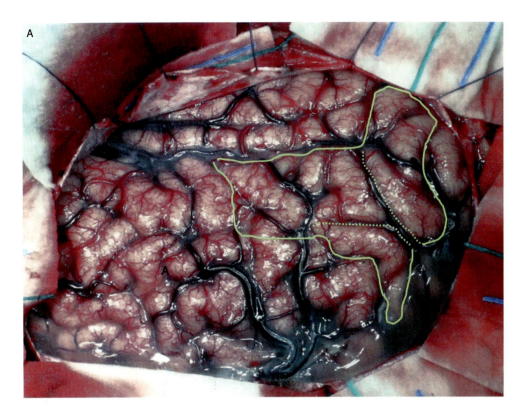

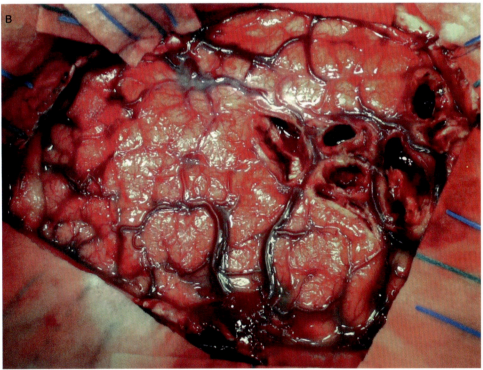

图 84.6 A. 病灶切除前皮层图谱。B. 推荐使用软膜下切除方法，以尽可能保留引流静脉和穿支动脉（由 Ayako Ochi 和 Hiro Otsubo 提供）

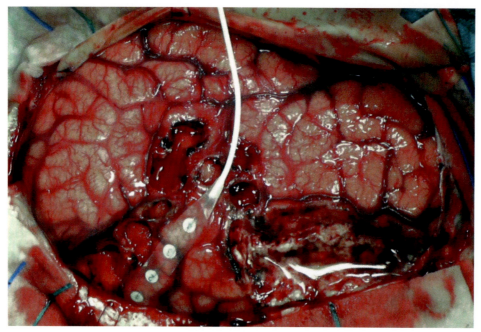

图 84.7 放置 4×1 阵列电极于原始运动皮层区持续 5 次刺激，持续监测神经功能。在无损伤皮层脊髓束活动以及电传导下安全切除病灶（Courtesy of Ayako Ochi and Hiro Otsubo）

发育不良、多小脑回、胶质增生、脑发育不良以及低级别脑肿瘤。

关颅并缝合切口。术后将患者转至神经外科病房之前，须在重症监护室严密监测一晚。所有患者可于术后 24h 行头颅 CT 检查以评价手术效果。

84.8 预后和术后管理

84.8.1 术后注意事项

神经学预后

在作者先前发表的系列病例（22 例）中，90% 患儿术后即刻出现肢体无力[1]。4 例邻近优势半球语言区的皮层切除患者术后存在言语障碍或构词困难。1 例患者存在同侧偏盲。

功能恢复

6 例（27%）术后存在轻度偏瘫的患儿[英国医学研究委员会（MRC）]4/5 级的肢体功能均于术后 3~6 个月内有所改善。13 例（59%）术后存在中、重度偏瘫（MRC 2~5 级或 2~5 级）的患儿，其手臂及下肢功能在术后随访中均有所改善。所有患者均可在无辅助下独立行走。5 例（22%）患儿存在永久性的手部运动功能障碍。4 例术后出现言语障碍的儿童在随后的检查中逐渐恢复到基线水平。

癫痫预后

作者报道的 22 例患儿术后平均随访时间为 4.1 年。癫痫预后在 Engel Ⅰ级的患者 14 例（63%），Engel Ⅱ级 4 例（18%），Engel Ⅲ级 2 例（9%），Engel Ⅳ级 2 例（9%）[1]。

84.8.2 并发症

作者报道的病例中无术后死亡病例。1 例患儿在切除术后出现脑水肿并延期进行了颅骨复位手术。1 例患儿术后 5d 因病灶切除区脑水肿出现神经功能恶化。2 例患儿术后因切口愈合障碍行清创手术。1 例患儿术后出现颅骨瓣感染，将骨瓣去除并进行二期颅骨成型手术[1]。

通过制订最优化的神经外科手术图像以指导神经外科医生进行手术，保留皮层静脉引流以及病灶邻近部位的动脉供应，以此减少外科手术后的并发症。

参考文献

[1] Benifla M, Sala F Jr, Jane J Jr, et al. Neurosurgical management of intractable rolandic epilepsy in children: role of resection in eloquent cortex. Clinical article. J Neurosurg Pediatr, 2009, 4(3): 199–216. 10.3171/2009.3.PEDS08459.

[2] D'argenzio L, Colonnelli MC, Harrison S, et al. Seizure outcome after extratemporal epilepsy surgery in childhood. Dev Med Child Neurol, 2012, 54(11): 995–1000. 10.1111/j.1469-8749.2012.0-4381.x.

[3] Schramm J, Kuczaty S, Sassen R, et al. Pediatric functional hemispherectomy: outcome in 92 patients. Acta Neurochir (Wien), 2012, 154(11): 2017–2028. 10.1007/s00701-012-1481-3.

[4] Shiraishi H, Haginoya K, Nakagawa E, et al. Magnetoencephalography localizing spike sources of atypical benign partial epilepsy. Brain Dev, 2014, 36(1): 21–27.

[5] Kakisaka Y, Iwasaki M, Alexopoulos AV, et al. Magnetoencephalography in fronto-parietal opercular epilepsy. Epilepsy Res, 2012,102(1-2):71–77. 10.1016/j.eplepsyres. 2012.05.003.

第85章

大脑半球离断术及大脑半球切除术

Michael H. Handler, Brent O'Neill

85.1 背 景

大脑半球离断术及大脑半球切除术是应用最广泛且最为有效的一种癫痫手术。安全且完整的大脑半球离断需要扎实的外科解剖理论，术中仔细保留邻近组织结构以及重视手术半球病理改变。

85.2 适应证

大脑半球离断术适用于已明确患侧大脑半球而难以定位或一侧大脑半球有弥漫性、特定病理改变的难治性癫痫患者。经典的诊断包括大脑半球巨脑回、多脑叶皮层发育不良、Rasmussen 脑炎、斯德奇-韦伯综合征、围生期脑卒中及脑回疾病。图 85.1 提供了技术细节以帮助医生牢记每一种病理改变。

因为大脑半球离断术是将整体大脑半球纤维联系进行阻断，所以肢体偏瘫以及视野缺损通常是不可避免的，也会在优势半球产生语言障碍。许多即将接受大脑半球离断手术的患者已经存在这些功能障碍，或者可被预测到成为疾病进程的结果，如 Rasmussen 脑炎。

85.3 目 的

解剖性大脑半球切除术切除了导致癫痫发作的大脑半球的所有皮层及大部分白质组织。大脑半球离断术、功能性大脑半球切除术、大脑半球传入阻断术以及大脑半球的离断均指通过外科操作阻断一侧大脑半球皮层与保留的主要中枢神经系统结构（如丘脑、基底节及对侧大脑半球）的联系。手术通常需要切除部分灰质并联合在合适部位离断灰质组织所有白质传导通路（包括部分重要结构）来完成。合适的"功能性"大脑半球离断术与解剖性大脑半球切除术相比，不仅都可以去除一侧大脑半球所有潜在致痫灶部分，而且可以做到出血少、手术时间短且并发症少。

在合适的病例中，作者将大脑半球离断术作为首选治疗方案。作者保留了解剖性大脑半球切除术，将其作为少数大脑半球离断术失败（即不完全的大脑半球离断术后仍有癫痫发作）患者的备选手术方案。

85.4 手术操作和优点

现已报道的多种不同大脑半球离断术中，可以通过各式各样的离断及切除，以及不同手术路径做到半球离断[1-4]。图 85.2 所示为一些手术方法。作者推荐岛周离断术。他们认为该类方法不仅为相关解剖结构提供了足够的视野暴露，而且可以用最短距离的操作到达需要保留的深部结构，如丘脑、中脑、基底节、大脑动脉以及脑神经。此外，岛叶周围路径做到了脑组织切除以及离断的平衡。过多的脑组织切除可能会导致并发脑积水，然而较小范围脑组织切术合并脑梗死时，尤其在颞叶有可能会导致恶性脑水肿、脑疝，甚至死亡[2]。

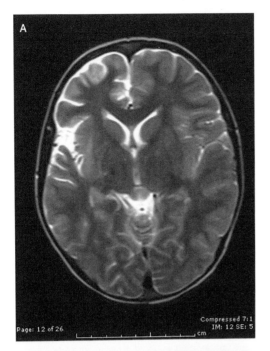
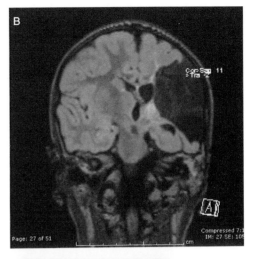
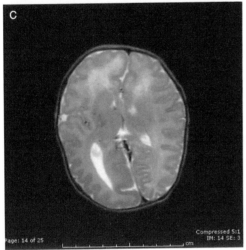
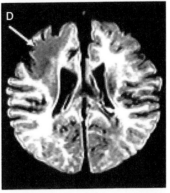
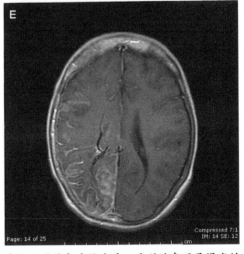

图 85.1 大脑半球离断手术适应证。A. Rasmussen 脑炎：一种病因不明的免疫性疾病，典型的表现是爆发性、药物难治性局灶运动性癫痫发作。在后期，表现为功能缺失以及侧裂周围脑萎缩的出现。右侧大脑半球 T2 加权像示脑萎缩以及部分白质内高信号。B. 围生期脑卒中：广泛的脑软化破坏了正常解剖结构。神经导航和术前仔细的影像学习有助于识别外科重要标志以及保证定位。C. 半球巨脑回：一侧半球神经元迁徙异常可导致巨大的、发育不良的半球（右侧半球为例），通常表现为脑室扩大以及爆发性癫痫。多数患者在 2 岁之前经历了大脑半球离断术。更小年龄的广泛脑发育不良患者需更加注重术中失血。D. 多脑叶皮层发育不良：影像学显示正常或者提示灰质变薄（箭头所示），有时表现为向脑室移行的异常神经元（如图中右侧额叶）。外科解剖相对正常。E. 斯德奇－韦伯综合征：软脑膜血管瘤（T1WI 表现为线状脑回样增强）是出血来源，需要额外电凝。较大的引流静脉，如图中黑色区域，T1WI 示侧脑室周围流空影以及扩张的脉络丛（未显示），医生必须识别并避免过多出血

85.6 禁忌证

大脑半球离断术是损伤范围最为广泛的一种癫痫治疗方法。如果已明确了导致癫痫发作的病灶较小且可被切除，不应接受此类手术。对于因双侧大脑半球引发癫痫发作或者影像学检查提示双侧大脑半球有病理改变时可能成为大脑半球离断术的禁忌证，但这不是绝对的。对于一侧大脑半球癫痫活动更为活跃而很少有神经功能存在，且对侧半球癫痫活动较少的患者，进行大脑半球离断术同样得到了很好的疗效[5]。

年龄是影响神经恢复以及脑可塑性的重要因素。在年长的患者中，特别是优势半球有病变的患者，在确定手术计划之前应慎重考虑大脑半球离断术所导致的神经功能缺损并尽可能避免。

大脑半球离断术存在较高风险，尤其低龄患儿和新生儿需要严格的技术要求。因此，该类患儿手术应该由具有一定经验的外科团队进行。

85.7 手术细节和术前准备

已有报道，许多手术路径可以完成大脑半球的离断。最接近岛周大脑半球离断术的特殊入路由Villemure 和 Mascott 于 20 世纪 90 年代首次报道[1]。

85.8 术前计划

岛周大脑半球离断术是对 Rasmussen 首次所描述的功能性大脑半球离断术的改良[6]。该类手术中心区域位于大脑半球外侧面，尤其在外侧裂以及侧脑室区。手术需要切除额颞部岛盖、岛叶、杏仁核以及钩回，同时须离断大部分额、顶、枕叶以及部分颞叶外侧。手术概括为以下 5 个步骤，即开放脑室、颞叶切除、胼胝体切开、额底离断以及岛叶切除。图 85.3 所示术后影像检查说明了这些手术步骤。

大脑半球离断术的出血风险较高，特别在低龄患者中，须常规使用动脉置管并建立良好的静脉通路，于术前进行交叉配血。在较年长的患者中，作者更偏向对患者采用 Mayfield 头架进行头部牢靠固定。神经导航有助于开颅手术并帮助定位。应常规使用手术显微镜进行手术。术前仔细阅读患者影像检查是很重要的，因为病变侧大脑半球常存在解剖变异。术者在术前如不能对解剖变异做到心中有数，则有可能导致灾难性结果。有时因病变广泛需调整手术策略和手术步骤（图 85.2）。

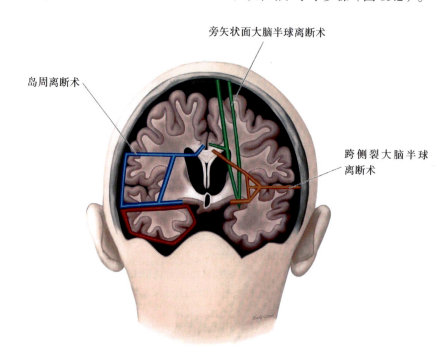

图 85.2 一些常见的大脑半球离断术示意图。蓝线代表的为 Villemure、Mascott、Villemure 和 Daniel 描述的岛周离断术[1-2]。作者特意切除了颞叶，如图中红色线条标记所示，这样可以避免脑肿胀所致的脑疝风险。橘色线条标记为 Schramm 等描述的跨侧裂大脑半球离断术。绿色所示为 Delalande 等报道的旁矢状面大脑半球离断术[4]。

第 85 章 大脑半球离断术及大脑半球切除术

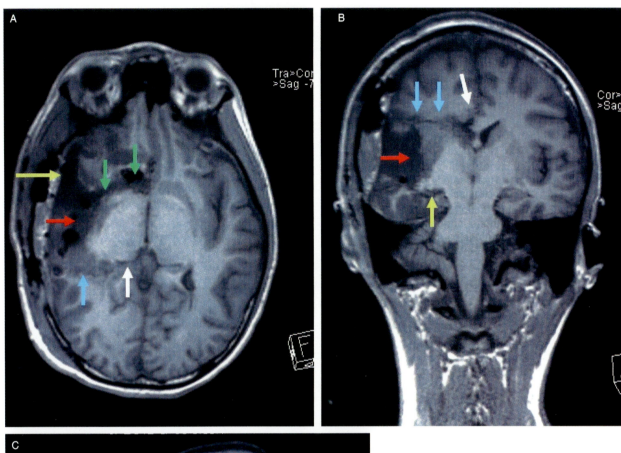

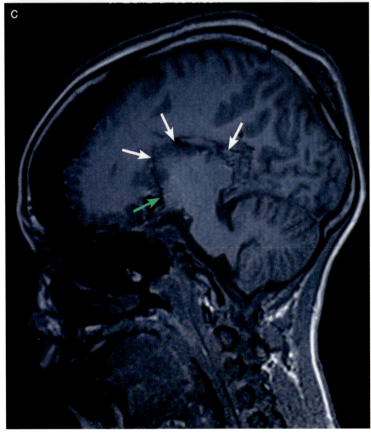

图 85.3 （A~C）Rasmussen 脑炎患者术后 MRI 检查。蓝色箭头示侧脑室开放，黄色示颞叶切除，白色示胼胝体切开，绿色示额底离断，红色示岛叶切除

85.8.1 开颅术及侧脑室开放

在耳上做"C"形皮肤切口。确保皮肤切口以及开颅后操作向后可到达侧脑室三角部（约位于外耳道后 4cm 处），向上可进入胼胝体，向前可到达蝶骨嵴和颈动脉分叉处（冠状缝前几厘米）。如图 85.4 所示为实用性手术路径设计图。

应充分暴露侧脑室，在放射冠处离断来自额、顶以及枕叶的传出纤维，并允许通过侧脑室进行胼胝体离断。首先，在对应侧脑室体部处切开皮层，逐渐进入侧脑室中间部。皮层切开位置应尽量接近外侧裂处（大小 3~4cm），以限制对后续需切除的额叶岛盖的影响。初始在影像学指导下对小的脑室系统定位至关重要。当接近脑室时，皮层切开向前扩大，越过 Monro 孔，并向后到达侧脑室三角部。在此过程中可以遇到供应离断皮层的大脑中动脉（MCA）分支血管。许多报道中主张应仔细地保留这些血管，以避免离断脑组织梗死以及脑肿胀的形成。作者发现保留这些血管（其至 MCA 主干）不是很有必要，而且限制了岛叶的切除。该手术方法主张对更多脑组织进行切除，特别是颞叶，以此来适应脑肿胀形成。

85.8.2 颞叶切除

在切除颞叶之前，首先应扩大暴露侧脑室，范围应从侧脑室颞角至颞极。该类切除经常为通过颞中回达到颞叶内侧结构的切除，即钩回、杏仁核以及海马。仔细操作确保颞叶内侧切除时在软膜下进行，这样可以避免对颞叶内侧深部蛛网膜层结构的损害，即中脑侧面、颈动脉、动眼神经以及后交通动脉。作者选用细小的无创吸引器（5F 或 7F）并

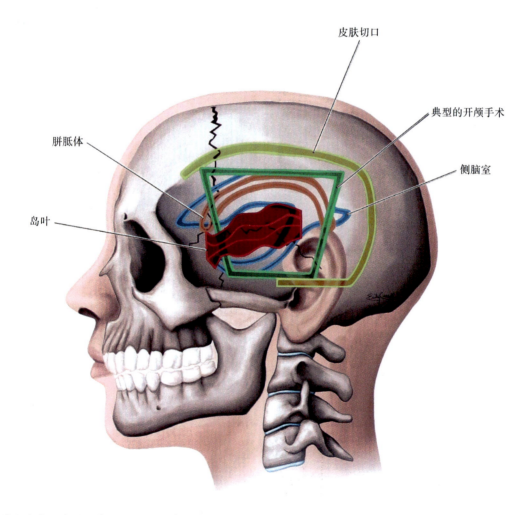

图 85.4 黄色线条示典型的岛周大脑半球离断术手术切口，绿色线条代表经典的开颅术，保证很好地接近侧脑室（蓝色）、胼胝体（橘色）和岛叶（红色）

谨慎地使用双极电凝来完成以上操作。

按照以上原则进行颞叶下部以及海马旁回的离断，如果考虑到术后脑肿胀（不存在脑软化以及明显的脑萎缩）时可对其进行切除。作者在该步骤中特意保留了颞上回和颞中回上部分，后续连同岛叶一并切除。

85.8.3 胼胝体切开

胼胝体切开是将其整体与侧脑室进行离断，以此达到广泛的开放。侧脑室中央顶部即胼胝体，在此可以观察到室管膜表面走形的变化，因为此部位为胼胝体与透明隔的交界。作者从胼胝体外侧开始切开，进入扣带回，再向下到达大脑纵裂蛛网膜，这是完整离断的重要标志。如果手术方向错误，极有可能偏离胼胝体进入到对侧大脑半球。

颞叶切除后暴露海马，离断胼胝体应从海马后部边界开始。轻柔地吸除海马尾部，向下直到软脑膜基底部并暴露小脑幕边缘。沿着小脑幕边缘切除（通过蛛网膜可以观察到），从后侧到内侧，期间穿过大脑镰。循着大脑镰向前直到完整离断胼胝体压部。当胼胝体切开向前至压部时，大脑镰边缘逐渐从胼胝体分离。此时，可以在大脑纵裂软脑膜 - 蛛网膜内观察到穿行的胼周动脉。另一种方法是从胼胝体前部开始切开，这种手术方法可以尽早识别胼周动脉，该动脉可以作为外科医生在离断胼胝体体部和膝部时的重要参考标志。对胼胝体前部分深部结构最好在额底离断时进行。

85.8.4 额底离断术

在失败的半球离断手术中，最为普遍的是额底区纤维联系的持续存在，特别是在内侧边缘[7]。这个部位的手术最不直观而且容易导致下丘脑损伤。因此，影像指导就显得尤为重要。

首先，在进行额底离断术前，作者选择在额叶外侧面做较宽的冠状方向皮层切口，该皮层切口应暴露侧脑室额角直至蝶骨嵴。皮层切口的上部应位于室间孔及尾状核前面，可在脑室内观察到尾状核。大脑前动脉（A1 和 A2 段）可以作为深部边界离断的标志。A2 段动脉在先前切开胼胝体前部离断时已经得到暴露，而且可以继续引导进行额底内侧部分离断。在额底离断后观察到穿行于软脑膜的嗅神经束，这样确保离断额叶的内侧及大部分下部组织。实际上，该暴露是在胼胝体膝部下沿 A2 段动脉由内侧向外侧，在岩尖内侧 A1 段动脉由外侧向内侧进行。采用其他手术方法时，也应保留软脑膜、蛛网膜下脑血管及脑神经（图 85.5）。

85.8.5 岛叶切除

在完成胼胝体切开及额底离断后，就仅有岛叶和岛盖存在纤维联系。作者经历过遗留岛叶的大脑半球离断术的失败经历，所以常规切除整个岛叶。

岛叶切除通常从用来开放脑室的皮层切口后缘开始。在手术切口表面，在侧裂处岛叶皮层下可以识别岛盖，直接达侧裂深部蛛网膜。采用吸引器进行切除岛叶灰质操作。这样就可以采用脑牵开器将侧裂蛛网膜和其下的岛盖抬起。吸除岛盖灰质向前直至 MCA 主干，直至完全切除深部岛叶皮层。然后，钳夹、电凝以及分离 MCA，确保将岛盖、侧裂蛛网膜和任何残留的表面岛叶作为独立部分移除。

85.9 预后和术后管理

85.9.1 关颅和术后管理

一旦完成了离断，就尽可能彻底冲洗掉创面血液以及残留组织。需特别注意的是应确保清晰显露 Monro 孔形态。采用传统方式缝合硬脑膜、还纳骨瓣、缝合皮肤。作者在切除的残腔内放置侧脑室引流管于术后至少 5d。如果引流的脑脊液长时间较为浑浊，可以延长引流时间。术后几天可使用类固醇激素。

术后应将患者置于重症监护室进行管理，特别是术后当晚。术后早期会出现呕吐、发热及一定程度的假性脑膜炎。脑脊炎（CSF）检查有助于区别术后麻醉效应，以及化学性和细菌性脑膜炎。

术后早期进行康复治疗及服务（他们也在术前对大脑半球离断术的患者进行评估和咨询）。所有无对侧肢体乏力的患者在术后均发展为完全偏瘫。加强术后康复会有明显的恢复。下肢恢复较上肢更

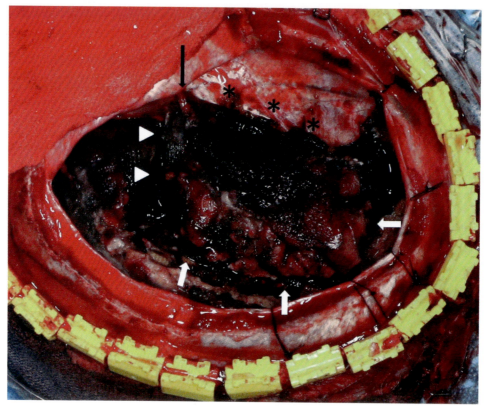

图 85.5 斯德奇-韦伯综合征的右侧岛周离断术。图中底部所示为颅顶部，顶部所示为颞叶切除后所暴露的颞窝（星号）。颞叶后部切除与侧脑室开放相关（白色箭头），向前与额底离断相关（箭头），向下到达蝶骨嵴（黑色箭头）。注意：围绕岛叶及其下部岛盖进行离断，Sturge-Weber 患者中因为软脑膜和蛛网膜血管瘤导致解剖变形，没有进行切除

为完全，较大的近端肌肉恢复优于远端的小肌肉恢复。所有术前可行走儿童术后将重获行走能力，但通常伴有持续的肢体跛行。手指的精细运动预后最差，因此对侧手指将成为"辅助手"。半球切除术后抽搐发作缓解的患者通常有认知及发育的提高，而且可以停止服用抗惊厥药物[8]。

85.9.2 风险及风险规避

大部分半球离断术中存在软脑膜下吸除重要解剖结构的情况，如海马切除时的环池以及中脑后部，胼胝体前部离断时的胼周动脉以及额底离断时的大脑前和中动脉损伤。保持蛛网膜完整性对避免损伤这些结构至关重要。作者推荐在完成操作时使用 7F 号吸引器头（婴儿采用更小的型号，因其蛛网膜更脆弱）并慎用双极电凝。其他术者使用低压超声吸引来完成。

唯一与蛛网膜表面无明确界限的区域是岛叶切除区。仔细识别深部岛盖脑沟以及移行至外囊的白质区，以此避免进一步切除壳核和丘脑。作者发现从后向前抬高侧裂蛛网膜并吸除岛盖，不仅可以彻底切除岛盖并且能很好地保护位于其下的基底节。这种操作需要解剖 MCA 血管。

完成大脑半球离断术将必然导致 MCA 动脉脑梗死，且具有潜在的一定程度的脑肿胀风险。作者的实践经验是应切除足够的颞叶以及岛叶的额颞部岛盖。如果情况容许，可留置侧脑室外引流并监测颅内压。

通常存在有解剖变异，且典型的解剖标识不明显。岛叶切除和额底离断是手术步骤中最困难的，且有损伤下丘脑的风险。当术中存在困难时应限制切除范围，如果需要完整切除时再返回来。如果情况容许，术中应用 MRI 较为理想。

85.9.3 并发症

大脑半球离断术是可能发生任何开颅术并发症的主要颅内手术。除此之外，25% 大脑半球离断术

可出现脑积水。因脑积水多见于术后数周，故应在术后持续随访。在作者过去 10 年的实践中，51 例大脑半球离断术患者中有 12 例发展有脑积水，出现最早时间为术后 5 个月。在作者报道的病例中，有 1 例（2%）接受解剖性大脑半球离断术患者术后出现不完全离断，但获得了较好的癫痫发作控制；有 2 例（4%）患者因损伤下丘脑于术后出现内分泌疾病。上述 2 例患者均出现了明显的解剖异常。与作者报道一致，大多数手术后死亡率 <5%。

85.10 结　论

选择合适的患者进行大脑半球离断术可以证明其为最有效的癫痫外科手术，据文献报道癫痫发作完全缓解率最高可达 90%。彻底了解手术半球的特定（病理学）解剖、细致的操作技术以及并发症的风险意识是安全完成手术的关键因素。

参考文献

[1] Villemure JG, Mascott CR. Peri-insular hemispherotomy: surgical principles and anatomy. Neurosurgery, 1995, 37(5): 975–981.

[2] Villemure JG, Daniel RT. Peri-insular hemispherotomy in paediatric epilepsy. Childs Nerv Syst, 2006, 22(8): 967–981.

[3] Schramm J, Kral T, Clusmann H. Transsylvian keyhole functional hemispherectomy. Neurosurgery, 2001, 49(4): 891–900, discussion 900–901.

[4] Delalande O, Bulteau C, Dellatolas G, et al. Vertical parasagittal hemispherotomy: surgical procedures and clinical long-term outcomes in a population of 83 children. Neurosurgery, 2007, 60(2 Suppl 1): ONS19–ONS32.

[5] Ciliberto MA, Limbrick D, Powers A, et al. Palliative hemispherotomy in children with bilateral seizure onset. J Neurosurg Pediatr, 2012, 9(4): 381–388.

[6] Rasmussen T. Hemispherectomy for seizures revisited. Can J Neurol Sci, 1983, 10(2): 71–78.

[7] Vadera S, Moosa AN, Jehi L, et al. Reoperative hemispherectomy for intracta ble epilepsy: a report of 36 patients. Neurosurgery, 2012, 71(2): 388–392, discussion 392–393.

[8] Loddenkemper T, Holland KD, Stanford LD, et al. Developmental outcome after epilepsy surgery in infancy. Pediatrics, 2007, 119(5): 930–935.

[9] Lew SM, Matthews AE, Hartman AL, et al. Post-hemispherectomy Hydrocephalus Workgroup Posthemispherectomy hydrocephalus: results of a com-prehensive, multiinstitutional review. Epilepsia, 2013, 54(2): 383–389.

第86章

姑息性癫痫手术

Matthew D. Smyth, Aimen S. Kasasbeh

86.1 背 景

切除性癫痫外科手术旨在达到癫痫发作的完全缓解，其缓解率最高可达60%~90%。姑息性癫痫外科手术的目的在于减少癫痫发作而无须达到患者发作的完全缓解。在姑息性手术中，最主要的目的是减少癫痫发作，很少做到癫痫发作完全缓解。此外，姑息性手术的目的在于提高患者生活质量，减少发作对患者的认知、行为及发育的损害，减少药物应用和药物的副作用，减少药物费用支出。对于既定的多灶性、弥漫性以及非孤立的致痫灶患者，当致痫灶位于语言运动区皮层，或者不能对致痫灶很好定位时，应该考虑到姑息性手术。姑息性手术方式包括胼胝体切开术（CC）、迷走神经刺激术（VNS）、多处软膜下横切术（MST）、反馈性神经刺激术（RNS）以及深部脑刺激术（DBS）。

86.2 姑息性外科手术

86.2.1 胼胝体切开术

背 景

自1940年胼胝体切开术被应用于控制癫痫发作以来，已经积累了相当多的经验。胼胝体切开术应用于以下特定的患者中：致痫灶呈弥漫性或多灶性的失张力患者，难以定位的致痫灶、原发的全面性发作，以及部分性发作继发全面性发作的患者。

在神经功能较好的患者中，保留胼胝体压部仅进行前部切除，以充分保留顶部大脑半球神经纤维联系，可最小化神经功能并发症和离断综合征的发生。对进行胼胝体前部切开没有获得满意癫痫发作控制的患者，可以尝试进行二次胼胝体后部切开术，已有的报道中二次手术可以增加对癫痫发作的控制[1]。现有的实践证明一次性胼胝体完全离断较单纯胼胝体前部或者分期胼胝体完全离断而言，在提高癫痫发作控制的同时神经功能缺失并发症相当[2-3]。

部分患者癫痫病灶弥漫且有多灶性特点，因此不能明确责任病灶而进行局部切除，胼胝体切开手术可以作为该类患者的手术方法。胼胝体切开术主要的适应证包括含有跌倒发作的多种发作形式癫痫以及全面性发作为主的患者。

手术细节和术前准备

一些术者主张患者侧卧体位，头转向与地面水平状态，利用重力作用减少额叶牵拉。然而，平卧位并抬高头部保持自然体位具有包括保留解剖方向并降低静脉血管和颅内压的优点（图86.1A）。切开皮肤之前应使用甘露醇和静脉点滴抗生素。理想的皮肤切口应为"U"形皮瓣切口，直线或弧形顶部跨冠状缝手术切口（图86.1B）。骨瓣中心应在右侧冠状缝且跨中线（图86.1C）。小心切开硬脑膜并将其翻向上矢状窦直至暴露大脑纵裂（图86.1D）。保留冠状缝后部皮层引流静脉。于额叶内侧放置棉片或者纱布减少术中离断时对脑组织的损

第86章 姑息性癫痫手术

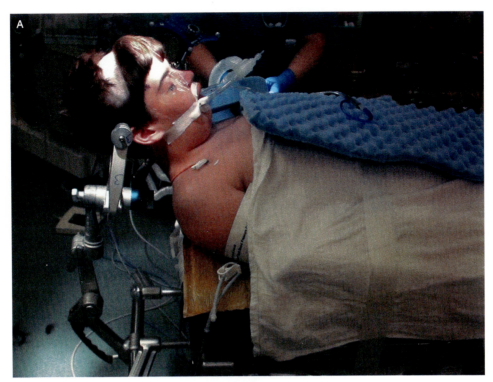

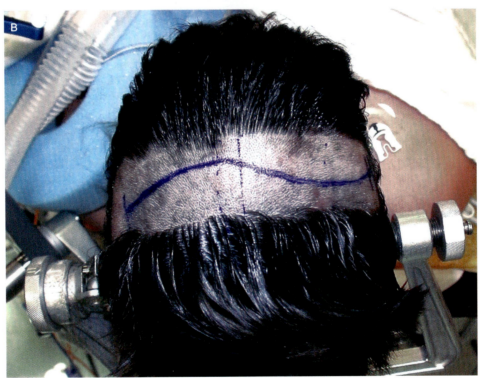

图86.1 A.胼胝体切开术（CC）体位：患者呈仰卧位，头部抬高并轻度屈曲。B.CC皮肤切口：以冠状缝为中心的略"S"形走行的横行切口，偏向右侧，容许足够的骨瓣暴露。有时可采用"U"形"活瓣"皮肤切口

伤。采用牵开器逐渐向深部暴露大脑纵裂，同时切断蛛网膜粘连。尽量限制对额叶的牵拉而使胼胝体暴露达到最佳，宽度为10~15mm（图86.1E）。识别并仔细分离胼周动脉找到无血管的中线区域。锐

性分离粘连的蛛网膜束带后可以在胼周动脉之间看到胼胝体白质外观（图86.1F）。在胼胝体切开之前，对即将离断的胼胝体进行充分暴露是很有帮助的。应用低功率双极电凝联合吸引器或者超声吸引来完

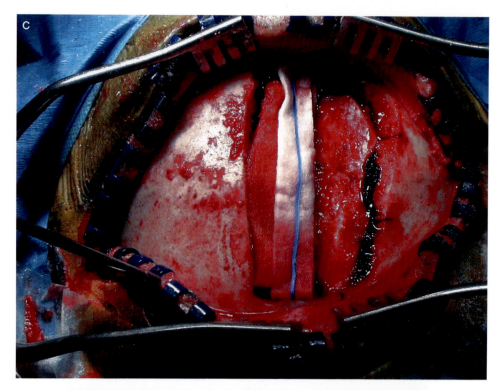

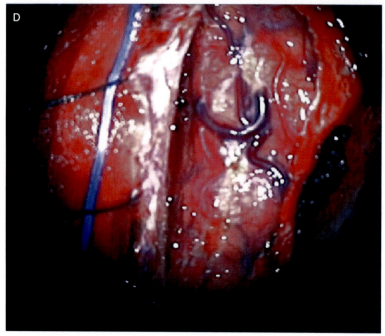

图 86.1（续） C. 骨瓣以及硬脑膜暴露：通过跨越中线的矩形骨瓣暴露上矢状窦 [纱布下（Codman &Shurtleff），Raynham，MA，USA] 及额叶右侧 2~3cm 的硬膜。D. 硬膜内分离：硬膜基于矢状窦向内侧翻转。如在冠状缝或者以冠状缝前操作可能需阻断桥静脉。尽可能保留冠状缝后的静脉

成胼胝体切开术。在手术切开之前，采用无框架立体定向来定位中线结构是很有益处的。通过中线结构进入并分离胼胝体时保留隔膜及脑室室管膜线性结构，对于术后最小化硬膜下或帽状腱膜下脑脊液（CSF）聚集很有帮助。因为胼胝体压部呈角处偏离于术者视野，因此切开时通常具有挑战性（图 86.1G）。在最后操作时，可以将患者体位置为头低脚高位，显微镜可以直接注视到后部，且从体部后部向压部进行胼胝体切开。此外，在最后操作时应保留软脑膜，保

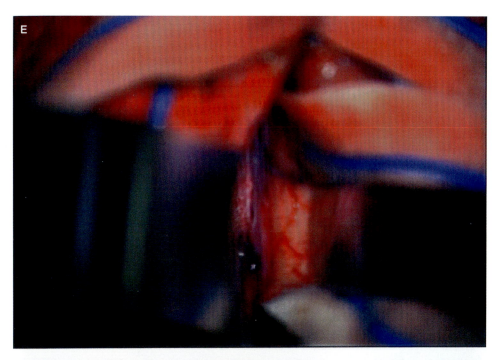

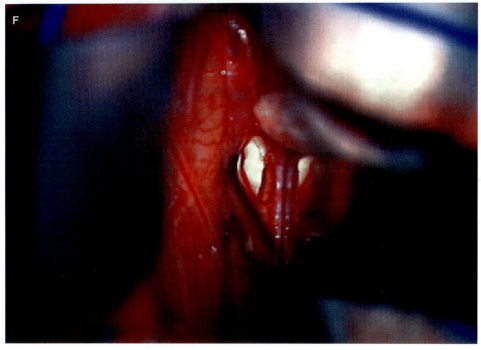

图 86.1（续） E. 牵拉额叶：仰卧位时需要牵拉额叶，这样可以减少并避免额叶损伤以及脑水肿。视野下暴露大脑半球纵裂，应用脑牵开器并切开蛛网膜束带。使用凸面牵开器时应注意避免压迫上矢状窦以防止增加静脉充血。F. 胼胝体暴露：在胼周动脉之间可看到胼胝体白质外观。在切开胼胝体前充分暴露其整个长度

护大脑内侧静脉以及位于胼胝体压部的 Galen 静脉。

预后和术后管理

胼胝体切开术后不仅可以减少跌倒发作，还可以改善全身强直阵挛、失神、起立不能、肌阵挛以及复杂部分性发作等癫痫发作类型[2]。胼胝体切开术后报道的相关并发症包括感染（硬膜外积脓、骨瓣骨髓炎）、帽状腱膜下积液、脑积水、硬膜外血肿、慢性硬膜下血肿、矢状窦损伤以及静脉血管阻塞。除此之外，已有报道胼胝体切开术后有引发新的癫痫发作类型。术后应继续服用先前的抗癫痫药物，

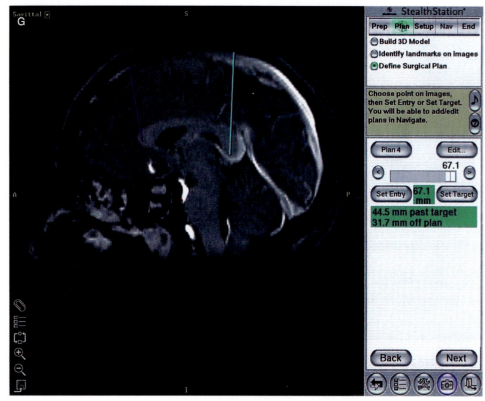

图 86.1（续） G. 完全胼胝体切开术的手术轨迹：对于这个患者来说，其中线部位桥静脉的缺乏允许手术路径相对直接地到达胼胝体压部，正如紫色线条和蓝色线条之间指示的。但是，大多数患者的桥静脉限制了胼胝体后部的暴露，因此需要更多地暴露胼胝体前部及后部呈角处，来完成胼胝体压部离断（图 86.1A~F 摘自 Johnston JM, Smyth MD.Corpus callosotomy//Jandial R, McCormick P, Black P. Anterior and Complete.Essential Techniques in Operative Neurosurgery.）

术后当晚应在重症监护室严密观察，然后再转至神经外科病房。许多患者会在术后 3d 出院。尽管偶尔会出现对侧肢体偏瘫，但通常是暂时的，其多与辅助运动区综合征或牵拉相关的脑水肿有关，此情况的出现延长了患者术后恢复时间。

86.2.2 迷走神经刺激

背 景

尽管迷走神经刺激手术具体机制尚不明确，但 VNS 是难治性癫痫治疗很有价值的姑息治疗方式。脑电生理学的广泛传导以及神经化学变化补充了 VNS 手术对癫痫发作抑制的临床发现。在临床研究中，特别是应用 Cyberonics 公司产品的 VNS 试验组，结论支持 VNS 对 12 岁以上部分性发作的药物难治性癫痫患者发作的抑制[4]。VNS 目前已获美国食品药品监督管理局（FDA）批准仅应用于该类患者。然而，因为儿童癫痫患者药物抵抗性的特性以及药物难治性癫痫通常不适于进行切除性手术，VNS 可以作为姑息性治疗方法，通常按照"未标明"基础应用于低龄儿童中。

手术细节和术前准备

静脉应用抗生素后使患者处于仰卧位，头部轻度后仰暴露前颈部区域，但不转动头部（图86.2A）。在锁骨和下颌角之间做横形皮肤切口，理想的切口应在皮纹内。另外一个切口应标记在三角肌胸肌间沟前（图 86.2B）。皮肤消毒铺巾后，开始颈部分离。切开皮肤以及颈阔肌层，向下分离胸锁乳突肌直到颈动脉鞘。有时，可遇见肩胛斜骨肌斜跨，需向下或向上游离，遇到颈祥采用同样的方法进行分离。在颈动脉和颈静脉上锐性打开颈动脉鞘。当在鞘内分离出迷走神经时小心向外侧牵拉颈静脉，迷走神经通常位于颈动脉鞘后方。在神经周围放置柔软的血管阻断带有助于分离神经周围间隙以及结缔组织（图 86.2C）。小心剥离神经表面软

第 86 章 姑息性癫痫手术

组织长度至少 3cm 以便缠绕电极。当识别、分离并游离神经后进行三角肌胸肌间沟皮肤切口。在三角肌胸肌间沟切口内侧及胸肌筋膜前做皮下囊袋,以在远离皮肤切口处放置脉冲发生器。采用通条从颈部切口向脉冲发生器囊袋做皮下隧道,并连接 VNS 导线。下一步,在神经周围缠绕电极,电极固定器置于神经下端,上端固定电极阳极,下端固定阴极。在颈动脉鞘内轻柔调整神经以及电极位置,在神经上保持线圈松弛避免神经牵拉。在另外一个切口,采用提供的螺栓牢固固定脉冲发生器与电极后放置于囊袋内,通过正常电极阻抗来调整设备功能及确认电极完整性(图 86.2D)。采用非吸收性缝线牢固固定脉冲发生器于软组织内,用可吸收线逐层缝合组织,并使用皮肤黏合剂。

预后和术后管理

小心分离颈部并仔细止血,VNS 植入可按照门诊手术安全进行。可吸收线和皮肤贴便于术后患者

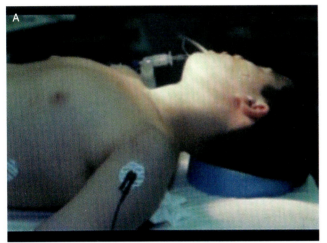
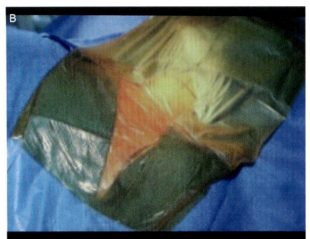
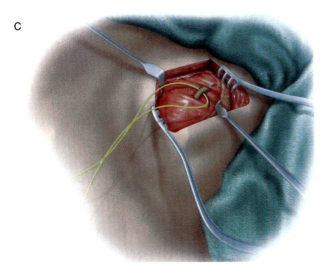
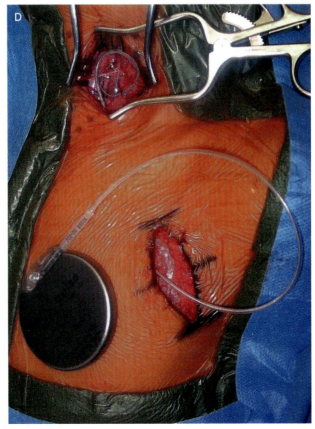

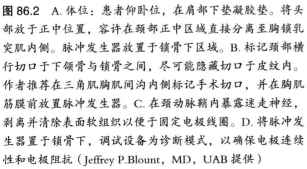

图 86.2 A. 体位:患者仰卧位,在肩部下垫凝胶垫。将头部放于正中位置,容许在颈部正中区域直接分离至胸锁乳突肌内侧。脉冲发生器放置于锁骨下区域。B. 标记颈部横行切口于下颌骨与锁骨之间,尽可能隐藏切口于皮纹内。作者推荐在三角肌胸肌间沟内侧标记手术切口,并在胸肌筋膜前放置脉冲发生器。C. 在颈动脉鞘内暴露迷走神经,剥离并清除表面软组织以便于固定电极线圈。D. 将脉冲发生器置于锁骨下,调试设备为诊断模式,以确保电极连续性和电极阻抗(Jeffrey P.Blount, MD, UAB 提供)

655

护理和洗浴。该装置可以在手术室或首次术后随访时以低参数设置启动。

VNS 试验组结果证实术后 1 年癫痫发作频率平均减少 35%，2 年减少 44.3% 以及 3 年后减少 44.1%。另有试验证实 VNS 后对癫痫发作的长期获益。进一步有试验证实 VNS 的安全性及有效性，即可以很好地控制难治性癫痫患儿的癫痫发作并提高生活质量[5]。研究已经表明 VNS 不仅可以显著改善 Lennox-Gastaut 综合征患者的癫痫发作，而且可以改善失神发作、失张力发作以及简单部分性发作、复杂部分性发作和全身强直阵挛发作。也有报道指出 VNS 可以成功终止癫痫持续状态。

VNS 术后并发症包括植入区感染，硬件皮肤穿孔，也可见到导线折断[6]。2008 年对电极进行重新设计后电极折断的概率降低。这些并发症通常需要硬件的重新植入和修复。与刺激相关的 VNS 并发症包括声音改变、喉部麻痹、咳嗽、头痛、喉痛、呼吸困难、喉炎、轻度面瘫、流涎、吞咽困难、误吸、斜颈、无故发笑、抑郁以及少数患者术中的心脏停搏或心律失常。这些与刺激相关的并发症程度较轻且极少需要调整刺激参数或者重新植入设备。

86.2.3 多处软膜下横切术

背　景

对于术前及术中神经电生理评估确定癫痫发作病灶位于运动语言皮层的患者，排除了局灶性切除，有时可以选择 MST 手术。MST 手术应用于以下患者：有证据表明癫痫活动时大脑皮层病理性的水平传播异常脑电活动的患者，与大脑皮层神经元生理性的垂直传播正常脑电活动互不影响的患者。因此，认为选择性的阻断水平纤维可以干扰癫痫发作脑电传导，同时减少神经损害[7]。单独进行 MST 或者作为致痫灶切除的辅助手术方式，均可改善癫痫发作。药物难治性癫痫的相关综合征，例如 Rasmussen 脑炎、Landau-Kleffner 综合征以及部分性癫痫持续状态可能对独立的 MST 手术有较好的反应[8]。

手术细节和术前准备

通常在邻近皮层切除区的运动语言皮层区进行 MST 手术，采取与脑回垂直的间隔 5mm 的软脑膜下做小切口。在暴露并切除皮层后，勾画出拟进行 MST 的手术区域。设置双极电凝功率为 6~8W，在计划 MST 手术区域沿着脑回以 5mm 的间距轻柔电凝软脑膜（图 86.3A）。下一步应用 11 号刀片或者蛛网膜刀深入已经电凝血管的软脑膜下，将 MST 刀（图 86.3B）深入软脑膜下直至对侧脑沟。接着，使用刀尖在软脑膜下轻柔地回拉完成软膜下切开。横切长度间隔 5mm，直至完成所计划的切开区域。对软膜下出血可使用棉片按压（Codman & Shurtleff，Raynham，MA，USA）和生理盐水冲洗来止血。如果需要可使用双极电凝进行止血。

86.3 预后和术后管理

已报道，不论单独 MST 手术还是联合切除性手术，MST 手术均提高了对癫痫发作的控制。最理想的结果（癫痫发作频率减少 >95%）为 MST 手术可以使全身性发作、复杂部分性发作和简单部分性发作分别减少 71%、62% 以及 63%[8]。MST 手术后也观察到了患者发育及行为的改善。对 Landau-Kleffner 综合征患者首要的治疗目标是语言的改善而不是癫痫发作的控制，已有报道 MST 手术可以显著提高患者的语言功能[9-10]。MST 手术神经功能并发症相对罕见，鉴于其与皮层切除术同时进行，故并发症难以从中区别开来。MST 手术后癫痫发作控制的持续时间至今仍存在争议。

86.3.1 脑深部刺激术（DBS）及反馈性神经刺激术

DBS 手术是成人帕金森、特发性震颤、肌张力障碍、舞蹈症、抑郁以及疼痛等其他疾病中一种可行的、可逆的、可调整的手术方式。在儿童中，正在探索将 DBS 应用于多种疾病的治疗，包括肌张力障碍、Tourette 综合征、青少年型帕金森病、强迫症以及癫痫。在儿童药物难治性癫痫，大脑的发育特性及癫痫的进展特性使 DBS 成为一种很好的治疗

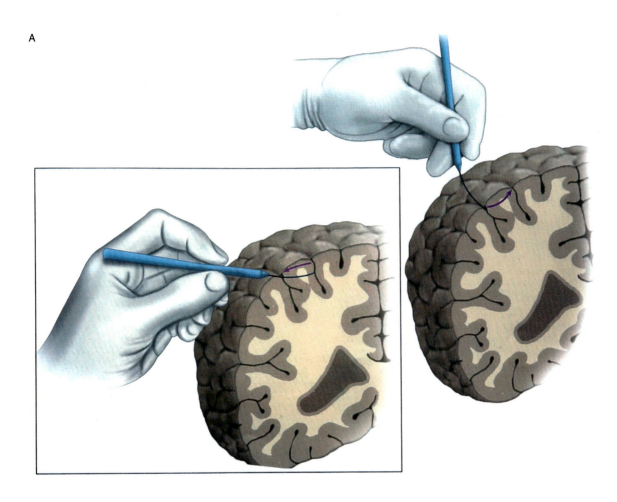

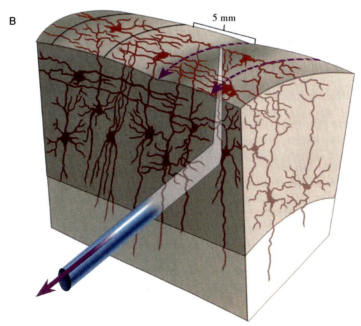

图 86.3 A. 多处软膜下横切（MST）"刀"进行软膜下横切示意图。B.MST 间隔：正规操作为沿脑回间隔 5mm 进行横切

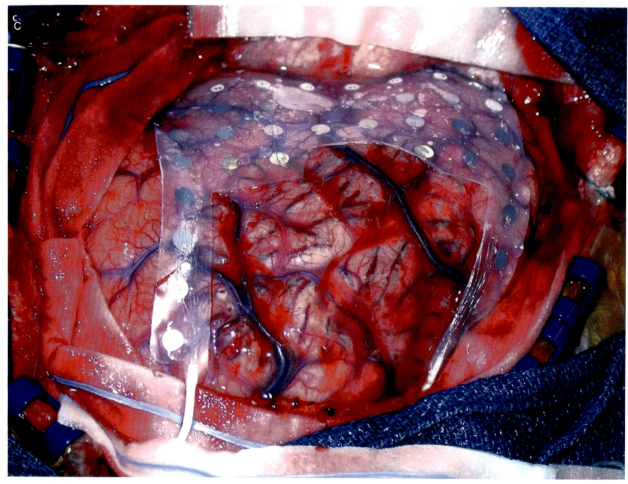

图86.3（续） C. 术中 MST

选择，因其刺激水平可持续调整。DBS 手术的可逆性以及对大脑正常解剖的保留，使癫痫患儿长大成熟后不再有癫痫发作时就可移除 DBS 设备，而且当需要时也允许其他手术操作。因此，这种新型的 DBS 术是否适合应用于儿童难治性癫痫患者需要进一步的临床试验观察。

已研究 DBS 治疗癫痫涉及了较多的目标靶点，包括丘脑前核、海马、乳头体、丘脑中间核以及丘脑底核等其他脑区[11-13]。临床前以及临床研究提出海马记忆回路（Papez 神经环路）在癫痫发作中的作用，支持 DBS 作用于此回路。这些研究主要在成年患者中，儿童患者较少。一项多中心随机双盲临床试验中，DBS 刺激成人难治性癫痫患者丘脑前核（SANTE 试验），结果表明术后 3 个月 DBS 刺激组患者癫痫发作大幅度减少（40%），而非刺激组只减少 14.5%。术后 2 年，DBS 患者癫痫发作频率平均减少 56%。现有报道的手术并发症包括记忆受损、抑郁、焦虑、移植部位感染、疼痛以及感觉异常[14]。DBS 手术的最佳解剖靶点及适应人群仍需进一步探讨。

神经反馈刺激 RNS 装置是一个闭环装置，该设备可以通过硬脑膜下和深部电极探测脑电活动，产生簇状刺激终止癫痫发作。NeuroPace 系统反馈性神经刺激中枢试验治疗难治性癫痫患者的结果表明，术后 3 个月可以减少癫痫发作频率 37.9%，对照组减少 17.3%。术后 2 年，46% 患者报道有癫痫发作减少 ≥ 50%。该手术的术后不良反应除移植部位感染外，还包括头痛、记忆受损、感觉迟钝、癫痫发作增加以及抑郁[15]。

参考文献

[1] Spencer SS, Spencer DD, Sass K, et al. Anterior, total, and two-stage corpus callosum section: differential and incremental seizure responses. Epilepsia, 1993, 34(3): 561–567.

[2] Jalilian L, Limbrick DD, Steger-May K, et al. Complete versus anterior two-thirds corpus callosotomy in children: analysis of outcome. J Neurosurg Pediatr, 2010, 6(3): 257–266.

[3] Shim KW, Lee YM, Kim HD, et al. Changing the paradigm of 1-stage total callosotomy for the treatment of pediatric generalized epilepsy. J Neurosurg Pediatr, 2008, 2(1): 29–36.

[4] Morris GL Ill, Mueller WM. Long-term treatment with vagus nerve stimulation in patients with refractory epilepsy. The Vagus Nerve Stimulation Study Group E01-E05. Neurology, 1999, 53(8):1731–1735.

[5] Murphy JV; The Pediatric VNS Study Group. Left vagal nerve stimulation in children with medically refractory epilepsy. J Pediatr, 1999, 134(5): 563–566.

[6] Smyth MD, Tubbs RS, Bebin EM, et al. Complications of chronic vagus nerve stimulation for epilepsy in children. J Neurosurg, 2003, 99(3): 500–503.

[7] Morrell F, Whisler WW, Bleck TP. Multiple subpial transection: a new approach to the surgical treatment of focal epilepsy. J Neurosurg, 1989, 70(2): 231–239.

[8] Spencer SS, Schramm J, Wyler A, et al. Multiple subpial transection for intractable partial epilepsy: an international meta-analysis. Epilepsia, 2002, 43(2): 141–145.

[9] Irwin K, Birch V, Lees J, et al. Multiple subpial transection in Landau-kleffner syndrome. Dev Med Child Neurol, 2001, 43(4): 248–252.

[10] Sawhney IM, Robertson IJ, Polkey CE, et al. Multiple subpial transection: a review of 21 cases. J Neurol Neurosurg Psychiatry, 1995, 580(3): 344–349.

[11] Chabardès S, Kahane P, Minotti L, et al. Deep brain stimulation in epllepsy with particular reference to the subthalamic nucleus. Epileptic Disord, 2002, 4(Suppl 3): S83–S93.

[12] Velasco AL, Velasco F, Jiménez F, et al. Neuromodulation of the centromedian thalamic nuclei in the treatment of generalized seizures and the improvement of the quality of life in patients with Lennox-Gastaut syndrome. Epilepsia, 2006, 47(7):1203–1212.

[13] Vonck K, Boon P, Achten E, et al. Long-term amygdalohippocampal stimulation for refractory temporal lobe epilepsy. Ann Neurol, 2002, 52(5): 556–565.

[14] Fisher R, Salanova V, Witt T, et al; SANTE Study Group. Electrical stimulation of the anterior nucleus of thalamus for treatment of refractory epilepsy. Epilepsia, 2010, 51(5):899–908.

[15] Morrell MJ; RNS System in Epilepsy Study Group. Responsive cortical stimulation for the treatment of medically intractable partial epilepsy. Neurology, 2011, 77(13): 1295–1304.

第87章

强直性痉挛的评估与治疗

Shenandoah Robinson

87.1 背 景

用于治疗儿童痉挛状态的两种主要方法是选择性背根神经切断术（SDR）和巴氯芬鞘内注射疗法（ITB）。描述脑性瘫痪患儿躯体功能最常用的分类方法是运动功能受损分级系统（GMFCS），该系统采用Ⅰ~Ⅴ级描述运动功能受损程度与运动受限的关系。简言之，GMFCS Ⅰ级患儿可以无困难地行走、爬楼梯，但在需要有更好的协调性和平衡的体育运动中表现出一定的障碍；Ⅱ级患儿可以行走，但爬楼梯时需要借助扶手；Ⅲ级患儿可借助设备短距离行走，但若想远距离移动往往需利用轮椅；Ⅳ级患儿需借助助行器方可短距离移动，但大多数活动都需要利用轮椅；Ⅴ级患儿几乎所有运动功能都受限，与轮椅相伴，躯体移动需完全依靠他人。一般来说，GMFCS Ⅰ级或Ⅱ级以及少数Ⅲ级患儿可受益于SDR治疗；而大多数 GMFCS Ⅲ级和所有Ⅳ级、Ⅴ级的患儿可更长久地受益于ITB疗法。由于缺乏严谨的相关研究来支持这些治疗，故每一种治疗方法都有其支持者与反对者。患者家庭成员对于上述两种治疗方法要有符合实际的期望值，这一点很重要，治疗效果可帮助他们明确术后早期、术后数月及数年的具体目标。脑深部电刺激（DBS）用于治疗年龄≥7岁、由基因突变引起的原发性肌张力障碍患儿，这些患儿常常是由 *DYT1* 基因突变致病。早期文献报道提示DBS也可能对某些继发性肌张力障碍患儿有益。继发性肌张力障碍的DBS治疗适应证尚不明确，文献中提出大部分患儿并不存在合理的风险/获益比。

87.2 选择性背根神经切断术

87.2.1 选择性背根神经切断术的适应证

幼儿是采用SDR治疗的理想人群：①具有认知能力、毅力，并希望于术后完成所要求的有强度的物理疗法；②因早产所致双侧痉挛瘫而出现的运动缺陷；③具有较长时间步行的潜力；④在肌张力降低的情况下躯干和下肢有足够的力量可保持直立；⑤在术后可接受针对性的物理治疗。术后理疗是根据每个患儿的需要及可利用资源量身定做的；然而，一般来说，术后患儿需接受每周至少4~5h、持续至少6~12周的理疗，最好长达6个月。绝大多数小于3岁的患儿并没有足够的认知能力及毅力来进行术后的加强理疗项目。由于认知困难常常与早产相关，所以许多患儿需待较年长后方可进行相应的理疗。如果不确定患儿或其家庭能否接受术后理疗项目，术前可进行一系列针对性的物理疗法。通常情况下，患儿的基本理疗服务者评价患儿进行的针对性理疗是否适宜最合适。术前物理疗法的目的是尽早改善患儿运动功能以使他们能与同龄人一起坚持学业。慎重筛选出的一些较年长患儿和青年也可获益于SDR。那些主要由脑白质损伤导致的痉挛性双侧瘫的患儿，如接种疫苗后由疫苗介导的脱髓鞘改变，并不是很好的适应证。绝大多数出生时存在缺血缺氧病史、脑膜炎及创伤的足月儿也不是 SDR 很好的候选人群。一定要注意评估患儿下肢及躯干肌力。预警信号包括患者接受肉毒素注射治疗后出现进行性加重的肌张力降低，或尝试从助行器向手杖过渡时因虚弱而失败的患者。倘若没有足够的肌力，那么 SDR 的疗效将会不甚显著。术后理疗项目往往需在进行手术前事先安排好。

87.2.2　选择性背根神经切断术的目的

SDR 的目的是通过降低肌张力、增加下肢独立自主运动来改善肢体的活动，并使其在青年期保持这种改善状态。典型的表现是患儿可在运动辅助设备上表现出一定程度的改善，一些患儿从最初使用的助行器至手杖或在不使用手杖的情况下仅使用足踝部的矫形器。尽管 SDR 手术被称作选择性是因为在术中根据神经根对刺激的反应而选择性分离，但是理想的选择也同时涉及对患者的仔细筛选。

87.2.3　其他治疗方法

对适合行 SDR 的患儿，其他的治疗在相同的风险/获益比的情况下很少有同样的改善。对于可能行走的年幼患儿，ITB 疗效并没有更优于 SDR。有时也应用其他的非神经外科治疗方法，如骨科矫形术。接受过 SDR 的一些患儿也可从局部肉毒素注射疗法中继续获益，有些类型则需要行矫形术。接受过 SDR 治疗的患儿再行矫形术的范围及程度可能降低且术后恢复时间可能缩短。

87.2.4　优　点

对于筛选出的患儿，SDR 的主要优点在于具有低风险、高获益率以及术后即可预测疗效。许多研究表明，SDR 术后患儿上肢运动及认知功能均有所改善。

87.2.5　禁忌证

那些对术后康复治疗缺乏足够的认知或坚持精神，以及在其日常生活中缺乏继续治疗和锻炼动力的患儿无法从 SDR 中持续获益。同样地，那些在肢体或躯干方面存在太多潜在疾病的患儿，其预后很难得到持续改善。SDR 对于因早产而导致痉挛性双瘫的患儿最有效，对于存在其他病因或伴随严重的躯干及上肢疾病的脑瘫患儿，应谨慎采用 SDR。

87.2.6　手术细节和术前准备

作者描述了 SDR 的微创操作。这些患儿均从卧床休养很快恢复。限制性地切除椎板会使患儿术后恢复更迅速，故可于术后尽早接受针对性的理疗。

术前准备和特殊设备

除非最近的脑影像学资料尚能使用，否则作者会使用与评估脑室分流障碍相似的 MRI 来快速获得非镇静状态下的大脑 MRI，以此确保颅内没有未知的损伤。手术前，外科医生需与麻醉及术中监测团队讨论关于围手术期的计划。除了术中监测设备，手术还需准备辅助钻孔探头的超声设备及手术用显微镜。在监测和分离神经时，作者和他的团队使用 Peacock 电极、显微器械，还有从耳鼻喉科同事处借来的纤维直角神经钩，以此将神经根分离为神经根束。

关键步骤和手术细节

麻醉生效后，患儿取俯卧位，身下铺防护垫，继而调整体位为头低脚高位，以降低因脑脊液过度引流而造成硬膜下血肿的风险。放置电极用来术中监测。皮肤消毒后，术者在后正中于 L_1~L_2 处标记切口。切开皮肤、皮下至筋膜层，分离附着于棘突上的肌肉，暴露 L_1 椎体下部及 L_2 椎体上部，然后放置牵开器。去除 L_1 与 L_2 棘突间的韧带，使用超声定位脊髓圆锥及伸出的神经根（图 87.1）。根据神经根的位置，将其上方或下方的棘间韧带切除。对于大多数患儿，仅切除一个椎板即可获得足够的暴露空间。适当扩大椎板切除范围，严密止血后切开硬膜。从正中切开硬脊膜，并由缝线牵开。在显微镜下，早产儿的蛛网膜较厚，予以镜下切除（图 87.2）。其目的是为了测试及分离对刺激存在异常反应的 L_2~L_5，以及 S_1 或一半 S_2 神经。从有色手套

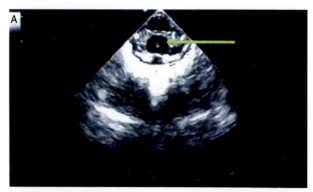

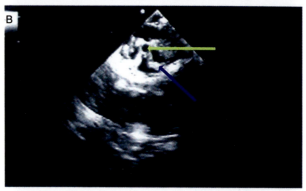

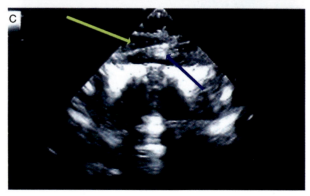

图87.1 在椎板切开及打开硬膜前使用超声定位圆锥位置。A.患者俯卧位，超声轴位像显示位于L_1/L_2脊间韧带后的圆锥（黄色箭头）被切除。B. L_2/L_3的椎间韧带被切除后的超声波图像显示了剩余的圆锥（黄色箭头）和腹侧神经根（蓝色箭头）。C.在L_2椎板切除术完成后，矢状位超声波图展示了三角形的圆锥（黄色箭头）和腹侧神经根（蓝色箭头）

上裁剪约5mm×25mm的弹性带，将其悬吊于目标神经根以备测试与分离用。在神经根出圆锥处分离其背侧与腹侧神经根，将背侧神经根往侧面适当牵拉，直到将其腹侧与背侧区别开来，然后在其中放置小棉垫，标记分离处。然后在中间处再使用另一小棉垫将S_2另一半神经根与下位骶神经根保持适度分离。两个小棉垫就形成了垫板，神经根位于其上，以备测试及切断。给予位于悬吊带下方的腹侧及下

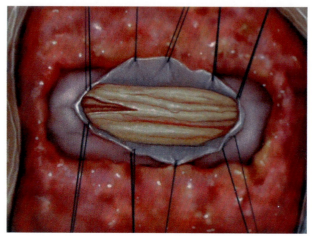

图87.2 该手绘图描述了选择性脊侧神经根切断术的硬膜内部结构。患者俯卧位，头偏向左侧，硬脊膜被打开然后被缝线牵拉，翻折的蛛网膜已被切除。整个手术过程中始终保护圆锥

位骶神经根保护。然后将悬吊带移至棉垫上方，后将棉垫移除。外科医生需从外向内检查神经束，以确保目标神经根被包裹在悬吊带内（图87.3）。用于测试的神经根从外向内被分为5束：L_2、L_3、L_4、L_5和S_1或一半S_2。从L_2神经开始，诸神经根都使用Peacock电极刺激，来检查其定位（图87.4）。这个过程是采用一定的阈值来测试神经束，以确保没有腹侧的神经被错误的包括在内。然后将每一根神经束都分为多个条束，并对每一条束进行刺激，以测试其在受到刺激后有多少电信号传导至邻近肌肉或另一侧下肢。刺激后产生最多电信号的神经束要被切断，切断比例约占该神经束的60%。没有被切断的神经束从悬吊带外侧再次放回脊膜囊。以同样的过程处理同侧其余神经束。若能在椎间孔处看见L_1神经后根，则可将其切断一半，但一定要注意将白色略粗的后根与灰色较细的前根区别开来，再以同样的方式处理对侧神经根，严密缝合硬膜。在硬膜关闭最后一个结之前，患者从头低脚高体位恢复正常体位，鞘内注射芬太尼0.5μg/kg，然后关闭硬膜，之后用Valsalva方法（堵鼻鼓气）检查其封闭性。最后逐层缝合，包括肌肉、筋膜及皮肤。皮肤以可吸收的皮下缝合线缝合。患者需充分苏醒，给予其芬太尼维持输注以缓解因术后神经根刺激产生的疼痛。

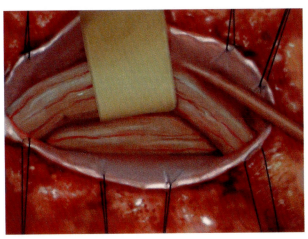

图 87.3　使用材质柔软的器械钩吊神经根，以将其从腹侧神经根及骶神经根分离出来

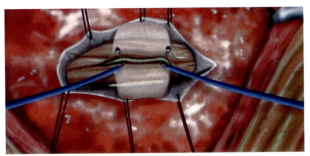

图 87.4　使用两个电极将右侧 L_2 背侧神经根牵拉，以核实其定位并测试其刺激阈值

专家建议

在刺激神经根时，连接神经根或神经根束的电极不能互相接触，也不能接触周围组织和脑脊液。麻醉剂的调整对脑脊液的管理帮助很大。

风险及风险规避

在整个手术过程中一定要仔细，切记圆锥的位置离我们很近，而且很容易受损。在刺激神经根时，患者肢体可能会活动，所以在刺激时一般要避免使用吸引器。在测试过程中，保持神经根悬吊是很重要的，因为一旦开始测试、分离神经根时就很难再次标记。

抢救措施

由于受多种因素影响，所以术中记录是具有挑战性的。尽管测试目的是为了筛选出异常传导最明显的神经束并将其分离，但同时也要确保未选择的

2/3 神经根束对降低肌张力也有作用。

87.2.7　术后管理

术后最初的 24~36h 疼痛最明显，故对于术后疼痛的管理有几点原则需要把握。术前咨询麻醉、疼痛与重症监护方面的专家很重要。作者和他的团队在术后持续使用芬太尼镇痛，于术后第 1 天降低其用量，术后第 2 天停用芬太尼，然后使用安定替代。其他的镇痛方法还有硬膜外置管镇痛法。患者在术后数天需保持平卧位，以最大限度减轻因脑脊液丢失产生的头痛。

并发症

脑脊液漏、术后感染以及神经功能损伤的发生率非常低。术后最主要的问题就是疼痛的控制。一般来说，主要的并发症是因患者筛选不理想而造成的症状加重。大多数患者可能会有因身高的迅速增长而出现手术疗效变差的表现，但是这种情况可以用其他疗法和肉毒素注射治疗来改善。

远期疗效

SDR 结合理疗的短期疗效与单纯理疗的对比在 3 个小样本随机对照前瞻性试验及一项 meta 分析中所描述。多数研究表明 SDR 术后，患儿在 10 年甚至更长时间内均有显著的持续改善。SDR 的筛选患者标准及早产儿的神经学预后在过去 20 年有了显著的改变。但从多学科角度来说仍在完善之中。

87.3　鞘内巴氯芬治疗

87.3.1　鞘内巴氯芬治疗的适应证

儿童和成人痉挛以及其他运动障碍疾病，包括各种病因引起的肌张力障碍，都可以通过巴氯芬鞘内注射治疗。尽管根据身体状态该疗法通常最低体重要求为 15kg，但是实际上巴氯芬泵已被成功用于更小的儿童体内。95% 以上存在痉挛的患儿接受巴氯芬泵治疗可获得很理想的缓解，而大约 60% 以肌张力障碍表现为主的患儿也能得到期望的理想缓解。大多数继发性肌张力障碍的患儿存在显著的痉挛表

现，本疗法可使该类患儿的痉挛症状及肌张力障碍表现得到很大的缓解与改善。当植入泵并释放药物时，通过腰椎穿刺给药，以测试药物剂量是非常有用的，我们可获得与症状缓解相对应的药物剂量。

87.3.2　ITB疗法的目标

具体目标应在术前与患者及其家属确认。目标包括提高独立能力，如操作轮椅或电脑的能力、更佳的舒适度、使患者更容易护理等。

87.3.3　替代疗法

使用ITB的效果是肠内巴氯芬效果的1000倍，而且药量适当，并不影响大脑和肝脏。肠内巴氯芬的疗效不能反映ITB的疗效。虽然ITB疗法很少运用在骨科手术中；但是ITB疗法可显著改善许多骨科手术的恢复过程。由于患者体重限制了肉毒杆菌毒素的注射，在有效的ITB疗法作用下肉毒毒素局部注射剂量可增加，所以两组疗法联合可能会获得更好的疗效。

87.3.4　优　势

ITB疗法的药物剂量相当灵活。对于更多的相关病例，调整药物剂量是为了使身体适应药物负荷，例如对于一种并发症、骨折或其他外科疾病而导致患者肌张力增高。ITB疗法对多种病因（从创伤到神经退行性疾病）均相当有效，并且可以改善其他疗法不理想患者的症状。目前，ITB疗法的大样本研究显示其并发症低于DBS疗法。

87.3.5　禁忌证

ITB疗法需要定期维护，包括每年需几次替换芯，泵每隔几年要更换新电池。除非医生已经建立定期维护的管理机制，否则ITB泵不应该被植入。极少数ITB患者有不良反应，需要停药。

87.3.6　手术细节和术前准备

术前准备和特殊设备

作者及其团队术前快速获得非镇静头颅MRI，以排除对腰椎穿刺有禁忌的颅内未知病变。他们还使用一种降低感染的方案以降低围手术期感染风险。目前，有两家公司制造ITB导管和泵。由于ITB停药后可能危及生命，所以医院需要储备紧急维修或替换时用的ITB部件，并且熟悉管理巴氯芬停药及并发症的医疗和手术团队必须随时就位。

关键步骤和手术细节

导管和泵的植入并不是神经外科手术最困难的操作，但是对技术的精益求精可最大限度降低技术方面的并发症以及感染。麻醉诱导成功后，患者取左侧卧位，躺于可用于荧光透视检查的手术床上。一般情况下，泵被放置于右侧腹部，因为许多患者需要鼻饲置管。将手术切口标记于正中线。作者和他的团队比较青睐正中切口，因为有些患者可能最后需行脊柱融合术。其他学者则倾向于旁正中切口。在肋缘下至少一横指处标记长约10cm的横向切口，注意避开分流管或饲管管道。腰背部切口要深达筋膜层，充分剥除筋膜周围的脂肪组织，以利于将探头很好地锚定于筋膜上。尽可能少使用荧光透视引导设备。使用硬膜外穿刺针来获得脑脊液动力学信息。穿刺针使用完后需即刻返回鞘内，以减少脑脊液漏出。置管成功后三点式、荷包缝合鞘，并在其左边打结（图87.5A）。使用荧光透视引导设备将导管置于理想水平，要尽可能地减少辐射暴露（图87.5B）。然后将探针及针鞘移除。荷包缝合打结，锚定器固定，并将其缝合于筋膜（图87.5C）。要确保导管经隧道至腹部的伤口处流畅。同时，要于腹部做出一个囊袋并在尾部扩大，其应位于筋膜层之上。有些人倾向于在筋膜层下做囊袋。在这期间，可将药物填充泵。修剪导管，使其与连接器相接，而连接器连接于泵上，要密切注意整个装置的连接良好。将泵放置于腹壁的囊袋中，并且要保证插入泵内的导管足够长。采用大面积缝合法，确保泵牢固地缝合于后筋膜，可在泵上绕1或2次线圈。作者和他的团队采用可吸收线缝合皮肤。

专家建议

应注意最大限度减少过多脑脊液的丢失，以降

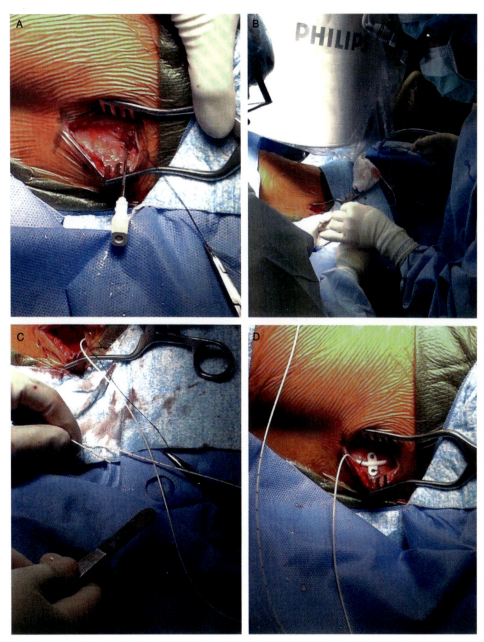

图87.5 在腰椎内插入ITB导管。A.为减少脑脊液漏,注意使用硬膜外穿刺针一次穿过筋膜。硬膜外穿刺针进入鞘内之后,在针鞘周边细心地缝合起来,并在导管完全进入之后打结。这样可以最大程度地减少导管周围脑脊液漏。B.当导管进入上部胸椎的预定位置后,间断进行透视扫描。C.抽出管芯后,脑脊液自导管中流出,将其荷包缝合固定到位,导管经皮下隧道至腹部囊袋处。D.固定器在此处需缝合起来,使其基底部与筋膜紧紧相贴,以最大程度减少固定器和筋膜之间导管的暴露,这样降低了导管从脊柱中脱出的风险

低脊髓性头痛和硬膜下血肿的风险;使用硬膜外穿刺针穿刺筋膜应仅限于1次。同时,脑脊液循环的流畅需要使导管很好地漂浮起来。对导管周围的筋膜采用荷包缝合可降低脑脊液漏及导管脱出发生的风险。锚定器要很好地固定于筋膜上,要与导管进入筋膜的地方尽可能接近,以降低导管脱出的风险。

风险及风险规避

找出泵功能障碍的原因具有挑战性,在最初放置时就需要特别注意。如果怀疑出现急性泵功能障碍,那么在检查泵的同时于血管内给予苯二氮䓬类药物,并在评估泵的时候给予输液。癫痫持续状态时采用强有力的抗癫痫药物可能出现呼吸抑制,患者可能需要一些呼吸支持,包括气管插管和呼吸机

辅助通气。肠道内使用巴氯芬可以减轻症状，但其本身不能安全地改善ITB疗法的戒断症状。急性戒断最常见的原因是药物充填。如果患者几天前曾充填药物，那么使用新鲜药物重新填充泵可能会解决问题。如果是怀疑泵的急性机械性功能故障，那么我们会行X线检查以评估其是否断裂、导管是否移位及其他结构性问题。泵的急性机械性问题（如转子失速）较少见，但有发生。机械性故障会产生一些亚急性症状，例如连接器或导管因为一些碎屑或微泄露出现逐渐梗阻的现象。通过给予特定有效剂量药物，4h后即可明确药物是否到达脑脊液。几天之内药物可能消散，由此导致患者对药物反应剂量的增加提示导管可能存在微泄露。探查可能比过度进行CT造影检查更能有效地找出原因。

抢救措施

由于存在降低感染的草案，故目前在泵植入后1年的感染发生率低于2%。发生于术后若干年的迟发感染，考虑与血行播散有关。在接近50%的病例中，可通过充分冲洗及持续使用抗生素降低感染。

87.4 预后和术后管理

作者和他的团队为所有患者使用黏合剂，以减少血肿的形成。他们于患者出院对其进行影像检查获得导管及泵的影像学资料，以此作为后续评估泵功能的基准。

87.4.1 并发症

术后最常见的并发症是血肿，出血可发生于术后前几天或术后数周。在术后使用黏合剂可减少，但不能完全避免血肿的形成。如前所述，感染减少方案已经明显降低了术后感染的发生率。如果感染泵必须被移除，那么在移除泵之前可以给予ITB剂量，以缓解术后急性戒断症状；其次是仍然需要静脉注射苯二氮䓬类药物。巴氯芬停药后可能会导致严重后果，难以与其他疾病的患者区分开来。

参考文献

[1] Gigante P, Mcdowell MM, Bruce SS, et al. Reduction in upper-extremity tone after lumbar selective dorsal rhizotomy in children with spastic cerebral palsy. J Neurosurg Pediatr, 2013, 12(6): 588–594.

[2] Craft S, Park TS, White DA, et al. Changes in cognitive performance in children with spastic diplegic cerebral palsy following selective dorsal rhizotomy. Pediatr Neurosurg, 1995, 23(2): 68–74, discussion 75.

[3] Park TS, Gaffney PE, Kaufman BA, et al. Selective lumbosacral dorsal rhizotomy immediately caudal to the conus medullaris for cerebral palsy spasticity. Neurosurgery, 1993, 33(5): 929–933, discussion 933–934.

[4] Sacco DJ, Tylkowski CM, Warf BC. Nonselective partial dorsal rhizotomy: a clinical experience with 1-year follow-up. Pediatr Neurosurg, 2000, 32(3): 114–118.

[5] Mclaughlin I, Bjornson K, Temkin N, et al. Selective dorsal rhizotomy: meta-analysis of three randomized controlled trials. Dev Med Child Neurol, 2002, 44(1): 17–25.

[6] Bolster EA, van Schie PE, Becher IG, et al. Long-term effect of selective dorsal rhizotomy on gross motor function in ambulant children with spastic bilateral cerebral palsy, com-pared with reference centiles. Dev Med Child Neurol, 2013, 55(7):610–616.

[7] Josenby AL, Wagner P, Jarno GB, et al. Motor function after selective dorsal rhizotomy: a 10-year practice-based follow-up study. Dev Med Child Neurol, 2012, 54(5): 429–435.

[8] Langerak NG, Tam N, Vaughan CL, et al. Schwartz MH. Gait status 17-26 years after selective dorsal rhizotomy. Gait Posture, 2012, 35(2): 244–249.

[9] Dudley RW, Parolin M, Gagnon B, et al. Long-term functional benefits of selective dorsal rhizotomy for spastic cerebral palsy. J Neurosurg Pediatr, 2013, 12(2): 142–150.

第88章

运动障碍疾病的鞘内疗法

Bruce A. Kaufman

88.1 背　景

88.1.1 适应证

儿童神经外科医生可以接触到大量的运动障碍患者，但多数为继发的运动障碍合并痉挛，如脑瘫、缺氧性脑损伤或创伤性脑损伤[1-2]。除非患者痉挛状态得到缓解，其运动障碍才会明显表现出来。

1991年，在治疗患者痉挛和肌张力障碍的过程中，鞘内巴氯芬的功效被确认[2]。从那时起，鞘内疗法已被尝试和用于治疗各种肌张力障碍和运动障碍，并且当其他疗法未能改善大多数患者时，鞘内疗法常常表现出长期的治疗效果[3-4]。由于其他有效的治疗具有一定局限性，所以鞘内巴氯芬治疗运动障碍的应用越来越广泛。

88.1.2 目　的

这种疗法的主要目的是缓解最明显的肌张力障碍症状，这让更严重的患者可能实现正常功能。但即使是无法自理的患者和瘫痪患者，也可以通过在日常护理中缓解他们的症状来获得帮助，甚至必要时阻止他们参加日常活动。在一些情况下，肌张力障碍患者出现了疼痛减轻的感觉，是因为其肌张力障碍症状得到了缓解导致其疼痛减轻。

88.1.3 其他治疗方法

目前，使用鞘内巴氯芬治疗的患者一般是缺乏有效口服药物的患者。然而，一些患者对鞘内巴氯芬没有反应，但是可通过脑深部电刺激（DBS）得到更好的疗效[3]。

由于对最佳脑内靶点、合适的参数以及长期疗效相关问题缺乏了解，所以目前在儿童中应用DBS有所受限。此外，将一个长期疗效未知的电极放入一个成长中的儿童体内是不合理的。

88.1.4 优　势

鞘内巴氯芬治疗的主要优势是在过去几十年我们在痉挛治疗过程中积累的丰富经验。鞘内巴氯芬泵的部件容易获得，其治疗过程和并发症也是大家熟悉的。泵的复杂性决定了缓解症状所需要的不同有效输入参数（如单次给药、持续给药、分段给药）。一旦泵植入完成，我们就能获得药物剂量与患者反应之间的关系，这样患者及其陪护就可以从某些持续的工作中解放出来（除了必要的随访和增加药物）。

88.1.5 适应证

脑脊液（CSF）分流并不作为禁忌，即使药物输送到脑室系统[4]。CSF的分流可能会影响用药剂量和达到治疗效果的用药时间，也可能导致需要数月的时间才能达到稳定状态。

使用鞘内巴氯芬治疗运动障碍与治疗痉挛具有相同的禁忌，医生要有能力管理鞘内巴氯芬疗法及其并发症，并且患者要能够回到护士处进行评估和重新补充药物。在这些情况下，主管医生也必须能够评估和处理运动障碍。因此，鞘内巴氯芬不一定是治疗运动障碍的首选疗法。此外，目前这种疗法的药物使用、泵以及导管尚未被临床试验认可。

88.2 手术细节和术前准备

88.2.1 术前准备和特殊设备

注射药物的部位

目前对在脊髓蛛网膜下腔给药的最佳位置一直存在争议。人们认为鞘内巴氯芬治疗痉挛受脊髓节段影响，从而影响运动神经元的突触前连接。对于肌张力障碍的治疗，巴氯芬可在皮层上发挥作用，抑制过度兴奋的运动及前运动皮层[3]。如果该理论是正确的，那么不管以什么方式向皮层表面输注最高浓度药物都将是有用的。

因此，在高颈段脊柱安置导管，甚至到 C_1 水平都将发挥作用且无并发症。当脊椎途径不可行、导管不能放置在高颈段区域、脊柱导管反复出现问题及脊柱导管给药无明显效果时，我们可以采用脑室内给予巴氯芬[4,6-7]。许多外科医生的目的是将巴氯芬输入第三脑室，他们认为这样可以最大限度地增加药物在中脑导水管、第四脑室以及大脑凸面的含量，同时降低药物在侧脑室中的稀释程度。然而，实际的脑脊液动力学及药物流向都是未知的，在室间孔给药也许是有用的。目前，尚无第三脑室与侧脑室给药疗效的比较[8]。

如果目标是靠近或进入第三脑室内，为确保精确的放置就必须要内窥镜的协助。解剖结构异常的患者，例如创伤、新生儿脑出血和脑损伤，或者先天性畸形的患者可能需要立体定向引导。在这些情况下，立体定向引导可确保在最佳的路径下到达目标位点。如果放置的目标在室间孔，那么可以在没有内窥镜的情况下使用立体定向来引导。

疗效测试

在鞘内注射巴氯芬首次用于运动障碍治疗中，人们认为其所需要的剂量远远高于治疗痉挛的剂量，而且在经过一段时间以后才能看到疗效。同时，我们有时需要将药物注入接近大脑的区域，那么对于一个具体的运动障碍患者，通过腰椎穿刺术进行药物剂量测试（正如在痉挛治疗中所做的一样）来判断巴氯芬鞘内注射的有效性可能是不充分的。

作者和其他学者在巴氯芬泵植入前试验性地鞘内注射巴氯芬数天来测试其效果。多种方法可以做到这一点，然而，所有方法都是基于外部注射泵递送巴氯芬，同时，可以在直接观察下进行药物剂量的增减。

高颈段植入

无论最佳颈部植入位置（C_1 或高颈段）在哪，都可以通过腰椎穿刺技术来实现。作者更喜欢将脊柱内置管作为首选，来进行巴氯芬疗效测试或治疗。导管植入方式与常规巴氯芬泵治疗放置方式相同。在下腰部中线处做皮肤切口，穿刺针从旁正中插入硬膜囊，在透视引导下，将导管推进到所需的位置。

有时导管不会顺利到达预定位置，它可能在齿状韧带或蛛网膜分隔处打折或滞留，这种情况下，作者会将穿刺针取出，留下带导丝的导管，以使导管不受导向，从而保证导管可以进出移动。有管芯的导管被拉回到梗阻的下方，然后用手指转动微调使导管进入椎管。回退/转动/推送都可使导管在椎管内通过不同的路径到达最终预定位置。

有时导管不能向内推送，这种情况下，暂且将导管抽出，缝合伤口，操作进程暂时停止。如果怀疑有梗阻，我们需要安排脊柱 MRI 检查来排除解剖异常，并决定是否在几周之内再次行脊柱内置管。以作者的经验，大部分推迟的导管植入都在下一次的尝试中成功完成。当患者存在脊柱外伤史、脑膜炎及可能的蛛网膜分隔或髓内手术史，在其手术前，作者都需要这些患者的脊柱 MRI 影像。

如果导管无法通过腰椎穿刺植入，作者将选择从脑室进入，而不是从颈部穿刺。当腰椎进入方式不可用或不成功，或者存在腰椎椎体融合，其他学者主张经颈部穿刺放置导管。他们会切开 $C_1 \sim C_2$ 之间的间隙，在直视下打开硬脑膜将导管放入蛛网膜下腔。

作者认为开放颈椎方法的风险并不合理。以这种方法植入导管更加难以修正，因为需要反复开放操作，导管甚至可放置在腰椎融合良好的患者体内。脑室内导管植入的相关风险和脊柱内植入导管基本相同[4,7]。

脊柱融合患者的腰椎穿刺

大多数存在脊柱融合的患者，其硬脊膜下空间基本正常，故可以容纳导管。由于硬膜内解剖结构很可能发生改变，故创伤后脊柱融合的患者很少是脊柱内置管的最佳人选。患者取俯卧位，穿刺针进入椎管后使用荧光透视机确定穿刺位点及导管位置。在下腰部脊柱融合处中线上确定一个点，外科医生可以在此处钻一小孔。

作者使用类似于火柴棒的Midas Rex钻（M-8，美敦力）在融合处钻一个小圆孔，角度可偏上以方便导管的植入。当钻或小刮匙穿透骨质进入椎管后我们便可以辨别出硬膜外空间。我们使用标准的硬膜穿刺针来穿透硬脑膜并放置导管。

为了最大限度减少脑脊液漏，作者会仔细分离出毗邻融合脊柱及骨孔的软组织蒂，用穿刺针（然后是导管）通过该组织进行穿刺，一旦导管就位，就将这些邻近组织填入骨孔。也可以使用吸收性明胶海绵（Pfizer Pharmaceuticals, New York, USA），或外科医生选择的其他组织密封剂。导管牢靠的固定在背侧筋膜上，通过皮下隧道从侧面的小切口穿出，并且在此处盘绕。导管可以外置于侧腹部伤口处以进行疗效测试。如果计划直接植入泵，则关闭上述切口，患者重新取仰卧位，再次铺巾，最后结束手术。

脑室穿刺

作者使用内镜来确认第三脑室置管的位置。我们使用12.5F剥脱式导引器经一冠状位骨孔进入侧脑室，该导引器的鞘能同时容纳导管和一个小内窥镜。如果需要还可以使用标准立体定向引导。

通过鞘放入内镜，剥脱鞘与内镜在直视下进入脑室，但不通过室间孔。在鞘内沿着内镜植入巴氯芬导管，在直视下将其送入第三脑室。外科医生看见导管在脑室内，然后依次移除剥脱鞘及内镜。导管通过带有一个小脑室导管（#41207脑室导管，美敦力公司）的直角支架，使用2-0丝线缠绕结扎导管将其固定，并将其缝合于颅骨膜上。美敦力Ascenda导管带有翼状固定器，将其缝合于颅骨膜上即可。这个固定器长2cm，需要更长的头皮切口，但大多数医生会在导管消除过多的张力后将其盘绕起来（图88.1）。

确保导管固定在钻孔部位的常用技术是使用专为DBS固定器设计的STIMLOC设备（美敦力公司）。该设备要求比单纯导管更大的骨孔[6]。

在过去，一些外科医生使用标准的或小直径的脑脊液脑室分流管来进入脑室并输入药物。该导管通过加强连接器与巴氯芬导管相连，医生们需要记录导管长度以计算管道体积，但新的Ascenda（美敦力公司）导管不允许使用加强连接器，而且所提供的连接器无法接到脑室导管。

穿刺方式长期测试

鞘内注射巴氯芬的长期试验可以用颅内或者椎管内置管来完成。巴氯芬植入式导管可以外置，但Ascenda导管不能直接和注射泵相连接。这种方法计划被用于试验后期移除导管，并且使患者重新置入一个新的完整设备。

另一种情况是，采用标准技术放置导管，并将其终止于中央静脉线型的皮下储液囊处。储液囊以相同的方式位于皮下。如果试验成功，那么我们会移除储液囊，同时植入泵，并将其连接到鞘内导管。同样，Ascenda导管不能直接连接到储液囊。

作者首选放置鞘内导管，将其固定于筋膜或骨孔，并通过皮下隧道将导管通向后期放置泵的位置附近的切口。在此处将导管剪断并将其与4.2F的Broviac导管相连。Broviac导管内充满巴氯芬溶液，并处于封闭状态，这样在计算巴氯芬导管药物充填量时可不考虑Broviac导管内容量。Broviac装置的扣正好在外部标记的里面，Broviac导管通过皮下隧道与巴氯芬导管相连。使用Broviac导管是考虑其与冲洗泵易于连接，并且可限制经皮感染，同时使

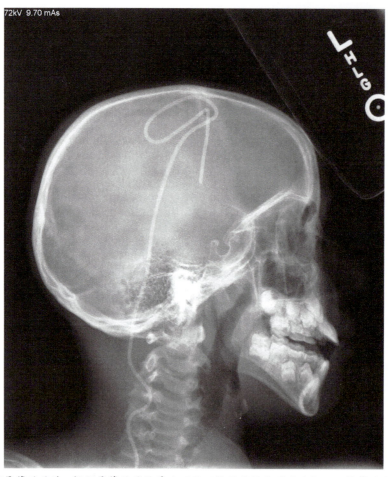

图 88.1 脑室内巴氯芬导管的平片。根据导管需要的骨孔不同可能需要较大的头皮切口，导管用直角支架和固定器固定，线圈环是为了降低张力所需，并将其缝合固定

得鞘内导管永久使用。作者倾向采用 20μg/mL 的低剂量，故不容易出现药物过量。

Ascenda 导管连接器一般不与 Broviac 或其他储液囊连接，但可以和 4.2F 的血管导管连接（图 88.2）。鞘内导管要以标准形式与连接器相接。然后拔掉连接器另一端的连接帽。以 3-0 丝线在 Broviac 导管的一端打结，可用其牵拉导管。裁剪 Broviac 导管至合适长度，将其置于连接器金属插件的上方，然后将连接帽推至连接器处，将其旋紧。这种连接足够用于短期试验。

如果试验成功，则患者返回手术室行常规巴氯芬植入术。与泵相连接的导管经皮下隧道穿至腰部切口处，使用新的连接器将其与鞘内导管连接。如果试验失败，则患者返回手术室取出导管。该试验通常在 1 周内完成，从而使泵的植入在同一住院时间进行。

88.3 预后和术后管理

88.3.1 术后注意事项

用以控制运动障碍的巴氯芬用量基本等同或略高于其控制痉挛状态的用量[7]。在临床实践中，医生不必过多关注巴氯芬的具体用量，而要通过滴定的方式逐渐达到想要获得的临床效果，或刚出现药物副作用[4,7]。我们可通过上述试验得到使用药物相应剂量的指征。

鞘内巴氯芬至某一部位，若患者未对其产生反应，将药物输送至另一部位则可产生疗效（如从脊髓到脑室）。

88.3.2 并发症——脑室与脊柱内导管

有报道指出，脑室内导管的故障率低于脊柱内导管；然而，另一篇报道指出，两种方法在并发症

第 88 章　运动障碍疾病的鞘内疗法

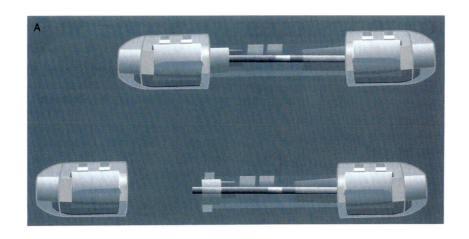

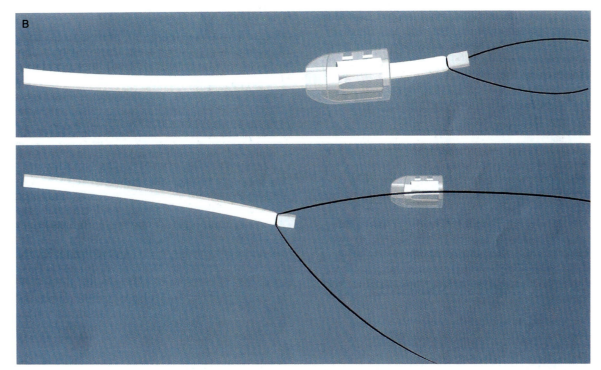

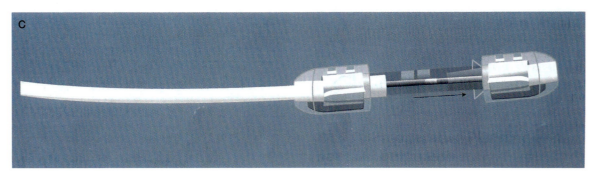

图 88.2　Broviac 导管和 Ascenda 连接器连接。A. Ascenda 连接器两端都有一个盖子，当按压这个连接器的时候，会锁住并保护导管。卸掉上面的盖子时操作要轻柔。B. 将 3-0 丝线系到 4.2（F）Broviac 导管的末端，将丝线从连接器盖子上的孔穿过，把 Broviac 推入盖子内，一直推盖子直到锁住。将 Broviac 导管裁剪成合适的长度，置于皮下外挂时的位置并与 Ascenda 导管连接。C. Broviac 导管从连接器的盖子露出一小段，末端推向连接器，锁住盖子。仔细将连接器与盖子之间的锁扣对应、按压。这个装置要系得很紧并且要注意确保盖子被锁住

的种类和频率上类似[4,7]。对于脑室内和脊柱内导管，许多并发症都是由导管断裂和故障所致。这些问题也许可通过美敦力重新设计和发布新的产品得以解决。

88.3.3 并发症——高颈段导管

在高颈段注入巴氯芬常常需担心呼吸抑制、昏迷及药物过量的副作用。有报道显示，当将巴氯芬输送至高颈段椎管内时，可能会出现嗜睡、尿潴留，但降低药物用量后上述症状可迅速缓解[5]。该作者还指出，在高颈段使用巴氯芬可获得长期的疗效而不发生并发症。在另一篇报道中，在高颈段使用巴氯芬未发现相关副作用，即使药物剂量超过1000μg/d[7]。

参考文献

[1] Motta F, Antonello CE, Stignani C. Upper limb function after intrathecal baclofen therapy in children with secondary dystonia. J Pediatr Orthop, 2009, 29(7): 817–821.

[2] Panourias IG, Themistocleous M, Sakas DE. Intrathecal baclofen in current neuromodulatory practice: established indications and emerging applications. Acta Neurochir Suppl(Wien), 2007, 97(Pt 1): 145–154.

[3] Albright AL, Ferson SS. Intraventricular baclofen for dystonia: techniques and outcomes. Clinical article. J Neurosurg Pediatr, 2009, 3(1): 11–14.

[4] Turner M, Nguyen HS, Cohen-gadol AA. Intraven-tricular baclofen as an alternative to intrathecal baclofen for intractable spasticity or dystonia: outcomes and technical considerations. J Neurosurg Pediatr, 2012, 10(4): 315–319.

[5] Dykstra DD, Mendez A, Chappuis D, et al. Treatment of cervical dystonia and focal hand dystonia by high cervical continuously infused intrathecal baclofen: a report of 2 cases. Arch Phys Med Rehabil, 2005, 86(4): 830–833.

[6] Albright AL. Technique for insertion of intraven-tricular baclofen catheters. J Neurosurg Pediatr, 2011, 8(4): 394–395.

[7] Rocque BG, Leland Albright A. Intraventricular vs intrathecal baclofen for secondary dystonia: a comparison of complications [ONS supplement]. Neurosurgery, 2012, 70(2 Suppl Operative): 321–325, discussion 325–326.

[8] Bollo RJ, Gooch JL, Walker ML. Stereotactic endoscopic placement of third ventricle catheter for long-term infusion of baclofen in patients with secondary generalized dystonia. J Neurosurg Pediatr, 2012, 10(1): 30–33.

第89章

儿童中微电极引导脑深部电刺激的应用

Ron L. Alterman, Irene P. Osborn

89.1 背 景

在年幼患者中，脑深部电刺激（DBS）最常用于治疗药物难治性原发性肌张力障碍，而苍白球内侧部（GPi）是最常使用的靶点。在美国，DBS在儿童中的其他用途（如继发性肌张力障碍、抽动秽语综合征）目前处于试验阶段。当患者存在药物难治性残疾症状时，应该考虑手术治疗。而手术时患者年龄小、病程短且未出现骨骼畸形往往预示手术效果会更好，因此我们认为对于此类患者，尤其是 *DYT1* 基因突变的患者因尽早干预。

89.2 手术细节和准备工作

89.2.1 脑深部电刺激手术过程

整套DBS装置（图89.1）分两期植入。在一期，我们使用立体定向技术将DBS导线植入GPi（双侧或单侧）。其余部件（如延长线、脉冲发生器）在二期手术患者全身麻醉状态下植入。患者一期手术日早晨不服用苯二氮䓬类药物，因为它可能影响术中微电极记录（MER）；然而，应该继续服用巴氯芬和苯海索，如若停用可能会诱发持续性肌张力障碍。如果患者症状较重，清醒状态下手术困难，一期手术可以在丙泊酚或右旋美托嘧啶镇静下进行。在给患者安装立体定向框架时可使用小剂量芬太尼，因为这个过程是整个一期手术中最不舒服的。

安装立体定向框架

尽管无框架技术越来越受欢迎，但立体定向头架仍然是DBS导线植入的金标准。头架的安装是DBS手术中最易被忽视的部分。将头架与患者头颅解剖"方方正正"的对应（如居中、冠状位或轴位面不得旋转）可简化后续定位靶点的过程。头架的下缘需与颧骨平行，这样就可以拍制出靶点的轴位影像，其与联合间线在同一平面，中央经线即可用

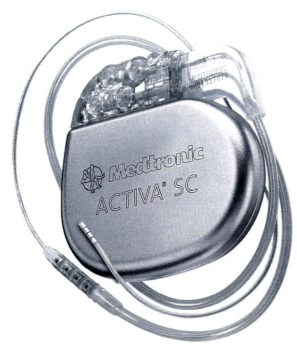

图89.1 DBS装置。DBS装置包括1根DBS导线（其尖端有4个电极触点），1个骨孔盖（图中未示出），1套延长线（从头部到胸部囊袋），以及1个可程控的脉冲发生器

于立体定向定位。给已镇静的患者安装立体定向框架是一件富有挑战的事,需要两名助手,一名稳定患者头颅,另一名稳定框架,直到框架固定于患者颅骨。G 型 Leksell 头架配备有耳棒,有助于上述过程的实施。

基于影像学的靶点定位

作者们采用磁共振快速自旋回波/反转恢复序列(FSE/IR)进行初次靶点定位(表 89.1,图 89.2),因为这样可以快速获得图像,并且提供具有较高分辨率的前、后联合及深部灰质结构。这些图像与钆增强的容积性 T1 加权图像融合,从而得到更加准确可信的导入数据,使得皮层静脉清晰可见,注意避免损伤[3]。

将图像数据导入一个独立的搭载有立体定向定位软件的工作站。识别前、后联合,然后重建图像,使之与联合间平面垂直。治疗肌张力障碍的目标靶点为 GPi 的腹后外侧部,即前后联合中点旁开 19~22mm,向前 2~3mm,向下 4~5mm。作者倾向以与联合间平面向上倾斜 60°~65°、向外侧倾斜 0°~10°的路径到达靶点(图 89.3)。使用这种与矢

表 89.1　磁共振快速自旋回波/反转恢复序列(FSE/IR)扫描参数

激素时间(Te)	120ms
弛豫时间(Tr)	10 000ms
反转时间(Ti)	2240ms
带宽	20.83
视野	24
层厚	3mm
频率	192Hz
相位	160
激励次数	1
频率方向	由前向后(AP)
自控频率	水
流动补偿方向	切面方向

注:MRI 快速自流回波/反转恢复序列(FSE/IR)扫描参数。使用这些参数扫描 30 层需要 6~9min

状面平行的路径简化了术中微电极数据的绘制[4,5]。

手术室设置及麻醉技术

患者取仰卧位,头部抬高 30°(图 89.4)。氧气通过鼻导管吸入,监测终末二氧化碳是为了检查是否存在静脉空气栓塞。麻醉医生给予患者"头皮阻滞",这样不仅可以使患者在低度镇静的作用下

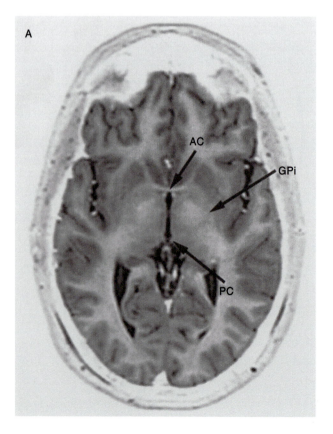
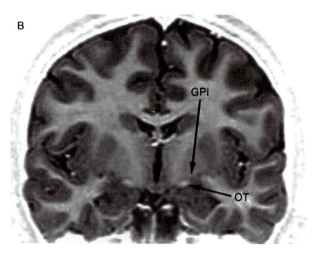

图 89.2　快速自旋回波/反转恢复系列核磁共振图像。轴位(A)和冠状位(B)FSE/IR 图来定位苍白球内侧部(GPi)。A. 在这个位置前后联合(AC-PC)与 GPi 都可以看见。B. 靶点在 GPi 腹后外侧部,视束(OT)向上并旁开 2~3mm

保持舒适，而且还能提高微电极记录的质量[6]。

手术切口及骨孔须位于规划路径的中央。锐性切开皮层有利于钝头套管进入脑内，还将最大程度减小皮层下及硬膜下出血的风险。向骨孔填入吸收性明胶海绵（Pfizer Pharmaceuticals, New York, NY, USA）或纤维胶可限制脑脊液丢失及微电极记录中脑组织移位。

微电极记录

作者微电极记录的详细技术在别的章节讲述[4-5]。简言之，使用微电极记录是为了证实电极路径确实通过GPi，且清楚显示6~8mm范围的GPi电信号。GPi内运动感觉细胞和（或）视束的发现可再次证实靶点定位的准确性，但这并不是电极植入所必需的。

微电极刺激测试

DBS电极沿预计路径植入脑内，最深部触点位于GPi生理学下界（图89.3）。使用C型臂透视确保电极正确地植入靶点（图89.5）。测试性刺激采用双极刺激，参数如下：脉宽60μs，频率130Hz，电压0~5V。肌张力障碍不会立即对电刺激产生反应，所以我们不期待能在手术室就看到有所改善。测试性刺激的主要目的是当电压逐渐增加至5V时，远超过典型治疗电压的过程中不产生副作用。

电极在颅骨表面要使用锁定装置固定，该装置也可覆盖骨孔。在这个过程中要使用多次透视检查核实电极没有从预计位置移位。电极的游离端盘绕在骨孔周围，置于帽状腱膜下层。以抗生素盐水冲

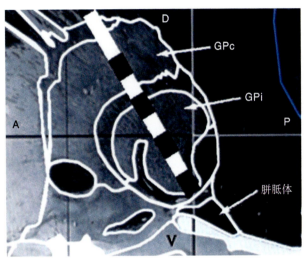

图89.3 植入电极线。此图描述了作者倾向的GPi内的电极线位置。图中为美敦力公司3387导线矢状位模型图像，中线旁20mm。GPe：苍白球外侧部

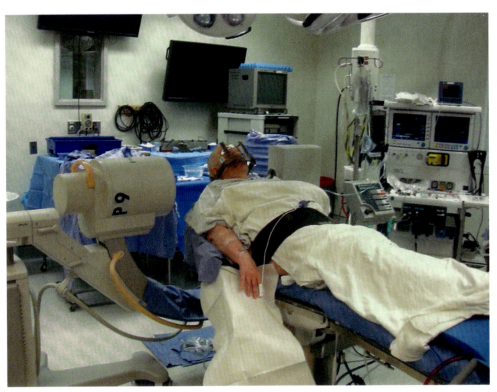

图89.4 手术室内布局

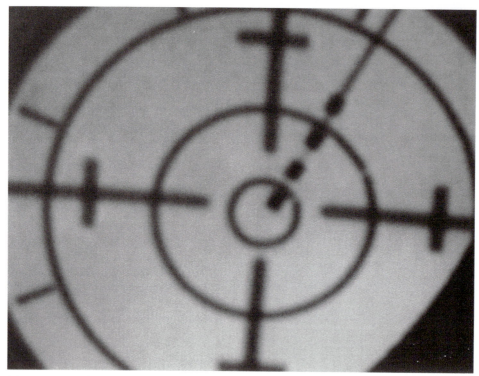

图 89.5　C 型臂透视图。侧方图证实了导线位置与框架靶点设置有关

洗手术切口，然后解剖缝合。术后行 MRI 检查以核实电极位置准确并无出血（图 89.6）。

二期：植入脉冲发生器

DBS 系统剩余部件的植入在全身麻醉下完成。该手术可以与一期手术同日完成，也可随后完成。这个手术的关键是：①严密止血，胸部伤口缝合最大程度降低感染风险（这类患者最常见的外科并发症）；②电极和延长导线相接的位置须在切口旁，以保证患者在运动时电极免于断裂（NB：对于年龄较小且皮肤较薄的患者，使用可充电装置，该装置体积更小，可减小胸部囊袋感染的风险）。

89.3　预后和术后管理

89.3.1　术后护理

术后患者需在 ICU 过夜观察。继续使用术前药物，要控制疼痛、恶心，密切监测患者有无肌张力障碍持续发作。术后第 1 天，大多数患者的饮食正常、神经功能稳定，可予出院。植入术后 2~3 周开启刺

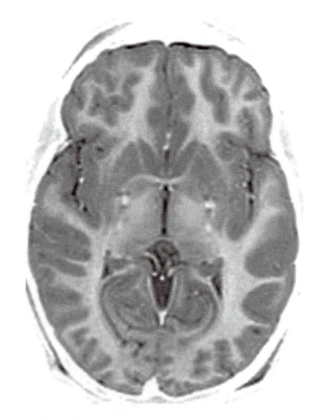

图 89.6　植入后磁共振图像。术后立即行轴位快速自旋回波／反转恢复序列成像（FSE/IR），显示 DBS 导线在 GPi 腹后外侧部

激装置，但患者存在严重的肌张力障碍症状时可较早开启。症状改善通常始于治疗后数周，且将持续1~2 年。

参考文献

[1] Alterman RL, Tagliati M. Deep brain stimulation for torsion dystonia in children. Childs Nerv Syst, 2007, 23(9): 1033–1040.

[2] Isaias IU, Volkmann J, Kupsch A, et al. Factors predicting protracted improvement after pallidal DBS for primary dystonia: the role of age and disease duration. J Neurol, 2011,258(8):1469–1476.

[3] Ben-Haim S, Gologorsky Y, Monahan A, et al. Fiducial registration with SPGR MRI enhances the accuracy of STN targeting. Neurosurgery, 2011, 69:870–875.

[4] Alterman RL, Shils JL. Pallidal stimulation for dystonia// Starr PA, Barbaro N, eds. AANS Neurosurgical Operative Atlas. New York. NY: Thieme Medical Publishers, 2008, 5: 195–203.

[5] Shils J, Alterman RL. Interventional neurophysiology during movement disorder surgery//Deletis V, Shils J, eds. Interventional Neurophysiology. San Diego, CA: Academic Press, 2002: 405–448.

[6] Osborn l, Sebeo J. "Scalp block" during craniotomy: a classic technique revisited. J Neurosurg Anesthesiol, 2010, 22(3): 187–194.

第90章

儿童急、慢性疼痛的干预

Charles Berde

90.1 背 景

对于成人和儿童，治疗急、慢性疼痛的一般方法涉及多个层面、多个学科[1-6]。在院婴幼儿急性疼痛的治疗前已述及[1-2]。相对于成人，儿童慢性疼痛的治疗重点在于康复治疗，尽量少干预。目前众多文献综述了儿童慢性疼痛、康复治疗和认知行为疗法的多学科临床处理办法和疗效[4-6]。

儿童疼痛干预的大多数文献都是病例报道和个案系列[7-9]，而且前瞻性对照研究很少[10]。本章作者综述了一些关于儿童急慢性疼痛干预的临床思想和建议，重点阐述了儿童与成人疼痛在流行病学、方法技术、药理学、风险-获益比和结局方面的异同。

过去20年人们对发育的动物和人的疼痛通路的形成做了深入的研究。Fitzgerald和Walker很好地总结了这个领域的研究[11]，大体结论如下。

疼痛反应和疼痛通路有年龄相关的差异：

• 幼年动物和婴幼儿对伤害性刺激与非伤害性刺激的反应阈值低于成年者。

• 幼年动物脊髓后角神经元因其可接受重叠的脊髓节段，故可接受皮肤刺激的范围大于年长者。

• 幼年动物粗、细周围神经纤维在脊髓后角处的投射有所重叠；幼鼠成熟型的突触组织在生后前两周逐渐发育，而对于人类早产儿该过程发生于学龄前期。

• 幼年动物下行疼痛抑制环路的发育晚于上行疼痛传导。

• 人们常常使用混合行为测量方法评价新生儿的疼痛，尤其是面部表情、躲避反射和自主神经的改变。尽管目前行为学和生理学方法对新生儿和婴儿疼痛的临床干预有重要的指导意义，但是我们要意识到这些很大程度都是脑干和间脑的反射，而不是皮层的反射。例如，广泛上丘脑损伤的幼鼠对有害刺激表现出与未接受刺激的小鼠相似的面部和自主神经改变。

• 目前，多个团队借助电生理学[脑电图（EEG）和皮层诱发电位]、影像学[近红外光谱学（NIRS）]和功能磁共振（fMRI），正在致力于研究婴儿皮层对有害和无害刺激反应的个体发生学。皮层对有害刺激的电反应和局部血流反应可在受孕后28周得到证实。作为一种意识性体验，婴儿疼痛的本质仍然是一个有争议的话题。

90.2 儿童急性疼痛

术后疼痛的治疗对于减轻痛苦和影响术后恢复进程都很重要。阿片类药物在儿童和成人术后镇痛中起重要作用。阿片类药物的儿童用药已被广泛研究，而且已经有相关的用药指南。然而，阿片类药物可产生一定程度的外周与中枢神经副作用，并且可能会延迟术后恢复。目前围手术期研究的一个重要问题是联合应用非阿片类药物[对乙酰氨基酚、非甾体抗炎药（NSAID）、环氧化酶抑制剂、加巴喷丁等]和局部麻醉进行镇痛[12-16]。

对乙酰氨基酚在婴幼儿，包括早产儿中，是很有效的镇痛剂。相对于口服而言，直肠的吸收相对效率低、缓慢且不稳定，需要更大的剂量来维持有效的血药浓度。血管内使用对乙酰氨基酚费用较高，但在最近的婴幼儿镇痛试验中因其可靠的生物利用度而表现出有效的镇痛作用[16]。

儿童术后使用非甾体抗炎药镇痛有良好的安全性和疗效，但其安全性和疗效在年龄小于3月龄的婴儿中尚不明确[14,17-18]。

可待因是通常神经科手术后用于儿童镇痛的阿片类药物。它是一种前体药物，会通过代谢转化成吗啡，这就导致了药物使用剂量的不确定性。一般来说，可待因镇痛效力很弱，布洛芬在成人和儿童镇痛药物疗效方面优于可待因。可待因对于CYP 2D6成熟延迟的患者或转换缓慢的基因型者是无效的。英国伦敦一项涉及多种族的接受手术治疗的患儿研究发现，36%的患儿即便被大剂量肌肉注射可待因也产生不了明显的吗啡血药浓度[19]。相反，快速代谢的基因型者可产生药物过量的表现，并且存在一定的死亡率，尤其是那些扁桃体切除术后回家的患儿[20]。基于这个原因，美国食品药品监督管理局（FDA）强烈禁止在儿童中使用可待因。在美国大多数儿科中心，目前口服镇痛使用羟考酮镇痛比可待因更加广泛。

大样本病例分析支持阿片类药物静脉输注、患者控制镇痛和护理控制镇痛的安全性，但存在某些特殊的风险[21-23]。例如，脊髓脊膜膨出患儿对低氧血症和高碳酸血症反应的通气受损，并且较其他一般人群对阿片类药物有更高的敏感性。对于神经外科患者，我们掌握阿片类药物对感觉功能和呼吸的影响是很重要的。儿童医院应该对阿片类药物的剂量、相关风险剂量的调整、护理观察和呼吸监测建立医院范围的规程[23-24]。

局部麻醉越来越频繁地用于所有年龄儿童术后的镇痛。人们在婴幼儿人群中研究了几种氨基酰胺类局部麻醉用药，包括利多卡因、布比卡因、氯普鲁卡因和罗比卡因[25-26]。在成年人群中，无意中血管内注射局部麻醉药物而造成的全身毒性反应（惊厥、心脏抑制）是一个很大的问题。少数人只有在血管外注射过量药物时才产生全身毒性反应。病例报道、病例系列和前瞻性注册研究表明局部麻醉药全身毒性反应可发生于婴幼儿血管内给药和血管外药物过量。因此，儿童安全用药需常规按体重计算最大安全剂量。例如，如果要对一个体重5kg的婴儿进行局部浸润麻醉，可使用1%利多卡因（10 mg/mL），按最大安全剂量5mg/kg计算，则用量为25mg，即2.5mL。使用相同剂量的稀释液（如0.5%=5mg/mL）可麻醉更大范围的组织。氯普鲁卡因是一种氨基酯类局部麻醉药，即使在幼儿也可通过血浆酯酶迅速清除[25]。偶见对于清醒状态下的婴儿需要进行局部大量浸润麻醉，此时氯普鲁卡因相对于利多卡因或丁哌卡因之类的氨基酰胺类局部麻醉药具有更高的安全性。氯普鲁卡因的药效很短，浸润之后持续时间小于20~30min。

动物模型和人类婴幼儿、成人量效研究以及异速生长分级模型表明，婴幼儿局部麻醉药的治疗指数较成人小。一般来说，阻滞一束或一组神经所需局部麻醉药剂量要相对较小，尤其在外周神经阻滞和脊髓麻醉中。例如，70kg的成年人接受丁哌卡因麻醉脊髓所需剂量为15mg或0.2mg/kg；对于5kg的新生儿所需剂量为4mg或5mg（0.8~1mg/kg）。对于脊髓麻醉和外周神经阻滞，即使使用大剂量局部麻醉药，其阻滞持续时间也比成人短。

相反，产生全身毒性反应的药物剂量直接与体型相关。因此婴幼儿单一注射局部麻醉药物的治疗指数比成人低。

肝脏发育不成熟可削弱新生儿及婴幼儿体内的氨基酰胺类局部麻醉药清除能力。例如，新生儿丁哌卡因血浆终末消除半衰期大于8h，而较大儿童为4h，这个特点使最大允许的每小时公斤体重剂量减少。例如，对于较年长儿童，丁哌卡因硬膜外注射或周围神经阻滞最大安全剂量可达0.4mg/（kg·h），但是对于小于3月龄婴儿而言，该剂量为0.2mg/（kg·h）。体重相关的清除能力在出生前后3~6个月发育成熟。单药注射氨基酰胺类局部麻醉药，延长局部麻醉药给药时间，由于前6个月药物清除率低，则6月龄婴儿的用药安全系数低于年长儿和成人。

单点周围神经阻滞和硬膜外导管置管的技术对各年龄段患者均可行[27-31]。世界范围内，越来越多的儿科中心在重大手术中及术后使用局部麻醉。在成人中，局部麻醉常常在清醒或轻度镇静状态下进行；然而在儿童中，它通常在镇静或全身麻醉状态下进行，但是对于虚弱、早产儿，尤其是对于腹股沟疝修补术，我们常常采用脊髓麻醉来避免全身麻醉。全身麻醉状态下注射需要一些间接的方法来证实注射针位置的准确，这不仅要确保注射的有效性，还需要避免因位置错误而出现副作用。

在过去的10年，人们在进行儿童周围和神经轴阻滞麻醉中大量使用了超声引导。在作者的临床实践中，几乎所有的外周神经及神经丛阻滞均在使用了超声引导的同时联合了神经刺激。在波士顿儿童医院，平均每天有10~15次周围神经阻滞或周围置管术在超声引导下由专业的麻醉医生帮助完成。超声引导可增加麻醉状态下儿童接受注射的安全性，术者可以看到位于神经旁的针尖，并且可确保注射液在神经周围而不是在神经内扩散。

一般来说，在许多相关的操作中，超声对于婴幼儿浅部组织穿刺和不成熟骨的骨化的可视效果优于成人。例如，对于接受腰椎穿刺的新生儿、婴幼儿，我们使用小的高频弯探头就可以很好地看见蛛网膜下腔的前部、后部及侧面（这也偶尔对腰大池引流有帮助）。对成人而言，使用超声可看见神经轴索的大体轮廓，但是清晰度大大降低。

在婴儿硬膜外置管中我们常常使用经尾部路径[29-31]。穿刺针从骶尾缝进入，然后使用超声、透视或神经刺激将导管向头端推进至腰椎、胸椎水平。神经刺激引导硬膜外置管在Tsui及其同事的系列报道中有所描述[31]。将硬膜外导管连线与特殊的刺激适配器相连，当导管向前推进时首先可看到下肢抽动。当导管尖端在硬膜外向头端推进到达T_{12}~L_1时主要表现为屈髋反射。当出现腹壁反射且屈髋反射消失时则提示导管尖端位于T_{11}以上。在透视下可观察到发生抽动的皮节水平与导管尖端位置相关。动物实验显示诱发痉挛所需要的电流也可用来证实导管位于硬膜外而不是蛛网膜下腔。

在成年患者中，尤其是对于分娩镇痛和术后镇痛，我们识别进入腰椎、胸椎硬膜外间隙的传统方法是采用体表标记，盲法进针，当钝头的Tuohy、Weiss或Crawford针通过黄韧带后注射生理盐水或空气感觉无阻力。对儿童硬膜外置管，作者和他的团队强烈推荐使用生理盐水而不是空气来测试阻力的消失。早期关于儿童局部麻醉的系列病例报道指出，穿刺针进入硬膜外静脉后可引起空气栓塞、循环衰竭和神经系统后遗症。随后更大样本量的病例报告指出，普遍使用盐水测试可避免该类并发症的发生。

在北美和欧洲，儿童局部麻醉的一个重要趋势是增加了神经丛和周围神经阻滞的使用，并且也不再限制对肢体末端的麻醉。例如，开胸术后采用超声引导下椎旁阻滞[32]，而腹部手术后置管和镇痛常常采用腹横肌平面（TAP）阻滞[33]。

一般来说，单次阻滞可持续6~12h。因此对于重大手术预期可能伴随剧痛且镇痛需持续数天者，人们通常青睐采用置管持续局部麻醉来延长镇痛时限。术后硬膜外和外周置管需要关于对药物剂量的调整和故障排除的预案，需要对不能缓解的疼痛的管理，预测阿片类药物副作用（如恶心、发痒、便秘等），护理、监测以及急性疼痛服务的综合体系。在波士顿儿童医院，据调查每天有30~55例患儿接受急性疼痛服务。由于患儿数量较多、病情复杂，所以该系统有一名主治麻醉/疼痛医生及其同事和（或）护理人员服务（他们不服务于手术室）。

为了提供长时间镇痛，并避免将患儿束缚于导管和注射泵，几组人员在一次注射之后要制订出可提供持续数天长效的局部麻醉（注：这是作者研究及知识产权、专利和未来潜在商业发展的一个活跃领域）。另外一些方法是控制局部麻醉药从脂质、微粒或其他输送系统的释放。Exparel是众多方案之一，目前正在上市；然而，它仅适用于伤口渗透而不能用于外周神经阻滞，并且它尚未在儿童中进行研究。作者及其团队致力于研究一种新型的局部麻醉药——钠通道-1阻滞剂，可单独使用，也可联合应用氨基酰胺类局部麻醉药和（或）血管收缩剂[34]。作者倾向采用切口局部浸润或外周神经阻滞进行2~3d局部麻醉，这对于改善术后镇痛、减少阿片类药物需求，以及减少术后并发症是一个非常简便的方法。

尽管对于儿童局部麻醉的大多数研究与神经外科手术无关，但是一些镇痛剂研究，如丁哌卡因，在儿童颅脑手术中采用头皮浸润或枕部、眶上和幕上神经阻滞也显示出良好的镇痛疗效[疼痛评分低和（或）阿片类药物需求的减少][35-36]。

尽管对于儿童急性疼痛局部镇痛的大多数研究都是择期手术，但是对于局部麻醉还有一个角色就是胸部和肢体重大创伤后的急性疼痛管理，尤其是全身大范围创伤。根据作者及其团队的经验，局部麻醉对儿童大范围肢体创伤有着非常重要的作用，包括截肢和儿童多发肋骨骨折。

90.3 儿童慢性疼痛

90.3.1 流行病学

成人与儿童慢性疼痛流行病学差异如下[3,37-38]：

儿童与成人慢性疼痛的流行病学差异
1. 儿童间断性疼痛（疼痛数天与不疼数天间隔发生）在儿童治疗中非常常见。有5%~10%的学龄期儿童存在反复的头痛、腹痛及一定程度的肢体疼痛而需要医学帮助。 2. 在美国，大约有1/5在上学期间反复发作的头痛和腹痛被忽视。 3. 大多数存在反复发作性疼痛的患儿，其生长发育和反应能力正常，偶尔辍学的现象比较常见，长期辍学少见。 4. 对于一般儿科医生常规进行的仔细查体（包括神经系统检查）和大致的实验室检查对于识别轻型儿童反复发作疼痛有一定预测价值，而这些疼痛由疾病引起，并且需要特殊的治疗。 5. 那些存在反复发作性疼痛的儿童，一些社会心理风险因素可确定与辍学率的增加有关。 6. 慢性持续性疼痛在儿科专业治疗中也常见，但总体来说，没有成人常见。 7. 从整体人群来说，成人下背部疼痛导致残疾的可能性可通过社会心理学变量来预测，也可通过神经系统检查或影像学检查的特征来预测。 8. 儿童学校逃避可被看作是一种失用综合征，类似于成人的工作逃避。 9. 动物研究和人类病例研究提示，神经损伤有明显的年龄相关差异。例如，臂丛神经损伤引起的疼痛在成人很常见，但对于围生期婴儿出现臂丛损伤导致的疼痛则少见。许多形式的神经通路疼痛在成人常见，而儿童则少见。 10. 相反，相对于幼年时期未曾遭受手术或严重炎症的动物，那些遭受过类似暴露因素的动物在青年时期暴露于炎症损伤会表现出程度更重、时间更长的疼痛且更加敏感。 11. 常见的持续性疼痛的表现形式因年龄、性别和疼痛活动的形式而有所不同。例如，复杂局部疼痛综合征（CRPS）以前被当作是交感神经营养不良（RSD）的表现，在6岁之前少见，在11~13岁有一个发生的高峰；男女比例在不同病例研究中有所差异，为1:5~1:9。在成人，CRPS对上下肢的影响概率几乎是对等的；在儿童，CRPS对下肢的影响概率比上肢高5倍。 12. 在成人疼痛门诊，尤其是那些麻醉师或理疗师，他们中超过50%的人都存在下背部或颈部疼痛。持续背部疼痛或颈部疼痛在幼年儿童很少见，背部疼痛的常见原因在青少年和成人之间也有所不同。

下面列举了一些成人与儿童进行针刺治疗方法的一些差异：

> **儿童相对成人针刺治疗的一般差别：镇静的并发症**
>
> 1. 婴幼儿因恐惧穿刺针而导致频繁使用镇静或短效全身麻醉。
> 2. 预测哪一类青少年需要针刺镇痛是比较困难的。偶尔有些15~16岁的青少年局部麻醉时接受硬膜外注射类固醇；而其他人则认为该做法是比较危险的。
> 3. 使用镇静药需要一些专门的技术来很好地解释诊断阻滞。一般来说，当需要评价局部麻醉药效果的重要性时，作者和他的团队则使用长效局部麻醉药（丁哌卡因、罗哌卡因）而不是利多卡因。类似地，他们使用超短效镇静药或者能快速消除的全身麻醉药来加快苏醒。
> 4. 对于一些存在更多诊断不确定性的患者，该团队可能采用通过留置导管来重复注射局部麻醉药，而不是单次阻滞，以此来增加研究结论的可靠性。
> 5. 如果在诊断性阻滞的过程中，镇痛是作为镇静疗法的一部分，作者们常常使用超短效阿片类药物瑞芬太尼，该药物通过血浆代谢，半衰期小于10min。瑞芬太尼作用的短暂有其可取之处，但使用时需要医生具有气道管理的专业知识和滴定的经验，以此来避免低通气和药物过量。
> 6. 镇静药的使用可能会掩盖一些可能出现的并发症。对于神经周围注射，超声引导的理论意义在于操作者可以直视针头和导管是位于神经旁而不是在神经束内。
> 7. 医学放射的危险与年龄高度相关。对于80岁的人，在其余生中接受放射剂量的风险远小于相同放射暴露的婴幼儿。因此作者和他的团队在儿童和青少年术中使用X线透视时，重视限制放射暴露，他们尽可能通过适当屏蔽、调整放射架与目标间的距离、缩窄窗口以尽可能避免持续透视，最大限度减少全身图像数量。

90.4 儿童特殊慢性疼痛治疗

90.4.1 硬膜外类固醇注射治疗腰椎神经根病变

在作者和他团队接收的转院治疗中，腰椎神经根病变在12岁以内的儿童很少见，但青春期会愈发常见。这些孩子大多数在运动、舞蹈、体操或啦啦队中都很活跃。超过95%的腰椎神经根病变涉及L_4~L_5或L_5~S_1，大多数存在一侧神经根症状。肥胖是青少年其他类型肌肉骨骼疼痛的危险因素，然而，作者认为它不是腰椎神经根病变的主要原因。

在成年人中，许多疼痛专家喜欢采用经椎间孔注射的方法，一个小样本随机对照试验支持了这个倾向。对单侧神经根病变，作者也倾向经椎间孔注射。在青少年中使用X线透视，其前后、侧方及隧道视野与成人非常相似。穿刺针位置放置准确需要做到以下几点[1]：从前后方向来看，针头位于椎弓根6点位置[2]；从侧面看，针头位于硬膜外[3]，增强剂是从头端向尾端扩散且沿着兴趣神经根分布，而不影响脑脊液和血液流动[4]。

许多成人疼痛医生使用Quincke脊髓针进行经椎间孔注射。作者倾向使用末端弯曲的22号硬膜外穿刺针。由于需要能接近神经根袖，所以作者喜欢钝头的硬膜外穿刺针。对于年幼、偏瘦的儿童，在进行L_5、S_1间注射时，使用7.62cm针。对于年长、较壮的青少年进行L_5注射时使用11.43cm针从侧面经椎间孔注射。

如果注射是为了治疗和诊断，作者一般习惯首先在硬膜外给予类固醇（曲安西龙40~80mg）和1mL 1%利多卡因，然后针头退出约3~5mm，使其正好位于硬膜外椎间孔，再给予2mL局部麻醉药，这样药物就能很好地浸润目标神经根。这个技术可使类固醇在硬膜外间隙的椎间盘附近产生预期的治疗效果，同时局部麻醉药可进行选择性神经根阻滞，可最大限度减少局部麻醉药溢出至邻近神经根。

90.4.2 内侧支阻滞和关节面注射

成人背部轴向疼痛，尤其是伸展时产生痛感，常常归因于椎管关节面退行性病变。查体检查关节面承重的特异性较低。Bogduk描述了关节面的感觉神经分布。Bogduk、Lord及其同事研究了成人内侧支局部麻醉药注射对射频去神经化的反应的预测价值。

儿童和青少年伸展相关的轴向背部疼痛在脊柱外科专家推荐中非常常见。椎骨脱位常常使用抗椎骨前凸的支具来治疗。有一小组持续伸展性疼痛的青少年咨询作者和他的团队关节面注射局部麻醉药和类固醇，内侧支阻滞以及对于某些病例进行射频消融。这个方法通常在疼痛门诊用于成人。对于儿童和青少年，还有一些其他的相关事项[1]：这些方法理论上可产生部分多裂肌暂时去神经支配，尽管该肌肉大多数神经输入来自中腰段神经根，但视频消融最常用的是 L_4~S_1 水平[2]。同时也存在一些顾虑，那些后群肌肉去神经化的青少年再去运动的话可能会使用不正确的力量，并且不受保护性感觉的限制。

90.4.3 植入术外部调控泵在儿童姑息治疗中的应用

植入巴氯芬泵治疗难治性痉挛被神经外科医生所熟知[9]。第87章详细描述了泵植入的技术问题，同时还有关于在脊柱后融合这种特殊病例中鞘内置管的技术和器械。

这一章节的目的在于讲述可程控脊髓内泵也有益于治疗难治性痉挛，肌张力障碍和与儿童寿命缩短相关的进展性神经功能障碍引起的疼痛，包括异质性脑白质营养不良、脑脊髓型运动失调和一些其他进展性疾病。

从一些儿科姑息治疗中得到的经验提示：关于儿童进展性神经功能障碍的咨询比儿童晚期肿瘤更加常见。在某些病例中，单独注射巴氯芬；在有些特别选择的病例中，采用巴氯芬联合吗啡或其他亲水性阿片类药物（如氢化吗啡酮）也是有用的。尽管这种联合用药有用，但是这种用法增加了药物剂量调整的复杂性，因为两种药物达到稳态所需的时间不同。

90.4.4 晚期肿瘤引起的难治性疼痛的鞘内、硬膜外或隧道式置管

大多数晚期肿瘤的儿童和青少年经个体化全身性镇痛药治疗可达到很好的镇痛效果，尤其是阿片类药物，在经过一系列阿片类药物副作用的控制后，其产生的副作用可在耐受范围内[39]。美沙酮是唯一合成的阿片类药物，是一种外消旋的耦合药物，L-同分异构体是 μ-阿片类药物兴奋剂，而 D-同分异构是非甾体类抗炎药的拮抗剂。通过滴定低剂量氯胺酮注射有时可达到满意的镇痛效果，而不产生烦躁或其他神经认知方面的副作用[40]。在作者及其团队的实践中，由于美沙酮和氯胺酮技术操作简便，与侵入性操作相比更容易被人们优先选择。

还有一小部分患者，不论如何增加阿片类药物剂量、控制副作用和使用附加镇静药，只有达到重度嗜睡、疲倦或精神困倦时才能达到满意效果。在这些病例中，给予神经轴索注射阿片类药物混合制剂、局部麻醉药和其他镇痛药（如可乐定）可能可以提高镇痛效果并保持一定的警觉性。这种情况下，许多成人采用了完全植入式可调控泵的方法。植入式泵对于吗啡、巴氯芬和可乐定这类亲水性强的高效药非常理想。

作者及其团队治疗这类疾病的经验是理想的镇痛效果需要导管尖端在理想的神经支配的皮节水平进行大剂量局部麻醉药神经轴索注射[7,9]。局部麻醉药一般都是低效价药物，且效价常常与疏水性和低水溶性有关。与吗啡或巴氯芬注射相比，局部麻醉药因其效能低及一定的水溶性，因此需要较大的单位时间注射剂量，故该类药物植入式泵可能需要每2~4天充填一次药物。

中胸段以下水平晚期肿瘤的鞘内置管技术

1. 气管内全身麻醉且取侧卧位。
2. 大范围皮肤消毒,包括腰椎、下胸段脊柱、侧面、下胸部及腰部;由于C型臂来回移动,所以需要可移动的布帘来保护侧面及前面的区域。
3. 如果存在凝血障碍,则在手术中可以缓慢输注血小板、新鲜冰冻血浆或其他促凝因子。
4. 对于存在严重免疫抑制的患儿,围手术期可使用抗生素,持续至术后数天。
5. 皮肤囊袋的切口在较低位的肋骨上方,在L3~L4做一个5mm长的椎体切口。
6. 在脊柱穿刺前,开隧道的工具从胸壁穿过并通过椎体切口。
7. 透视机从前面角度观察是为了确保第一针的方向在解剖学中线上接触到硬膜,侧面角度是为了观察其穿刺深度。由于硬膜外穿刺针是钝头且呈斜面,所以硬膜在穿透前可能凹陷明显,所以某些时候当透视机发现针尖位置在椎管中央的稍前/腹侧时才可获得脑脊液。
8. 当获取脑脊液时导管应提前就位,定位后应持续推进,这样间断前进才可使头端到达预定位置。作者及其团队的经验是过多脑脊液的丢失会增加导管嵌顿和卷曲的概率。导管的推进不应被限制。
9. 证实导管在蛛网膜下腔而不是位于硬膜下或硬膜外至关重要。由于年幼儿倾斜度较大,操作空间狭小,所以即使当有明显脑脊液流出时也有可能存在导管位置错误。如果脑脊液不能从导管回流,那么可能需要借助小剂量对比剂(如碘海醇)来明确其位置。
10. 正确的导管尖端位置对阿片类局部麻醉药效果的理想发挥至关重要。定位是基于产生疼痛的神经后根水平。对于导管尖端位置,作者推荐:腰骶部,T11;下腹部,T8;上腹部和下胸部,通常避免T型鞘内导管尖端在T5以上,因为脑脊液波动水平可能传播至T1水平,产生肢体刺痛感。
11. 导管尖端可被推送至最终节段的上几个节段水平,导管通过隧道与连接器相接。我们推荐为了确保导管到达预定端口位置可适当运用多种工具。作者及其团队对Smiths医学硬膜外Ⅱ型端口工具有非常丰富的经验。端口使用缝线固定于筋膜,并保持其合适的方向,胡氏针可从外进入。
12. 使用可吸收缝线缝合端口处切口,但是作者对于背部皮肤更倾向尼龙缝线。许多患者都比较虚弱且免疫受抑制,预后差,脑脊液可能沿着导管流回约数天。
13. 对于来自中胸部以下水平的疼痛,作者及其团队通常喜欢导管端口富有弹性并且可增加局部麻醉药的效果。
14. 对于颈部或上胸部水平的单侧疼痛,作者倾向将导管或端口朝向硬膜外间隙的一侧,或偶尔在臂丛神经或脊柱旁。

上胸部或颈部晚期肿瘤硬膜外端口或隧道导管放置技术

1. 气管内全身麻醉。
2. 根据想要进入的位置和硬膜外导管向头端推送的需要决定术中选择侧卧位还是俯卧位。俯卧位可使得透视机在前后方向的视野更好,但是该体位下想要达到下胸壁的位置将变得更加棘手。患者手臂的位置仍会遮挡穿刺针在水平侧位的深度,但是这个问题在消毒铺巾前后可通过测试加以预测和避免。侧卧位可改善到达预定位置的路径,并且可使透视机在侧面更容易形成垂直波束,但它将使前后方向的透视和手臂位置的摆放变得困难。对于侧卧位,通常摆放手臂时将肩与肘部伸展开,并且使用不透射线的支撑将其分离开,这样颈椎就可以在两臂之间通过侧面视野被看到。尽管采用了最理想的支撑,消毒铺巾前进行过测试,但是手臂还有可能会遮挡上胸部和颈部在前后方向的视野。

3. 皮肤准备范围要广，包括胸椎、侧面、下胸部以及腹部中线处；还要有可移动的布巾，当C型臂透视机来回移动时来保护术野侧面及前面。
4. 如果患者存在凝血障碍，那么术中给予适当缓慢输注血小板、新鲜冰冻血浆或其他促凝因子。
5. 对于存在严重免疫抑制的患儿，围手术期使用抗生素，可持续至术后数天。
6. 于下位肋骨上缘处制作皮肤囊袋；于硬膜外穿刺针进入脊柱处3mm切开，该位置一般在T2~T5。
7. 隧道穿刺通条通过胸壁，穿过脊柱切口，然后放置硬膜外穿刺针。
8. 为了保证硬膜外导管在预期侧的硬膜外间隙，并向头端推送，我们选择了中央稍向一侧旁开入路。
9. 透视机前后位成像是为了确保第一针的方向位于患者疼痛侧，并且以一定角度使得导管向头端推送，穿刺针要避开棘突的上缘和下位椎体的椎板。
10. 侧面角度观察是为了确定穿刺针的深度。
11. 透视机倾斜角度小，且与后位肋骨角重叠的话，很难生成满意的图像。
12. 有一个摄像窍门，对俯卧位和侧卧位均有用：即使用可左右倾斜的透视机。尽管我们预先做出很多努力，以使患者体位最理想，但偶尔仍会出现偏差。当把C型臂定位至工作台水平位时，可以向某个方向移动几度，但在其他方向则不能超过水平位。对于采取俯卧位的患者，想要得到其解剖学上的侧位或想要得到侧卧位患儿的正位图像而要将C型臂旋转更多的角度时，我们倾斜工作台就可达到目的，而无需将布巾下的患者重新摆放体位。
13. 穿刺针进入棘上或棘间韧带后，退出针芯，连接装有盐水的塑料或玻璃注射器。在透视机引导下继续穿刺，直到阻力消失，并看见针头在椎管后部。相对于成人，年幼儿穿刺时阻力消失的感觉较弱，通过黄韧带时有轻微突破感。只有当术者的手（感觉到阻力变化）和眼（通过透视机侧向角度看见穿刺针在椎管后部）判断一致时，即可证实穿刺针位于硬膜外。于硬膜外注射小剂量碘海醇，将剂量控制在0.5~1mL，以避免后续看不清导管。
14. 硬膜外导管在透视机引导下推送以保持其在患者疼痛侧，从前后角度看，导管最佳的路径应该在侧面而不能过于靠外；如果离中线太近则将导致局部麻醉药不能在一侧很好地发挥作用；如果过于靠外则导管可能在神经根孔处滞留或卷曲。

90.4.5 儿童神经毁损性阻滞术

根据作者及其团队的经验，对于儿童（尤其是晚期肿瘤患儿），使用毁损性神经阻滞相对受限。对于大多数存在严重疼痛的患儿来说，由于其肿瘤负荷及痛源分布范围广泛，使得通过一组限定性的传入性周围神经阻滞来减轻疼痛变得不太可行。很少采用神经毁损性阻滞的另一原因是即便在癌症晚期患儿及其父母也抱有希望，这种希望使得其很少愿意采取永久性损害神经的干预手段。

作者临床实践中对于疼痛主要来源于上腹部实质性脏器（尤其是肝、脾、胰腺）的患儿，最常用的神经毁损性阻滞术是腹腔神经丛和内脏神经阻滞。腹腔神经毁损性阻滞的多种技术是关于成人的，而大多数文献报道与胰腺癌有关。作者和他的团队在临床上进行神经毁损性阻滞时与疼痛医生和放射介入医生使用Dyna-CT合作完成[8]。Dyna-CT具有多个优点，它可利用透视机前后及侧面角度实时观察穿刺针的进程，并且可利用CT图像重建显示详细的轴位影像。术者可从电脑屏幕上得出轴位坐标，这些坐标可投射至透视机图像以在多个平面上引导穿刺针的路径。

90.4.6 持续周围神经阻滞和硬膜外局部麻醉药注射可帮助儿童慢性肢体疼痛合并复杂局灶疼痛综合征的恢复

在作者的实践中，大多数局部复杂性疼痛综合征的儿童和青少年，无论是门诊患者还是不使用局部麻醉药的住院患者，都接受了强化康复治疗[4-5]。有一小部分亚型患者，他们有严重的触摸痛、急性运动功能受限或其他因素，从而导致病情进展缓慢。对于这些病例，根据他们疼痛的分布将其收入院，采用硬膜外注射或持续周围神经或神经丛注射来进行持续局部麻醉[41]。尽管作者及其团队之前首次通过置管双盲注射药物研究过腰部交感神经阻滞的机制，但他们多年的经验是选择性交感神经阻滞比采用周围神经、神经丛或硬膜外注射持续进行感觉神经-交感神经联合阻滞更加有效[10]。在这些病例中不要单独使用局部麻醉，而要将其作为多学科康复治疗中的一个组成部分。

90.5 结 论

对于术后的患儿，切口浸润和多种形式的局部麻醉可改善术后镇痛效果、减少副作用，并且可改善术后康复。我们需要根据年龄、体型和病情调整药物剂量；用于成人的一些技术用于儿童时（尤其对于婴幼儿）需要做一些修改。

儿童和青少年慢性疼痛管理和姑息治疗应以多学科和多模式方式处理，干预方法的选择应考虑到相对风险和获益。在儿童难治性痉挛和（或）肌张力障碍、进展性疼痛以及限制寿命的神经系统病变中，植入式泵入巴氯芬或有时采用阿片类药物有一定作用。同样的，对于一些选择性的儿童和青少年晚期肿瘤和疼痛，不能采用激进的、个体化的全身性镇痛，但植入式蛛网膜下腔和硬膜外置管或隧道导管注入局部麻醉药-阿片类药物混合物可有一定作用。由于可植入式泵的放置在儿童姑息治疗中相对少见，所以要进行这方面技术的人需要在专家指导下完成。同时，各领域专家间的合作可更好地保证给患者提供最优的治疗。

参考文献

[1] Greco C, Berde CB. Acute pain management in children//Ballantyne I, Rathmell J, Fishman S, eds. Bonica's Management of Pain. 4th ed. Philadelphia, PA: Lippincott, Williams, and Wilkins, 2010: 681–698.

[2] Greco C, Berde C. Pain management for the hositalized pediatric patient. Pediatr Clin North Am, 2005, 52(4): 995–1027, vi-vi.

[3] Schechter NL, Palermo T, Walco G, et al. Persistent Pain in children//Ballantyne J, Rathmell J, Fishman S, eds. Bonica's Management of Pain. 4th ed. Philadelphia, PA: Lippincott, Williams, and Wilkins, 2010: 767–781.

[4] Lee BH, Scharff L, Sethna NF, et al. Physical therapy and cognitive-behavioral treatment for complex regional pain Syndromes. J Pediatr, 2002, 141(1): 135–140.

[5] Logan DE, Carpino EA, Chiang G, et al. A day-hospital approach to treatment of pediatric complex regional pain syndrome: initial functional outcomes. Clin J Pain, 2012, 28(9): 766–774.

[6] Robins PM, Smith SM, Glutting IJ, et al. A randomized controlled trial of a cognitive-behavioral family intervention for pediatric recurrent abdominal pain. J Pediatr Psychol, 2005, 30(5): 397–408.

[7] Collins II, Sethna NF, Wilder RT, et al. Regional analgesia in pediatric terminal malignancy. Pain, 1996, 65:63–69.

[8] Berde CB, Sethna NF, Fisher DE, et al. Celiac plexus blockade for a 3-year-old boy with hepatoblastoma and refractory pain. Pediatrics, 1990, 86(5):779–781.

[9] Rork JF, Berde CB, Goldstein RD. Regional anesthesia approaches to pain management in pediatric palliative care: a review of current knowledge. J Pain Symptom Manage, 2013, 46(6):859–873.

[10] Meier PM, Zurakowski D, Berde CB, et al. Lumbar sympathetic blockade in children with complex regional pain syndromes: a double blind placebo-controlled crossover trial. Anesthesiology, 2009, 111(2): 372–380.

[11] Fitzgerald M, Walker SM. Infant pain management: a developmental neurobiological approach. Nat Clin Pract Neurol, 2009, 5(1):35–50.

[12] Kehlet H. Postoperative opioid sparing to hasten recovery: what are the issues? Anesthesiology, 2005, 102(6): 1083–1085.

[13] Korpela R, Korvenoja P, Meretoja OA. Morphine-sparing effect of acetaminophen in pediatric day-case surgery. Anesthesiology, 1999, 91(2): 442–447.

[14] Michelet D, Andreu-gallien J, Bensalah T, et al. A metaanalysis of the use of nonsteroidal antiinflammatory drugs for pediatric postoperative pain. Anesth Analg, 2012, 114(2): 393–406.

[15] Vetter TR, Heiner E. Intravenous ketorolac as an adjuvant to pediatric Patient-controlled analgesia with morphine. J Clin Anesth, 1994, 6(2): 110–113.

[16] Ceelie I, de Wildt SN, van Diik M, et al. Effect of intravenous paracetamol on postoperative morphine requirements in neonates and infants undergoing major noncardiac surgery a randomized controlled trial. JAMA, 2013, 309 (2): 149–

154. 10.1001/jama.2012.148050.

[17] Lesko SM, Mitchell AA. An assessment of the safety of pediatric ibuprofen. A practitioner-based randomized clinical trial. JAMA, 1995, 273(12): 929–933.

[18] Hiller A, Meretoja OA, Korpela R, et al. The analgesic efficacy of acetaminophen, ketoprofen, or their combination for pediatric surgical patients having soft tissue or orthopedic procedures. Anesth Analg, 2006, 102(5):1365–1371.

[19] Williams DG, Patel A, Howard RF. Pharmacogenetics of codeine metabolism in an urban population of children and its implications for analgesic reliability. Br J Anaesth, 2002, 89(6):839–845.

[20] Ciszkowski C, Madadi P, Phillips MS, et al. Codeine. ultrarapid-metabolism genotype, and postoperative death. N Engl J Med, 2009, 361(8): 827–828.

[21] Howard RF, Lloyd-thomas A, Thomas M, et al. Nursecontrolled analgesia (NCA)following major surgery in 10 000 patients in a children's hospital. Paediatr Anaesth, 2010, 20(2): 126–134.

[22] Morton NS, Errera A. APA national audit of pediatric opioid infusions. Paediatr Anaesth, 2010, 20(2): 119–125.

[23] Voepel-lewis T, Marinkovic A, Kostrzewa A, et al. The prevalence of and risk factors for adverse events in children receiving patient-controlled analgesia by proxy or patient-controlled analgesia after surgery. Anesth Analg, 2008, 107(1): 70–75.

[24] Mazoit JX, Dalens BJ. Pharmacokinetics of local anaesthetics in infants and children. Clin Pharmacokinet, 2004, 43(1): 17–32.

[25] Henderson K, Sethna NF, Berde CB. Continuous caudal anesthesia for inguinal hernia repair in former preterm infants. J Clin Anesth, 1993, 5(2): 129–133.

[26] Mccann ME, Sethna NF, Mazoit JX, et al. The pharmacokinetics of epidural ropivacaine in infants and young children. Anesth Analg, 2001, 93(4): 893–897.

[27] Bösenberg AT, Bland BA, Schulte-steinberg O, et al. Thoracic epidural anesthesia via caudal route in infants. Anesthesiology, 1988, 69(2): 265–269.

[28] Ganesh A, Rose JB, Wells L, et al. Continuous peripheral nerve blockade for inpatient and outpatient postoperative analgesia in children. Anesth Analg, 2007, 105(5): 1234–1242.

[29] Weber T, Mätzl J, Rokitansky A, et al. Medical Research Society. Superior postoperative pain relief with thoracic epidural analgesia versus intravenous patient-controlled analgesia after minimally invasive pectus excavatum repair. J Thorac Cardiovasc Surg, 2007, 134(4): 865–870.

[30] Oberndorfer U, Marhofer P, Bosenberg A, et al. Ultrasonographic guidance for sciatic and femoral nerve blocks in children. Br J Anaesth, 2007, 98(6): 797–801.

[31] Tsui BCH, Wagner A, Cave D, et al. Thoracic and lumbar epidural analgesia via the caudal approach using electrical stimulation guidance in pediatric patients: a review of 289 patients. Anesthesiology, 2004, 100(3): 683–689.

[32] Qi J, Du B, Gurnaney H, et al. prospective randomized observer-blinded study to assess postoperative analgesia provided by an ultrasound-guided bilateral thoracic paravertebral block for children undergoing the Nuss procedure. Reg Anesth Pain Med, 2014, 39(3): 208–213.

[33] Carney J, Finnerty O, Rauf J, et al. Ipsilateral transversus abdominis plane block provides effective analgesia after appendectomy in children: a randomized controlled trial. Anesth Analg, 2010, 111(4): 998–1003.

[34] Rodríguez-navarro AJ, Berde CB, Wiedmaier G, et al. Comparison of neosaxitoxin versus bupivacaine via port infiltration for postoperative analgesia following laparoscopic cholecystectomy: a randomized, double-blind trial. Reg Anesth Pain Med, 2011, 36(2): 103–109.

[35] Hartley EJ, Bissonnette B, St-louis P, et al. Scalp infiltration with bupivacaine in pediatric brain surgery. Anesth Analg, 1991, 73(1): 29–32.

[36] Suresh S, Voronov P. Head and neck blocks in children: an anatomical and procedural review. Paediatr Anaesth, 2006, 16(9):910–918.

[37] Jones GT, Macfarlane GJ. Predicting persistent low back pain in schoolchildren: a prospective cohort study. Arthritis Rheum, 2009, 61(10):1359–1366.

[38] Huguet A, Miró J. The severity of chronic pediatric pain: an epidemiological study. J Pain, 2008, 9(3): 226–236.

[39] Collins JJ, Grier HE, Kinney HC, et al. Control of severe pain in terminal pediatric malignancy. J Pediatr, 1995, 126: 653–657.

[40] Finkel JC, Pestieau SR, Quezado ZM. Ketamine as an adjuvant for treatment of cancer Pain in children and adolescents. J Pain, 2007, 8(6): 515–521.

[41] Dadure C, Motais E, Ricard C, et al. Continuous peripheral nerve blocks at home for treatment of recurrent complex regional pain syndrome I in children. Anesthesiology, 2005, 102(2): 387–391.

第 9 部分
血管疾病

R. Michael Scott

如果我们阅读一本 30 年前写的神经外科著作，将会很难找到有关儿童脑血管疾病治疗的相关章节，或许只能找到有关 Galen 静脉畸形的寥寥数语。在随后的几十年中，由于儿童脑血管疾病的精细分科，使得儿童脑血管疾病的治疗有了明显的提高。在这个过程中，神经外科医生们已经学习了很多儿童脑血管疾病的流行病学和临床表现知识，同时制订了具体治疗此病的外科方案。这些独特而针对性的手术入路有助于改善患儿预后，与此同时，神经外科大夫对此领域的兴趣也随之提高。

在这一部分，有许多关于此现象的典型例子。密歇根大学儿童医院的 Maher，擅长于儿童卒中的诊断和治疗，他不仅总结了手术治疗时需要考虑的相关解剖结构问题，也总结了这类患者的代谢及遗传基础。来自斯坦福大学 Lucille Packard 儿童医院的 Alexander 和 Edwards 医生报道了采用新型手段治疗儿童动脉瘤，例如脑血管搭桥以及血管内治疗。来自阿根廷布宜诺斯艾利斯的 Zuccaro 和 Gonzalez Ramos 有关动静脉畸形的报道，强调使用阶梯式及规范的治疗方法及手术计划。来自巴塞尔瑞士大学儿童医院的 Guzman，探讨了儿童海绵状血管畸形典型的临床和影像学表现，为偶然发现的症状或病变提供了处理方案。历史悠久的纽约大学介入放射组的主任 Alejandro Berenstein 及其年轻同事 Srinivasan Paramasivam 共同报道了 Galen 静脉畸形的分类，以及当前有关这种罕见疾病的治疗理念，他们成为该领域的权威。波士顿市儿童医院神经外科的 Edward R. Smith 团队及本人均描述了有关儿童烟雾病术前、围手术期及术后的推荐处理方案，而且他们详细描述了血管重建及软脑膜贴附术的手术技巧。最后，来自菲尼克斯亚利桑那州巴罗神经学研究所的 Chowdhry 和 Spetzler，总结了脊髓动静脉畸形并提出了手术治疗的推荐方案。

希望读者在阅读该章节时对这些儿童脑血管病临床表现、诊断及治疗方案的细微差别有进一步的了解。

第91章

儿童脑卒中

Gormac O. Maher

91.1 背 景

儿童脑卒中的原因很多，每一种都有其相应的最佳治疗方法。脑卒中是发达国家引起儿童死亡前十位的原因之一[1-2]。儿童脑卒中的发病率估计在1.3/100 000~13/100 000[2-3]，且幸存者通常遗留终身神经功能障碍。缺血性脑卒中后，有高达70%的患儿遗留终生残疾[4-5]。而且，大约25%的儿童可能再次复发卒中，这强调了正确及时药物治疗及手术干预的重要性[4-5]。

脑卒中一般分为缺血型和出血型，尽管在成人中缺血型占主导，但是两者在儿童的发病率基本相等，缺血型略有优势[3,6]。婴幼儿缺血性脑卒中的常见原因包括心肌病、先天性心脏缺陷以及其他需要体外膜肺氧合（ECMO）的情况。在年龄较大的儿童，病因包括肌纤维发育不良、神经纤维瘤、烟雾病、镰状细胞病或凝血异常，如蛋白C和蛋白S缺乏、凝血因子V Leiden基因突变及抗磷脂或抗心磷脂抗体出现[3]。婴儿出血性脑卒中最常见的原因是外伤，包括在分娩过程中出血及早产儿的脑室内出血。围生期常规行MRI检查经常可发现颅内出血[7]。这类出血通常无症状、不易被发现，而且没有在儿童颅内出血的相关报道中提及。因此，大部分对于足月儿颅内出血发生率的评估明显比筛查结果低[3,7]。在年龄较大的儿童，出血性卒中的典型原因包括凝血功能障碍、血管结构异常[如动静脉畸形（AVMs）]及更少见的动脉瘤和动脉夹层。

91.2 临床表现

和成人一样，儿童卒中也常表现为局灶性和突然发作。脑卒中的症状可能在婴幼儿表现为不典型，这往往会诊断延误[6]。新生儿脑卒中一般通过临床表现很难诊断，往往通过影像学评估才能发现。在严重的病例里，出血和大范围缺血性卒中都会导致颅内压增高。在婴儿，颅内压增高通常表现为囟门紧张、骨缝分离、头皮静脉扩张和头围增大。年龄较大的儿童检查时可能发现视盘水肿和眼球外展运动异常。

91.3 影像学检查

影像学检查方法的选择取决于患者的年龄及卒中原因。超声用来检查婴儿大脑十分方便，特别适合于需要反复成像的患儿。但是，超声检查经常遗漏缺血性卒中、小的脑表面出血及后颅窝出血[3]。尽管CT检查对急性出血非常敏感，但是作者及其团队尽可能避免使用CT和由其带来的相关放射风险。特别对于怀疑缺血性卒中的患者首选MRI。在如下情况考虑脑血管造影：①选择介入治疗；②脑血管病变可能性大，如动脉瘤、AVM或者瘘；③血管病变的诊断治疗性评估，如烟雾病。

91.4 缺血性脑卒中的介入治疗

不幸的是，由于没有相关儿童动脉内药物溶栓或机械溶栓的临床试验，几乎没有文献指导儿童缺血性卒中介入治疗[5]。目前正在进行静脉注射组织纤溶酶原激活物（tPA）试验，即儿童血栓溶解（TIPS）试验，此研究结果可能为儿童此种治疗方案的有效性提供依据[5,8]。这些试验和其他一些进一步的试验结果还未得知，在获得更好的证据支持疗效的有效性前，需由经验丰富的操作者谨慎进行动脉血管内或机械性溶栓治疗。血管内技术的更多细节将在第100章介绍。

91.5 烟雾病的外科治疗

烟雾综合征可能通过直接（颞浅动脉–大脑中动脉）或间接搭桥到大脑中动脉供血区来处理。下面将阐述各种间接搭桥技术，包括脑颞肌贴敷术、脑硬膜颞浅动脉血管融合术（EDAS）和软膜贴敷术。这些手术都取决于儿童脑循环的能力，即对于血供不充分脑组织区域进行内接血管搭桥后血管再生的能力[9]。许多儿童神经外科医生青睐软膜贴敷术，更多细节在第96章描述。

91.6 手术治疗对缺血性脑卒中的作用

儿童大面积缺血性脑卒中接受内科处理后，病情仍然因颅内压增高而持续恶化，此时应该考虑外科治疗。对于某些病例，通过脑室外引流脑脊液从而减轻脑压可能是一种姑息性治疗措施。儿童患者很少行去骨瓣减压术，但是对于一些特殊的病例中此手术可能有效[10]。

91.7 颅内出血的外科治疗

对于有潜在病因的出血性卒中手术治疗将在别处叙述，如动脉瘤、血管畸形的手术治疗。如明显有脑室内出血的患者可从暂时性的脑室外引流中获益。儿童和成人开颅手术清除脑实质内血肿的作用仍无定论。有一些证据表明儿童脑出血结局比成人更好，导致了对是否需采取更激进治疗策略的争论[6]。一般来说，新生儿脑实质内出血不需要手术清除。对于皮质表面出血及有占位效应颅内出血的年长儿童，可对筛选病例行手术清除血肿。

91.8 儿童脑卒中的症状

儿童脑卒中综合征常与脑血管畸形有关。这类综合征包括遗传性出血性毛细血管扩张症（HHT）、PHACE（S）、Wyburn Mason综合征和静脉畸形骨肥大综合征（Klippel-Trénaunay；将在此章的后续小节中详细说明）及可能的蓝色橡皮疱样痣综合征。增加脑缺血性疾病风险的有关疾病包括MELAS、放射性血管病和烟雾病（详见本章下一节）。

患有颅内动静脉畸形、肺动静脉瘘、鼻出血、消化道出血或皮肤毛细血管扩张的患者应考虑HHT。HHT是一种具有高外显率但表现度不同的常染色体显性遗传疾病[11]。HHT的患病率约为每10 000例患者中1~2例。HHT患者由于相关的肺动静脉瘘导致右向左分流可引起显著危及生命的缺血性卒中风险。因此，即使这类患者评估心肺状态在其他方面基本令人满意，也应修复肺部动静脉瘘。因为大多数的HHT患者没有颅内动静脉畸形，所以大部分HHT患者都是由于肺动静脉瘘导致的缺血性卒中。由大脑动静脉畸形导致的出血性卒中是很少见的。HHT患者的大脑动静脉畸形特点是体积较小且数量较多。由于其体积小，这些AVM最适合采用立体定向放射手术治疗。

PHACE（S）综合征是一种神经皮肤障碍综合征，表现为后颅窝畸形（P）、面部血管瘤（H）、动脉异常（A）、心血管异常（C）、眼部异常（E）和偶见的胸腹部的腹侧异常，包括胸骨（S）[12]。大多数患有PHACE（S）的儿童在婴幼儿期就表现为大面积的面部血管瘤。对于脑血管异常的患者应通过无创MRI检查进行初筛。在脑血管异常的初筛中，单纯性血管瘤最常见报道。这些病变的大多数病例都具有良性病史，而且药物治疗有效。PHACE（S）

的患者偶尔可能表现为更严重的脑血管疾病,例如动脉瘤、主干动脉异常,甚至类烟雾病进展的血管病变。对于这些更严重血管病变的治疗意见应根据个体情况进行推荐。

Wyburn Mason 综合征是一种罕见的血管发育异常,影响颜面、眼眶和中脑。在3个可能出现血管异常的位置中发现2个就足以诊断此病。应该评估与此综合征相关的大脑动静脉畸形,并根据非综合征的动静脉畸形治疗指南进行处理。

静脉畸形骨肥大综合征是一种遗传模式不详的先天性疾病,主要表现为一个或多个肢体的偏身肥大、皮肤色素痣、静脉曲张,偶尔表现为软脑膜血管发育不良或动静脉畸形。正如 Wyburn Mason 综合征一样,应评估 AVM,并根据综合征的动静脉畸形治疗指南进行处理。

91.9 家族性海绵状血管畸形

虽然大多数的海绵状血管瘤是孤立、散发的病变,但是仍有少数具有家族遗传特性。大多数具有家族特征的患者表现为多发病灶,而多发海绵状血管瘤的患者中约75%具有家族特征[13]。家族性海绵状血管瘤表现为不完全外显的常染色体显性遗传。当此类人群需行小海绵状血管瘤筛查时,推荐行梯度回波序列(GRE)MRI 检查。对于具有家族特征的年长患者,具有更多海绵状血管瘤病灶[14]。将在第94章详细介绍相关细节。

MELAS 综合征的特征是线粒体脑肌病(M)、脑病(E)、乳酸(L)酸中毒(A)、类卒中发作(S)。MELAS 是母系遗传,且常在15岁之前表现出来。尽管类卒中样发作可能在临床上不易与缺血性脑卒中鉴别,但是此综合征经常不符合血管区域的分布,而且可能由于短暂的毛细血管通透性增加导致局部水肿而不是缺血。左旋精氨酸治疗此类患儿可能早期结果较好[15]。

颅脑肿瘤接受放疗的患儿中,有10%的儿童可能发生放射性血管病变[16]。血管内皮细胞增殖活跃,而且易受辐射线的攻击,小动脉最容易受影响。许多受影响的患者在接受放疗的许多年后表现为缺血症状。增加放射性血管病变的危险因素包括治疗时年龄更小、辐射剂量更高、靶位距离 Willis 环更近及多发神经纤维瘤1型病史。

烟雾病是一种儿童时期影响到邻近颅内前循环的大脑动脉的进展性动脉病变。该病名称源自日语的"烟雾",与血管造影中显示出的小侧支循环形成的影像一致。尽管它可导致缺血性或出血性脑卒中,但缺血型在儿童时期更常见。对于具有全身系统性疾病的患者,如同时伴有特征性的"烟雾"样血管改变,则被称为烟雾综合征,而仅有脑血管改变的患者则被诊断为烟雾病[9]。

参考文献

[1] Grunwald IQ, Kühn AL. Current pediatric stroke treatment. World Neurosurg, 2011, 76 (6 Suppl): S80–84.

[2] Mallick AA, O'Callaghan FJ. The epidemiology of childhood stroke. Eur J Paediatr Neurol, 2010, 14(3):197–205.

[3] Roach ES, Golomb MR, Adams R, et al. Management of stroke in infants and children: a scientific statement from a Special Writing Group of the American Heart Association Stroke Council and the Council on Cardiovascular Disease in the Young. Stroke, 2008, 39(9):2644–2691.

[4] deVeber GA, MacGregor D, Curtis R, et al. Neurologic outcome in survivors of childhood arterial ischemic stroke and sinovenous thrombosis. J Child Neurol, 2000, 15(5): 316–324.

[5] Ellis MJ, Amlie-Lefond C, Orbach DB. Endovascular therapy in children with acute ischemic stroke: review and recommendations. Neurology, 2012, 79(13 Suppl 1): S158–164.

[6] Lo WD. Childhood hemorrhagic stroke: an important but understudied problem. J Child Neurol, 2011, 26(9):1174–1185.

[7] Looney CB, Smith JK, Merck LH, et al. Intracranial hemorrhage in asymptomatic neonates: prevalence on MR images and relationship to obstetric and neonatal risk factors. Radiology, 2007, 242(2):535–541.

[8] Amlie-Lefond C, Chan AK, Kirton A, et al. Thrombolysis in acute childhood stroke: design and challenges of the thrombolysis in pediatric stroke clinical trial. Neuroepidemiology, 2009, 32(4): 279–286.

[9] Smith ER, Scott RM. Spontaneous occlusion of the circle of Willis in children: pediatric moyamoya summary with proposed evidence-based practice guidelines. A review. J Neurosurg Pediatr, 2012, 9(4):353–360.

[10] Smith SE, Kirkham FJ, Deveber G, et al. Outcome following decompressive craniectomy for malignant middle cerebral artery infarction in children. Dev Med Child Neurol, 2011, 53(1): 29–33.

[11] Maher CO, Piepgras DG, Brown RD Jr, et al. Cerebrovascular manifestations in 321 cases of hereditary hemorrhagic telangiectasia. Stroke, 2001, 32(4):877–882.

[12] Siegel DH, Tefft KA, Kelly T, et al. Stroke in children with posterior fossa brain malformations, hemangiomas, arterial anomalies, coarctation of the aorta and cardiac defects, and eye abnormalities (PHACE) syndrome: a systematic review of the literature. Stroke, 2012, 43(6):1672–1674.

[13] Labauge P, Laberge S, Brunereau L, et al. Hereditary cerebral cavernous angiomas: clinical and genetic features in 57 French families. Société Française de Neurochirurgie. Lancet, 1998, 352(9144): 1892–1897.

[14] Al-Holou WN, O'Lynnger TM, Pandey AS, et al. Natural history and imaging prevalence of cavernous malformations in children and young adults. J Neurosurg Pediatr, 2012, 9(2):198–205.

[15] Koga Y, Akita Y, Junko N, et al. Endothelial dysfunction in MELAS improved by L-arginine supplementation. Neurology, 2006, 66(11):1766–1769.

[16] Ullrich NJ, Robertson R, Kinnamon DD, et al. Moyamoya following cranial irradiation for primary brain tumors in children. Neurology, 2007, 68(12):932–938.

第92章

儿童动脉瘤

Allyson Alexander, Michael S. B. Edwards

92.1 背 景

相对于成人来讲，颅内动脉瘤在儿童不太常见。来自芬兰的最大8996例动脉瘤患者的长期回顾性分析报道显示18岁或以下的患者占1.3%，这与其他研究结果相一致[1-4]。成人和儿童动脉瘤患者在病因、大小、位置，以及人口统计学方面不同。成人患者绝大多数颅内动脉瘤在Wills环呈囊性或"草莓型"，儿童动脉瘤的形状与成人类似。然而儿童动脉瘤发生在Wills环远端的更为常见，而且外伤性动脉瘤、夹层动脉瘤、梭形动脉瘤和感染（真菌）性动脉瘤更易发生在儿童[5-7]。可见儿童动脉瘤合并其他疾病的报道，例如主动脉缩窄、埃勒斯-当洛综合征、肌纤维发育不良、葡萄糖-6-磷酸脱氢酶缺乏症、川崎病、马方综合征、烟雾病、多囊肾、弹性假黄色瘤、镰状细胞贫血、地中海贫血、多发性大动脉炎、结节性硬化症等[5-6,8-10]。男孩发生动脉瘤的比例往往高于女孩[1,5-6,10,15-16]。儿童感染、创伤和囊状动脉瘤通常发生在颈内动脉及其分叉部，而夹层动脉瘤常见于后循环处[1,5-7,9]。最后，儿童巨大动脉瘤（>2.5cm）的发生率非常高，不同文献报道儿童巨大动脉瘤的比例为20%~45%[1,4-5,9,11]。

92.1.1 适应证

儿童颅内动脉瘤患者常见的临床症状是蛛网膜下腔出血，这与成人患者的典型症状是一样的[5,9]。然而，对于儿童动脉瘤患者也可能出现一些不典型的症状，如脑积水、癫痫发作、慢性头痛、卒中、震颤、占位效应，包括脑神经麻痹或脑干压迫综合征[1,4-5,11-12]。夹层动脉瘤患者通常表现为脑卒中或缺血症状[7]。此外，在一个系列病例报道中儿童动脉瘤的发生率高达35%[1]。儿童动脉瘤无论表现为何种临床症状都应得到明确的治疗。目前无公开文献报道儿童动脉瘤破裂的自然病史。尽管如此，在以蛛网膜下腔出血为临床表现超过6000例患者的大型病例报道中对于破裂的儿童动脉瘤亚组患者给予了卧床休息治疗[3]。在上述儿童亚组中，15例患儿中有6例蛛网膜下腔出血患儿在其随后的1年随访中死亡，这说明儿童破裂动脉瘤应通过相应治疗来避免死亡。

92.1.2 目标

儿童颅内动脉瘤治疗的目标是：
- 防止破裂动脉瘤再破裂导致的死亡或永久性残疾。
- 消除夹层或梭形动脉瘤的卒中风险。
- 消除由巨大动脉瘤或血块造成的占位效应，如脑神经麻痹、脑干受压或脑积水。
- 避免未破裂动脉瘤破裂。

92.1.3 替代方案

对于儿童大而复杂的动脉瘤，无论是否采用颅内外血管搭桥或非搭桥方式，动脉瘤夹闭术都是一种治疗选择。如前所述，儿童梭形或巨大动脉瘤占很大一部分比例。因此，考虑到儿童动脉瘤在其大小、位置和病变性质方面具有挑战性，所以必须考虑各种潜在的治疗技术。事实上，成功治疗这些病变的关键是术前详尽的计划和对非标准技术的考虑。除开颅手术外，其他治疗选择包括常规动脉瘤夹、夹闭阻断循环、棉布包裹、夹闭包裹、Hunterian 结扎、近端闭塞、非夹闭性搭桥和切除[9-10,13]。血管内治疗的选择必须慎重考虑，如标准弹簧圈栓塞、支架辅助弹簧圈栓塞、载瘤血管阻断、球囊闭塞联合载瘤血管阻断和血流导向装置的使用，如 Pipeline 或 Silk 装置[5,10]。在复杂情况下，开颅手术和血管内治疗可能需要联合进行[14]。一些远端小的感染性动脉瘤，抗生素治疗就足够了。在某些情况下，为防止脑卒中需要夹闭动脉瘤并搭桥。最后，对于儿童小的偶然发现的未破裂动脉瘤采取保守治疗和密切随访可能是最合适的选择。

92.1.4 优　势

搭桥或非搭桥动脉瘤夹闭术的优势：

- 动脉瘤从循环中消除，极大地减小了复发或再生长的可能性，对于梭形、真菌性或血泡样动脉瘤尤其有优势。

- 在大而分叶的或巨大的动脉瘤，该治疗无须过多分离动脉瘤，这将减少术中破裂的风险。

- 夹闭并搭桥可能是安全消除 Willis 环附近大动脉瘤而不影响其末端灌注的唯一方法。

92.1.5 禁忌证

总的来说，治疗破裂和有占位效应的颅内动脉瘤几乎无禁忌证。年龄小不是手术禁忌，因为尽管风险很高，但婴儿破裂动脉瘤也被成功救治过。小的和偶然发现的罕见动脉瘤需要连续的影像学随访。对于年龄较小的患儿实施搭桥是禁忌的，因为供体和受体血管细小，这在技术上不可行。合适的最小受体血管直径在 0.8~1.0mm。绝对禁忌限于一般手术的禁忌证，如血流动力学不稳定、重大的先天性心脏病或无法纠正的凝血功能障碍。对于临床状况极差的患者仅提供支持治疗也是合情合理的，但也要尊重家人的意愿。

92.2 手术细节和术前准备

92.2.1 术前准备和特殊设备

动脉瘤及其周围血管三维（3D）解剖细节成像是制订最佳手术策略的关键。术前 CT 血管检查（CTA）或磁共振血管检查（MRA）及三维重建有助于制订方案。而对于最复杂的动脉瘤使用脑血管造影（DSA）精确和详细的解读血管解剖是优先选择。DSA 的三维重建可以显示动脉瘤的形态及载瘤动脉的相关情况。

各种不同大小和形状的动脉瘤夹是必须的，包括直的、弧形和开窗动脉瘤夹。因为动脉瘤在永久夹闭或完全夹闭前可能发生破裂，因此必须用临时动脉瘤夹短暂来闭大血管的近远端。

对于大型或复杂的动脉瘤，术中造影有助于证实动脉瘤已经从循环中成功分离而无大血管或穿支血管的损伤，并且搭桥成功后移植血管在造影中很明显。通常行血管内 DSA 有助于提供更多的细节和明确动脉瘤被消除而无周围重要血管分支的损伤。这时，如果没有婴儿可用的透放射性头罩，上述检查将对婴儿不可行。尽管如此，使用吲哚青绿（ICG）荧光染料进行术中造影的新技术的出现具有更多优点，该技术无须股动脉置管、省时且无辐射。然而，这种技术评估动脉瘤夹闭后周围血管通畅程度的准确性没有动脉瘤内 DSA 好。处于外科医生的谨慎考虑 DSA 可在术后即刻进行，同时 DSA 仍然是观察动脉瘤完全夹闭和长期随访的金标准。

92.2.2 专家建议和共识

采用弹簧圈、球囊、胶或近端闭塞的神经介入技术作为首选治疗时，尽可能基于患者的年龄和动脉瘤的解剖形态考虑（图 92.1）。当神经介入治疗不可行时，直接夹闭或孤立（搭桥或不搭桥）是可以选择的。在这两种情况下，早期介入对于保护破裂动脉瘤是十分重要的，其可以防止动脉瘤再次破裂，也可以积极治疗合并血容量扩张的血管痉挛及诱导性高血压。

随着神经杂交手术室的发展，复杂开颅和术中使用高分辨率 DSA 的患者无须移动到正式的血管造

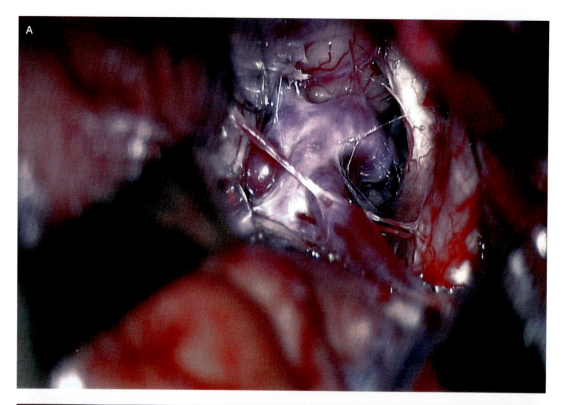

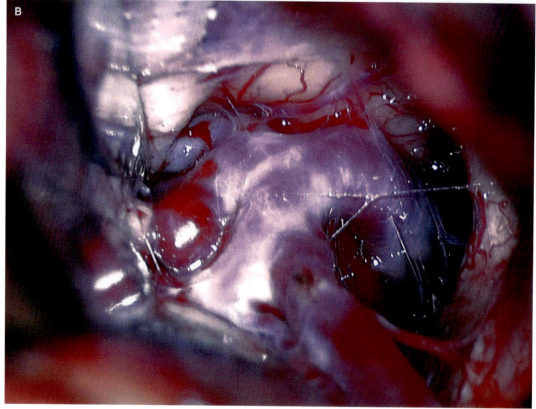

图92.1 成功的开颅夹闭治疗复杂未破裂的大脑中动脉（MCA）动脉瘤一例。A.动脉瘤通过初始手术入路可见，低倍率手术区域表现。B.动脉瘤通过初始手术入路可见，高倍率手术区域表现

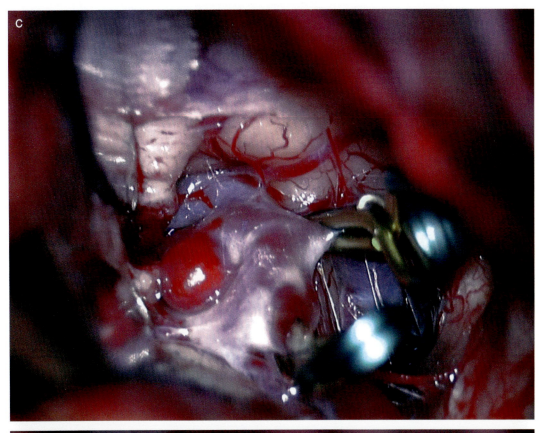

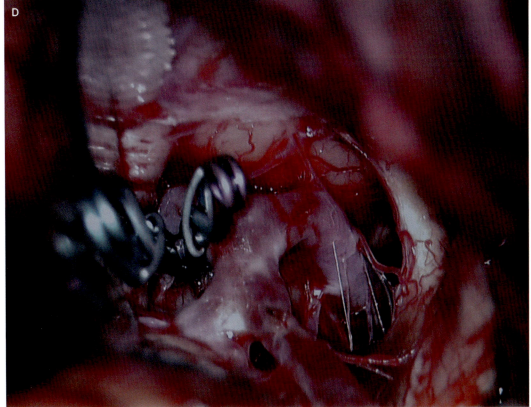

图92.1（续） C.动脉瘤被两枚临时动脉瘤夹孤立以便安全分离。D.去除临时动脉瘤夹后的动脉瘤的最终夹闭图

影室。目前，这些技术随着在同一手术室中增配影像导航甚至是术中磁共振（IMRL）扫描后更加先进。在同一手术室内多样诊断模式的同时存在使得外科医生和神经影像学医生可在离开手术室前获得所有的关键信息。它能够帮助纠正动脉瘤夹闭不全或穿支误夹造成的狭窄或闭塞，或者能够早期测定周围脑组织灌注不足，以免造成永久性的梗死。

92.2.3 关键步骤和手术细节

在开颅、分离和暴露动脉瘤的过程中，对于预防动脉瘤破裂，麻醉诱导和急性高血压事件的预防以及将血压控制在预定水平是至关重要的。充分暴露动脉瘤和载瘤血管直至可放置临时动脉瘤夹。

若需要的话，术前应谨慎计划动脉搭桥移植。除了年龄极小的患者，颞浅动脉和桡动脉是很好的搭桥供体血管。前者的优点是只需行一次血管吻合，而后者的优势在于可提供更长的移植血管。

术中体温 35℃是脑保护的核心温度，尤其在使用临时动脉瘤夹时。

如果动脉瘤位于近段，如颈动脉分叉处，需要谨慎解剖分离颈部颈内动脉，术中应立即控制颈内动脉近段以便手术夹闭或防止动脉瘤颈破裂。尤其在动脉瘤的解剖形态阻碍颅内颈内动脉近段的控制时，上述步骤可以救命。

结合术前血管造影需要确认颈部、穿支以及远端血流。动脉瘤的三维血管重建影像应与术中解剖对比。如果术中解剖不清楚，术中的二维血管影像及动脉瘤颈标记点在夹闭动脉瘤前可以帮助明确动脉瘤解剖。

通常情况下，暴露近端及远端血管从而放置临时动脉瘤夹，能够更好地显露动脉瘤颈，安全和精确地在动脉瘤颈放置夹子（图92.2）。上述步骤有助于降低在此过程中动脉瘤破裂和瘤颈撕裂的风险，也有助于更精确地放置夹子消除动脉瘤。短暂的诱导性降压有助于分离，对术中动脉瘤破裂发生或许是救命的。

动脉瘤夹的多选择性是必要的，正式夹闭前的试夹有助于明确夹子的大小、形状和角度。动脉瘤

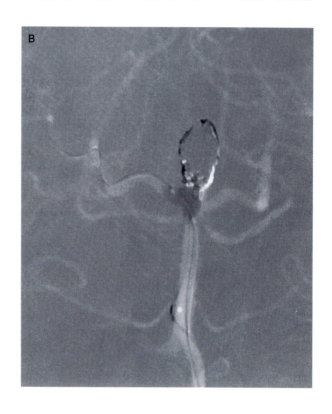

图92.2 血管内栓塞治疗是儿童动脉瘤的有效治疗方法。图中是一个大的基底尖端动脉瘤。A. 血管造影的三维（3D）重建显示动脉瘤的形态。B. 术后前后位（AP）造影图像显示病变栓塞良好

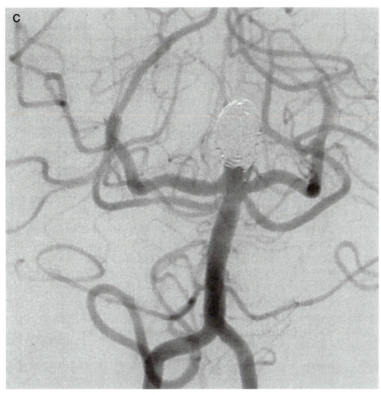

图92.2（续） C.随访血管造影影像显示动脉瘤完全栓塞

夹闭后，运用术中静脉ICG能够明确周围及远端脑组织的灌注情况。如果动脉瘤的背侧很难显露，而主刀医生担心穿支或近段血管被误夹时，可用小型软或硬的内镜观察动脉瘤背侧和载瘤血管。通常行二维血管造影来明确动脉瘤被安全夹闭和载瘤血管通畅未受累。

92.2.4 风险及风险规避

如果初始的治疗方案失败，最大的风险就是没有评估所有的可选治疗方案，以及没有计划应对偶然事件的备选方案。儿童神经外科麻醉师应熟悉动脉瘤外科治疗，在麻醉诱导时需要仔细控制血压以免动脉瘤破裂及其导致的致残率和致死率。建立必要的静脉途径给予药物、扩容和血液置换。动脉血压监测和建立中心静脉通路是很重要的，尤其是在术中动脉瘤破裂或预期性低血压时，可能会挽救生命。

手术器械护士必须熟练使用动脉瘤夹系统，而且应该在切皮前把最可能使用的动脉瘤夹准备好。这是因为在动脉瘤颈充分分离及暴露以前，如果发生动脉瘤的意外破裂，这时没有时间去选择动脉瘤夹和夹钳。

对于在处理动脉瘤方面经验欠缺的儿童外科医生应该得到血管神经外科同行和神经介入专家的会诊和帮助，如果因为儿童和青少年动脉瘤的发病率远低于成人。

92.2.5 抢救措施

如果运用弹簧圈或球囊进行栓塞时动脉瘤发生破裂，那么最新的血管内支架系统的使用将成为救助策略。在杂交手术室进行复杂动脉瘤夹闭时发生的破裂或瘤颈的撕裂，都可以在杂交手术室立即进行介入抢救（临时的近端闭塞或支架置入术）。

92.3 预后和术后管理

92.3.1 术后注意事项

即便破裂的动脉瘤被成功治疗，患者可能仍然存在血管痉挛的风险。在成年人中，血管痉挛标准的预防措施为尼莫地平，而监测措施为经颅多普勒（TCD）检查。儿童患者也出现血管痉挛，但比成年人低得多。一篇有关儿童临床试验的文献报道，动脉瘤手术治疗后19%（11/57）的患者出现血管痉挛，其中3例血管痉挛引起阻塞；另一个文献报道，16%的患者出现血管痉挛[9,15]。因此，应考虑使用TCD监测血管痉挛。尽快TCD应用在儿童讨论很少，但有个案报道应用TCD成功监测一例13月龄男童大脑中动脉破裂的血管痉挛情况[8]。另一个系列报道，从2003年起，应用TCD常规检测儿童血管痉挛[10]。尽管在蛛网膜下腔出血后使用尼莫地平的案例及临床试验报道中，儿童患者仅占很小比例，但是有一篇文献特别报道了婴幼儿使用尼莫地平的情况，该患者对药物无不良反应，但发生了血管痉挛[8]。

SAH后另一个并发症是脑积水，需要行脑脊液（CSF）分流术。蛛网膜下腔出血患者应密切监测脑积水的发生，发生脑积水需要行脑室外引流（EVD）。随着脑脊液渐渐变清亮以及依据患者的临床状态尽早停止脑室外引流。为了减少每位患者做CT的次数，临床上做决定需要谨慎。已经证实在儿童2~3次头颅CT的放射当量可以增加3倍未来患脑肿瘤的风险[16]。

92.3.2 并发症

外科手术治疗儿童动脉瘤的并发症可分为术中及术后。术中并发症包括动脉瘤破裂、脑水肿、以及穿支血管在内的动脉血管损伤或闭塞。这些并发症可导致术后功能障碍，包括脑神经麻痹、新的神经功能障碍、缺血性脑卒中和死亡。其他的术后并发症包括小脑血肿、死亡、迟发性缺血性脑卒中（如血管痉挛或巨大动脉瘤内腔栓塞）、硬膜外血肿、搭桥血管闭塞、需要行脑脊液分流的脑积水、心肌梗死、肺栓塞、呼吸机相关性肺炎、脑室炎及伤口感染[1,9]。造影围手术期并发症也可能发生——动脉瘤破裂、动脉夹层、腹股沟假性动脉瘤或脑卒中[1,10]。

92.3.3 预后

总的来说，儿童动脉瘤的治疗效果非常好。图92.3中，作者以图表展示患者随访一年的结果。请注意，这些数据仅供说明；全面回顾分析文献和所有报道内容超出了本章的范围。有文献报道了外科操作的细节，6例动脉瘤通过孤立取得了好的疗效[6]。值得注意的是，在一篇文献中报道了2例患者因治

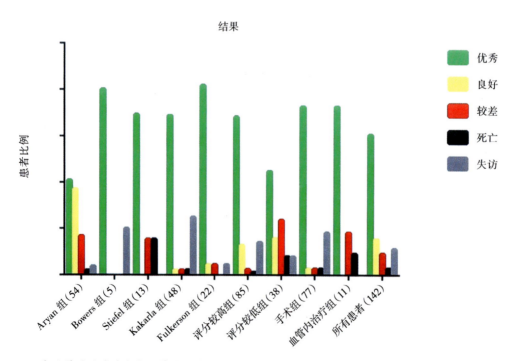

图92.3 儿童破裂动脉瘤手术或血管内治疗后的随访结果图。结果分为优秀、良好、较差、死亡和失访。良好的结果对应于格拉斯哥预后评分（GOS）5分，或生活独立；好的结果对应于GOS 4分；差的结果对应GOS 2~3分，或生活依赖。每组的条形柱对应相应的分组、初始级别、治疗类型和总结果。作者定义的好的等级是Hunt-Hess分级1~2，或GOS 13~15分；差的等级是Hunt-Hess分级3~5或GOS ≤ 9分

疗前动脉瘤再次破裂死亡[6]。另一项研究指出，动脉瘤存在很高的再破裂率，而在儿童患者中的破裂率可能更高[17]。最后，巨大动脉瘤患者的死亡风险可能更高，Peerless 和 Drake 研究报道了 47 例巨大动脉瘤患者，其死亡率是 11%[11]。另一个重要的考虑因素是造影结果。一项长期造影随访的研究报道了动脉瘤手术夹闭后的年复发率约为 2.6%[11]。

参考文献

[1] Kakarla UK, Beres EJ, Ponce FA, et al. Microsurgical treatment of pediatric intracranial aneurysms: long-term angiographic and clinical outcomes. Neurosurgery, 2010, 67(2): 237–249; discussion 250.

[2] Koroknay-Pál P, Lehto H, Niemelä M, et al. Long-term outcome of 114 children with cerebral aneurysms. J Neurosurg Pediatr, 2012, 9(6):636–645.

[3] Locksley HB. Natural history of subarachnoid hemorrhage, intracranial aneurysms and arteriovenous malformations. J Neurosurg, 1966,25(3):321–368.

[4] Storrs BB, Humphreys RP, Hendrick EB, et al. Intracranial aneurysms in the pediatric age-group. Childs Brain, 1982, 9(5): 358–361.

[5] Agid R, Kimchi TJ, Lee SK, et al. Diagnostic characteristics and management of intracranial aneurysms in children. Neuroimaging Clin N Am, 2007, 17(2):153–163.

[6] Fulkerson DH, Voorhies JM, Payner TD, et al. Middle cerebral artery aneurysms in children: case series and review. J Neurosurg Pediatr, 2011, 8(1):79–89.

[7] Rao VY, Shah KB, Bollo RJ, et al. Management of ruptured dissecting intracranial aneurysms in infants: report of four cases and review of the literature. Childs Nerv Syst, 2013, 29(4):685–691.

[8] Ahn JH, Phi JH, Kang HS, et al. A ruptured middle cerebral artery aneurysm in a 13-month-old boy with Kawasaki disease. J Neurosurg Pediatr, 2010, 6(2):150–153.

[9] Aryan HE, Giannotta SL, Fukushima T, et al. Aneurysms in children: review of 15 years experience. J Clin Neurosci, 2006, 13(2):188–192.

[10] Stiefel MF, Heuer GG, Basil AK, et al. Endovascular and surgical treatment of ruptured cerebral aneurysms in pediatric patients. Neurosurgery, 2008,63(5):859–865; discussion 865–866.

[11] Meyer FB, Sundt TM Jr, Fode NC, et al. Cerebral aneurysms in childhood and adolescence. J Neurosurg, 1989, 70(3): 420–425.

[12] Lasjaunias PL, Campi A, Rodesch G, et al. Aneurysmal disease in children. Review of 20 cases with intracranial arterial localisations. Interv Neuroradiol, 1997, 3(3): 215–229.

[13] Bowers C, Riva-Cambrin J, Couldwell WT. Efficacy of clip-wrapping in treatment of complex pediatric aneurysms. Childs Nerv Syst, 2012, 28(12):2121–2127.

[14] Shin SH, Choi IS, Thomas K, et al. Combined surgical and endovascular management of a giant fusiform PCA aneurysm in a pediatric patient. A case report. Interv Neuroradiol, 2013,19(2):222–227.

[15] Mehrotra A, Nair AP, Das KK, et al. Clinical and radiological profiles and outcomes in pediatric patients with intracranial aneurysms. J Neurosurg Pediatr, 2012, 10(4):340–346.

[16] Pearce MS, Salotti JA, Little MP, et al. Radiation exposure from CT scans in childhood and subsequent risk of leukaemia and brain tumours: a retrospective cohort study. Lancet, 2012, 380(9840):499–505.

[17] Proust F, Toussaint P, Garniéri J, et al. Pediatric cerebral aneurysms. J Neurosurg, 2001,94(5):733–739.

第93章

儿童动静脉畸形

Graciela Zuccaro, Javier Gonzalez Ramos

93.1 背 景

大脑动静脉畸形（AVM）是先天病变，这种病变被认为是在胚胎形成期血管通道未能成功分化为成熟动脉、毛细血管和静脉，从而导致直接动静脉短路而没有中间毛细血管网的介入[1]。在此类疾病的脑实质中，动静脉之间的毛细血管网存在一个结构性的缺陷，这导致静脉管腔内的压力增高从而引起管腔膨胀和薄弱，也可导致同时具有动脉及静脉特点的混合脑血管的随时破裂。

有假说认为大多数畸形发生在胚胎形成的第3周，即在胚胎达到40mm长度前。然而，有相关报道发现动静脉畸形被治疗后，动静脉畸形可再次复发或形成新的畸形，这使我们也对这种复杂的血管畸形真正的流行病学和病史产生了疑问。Sonstein等人检测了血管内皮生长因子（VEGF）作为动静脉畸形发展中血管生成的中介物，并且发现它们之间存在正相关。他们同时发现，在动静脉畸形被显微切除后的复发患儿中VEGF有所增长[2]。

尽管有报道家族性病例及一些与血管畸形有关的综合征，如小肠遗传性出血性毛细血管扩张综合征（Rendu-Osler-Weber综合征）和斯德奇-韦伯综合征（SWS），但大多数动静脉畸形是散发的。

在儿童当中，动静脉畸形最常见的临床表现是颅内血肿，其发生率为80%~85%，而第2位癫痫的发生率为15%。

在儿童中，动静脉畸形的出血事件伴随有25%的死亡率，然而成人动静脉畸形的死亡率是6%~10%。儿童年再出血率是2%~4%，成人的年再出血率是1%~3%。如果在出血高危人群中，设定儿童长期生存预期生命基线为50年，那么再出血的可能性为65%。这可能与儿童深部基底节区及脑干的病灶发生率高有关。

由于明显的再出血风险、高死亡率及儿童更高的生存预期值，对于这些病变的积极治疗是必须的，即使是在无症状的动静脉畸形中[3]。鉴于儿童患者全身合并症较少且中枢神经系统可塑性较弱，这些特点促使我们对该病进行积极治疗。

目前被广泛接受的治疗目标就是完全切除动静脉畸形并保存神经功能。作者认为通过精细计划及多模态治疗后，达到完全切除是可行的。

目前动静脉畸形治疗方式包括显微手术，血管内栓塞以及立体定向放射手术，均可单独或联合进行治疗。合适的多模态方式的使用减少了手术相关的发病率和致死率，并且同时增加了治疗的有效率。

对于大脑动静脉畸形的常见分级方法为Spetzler-Martin系统分级。Spetzler-Martin Ⅰ级的动静脉畸形容易切除且无并发症。另一方面，Spetzler-Martin Ⅴ级的动静脉畸形有很高的致残率和致死率。在这两个极端之间，有很多的表现应该被独立分析。特别是在儿童患者中，由于手术导致的出血及致残率的风险，从而改变生活质量，与长期生存期望之间的矛盾应被仔细权衡。

93.1.1 手术治疗的作用

在过去的 25 年中，儿童的动静脉畸形治疗已经变得多学科性，需要神经外科医生、神经放射介入医生及放射肿瘤医生共同讨论。动静脉畸形应采取个体化治疗策略。

显微手术仍然是治疗脑实质内动静脉畸形的选择。根据作者经验，手术切除是 Spetzler-Martin Ⅰ级（图 93.1、93.2）和 Ⅱ级（图 93.3、93.4）动静脉畸形的一线及唯一治疗方式。这种类型的病灶从技术角度来说切除相对容易，而且具有较低的致残率及死亡率。完全的显微切除具有以下优势：可立即治愈，消除了再出血的风险，避免了放射治疗对于发育中大脑的长期不良作用。

对于在非功能区大于 6cm 且仅伴浅表静脉引流的 Spetzler-Martin Ⅲ级动静脉畸形，作者会在显微手术治疗之前进行血管内介入治疗以便减小病灶及术中出血（图 93.5）。当 Ⅲ 级 AVM 处于 3~6cm 大小且有浅表引流，但是位于脑功能区时，则处理方式更加复杂。如果病灶从未出血，则采取保守治疗，而且须严密观察患者，特别是对于儿童患者应考虑其长期生存期望，因为病灶切除损害可能会影响其生活质量。但是，如果病变已经出血，应该考虑逐步栓塞治疗以减少动静脉畸形的血流。干预措施还包括立体定向放射手术，但预后不明确而且经常令人失望。

高分级（Spetzler-Martin Ⅳ 和 Ⅴ 级）儿童动静

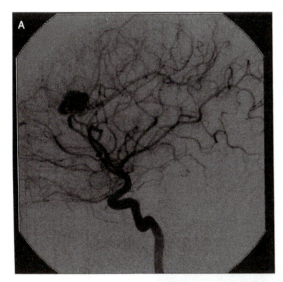
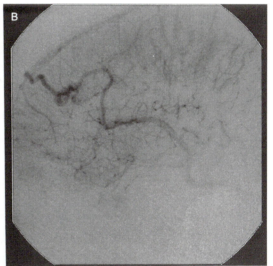
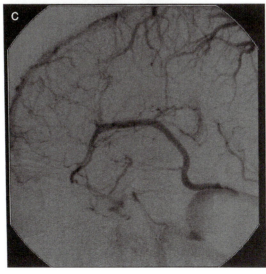

图 93.1　A. 左侧颈动脉血管造影，显示由胼胝体周动脉供应的额部动静脉畸形（AVM）。B. 早期引流至矢状窦；C. 深部静脉系统

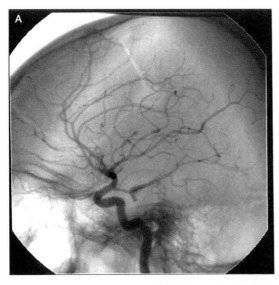
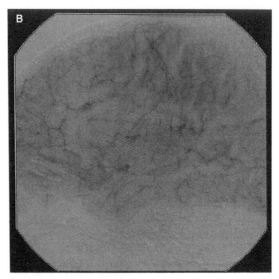
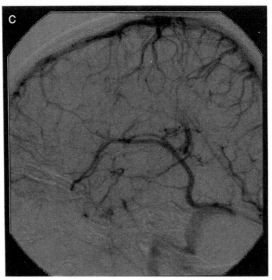

图 93.2 图 93.1 中的患者在显微手术全部切除动静脉畸形后行左侧颈动脉血管造影的显示

脉畸形的处理是存在争议的。由于其尺寸巨大、位置较深或涉及脑功能区，显微外科手术操作非常困难，几乎无法在无严重功能损伤的情况下进行切除。同样，尺寸巨大时介入手术消除率也会较差。高分级 AVM 存在更高的手术相关并发症风险，并且有些作者认为在成人中，不完全的治疗会使结果恶化。

虽然如此，但这种病变的不良自然病史和儿童中枢神经系统自我修复能力仍支持对儿童 AVM 积极治疗的思想[4]。如果选择治疗这种Ⅳ或Ⅴ级动静脉畸形，应向家属明确交代术中风险和术后功能障碍的可能性。

在没有严重或进展的神经功能障碍的情况下，建议保守治疗观察Ⅳ和Ⅴ级动静脉畸形，只有出现反复出血或者进展的神经功能障碍，需要进行外科干预。这些病例中，作者分次进行栓塞来减少 AVM 的丰富血流及改善周围正常脑实质的血液灌注，同时血管内治疗也应该作为神经外科开颅手术及放射手术的辅助治疗手段。

对这些畸形进行手术治疗时，应考虑到并发症的风险。在动静脉畸形手术切除前、术中及术后，出血一定是最可怕的并发症。根据 Di Rocco 等人的研究，手术作为单一治疗可在 70%~90% 的儿童患者达到完全切除 AVM[5]。在这些病例中，术后随访发现 52%~75% 的患者没有出现神经功能障碍。其中有大约 10% 的患者出现严重的并发症。死亡

第93章 儿童动静脉畸形

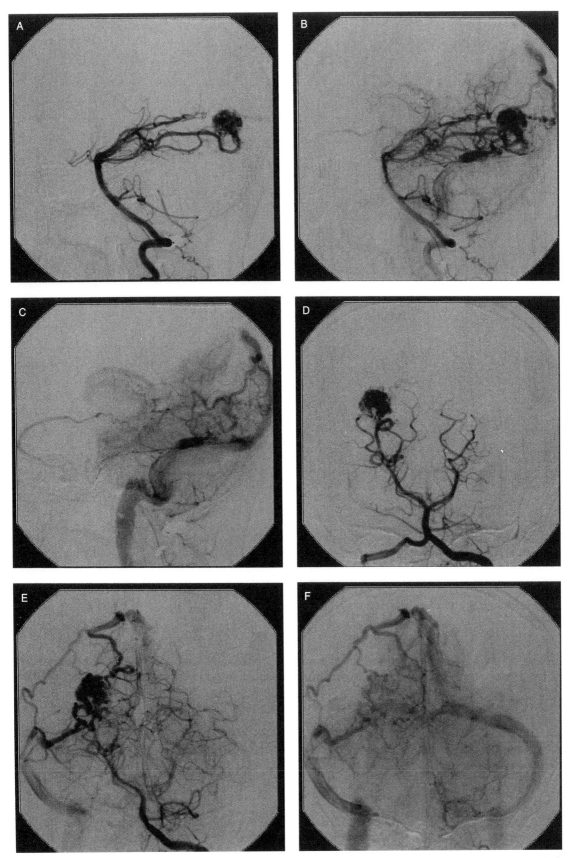

图93.3 显示动静脉畸形在椎体血管造影后的侧位观（A~C）及前后位观（D~F）。此AVM的主要供血动脉是大脑后动脉后小脑上动脉

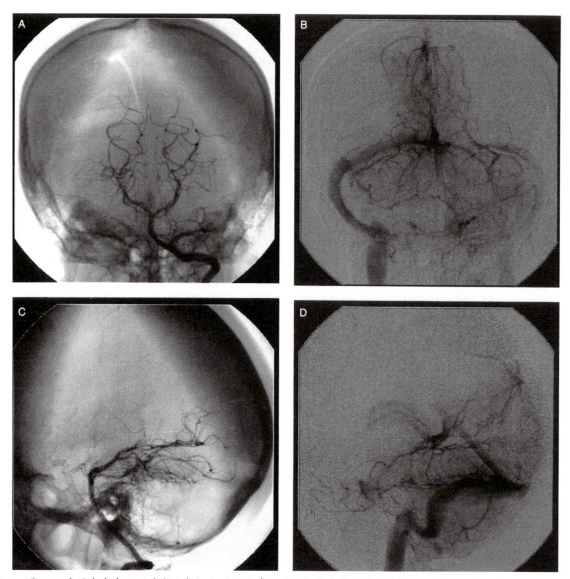

图 93.4 图 93.3 中的患者在显微手术全部切除动静脉畸形后行椎体血管造影后的侧位观（A、B）及前后位观（C、D）

率在 0~8%。大多数作者反对为深昏迷的成人患者行手术治疗。但是，类似情况的儿童患者在手术治疗后良好的预后鼓励对这种病变的积极治疗。就如 Humphreys 等人所说，由于"儿童的生物学可塑性较强，术前迅速恶化并加重，但术后可获得完全且令人满意的恢复程度。"

93.1.2 血管内治疗的作用

尽管就作者们自身栓塞治疗的经验来看，介入治疗似乎不是一个永久解决动静脉畸形的方式，但是栓塞手术被认为是形变手术治疗和放射治疗的辅助治疗方式。如前所述，栓塞手术在减少病变体积使最后手术切除时无大量出血方面具有非常重要的作用。术前栓塞减少术中的出血，这对于循环血量比成人少的儿童患者有很重要的意义。

Frizzell 和 Fisher 回顾了 1246 例只行栓塞治疗的动静脉畸形患者，发现只有仅 5% 的患者实现了完全消除[6]。

Wisoff 和 Berenstein 证明了尽管只行栓塞手术有临床改善，但是出血风险并没有减少。在作者的治疗中心，术前栓塞是 Ⅲ 级动静脉畸形常规进行的，偶尔在 Ⅱ 级动静脉畸形术前进行[7]。在高级别的动静脉畸形中，他们用栓塞作为多模态治疗方式的一部分，或者用来减小病变尺寸及血流。

多种多样的栓塞材料被应用，包括弹簧圈、聚乙烯醇颗粒、氰基丙烯酸盐黏合剂、缟玛瑙。应行

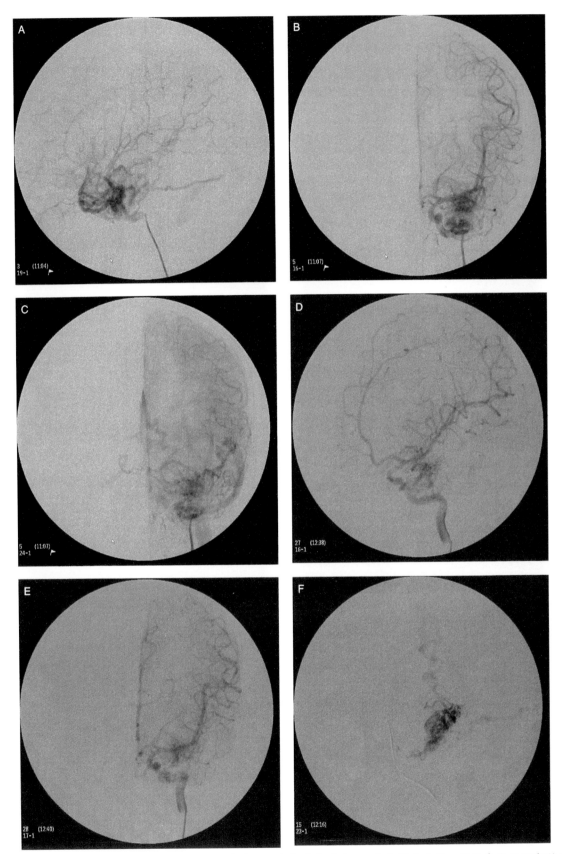

图 93.5 左侧颈动脉造影显示颞叶内侧面动静脉畸形,由大脑中动脉 M1 分支供应血供,通过表浅及深部静脉回流(Spetzler-Martin Ⅲ 级),(A~C)栓塞前,(D~F)栓塞后

超选择性动脉插管，而且如果有相关的动脉瘤，需在AVM手术前给予栓塞。在大血管畸形的病例中，手术分阶段进行。术中的血管造影在下文讨论。

在文献中，动静脉畸形进行术前栓塞的致残率是12%~25%。所有的并发症都和血流动力学有关，出血或缺血都是由于静脉回流或供养动脉血栓导致正常脑灌注压改变。

93.1.3 放射手术治疗的作用

放射手术治疗是对位于皮质重要区域、基底节区、丘脑或脑干部位AVM的一种治疗方式。然而，在发育中大脑应用放射治疗还有一些后期并发症，例如神经心理学损伤、荷尔蒙缺乏、放射诱发肿瘤的风险，导致作者们将这种治疗方式应用于较年长的儿童。

最近的研究表明，相较于未治疗动静脉畸形出血风险，放射手术治疗后年出血风险在1.5%~4.7%。因此，我们建议对于采用这种技术治疗动静脉畸形的患儿应该在他们成年之后多次行血管造影术来排除这种病变再次复发的可能性。

93.1.4 动静脉畸形的复发

考虑到儿童更长的生存预期，应严密随访患者以排除动静脉畸形的复发。

在一些病例当中，作者实施了术中血管造影来明确是否完全切除了这种病变。虽然如此，但如果术中血管造影不能完成时，他们的原则是在患者出院前行血管造影，以便发现有残余病变需要二次手术的患者。

在手术后第1年和第5年，随访进行血管造影。作者建议每年行一次MRA检查，因为其操作简单且无侵袭性。

血管造影明确已清除的动静脉畸形复发率较低，报道显示在1.5%~5.5%。有非常多的理论提出了复发可能的原因。有理论认为，由于血流压力作用于AVM发育不良的血管，导致AVM再次生长。目前还不清楚复发病变是新生的还是源自治疗后造影未发现的残留病变。

93.2 手术细节和术前准备

93.2.1 步骤一：理解这种畸形

血管造影术是研究这种畸形的金标准。不仅仅是畸形的结构（病灶大小、供血动脉、静脉引流），还有其血流动力学表现，例如血流流速、AVM脑实质区域的盗血、通路中的正常动脉，以及相关的动脉瘤均应进行评估。作者经常通过MRI检查来明确AVM的精确位置、病变的解剖结构、与周围脑组织的关系及骨性解剖结构，通过这些来帮助规划手术入路。与此同时，他们应用了神经导航技术。如果动静脉畸形临近脑功能区，作者会行功能核磁成像（fMRI）。

93.2.2 步骤二：这种畸形的分级

作者运用Spetzler-Martin分级系统对这种畸形进行分级，因为他们认为这是描述动静脉畸形复杂性最可靠的方法（根据大小、涉及的脑功能区和有无静脉引流）。

93.2.3 步骤三：治疗选择

一旦确诊和分级动静脉畸形后，外科医生要明确是否需术前栓塞。

93.2.4 步骤四：手术计划

手术计划必须考虑到：
- 患者体位（图93.6）。
- 皮瓣和骨瓣的设计。
- 在切除病变前应用神经导航系统规划到达供养血管的开颅入路。
- 如果患者有癫痫表现，需行皮质功能图来帮助术中同时切除癫痫灶。
- 评估术中能否行血管造影术。
- 与神经麻醉相互协调合作。

93.2.5 步骤五：家长辅导咨询

在计划好手术后，手术医生必须明确告知家长术后可能的并发症、手术风险及保守治疗的风险，应告知不同治疗方式的利弊。家长应该签署知情同意书。

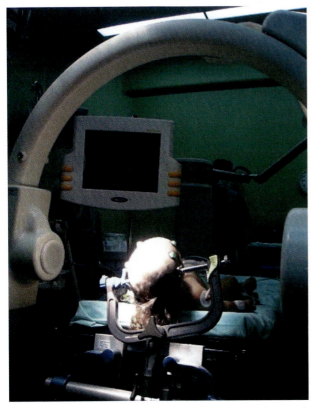

图 93.6 左额部血管畸形患者的手术体位，术中应用神经导航系统及术中行脑血管造影

93.2.6 步骤六：手术治疗

治疗的目标是在保留神经功能的同时完全切除动静脉畸形。根据患儿年龄及体重，作者对于小于 2 岁的儿童采用马蹄形头垫固定，而年长儿童则采用三钉头颅固定架固定。对于年龄太小而不能进行颅骨固定的儿童不能行无框架导航。头的位置应该偏向 30° 角以便静脉引流。头颅体位及皮瓣、骨瓣的设计应该根据动静脉畸形的位置而定。开颅手术的视野应尽可能大以充分暴露整个动静脉畸形、供应动脉及引流静脉。采用常规操作打开硬膜，且需注意皮质静脉。通过合适的头颅体位、恰当的麻醉、降低血压及脑脊液的释放，使得脑组织缓和且张力较低。一旦暴露病灶，通过手术显微镜进行 AVM 的显微外科切除，在病灶周围探查分界面来查找 AVM，最终通过柔软的棉片将病变与正常脑组织分离。用棉片保护周边脑组织防止损伤，并允许手术医生对于病变主体形成更加深入的理解。动静脉畸形和正常脑组织的界面通过沿线的白色蛛网膜及凝聚物来鉴别。手术的必要设备包括显微镜、不粘连的双极电凝、不同型号的剪刀、用来夹闭大的供血血管并测试通道血管闭塞程度的临时及永久显微夹子。及早鉴别出供血血管并将其电凝和横断是很重要的，注意不要横断引流血管。供血血管十分脆弱，即使轻微操作也可导致出血。作者建议在 AVM 术中行脑血管造影，因其可鉴别供血血管与引流血管，还可通过识别术中残留的血管畸形来防止二次手术。手术医生应夹闭供血血管、双极电凝病灶、缩小病变并控制出血。除非 AVM 的供血动脉完全被包绕，否则其引流静脉一般不予以断掉。最后电凝、横断引流静脉，以保证 AVM 的切除。检查动静脉畸形的血管床来寻找出血点。基于这一点，作者要求麻醉医生增加动脉血压来检查小的出血。他们用吸收性明胶海绵（Pfizer Pharmaceuticals, New York, USA）覆盖整个手术创面（图 93.7A、B）。

93.3 预后和术后管理

术后患者被送入重症监护室。作者在术后应用抗生素、类固醇激素及抗癫痫药。抗生素疗程持续 48h，类固醇应逐渐减量并且于 1 周后停药，抗癫痫药应持续 6 个月，并根据脑电图调整。如果术中未行血管造影术，应在出院前完成。如果发现残留的动静脉畸形，应立即行二次手术。

在动静脉畸形切除术前、术中及术后最重要的并发症是出血。对年龄较小的儿童，即使没有发生不可控的出血，也应严格限制术中出血，因其血流储存是有限的。

麻醉医生应注意出血量及其他血流动力学并发症的警示，在任何时刻可暂时或永久地停止手术。在整个手术过程中应尽量减小出血量。术前栓塞将有助于避免灾难性出血。

术者如果考虑可能存在需二次手术的残留 AVM，术中应行血管造影。

因为手术创面的不良止血或残留 AVM 导致的血肿需急诊手术。一些病例，由于血流重新分配导致周围脑组织的肿胀或出血需行去骨瓣减压术。当组织的过度灌注超过了血管的自动调节机制，在几小时至几天内会出现阻塞、水肿及出血。

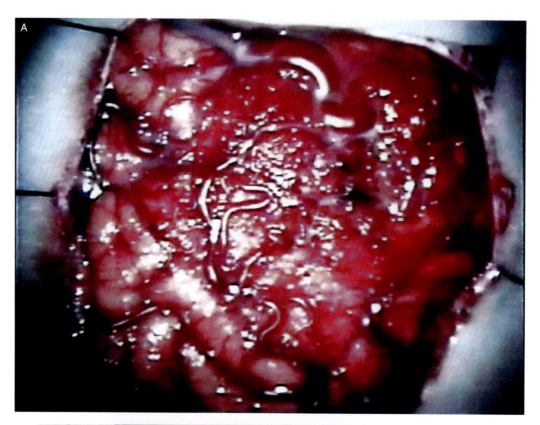
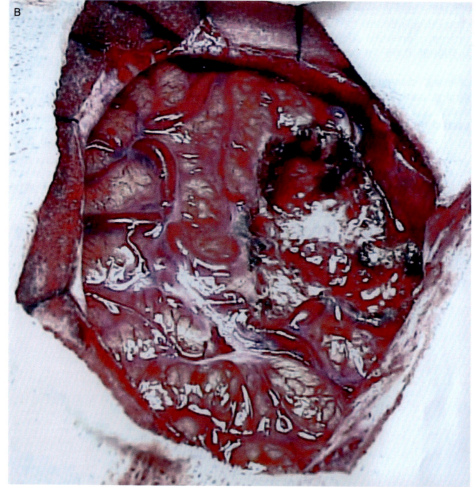

图 93.7　A. 额部动静脉畸形患者的术中观；B. 显微外科完整切除 AVM

AVM切除术后的儿童有超过10%出现新发癫痫，尽管其中只有不到一半的儿童需要慢性药物治疗。

根据Rubin等人的研究，术后并发症几乎完全取决于切除范围和大脑对于新血流动力学的代偿能力[3]。

与大多数意见一样，根据作者经验，患者预后的决定因素是动静脉畸形的出血情况及患者入院时的神经功能分级。而且，颅内血肿的患者入院时若神志清楚或仅有轻度损害，其预后较好。

在过去几年，儿童AVM的多学科治疗模式已显著改善。为了优化神经功能预后，团队应为每个AVM患儿提供个体化治疗方案。

参考文献

[1] Niazi TN, Klimo P Jr, Anderson RC, et al. Diagnosis and management of arteriovenous malformations in children. Neurosurg Clin N Am, 2010, 21(3): 443–456.

[2] Sonstein WJ, Kader A, Michelsen WJ, et al. Expression of vascular endothelial growth factor in pediatric and adult cerebral arteriovenous malformations: an immunocytochemical study. J Neurosurg, 1996, 85(5): 838–845.

[3] Rubin D, Santillan A, Greenfield JP, et al. Surgical management of pediatric cerebral arteriovenous malformations. Childs Nerv Syst, 2010, 26(10): 1337–1344.

[4] Darsaut TE, Guzman R, Marcellus ML, et al. Management of pediatric intracranial arteriovenous malformations: experience with multimodality therapy. Neurosurgery, 2011, 69(3): 540–556; discussion 556.

[5] Di Rocco C, Tamburrini G, Rollo M. Cerebral arteriovenous malformations in children. Acta Neurochir (Wien), 2000, 142(2): 145–156; discussion 156–158.

[6] Frizzel RT, Fisher WS 3rd. Cure, morbidity, and mortality associated with embolization of brain arteriovenous malformations: a review of 1246 patients in 32 series over a 35-year period. Neurosurgery, 1995, 37(6): 1031–1039; discussion 1039–1040.

[7] Meyer FB, Sundt TM Jr, Fode NC, et al. Cerebral aneurysms in childhood and adolescence. J Neurosurg, 1989, 70(3): 420–425.

第94章

海绵状血管瘤及海绵状静脉畸形

Christopher David Kelly, Raphael Guzman

94.1 背 景

94.1.1 适应证

脑海绵状血管畸形（CM；也称为海绵状瘤、海绵状血管瘤或者海绵血管瘤）是中枢神经系界限明显的血管病变，其由单层内皮细胞构成血管畸形通道组成，且不涉及正常脑实质。周围组织通常呈绿色、棕色或黄色凝胶状表现，考虑与上次出血导致含铁血黄素变色沉积有关[1]。病变大小范围波动在0.1~9cm，且儿童（平均6.7cm）较成人（平均2~3cm）更大[2]。CM在儿童患病率为0.37%~0.53%，年龄0~3岁和11~16岁为发病高峰，且发病率在男女之间比例1:1[2-3]。儿童较成人出血倾向更为明显[2]。

最常见的临床表现是癫痫发作（37%）、出血（36%）、头痛（23%）和局部神经功能缺损（22%）。CM可在中枢神经系统的任意部位发生，大多数为幕上病变（66%）。癫痫发作是幕上病变中最常见的症状，而局部性神经功能缺损是幕下病变的最常见表现[3]。脑干（18%）和小脑病变（18%）通常表现为脑神经功能缺损、头痛、眩晕、偏瘫、麻木或小脑症状[4-5]。CM还可以发生在基底节、丘脑、下丘脑和视交叉（8%），表现为相应位置的神经功能缺失。室旁或脑室CM可以导致颅内压升高和脑积水，临床表现为头痛。CM发生在脊髓部位较罕见（发生率3%~5%），且通常表现为急性发作的神经功能缺损，即快速进展性运动或感觉丧失的脊髓病表现。

由于CM为低血流量病变，其出血导致的死亡通常低于高血流量病变。尽管如此，来自CM的致死性出血仍可发生，特别是当病变位于高风险区域，如脑干或后颅窝。

偶发CM的年出血率最高为3%，而其再出血风险更高，波动于4%~23%[1]。深部CM首次出血（患者年出血率约为5%）及再出血（患者年出血率约为30%）风险均高于表浅CM[5]。

偶发CM中首次癫痫发作的风险每年约为1%~2.5%。首次癫痫发作后，5年内癫痫发作的风险至少在成年人很高（94%）[6]。CM和癫痫患者需要接受一期癫痫评估，如有必要还应进行二期评估。

CM具有家族性[约20%的病例；常染色体显性遗传，外显率为69%；突变位点为*CCM1*、*CCM2*和（或）*CCM3*基因]，经常为多发或散在病灶，通常表现为单一CM[1-2]。儿童中，头颅辐射是形成CM的危险因素之一[7]。

大约1/10的患者与发育性静脉异常（DVA）相关[3]。合并DVA的CM更容易发生出血[8]。

• 不同组间的手术指征：

−不论位置如何，无症状CM无须手术，但需MRI随访和临床观察。

−CM患者出现以下几种情况时几乎都需手术治疗，包括单一可探查病变、有临床症状表现而病变位于大脑非功能区或脊髓中、影像有增强显示或出血表现[1]。

– 对于有临床症状表现而病变位于脑功能区或深部位置的 CM，例如脑干，其治疗方法取决于手术的风险与获益比值。因为未经治疗的脑干、丘脑及基底节区 CM 的自然病史预后较差，并且这些部位的 CM 出血及再出血风险高于表浅部位[4-5]。进行性神经功能恶化或反复出血的 CM 患者可考虑手术切除。特别是对于脑干 CM，仅在 MRI 中 T1 加权像（T1W）中所见到的 CM 或含铁血黄素到达软脑膜/室管膜表面时，才推荐手术治疗（T1W 像在确定与表面的接近度时最准确，因为 T2W 像会呈现出含铁血黄素金属尾影）。如果病变距离软脑膜/室管膜距离 <1mm，可通过脑干安全进入区计划手术入路[3]。对没有软脑膜/室管膜表象的深部脑干 CM 可建议随访观察。

– 对于多发 CM 患者，手术目的是消除症状和（或）生长的病变。应告知患有多发病灶儿童的家长未经治疗 CM 的自然病史，以及家族性 CM 的可能性。在这种情况下建议定期随访、遗传咨询和突变基因检测。

– 引起癫痫发作的可手术治疗的 CM 应考虑手术切除。

94.1.2 目标

- 手术的目的是完全切除 CM，如下：
  – 防止进一步出血
  – 减小占位效应及其引起的神经功能缺失
  – 消除癫痫活动
- DVA 应该保留，因为它们包括含正常脑实质的血流通路，切除 DVA 可能导致静脉阻塞或出血[8]。

94.1.3 替代方案

- 对于无症状的患者和无显著出血或神经功能缺失的深部病灶，建议观察。
- 医疗措施仅限于治疗癫痫。
- 不推荐行放射手术治疗。

94.1.4 优势

完整切除 CM 可消除病变进展及出血的风险。

94.1.5 禁忌证

通过连续成像预先处理无症状偶发的 CM。

94.2 手术细节和术前准备

94.2.1 术前准备和特殊设备

可通过 MRI 的 T2*W 像（图 94.1A、B）或磁敏感加权图像（SWI）（图 94.1C、D）进行诊断。用以评估脑干 CM 上软脑膜表象的最好成像序列是 T1W 像。在 T1W 增强扫描及磁敏感加权图像（SWI）上，DVA 容易被诊断。

MRI 并不是特异性诊断检查，需与钙化肿瘤（如少突神经胶质瘤、其他低级别胶质瘤）、血栓性 AVM、出血性转移瘤、肉芽肿、绒毛膜癌及感染炎症结节相鉴别。

CT 常被紧急用来鉴别出血。

DSA 不能显示 CM，并且仅用来鉴别动静脉畸形。

术中很难找到 CM，因此 CM 手术中精确的神经导航系统是必须的。

当进行脑功能区或其附近区域的病变切除时需要神经监测，例如运动诱发电位（MEP）、躯体感觉诱发电位（SSEP）和脑干听觉诱发电位（BAEP）。

尤其是对脑干病变，应获得稳态构成干扰序列（CISS）和应用纤维跟踪技术的弥散张量成像（DTI）MRI 序列（图 94.2A、B），并研究患者的个体化解剖。可确定脑干相对安全的手术入路（图 94.2C、D），如中脑外侧沟、三叉神经周围安全区或下橄榄核区域[9]。

如果条件允许，可在术中行 CT 或 MRI 检查来更新因大脑移位而变化的影像。中心部位的深在病变则受脑组织移位的影响较少。

术中超声可用于帮助发现病变。

目前没有一致推荐的手术时机。通常在非紧急情况下，建议等待 2~4 周，保证出血形成的血凝块已经液化[10]。

94.2.2 专家建议

有癫痫发作的患者应当接受抗癫痫药物治疗。

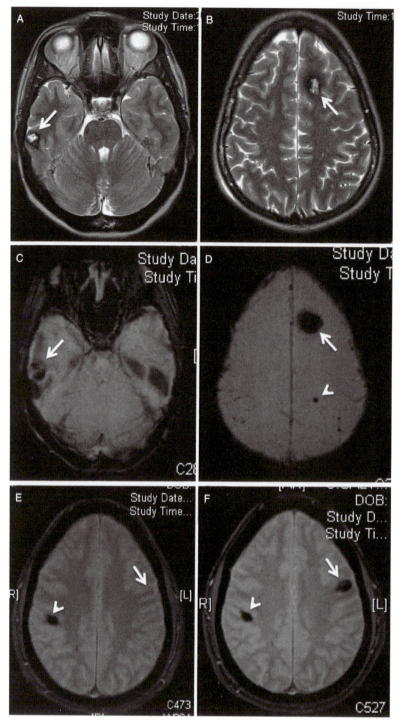

图94.1 磁共振成像(MRI)的表现:表现为难治性癫痫的多发性海绵状血管瘤(箭头所示)患者可在T2加权像(A、B)、磁敏感加权成像(C、D)及T1加权像(E、F)见到病灶。在左额叶区可见到一个生长的海绵状血管瘤(F图像与之前的E图像相比,新出现的箭头所指病灶),而在其右侧可见一个稳定的海绵状血管瘤(E、F箭头所示)

如果CM病变在可手术位置,同时被证实为癫痫的病因,专家建议早期手术切除避免癫痫。术后3个月,如行脑电图未见潜在的癫痫病灶,可在短时间内减少药物剂量,并随之停药。

因为在接近血管畸形表面时,T2W 和 T2*W 磁共振成像表现出磁敏感性伪影,因此我们依靠T1W图像计划手术。

应根据CM的位置选择个体化的最佳手术入路以避免损伤正常脑实质,可考虑各种标准的颅底手术入路(图94.3)。

第 94 章　海绵状血管瘤及海绵状静脉畸形

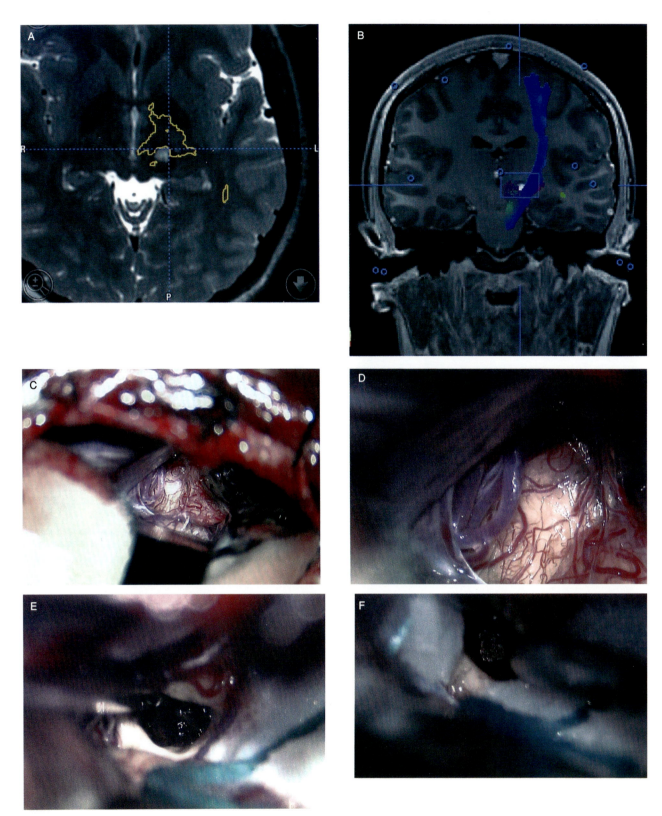

图 94.2　案例演示（视频）：位于中脑左上部的症状性海绵状血管畸形。弥散张量成像（DTI）显示病变位于皮质脊髓束的纤维背侧（A、B）和上丘的外侧（A）。选择左侧旁正中幕下小脑上手术入路，充分暴露四叠体池。（C、D）术中清楚显示大脑后动脉分支位于小脑幕边缘下，在周围脑池中浮现；（E）解剖分离出软脑膜表面后，鉴别 CM。（F）使用激光凝固和收缩病变背侧，以切除 CM

G　　　　　　　　　　　　　　　　Med. Post. Chor. A
小脑蒂　　大脑后动脉　　松果体　　小脑上动脉

Sup. Coll.

Inf. Coll.

海绵状血管瘤

小脑蚓

牵开器

吸力

激光

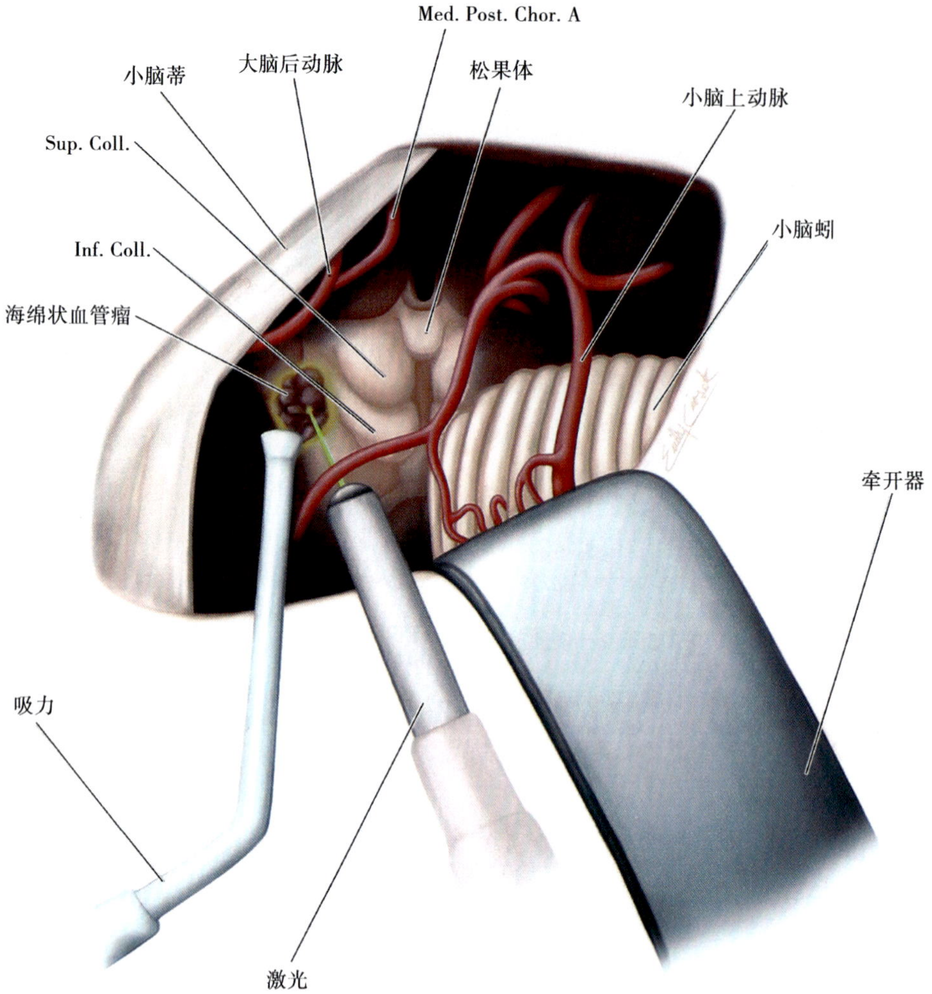

图 94.2（续）　G. 模拟图显示手术过程

对于深部病变，精确的术中神经导航必不可少（图 94.2A、B）及术中成像，如超声、MRI，可以帮助定位病变位置。

对于深部病变有一种特别的技巧是通过神经导航指针牵拉脑室导管，使指针到达病变部位，而导管留置在原处。然后可根据导管进行分离解剖。这可以防止在脑组织移位时丢失病变位置。

对于脑功能区的 CM（如脑干），二氧化碳（CO_2）激光是一种有效的工具（图 94.2F、G）。激光可闭塞小的血管通道从而使病变萎缩，仅需少量操作便可切除病灶。

94.2.3　关键步骤和手术细节

• 神经导航系统规划及入路的确定（病变位于脑干时，识别重要的解剖结构及安全的手术入路）。

我们建议使用神经导航工具进行手术入路规划（图 94.3、94.4）。

• 如果术中需要，可准备神经导航、神经监测、术中超声及 CO_2 激光技术。

• 当接近软膜下 CM 时，脑组织呈褐色或蓝色提示接近病变（图 94.2E）。

• 应用标准的显微外科操作将病变与周围脑组织分离解剖。

• 对于癫痫发作的患者，应切除 CM 周围含铁血黄素沉积的脑实质。但对于脑干 CM，不要试图移除含铁血黄素部分。

• 维持相关的 DVA。

• 为了减少脑实质的暴露，可通过分离及阻断血管逐渐移除病变，和（或）使用 CO_2 激光缩小病灶（图 94.2F、G）。

第 94 章 海绵状血管瘤及海绵状静脉畸形

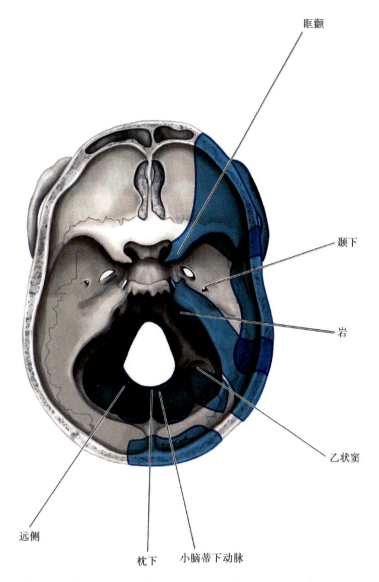

图 94.3 展示了到达深部病变的中脑及脑干 CM 的不同手术入路

• 检查术后残腔，清除残留以达到完整切除病变。可通过良好的止血来完成这一手术步骤。

94.2.4 风险及风险规避

• 确保识别 CM，而不是只切除含铁血黄素边缘或陈旧血肿。
• DVA 应该保留，因为切除后可能导致静脉阻塞或出血。

94.2.5 抢救措施

如果发生大脑移位，且神经导航不能发现病变，需使用术中成像技术辅助，如超声。

94.3 预后和术后管理

94.3.1 术后注意事项

术后 3 个月后应行 MRI 以确保完整切除病灶。部分切除可能会导致复发[11]。

在儿童中，幕上 CM 出现癫痫发作，平均 94% 的患者术后无癫痫发作。幕上 CM 完全切除率高（99%），手术后永久神经功能并发症率低，平均为 4%[11]。

术后神经功能恶化尤以脑干 CM 切除术后常见 [45% 可出现在发病早期，其中 12% 需要临时行气管切开术和（或）胃造瘘术]，数月后能缓解。总

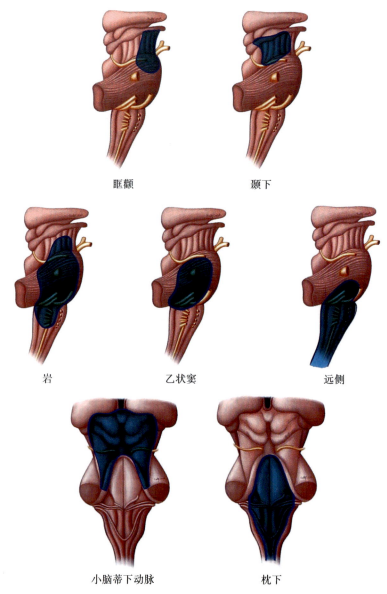

图94.4 据其位置（摘自 Porter RW, Detwiler PW, Spetzler RF. Surgical approaches to the brain stem. Operative Techn Neurosurg, 2000, 3: 114-123）

体而言，其中 84% 患者长期预后保持稳定或有所改善，16% 患者病情恶化，死亡率 1.5%[4]。与成年患者的研究类似，40 例患儿的小样本研究中发现，40% 患者可以改善，10% 患者无变化，48% 患者出现新的或恶化的神经功能损伤，1 例患者死亡（约2.5%）[4-5]。在新生或进行性神经功能损伤的患者中，约有 50% 的患者在后期随访中病情可以得到改善，剩余 25% 患者出现新的永久性损伤，且 72.5% 患者病情得以改善或无变化[12]。

对于已切除症状性病灶的多发 CM 儿童，应告知家长将来可能出现新发病灶及临床症状[1]。

94.3.2 并发症

不完全切除病灶，再出血率高达 62%，死亡率 6%[4]。

据报道，DVA 的手术切除或血栓形成，可引起灾难性的静脉缺血性和出血性并发症，如静脉缺血性阻塞、脑实质出血、蛛网膜下腔出血和脑室内出血。因此，尽可能发现所有相关的 DVA 病变，同时避免其切除[8]。

脑干 CM 早期出现神经症状的风险是 45%[4]。

参考文献

[1] Smith ER, Scott RM. Cavernous malformations. Neurosurg Clin N Am, 2010, 21(3): 483–490.

[2] Mottolese C, Hermier M, Stan H, et al. Central nervous system cavernomas in the pediatric age group. Neurosurg Rev, 2001, 24(2–3): 55–71; discussion 72–73.

[3] Gross BA, Lin N, Du R, et al. The natural history of intracranial cavernous malformations. Neurosurg Focus, 2011, 30(6): E24.

[4] Gross BA, Batjer HH, Awad IA, et al. Brainstem cavernous malformations: 1390 surgical cases from the literature. World Neurosurg, 2013, 80(1/2): 89–93.

[5] Pandey P, Westbroek EM, Gooderham PA, et al. Cavernous malformation of brainstem, thalamus, and basal ganglia: a series of 176 patients. Neurosurgery, 2013, 72(4): 573–589; discussion 588–589.

[6] Josephson CB, Leach JP, Duncan R, et al. Seizure risk from cavernous or arteriovenous malformations: prospective population-based study. Neurology, 2011, 76(18): 1548–1554.

[7] Burn S, Gunny R, Phipps K, et al. Incidence of cavernoma development in children after radiotherapy for brain tumors. J Neurosurg, 2007, 106(5 Suppl): 379–383.

[8] San Millán Ruíz D, Gailloud P. Cerebral developmental venous anomalies. Childs Nerv Syst, 2010, 26(10): 1395–1406.

[9] Recalde RJ, Figueiredo EG, de Oliveira E. Microsurgical anatomy of the safe entry zones on the anterolateral brainstem related to surgical approaches to cavernous malformations. Neurosurgery, 2008, 62(3 Suppl 1): 9–15; discussion 15–17.

[10] Bruneau M, Bijlenga P, Reverdin A, et al. Early surgery for brainstem cavernomas. Acta Neurochir (Wien), 2006, 148(4): 405–414.

[11] Gross BA, Smith ER, Goumnerova L, et al. Resection of supratentorial lobar cavernous malformations in children: clinical article. J Neurosurg Pediatr, 2013, 12(4): 367–373.

[12] Abla AA, Lekovic GP, Garrett M, et al. Cavernous malformations of the brainstem presenting in childhood: surgical experience in 40 patients. Neurosurgery, 2010, 67(6): 1589–1598; discussion 1598–1599.

第95章

大脑大静脉动脉瘤样畸形

Alejandro Berenstein, Srinivasan Paramasivam

95.1 背 景

大脑大静脉动脉瘤样畸形（VGAM）主要是由脉络膜裂内的动静脉瘘形成的，由脉络膜动脉供血，并流入持续扩张的前脑中央静脉，它是胚胎期脉络丛的引流静脉和Galen静脉的前体。Galen静脉畸形的实际发生率很难确定，因为文献中没有区分VGAM与其他导致Galen静脉或其胚胎期前体扩张的血管畸形。据有关蛛网膜下腔出血的合作研究报道，VGAM的发生率在所有动静脉畸形（AVM）的发生率中占不到1%[1]。

95.1.1 分 类

VGAM引流静脉的胚胎性质是由Raybaud及其同事于1989年最先提出的，之后Lasjuanias和Berenstein将VGAM进一步分为脉络膜型和壁型[2]。引起Galen静脉扩张的其他血管病变被称为Galen静脉动脉瘤样扩张（VGAD）或Galen静脉曲张（VGV），前者是由汇入真实Galen静脉及其支流的软膜或硬膜动静脉（AV）分流引起的，后者是不伴随软膜或硬膜动静脉分流的扩张。

大脑大静脉动脉瘤样畸形

脉络膜型大脑大静脉动脉瘤样畸形

脉络膜型大脑大静脉动脉瘤样畸形是一种原始型畸形，也是该病最严重的表现，多见于新生儿中，伴有不同程度的充血性心力衰竭（CHF）。该病变由位于脉络膜裂内通过动脉网络与前脑中央静脉的前面和下面连通的多个瘘管组成，通常是双侧的。它的供血动脉属于边缘系统，由双侧脉络膜前、后动脉以及大脑前动脉组成。另外，四叠体动脉和丘脑穿通动脉也常常会为它供血。在所有VGAM中，这种类型比较难治（图95.1、95.2）。

壁型大脑大静脉动脉瘤样畸形

壁型VGAM由位于扩张的前脑中央静脉下外侧缘的单个或多个瘘管构成。四叠体动脉和（或）脉络膜后外侧动脉会为瘘管供血，有可能是单侧或双侧的。与脉络膜型VGAM相反，壁型VGAM的瘘管较少并且常发生流出受限，过度分流可导致前脑中央静脉过度扩张，因此可保护心脏，避免高输出量性心力衰竭。壁型VGAM在婴儿后期表现为巨头畸形、脑积水、发育停滞，某些情况下还会导致轻到中度心力衰竭或无症状性心脏肥大（图95.3、95.4）。

Galen静脉动脉瘤样扩张（VGAD）

VGAD中扩张的中线静脉是高分化的真实Galen静脉，这些静脉接收正常大脑及软膜和（或）硬膜动静脉畸形的血液。

软膜动静脉畸形伴Galen静脉动脉瘤样扩张（VGAD）

这种类型的VGAD是一种流入扩张的Galen静

第95章 大脑大静脉动脉瘤样畸形

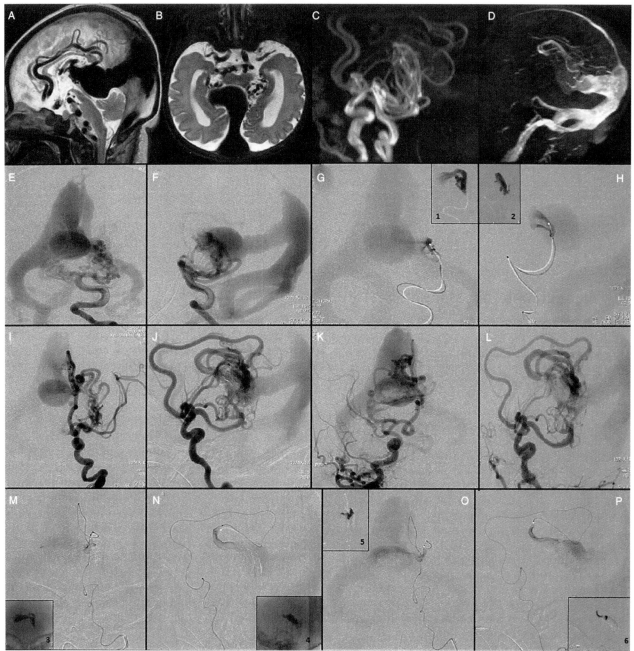

图 95.1 出生时患呼吸窘迫和充血性心衰（CHF）的婴儿。出生当天的大脑磁共振成像（MRI）（A）矢状位和（B）轴位T2加权（T2W）像显示大脑大静脉动脉瘤样畸形（VGAM）和汇入胚胎大脑镰窦的扩张的前脑中央静脉。（C）磁共振血管造影（MRA）显示了畸形的供血血管。（D）磁共振静脉造影（MRV）显示畸形通过大脑镰窦、持续存在的枕窦、乙状窦和颈静脉回流。由于充血性心衰的进展，患儿在新生儿期形成了血管内栓塞。左椎动脉血管造影（E）的正位（PA）和（F）侧位（LAT）图、左颈内动脉血管造影的（I）正位和（J）侧位图以及右颈总动脉血管造影的（K）正位和（L）侧位图显示了脉络膜型VGAM和来自双侧脉络膜后动脉、丘脑穿通动脉和大脑前动脉的供血。扩大的前脑中央静脉通过大脑镰窦回流，没有直窦。（G、H、M~P）将漂浮微导管选择性置入供血动脉的瘘管附近，并在全身性低血压下用氰基丙烯酸正丁酯（NBCA）进行栓塞。小图（1~6）中显示了每次注射的NBCA铸型。栓塞术后，婴儿的充血性心衰明显好转。患儿在神经和心理上均发育正常。6个月后再次栓塞后，脉络膜型VGAM被彻底治愈。

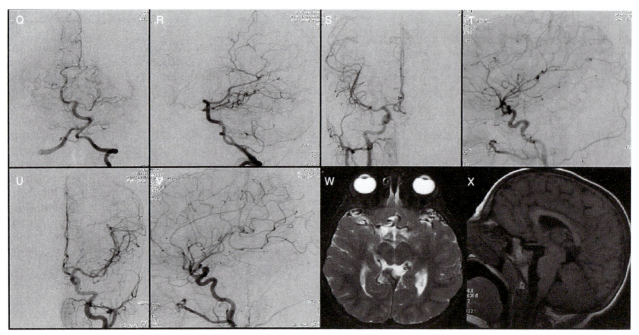

图 95.1（续） 5 年后进行随访血管造影检查。左椎动脉的（Q）正位和（R）侧位图、右颈总动脉的（S）正位和（T）侧位图以及左颈总动脉的（U）正位和（V）侧位图显示瘘管完全堵塞和持续闭塞。同时行 MRI 成像。（W）轴位 T2 加权像和（X）矢状位 T1 加权像显示瘘管完全堵塞，大脑发育正常

脉或者其支流的软膜或脑实质动静脉畸形或动静脉瘘。Galen 静脉的扩张是由于来自畸形的高流量血引起的相对堵塞或颈静脉球和乙状窦进行性闭塞引起的绝对堵塞所致。这种流出阻塞的原因不明，不过可能与颈静脉球发育不全、颅底发育异常和静脉系统的高流出量血管病变引起的颅底小脑幕或硬膜缘扭结或血栓形成有关。VGAD 通常发生在儿童期或成年早期，由原发疾病引起，很少在幼儿期表现出高输出量心力衰竭。

硬膜动静脉畸形伴 Galen 静脉动脉瘤样扩张

硬膜动静脉畸形伴 Galen 静脉动脉瘤样扩张是继发于直窦狭窄或血栓形成的位于硬膜或 Galen 静脉壁的动静脉分流引起的后天性病变，其由大脑镰小脑幕硬膜动脉供血，因此经常会出现皮质静脉逆流。典型的临床表现出现在 40 或 50 多岁的人群中，由大脑静脉高压、癫痫或出血引起。

Galen 静脉曲张

Galen 静脉曲张是指不伴随动静脉分流和相关动静脉畸形的 Galen 静脉扩张。儿童中会发生两种类型的 Galen 静脉曲张。一种是发生在新生儿身上的一过性无症状 Galen 静脉扩张，超声检查中会发现心力衰竭，该病会随心脏情况的改善而消失。另一种是大脑静脉回流向深静脉系统汇聚的解剖变异。这种类型也没有任何症状，但可能会因为缺乏顺应性而导致将来发生静脉血栓和缺血症状。

95.1.2 胚胎学

当脑实质仍未被血管贯穿，并且由周围的血管化原始脑膜供养时，脉络丛已经开始发育。早在发育第 5 周，脉络膜动脉和四叠体动脉就已经分化；这些是 VGAM 的最初供血动脉。供养脉络丛的动脉包括与间脑顶部的前脑中央静脉发育相关的大脑前动脉、脉络膜前动脉和脉络膜后动脉。在这个发育阶段，四叠体动脉数量众多，并通过原始脑膜内的脑膜毛细血管网连接，这与 VGAM 中的格局相似。Raybaud 及其同事认为 VGAM 的形成很可能发生在胚胎期 21~33mm（6 周）和 50mm（11 周）之间[2]。因此，由于 VGAM 的出现，正常情况下除尾部外大部分退化的中央静脉会继续存在，成为高流量瘘管的回流静脉。

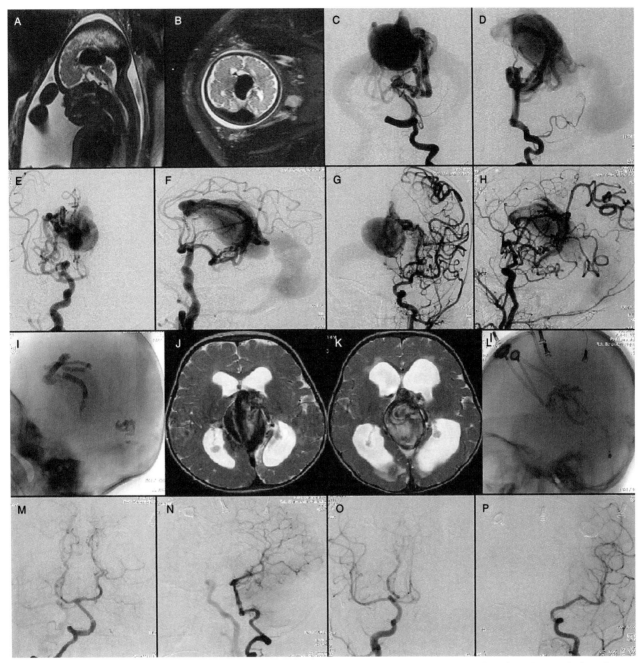

图95.2 （A、B）产前检测的大脑大静脉动脉瘤样畸形（VGAM）及磁共振成像（MRI）。患儿出生时患有重度充血性心衰（CHF），插管后与出生后第2天被转入作者所在的机构。在转移过程中，患儿长时间处于低氧饱和度状态。左椎动脉造影（C）正位和（D）侧位图、右颈总动脉（E）正位和（F）侧位图及左颈总动脉（G）正位和（H）侧位图显示脉络膜型VGAM和来自脉络膜前、后动脉的供血动脉。该患儿接受了氰基丙烯酸正丁酯（NBCA）栓塞；（I）头颅X线侧位图显示了第一次手术结束时的NBCA铸型。之后每隔一段时间进行一次栓塞。在这个过程中，由于血栓性的静脉囊导致第三脑室占位，（J、K）且堵塞双侧室间孔，因而导致患儿出现脑积水。（L）行双侧脑室腹腔分流术。分流术通常用于这类异常情况从而避免血流动力学功能障碍。经过连续的栓塞治疗，畸形被彻底处理。随访血管造影中右椎动脉（M）正位和（N）侧位、右颈总动脉（O）正位以及（P）左颈总动脉图中显示畸形完全堵塞。虽然经过了积极治疗，但患儿仍有轻度的发育迟缓，可能是由最初的低氧所造成的脑损伤导致的

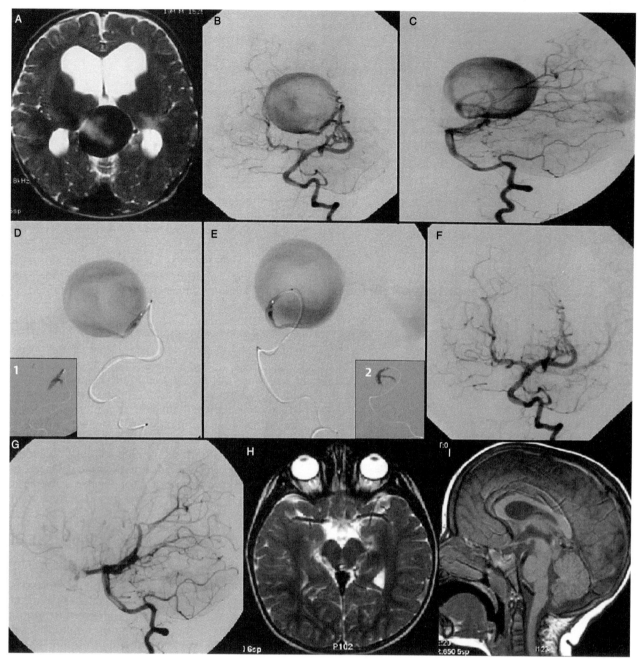

图95.3 一例患进行性巨脑畸形的10个月大的婴儿。（A）磁共振成像T2加权像显示脑室扩大和Galen静脉畸形。左椎动脉造影（B）正位和（C）侧位图显示壁型大脑大静脉动脉瘤样畸形。在进入瘘管畸形之前有2条供血动脉汇合。用微导管选择性注射时的（D）正位和（E）侧位投影显示了单孔的瘘管，小图（1、2）显示了氰基丙烯酸正丁酯（NBCA）栓塞过程。两条供血动脉均通过一次NBCA注射进行栓塞，因为在NBCA铸型中可以看到另一条供血动脉被逆行充填。栓塞术后的左椎动脉（F）正位和（G）侧位血管造影图显示畸形完全堵塞，同时保留正常血管。1年后的随访MRI（H）轴位T2加权像和矢状位T1加权像显示畸形持续闭塞

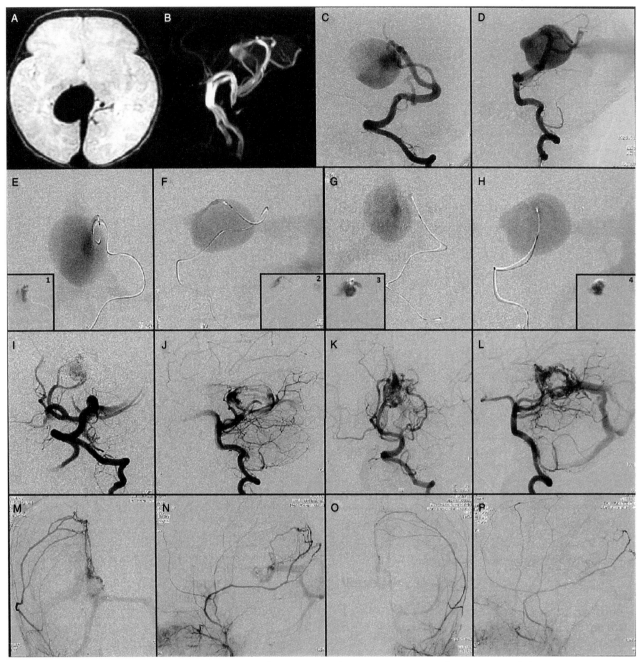

图95.4 这名婴儿出生时患有室间隔缺损，用超声心动图进一步评估后发现右心室高压和动脉导管未闭合。因此用（A）磁共振成像（MRI）和（B）磁共振血管造影（MRA）进一步探查大脑，结果发现Galen静脉畸形，当时未做任何治疗。在出生2个月后，由于出现进行性脑积水，因此决定予以治疗。左椎动脉造影（C）正位和（D）侧位图显示壁型大脑大静脉动脉瘤样畸形（VGAM）。超选择性供血动脉造影的（E）正位和（F）侧位投影显示了畸形的瘘管性质。（G、H）采用氰基丙烯酸正丁酯（NBCA）栓塞来封闭畸形（小图1~4）。第二次栓塞中注射NBCA部分填充静脉囊。（I、J）栓塞术后血管造影显示了流向畸形的残余血流，此时由于瘘管血流量高，从右侧还看不到。5个月后随访时的左椎动脉造影图显示部分栓塞的Galen静脉囊周围发生血管新生（K、L），有来自双侧脑实质血管以及（M~P）硬脑膜血管（脑膜中动脉）的供血动脉

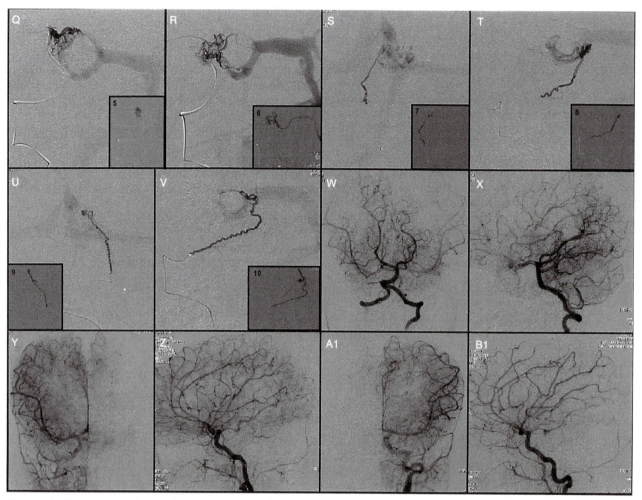

图 95.4（续） 超选择性大脑后动脉供血动脉注射显示了（Q、R）部分栓塞的静脉周围的细小新生动脉网络。该网络用 NBCA 栓塞（小图 5、6）。在小图 6 中，当作者试图堵塞残余静脉小囊时，NBCA 渗入引流静脉中。从小脑上动脉发出的小脑幕缘动脉在右侧（S、T）及左侧（U、V）均供血入瘘管，因而被选择性置管并用 NBCA 栓塞（小图 7~10）。6 个月后随访血管造影中的左椎动脉（W）正位和（X）侧位图显示畸形被完全堵塞。随着静脉周围新生血管网络的栓塞，为畸形供血的硬膜动脉在右侧（Y、Z）及左侧（A1、B1）均逐渐消退

95.1.3 大脑大静脉动脉瘤样畸形的血管结构

VGAM 的供血动脉包括脉络膜前、后动脉，中间帆内的大脑前动脉，四叠体（丘）动脉以及四叠体池内的密集动脉网，丘脑穿通动脉和来自镰幕动脉的供血动脉，这些动脉汇入持续存在的前脑中央静脉，通常与正常大脑的回流系统无沟通。随着直窦的缺失，畸形的回流通常是通过胚胎大脑镰窦汇入上矢状窦后 1/3（图 95.1A、E、F）。

VGAM 患者中常常会发现其他胚胎期窦的持续留存，例如枕窦和边缘窦（图 95.1D~F）。另外，经常还会发现持续存在的动脉异常，例如包含脉络膜前、后动脉和胼胝体周动脉的边缘动脉环。

95.1.4 大脑大静脉动脉瘤样畸形的临床表现

VGAM 的表现取决于动静脉分流的严重程度、相关回流系统解剖学变异程度以及静脉血栓形成或流出限制存在与否。VGAM 可用常规产前超声在子宫中检测出来，可能与心脏肥大有关。在新生儿时期，VGAM 通常伴随充血性心力衰竭，由于从胎儿到新生儿期间血液循环的急剧变化，可能伴有或不伴肺动脉高压（PHT）。如果病情严重且未能得到充分治疗，在急性期可能会导致肝肿大和肝功能障碍、肾前性氮质血症和继发的少尿以及代谢性酸中毒和乳酸中毒，导致多器官功能障碍。没有静脉回流限制时，充血性心衰往往会更加严重，药物治疗

可能无法控制，需要在新生儿期进行介入治疗。由于静脉高压和脑脊液吸收缺陷，婴儿通常会出现颅内流体动力学障碍，导致脑室扩大和巨颅畸形。有长期流体动力学障碍的儿童通常会出现发育迟缓、癫痫和头痛。一小部分VGAM患者可能没有任何症状。胎儿、新生儿和婴儿很少出现晚期流体动力学障碍，主要表现为脑白质破坏并导致不伴颅内压升高的脑室扩大，这种疾病被称为脑融化综合征。

95.1.5 治疗

该病的治疗方法是由训练有素的儿科神经介入团队进行适时、适当的血管内栓塞，临床效果很好。内科、外科或放射外科治疗（或三种治疗的任意组合）只能起到辅助作用且作用有限。

95.1.6 栓塞的适应证和时机

所有VGAM病例的治疗目标均为闭合血管分流。治疗的时机根据患者的病情来决定。最好能将治疗推迟到患儿出生5~6个月后。对患充血性心衰的新生儿进行药物治疗后，应安排在5~6个月后进行栓塞。在新生儿时期进行紧急治疗的适应证包括难治性高输出量心衰、肺动脉高压和心衰导致的肺水肿；在婴幼儿时期，症状包括显著发展的巨颅畸形或脑积水、发育迟缓或静脉缺血性变化（例如钙化）以及软膜静脉高压。治疗的禁忌证包括新生儿出现重度脑损伤和重度多器官衰竭。对于治疗太晚、已经出现神经功能损伤或重度智力低下的患儿，可以尝试用血管内栓塞来改善生活质量，但必须理解治疗延误的不可逆性。后者一般可以获得满意的神经认知功能改善和头痛缓解效果。

95.1.7 治疗的目标

栓塞的目标是完全堵塞动静脉分流，使患者恢复正常发育，消除神经功能缺损。对于壁型VGAM，可以通过1~2次血管内治疗达到完全堵塞。对于脉络膜型VGAM，可能需要在数年时间内多次阶段式栓塞，才能达到完全闭塞的目的；治疗间隔一般为3~6个月，但具体时间取决于患者的治疗效果。对伴有心衰的新生儿，立即治疗的目的是减少分流的血流量以缓解心衰，使新生儿能够承受经口喂养，增加体重并达到正常发育阶段。病变的完全闭塞并非是新生儿时期的治疗目标，因为这样做会增加并发症风险，造影剂的使用也有局限性。患者病情稳定且体重增加几公斤后，治疗起来更加安全和简单。对于婴儿和儿童，近期目标是恢复正常静脉平衡，避免脑室分流，使患者正常发育。

95.1.8 产前治疗

产前检测出的VGAM需要由儿科心脏病医生进行评估，包括胎儿超声和超声心动图，以评估胎儿的心脏大小，确定是否存在心脏缺陷。如果胎儿心脏肥大，则母亲需要在心脏监测下静脉注射地高辛，每6 h注射0.5mg，直到母亲的血清地高辛水平达到2ng/dL。此时，将地高辛换成口服维持剂量，通常为0.5mg，每天2次，将地高辛水平维持在大约2ng/dL，直至分娩。与出生后开始采用洋地黄治疗相比，采用这种方法可以更好地控制新生儿期的洋地黄水平。

95.1.9 新生儿治疗

在作者的机构中，新生儿患者在新生儿重症监护室进行治疗，在出生后第1天进行心血管检查、心电图和经颅超声检查。超声心动图通常显示持续性胎儿循环、心脏肥大、收缩过强以及通过三尖瓣关闭不全速度测量伴随高血压的肺动脉高压。升主动脉和颈动脉扩张以及降主动脉重度舒张性逆流是极高流量分流的表现。充血性心衰和肺动脉高压用机械通气、一氧化氮、肌力药物（如地高辛、多巴酚丁胺、多巴胺和米力农）和利尿剂来治疗。如果患者不能断开机械通气辅助或静脉药物注射，或者逐渐发生多器官衰竭，则考虑用血管内介入来尽可能多地闭塞瘘管并控制充血性心衰。根据多年来治疗VGAM和充血性心衰的经验，作者现在比过去更倾向于在新生儿病情加重、心肺和多脏器衰竭之前及早介入。栓塞后，即使没有完全闭塞VGAM，患儿的心脏和全身状况也会明显好转。

95.1.10 治疗前评估

VGAM患者的治疗前评估内容如下：①身体参

数，包括体重和头围及其随时间的变化；②磁共振成像（MRI）、磁共振血管造影（MRA）和磁共振静脉造影（MRV）获取的病变数据，包括供血动脉、静脉扩张和窦道闭合（图95.1A~D，图95.3A和图95.4A、B）；③通过经囟门超声、计算机断层扫描（CT）和（或）MRI获得的关于大脑的信息，例如充血、脑软化、层状坏死、萎缩、钙化和脑室大小；④通过临床评估和超声心动图获得的心脏状况信息，包括相关的心脏异常；⑤肝肾功能和凝血功能。

由于进入动脉有限制并且很困难，因此对于新生儿和婴儿，不建议做单独的血管造影诊断，当考虑栓塞时再做血管造影。

95.1.11 血管内治疗

对VGAM进行血管内栓塞治疗时，可以经动脉或静脉闭塞瘘管。经动脉栓塞发生即时出血的风险明显较低。一些医学中心联合使用经动脉和静脉路径进行栓塞。如果选择经静脉路径，必须确保该静脉中绝对没有汇入正常大脑的血流。一般来说，即使扩张的静脉囊没有被完全闭塞也足以控制心衰；但是，作者不会在新生儿时期采用这种方法。以前他们对3例新生儿采用这种方法后，3例患儿心功能有改善但大脑发育不良。目前，使用静脉路径持续到治疗结束，在明确深部静脉系统的所有回流后进行血管畸形的完全闭塞。

所有手术均在全身麻醉和动脉压监测下进行。在多普勒超声辅助下进行股动脉定位和插管，并用20G针进行股动脉穿刺。对于新生儿可以采用经脐动脉路径，有些情况下这种路径更好，因为新生儿的股动脉很细小。一般情况下，尤其对于新生儿来说，治疗必须高效。对于这些重病、脆弱的患儿来说，必须将辐射照射和液体负荷降至最低，尤其应该注意造影剂的用量。造影剂的总剂量限制在每次6~10mL/kg纯造影剂。对于伴有心衰的新生儿，首次血管造影应该注射到最大瘘管所在血管，这是栓塞的第一个靶标，而这个血管由MRI或MRA来确定。全面的血管造影评估应在之后进行，因为这些患儿对造影剂的耐受度有限。

根据作者的经验，用氰基丙烯酸正丁酯（NBCA）进行经动脉栓塞效果最好。NBCA通过4F引导导管经漂浮微导管进行输送。闭合高流量瘘时，作者使用高浓度NBCA（通常大于70%；与各种浓度的碘油和钽混合，以提高不透射线性）。栓塞剂一般在全身低压下（收缩压<60mmHg）注入静脉的高流量瘘口连接处。供血动脉的近端闭塞会导致其再通。

Galen静脉畸形的经静脉栓塞可以通过经皮经股静脉或经窦汇路径完成。经窦汇路径需要手术暴露或超声引导的经皮穿刺。用线圈闭塞静脉，通过经动脉路径注射造影剂或将造影剂直接注射到静脉囊中，可以在手术过程中监测栓塞的程度。从技术上来讲，经静脉手术比较简单；但是，它的术后出血发生率较高。如果静脉回流入正常大脑血流，则禁止采用这种方法。

对于某些采用单独经动脉路径无法完全闭塞瘘口的患者，采用经静脉与动脉栓塞相结合的方法可能会有效。这种情况下，经静脉栓塞在最后进行，用以闭塞剩余的小瘘口，以达到完全堵塞畸形的目的。

栓塞治疗最好间隔3~4个月做一次，必要时可以缩短间隔时间。治愈每个患者平均需要约3.5个疗程。壁型畸形通常1~2个疗程可以闭塞，而复杂的脉络膜型畸形需要多个疗程。手术后，将患儿转到儿科或新生儿重症监护室。最初几天给予类固醇，并迅速减少用量。密切监测出血、继发性静脉窦血栓形成和脑积水。

栓塞的并发症包括神经病学并发症，例如脑卒中或局灶性神经功能缺陷、出血、出血性梗死、脑积水和癫痫。非神经病学问题包括栓塞胶注射时的技术难题，例如胶铸型分裂、静脉窦闭塞或肺梗死、栓塞胶将导管黏在动脉上、股动脉闭塞等。

VGAM患者的脑积水继发于静脉高压。如果能够及早通过血管内栓塞降低静脉高压，则无须脑室分流术即可预防或治疗脑积水。如果血管内治疗被延迟到脑积水发生之后，则即使做了血管内栓塞也可能需要行脑室分流术。治疗脑积水最好的方法是第三脑室造口术与有效的VGAM栓塞相结合。

95.1.12 手术治疗

手术治疗已不再是 VGAM 的主要治疗方法，因为手术治疗的效果很差。当经股动脉或静脉路径无法完成时，可以考虑开颅术后经窦汇栓塞，不过作者在过去的 15 年间都没有碰到过这种情况。

95.1.13 立体定向放疗

用伽马刀或直线加速器完成的立体定向放射手术治疗对新生儿、婴儿和儿童没有作用。它对年龄较大且血管内治疗后残余分流流量相对较低的患者作用也很有限。

95.1.14 预后

在过去的 20 年里，Galen 静脉畸形的治疗在神经损伤发生之前完成，患者的预后有明显改善。最近的一项文献综述对 1983—2010 年所有年龄段的 Galen 静脉畸形患者的治疗效果进行比较，结果发现 2001—2010 年的治疗效果明显提高[3]。早期，显微手术只是偶然进行，死亡率高达 84.6%；后期，栓塞术成为主要的治疗方法，60.8% 的患者治疗效果良好。与预期一样，这个时期的新生儿良好率只有 32.7%。在 2004—2011 年的 80 例 VGAM 患者中，80.2% 的患者达到 90% 以上畸形闭塞，死亡率为 6.2%。在这个研究组中，61.2% 的患者得到正常神经病学预后，11.2% 有轻度运动迟缓，7.5% 有轻度认知发育迟缓，总体良好率为 80%。在作者完成的新生儿经动脉栓塞治疗中，66.7% 的患者神经病学结果正常，11% 有轻度发育迟缓，总体效果良好率为 77.8%，死亡率低至 11%[4]。

95.2 结论

对 VGAM 解剖、临床和病理生理学特征的理解加深，以及血管内栓塞作为 VGAM 主要治疗方法的进展大大提高了 VGAM 的治疗效果。现在，经过正确的血管内治疗，大多数患儿可以存活，并且神经发育正常。经动脉栓塞已经成为 VGAM 治疗的首选方法，而手术只能起到有限的辅助作用。有效栓塞 VGAM 要求必须闭塞瘘口，对于复杂瘘口应考虑阶段式栓塞，以降低治疗的相关风险。大多数情况下，及时栓塞还可以避免脑室分流术。

参考文献

[1] Locksley HB, Sahs AL, Sandler R. Report on the cooperative study of intracranial aneurysms and subarachnoid hemorrhage. 3. Subarachnoid hemorrhage unrelated to intracranial aneurysm and A-V malformation. A study of associated diseases and prognosis. J Neurosurg, 1966, 24(6): 1034–1056.

[2] Raybaud CA, Strother CM, Hald JK. Aneurysms of the vein of Galen: embryonic considerations and anatomical features relating to the pathogenesis of the malformation. Neuroradiology, 1989, 31(2):109–128.

[3] Khullar D, Andeejani AM, Bulsara KR. Evolution of treatment options for vein of Galen malformations. J Neurosurg Pediatr, 2010, 6(5): 444–451.

[4] Berenstein A, Fifi JT, Niimi Y, et al. Vein of Galen malformations in neonates: new management paradigms for improving outcomes. Neurosurgery, 2012, 70(5): 1207–1213; discussion 1213–124.

第96章

烟雾病 / 软脑膜贴敷术

Edward R. Smith, R. Michael Scott

96.1 背 景

烟雾病是指影响颈内动脉及其分支,从而逐渐减少大脑血供并有卒中风险的病因不明的动脉病。可通过动脉造影上的特征性改变来诊断,该疾病随时间逐渐进展,血管管腔逐渐闭塞且双侧并行发展。对于一个特定患者来预测疾病进展速率是十分困难的,但可以初步评估其缓慢进展至暴发进展的范围。但是,最终对于大多数经历烟雾病进展的患者来说,如果未给予治疗,则预后差。患者治疗时的神经功能状态较年龄更能预测长期预后结果。烟雾病患者中未经治疗的患者不良结局可达66%,而经过治疗的患者不良结局仅有2.6%。在这个章节中,作者将介绍一种手术治疗烟雾病的方法,即软脑膜贴敷术(图96.1)。

96.1.1 适应证

手术适应证包括:

- 结合影像学烟雾病的特征性表现,临床有神经缺血性症状。
- 短暂脑缺血发作或认知功能障碍。
- 颅内血流减少的影像学证据(脑卒中,脑血

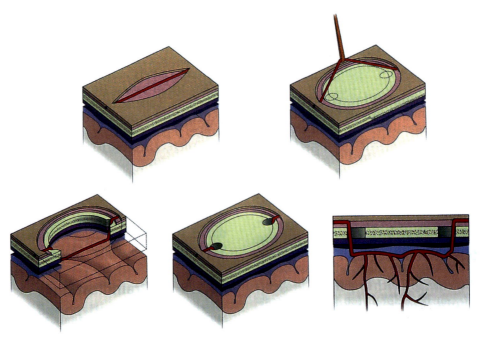

图96.1 图示软脑膜贴敷的手术计划。分离颞浅动脉,去掉骨瓣,随后把血管缝合在大脑表面并关颅,最后图片显示向颅内生长的侧支血管

流量储备减少试验）[1]。

日本卫生与福利部采用以下标准来决定烟雾病是否需手术干预：

- 脑缺血导致的显著临床症状。
- 显示局部颅内血流灌注降低的影像学检查[2]。

美国心脏协会推荐指南也支持手术治疗，认为"对一个没有手术禁忌证的个体来说，进展性缺血症状、血流不足或颅内血流灌注储备不足"可作为手术适应证[3]。

应该注意的是最近有证据支持特定的无症状患者的治疗，甚至支持偶然发现的烟雾病的治疗[4]。

虽然，大多数医疗中心提议一旦确诊烟雾病就应行血管重建，但是对手术时间的选择仍不明确。尽管在有些状况下延期可能是适合的（例如诊断不明确时，脑卒中患者逐渐恢复以避免脑肿胀，或者其他医学急症发生时），但是总体目标是尽快治疗。然而，手术治疗的急迫性应与其安全性相平衡，通过有经验的医生对于选定病例的手术制订以及对术中所需资源的合理安排来保证手术的安全性。

96.1.2 目　的

软脑膜贴敷的目的（即所有烟雾病血管重建的目的）是提供一个新的、持久的大脑血管侧支循环，其可在受累大脑皮层区域提供充足血供。虽然，通常可经过一次手术完成单侧半球的血管重建，但有些罕见病例需多次手术或多种方法完成（例如孤立的大脑前动脉或大脑后动脉分布区域缺血的病例）。

96.1.3 替代方案

虽然内科治疗有一定作用，例如抗血小板药物及输液治疗，但是在烟雾病治疗中大脑血管重建手术是首选的方法。虽然目前有多种血管重建技术，但是以颈外动脉（ECA）作为供体血管是最常用的。总的来说，有两种手术方式，一种间接手术方式，即将ECA分支作为嵌入移植物贴附在大脑表面从而生长出新的侧支循环（本章描述的软脑膜贴敷是一个代表性的方法）；另一种是直接手术方式，即将ECA分支与先前存在的皮层血管进行端—侧吻合[例如颞浅动脉–大脑中动脉（STA-MCA）搭桥]。

颅内血管内支架置入术的出现已经被尝试用于治疗烟雾病。不幸的是，该技术均未能维持血管持续开放[5-6]。有学说认为烟雾病不适合此技术，因为其进展性的自然病程（与局部动脉粥样硬化不同），导致支架两侧可继续狭窄。

96.1.4 优　势

对于选择个性化手术入路仍存在不少争论。虽然有些亚洲医院也以大脑前动脉重建作为最初手术的一部分，但是大部分美国中心选择首先重建大脑中动脉区域[7]。STA-MCA搭桥的直接手术可以在手术时立即恢复血流，而间接手术则需要数周或数月来建立侧支血管。但是，对于儿童来说搭桥术不易完成，并且可能会增加再灌注出血或水肿的风险，因此医生更倾向于间接手术。基于其有效性（世界各地多中心均有报道）、广泛性（适用于任何年龄患者，包括婴幼儿至成人）及持久性，软脑膜贴敷几乎可应用于所有儿童病例。长期随访软脑膜贴敷治疗的患者发现，虽然术前67%患者有脑卒中，但对术后随访5年以上的患者来说，脑卒中发病率只有4.3%[8]。该结果与其他中心的研究结果一致，包括一项囊括了1100例患者的meta分析研究，这些数据证明手术治疗烟雾病具有持久性，而且可明显减少卒中发作[1,9]。总之，大约75%的烟雾病患儿可采取间接手术治疗，例如软脑膜贴敷术[1]。

96.1.5 禁忌证

对于有严重手术风险（严重心脏疾病、因卒中导致的身体衰弱或其他严重合并症）的患者来说相对禁忌。

96.2 手术细节和术前准备

92.2.1 术前准备和特殊设备

烟雾病患者的术前管理是手术成功的关键。术前管理包括获取合适的影像信息进行手术计划、维持高血容量及正常二氧化碳分压、防止血栓及低血压。5或6根血管的诊断性血管造影对于手术计划十分重要，其中包括双侧颈内动脉、双侧颈外动脉、一侧或双侧椎动脉。
- 精确辨别疾病状态。
- 识别经硬膜的侧支血管，以便在术中保留。
- 确认适合的头皮血管作为供血血管（通常是STA的颅顶部分支）。

一旦决定手术，作者则依据标准的围手术期计划进行。考虑到颅内循环的低灌注，需注意脱水的风险。为减少在麻醉诱导期间血压的变化，作者让患者在术前一晚与平常一样住院进行静脉输液。如果没有潜在的心脏或者肾脏限制，那么等张溶液的流速为维持速度的1.5倍。除医学上的禁忌证外，诊断为烟雾病的患者需每天服用阿司匹林，以便减少在缓流的皮层血管中形成血栓的风险。连续口服药物直至术前一天，术后继续服用。疼痛和焦虑必须严格控制，尤其是年龄较小的儿童，因为哭泣而出现的过度换气会诱导脑血管痉挛从而导致脑卒中。治疗常规中不应用激素、脱水剂（如甘露醇）及抗惊厥药物。

手术设备包括术中脑电监测、术用显微镜、蛛网膜剪，以及一套专用的显微器械（包括钳子、持针器及10-0线的缝合打结工具）。

96.2.2 专家建议和共识

- 该手术重要的一点是药物治疗，包括术前输液和经验性麻醉。
- 将STA尽可能长地分离出来，可增加潜在侧支循环的生长。
- 扩大打开蛛网膜可促进移植血管暴露于脑脊液的生长因子下，同时促进其与软脑膜贴敷，增加侧支循环的建立。
- 止血在手术所有阶段中都是关键。

96.2.3 关键步骤和术前细节

位 置

EEG电极片放置于患者术前处理好的头皮处，除了年龄较小的儿童，这些患者的EEG电极片在麻醉诱导后放置。准备显微镜的相反目镜，使得手术助手术中能够双眼视野。手术助理护士站在患者的右侧，并使用Mayo托盘，麻醉师位于患者左侧。头发剃到已预测的颞浅动脉顶部，然后用多普勒超声绘制出来（使用注射器针头在皮肤处进行标记其走行）。用头钉固定头颅（婴儿除外），患者采用仰卧位，头旋转平行于地面，使颞浅动脉面与地面成水平。必要时使用圆筒肩垫减少颈部紧张，并促使头部高于躯干以利于静脉回流。

分离血管

在显微镜的高度放大作用下用15号刀片来标记STA末端部位的皮肤。主刀医生（助手拿着吸引器和第2套镊子）用细而弯曲的止血钳和Adson有齿镊来鉴别皮下的颞浅动脉。在STA上用止血钳进行皮下分离，随后通过止血钳进行皮肤评估，同时助手进行切口划分，将STA分离至颧骨。一定要注意不要撕破血管，尤其当血管弯曲走行或有长分支时。滴水或防粘连的双极（小技巧）用于头皮小血管的止血。棉片（Codman & Shurtleff, Raynham, MA, USA）经常用来覆盖远处切口，使得可继续分离邻近组织。分离经常止于额支起始部，接近颧骨根部。如果STA能够游离出足够长的片段，或额支足够提供侧支循环（基于术前血管造影），那么不需要其他分支。如果不是，则牺牲分支血管。通常，作者会试图分离出10cm长的血管（图96.2）。

使用Colorado电凝器（低设置）、双极电凝及显微剪刀进行STA双侧外膜组织及帽状腱膜的解剖分离，直至颞肌筋膜，在血管两侧各留下1个深1~2mm的凹槽。将牵开器一处固定在近端，另一处固定在远端。在STA末端放置一血管环，然后用动脉夹夹闭，并将血管分离的部分轻柔地从颞肌上抬高。用血管钳及电凝器（低设置）将血管与周围组织完全分离。

开 颅

一旦颞浅动脉游离后，移除显微镜，用电凝器将帽状腱膜从颞肌上分离下来，并形成前后皮瓣。随后将颞肌沿着两条线均分成4份，一条垂直线沿着血管长轴走行，一条水平线与第一条垂直。将肌肉从骨头上剥离（使用电凝器），并用多个拉钩牵

第 96 章 烟雾病 / 软脑膜贴敷术

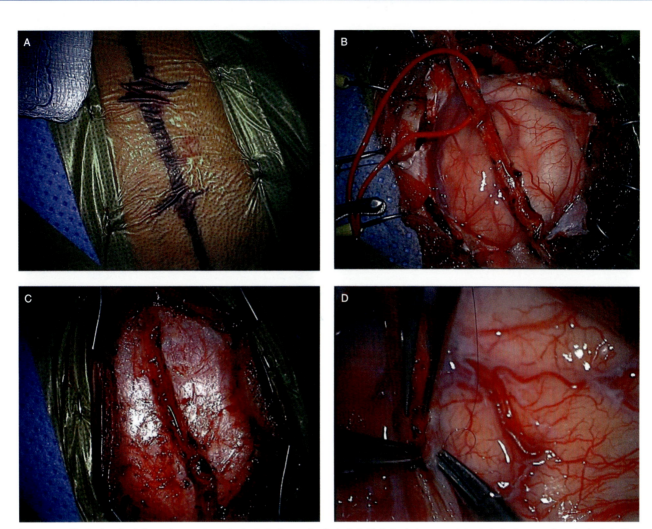

图 96.2 软脑膜贴敷手术照片。A. 标记颞浅动脉（STA）（通过多普勒超声）；B. 开颅后术中图；C. 其下分离的血管；D. 将血管缝合在软脑膜上

拉肌肉，以便扩大暴露术野。钻 2 个孔，一个在颞骨附近，另一个在切口最高处附近。然后使用垫板来翻转一个大椭圆形或圆形骨瓣。

打开硬膜

使用 15 号刀片及剪刀将硬膜呈放射状打开，共 6 叶，每侧 3 个，然后使用 4-0 线在吸收性明胶海绵上（Pfizer Pharmaceuticals，New York，USA）将其悬吊。虽然在这些患者身上止血是最重要的，但是在硬脑膜上尽可能少用双极电凝有利于最大化侧支血管的发展。此外，如果发现了来自脑膜中动脉的已存在的分支，术中可保留。

显微手术打开蛛网膜与软脑膜贴敷

在显微镜下，用蛛网膜刀片和精细镊子广泛打开蛛网膜。通过冲洗及小片吸收性明胶海绵（Pfizer）控制出血，如果发现血管痉挛，则用罂粟碱治疗。一旦蛛网膜广泛打开，使用 10-0 尼龙线将沿着 STA 下面的组织与软脑膜外层间断缝合，每针缝合打 3~4 个线结，保证移植血管与大脑表面的贴合。通常，缝 4 针左右（图 96.2）。

关 颅

血管连通术结束后，移去显微镜，然后将硬脑膜放回大脑表面而不进行缝合，可使用一片盐水浸泡的吸收性明胶海绵来覆盖。如果移植血管需要减张的进出口，可将骨瓣上的钻孔扩大。可用小钛板替代骨瓣（不能覆盖钻孔部位）。可用 Vicryl 缝线（Ethicon，Somerville，NJ，USA）在水平面上间断缝合颞肌，留有垂直切口间隙以便 STA 无张力通过。

同样采用 Vicryl 缝线进行帽状腱膜缝合，注意避免缝合 STA，使用可吸收线缝合皮肤。

对 侧

在双侧病变的患者中，通常首先做占优势的或临床症状明显的一侧，即使因术中并发症导致不能继续手术治疗另一侧时，也要保证最重要的半球已经得到治疗。如果脑电图和重要标志平稳，则患者可重新摆体位并且对侧可行同样的手术（图 96.3）。

96.2.4 风险及风险规避

术中采取许多措施来减小卒中的发生。这些包括：

• EEG 监控的建立，当减慢的基线波形出现时采用麻醉处理（例如额外的神经保护剂）。

• 在诱导期间保持血压正常、体温正常（尤其是年龄小的儿童）、二氧化碳分压正常（防止过度换气以最大程度减少血管痉挛，$PCO_2>35mmHg$）以及 pH 正常。

• 准备额外的静脉通路、动脉通路、Foley 导管及脉搏血氧监测。

• 进行心前区多普勒彩超监测静脉空气栓子（与镰状细胞髓外造血的患者导致骨髓增生有关）

96.2.5 抢救措施

最常见的并发症是损伤供血血管。如果 STA 顶支被损伤，则其他替代方法包括选择其另一分支（STA 额支、耳后动脉），或选择另一血管化组织瓣（例如颞肌、骨膜或硬膜片）。

96.3 预后和术后管理

96.3.1 术后注意事项和并发症

此手术的主要风险是围手术期脑卒中。

减轻这些风险的措施包括：

• 避免过度换气（多见于哭闹儿童）；疼痛管理也很重要。

• 术后第 1 天开始重新进行阿司匹林治疗。

• 继续以维持速度的 1.25~1.5 倍进行补液，直至儿童完全恢复到可正常饮水（通常 48~72h）。

尽管采取了这些措施（除谨慎手术和麻醉技术外），但是许多儿童将仍经历脑卒中。通过有经验的外科医生、重症护理人员、麻醉师及护士的慎重治疗可最小化卒中风险。

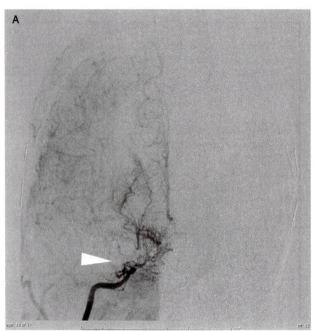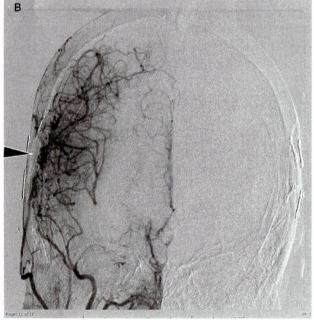

图 96.3 软脑膜贴敷术的血管造影学结果。A. 在严重的烟雾病中可见前后的（AP）颈内动脉血流（箭头所指）。B. 通过手术形成丰富的侧支循环，可见颈内动脉（ICA）外侧的血流（箭头所指）

参考文献

[1] Fung LW, Thompson D, Ganesan V. Revascularisation surgery for paediatric moyamoya: a review of the literature. Childs Nerv Syst, 2005, 21(5): 358–364.

[2] Fukui M. Guidelines for the diagnosis and treatment of spontaneous occlusion of the circle of Willis ('moyamoya' disease). Research Committee on Spontaneous Occlusion of the Circle of Willis (Moyamoya Disease) of the Ministry of Health and Welfare, Japan. Clin Neurol Neurosurg, 1997.

[3] Roach ES, Golomb MR, Adams R, et al. Management of stroke in infants and children: a scientific statement from a Special Writing Group of the American Heart Association Stroke Council and the Council on Cardiovascular Disease in the Young. Stroke, 2008, 39(9): 2644–2691.

[4] Lin N, Baird L, Koss M, et al. Discovery of asymptomatic moyamoya arteriopathy in pediatric syndromic populations: radiographic and clinical progression. Neurosurg Focus, 2011, 31(6): E6.

[5] Drazin D, Calayag M, Gifford E, et al. Endovascular treatment for moyamoya disease in a Caucasian twin with angioplasty and Wingspan stent. Clin Neurol Neurosurg, 2009, 111(10): 913–917.

[6] Khan N, Dodd R, Marks MP, et al. Failure of primary percutaneous angioplasty and stenting in the prevention of ischemia in Moyamoya angiopathy. Cerebrovasc Dis, 2011, 31(2): 147–153.

[7] Kim SK, Wang KC, Kim IO, et al. Combined encephaloduroarteriosynangiosis and bifrontal encephalogaleo (periosteal) synangiosis in pediatric moyamoya disease. Neurosurgery, 2008, 62(6 Suppl 3): 1456–1464.

[8] Scott RM, Smith JL, Robertson RL, et al. Long-term outcome in children with moyamoya syndrome after cranial revascularization by pial synangiosis. J Neurosurg, 2004, 100(2 Suppl Pediatrics): 142–149.

[9] Scott RM, Smith ER. Moyamoya disease and moyamoya syndrome. N Engl J Med, 2009, 360(12): 1226–1237.

第97章

脊髓动静脉畸形的手术治疗

Shakeel A. Chowdhry, Robert F. Spetzler

97.1 背 景

儿童脊髓血管畸形是一种罕见、具有挑战性的病变，其病变具有多种表现形式。随着我们对这种疾病的深入了解，对其命名及分类方法也在不断改进，根据此类疾病的分类及命名，可以帮助我们更好地理解其病理、生理过程，从而制订治疗方案。自1888年Gaupp首次描述脊髓动静脉畸形开始，已经提出了许多有关脊髓血管病变的分类方法[1]。最初的分类主要依据病理学特征，但后来采用解剖结构标准[2-3]。随着对这些病变理解的加深，提出了很多关于对此疾病分类的改善和补充，包括Riche等人[4]、Borden等人[5]及Rodesch等人[6]的研究。2002年作者提出了基于脊髓血管畸形的血管结构及病理生理学特征的分类系统，并在2006年进行轻微修改，而且他们采用此方法对儿童脊髓血管畸形进行分类讨论[7-8]。

脊髓血管畸形可能被归于肿瘤病变（成血管细胞瘤和海绵状血管瘤）、动静脉瘘（AVF）以及动静脉畸形（AVM）。与动静脉畸形无关的，因血流改变和动脉夹层而引起的脊髓动脉瘤非常少见，并且没有在儿童中报道过。

脊髓动静脉瘘在成人中更常见并且通常出现在进展性脊髓病变中[7]。它们分为硬膜外、硬膜内背侧、硬膜内腹侧动静脉瘘。硬膜外动静脉瘘不常见（图97.1A）。它们表现为神经根动脉分支和硬膜外静脉丛之间的直接沟通交流。临床症状主要与静脉怒张及占位效应有关。这些病变通常对血管内治疗敏感。硬膜外瘘管在中线后的暴露允许手术直接闭塞以及解除局部压迫。硬膜瘘管入口点很少位于硬膜腹侧或远离神经根动脉供血水平。

硬膜内背侧动静脉瘘（AVF）通过闭塞供血的根髓动脉来治疗，因为根髓动脉进入硬膜神经根袖套时动脉化了冠状位静脉丛（图97.1B）。这些瘘可能由单个（A类）或者多个（B类）供血动脉供血。作者通过中线后入路和椎板成形术来处理这些病变，也可通过血管内栓塞瘘口来治疗。

硬膜内腹侧动静脉瘘位于脊髓腹侧并且由脊髓前动脉供血（图97.1C，图97.1D）。这些病变根据血管分流的大小来进一步分类。动静脉瘘大小及血流量的增加可导致盗血和脊髓受压，从而表现出更显著的临床症状。虽然前入路或前外侧入路对于充分暴露是必须的，但是后外侧入路最适合于腹外侧病变。由于涉及脊髓前动脉，栓塞具有很高的风险，但是可能适用于具有复杂血管结构和多个蒂供血动脉的巨大病变。

动静脉畸形可能伴随急性脊髓炎、进展性脊髓病变、神经根病变或疼痛。他们被分为硬膜外-硬膜内型、髓内型和脊髓圆锥型动静脉畸形。硬膜外-硬膜内动静脉畸形不常见（图97.2A）。之前它们被描述为变异的、幼稚的或者Ⅲ型动静脉畸形。巨大病变并不局限于组织界限，其可涉及受累平面的神经结构、骨骼及软组织。多学科的治疗是必须的，并且要用手术来解除神经根及脊髓的占位效应。

第97章 脊髓动静脉畸形的手术治疗

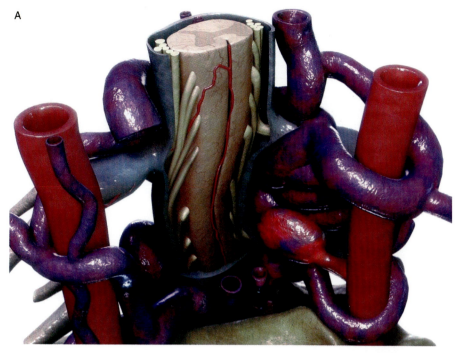

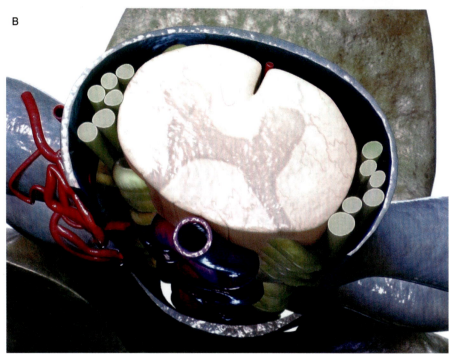

图97.1 脊髓动静脉瘘（AVF）。A.硬膜外动静脉畸形后面观显示充血肿胀的硬膜外静脉导致脊髓及邻近神经根受压。B.A型硬膜内背侧动静脉瘘的轴位观显示沿着神经袖套的异常神经根动脉。瘘管处细小分支联合成网，而且硬膜内静脉显著扩张及动脉化

虽然可以完全切除病变，但是可出现明显致残（图97.3）。因此，治疗的目的是通过多学科方法进行神经元减压、局部稳定及阻断病变血供。

髓内动静脉畸形是由供血动脉、引流静脉和一个类似颅内动静脉畸形的病灶组成。它们可能由脊髓前动脉和脊髓后动脉的多个分支供血。可有典型相关动脉瘤出现。病灶可表现为集中或弥散（图97.2B、图97.2C）。

虽然脊髓圆锥的动静脉畸形主要位于髓外及软膜上，由脊髓前后动脉供血，但是病灶可能具有髓

737

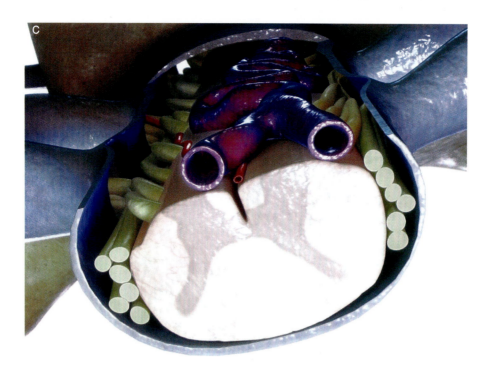

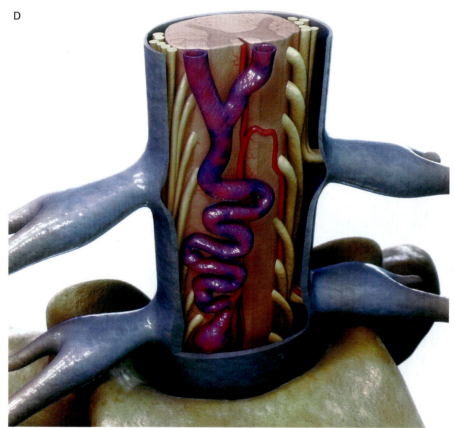

图 97.1（续） 硬膜内腹外侧动静脉瘘（C）轴位观和（D）前面观，脊髓前动脉沟通冠状静脉丛形成中线部位的病变（经 Barrow 神经病学研究所允许采用）

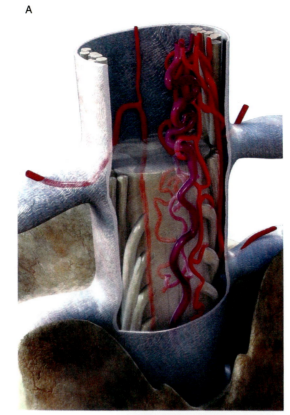

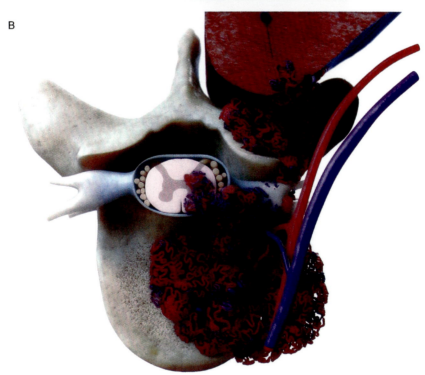

图 97.2 脊髓动静脉畸形（AVM）。A. 硬膜外-硬膜内动静脉畸形可跨越组织平面并涉及整个脊髓平面的软组织、骨骼、椎管、脊髓和神经根。B. 轴位观上可见集中病灶的髓内 AVM。可以看出来自脊髓前动脉和脊髓后动脉的供血分支。动静脉畸形毗邻于软膜表面并且能够切除。可以选择性地用栓塞治疗

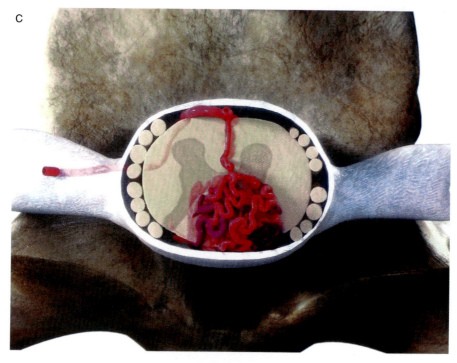

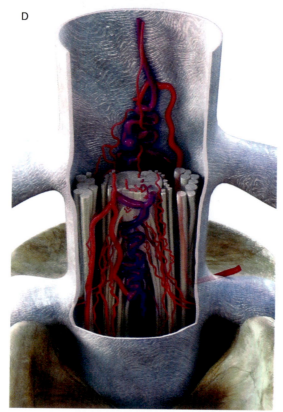

图97.2（续） C.后斜面观可见弥漫病灶的髓内动静脉畸形。这些弥漫病灶跨过正常的神经组织，并且动静脉畸形环穿入穿出动静脉畸形本身病变。软脑膜分离技术适用于这些病变。D.脊髓圆锥动静脉畸形的后面观，其表现为由脊髓前动脉、脊髓后动脉及神经根动脉联合供血的复杂血管结构。AVM的部分区域可能由动静脉分流直接组成，而真正AVM病灶的其他区域则可能部分嵌入到椎体。保留穿支血管在治疗这些病变中至关重要（经Barrow神经病学研究所允许采用）

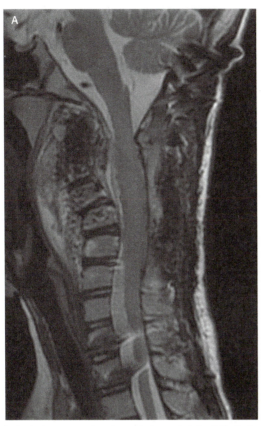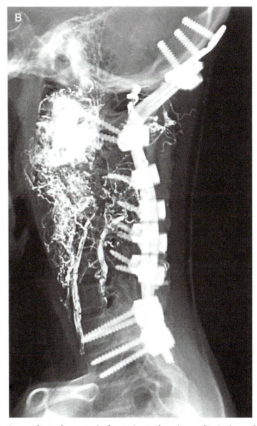

图 97.3 患有跨越 $C_1 \sim C_4$ 的巨大硬膜外-硬膜内动静脉畸形的 10 岁儿童，临床表现为因神经根及脊髓受压导致的神经功能缺损，随访 1 年的影像表现。颈椎磁共振 T2 加权像矢状位表现（A）及颈部侧位片（B）表现。应在骨减压和硬膜内及硬膜下 AVM 切除术后积极进行栓塞（经 Barrow 神经病学研究所允许采用）

内成分（图 97.2D）。下面作者将探讨脊髓动静脉畸形的手术治疗。放射治疗和栓塞治疗也被用于治疗动静脉畸形，但是长期疗效不明确。

97.2 手术细节和术前准备

脊髓动静脉畸形的术前影像学检查应该包括 MRI 和血管造影，脊髓的增强 MRA 可能可以区别出神经根供血动脉，包括脊髓前动脉和腰膨大处的动脉都应被标记识别。单纯髓内动静脉畸形的病灶特点（集中或弥漫）应该被重视。髓内动静脉畸形用栓塞法被成功治愈，但是治疗过程中的重点仍然是手术摘除病灶。对于硬膜内外动静脉畸形，我们应该考虑到其硬膜内的进展范围和占位效应。复杂的和多蒂的病灶应该在术前被栓塞，对于位于病灶前的供血动脉特别有效，而这种髓前供血动脉会使从后侧或后外侧路径的手术摘除变得复杂。然而，这种方法很可能被供血动脉和脊髓前动脉之间的关

系所限制。术前栓塞动脉这种方法应该在神经电生理的检测下进行，而且诱发（兴奋）试验有助于了解供血动脉和脊髓血供之间的关系。在作者所在的机构中，大多数的辅助栓塞要用缟玛瑙（Onyx）或氰基丙烯酸酯（NBCA）。

作者通常使用包括体感诱发、运动诱发电位在内的多模态神经电生理监测，同时采用吲哚青绿（ICG）血管造影。在 ICG 血管造影出现前，通常采用术中动脉导管造影，如果术中需行造影术，应在摆体位前准备好股动脉导管穿刺。术中高倍率放大和照明的显微镜、直的和弯的显微剪刀以及防粘连的双极电凝是必不可少的。作者更加倾向于使用带口控器的手术显微镜以利于视野暴露并减少术中重复手动复位显微镜的干扰。

大多数动静脉畸形采用后正中入路的椎板成形术或后外侧入路。对于髓内腹侧动静脉畸形，可采用前入路或前外侧入路。X 线和 C 型臂荧光镜检查可能会有助于定位，特别对于胸部病变。大面积

的暴露使得动静脉畸形的操作更简单。硬脑膜由中线处打开，其边缘用 4-0 尼龙线悬吊，将吸收性明胶海绵（Pfizer Pharmaceuticals，New York，NY，USA）置于打开硬膜的上下方来避免血液流动到术野外。充分暴露病变后行 ICG 血管造影来明确供血动脉、引流静脉和穿通血管。首先，切开蛛网膜和软脊膜来分离脊髓表面的血管。对于波及软脊膜表面的集中型髓内病灶，手术可完全切除。而对于髓内扩张的弥散型病灶，作者采用软脊膜切除术来阻断其血供并限制对于脊髓的损伤（Video 97.1）[9]。然后灼烧软脊膜表面残留的血管（图 97.4）。

不能过度夸大仔细锐性分离和广泛双极电凝使用的重要性。在供血动脉的分离过程中，尤其是实施软膜切除术时，从软脊膜及脊髓上解剖血管十分重要，可方便双极电凝烧灼和锐性分离血管（图 97.5）。完全分离的失败有可能限制血管周边的电凝，并且在分离血管过程中导致出血，从而使血流进入脊髓，增加术后并发症发生的风险。

脊髓圆锥的病变通常表现为巨大膨胀的静脉结构，这些病变通常用血管内和后正中入路显微手术联合治疗。手术中应极小心地保留脊髓前、后动脉的分支，因为都有可能为脊髓内的病变供血。对于圆锥内的脊髓病变，使用之前介绍的软膜切除术可减少手术并发症。

术中采用吲哚菁绿（ICG）血管造影用于切除后验证是否完全切除及其他通道血管是否开放。病变切除后再次复查运动诱发电位。术中仔细止血，随后使用 6-0 聚丙烯缝线（Ethicon，Somerville，NJ，USA）严密缝合硬膜防止脑脊液漏。

97.3 预后和术后管理

术后脊髓血管造影是十分必要的（除了一些极少的术中造影病例）。患者平卧一晚后，术后第 1 天可允许坐起来。术后 24h 应严密控制血压，类固醇激素不作为术后常规用药。

对于由于压迫、血管盗血和静脉高压而产生症状的患者，我们期待有一个缓慢的平稳的功能恢

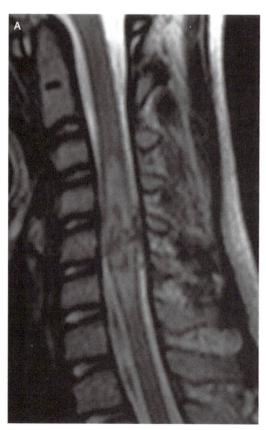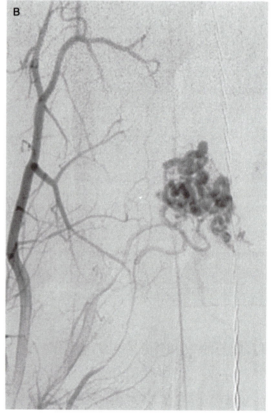

图 97.4　A. 突发四肢瘫痪的 12 岁男孩颈部脊髓矢状位的 T2 相（T2W）核磁共振图像（摘自 Velat 等人，经美国神经外科医生协会允许）。B. 血管造影显示术前脊髓前动脉的血管团

第 97 章 脊髓动静脉畸形的手术治疗

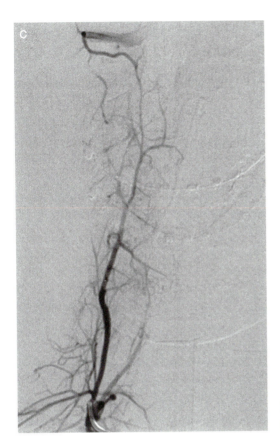

图 97.4（续） C.血管造影显示切除术后动静脉畸形的完整闭塞（经 Barrow 神经病学研究所允许采用）

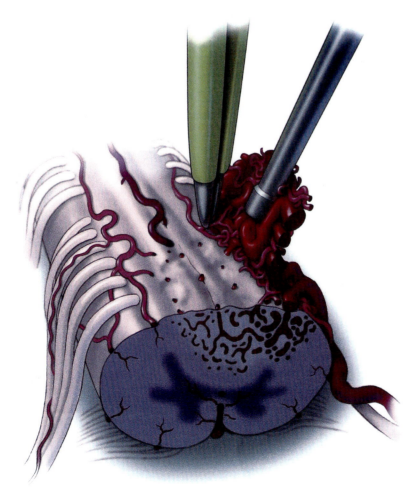

图 97.5 脊髓内动静脉畸形软膜切除技术。谨慎解剖软脊膜表面的异常血管，小心电凝和分离，从而阻断病变脊髓实质内的血供（经 Barrow 神经病学研究所允许采用）

复。术后急剧的运动功能衰退是由于术中损伤脊髓前动脉或者腰膨大动脉。体感诱发电位可能并没有改变从而不能提示损伤。运动诱发电位反应信号的消失是由于脊髓前动脉的损伤，通常是在脊髓前动脉损伤的几分钟之内发生，并且信号不会传导回来。术后发生疾病的急性恶化应警惕术后出血，立即行MRI来明确病变，随后需手术清除血肿。

因为有复发的风险，应对患者采取术后随访。出现新的神经功能恶化和治疗后症状无改善的患者应该怀疑复发。

参考文献

[1] GauppJ. Hamorrhoiden der pia mater spinalis im gebietdes lendenmarks. Beitr Pathol, 1888, 2: 516–518.

[2] Wyburn-Mason R. The Vascular Abnormalities and Tumors of the Spinal Cord and its Membranes. London, England: Henry Kimpton, 1943.

[3] Di Chiro G, Doppman JL, Ommaya AK. Radiology of the spinal cord arteriovenous malformations. Prog NeurolSurg, 1971, 4: 329–354.

[4] Riche MC, Reizine D, Melki JP, et al. Classification of spinal cord vascular malformations. Radiat Med, 1985, 3(1): 17–24.

[5] Borden JA, Wu JK, Shucart WA. A proposed classification for spinal and cranial dural arteriovenous fistulous malformations and implications for treatment. J Neurosurg, 1995, 82(2): 166–179.

[6] Rodesch G, Hurth M, Alvarez H, et al. Classification of spinal cord arteriovenous shunts: proposal for a reappraisal-the Bicêtre experience with 155 consecutive patients treated between 1981 and 1999. Neurosurgery, 2002, 51(2): 374–379; discussion 379–380.

[7] Spetzler RF, Detwiler PW, Riina HA, et al. Modified classification of spinal cord vascular lesions. J Neurosurg, 2002, 96(2 Suppl): 145–156.

[8] Kim LJ, Spetzler RF. Classification and surgical management of spinal arteriovenous lesions: arteriovenous fistulae and arteriovenous malformations. Neurosurgery, 2006, 59(5 Suppl 3): S195–201; discussion S3–13.

[9] Velat GJ, Chang SW, Abla AA, et al. Microsurgical management of glomus spinal arteriovenous malformations: pial resection technique: Clinical article. J Neurosurg Spine, 2012, 16(6): 523–531.

第 10 部分
最新及新兴的技术

James M. Drake

在本书最后一部分讲儿童神经外科最新及新兴的技术是最合适不过的，因为这在许多方面可以看到儿童神经外科的未来。虽然在书中其他章节里也有提到众多儿童神经外科疾病治疗中的先进技术，但本章节的重点在于治疗技术本身及其在临床中的应用。先进技术在过去几十年儿童神经外科疾病的治疗中的影响是毋庸置疑的，但这仅仅只是开始。本章中的各个章节都是由在这些先进技术领域里的权威人物所编写，通过他们对先进技术的评估，我们可以看到儿童神经外科的未来。

如果要预测今后儿童神经外科的未来（通常这样的预测是带有一点危险性的），我认为影像导航下的微创神经外科具有不可阻挡的趋势。本章中的"神经影像学新进展"和"术中实时影像"章节将阐述这一发展趋势。在其后的章节会对手术室环境中应用的先进技术进行阐述，例如今后手术室将有更多的电脑系统和影像设备，而外科医生则更多地通过控制台来操控整个手术进程。"介入神经放射学"则阐述了经皮穿刺导管内治疗技术的变革诸如 Galen 静脉畸形、脑动静脉畸形以及罕见动脉瘤等儿童血管性疾病的治疗。

儿童神经外科医生早期便使用了脑室镜这项视野清晰、创伤小的技术，该技术领域的最新发展会在"影像导航手术""神经内镜手术的进展"以及"神经内镜辅助显微外科手术"等章节进行阐述。"影像导航手术"这一章节还给我们展示了儿童神经外科的另一种发展趋势：不同先进技术之间的联合，例如充分发挥神经内镜和影像导航在手术中的技术优势。在"脑深部病变的激光消融术"章节中进一步展示了技术手段间的联合。颅脑的热激光消融技术应用已有数十年，但是如今通过头颅核磁共振的改变可以检测到颅脑温度的变化，这让原本相对不可控、不精确的操作过程变为一种有实时影像指导下精确操作的技术，而这种集成治疗技术才刚开始在临床中使用。最后一节"控制出血量的技术"提示：虽然有之前描述的先进技术设备，但我们不能忘记最基础的方法以及关注手术细节对患者的良好结果也具有很大影响。

由于有些技术仍处在实验阶段或还在开发中，本章没有对机器人技术、纳米技术、病毒载体干细胞治疗等技术进行讨论。但是这些正在研发中的技术很值得期待。虽然医学技术一直在发展，但正如其他章节所讲，儿童神经外科医生要谨慎评估新技术，合理使用新技术，警惕出现的不良后果，向世界范围推广有利于患者健康和能提高患者生活质量的医学技术。

第98章

神经影像学新进展

Edward Yang, Caroline D. Robson

98.1 背 景

现代神经影像技术通过术前采集详细的解剖信息和精确的术中导航改变了儿童神经外科的实践。本章节中，作者简要回顾了近年的一些进展以延伸影像学的使用领域，也让神经外科医生在术前能够得到更完善的知识储备，这些在一定程度上可以避免患者诊疗过程中的侵入性检查。

神经影像学试图在最短时间内找到临床问题的最准确答案，但要做到这些，在考虑最佳成像模式时就需要权衡。核磁共振成像技术（MRI）与常用的计算机断层扫描技术（CT）相比，由于其可以为患者大脑和脊髓的病变提供更详细的描述和更明显的对比，同时还具备让患者避免电离辐射的显著优势，因此核磁共振成像常作为大部分患者的成像选择。然而CT可以更快地安排和实施，它依旧是需要紧急明确潜在占位效应或出血（特别是外伤怀疑骨质异常时）的急重症患者首选的影像学检查。CT在为金属或异物植入的患者提供影像检查中仍起着十分重要的作用，因为核磁共振通常会与以上物体存在不相容或不明确相容性的情况（如20年前在其他机构放置的动脉瘤夹）。然而我们也应该注意到现在已有许多成人医院开始为诸如植入心脏复律除颤器患者[1]的MRI检查制订安全指南，这些安全指南同样可能适用于儿童医院，这在一定程度上可以增加有异物植入患者使用MRI的可能性。近年来，CT在对肾功能不全患者做对比增强检查（如增强血管造影）时比核磁共振更受青睐。由于肾衰竭患者在接触到钆后可能导致严重的肾源性系统性纤维化并发症，CT在这一人群中（透析后）的使用比MRI更广泛。

98.2 手术细节和术前准备

在过去的几十年中，由于一系列科技的进步，儿童影像检查中需要镇静和麻醉的人数已经大幅度减少。在年龄较小的婴儿组（特别是小于6个月），一般常用检查前喂食和婴儿安全车或者襁褓设备来获得诊断性影像。虽然这种检查对护理人员和技工人员间的协作要求较高，但这在一定程度上避免了婴儿及其他患者做影像检查时进行镇定。对于年龄更大的儿童患者，MRI所兼容的视频和音频设备可以通过播放音乐或电影来分散患者的注意力，这让无麻醉检查成为可能。然而有时候视频护目镜会干扰MRI检查，但是这对检查的诊断结果影响不大。如今儿童生活专家的增多可提高患儿长时间检查的合作程度并完善检查前准备。以上这些方法使年龄小至6岁的可配合的儿童在影像学检查时不使用麻醉，特别是当使用新型的运动减影MRI脉冲序列时[2]。虽然有4岁儿童在无麻醉情况下进行了MRI检查，甚至更小的儿童在无麻醉情况下进行了CT检查，但大多数6个月至6岁的儿童检查时仍需要镇静。

正如我们所期望的，影像学在近10年来已经取得突飞猛进的发展。如今对神经外科有重大影响的3特斯拉（3T）核磁共振已经在各大医疗中心投入使用，并逐渐替代了原有的1.5T的机器。新机器配备多通道的头部线圈（如32通道），以及相配的成像技术和新成像序列（见下段），这些高磁场强度系统相对于旧机器硬件[3]，大大提高了影像分辨率，降低了噪音并提高了软组织的对比度。新机器的高灵敏度使得用更少的图像就可以得出高质量的结果，在一定程度上也缩短了检查的时间。虽然许多新的序列也可以在1.5T的机器上使用，但在特定适应证下，作者认为须使用3T MRI系统：外科治疗癫痫的评估、脑神经的评估、磁共振动脉血管成像（MRA）、动脉自旋标记灌注成像（ASL）以及磁共振波谱分析（MRS）。术中MRI系统可以在小型、开放外科手术（如内镜手术）缝合前，对手术过程进行反馈，提供对病变切除程度的评估。根据作者的经验，术中MRI的结果常常可以改变手术决策，值得处理其带来的相关繁琐复杂的工作。

在过去的10年间另一个在神经影像学里发生的根本变化是CT和MRI中各向同性成像的广泛使用。简单来说，通过各向同性的获得，所有成像体素在不同平面都有相同的尺寸，一般是1mm左右。所以，源数据可以任意方向（冠状位、轴位、矢状位、斜位）调整，或者以三维模式更好地描述病变结构。虽然像MRA等技术在应用时会受到一些限制，但各向同性的数据可以通过大量不同的核磁共振序列来获得，包括T1加权像[扰相梯度回波（SPGR）磁化强度预备梯度回波（MPRAGE）]、T2加权像[如T2 SPACE、CUBE、稳态构成干扰序列（CISS）]、稳态进动快速成像序列（FIESTA）、液体衰减反转恢复序列（FLAIR）。各向同性的T1加权成像序列常用于描述皮质和灰-白质交界区的解剖结构。而重T2加权成像序列（如T2 SPACE、FIESTA或CISS）则主要用于脊髓造影。所谓的脊髓造影序列常应用于：探寻小型非强化肿瘤，描述囊肿的囊壁和隔膜，以及评估脑神经病变（图98.1）。CT扫描也是目前获得各向同性容积的常用手段，即使是轴位头部CT（包括便携式CT）也同样适用，然后将扫描数据重建成所需的平面图像。由于有Vitrea/TeraRecon/Visage等程序用于各向同性数据的处理，原先难以成像的结构现在也能得到直接清晰的显示（图98.2）。

由于大量的儿童神经外科患者经历了脑积水分流手术，我们应注意尽可能减少这类患者的累积辐射剂量[4]。如今，在作者所在的治疗中心，大部分此类患者（以及逐渐增多的蛛网膜囊肿患者和动膜下积液者）都采用快速核磁共振序列来评估患者，

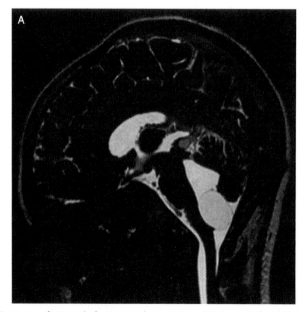
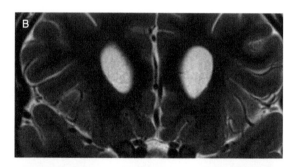
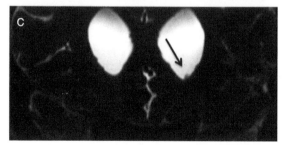

图98.1 高分辨率脊髓造影序列应用。（A）13岁青少年女性表现为间歇性头痛和呕吐。矢状位上的T2 SPACE核磁共振成像显示第四脑室下方有一蛛网膜囊肿阻挡了正中孔。（B，C）松果体区遍布肿瘤碎片。然而（B）这在冠状位T2显示不明显，（C）冠状位稳态构成干扰影像显示室管膜下的肿瘤结节（箭头处）

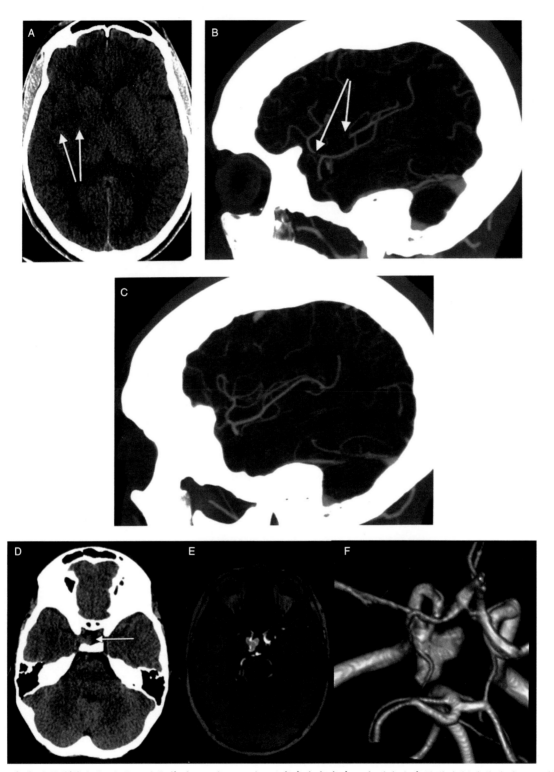

图 98.2 各向同性影像数据后处理的优势（A~C）。一个 15 岁青少年患有心内膜炎和急性的左侧肢体乏力。A. 轴位计算机断层扫描（CT）显示右侧岛叶和豆状核低密度影（箭头处）。B. 显示急性脑梗死（箭头处）。计算机断层扫描血管成像的厚层面矢状位最大密度投影显示右侧大脑中动脉分支中断。C. 但是另外一侧未见异常。D~F. 一个 14 岁青少年表现为进展性头痛和新发的右侧第 6 脑神经麻痹。D. 非增强 CT 显示在分叶状结构向右压迫了鞍上池（箭头处）。E. 磁共振血管造影（MRA）显示该处有血流相关强化现象。F. 高级镜像 MRA 数据的重建显示后交通动脉起始的一个巨大的床突上段动脉瘤

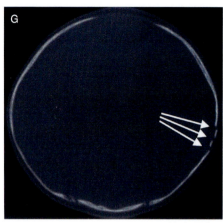 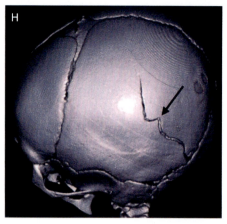

图98.2（续） 一例4个月的婴儿遭遇坠落伤。G.轴位CT显示患儿的多处骨缝和左侧颅骨粉碎性骨折（箭头处）。H.三维（3D）重建显示了只有一处不规则骨折（箭头处）及其与人字缝的关系

也称作单次激发快速自旋回波序列（SSFSE或者HASTE，根据不同厂商名字不同），而且价格和头部CT差不多。与常见的MRI不同的是，这种快速的MRI序列需要在1s左右的时间内采集到完整的图像切片，这种方法可以快速获得影像结果，但这不适用于非镇静情况下极度不配合的儿童。虽然大部分可程控的分流器确实有一定程度的磁敏感伪影，但是这种伪影并不会对患者的诊断产生影响。关于SSFSE的研究，有观点担心它们对比度相对较弱，获得的结果可能清晰度不够，例如脑实质的变化、静脉窦血栓以及小的病变[5]。因此，作者对患者的影像选择扩展的回波序列长T2序列，这种序列与正常轴位在T2序列扫描的细节类似，而检查时长介于SSFSE与传统T2序列检查时间之间。虽然MRI在"通风检查"中不如CT稳定，但急诊科医生为了不打乱原有计划，通常愿意花费1~2h等待MRI结果。当不能进行MKI检查时，低反射剂量的CT技术（例如反复重建或者剂量调控技术）可以作为备选方案。

灌注扫描方法在过去10年间成为成人神经外科最常用的方法[6]，但这种方法并不适用于儿童神经外科。灌注方法要运用到儿童神经外科中，一个常见的问题是需要建立足够大的静脉通道（18~20号是最合适的），用于进行动态磁敏感增强（DSC）磁共振灌注成像这一应用最多的灌注扫描技术。然而，即使DSC在儿童患者应用时有一定困难，但对特定病例是值得去做这项检查的，例如可疑的放射性坏死或假性进展（图98.3）。如今，非增强的灌注技术（即ASL）已经得到了推广，病例数明显增加这项检查可以测量患者的脑血流量[7]。尽管没有DSC研究的那么多，但ASL与世界卫生组织中对成人肿瘤的评级相关联[8]。在推断成人毛细胞型星形细胞瘤的灌注标准时要十分谨慎，因为灌注特征有时难以预测；然而，在传统影像已排除毛细胞型星形细胞瘤的病例中，ASL有助于判定高级别的肿瘤（图98.4A~F）。ASL还可以用于神经血管病变的评估，例如急性脑卒中和烟雾病等（图98.4G~H）。

弥散加权成像（DWI）最初是用来检测脑梗死和脑脓肿的，现在它已经发展为可分析不同组织显微结构成分的通用工具。根据占位病变的不同弥散特性，DWI现在被常规用于鉴别新发的占位病变。例如，DWI可以用来区分脊髓的表皮样囊肿和蛛网膜囊肿（图98.5）。另外，后处理技术只要有6个以上梯度方向的白质纤维束成像（也称"纤维跟踪成像"）[10]就可以重建大脑DWI数据。纤维跟踪成像技术在神经外科手术里的应用很有价值，它可以明确白质传导束、切除部位和制订手术入路（图98.6）。

梯度回波（GRE）T2*加权序列一直都用来探测由于矿化和血液产物（细胞内的脱氧血红蛋白和血铁质）的磁敏感引起的局部干扰。在过去的5~10年间，磁敏感加权影像（SWI）的发展大大提高了这一T2*序列的作用[11]。因此，静脉的解

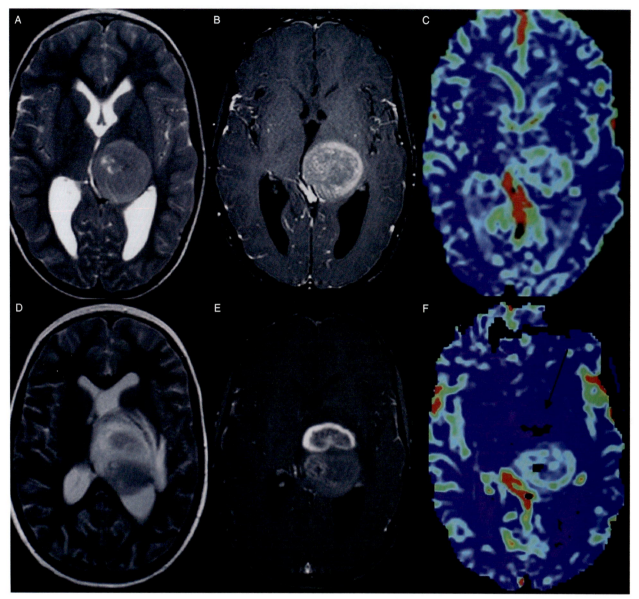

图98.3 动态磁敏感灌注成像在假性进展中的应用。A~C.轴位（A）T2和增强后（B）T1像显示1例6岁儿童的左侧丘脑处可见一强化的占位病变，临床表现为进行性加重的书写障碍。C.相对性脑血流容积（rCBV）图显示患侧丘脑的血流量为对侧的2倍以上，与高级别胶质瘤的表现一致。活组织切片检查证实是恶性胶质瘤。D~F.采用放射治疗/替莫唑胺治疗，6周后T2显示（D）患者脑水肿加重。病变前方有新发强化肿块（E）考虑治疗及病情进展。F.rCBV图显示新发强化部位（箭头处）的脑血容量减少，与假性进展表现相符。之前强化区域显影减弱，原发肿瘤区域在接下来的6个月维持稳定

剖结构在没有增强的情况下也可以看得很清楚（图98.7A~C），含铁血黄素沉积的部位的显影比使用传统GRE技术时更明显（图98.7D~G）。最小密度投影（MinIP）把所得结果的几个厚片整合成一个，再把这些病变在影像里变得更明显。

在过去10年间，术前功能MRI（fMRI）在切除毗邻语言中枢、运动皮层、视觉中枢[12]的病变时起了很大作用。在成人患者身上做这种检查很简单，但是要给儿童患者做具有一定困难。在此情况下，可以对患者在签署被动刺激协议的前提下对中央颞区周围的皮层进行刺激。在作者所在医院，功能MRI已经可以在6岁患者清醒的状态下实施（图98.8）。

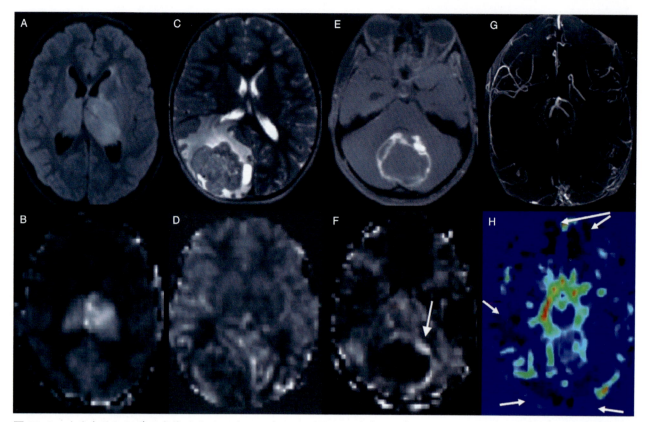

图98.4 动脉自旋标记灌注成像的应用。（A，B）间变型星形细胞瘤[世界卫生组织（WHO）Ⅲ级]。（A）轴位液体衰减反转恢复（FLAIR）和（B）动脉自旋标记（ASL）显示双侧丘脑的脑血流量（CBF）明显升高，高级别肿瘤可能性大。（C，D）幕上的室管膜瘤（WHO Ⅱ级）。轴位上占位病变（C）T2显示脑血流量减少（D），可能是低级别病变。（E，F）囊泡状幼稚型毛细胞星形细胞瘤在轴位T1增强后影像上有周围强化（E），但在ASL灌注成像上存在容易误导的高CBF表现（F，箭头处）。（G，H）烟雾病患者有严重的前循环和后循环闭塞，在轴位（G）核磁共振脑血管造影（MRA）最大密度投影（MIP）显示保留了基底部的脑血流量，ASL在脑实质中的标记（G，箭头处）也减少了，这是由于脑血流在通过代偿增生的侧支循环时产生延迟

98.3 预后和术后管理

对于影像检查来说，检查后过程通常是相对平稳的。虽然如此，本文还是要提出儿童神经放射医生要注意的几点，这可以让影像研究发挥最大作用，还能保证儿童患者特别是麻醉中患者不必再返回放射科。这些步骤包括：在早期研究中拟好最有价值的序列（例如有脑卒中可能性时先做弥散检查），对研究进行监控并及时进行修改（例如若发现预期外脑肿瘤则进行手术导航序列和增强影像），当使用三维（3D）重建时（例如复杂性骨折需要薄层CT数据）需使用到其他相关数据资源。最后，咨询医生及时发现意外情况可以让放射科医生对恢复室里的患者更好地进行评估，同时这也缩短了家属等待的时间，减轻了家属的压力。

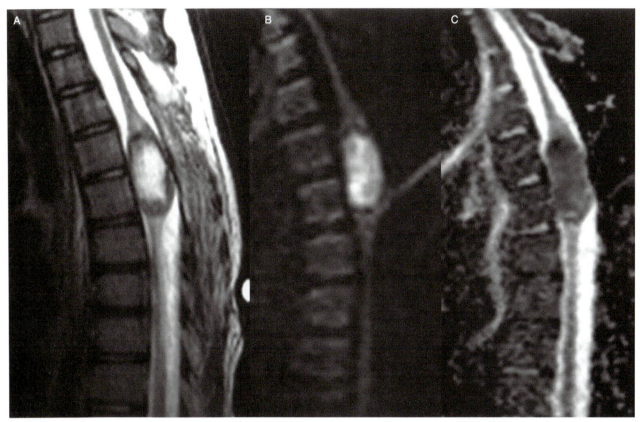

图 98.5 弥散加权成像（DWI）对组织的描述。该年轻女性之前切除过胸部皮窦，现出现下肢乏力。（A）矢状位 T2 加权成像显示了一个髓内的占位病变，其在 DWI 上表现为弥散受限（B），结合（C）表面扩散系数（ADC）序列上的明显表现都符合表皮样囊肿

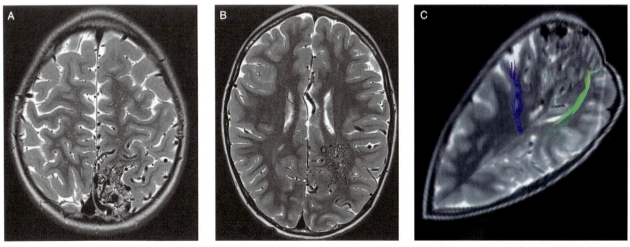

图 98.6 治疗计划中的弥散纤维束成像。一个 5 岁男孩表现为左侧顶叶的动静脉畸形（AVM），图中所示是轴位（A，B）T2 加权成像。（C）弥散纤维束成像上显示上方的视辐射（绿色）和皮质脊髓束（紫色）。根据剪切下来的轴位/矢状合成图像，动静脉畸形位于皮质脊髓束的后方和视辐射上内侧

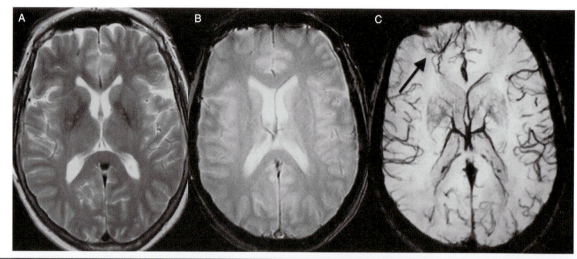

图 98.7 磁敏感加权成像（SWI）。（A~C）应用 SWI 的最小密度投影（MinIP）成像显示静脉结构。轴位（A）T2、轴位（B）T2*梯度回波（GRE）以及（C）应用 SWI 数据的 MinIP 图像更清楚地显示了右额叶发育性静脉异常（DVA）（箭头处）。（D~G）与 T2*成像相比，SWI 对小的海绵状血管畸形的显示更清楚。一个 3 岁女孩患有多发海绵状血管畸形（CCM3 突变），在轴位（D）T2、轴位（E）T2*GRE、（F）SWI 及（G）SWI MinIP 序列上的影像序列。SWI 影像可见一个左颞叶中等大小海绵状血管畸形，一个小型左额枕叶海绵状血管畸形以及一个微型右颞叶海绵状血管畸形（箭头处）。然而，右颞叶病变在 T2 影像中看不到，在 T2*影像中也很难看到

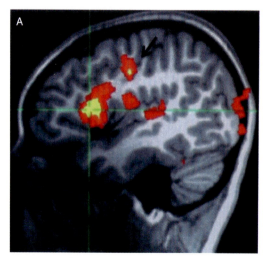
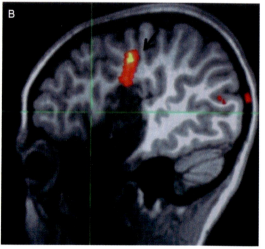

图 98.8 一个右侧岛叶占位 7 岁男孩的运动和语言区功能磁共振成像（fMRI）。从反义词生成任务中的血氧水平依赖（BOLD）fMRI 来看，影像在矢状位 T1 加权成像上叠加，于双侧大脑半球的额下回岛盖部形成十字光标。BOLD fMRI 成像显示反义词生成任务（A）激活了左侧 Broca 区，（B）对右侧岛叶肿瘤附近无明显激活。虽然患者在专门的运动刺激任务中不能配合相应指令，但是在反义词任务中两侧的部运动皮层都激活了（箭头处），描绘了其与右侧岛叶病变的关系（病例来自波士顿儿童计算放射学实验室的 Ralph O. Suarez 博士）

参考文献

[1] Naehle CP, Strach K, Thomas D, et al. Magnetic resonance imaging at 1.5-T in patients with implantable cardioverter-defibrillators. J Am Coll Cardiol, 2009, 54(6): 549–555.

[2] Khan JJ, Donnelly LF, Koch BL, et al. A program to decrease the need for pediatric sedation for CT and MRI. Appl Radiol, 2007, 2007: 30–33.

[3] Dahmoush HM, Vossough A, Roberts TP. Pediatric high-field magnetic resonance imaging. Neuroimaging Clin N Am, 2012, 22(2): 297–313, xi.

[4] Pearce MS, Salotti JA, Little MP, et al. Radiation exposure from CT scans in childhood and subsequent risk of leukaemia and brain tumours: a retrospective cohort study. Lancet, 2012, 380(9840): 499–505.

[5] Rozovsky K, Ventureyra EC, Miller E. Fast-brain MRI in children is quick, without sedation, and radiation-free, but beware of limitations. J Clin Neurosci, 2013, 20(3): 400–405.

[6] Ferré JC, Shiroishi MS, Law M. Advanced techniques using contrast media in neuroimaging. Magn Reson Imaging Clin N Am, 2012, 20(4): 699–713.

[7] Deibler AR, Pollock JM, Kraft RA, et al. Arterial spin-labeling in routine clinical practice, part 1: technique and artifacts. AJNR Am J Neuroradiol, 2008, 29(7): 1228–1234.

[8] Wolf RL, Wang J, Wang S, et al. Grading of CNS neoplasms using continuous arterial spin labeled perfusion MR imaging at 3 Tesla. J Magn Reson Imaging, 2005, 22(4): 475–482.

[9] Zaharchuk G, Do HM, Marks MP, et al. Arterial spin-labeling MRI can identify the presence and intensity of collateral perfusion in patients with moyamoya disease. Stroke, 2011, 42(9): 2485–2491.

[10] Yang E, Nucifora PG, Melhem ER. Diffusion MR imaging: basic principles. Neuroimaging Clin N Am, 2011, 21(1): 1–25, vii.

[11] Haacke EM, Mittal S, Wu Z, et al. Susceptibility-weighted imaging: technical aspects and clinical applications, part 1. AJNR Am J Neuroradiol, 2009, 30(1): 19–30.

[12] Suarez RO, Whalen S, Nelson AP, et al. Threshold-independent functional MRI determination of language dominance: a validation study against clinical gold standards. Epilepsy Behav, 2009, 16(2): 288–297.

第99章

术中实时影像

Paul Klimo Jr., David J. Daniels, Asim F. Choudhri

99.1 背 景

99.1.1 术中磁共振成像

由于最大限度肿瘤细胞切除是许多儿童脑肿瘤总体生存率和无疾病进展生存率最重要的相关因素，术中核磁共振成像（iMRI）已成为众多高水平儿童医院治疗脑肿瘤必不可少的设备。iMRI最主要的优点是可以最大程度避免对儿童进行额外的手术[1-2]。当患儿麻醉、切口打开后，术者在手术中可以确定是否已经全切肿瘤。如果未能全切肿瘤，术者可以决定余下的肿瘤是否能在保证安全的前提下切除。通过iMRI医生可以发现一些并发症，如需要清除的颅内血肿，通过弥散张量成像对其扫描可以预测可能的术后神经功能变化，如脑卒中或者神经纤维传导束的损伤。这些信息有利于医生与在手术室外焦急等待的患儿父母进行沟通。术中扫描也可以取代以往通常在术后第1天进行的术后扫描。同样，iMRI也可以运用到其他手术中，如脑动静脉畸形手术和癫痫手术。

然而，iMRI也有它自身的缺点，主要是以下3个方面：时间、对患者的潜在伤害以及费用。iMRI需要额外的手术时间，在手术前要设置好机器并摆放好患者体位，而且术中每一次扫描都要做好准备和相应操作。对于患者和手术中的工作人员来说安全都是最重要的，同时所有iMRI团队人员必须密切交流和合作。患者面临的风险主要来源4个方面：创建一个发射体、神经刺激、噪声和射频烧伤。最后，对一些医院来说，购买设备的费用昂贵，以至于成为一道不可逾越的障碍。一些设备系统的耗费大概在500万~1000万美元，这还不包括后期维护的成本，所以即便是在资金充足的采购计划中，它也不是一项容易购买的技术[2]。在作者所在的医院，院方估计要在做完约900例患者时才能收回iMRI的原始资金投入（前提是减少住院天数，不用术后扫描，减少早期再次手术的风险）。在美国一些州，使用MRI扫描仪需要资格认定（CON），而医院要为iMRI注册CON支付另外的费用，因为根据诊断学研究来看iMRI的扫描量（以及最终临床收益）比MRI扫描仪的要少。

99.1.2 计算机断层扫描

Medtronic公司（Louisville，CO，USA）旗下的O型臂是最常用的术中计算机断层扫描仪（CT）之一。这是一种可以用在术中立体定向导航系统（Stealth Station S7，Medtronic）中的术中三维（3D）成像系统。O型臂需要将多维及三维重建联系在一起形成容积CT影像，然后得到的影像会自动导入到影像导航系统中。O型臂技术已经常规用于脊柱外科手术中，因为它可以让术者在植入内置物前先确定植入路线以及在缝合伤口前确定植入物的最终位置[3]。在儿童身上行脊柱内固定存在一定风险，一是由于儿童的脊柱更小，其内可能还有软骨组织，二是有一些儿童可能存在先天性解剖变异。最近，O型臂已经开始用在立体定向功能神经外科手术中。作者也在分流手术中用它来确定引流管近端的位置。

O 型臂技术也有其不足的方面，例如手术时间增加和放射暴露。O 型臂的每次扫描大概需要 15min，比 iMRI 所需的时间大大减少。在脊柱外科手术中，通常都需要扫描两次——第一次在植入前（如果植入物需要定向植入），另一次在植入后。

还有一个缺点是放射暴露；然而，O 型臂取代了荧光透视检查，并且在 O 型臂检查时所有人员可以离开手术室。O 型臂可以根据解剖区域、患者的体型和所需影像像素的高低来提前制订多种方案。另外，放射技师可以根据临床需要增加或减少影像的参数，比如 kVp（千伏峰值）和 mAs（毫安秒）。这些预先设置的扫描方案的放射剂量都要符合美国放射学会（ACR）通过/未通过的标准。将 O 型臂与诊断性 CT 扫描相比较，如腹部、胸部和头部的扫描都是用不同类型的扫描仪（8、16、64 层），O 型臂的平均放射剂量大约比 CT 平均低 20%~30%[3]。

与 iMRI 一样，O 型臂还有一个缺点是费用高。O 型臂系统花费大概在 68 万美元。而 Stealth Station S7 根据机器运行软件的不同，费用在 25 万~30 万美元。因此总费用将近 100 万美元。

99.1.3 超 声

术中超声（US）在过去的几十年间得到了很大的进展，现在已经是手术室里的常见设备。术中超声技术近年的进展包括：更小的探针，多普勒成像，提升的分辨率，包括空间分辨率、对比度分辨率和时间分辨率。术中超声的主要功能是在脑实质周围通过高回声或低回声来确定病变和解剖结构；引导脑室导管进入脑室；探查脑组织中的囊肿、钙化或出血灶；在脊柱手术中，确定瘘管、脊髓肿瘤或是脊髓圆锥的位置[5-8]。还可以帮助术者评估是否对小脑扁桃体下疝畸形进行骨性减压[9,10]。彩色多普勒成像可以定位血管结构，而频谱多普勒可以帮助医生分清动脉和静脉。

术中超声有众多优点[6]。第一，相对于传统的基于术前静态影像的无框架神经导航系统，术中超声可以为手术提供实时影像，因此它克服了由于手术操作、切除或者释放脑脊液（CSF）而导致的组织转移的影响。在本章节讨论的技术中，US 是费用最低、设定和使用最便捷的设备，而且没有电离辐射。但是它也有缺点，其中一个是影像分辨率：有时不能立即解释屏幕上的影像。因此，在作者所在的医院通常会有神经放射医生在手术室里对影像进行解释。另一个缺点是，如果囟门闭合或者太小，在放置导管前，需要在颅骨钻一个比探针更大的孔。

99.2 手术细节和术前准备

99.2.1 术中核磁共振成像

接下来将讨论作者所在医院典型的 iMRI 案例，这与其他医院的可能会有不同之处。作者将使用 3Tesla，70cm 孔径的 IMRIS 公司的系统（Winnipeg, Manitoba, Canada），扫描仪将放在手术室隔壁的屏蔽室里。扫描时，房间门打开，安装在房顶的扫描仪向患者移动。

在手术前外科医生首先要回答的问题是：这个手术的目的是什么？这个手术的目的是让术中扫描不再有可见肿瘤，还是根据肿瘤的大小或位置判断次全切除是否可行？有时候，这些问题并不能在术前得到全面的回答。但无论如何，这些问题外科医生都应该在手术前问问自己，因为这可以有助于摆正医生在手术中的心态，以及医生如何应对术中扫描所获得的信息。例如，对于大多数髓母细胞瘤和室管膜瘤，作者认为手术目标在于实现扫描中不再出现肿瘤。对于其他肿瘤，如颅咽管瘤或视神经胶质瘤，手术目的是通过肿瘤减积术来对邻近结构减压，例如视觉器官，或者重建脑脊液通路，很少情况下会选择全切肿瘤。

接下来，外科医生应该问一问，术中是否会需要用到无框架导航。对于大部分的中线区后颅窝肿瘤，术中并不需要神经导航，但是对于许多其他肿瘤，神经导航在术中作用很大。神经导航（"隐形，代号 stealth"）序列可以在术前或术中得到。对于择期手术，作者一般会在手术前一天让患儿做完 stealth 检查。如果要在术中检查，则患儿要在做

stealth MRI 检查时摆好手术时的体位。虽然摆好体位会增加相应时间，但是它避免了患者皮肤移动造成的影响，可以提高注册的精准度。

将患儿带入手术室并进行麻醉。然后用到与 MRI 相匹配的 Mayfield 三脚头架。所有要放置在磁场内的设备都要和 MRI 兼容。线圈间不能互相交叉，而且端口间不能有直接接触。对体型的大小和位置会有一些限制。术区应放置在离手术床边缘 17.78cm（7 英寸）的位置，这样术区才会在 MRI 线圈（即 MRI 扫描仪的天线）的中心。如果术区是颈椎，那么患者应更靠近检查台的头端摆放。iMRI 检查台可以延伸以提供附加位置。如果术区太高（比如头部过于弯曲），所得出的影像也会是扭曲的。iMRI 的孔径对体型大的患者来说可能会太窄。如果患者采取公园射椅位，底部线圈应与 Mayfield 机器臂相适合，确保没有东西悬挂在床末端，例如患者的手臂，如不会碰到患者的手臂。虽然儿童患者的身体状况很少成为不可克服的障碍，iMRI 的工作人员还是要保证患者保持合适的体位。对于不能承受头钉固定的患者，即那些年龄太小或者因为慢性脑积水所致颅骨菲薄的患者，既无法固定住头部，也不能正确放置线圈，这种情况下，作者不建议进行 iMRI 指导下的切除手术。目前，婴儿头架正处于研发之中。

一旦患者体位摆放好（无论是否注册到神经导航系统中），安全员都要检查一遍术前核查单。检查完之后，将会在手术室开始手术。患者的伤口先备皮再铺单，"暂停"一会再开始切皮。作者在手术中用的都是常规的手术器械；这些器械不需要和 MRI 兼容，因为所有的器械在扫描时都放置在 5 高斯线之外。一旦术者需要使用术中扫描，术区所有磁性的器械都要拿走，如吸引器和止血钳（铺单上的钛钉除外）。患者需要铺多层无菌巾，这时安全员再进行一次安全核查。完成后，MRI 小心缓慢地向患者推进。

神经外科主刀医生和神经放射医生回顾术中扫描。根据术前病变特点进行相应影像序列扫描。然而每做一次完整的术中扫描通常会增加 1h 手术时间，包括安全核查，扫描仪进入和离开手术室，以及扫描所花时间。

要看懂解读术中扫描的结果也非常具有挑战性（图 99.1）。切除后腔隙的空气会使周围的组织影像变形，这是影响梯度回波和弥散加权影像最重要的因素。近期的烧灼组织和血液成分常以高信号和线状出现在 T1 加权（T1W）影像中。如果是第二次或者第三次术中扫描，患者身上还会有上一次的增强效果。神经外科医生对影像回顾后决定是否继续切除肿瘤，检查手术相关区域或者开始缝合伤口。

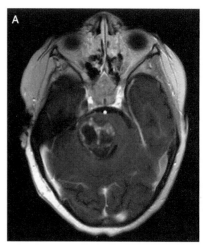 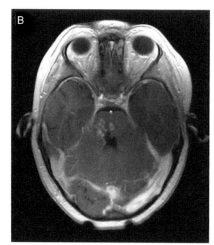 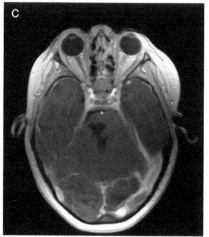

图 99.1 A.脑桥水平钆造影后的术前影像，轴位 T1 加权（T1W）影像显示脑桥处一个强化不均匀伴实质混杂信号的囊性高级别病变，病变靠近中线右侧，部分侵犯第四脑室。B.在对病变区域实行肿瘤减积术后，注射钆后术中轴位 T1 加权影像显示病变体积变小，第四脑室占位效应缓解。C.通过体积影像和立体定向扫描相结合，术者继续切除肿瘤，随后的轴位 T1W 影像显示肿瘤完全切除；边缘的高信号区域会在注射钆造影剂前显示出来，这些很可能与血液成分和灼烧有关

如果手术中用到了神经导航，那么患者可以结合术前扫描做一个新的 stealth 扫描，这样可以避免头部移位导致的影像误差。

99.2.2　计算机断层扫描

在脊柱病例中，胸椎或腰椎疾病患者在 Jackson 扫描床上采用仰卧位，对于颈部病变的患者，用与 CT 相匹配的 Mayfield 头架固定头部。局部标记（动态参考数列）固定在脊椎内固定植入物附近的一个颈椎棘突，这样可作为光学相机的参考，并在直视下操作。如果要在颅脑手术中使用 O 型臂，患者的头部需要用和 CT 相匹配的头钉或床头固定。

此时，医生为患者铺消毒巾，O 型臂也移入术区。O 型臂系统包括连接在移动底盘上约 96.52cm（38 英寸）口径的自动扫描架，还有一个数字平板探测器（图 99.2、99.3）。底盘可以手动操控，让扫描架打开保持"C"字形，这方便患者从侧面进来。设备的底盘与手术区域内保持一致，然后关闭

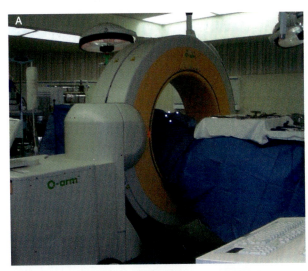
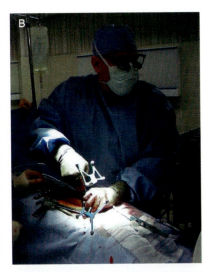
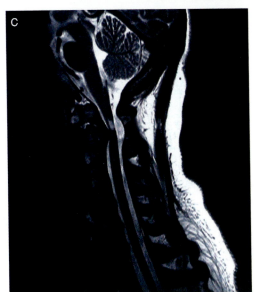
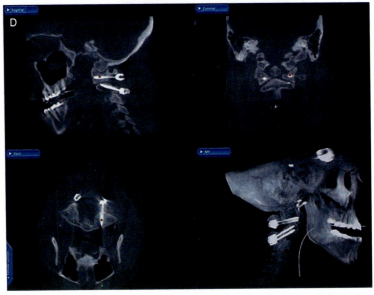

图 99.2　在术中运用 O 型臂。A. 通过标准开放入路或微创入路暴露所需层面，患者铺好消毒巾同时准备好参考数列，这样可以保证光学相机上得到无任何阻挡的光线。O 型臂进入手术区，扫描架闭合。接下来生成影像再发送到医生工作站。B. "追踪的"（注意那些反射球）器械用于更精确放置椎弓根螺钉。有了这项技术，术者可以一边看屏幕上的影像一边注意伤口处暴露的解剖结构。C. 病例：一个 15 岁青少年，术前矢状位 T2 加权（T2W）核磁共振成像（MRI）显示一块齿突游离小骨，齿突后有血管翳形成，以及反复微创所致的一处脊髓软化灶。D. 在平面截图和 3D 重建截图的相应层面都可以看到 C_1 侧块和 C_2 部分螺钉的位置

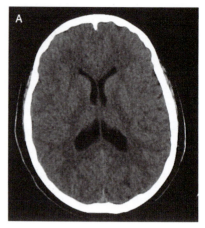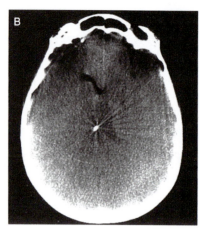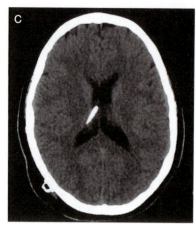

图99.3 A.一个14岁青少年患有假性脑瘤，侧脑室水平的轴位计算机断层（CT）影像。B.O型臂CT扫描可以看清颅骨的细节，可以看出导管头端位于右侧侧脑室的后体部。C.术后CT扫描在同层面的影像和O型臂扫描结果一致

扫描架。为获得3D影像，O型臂可以360°旋转，在13s内生成391张影像。扫描得到的数据重建成3D影像，所得的影像分辨率为512×512×192像素，处于一个由0.83mm的各向同性体素组成的15cm×20cm圆柱体内。重建的影像将显示在76.20cm（30英寸）的数字平板屏幕上。这些提前植入到CT扫描内的数据将会导入到一个导航制导电脑内（Stealth Station S7）。

通过在术区用指引探针触碰骨性标记来评估导航的准确度。利用带有反光镜的器械，如用于腰椎、胸椎螺钉的齿轮旋杆和用于颈椎螺钉的手摇钻，导航系统会生成实时3D CT和2D荧光影像以便术者决定手术切口、轨迹、通道的长度。接下来用头端为球形的探针去探查通道以保证通道内没有缺口；之后放置螺钉。螺钉放置好后进行一个植入后的CT扫描，通过CT认真检查以保证所有螺钉都放置在正确的位置。对于长的多层面融合，应该在植入物附近区域用探针触碰骨性标记来反复检查系统的准确性。如果有植入物不在预期的坐标中，那么要冒更大的风险来检查是否准确性出了问题，这需要重新把参考坐标设置到离目标更近的位置，并且重新扫描。

99.2.3 超声

不需要特别的术前计划。一台高质量的2D超声设备配备不同尺寸的探头就可以。手术操作窗口（开颅术、颅骨钻孔、椎板切除）的大小要能够容纳超声设备的探头。在探头和需检查的软组织之间不能有空气，通常在手术部位用盐水灌洗可以很好地隔绝空气。相应的，与探头连接的实质部分也要充满盐水。探头应该只往左或右一个方向移动。上文中作者提到过要解释清楚影像是有一定难度的，所以在手术室里有一位有经验的神经放射医生对实时影像进行解释对手术是很有必要的（图99.4）。

99.3 预后和术后管理

对于术中影像指导下的操作模式，术后没有特别的注意事项。

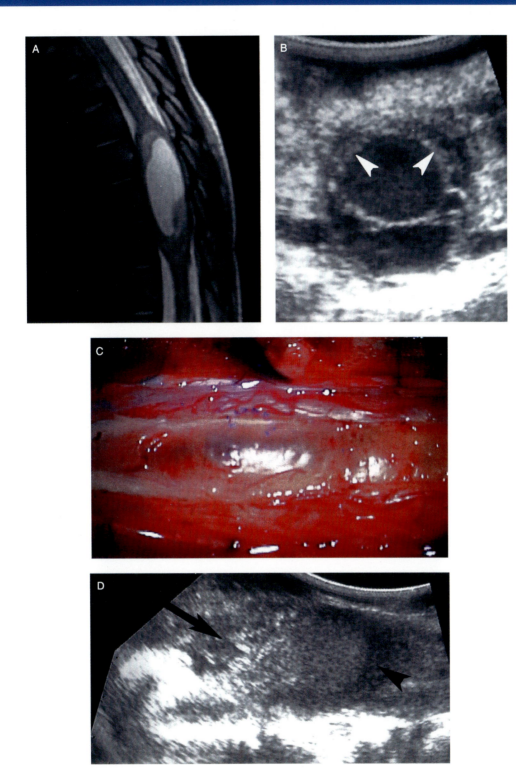

图 99.4 A. 一个 8 岁男孩的矢状位 T2 加权成像显示中段胸髓处有一混杂的囊实性髓内病变。B. 横向术中超声（US）影像可以用来定位病变，囊壁显示得很清楚（短箭头处）。C. 可用来帮助定位切开硬膜部位。D. 塌陷囊肿、切除组织的实性部分后，纵向超声扫描显示了肿瘤的边缘（短箭头处）和切除后的空腔（箭头处）

参考文献

[1] Avula S, Pettorini B, Abernethy L, et al. High field strength magnetic resonance imaging in paediatric brain tumour surgery—its role in prevention of early repeat resections. Child's Nervous System, 2013, 29(10): 1843–1850.

[2] Shah MN, Leonard JR, Inder G, et al. Intraoperative magnetic resonance imaging to reduce the rate of early reoperation for lesion resection in pediatric neurosurgery. J Neurosurg Pediatr, 2012, 9(3): 259–264.

[3] Van de Kelft E, Costa F, Van der Planken D, et al. A prospective multicenter registry on the accuracy of pedicle screw placement in the thoracic, lumbar, and sacral levels with the use of the O-arm imaging system and StealthStation Navigation. Spine (Phila Pa 1976), 2012, 37(25): E1580–1587.

[4] Shahlaie K, Larson PS, Starr PA. Intraoperative computed tomography for deep brain stimulation surgery: technique and accuracy assessment. Neurosurgery, 2011, 68(1 Suppl Operative): 114–124; discussion 124.

[5] El Beltagy MA, Atteya MM. The benefits of navigated intraoperative ultrasonography during resection of fourth ventricular tumors in children. Childs Nerv Syst, 2013, 29(7): 1079–1088.

[6] Padayachy LC, Fieggen G. Intraoperative ultrasound-guidance in neurosurgery. World Neurosurg, 2014, 82(3/4): e409–e411.

[7] Selbekk T, Jakola AS, Solheim O, et al. Ultrasound imaging in neurosurgery: approaches to minimize surgically induced image artefacts for improved resection control. Acta Neurochir (Wien), 2013, 155(6): 973–980.

[8] Whitehead WE, Riva-Cambrin J, Wellons JC 3rd, et al. No significant improvement in the rate of accurate ventricular catheter location using ultrasound-guided CSF shunt insertion: a prospective, controlled study by the Hydrocephalus Clinical Research Network. J Neurosurg Pediatr, 2013, 12(6): 565–574.

[9] McGirt MJ, Attenello FJ, Datoo G, et al. Intraoperative ultrasonography as a guide to patient selection for duraplasty after suboccipital decompression in children with Chiari malformation Type I. J Neurosurg Pediatr, 2008, 2(1): 52–57.

[10] Yeh DD, Koch B, Crone KR. Intraoperative ultrasonography used to determine the extent of surgery necessary during posterior fossa decompression in children with Chiari malformation type I. J Neurosurg, 2006, 105(1 Suppl): 26–32.

第100章

神经介入放射学

Bradley A. Gross, Michael J. Ellis, Darren Orbach

100.1 背 景

100.1.1 适应证

诊断性神经血管造影可用于大部分脑血管疾病。它常用于儿童烟雾病或缺血性脑血管疾病的诊断，还可用于可疑动静脉病变或动脉瘤所致自发性颅内出血的评估。介入治疗的适应证广泛，如表100.1总结的案例类型——本章以下部分将重点讲述动静脉分流和动脉瘤栓塞。

动静脉病变包括大脑大静脉畸形、动静脉瘘和动静脉畸形（AVM）。大脑大静脉畸形病程发展凶险，可出现婴幼儿心力衰竭到双侧弥漫性脑损伤（可能是在持续静脉高压的基础上）等症状；因此，在患者病情恶化前应尽早进行治疗[1]。动静脉瘘有可能引发出血、静脉高压、充血性心力衰竭或脑膜静脉回流，所以患者应尽早治疗以防出现进展性颅内出血、静脉高压或新发出血的危险。出血性或合并动脉瘤的AVM、深部静脉回流或位于深部的AVM都应该尽快治疗[2]。在筛选出的病例中，血管内治疗作为AVM切除手术或放射治疗前重要的辅助手段。对于非语言区的小型AVM，单独用外科手术解决的风险是最低的；对于身体状况差以致不能耐受后续切除手术和放射外科治疗的大型AVM，栓塞是一种姑息治疗，尚未经证实有何益处。

虽然动脉瘤在儿童中发病率不高，但实际上所有有症状的或破裂的动脉瘤都需要立即治疗，这可以消除症状并降低动脉瘤在短期内再次破裂的风险。直径大于7mm未破裂的动脉瘤，位于重要位置（后循环，前或后交通动脉），或动脉瘤涉及一些形态特征（子瘤、连续成像中动脉瘤增大、夹层），这些动脉瘤都应尽快治疗。

100.1.2 目 的

对于大脑大静脉畸形，血管内治疗的目的是减少通过畸形处血流量，达到完全阻断或者血流量处在安全范围内。基于临床表现，治疗目的是缓解或控制患者已有症状或体征[如脑积水、颅内压增高（ICP）、心脏负荷过重]或者防止神经系统恶化（例如脑实质总容量降低伴随脑组织钙化，长期神经发育损伤）。常用分期血管栓塞术治疗大脑大静脉畸形。对于动静脉畸形病灶，血管内治疗因人而异，而且有可能包含有目的地排除高风险的因素，如静脉囊内破裂相关的动脉瘤，以及阻断动静脉瘘口

表100.1 612例连续的儿童神经介入治疗手术汇总

病例类型	数量
诊断性脑血管造影	375
动静脉病变栓塞	168
肿瘤栓塞	21
动脉瘤栓塞	16
视网膜母细胞瘤动脉内化学治疗	15
其他病例类型[a]	17

注：手术由在马萨诸塞州波士顿儿童医院的资深医生（DBO）完成。
a. 其他病例类型包括脑卒中/静脉溶栓疗法、解痉以及球囊闭塞试验

以利于后续的放射外科治疗，或者在切除手术前阻塞深层动脉血管丛。对于动脉瘤和动静脉瘘，血管内治疗的目的是在放射影像学上使病变闭塞。在动静脉瘘的病例中，栓塞材料应该放置在瘘口或接近瘘口处以降低血管再通的风险[3]。

100.1.3 手术的选择

一些研究中有 I 类证据显示相对于开颅显微外科夹闭术，选择性颅内动脉瘤栓塞术在成年人中临床疗效更好[4]。虽然在儿童脑动脉瘤治疗中夹闭的持久性比弹簧圈栓塞的好，但是作者对组内每个病例是采用血管内治疗还是开颅手术都进行了讨论：如果可以实现手术后栓塞效果的永久性，则栓塞治疗将会是治疗首选。但是，在宽颈破裂动脉瘤且不适合用球囊辅助技术，以及形态复杂的、包绕重要动脉分支的动脉瘤，作者通常采用显微手术（图100.1）。

虽然 I 类证据显示对比手术切除，血管内栓塞治疗动静脉瘘并无明显优势，但是在大部分 3 级成人脑血管治疗中心，多采用血管内栓塞治疗，作者对于病变也是首选栓塞治疗，以达到血管影像学上的治愈。但是有时由于血管迂曲或供血动脉丛过于细小栓塞材料不能到达瘘口，这时应选择用手术阻断。另一方面，大脑大静脉畸形的治疗一般不考虑外科手术，因为这类手术风险性很高，而且预期术后并发症发病率也很高。像之前提到的，在脑动静脉畸形的治疗中，血管内治疗常被视为一种辅助性治疗，而不能替代显微外科手术治疗。

100.1.4 优　势

相对于显微外科手术，血管内治疗对患者伤害更小，因其避免了手术切口、开颅手术和相应的失血以及感染的风险。而且血管内治疗降低了血管痉挛的概率。另外，血管内治疗手术过程中可以利用诊断性血管造影得到病变部位的及时反馈，在手术中更好地评估病变部位是完全闭塞还是血流减少。而且大量临床文献已经证实成人血管内治疗比显微手术更有优势，特别是在脑动脉瘤的治疗上。在脑动静脉畸形治疗上，虽然栓塞和手术治疗相比没有太大优势，但是栓塞可以显著降低手术中致死性失血的风险。另外，黏合胶或 Onyx 胶（ev3 Neurovascular，Irvine，CA，USA）为神经外科医生提供了极有价值的手术中血管构筑路线，被称为通往病变的可见"路途"。

100.1.5 禁忌证及缺点

脑血管疾病的血管内治疗有以下限制因素：对比剂的最大使用剂量（常规手术为 4mL/kg，急诊手术为 7mL/kg）、辐射暴露、幼儿血管管径和血管迂曲度以及理论上弹簧圈栓塞后血管再通的长期风险。作者认为婴幼儿的活跃区会是限制血管入路的因素，但是随着入路方法的创新以及三维系统的运用能克服这些制约因素，具体会在后文做阐述[5]。

100.2　手术细节和术前准备

100.2.1 术前准备和特殊设备

术前计划包括针对患者详细的病史询问和体格检查，评估患者神经功能状态和家族病史，如凝血障碍或结缔组织疾病。体格检查应该包括评估股动

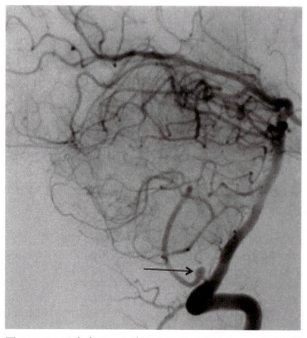

图 100.1　图中宽颈、破裂的小脑后下动脉（PICA）瘤（箭头）要实施血管内弹簧圈栓塞就要牺牲载瘤动脉；因此对其顺利进行了经髁实远外侧入路动脉瘤夹闭术

脉及周围血管的脉搏。如果患者是婴儿，则需要做一个快速的术前超声来评估血管的直径是否适合手术。详细的非侵入性影像检查在术前必不可少。如果患者可以做颈部/主动脉弓的血管造影，则需要通过颈部或相关血管来评估是否有解剖变异。由于儿童在增强和放射检查的剂量使用上耐受度较低，儿童神经介入医生应通过无创血管影像来获得尽量多的信息，核磁共振成像（MRI）是最理想的选择。

专门的儿童辐射治疗方案以及双屏检查床的运用让图像储存技术得到最大限度发挥，比如患者不需要荧光镜检查，只需在双屏检查床移动时把影像叠加到储存好的影像中，这些都能减少儿童手术中的辐射剂量。对比剂应稀释到成人剂量的50%甚至33%再进行注射。在这些手术中，作者使用的都是气管插管全身麻醉，手术中所有的输液管都和肝素化生理盐水袋连在一起，且保证持续滴注；流量调节器放置在输液鞘旁以防止液体滴注过多。

100.2.2 专家建议和共识

婴儿在栓塞中最多使用4F导管，而稍大儿童栓塞通常可使用5F导管。即使有导管限制，作者可以利用各种辅助设备来完成复杂的弹簧圈栓塞和胶栓塞手术，通过4F系统的球囊导管辅助技术，术中将4F的Vert（Cook Medical, Bloomington, IN, USA）诊断导管作为导引导管或是4F的梭形导管鞘（图100.2、100.3）[5]。

如果术中可以用5F导管，作者常在手术中用5F Envoy导引导管（Codman & Shurtleff, Raynham, MA, USA），或者0.147cm（10.058英寸）的Navien导引导管（ev3 Neurovascular）。相比较而言，选择最初用于三轴系统中的Navien导引导管更能到达远端血管（图100.4）。在婴幼儿中，作者可以通过导丝中的内置导管在主动脉弓中选择血管，而不需要交换导管。在球囊辅助下基底动脉侧壁动脉瘤栓塞术的病例中，手术使用了2根0.147cm的Navien导管，分别置于任一侧的椎动脉中，见图100.4。另外，三轴系统以5F Envoy或者Navien引导导管为基础，如下图所示。

100.2.3 手术细节

微型穿刺包实现了单孔穿刺入路。由于婴幼儿血管直径小，穿刺具有挑战性，所以超声辅助可以极大程度上保证动脉穿刺的安全和成功。除非患者有相关禁忌证，放置好鞘后作者一般在脑血管造影

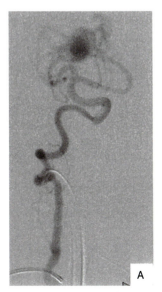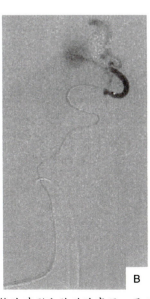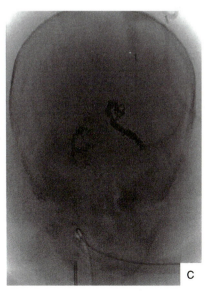

图100.2 一个28周早产儿患有大脑大静脉畸形和肺动脉高压，于35周时进行栓塞。婴儿股动脉直径小于1.2mm，手术从右腋动脉处进行。患者右椎动脉处置入4F Vert导管（Cook Medical, Bloomington, IN, USA），然后实施脑血管造影。A.正位影像。影像中显示了一处脉络膜型大脑大静脉畸形。导引导管可到达椎动脉V3段远端，多分支血管丛用可解脱铂金弹簧圈进行栓塞，血流量明显减少。B.栓塞前P2段超选择性造影的正位影像。C.头部X线片显示填塞好的弹簧圈的位置

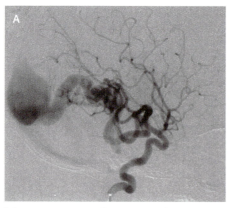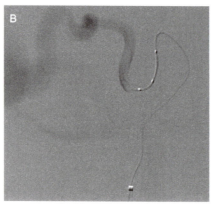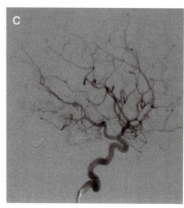

图 100.3 一例 5 个月的婴儿进行了软脑膜动静脉瘘栓塞术。A. 右颈内动脉（ICA）的侧位像显示置入了一 4F 梭形导管鞘（Cook Medical, Bloomington, IN, USA），影像显示有快速的动静脉分流流经双侧小脑上动脉。一根 Ascent 球囊微导管（Codman & Shurtleff, Raynham, MA, USA）通过右侧后交通动脉进入到左侧小脑上动脉，超选择造影证实血流直接流入瘘口而无实质期充盈。B. 侧位像。在球囊辅助弹簧圈栓塞后，造影显示瘘口血流减少。C. 侧位像上右颈内动脉造影

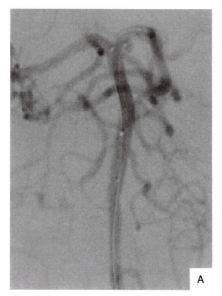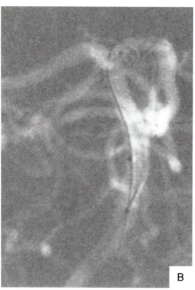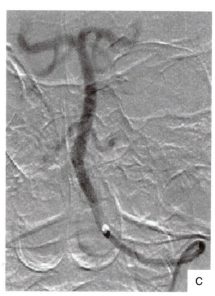

图 100.4 一个 11 岁儿童患有镰刀型细胞贫血症和一个迅速增大的左侧基底动脉 - 小脑上动脉动脉瘤。双侧常规的股动脉入路，分别置入 Navien 0.147cm 的内置导管（ev3 Neurovascular, Irvine, CA, USA），两导管从双侧鞘中进入双侧椎动脉的 V4 段。一根双腔 Ascent 球囊导管（Codman & Shurtleff, Raynham, MA, USA）在 5F Navien 导管（ev3 Neurovascular）中经右侧椎动脉 V4 段再进入左侧大脑后动脉 P1 段，一根微导管在 Navien 导管（ev3 Neurovascular）中通过左侧椎动脉 V4 段进入动脉瘤。A. 经左侧椎动脉手段进行血管造影的正位像。在球囊辅助下对动脉瘤进行弹簧圈栓塞，动脉瘤完全闭塞。B. 路途影像的正位影像。C. 弹簧圈栓塞后对比造影的正位影像

或介入前对婴幼儿进行血管肝素化，让活化凝血时间在 20~350s。对于只能使用 4F 管径的婴儿，用 4F Vert 导管（Cook 医疗公司）进入到主动脉弓中，然后选择栓塞目标的载瘤动脉（图 100.3）。另外，也可以用加长交换导丝进入到颈外动脉，然后将 4F shuttle 导管鞘（Cook 医疗公司）引入到颈动脉（图 100.2）。如果可以使用 5F 导管，0.147cm（0.058 英寸）的 Navien 导管（ev3 Neurovascular）可以用作另外的导引导管。动脉瘤可以通过微导管来进行弹簧圈栓塞，动静脉分流血管丛可以用 Onyx 或者 NBCA 胶来进行栓塞 [前者用与二甲基亚砜（DMSO）兼容的微导管]。

在动静脉畸形栓塞中，作者通常采用三轴系统以便更好地进入血管末端和支持血管。通过内置导

管，微导管可以进入血管丛选择血管，然后实现超选择造影。为减少误栓的风险，释放栓塞剂前确保血管的血流直接流向动静脉分流处。在动静脉畸形手术中要密切关注栓塞材料的放置，以确保栓塞材料不会闭塞引流静脉，也要确保其不会返流到近端动脉分支中。三轴系统最特别的优点是可以利用内置导管来快速进行对比性脑血管造影，而且可以保持导管末端可通过新的微导管对新的血管丛进行快速超选择性造影（图100.5）。如果血管丛太小，不能使用与Onyx胶兼容的0.025cm（0.010英寸）的微导管，那么将用到Magic血流导向0.020cm（0.008英寸）的微导管（BALT Extrusion, Montmorency, France）和NBCA胶进行栓塞。虽然作者在动脉瘤手术中一般用标准的弹簧圈栓塞，但在可以牺牲载瘤动脉的夹层动脉瘤中，也可以使用胶栓塞（图100.6）。

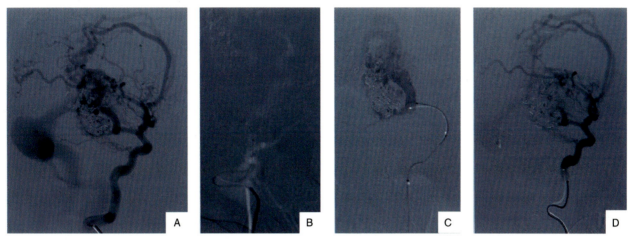

图100.5 A.右侧颈内动脉（ICA）造影的侧位像上显示一脉络膜型Galen静脉瘤样畸形，同时颈内动脉颈段有一个180°的迂曲。B.一根0.112cm的Revive内置导管（Codman & Shurtleff, Raynham, MA, USA）穿过该迂曲。然后微导管通过Revive内置导管（Codman & Shurtleff）到达病灶处。C.通过Echelon微导管的超选择性造影侧位像。病变处用Onyx胶（ev3 Neurovascular, Irvine, CA, USA）进行栓塞。在撤回微导管后，通过Revive内置导管（Codman & Shurtleff）实行对比血管造影，造影显示大脑大静脉畸形处血流减少。D.颈内动脉血管造影的侧位像

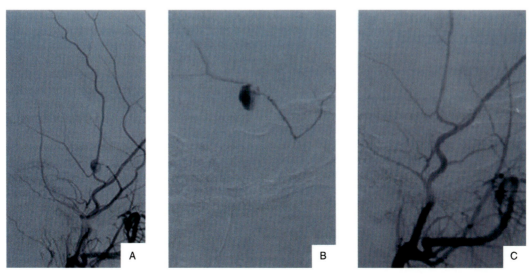

图100.6 A.颈外动脉（ECA）造影的侧位像上显示一脑膜中动脉后支的外伤性假性动脉瘤。由于脑膜中动脉管径较小以及有一定迂曲性，术中采用0.020cm的Magic导管（BALT Extrusion, Montmorency, France）尽可能到达血管远端。B.在脑膜中动脉后支使用Magic微导管（BALT Extrusion）的超选择造影。动脉瘤用NBCA胶栓塞，动脉瘤完全闭塞。C.颈外动脉造影侧位像

100.2.4 风险规避

栓塞术中要特别注意的是在释放栓塞材料前要对血管丛进行超选择性血管造影并仔细研究，确保手术对大脑功能区域不造成影响（图 100.2B、图 100.3B）。在动静脉分流的手术中，所有的血流应该直接流向病变处。术中对解剖变异要特别注意，如果出现眼动脉显影不清时最好对上颌内动脉进行造影（图 100.7）。在动脉瘤手术中，术中要认真确认走行血管的分支，功能性血管的远端应在工作位上清晰可见（图 100.4）。弹簧圈应缓慢接近栓塞目标，同时注意弹簧圈与动脉瘤和目标血管相匹配。如果放置弹簧圈中出现脱出，应该撤回弹簧圈，如果还要继续，则应立即调整微导管位置或者用其他大小或型号的弹簧圈。弹簧圈栓塞后的对比性脑血管造影应仔细检查载瘤血管中血栓的构造。当填塞弹簧圈时，一只手放置在腹股沟上，在 X 光透视下进行，要格外注意弹簧圈的移动。如果在 X 光下不能看到弹簧圈，可能是出现弹簧圈解旋，虽然这种情况很少见但也应该考虑到，此时微导管和弹簧圈应该一并撤离。

100.2.5 抢救措施

避免血栓的并发症至关重要。如果术中出现血栓，一般会用糖蛋白Ⅱb/Ⅲa抑制剂，如果有必要的话可以用组织纤溶酶原激活物（TPA）。术中出现弹簧圈错置和脱出（在载瘤血管）或者导管留置也会导致严重并发症。如果术中发生弹簧圈脱出，则要用微型捕捞器回收弹簧圈，或者用支架沿着血管壁撤回弹簧圈。

另一方面，在不良事件中，出血性并发症虽然少见，但是一旦出现需要迅速处理。这种情况下要设法逆转抗凝/抗血小板药物的作用。在用弹簧圈栓塞动脉瘤时发生出血，弹簧圈必须留在瘤腔里然后迅速用弹簧圈填塞住动脉瘤。有些术者常在载瘤血管中放置一个松瘪的球囊，以便于更好地塑型或填充弹簧圈。虽然这也是解决"高风险"和"宽颈"动脉瘤的一种方法，但作者并不支持这一方法，尤其是在年幼儿童中。

100.3 预后和术后管理

100.3.1 术后注意事项

在手术完成后，作者采用徒手按压止血，之后用压力敷料（Maquet, Fairfield, NJ, USA）按压 2h。患者会在专门的术后麻醉恢复室进行监测，进行常规的腹股沟区、脉搏和神经系统检查。腹股沟血肿虽不常见，但出现后可用反复徒手按压来缓解；虽然一般情况可以用按压解决，但当出现严重的红细胞比容下降时，需要通过恰当的影像检查进行评估，排除腹膜后血肿。迄今为止，在作者神经介入治疗经历中（表 100.1）还未发生这种情况。

100.3.2 并发症

对术中已知的出血事件或者术后急性神经功能损伤，患者需要做紧急的 CT 扫描。血块提示脑实质出血；对于蛛网膜下出血或者脑室出血继发的脑积水，可以用脑室造瘘术。患者随后转入重症监护室进行密切监测，采取常规措施处理 ICP。虽然儿童在术后出现脑血管痉挛症状的概率远低于成人，但是也需要进行定期的影像检查，以防止后面发生迟发型病情恶化。

如果在 CT 扫描没有看到出血，则通过 MRI 来评估患者是否有脑缺血并发症。有脑缺血并发症或有此类并发症可能的高危患者，依据高危血管的情况和临床情况来使用抗血小板药，甚至联用抗凝剂。

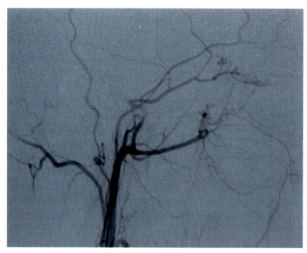

图 100.7 颈外动脉（ECA）侧位像显示血流通过脑膜中动脉时，眼动脉也有模糊显影

根据作者的临床经验，在儿童脑脊髓动脉瘤栓塞和动静脉分流术中，出现神经功能不良事件的可能性非常低，一个是血栓栓塞并发症，另一个则是出血并发症。作者很重视儿童脑血管疾病手术中的安全性，如之前所述，手术只有在具有丰富儿童临床经验的多学科专家一起进行时才是安全可行的。

参考文献

[1] Lasjaunias PL, Chng SM, Sachet M, et al. The management of vein of Galen aneurysmal malformations. Neurosurgery, 2006, 59(5 Suppl 3): S184–194; discussion S3–13.

[2] Ellis MJ, Armstrong D, Vachhrajani S, et al. Angioarchitectural features associated with hemorrhagic presentation in pediatric cerebral arteriovenous malformations. J Neurointerv Surg, 2013, 5(3): 191–195.

[3] Nelson PK, Russell SM, Woo HH, et al. Use of a wedged microcatheter for curative transarterial embolization of complex intracranial dural arteriovenous fistulas: indications, endovascular technique, and outcome in 21 patients. J Neurosurg, 2003, 98(3): 498–506.

[4] Molyneux A, Kerr R, Stratton I, et al; International Subarachnoid Aneurysm Trial (ISAT) Collaborative Group. International Subarachnoid Aneurysm Trial (ISAT) of neurosurgical clipping versus endovascular coiling in 2143 patients with ruptured intracranial aneurysms: a randomized trial. J Stroke Cerebrovasc Dis, 2002, 11(6): 304–314.

[5] Gross BA, Orbach DB. Addressing challenges in 4 F and 5F arterial access for neurointerventional procedures in infants and young children. J Neurointerv Surg, 2014, 6(4): 308–313.

# 第 101 章

影像导航手术

Yair M. Gozal, Timothy W. Vogel

101.1 背 景

神经外科的发展要比其他领域更快，很大一部分原因是显像模式精准度的进步以及颅内和脊髓解剖快速可视化的发展。神经外科力求手术精准，以减少神经损伤和手术创伤，这使得术中影像导航系统的应用越来越广泛。自从 Spiegel 和 Wycis 在 1947 年将立体定向技术用于临床后，影像导航手术，或者说将实时放射影像用于术区组织手术操作的这一技术得到了巨大发展[1]。以气脑造影标记为中心的环形系统技术已经被无框架导航所取代，术中导航基于精确详细的 MKI（图 101.1），CT 影像数据，如今功能相关数据也可进行处理融合。在儿童神经外科手术中，神经导航系统已成为提高手术安全性和成功性的关键设备。

101.1.1 适应证

影像导航手术的适用范围在过去 10 年中扩大了很多，如今儿童神经外科的各个亚专业都可以利用这项技术。例如，在脑积水手术中就使用到了术中超声到无框架立体定向以及神经内镜等成像技术来放置脑室分流管[2]。影像导航系统常用于定位小型、靠近语言功能区，或与异常解剖标志相关的颅内病变，以及用于需要实时影像来评估切除范围的手术[3]。

101.1.2 目 的

这些先进的影像技术在临床上的运用变革了神经系统疾病的治疗[4]。这些系统提高了术者的空间定位能力，因此最大程度提高了手术的准确性。反过来，准确性的提高有助于将手术带来的"痕迹"最小化，有创性小，同时又提升了患者的疗效[5]。

101.1.3 手术选择

如今各种形式的影像导航已成为神经外科手术中必不可少的一部分，而且已经被列入治疗标准中。有时可能出现术者所需要的影像导航系统不可用，或者其要用于同时进行的另一台手术中。这种情况下，术者应意识到可以采用其他方法替代。例如，如果无框架立体定向神经导航在切除幕上肿瘤或者癫痫灶中不可用，那么术者应认识到可以用其他的影像设备来代替，包括术中 MRI（iMRI）（图 101.2）或者更常用的超声，以帮助术者重新定位，进行切除手术。不管怎样，掌握精准丰富的解剖学知识以及术前制订合理的手术方案（图 101.3）都是术者的工作职责，这些可以保证即使在神经导航不可用的情况下，手术也能够顺利完成。

101.1.4 优 势

除了术前指导和手术计划，在外科手术中联合放射影像和影像导航系统也有许多优势。首先，这为术者在手术前定位病灶并使其可视化，使得开颅手术定位更准确，减少了对正常脑组织的切除。

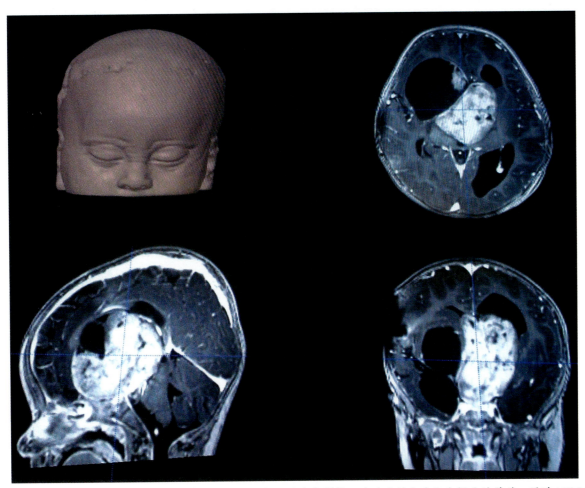

图 101.1　立体定向神经导航系统用于幕上肿瘤切除术时的术中影像。皮肤上的配准配合探头的移动,通过 MRI 可以看到病变。为了更好地制订手术切除和手术入路的计划,MRI 数据将分别显示轴位、冠状位和矢状位图像

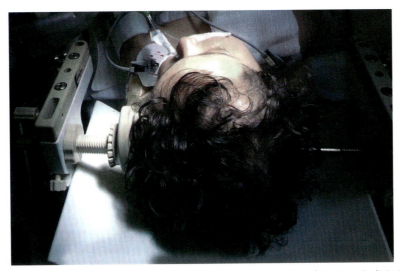

图 101.2　一例患儿正在为术中核磁共振(iMRI)检查调整体位。iMRI 技术可在切除脑内病变和联合立体定向确认肿瘤是否完全切除上起辅助作用

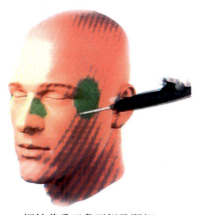
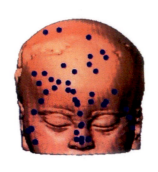

探针着重于鼻两侧及颞部　　　　　　检查皮肤的 3D 重建，根据
　　　　　　　　　　　　　　　　　　需要调整基准和图像

图 101.3　术前配准过程。实施立体定向手术时，皮肤上的标记点会随探头移动，并和术前影像相结合以准确配准患者的解剖结构。基准常用于术前影像的标记中；然而，如今的皮肤追踪方法更加稳定，在患者俯卧位时术者使用基准点和患者配准也不至于太困难

在接下来的手术中，术者可以得到相对于目标病变的手术器械位置的实时反馈。随后，术者可以根据预先设定的轨迹来切除病变，这样就不会伤害到重要的脑组织结构[6]。通过将手术设备位置与术前数据进行对比，可以实时反映病灶切除过程。在一些全切肿瘤至关重要的手术中，可以在现有最先进的术中影像设备的引导下切除残余的肿瘤。最后，在需要植入手术材料的病例中，神经导航有助于观察到重要的解剖结构和标记，例如患有严重脊椎侧凸畸形的儿童需要行多节段的椎弓根螺钉内固定手术时。手术材料的植入可以用更迅速和更精确的方式进行，这可以减少复杂手术的总时间并改善患者的预后[5]。许多神经导航系统都配置了图像捕捉功能，这一功能常用于保存手术过程[7]。

101.1.5　禁忌证

在使用影像导航提高神经外科手术疗效上没有绝对的禁忌证。然而，这些设备在一些情况下不能使用，包括外伤和急诊手术，因为影像导航手术需要大量的术前准备，可能会延长最终的手术时间。所选择的系统需要带进手术室里并且需要有专人设定好机器。此外，如果患者需要进行注册，则会拖延急诊手术。

101.2　手术细节和术前准备

影像导航在儿童神经手术领域应用广泛。因此，作者重点研究无框架立体定向的术中神经导航在神经肿瘤手术的应用。

101.2.1　术前准备和特殊设备

术前考虑的因素包括患者体位和合适的术前影像。患者体位的选择要遵循以下几点：具体的手术、肿瘤的位置以及医生在各种手术入路中的操作习惯。患者最后的体位非常重要，因为这决定了手术室的摆放，特别是决定了手术定向导航相机的位置。此外，了解患者的术中体位有助于在手术中安置正确的基准标记以配准患者。特别是在患者采取俯卧位和常用面部标记很难呈现时，这尤为重要。术前影像包括薄层 MRI 或者 CT，检查时患者进行基准点标记，这些基准点作为随后术中的参考。必要时，功能成像的数据可以术前扫描影像融合，从而与显示出运动功能区及语言传导束，这可以降低患者在手术切除及操作时损伤到功能区的风险。

101.2.2　专家建议和共识

精确的神经导航完全取决于准确的配准，即

让术前成像时患者解剖学上的具体位置与身体上的位置相匹配[6]。虽然曲面匹配算法运用得越来越多，但在配准计算中首选依旧是基准点算法。因此，摆放患者体位和固定头钉时要注意避免破坏之前标记的基准点。而且，用于术中导航的术前成像也应该安排在离手术时间越接近越好，以避免术前固定好的基准点无意中的移动。基准点应该小心放置在骨头凸起处，这样可以避免在配准时无意中的移动。另外，在手术中放置系统相机要确保系统在整个手术过程中用起来简单高效。大多数神经导航系统中的红外线相机要保证其视野直视手术区域才能使用，因此，放置相机的位置要确保其在手术过程中的视野一直直视于手术区域，考虑到术者、助手、手术设备及手术显微镜的影响。

101.2.3　关键步骤和手术细节

患者摆放好体位，头部固定于 Mayfield 三脚头架。一支专门的机臂连接在头架外框上，这样可以为相机提供固定坐标，并作为相对于头部的参考。手术过程中要注意不要单独移动连接在头架上的机臂，如不小心移动要重新校对参数以确保神经导航的准确性。系统相机放置在患者和机臂中视线无阻挡处。然后用专门的追踪设备或者指针得到所需要的参考点，这些设备通过相机中的画面用指针尖端去触碰每个基准点中心得到所需参考点。当得到足够的基准点，系统会把他们在身体上的位置和术前影像中的位置进行比较。系统将会计算并且报告配准误差，但是配准的准确性需要人工对头部周围的几个突出位置（如耳屏、外眦）进行核对，然后把它们的位置和神经导航显示器上报告的相对比。完成配准后，术者会根据认定的病变边界进行切皮。在此过程中医生会反复确认开颅手术的界限。开颅手术区域内重要的标记，例如静脉窦，都要注意到并标记出来。随后，指针会用于直接暴露病变，确定所要切除肿瘤的范围，同时保护语言功能区的组织不受损害。另外，手术器械需进行标记并在整个切除手术中进行追踪。

101.2.4　风险及风险规避

影像导航手术完全依靠神经导航平台的准确度。反过来，神经导航的准确性受配准和影像漂移现象的影响[4]。在儿童患者中，患者在手术前无意中的移动或者基准点的位移都会影响配准的过程。这种情况下，可以采用曲面匹配算法来重新配准或者在患者麻醉后做一个术前定位扫描。另外，手术中参考机臂的移动也可能会产生导航误差。如今许多系统都具有通过获取一系列的术中参考点进行再配准的功能。这些就像为缝合硬脑膜前做的钻孔一样简单。最后，影像漂移不可避免，这是因为脑水肿、切除手术、体位和脑脊液引流都会造成脑组织变形。术中影像，无论是用 MRI 或者超声，都是解决以上现象的主要方法[1]。

101.3　预后和术后管理

101.3.1　术后注意事项

虽然影像导航系统通常不会影响患者的术后恢复，但是为了记录手术切除程度和检查潜在并发症，它还是不能取代术后影像检查。

101.3.2　并发症

影像导航手术革新了传统的神经外科手术，微创手术得到极大发展，手术效果得到提高，患者的手术并发症也得以减少[5]。虽然影像导航系统的使用是为了提升患者手术中的安全性，但完全依赖影像导航将会是灾难性的。所以，神经外科医生应该熟悉掌握手术解剖知识，在手术中审慎地评估神经导航提供的反馈信息。

参考文献

[1] Comeau RM, Sadikot AF, Fenster A, et al. Intraoperative ultrasound for guidance and tissue shift correction in image-guided neurosurgery. Med Phys, 2000, 27(4): 787–800.

[2] McCallum J. Combined frameless stereotaxy and neuroendoscopy in placement of intracranial shunt catheters. Pediatr Neurosurg, 1997, 26(3): 127–129.

[3] Schmieder K, Hardenack M, Harders A. Neuronavigation in

daily clinical routine of a neurosurgical department. Comput Aided Surg, 1998, 3(4): 159–161.

[4] Vougioukas VI, Hubbe U, Hochmuth A, et al. Perspectives and limitations of image-guided neurosurgery in pediatric patients. Childs Nerv Syst, 2003, 19(12): 783–791.

[5] Pandya S, Motkoski JW, Serrano-Almeida C, et al. Advancing neurosurgery with image-guided robotics. J Neurosurg, 2009, 111(6): 1141–1149.

[6] Eggers G, Mühling J, Marmulla R. Image-to-patient registration techniques in head surgery. Int J Oral Maxillofac Surg, 2006, 35(12): 1081–1095.

[7] Haase J. Neuronavigation. Childs Nerv Syst, 1999, 15(11/12): 755–757.

第102章

神经内镜的发展

Robert P. Naftel, John "Jay" C. Wellons III

102.1 背 景

102.1.1 适应证

- 脑积水——传统上来说,内镜下第三脑室底造瘘术(ETV)已成为某类特定脑积水患儿的备选方法,并且成功的可能性很高[1]。然而,随着脉络丛热灼术(CPC)[2]和内镜下囊壁开窗术的发展,脑积水手术适应证的范围也在不断扩大。
- 囊肿的治疗——胶样囊肿是最早在内镜下切除的脑室内病变之一(图102.1A、B)[3],而技术和设备的进步则使得这种入路成为主要的治疗方法。此外,蛛网膜囊肿、室管膜囊肿和脉络膜囊肿也可以进行囊壁开窗术(图102.2A、B)。
- 肿瘤的治疗——1973年日本福岛首次提出内镜下肿瘤活检术[4],技术的进步使得肿瘤活检(图102.3)、并发性脑积水的治疗,以及特殊的肿瘤或错构瘤切除术有了很大的进展[5-6],甚至可以在小脑室腔内进行[7-8]。

102.1.2 目 的

神经内镜的目标是在病变病理学基础上提供安全、有效的治疗,同时尽可能减少手术并发症发病率,尊重患者的选择。

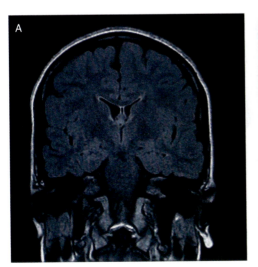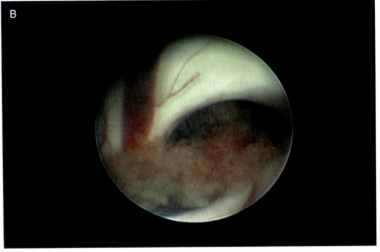

图102.1 一例13岁少女无明显原因出现新发、剧烈的间歇性头痛。A.冠状位的液体衰减反转恢复(FLAIR)序列磁共振成像(MRI)显示一个7mm大小的胶样囊肿伴随缩小、不对称的脑室。B.进入右侧脑室并进行冲洗。通过右额入路,可以从室间孔中观察到胶样囊肿。膈静脉在穹窿之后沿透明隔向上走形。脉络丛阻碍了胶样囊肿的观察,可能需要烧灼术和切除术来更好地暴露囊肿并进行切除

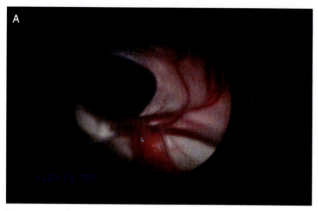 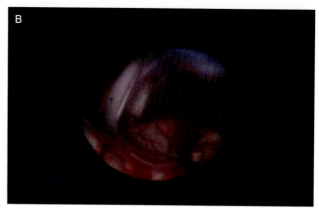

图 102.2　在一例因鞍膈上囊肿导致的梗阻性脑积水患者中，经右侧脑室入路，可从室间孔中观察到囊肿。A. 脉络丛沿丘脑向室间孔方向走形，右侧丘脑纹状静脉走行于室间孔外侧，囊肿使得室间孔扩大。对该患者实施了造瘘术，即将囊肿向脑室开窗，从囊肿的尾侧壁向基底池开窗。B. 囊肿的尾端延伸到桥前池，从囊内进行观察，能看到基底动脉、左侧大脑后动脉、小脑上动脉、动眼神经和外展神经。囊肿的尾侧壁通过开窗进入基底池

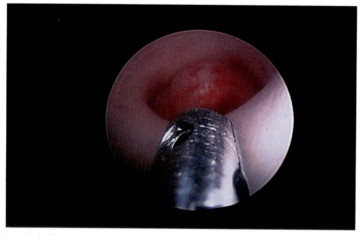

图 102.3　在一例因松果体区肿瘤导致的梗阻性脑积水患者中，做完内镜下第三脑室造瘘术后，在内镜下进行肿瘤活检。图中显示为内镜通过室间孔所见：活检钳正经过中间块对肿瘤进行活检

102.1.3　手术选择

内镜治疗脑积水的首选是脑脊液（CSF）分流。对于包裹性脑积水或脑髓液囊肿，分流可能需要多个脑室导管或开颅手术以实现囊壁开窗。

颅内囊肿治疗的常用方法包括开颅手术切除、立体定向穿刺术、脑积水分流术及造瘘术治疗。直接囊肿分流术在特定患者中也是一种治疗选择。对于肿瘤，也可以进行立体定向活检（框架式或无框架式），或通过开颅手术进行活检。对于脑室内肿瘤的切除，开颅手术可根据病变位置选择经胼胝体入路或经皮质入路进行。

102.1.4　优　势

对于脑积水，成功的内镜下治疗避免了分流术的植入物和其相关的并发症。与分流相比，虽然内镜下第三脑室造瘘术早期治疗失败的风险比较高，但是从长远来看，内镜下第三脑室造瘘术的效果似乎更为持久。对于患有包裹性脑积水或脑室脊髓液囊肿的患者来说，神经内镜下治疗不能取代分流，但是它可以通过减少脑室导管的数量来使得分流不那么复杂。

内镜活检因其具有可直视和止血的功能，大多数神经内镜医生认为其比立体定向活检所带来的并发症更少。对于肿瘤、错构瘤、胶质囊肿的切除，有经验的外科医生认为减少并发症发病率、避免脑室排空和符合患者的诉求是内镜治疗重要的优势[9]。

102.1.5 禁忌证

- 脑积水——内镜治疗脑积水的禁忌证是相对的，因为随着脉络膜囊肿亚群患者的增加，内镜治疗脑积水成功的可能性也在增加。为评估这种技术的疗效，多机构前瞻性试验是有必要的。相对禁忌证包括因进展性脊柱裂或疤痕增生（感染或出血）所导致的缩小或瘢痕性的脑桥前间隙和解剖变异的第三脑室，但这些禁忌证是相对的，并且取决于外科医生的经验。

- 囊肿的治疗——大型囊肿并不是内镜下胶样囊肿切除术的禁忌证[9]，致密性纤维囊肿的内镜下切除更具有挑战性。然而，随着内镜组织刀（图102.4）和超声吸引器的引进，这些病变的处理变得更加容易。

- 肿瘤的处理——对于富血管性肿瘤患者，在试图进行活检和切除时会伴有出血性风险。外科医生也认为，在目前的技术条件下，内镜治疗并不太适合巨大的脑室内肿瘤[9]。

- 如果能采用合理的步骤来确保脑室入路和导航的实现，小的脑室则不应被视为禁忌（图102.1A、B）[7-8]。

102.2 手术细节与术前准备

102.2.1 术前准备和特殊设备

手术的成功和避免并发症发病率依赖于术前彻底细致的规划，具体的规划包括：

- 在对侧脑室进行插管前，确保所有设备正常工作很关键。作者列出了5点：定位、聚焦、白平衡、光源和冲洗。

- 安排符合人体工程学的手术室和手术台。立体定向导航和内镜显示屏都应该在外科医生的直线视角范围内（图102.5）。

- 应计划好神经导航、进入点和轨道，以确保安全进入脑室，在没有副损伤的情况下完成手术目标。对于第三脑室内的病变，则要制订一个3个关键点计划，即头颅钻孔、室间孔和病变（图102.6）。

- 主刀医生和助手应该讨论手术目的、各自的分工并制订基本定向活动的常用术语。

- 应预先考虑到潜在的并发症并做好应急措施。

102.2.2 专家建议和共识

- 导航是一种重要的术前和术中辅助手段，这一点不容忽视。除了规划入口点和轨迹之外，导航还可以与内窥镜进行图像融合，因此，在探查脑室的时候影像能够反馈出来。

- 保持一个清晰的视野对内镜的使用至关重要，因此，调节冲洗速率是很有帮助的。根据理论和个人经验，乳酸盐林格溶液冲剂可以代替生理盐水以避免血管内的钠离子被"冲走"。在冲洗脑室或其他部位时，必须要有一条疏通出口，以防止颅内压

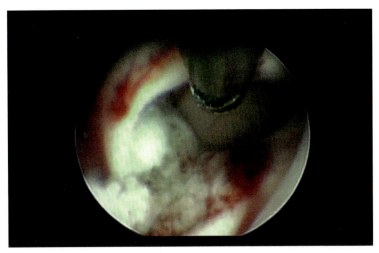

图102.4 侧刮工具可以用于减瘤或切除病变，它有一个旋转冲洗叶片和可调节的抽吸器来控制清除率。它的尖端既可以延长，也可以旋转。因此，通过旋转尖端，它可以在多个角度使用

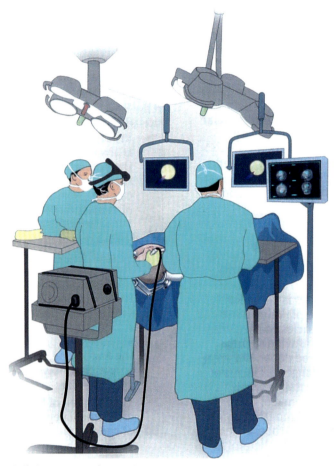

图 102.5 手术间的设置必须要符合人体工程学的操作，两位外科医生站在床头，以便手术室（OR）器械护士传递器械。显示内镜视频和导航的显示屏应放在床脚位置，方便医生查看。儿童患者以这种方式放置，可方便内镜的安放，获得更长的操控时间

（ICP）超过安全极限。增加血氧饱和度对处理心动过缓有所帮助。

- 如果遇到严重的静脉出血，通常在增加冲洗速度，找到出血源头并对源头直接冲洗之后出血就会停止。这项工作需要很大的耐心。

- 在小脑室进行手术是可行的，但是在手术前要进行全面的术前规划。脑室可以用冲洗液缓缓地充满，以提供更大的空间，但这必须要高度小心，以免造成颅内压过度升高。使用鞘管作为进入脑室的通道时，上述步骤是行不通的，因为脑脊液和冲洗液会从内镜周围溢出。在小脑室进行手术时，可以直接从大脑组织进入，因为大脑在内镜周围提供了一个全封闭的空间，使得通过内镜能有效控制脑室的出入路径。使用这项技术，可以保持脑室的弹性状态，以便平衡冲洗速度和通过内镜溢出液体的速度。

- 当内镜被用于治疗室间孔位置的梗阻时（一常见于胶样囊肿或其他病变也同样适用），第一步应是用造瘘术来阻止形成小腔到。

102.2.3 关键步骤和手术细节

- 使用导航时，头部要用三点头钉头架固定住，而颅骨薄弱的儿童（通常是4岁以下）则要用Mayfield头架支撑（Integra，Plainsboro，NJ，USA）。

- 通常情况下，设计一个可延长为"分流切口"的手术切口曲线，可为将来潜在的分流手术做准备。

- 切除肿瘤或出血风险较大病例，要为潜在的开颅抢救手术做好计划和预备工作。手术室（OR）团队在手术一开始就做好准备，安排相关的设备和无菌用物。

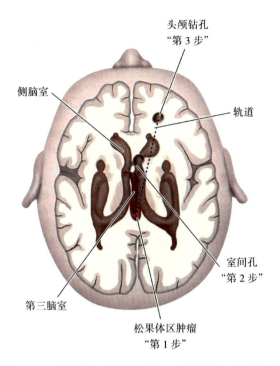

图 102.6 对于第三脑室的肿瘤，应规划好 3 点的轨迹，即从病变组织投影一条线，穿过室间孔，到达颅骨。使用这一入路，损伤穹窿的风险将大大减小

- 在小脑室的病例中，经常要使用到神经导航。在图像引导和附加超声的辅助下，进入脑室的过程中可以使用一根末梢带有狭缝尖端的脑室导管，以其作为引入神经内镜的媒介（Medtronic）。接下来，通过内镜可以观察解剖结构，在经过冲洗之后脑室也逐渐扩张。接着，在内镜直视控制下，置入改良的套管鞘和套管针。然后，去掉套管针和鞘，在内镜直视下往里引入硬镜。在脑室内部，脑组织为内镜提供了一个封闭的空间，并通过平衡冲剂注入和导出维持脑室的大小。

- 应首先识别室间孔和脉络丛，仔细地对所有阻碍观察第三脑室的脉络丛组织进行热灼，注意不要损伤丘纹静脉或大脑内静脉。

- 当发现病变时，评估室间孔的大小与内镜尖端尺寸是否匹配很重要。一条理想的入路会以最小创伤穿过室管膜上的穹窿，将病变组织直接呈现在内镜前。然而，由于无脑积水和室间孔扩张不够，有可能会出现尺寸不匹配的情况。往往可能出现内镜尖端在通往病变过程中在室间孔的位置停滞，而不能穿过室间孔。随后，相应的器具会通过室间孔来进行切除手术。如果这种做法行不通，必须要进

入室间孔时，作者选择牺牲室间孔上穹窿前方的室管膜，而不是冒着静脉出血的风险损伤穹窿后方的血管结构，因为后者通常需要长时间的冲洗以使视野干净。

- 由于现有工具的限制，以及不允许双手同时操作，肿瘤和纤维性胶样囊肿切除术很有挑战性。然而，传统的内镜手术大部分是不需要运用双手的，创新的工具，包括 NICO 各种组织剃具和超声吸引手术刀，已经使肿瘤切除更具有可行性（图 102.4）[11-12]。识别第三脑室底的位置和病变在脚间池的血管数量及其关系是很重要的。

102.2.4　风险及风险规避

- 出血——在肿瘤切除术中，通过选择无高度血管性肿瘤的患者，在切除之前凝固肿瘤表面，并耐心地冲洗出血源头，出血情况是可以控制的。

- 颅内压增高——颅内压增高的出现往往是医源性的，是由于对冲洗液缺乏有效控制或液体小腔形成所导致。因此，有些外科医生会使用颅内压监测仪。

102.2.5　抢救措施

- 应在术前做好可能开颅手术的计划，特别是在肿瘤切除病例中。

- 有出血或碎片残留情况时，可在外科医生的慎重考虑下行脑室外引流术。

102.3　预后与术后管理

102.3.1　术后注意事项

- 持续关注患者脑积水的进展，任何新发的神经功能缺失或脑脊液漏。

- 肿瘤切除术后，一些患者可能需要短期的糖皮质激素，以减少脑水肿和潜在的无菌性脑膜炎。

102.3.2　并发症

- 任何内镜手术后，脑脊液漏都应被视为可能是未经处理的脑积水的一个标志。在一个封闭的伤口环境下，反复发生的脑脊髓液漏应考虑有未经处

理的脑积水。

- 在开放的手术病例中可能出现并发症，如运动障碍、感觉障碍、言语语言障碍、视力障碍、记忆障碍或内分泌紊乱。即使发生的可能性很小，也要在术前的讨论期间与患者家属进行沟通。
- 患者可能存在患脑积水的风险，包括室间孔周围的包裹性脑积水。

参考文献

[1] Kulkarni AV, Drake JM, Mallucci CL, et al. Endoscopic third ventriculostomy in the treatment of childhood hydrocephalus. J Pediatr, 2009, 155(2): 254–259.e1.

[2] Warf BC. Comparison of endoscopic third ventriculostomy alone and combined with choroid plexus cauterization in infants younger than 1 year of age: a prospective study in 550 African children. J Neurosurg, 2005, 103(6 Suppl): 475–481.

[3] Powell MP, Torrens MJ, Thomson JL, et al. Isodense colloid cysts of the third ventricle: a diagnostic and therapeutic problem resolved by ventriculoscopy. Neurosurgery, 1983, 13(3): 234–237.

[4] Fukushima T. Endoscopic biopsy of intraventricular tumors with the use of a ventriculofiberscope. Neurosurgery, 1978, 2(2): 110–113.

[5] Rekate HL, Feiz-Erfan I, Ng YT, et al. Endoscopic surgery for hypothalamic hamartomas causing medically refractory gelastic epilepsy. Childs Nerv Syst, 2006, 22(8): 874–880.

[6] Souweidane MM, Luther N. Endoscopic resection of solid intraventricular brain tumors. J Neurosurg, 2006, 105(2): 271–278.

[7] Souweidane MM. Endoscopic surgery for intraventricular brain tumors in patients without hydrocephalus. Neurosurgery, 2008, 62(6 Suppl 3): 1042–1048.

[8] Naftel RP, Shannon CN, Reed GT, et al. Small-ventricle neuroendoscopy for pediatric brain tumor management. J Neurosurg Pediatr, 2011, 7(1): 104–110.

[9] Qiao L, Souweidane MM. Purely endoscopic removal of intraventricular brain tumors: a consensus opinion and update. Minim Invasive Neurosurg, 2011, 54(4): 149–154.

[10] Naftel RP, Tubbs RS, Reed GT, et al. Small ventricular access prior to rigid neuroendoscopy. J Neurosurg Pediatr, 2010, 6(4): 325–328.

[11] Dlouhy BJ, Dahdaleh NS, Greenlee JD. Emerging technology in intracranial neuroendoscopy: application of the NICO Myriad. Neurosurg Focus, 2011, 30(4): E6.

[12] Oertel J, Krauss JK, Gaab MR. Ultrasonic aspiration in neuroendoscopy: first results with a new tool. J Neurosurg, 2008, 109(5): 908–911.

第103章

内镜辅助显微外科手术

Henry W.S.Schroeder

103.1 背 景

内镜辅助显微外科手术是指在外科手术中联合应用显微镜和内镜[1]。通常情况下，该过程的主要部分是借助显微镜进行的，小部分则是借助内镜进行（例如，内镜协助显微镜获得完美的视角）。在神经外科手术中使用显微镜已经有30多年的历史，显微外科培训是神经外科住院医师培训计划的基本组成部分。然而，尽管在过去的10年里内镜辅助技术变得越来越普遍，但其尚未在许多神经外科中心完善成立。原因有很多，如对内镜的使用不熟悉、缺乏合适的设备、参加专门内镜培训的意愿不强烈，以及未掌握内镜的优势等。本章的目的是对这项技术进行详细解析，并鼓励读者在显微外科手术中使用内窥镜。

103.1.1 内镜与手术显微镜相结合的合理性

手术显微镜仍然是大多数神经外科手术首选的可视化工具，因为它分辨率高，可提供明亮的光照和清晰的立体视图。显微镜的分辨率比神经内镜中使用的内镜分辨率更高，是因为前者的透镜系统直径更大（例如，Pentero 手术显微镜的透镜直径为12mm，Carl Zeiss，Oberkochen，Germany）。此外，在操作显微镜时，医生可以直接通过透镜系统进行观察，这意味着视网膜是主要的传感器。甚至，与现在经常用于神经内镜中的高清（HD）摄像头生成的图像相比，人眼的分辨率仍然更好。因此，手术显微镜是观察浅表性病变最理想的可视化工具。但是，在深而窄的手术通道中，照明效果会变弱，医生在进入手术区域时已经失去了大量光照（图103.1A）。另外，由于显微镜下操作器械的阻挡，也会减少一部分进光量（图103.1B）。显微镜的另一个缺点是聚焦的深度有限，尤其是在高倍放大时，外科医生在显微外科手术中必须要经常重新聚焦显微镜。最后，在使用显微镜时，只能看到在镜头前的直线上的结构。

用内镜观察到的景象则完全不同。因为内镜可以深入到手术区域，所以医生的眼睛可以近距离看到目标。最先进的棒状透镜提供了一个宽广的视角，从而对手术区域形成了一个全景（图103.2A）。因此，即使在一个又深又窄的手术区域，医生也可以完全观察得到。因为其具备广角视角，即使是没有呈现在内镜尖端的组织结构也可以观察得到。此外，使用广角内镜，还可以环顾各个角落或观察到神经血管后方的结构（图103.2B）。转动内镜时，可以得到一个像被雷达扫描过的手术区域图。此外，由于光线来自内镜的尖端，因此手术器械进行操作时光线并不会被减弱（图103.2C），这在又深又窄的手术区域是一大优势。在使用内镜进行分离时，它的作用更显著，回聚很少需要独立的变焦。

与显微镜相比，内镜最大的缺陷是它缺少立体视觉。虽然最近在神经外科手术中引用了三维（3D）内镜，但是与连接高清摄像头的棒状透镜内镜相比，

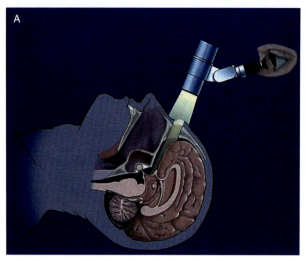 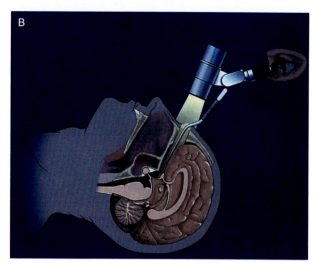

图 103.1　通过眶上开颅的显微可视化示意图。A.显微镜可视化。B.显微镜视野下进行的解剖

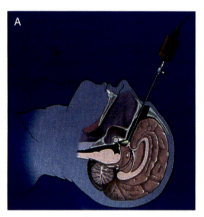 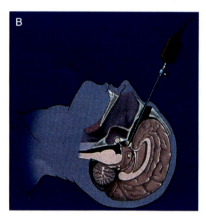 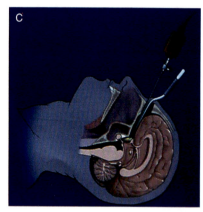

图 103.2　通过眶上开颅内镜可视化示意图。A.内镜下 0°角可视化图。B.内镜下 45°角可视化图。C.内镜视野下进行解剖

分辨率和色彩保真度仍然比较差。因此，作者仍倾向于二维（2D）内镜。缺乏的三维可视化功能可以由鱼眼效果和运动视差进行部分补偿。内镜的鱼眼效果是指生成的内镜图像是扭曲的，运动视差是指靠近镜头的目标比远离镜头的目标移动得多，无论是鱼眼效果还是运动视差，所形成的皆为伪 3D 内镜图像。因此，缺乏的立体视觉通常需要训练来进行补偿。虽然显微镜有更高的光分辨率，但是，就提供给医生的信息而言，内镜通常能提供一个更好的图像。当使用能提供 1080 行和 200 多万像素的高清摄像头时，呈像效果是非常好的。从呈现在高清视频播放器上的图像大小来看，用内镜看到的解剖结构比显微镜的效果更好，尤其是在深而窄的手术区域（图 103.3）。

总之，在这个问题上，显微镜和内镜各有所长，也各有所短，因此，在神经外科手术中将这两种仪器的优点结合在一起是较为合理的。

103.1.2　内镜设备

到目前为止，最先进的霍普金斯（HD）二代棒状透镜内镜连接了高清摄像头，可以提供最好画质的图像，这应被应用于内镜辅助的手术中。这种内镜拥有各种观察角度，包括 0°、30°、45°和 70°，可从各个角度对某一角落进行观察（图 103.4）。用角目镜将镜头带离手术区域时，可以避免干扰手术器械。内镜的外径通常不超过 4mm，而作者更倾向于推荐 2.7mm 的内镜，因为它们的尺寸使其适用于桥小脑角脑神经之间的狭窄间隙。在可以调节角度的内镜视角下进行解剖时，需要使用成角的器械达到病变的位置（图 103.5）。照明

第103章 内镜辅助显微外科手术

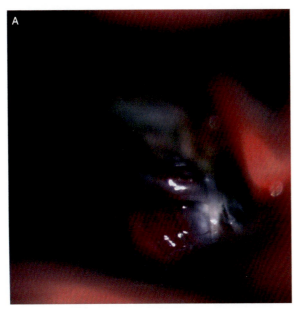
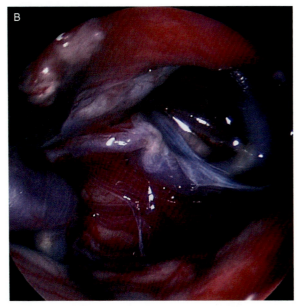

图103.3　通过眉弓入路（眶上开颅）看到脚间窝的可视化示意图。A.显微镜可视化图。B.内镜下可视化图

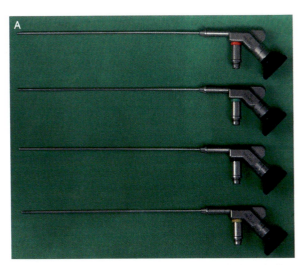
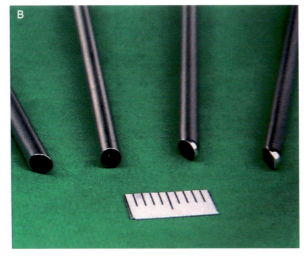

图103.4　A.用于内镜辅助显微手术各个角度的内镜：0°、30°、45°和70°。B.内镜头端的特写

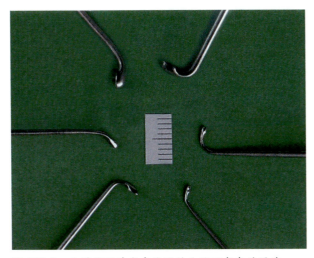

图103.5　内镜辅助手术中使用的头端可成角的器械

使用的是氙气光源，因为它的色温接近于太阳光的色温（6000K），这提高了颜色保真度。高清摄像头的分辨率比标准的视频摄像头高5倍（NTSC或PAL），因此应尽可能使用高清摄像头[2]。

103.1.3　适应证

在显微外科手术中使用内镜的适应证非常简单。尽管进行了适当的显微解剖，但如果术者用显微镜在直线角度下仍看不到目标区域，这时应使用内镜。由于在颅底有很多隐匿的角落，所以颅底显微外科手术是使用内镜最常见的适应证，尤其是在进行小型开颅手术时。大型开颅手术可以有许多不同的视角，而小型开颅手术会出现更多同轴方向上的视野，在没有内镜辅助时有时会无法窥视。

例如，在前庭神经鞘肿瘤侵及内耳道但仍有听觉的患者中，可以进行内镜辅助显微手术（图103.6）。为保护残存的听力，对内耳道后壁进行钻孔时会受到前庭和半规管的限制。即使已经对内耳道后壁进行扩展钻孔，经乙状窦后入路获得的视角也无法通过显微镜对内耳道基底部进行直接探查。30°角或45°角下的内镜则可完全观察到内耳道基底部的肿瘤残余，并在直视下进行精细地解剖（视频103.1）。此外，还要对内耳道钻孔区域做最后

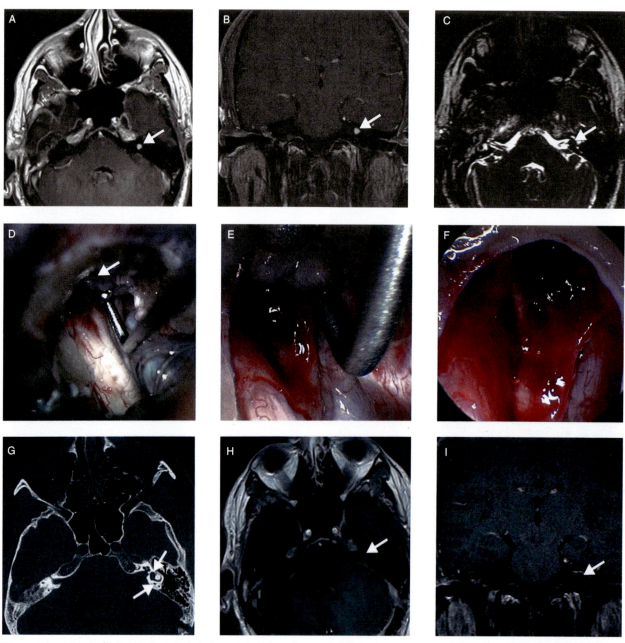

图103.6 1例28岁的男性内耳道前庭神经鞘瘤患者，表现为对侧听力丧失，肿瘤侧听力正常，其接受了内镜辅助下显微外科切除手术。T1加权像上轴位（A）和冠状位（B）的磁共振成像图（MRI）显示位于内耳道基底部的病变增强扫描中有明显强化（箭头）。（C）轴位上的稳态构成干扰序列（CISS）磁共振成像清晰地显示了内耳道基底部病变的精确位置（箭头）。（D）为肿瘤侧部的显微外科可视图（箭头）。（E）为肿瘤侧部的内镜可视图。（F）为保留面神经和耳蜗神经前提下实施肿瘤切除术后内耳道底的内镜检查图。（G）轴位骨窗的CT扫描显示了保留前庭和后半规管的内耳道后壁的钻孔范围（箭头）。术后1年，轴位（H）和冠状位（I）的增强对比扫描T1加权磁共振成像显示内耳道无肿瘤复发征象（箭头）

的检查，找到开放的气房，防止脑脊液漏。

其他的内镜辅助下颅底手术适应证有脑膜瘤、颅咽管瘤、表皮样囊肿或皮样囊肿。此外，内镜有助于实施动脉瘤夹闭术和微血管减压术[3-6]。

然而，内镜不仅能够用于颅底手术，在脑肿瘤手术中也适用（例如，经幕下小脑上入路切除松果体肿瘤时观察导水管入口，或经胼胝体入路切除脑室内肿瘤时观察位于额角的肿瘤侧部）。

103.2　手术细节和术前准备

103.2.1　内镜辅助显微手术技术

内镜辅助显微手术的开始部分与常规的显微外科手术相同。操作的主要部分都是在显微镜观察下完成的（图 103.7A），只有某些手术步骤在内镜下进行。内镜主要是用来探查神经血管后面的结构和硬脑膜或颅骨周围的角落，例如经乙状窦后入路探查梅克尔腔或内耳道。使用不同角度视野的内镜，在获得足够的暴露范围时可减少牵拉组织的程度和颅底钻孔数量。尤其是在实施小的开颅手术时，有时内镜在获得足够视野中的作用是不可或缺的，例如经眉弓眶上入路对嗅沟进行探查。在深而窄的手术通道中，当显微镜的定位和可视化都比较差时，内镜就可以用来加强照明和视野。在显微镜视角下内镜可深入到手术区域，这就使得内镜通过神经和血管时能确保安全性。然而，作者更倾向于在内镜视角下使用内镜。术者不需要将视线从显微镜切换到内镜，因为这可能会导致意外的内镜移动，继而导致神经血管结构的损伤。

内镜检查时，术者用一只手就可以操控内镜（图 103.7B），如果有需要，另一只手可以使用一个微型吸引器。外科手术也可以这样做，即左手持内镜，右手持手术器械。然而，作者认为在内镜下实施解剖时，内镜应被固定在固定臂上。这样，术者的双手都是自由的，可以用双手在显微镜下进行解剖操作（图 103.7C）。当然，当术者在用双手实施解剖时，可由助手来扶持内镜。尽管如此，作者认为将内镜固定在机械上更加安全，可避免无意中晃动内镜，尤其是在脑神经之间实施解剖时。为确保有一个合适位置，视频显示器要放在术者的前面（图 103.7D）。

考虑到实施内镜辅助手术的安全性，一些防范措施是必要的。术者应该牢记内镜的头端可能会变得非常热，因此，氙气光源的功率不应该是 100%，60%~80% 就足够了。同时，当内镜固定在神经和血管之间再进行双手解剖操作时，频繁的冲

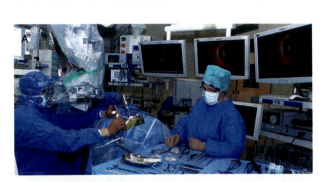
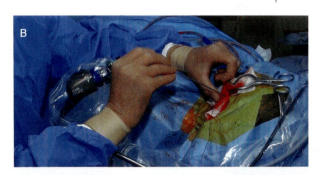
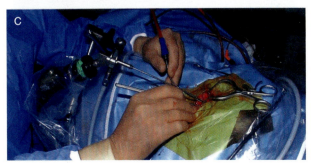
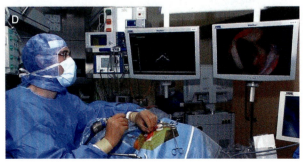

图 103.7　内镜辅助显微外科手术的建立。A. 为手术显微镜下的显微解剖。B. 为单手内镜检查。C. 为双手内镜解剖，内镜被固定在固定臂上。D. 显示按人体工学原理放置在术者面前

洗是有必要的。当内镜头端通过神经血管组织结构时必须十分小心，因为这些组织结构不能再被肉眼看到。从手术区域移动内镜，插入或移除器械都有可能损伤那些隐藏在内镜头端后面的神经和血管，因为它们已经不在内镜的视角下，无法看到。为了防止开始使用内镜时镜头的起雾现象，可以一开始时将镜头置于脑脊液中，或者用37℃的生理盐水将镜头温好也是另一种选择。

103.2.2 未来进展

未来，高分辨率的3D视频摄像头系统肯定会取代手术显微镜，随着芯片技术越来越进步，其分辨率会越来越高，最后甚至会优于人眼。内镜也会提供高分辨率的3D图像。所有的信息，包括光学可视化、术前影像数据、导航等，都将显示在一个大屏幕上。

103.3 结 论

内镜辅助显微外科手术是一种很有价值的技术，它结合了手术显微镜与内镜的优势。对于在直线视角上可见结构的解剖，可使用具有高分辨率、优异的色彩保真度和立体视觉的显微镜；对于在角落附近进行观察和术区操作，内镜可用于改善照明，提高可视化，并把握方向。虽然还没有证据称内镜的使用可以改善手术结果，但它的确能够减少手术创伤。在显微手术中使用内镜可以减小开颅范围。而在环顾颅底骨质和重要的神经外科结构时，可消除或至少可减少颅底钻孔和组织牵拉的需求。

103.3.1 说 明

作者是德国图特林根 Karl Storz GmbH 有限公司的顾问。

参考文献

[1] Perneczky A, Fries G. Endoscope-assisted brain surgery: part 1—evolution, basic concept, and current technique. Neurosurgery, 1998, 42(2): 219-224; discussion 224–225.

[2] Schroeder HW, Nehlsen M. Value of high-definition imaging in neuroendoscopy. Neurosurg Rev, 2009, 32(3): 303–308; discussion 308.

[3] Schroeder HW, Oertel J, Gaab MR. Endoscope-assisted microsurgical resection of epidermoid tumors of the cerebellopontine angle. J Neurosurg, 2004, 101(2): 227–232.

[4] Schroeder HW, Hickmann AK, Baldauf J. Endoscope-assisted microsurgical resection of skull base meningiomas. Neurosurg Rev, 2011, 34(4): 441–455.

[5] Reisch R, Perneczky A. Ten-year experience with the supraorbital subfrontal approach through an eyebrow skin incision. Neurosurgery, 2005, 57(4 Suppl): 242–255; discussion 242–255.

[6] Schroeder H. Transcranial endoscope-assisted skull base surgery—posterior fossa. Innovative Neurosurgery, 2013, 1(1): 5–13.

第104章

激光消融术治疗深部病变

Joseph R. Madsen

104.1 背 景

对于许多深部病变，神经外科手术处理的主要目标是安全去除，或在不损伤周围结构的前提下减小病变的影响。"中和"在这里是指化解伤害，例如深部病变导致的癫痫发作，下丘脑错构瘤或海马病变。立体定向治疗有望成为一种选择策略，其轻微破坏其他组织，避免了电离辐射的长期影响 [如立体定向放射治疗（SRS）]。本章中介绍的技术——激光间质热疗（LITT），其关键的附加安全要素是其具有观察解剖边界和激光病变进程的能力，这也是这项技术存在的意义[1-2]。由于是紧贴钻孔进行手术，使用实时磁共振（MRI）成像观察目标时病变的可视化会受到影响，达到特定标准时会自动控制激光以关闭电源。因此，许多手术的细微差别在于对研究现象的理解以及对立体定向和激光控制软件进行互动的能力。

104.1.1 适应证

美国食品药品监督管理局（FDA）已批准对特定目标进行消融，但是出于对病变的磁共振"可视化"和温度的要求，所以目标病变（和注入的激光）在磁共振视图上必须是清晰可见的。实际上，一个直径相对较小（最高达3cm）、球形或圆柱形的靶组织是最合适的。虽然致痫灶切除是最佳适应证，但在儿童中，一些肿瘤来源的致痫灶需行减瘤术。一些选择标准反映SRS治疗法对病变很有效；然而，热技术避免了暴露在电离辐射下，所以对先前用激光间质热疗法治疗过的病变可以再次进行治疗。

104.1.2 目 的

激光间质热疗法的目标是缓解病变所导致的症状（如癫痫或占位效应），而不产生副损伤。

104.1.3 手术选择

开颅手术和立体定向入路几乎涵盖了所有可用激光间质热疗法治疗的病变，基于具体病变的解剖则会有不同的选择。例如，下丘脑错构瘤有多种手术选择，其可用显微外科内镜手术（经脑室或颅底入路），或用伽马刀（Elekta AB, Stockholm, Sweden）立体定向治疗，也可进行直线加速器放射治疗。类似的，颞叶内侧病变可经侧裂行前颞叶切除，再用电离辐射法治疗。选择哪一种方法取决于术者的经验和具备的适用的设备和软件。

104.1.4 优 势

一般来说，微创手术治疗深度病变（潜在的）是可取的，它比开颅手术的并发症发病率更低，缩短了住院时间，因此十分受患者欢迎。操作时间短也可能是一个优势，但在实践中要将患者从一个场地（用于进行激光植入手术）移动到另一个场地（用于对病变进行扫描）则限制了这一优势。

104.1.5 禁忌证

对于本章所说的系统（Visualase，Houston，TX，USA），作为能量源的激光头通过圆柱形中空塑料头钉直接定位靶点，头钉是利用图像引导进行立体定位。因此，如果靶组织不具备激光消融所需要的几何形状（球形或圆柱形），颅骨部分没有一个安全区域固定头钉系统，那么实施激光消融术是不切实际的。

此外，对于发生脑水肿可能性大的病变（如大型病变、脑干病变或已造成明显肿胀的病变），应该认识到术后发生脑水肿的风险很高，而热消融则很可能不产生即时的减压作用。短期糖皮质激素的使用可能会有效果，但目前并没有前瞻性的优化指导方针。

104.2 手术细节和术前准备

104.2.1 术前准备和特殊设备

激光消融术的主要要求体现在术前规划和设备准备上，考虑在实际手术操作过程中（如钻一个位置精确的孔和穿过激光导管）只需要很短的时间，这可能是所有神经外科手术中计划执行率最高的手术之一。

在初步计划中，我们需要联系整个团队，包括手术室（OR）的护理队伍、麻醉团队，以及放射科医生和磁共振医师，同时对程序步骤和可能需要的患者移动进行正确排序。如果有合适的兼容性软件，整个过程可以在一个配备有磁共振的手术室进行（MROR）；然而，在这一点上，美国尚无单一的手术室配备合适的设备以实现在单一场所进行插入和消融而不移动患者的计划。因此，规划好如何移动患者以及何时移动患者，同时保持无菌和不干扰探头很重要。

从螺旋钻孔到最远距离的靶点规划一条直线轨迹，只需要在适当的规划软件上对这两点进行选择即可（作者与其团队目前使用的是带有 CRW 头架的 Integra 平台，其他软件也是可用的）。相比之下，通过钻孔的立体定向活检术，可以通过钻孔处确定一小片皮层，"调整"探头的插入点来避开浅表血管，而在 LIIT 手术中，皮层的进入点必须在钻孔之前就计划好，实际上，这在皮肤切开之前就应确定下来。

104.2.2 专家建议和共识

定义靶点的插入点和最远距离之间的直线看似简单，但实际上会有一些细微的差别。即使在患者的早期评价中，发现肿瘤或病变的长轴也很重要，磁共振成像的细致检查能让术者找到一条良好的手术入径。

一旦术者对从合理的切入点到靶点最深部分有了良好的轨迹规划，实际靶点和进入点的注册是较容易完成的。规划软件可以沿水平面研究，其包括探头和"探眼"视角，即正常探头的平面。术者应该选择一个良好的可视化序列，去避开表面静脉、动脉和脑室表面（由于存在探头刮擦和轨迹变化的风险）或脑沟（同样由于存在刮擦和血管损伤的风险）。毫无疑问，软件将会自动评估这些情况。目前，这还是一项人工（术者）任务。

104.2.3 关键步骤和手术细节

将一个带有基准标记的立体定向放射头架固定在患者身上，在早期的步骤中，掌握最终靶点的位置以及如何通过成像和图像融合来到达目标位置很重要。Radionics 公司的 CRW 立体定向装置从立体定向架到靶点的标准距离是 160mm，但实际上，框架通常必须要架在距离更远的地方（尤其是采用枕部入路时），以便固定颅钉。这意味着将有一个单独的"偏移"，可应用软件对其进行特殊处理（最初是为活检设计的）。偏移程序如下：在安全插入点到靶点之间确定一条轨迹。沿着确定的轨迹（软件通过抬高滑块角度，以传统的球极坐标为依据进行确认）确定一个新的替代靶点，其位置比原轨迹浅 30mm，将其作为新的立体定向靶点。由于插入点是不变的，所以新的线路与人工改变长度后的入路相符合。因此，作者和他的团队稍后可以通过增加 30mm（或选择任何偏移）来弥补这一变化。软件规划包在处理偏移时包含辅助功能，但将原靶点、新靶点和角度的坐标在纸上做好记录也是有用的。

第 104 章 激光消融术治疗深部病变

作者的团队倾向于在钻孔和安置探头之前将该处一小块头皮的毛发剃去，这样做有助于定位。但他们发现，条件具备时使用两个立体定向框架（一个无菌的用于手术，另一个未消毒的用于精确定位进钉点和轨迹）是非常有帮助的。他们现在用这种未消毒的立体定向框架设置靶点和适当的角度，以确定如何备皮和拨开头发（图 104.1）。

做好备皮和铺单后（定制的 Apuzzo 消毒被单保证了良好的视野），他们能够利用进钉点和方向（甚至是偏移）来设定 CRW 框架（图 104.2）。局部麻醉时联用肾上腺素，在头皮做一小切口（8mm 或更小）；插入一个 3.2mm 的钻孔防护装置并钻一孔（图 104.3）。正如前文所述，立体定向激光的放置取决于这个孔的完整性，因此这项技术的关键在于毫不犹豫地顺利实施钻孔。

根据作者和他团队的经验，钻头有可能打开，也有可能不会打开硬脑膜，因此，1.9mm 的引导探针可用来判断硬脑膜是否被打开。如果仍然有颅骨的阻挡，则需继续钻孔；如果颅骨已经打穿但仍有硬脑膜，他们将用一些大规格的腰椎穿刺针来穿过导管。无论如何，这对下一步的激光传导畅通至关重要。

一旦打开硬脑膜，将颅骨固定装置螺旋拧入钻孔部位（图 104.4），然后插入带有"加硬管芯"的激光导管（图 104.5）。根据立体定向软件计算出的深度，将需要添加之前提过的偏移量。

在通过导管时，使用一个柔和、连续的移动来确保直线轨迹是很重要的。

激光穿透到导管中，激光本身作为二极管激光，其电源将放置在磁共振室外。它也要用纸胶带进行标记，因为根据测试激光激活的温度图，它将有可能落在靶点前方，也有可能落在靶点后方。

根据设施的不同，患者被移动到安装有监测激光热消融软件的磁共振系统中（图 104.6、104.7）。在激光被激活释放出足以引起组织损伤的能量之前，较低的加热水平可以用于显示这些热量何去何从。通常，测试功率约为 4W（29% 功率），随着扫描仪连续不断地运转，温度的升高（用淡蓝色表示）可显示出激光能量穿透的地方（图 104.8）。如果这种加热测试达到合适的范围，通过设置 10W 的激光功率（或 68% 功率），实际的消融毁损就开始了。在微量加热基础上形成的热成像地图，对该图进行观察后，将实际激光提前或缩回是可行的（实际上，光纤激光是在冲洗管中传导）。

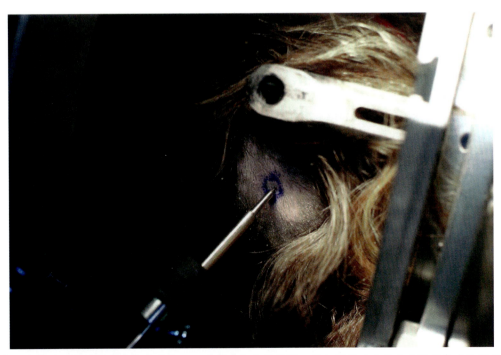

图 104.1　未经消毒的头架被固定在患者头部，以确定进钉点的位置，这仅需要对小块头皮进行备皮和适当的铺单。在工作站中，最佳进入点和靶点（用于定义轨迹的）都已经被确定

儿童神经外科学

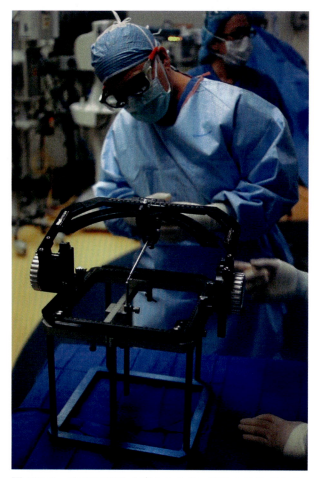

图104.2　随后可调整无菌立体头架，将激光传送到靶点，撤回激光到其他点时有可能会造成一个圆柱形病变

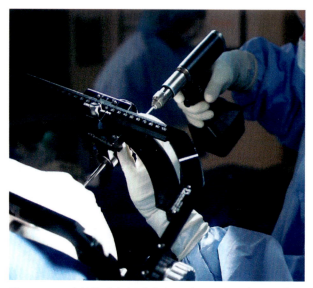

图104.3　对颅骨进行螺旋式钻孔受立体定向架的约束，这是激光定位的关键路径导引

如果在不同位置使用多个激光激活，对总致死损坏区域的软件重构可用于显示已被损伤的区域（图104.9）。

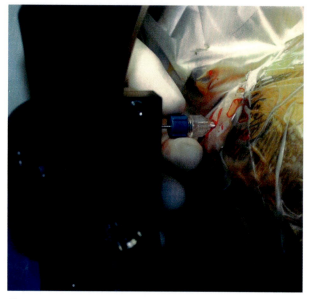

图104.4　激光颅骨固定装置（一个大小类似于高尔夫球座的塑料螺钉）螺旋扭入钻孔部位

104.2.4　风险及风险规避

作者与团队曾经处理过一个实例，在术前规划时采取的激光定位并不是最佳的。激光导管已经被放置妥当，但是当导管被移动时，我们注意到有少量移动（在视频中有最佳呈现）。在这种情况下，独特之处在于，他们撤出原有步骤，重新规划一个不同的插入点和轨迹，最终完美处理病变。值得一提的是，这需要"从零开始"重新启动。

在毁损过程中，患者的移动是一个挑战，因为如果激光脱离磁共振扫描平面，数据就不正确了，也会出现其他的磁共振伪影。如果激光活化的反应不在预想范围内（例如，尽管激光在工作中，但没有可见的热效应），重复结构扫描则是合理的第一步措施。

作者和他的团队已经经历过一次原位激光失败，这只能由从鞘中移除激光并直接检查进行验证。经检验，激光是在顶端部位被损坏的，随后我们更换了新的激光光纤，这个罕见问题在至今报道的激光光纤问题中发生率不到1%。针对这一问题，在核磁共振仪床上，团队可以在不出意外的情况下完成消融术（用4个联合靶点）。

104.2.5　抢救措施

刚刚提到的两个案例展示了从理想定位到激光

第 104 章　激光消融术治疗深部病变

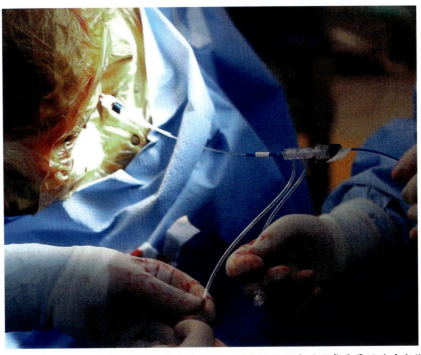

图 104.5　首先是激光导管，其次是激光光纤插入到合适的深度（通常是最深的病变位置）

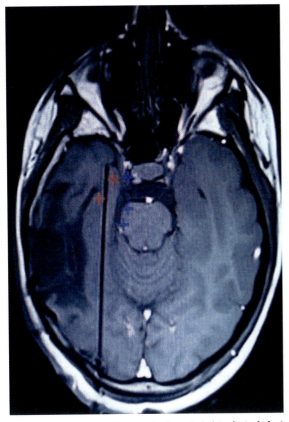

图 104.6　在软件上选择的预期消融的点（红色十字部分）和需要保护的点（蓝色十字部分）。如果任何红色十字部分温度达到 90℃ 或任何蓝色十字部分温度达到 50℃，激光将关闭

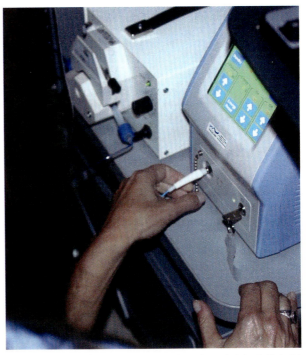

图 104.7　激光源连接到光纤电缆，置于磁共振成像扫描室外

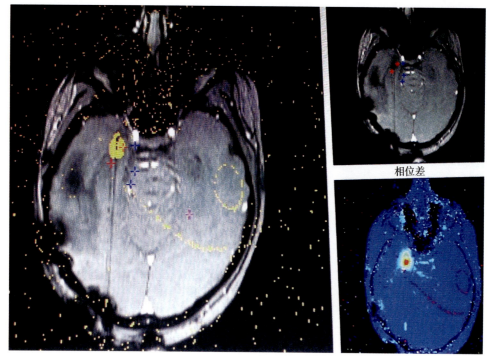

图 104.8 激光的激活会产热,显示在连续的温度图像中,并最终反映为损害预估(黄色部分)

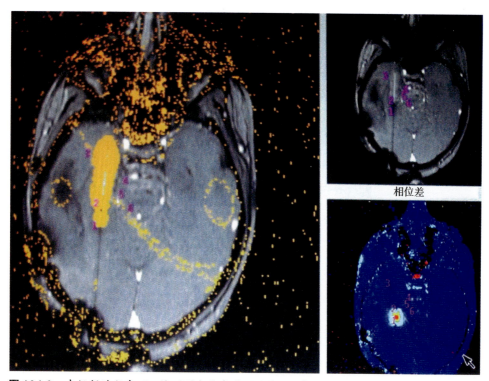

图 104.9 在毁损过程中可以检测联合伤害的预估值,这有助于避免病变中的"非连续性区"或"细腰区"

操作失败的抢救策略。关键的一点是，这是一种图像引导下的治疗方法，而问题的鉴别和处理往往需要额外的影像。我们需要不断检查和验证所做解剖的准确性，并且，如果发现问题，可以重新进行选择。

104.3　预后和术后管理

104.3.1　术后注意事项

到目前为止，作者和他的研究小组观察到的ICU患者基本都是在术后第1天就出院回家了。

104.3.2　并发症

从已有的死于脑膜炎到神经系统并发症的报道来看，很明显实施激光的手术并发症远远低于开颅手术的并发症，这是一个不争的事实。典型的患者经历（过夜观察，然后第2天回家）明显比大多数经历开颅手术的要好很多，无论结果如何。儿科患者激光间质热疗的确切适应证仍然在进展讨论中，但它在将来很可能会成为重要的治疗选择，其患者导向也会将注意力转移到癫痫和其他深部病变的手术治疗中。

参考文献

[1] Curry DJ, Gowda A, McNichols RJ, et al. MR-guided stereotactic laser ablation of epileptogenic foci in children. Epilepsy Behav, 2012, 24(4): 408–414.

[2] Tovar-Spinoza Z, Carter D, Ferrone D, et al. The use of MRI-guided laser-induced thermal ablation for epilepsy. Childs Nerv Syst, 2013, 29(11): 2089–2094.

第 105 章

儿童神经外科手术中失血的控制和输血技术

Paul Steinbok

105.1 背 景

失血在外科手术中是不可避免的,自古以来,控制手术出血一直备受关注。失血过多会需要输血,同时也将带来输血的风险,有可能会增加发病率和某些手术死亡率。在儿童患者中,尤其是血容量小的婴幼儿,控制术中出血尤为重要。在本章中,作者就儿童神经外科手术中控制失血的一些技术发表了个人观点。

105.1.1 将控制失血作为目标

通常认为对任何特定的患者或手术来说,控制失血都势在必行,术者将它作为手术的目标,而且达成这个目标是至关重要的。整个团队,包括助手、护士、麻醉师,都必须明白控制失血以及避免或控制输血是手术的目标。随着手术过程的推进,麻醉师和术者需要交流出血量,并共同决定输血制品。从作者的经验来看,未能达成这种交流的手术会导致不必要的输血。在进行团队手术时,例如,在联合神经外科和颅面外科的手术中,与众多团队成员沟通控制失血是手术的目标之一,并且在手术过程中提醒团队控制失血是很重要的。如果没有这样的沟通和提醒,当切开眶骨和颅盖骨时,或在远离主要手术部位的台面重建前额时,作者和他的团队就会经历切开骨头处的持续渗血和不必要的失血。有时候助手,如住院医师,其掌握的主要是成人外科手术的经验,并没有认识到婴幼儿血容量小,少量失血对其重要性。因此,他们可能不会尽力控制一些轻微的失血,这种失血量对成人来说是无关紧要的,但对婴幼儿来说则至关重要。

105.2 手术细节和术前准备

105.2.1 术前准备

准备手术时,在保证安全的前提下,应及时停用可能促进术中出血的药物,阿司匹林和双嘧达莫就是最常见的药物。对于患有癫痫的儿童,抗癫痫药物丙戊酸会加重术中出血,因此,在任何择期手术前都应考虑将这种药物换成另一种抗惊厥的药物。在择期手术中,通过供给铁剂或促红细胞生成素使红细胞比容最优化,尤其是要进行颅缝早闭手术治疗的婴儿,在输血之前可能会失血更多。但是,作者与他团队所在的中心没有这样做过。

对于预期会大量出血的重大手术,可以考虑使用经静脉抗纤维蛋白溶解剂,并与麻醉师进行讨论。对于许多由作者团队完成的重大手术,尤其是颅面部手术,静脉注射氨甲环酸 10~25mg/kg,然后以 10mg/(kg·h)的速度进行输液维持。过去使用的是抑酞酶,但是它可能会引起过敏反应,在作者的团队中已经被氨甲环酸取代。手术中的血液稀释技术,以及在硬膜外手术中使用患者自体血采集和回输技术,诸如此类技术已经有所报道,但是,这些并不是作者团队所用的技术。

105.2.2 术中体位

手术中静脉高压将增加失血，因此应避免静脉高压。在腰椎或胸椎手术中，确保腹部排空和胸部能自由通气很重要。颅脑手术中颈部不应屈曲太多，以避免颈静脉扭曲受压。可以通过保持头部略高于心脏的水平来降低颅内静脉压。

105.2.3 颅脑手术

切 皮

切口线注射 0.25% 利多卡因和 1/400 000 肾上腺素混合液是常规的镇痛方法，也能减少切口出血。对于大多数小切口或大龄儿童切口，其失血量较小，用手术刀将皮肤切开。用双极电凝控制明显的出血，同时用 Raney 头皮夹控制皮下组织出血。然而，对于小婴儿进行长切口手术时，如颅缝早闭术的双侧冠状切口，则使用尖端很细的单极电凝，即 Colorado 电极。单极设置在 10~12 级（低），采并用切割模式。虽然可以使用 Colorado 电极直接切开皮肤，但作者和他的团队更倾向于用手术刀切开表皮，然后用 Colorado 电极完成皮肤切口。切口线上的任何出血都可以用 Colorado 电极的电凝模式来止血，并辅以双极电凝。

皮 瓣

对于大多数手术，头皮皮瓣可以在帽状腱膜下或骨膜下层面上迅速显露出来。对于婴幼儿进行大面积头皮皮瓣暴露，则需要更多地关注和处理失血，在这个手术操作中尽量减少任何失血。对于矢状缝早闭婴儿进行开颅重建手术，解剖头皮要在帽状腱膜下平面进行，并在单极电凝的协助下完成，通常将 Colorado 电极更换为电刀，设定 20~25 级电凝模式。如果可能的话，助手在切开血管前使用双极电凝凝固血管。对婴儿患者穿过融合的矢状缝进行骨膜下分离将导致近中线的骨质部分明显出血以及不必要的失血。另一方面，对于额缝或冠状缝早闭病例，无论头皮是显露在帽状腱膜下还是骨膜下平面，出血量都是差不多的。如果颅盖骨出血电凝不能完全止血，那么用单极电凝辅以骨蜡便容易控制出血。如果已经暴露大块头皮皮瓣，且用双极电凝止血完全，就用湿纱布覆盖皮瓣，保持湿润，并防止在手术过程中渗血。将微纤维止血胶原（Avitene 胶原粉）放在 50mL 的注射器中，在覆盖纱布之前，用注射器的球囊将 Avitene 微纤维止血胶原（C.R. Bard，Inc.，Murray Hill，NJ，USA）挤压到裸露的头皮上（图 105.1）。这可以最大限度地减少头皮瓣失血，尤其是在伤口闭合前揭除纱布时。

开颅手术

开颅手术几乎都用高速钻头实施，如 Midas Rex（美敦力公司），而不是用手持的咬骨钳。最初的钻孔处出血用骨蜡可以很容易得到控制。合理设计开颅切割方案，以便将那些最有可能失血的部分放在最后完成。如果切割时将穿过重要的静脉窦，通常穿过静脉窦的会是最后一次切割。如果静脉窦在切割骨瓣时损伤，要迅速取出骨瓣，然后才能更轻松地控制静脉出血。在开颅手术结束之前，如果颅骨切割处有明显的出血，则要在出血源头的沟槽部位使用骨蜡。如果骨蜡不奏效，出血过多的话，可以选择使用 FloSeal 止血凝胶（Baxter 医疗用品公司）或 Avitene 微纤维止血胶原（C.R. Bard），二者都可以嵌入颅骨切槽中。在抬起骨瓣之前，团队应该预备好处理所有暴露的静脉窦区出血或抬起蝶骨大翼部位骨瓣时出现的脑膜中动脉出血。去除骨瓣时，任何硬膜静脉出血或静脉窦出血都可用棉片覆盖，最后逐步移除棉片，用双极电凝烧灼处理特定的出血点。如果静脉窦出血，无法用双极电凝止血的话，用吸收性明胶海绵覆盖这一区域（Pfizer Pharmaceuticals，New York，NY，USA），吸收性明胶海绵上再覆盖一片棉片，有时抬高头部以减少静脉压力通常也可以控制出血。同时，骨蜡可以迅速对切割颅骨边缘进行止血。对于颅盖骨薄的婴儿，使用单极电凝模式可以有效止血。对于一些颅缝早闭的手术，把单极设定在 60 强力烧灼颅骨边缘甚至可以避免术中和术后该处的轻微渗血。在颅骨边缘使用单极电凝时，尤其是用非常高的功率烧灼时，用绝缘的牵开器保护硬脑膜和（或）头皮是最安全的。

颅骨切缘相邻的硬膜外间隙的渗血通常可用

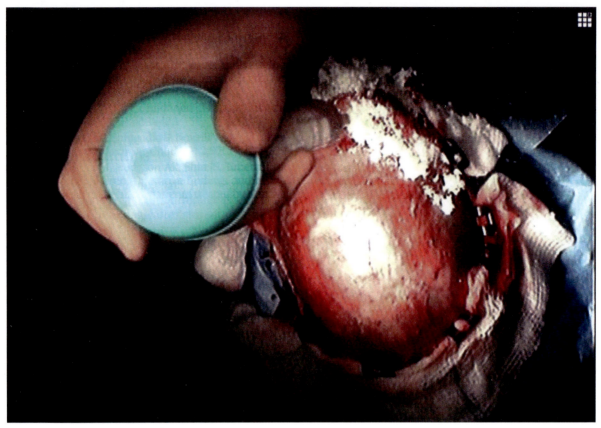

图 105.1　用 Asepto 注射器（Aseptosystems，Venice，CA）将胶原纤维"喷"在帽状腱膜上

止血纱（氧化纤维素；Johnson & Johnson, New Brunswick, NJ, USA）控制或将吸收性明胶海绵（可吸收明胶；Pfizer）放在的切割颅骨边缘。如果仍止不住血，可以用硬脑膜缝合术将硬脑膜和邻近颅骨骨膜或骨缘的钻孔缝合起来，抬高硬膜达到止血目的。这些骨孔以后也可以用于放置骨瓣。Avitene 微纤维止血胶原(C.R. Bard)和 FloSeal 止血凝胶(Baxter 医疗用品公司）对骨缘止血也非常有效，但它们相对比较昂贵，作者的团队通常只有在简单而便宜的方法无效时才会使用这两种产品。当骨缘呈不规则形状，很难使用骨蜡时，这些产品就能派上用场了。特别是 FloSeal 止血凝胶，在颅缝早闭的微创手术中是很有用的，因为受有限暴露范围的影响很难在切开部位使用骨蜡。当血止住时，就可以将多余的 Avitene 微纤维止血胶原（Bard）和 FloSeal 止血凝胶（Baxter）冲洗掉。

打开硬脑膜

打开硬脑膜不仅要充分暴露术区，还要控制失血。术者应事先预估硬脑膜切开时可能出血的特定区域，手术团队也应该迅速处理出血。例如，当儿童的后颅窝硬脑膜切开后，环状窦和中线枕窦可能会有明显的出血。如果发生这种情况，术者应准备动脉瘤夹立即止血，甚至将动脉瘤夹放置后在夹子之间切开硬脑膜，从而避免额外的失血（图 105.2）。有时，作为权宜之计，会将两枚蚊夹夹在中线枕窦和小脑幕之间，在夹子之间实施切开。切开小脑幕后，出血可以通过沿切线缝合硬脑膜得到控制。也可以使用双极电凝止血，但其可导致硬膜挛缩，使其更难进行缝合。

一般来说，在打开硬脑膜时，使用钝头针挤压出血的硬脑膜边缘可以有效控制小的出血状况。也可以使用双极电凝，但是这有可能会导致硬脑膜挛缩。双极电凝通常作为挤压后仍不能止血的备用方法。对于更大的动脉，如脑膜中动脉分支，在切断动脉前可以使用双极电凝。

在某些部位，如靠近幕上中线处，术者需要注意，皮质静脉在汇入中线矢状窦前，可以附着于硬

第105章 儿童神经外科手术中失血的控制和输血技术

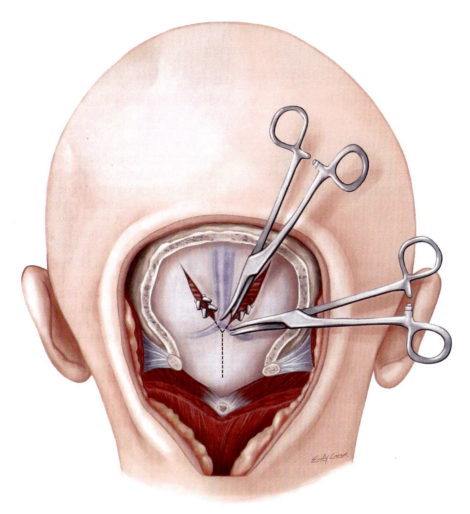

图 105.2　演示在打开后颅窝硬脑膜时使用夹子防止静脉出血的示意图

脑膜1cm长甚至更多。为避免出现不经意间切开这些静脉意外损伤，操作要十分小心，不仅是为了防止失血，也是为了避免潜在的神经功能损伤。因此，硬脑膜切开时术者应确保在接近中线时看清硬脑膜下结构。

有时，尽管已有警惕，仍可能出现严重的硬脑膜静脉窦出血，最常见的情况是在移除骨瓣时可能出现窦的撕裂。通常，可以通过下列方法解决这种情况，如通过抬高头部降低静脉压，通过覆盖吸收性明胶海绵（Pfizer）及棉片，或覆盖一片Avitene微纤维止血胶原（Bard）和棉片，或覆盖吸收性明胶海绵混有一些FloSeal止血凝胶（Baxter）。FloSeal止血凝胶不可以直接用在开放的静脉窦上，因为它有可能进入静脉循环中。如果静脉窦缺损太大，在开放的窦表面可使用一块颅骨骨膜覆盖。在这一区域由助手轻轻施压会起到止血作用，而术者则在远离窦破口的位置将骨膜移植到硬脑膜上。极少数情况下，静脉窦开放会出现更为严重的后果。例如，作者对一个新生儿进行小脑和枕部大孔区硬膜下血肿清除术的过程中，在打开硬脑膜时横窦被切开了一个大口子。整个硬脑膜看上去是蓝色的，而横窦的标志并不是很明显。假想越过了后颅窝，由外侧向中线打开硬脑膜并显露了硬血块，表明这的确是后颅窝的硬膜下腔。在中线顶端做一个"V"型大切口，硬脑膜瓣向上显露。当血块被吸出时，大量静脉血从打开的硬脑膜处涌出，能清晰地看见开放的硬脑膜实际上是相邻的扩大的横窦，腔内血栓使其闭塞、扩大。新生儿随即立刻出现血压下降和心脏骤停。在新生儿下方施以心脏按压的抢救，此时患者尚处于俯卧位，在输血时迅速缝合硬脑膜瓣（现在认识到这其实是窦的外侧壁）。

硬膜下颅脑手术

硬膜下出血可以来自远离手术主要部位的脑表面，来自按计划切开的脑组织（切除病变或为了到达深部病变进行脑组织造瘘），来自病灶本身。在进入手术区域的过程中，如果脑表面的静脉被拉伸，有可能会出现脑表面静脉的撕裂和出血这种情况也可以出现在释放脑脊液（CSF）或切除大的占位病变后继发脑塌陷，从而导致脑静脉拉伸。因此，保护可能受损伤的静脉很重要。例如，经纵裂胼胝体入路中，从纵裂到矢状窦有静脉穿行，对这里的前后结构进行解剖都是非常危险的。某种程度上可以通过用一条细细的吸收性明胶海绵或放置一些Tisseel纤维蛋白黏合剂（Baxter）来保护危险的静脉。如果静脉撕裂和出血，用双极电凝控制通常是最简单直接的办法。

对皮质进行切割时，切割前仅用双极对正常血管进行电凝可以控制大多数出血。如果是明显的血管出血，类似的都可以用双极电凝止血。如果是渗血的话，用带或不带吸收性明胶海绵以及可吸收止血纱的棉片轻轻填塞在出血处就能改善情况。邻近病变处的异常血管的止血会更棘手，如动静脉畸形（AVM）或肿瘤内血管。主要的止血方案是双极电凝，尤其是针对动静脉畸形，使用不粘连的双极电凝镊很重要。这可以阻止脆的血管黏在双极电凝尖上，因为之后为取出双极电凝会造成血管撕裂。有很多这样的不粘系统可用，而逐一讨论其优点则不是本章的重点。无论使用哪种系统，术者都应该在开始处理残留碎屑时，不时停下来把双极电凝尖端清理干净。

针对动静脉畸形，在动静脉畸形周围轻柔解剖，通过烧灼或在大血管放动脉瘤夹，逐渐切断供血动脉的血液供应，这样可减少失血。轻度降低血压也是有帮助的。动静脉畸形的畸形血管团出血时，用棉片轻压可有效控制出血并确保手术继续进行，有时在动静脉畸形切除其他部分时也同样适用。

对于肿瘤，如果可以的话，在手术早期显露并离断主要的供血动脉。例如，在许多后颅窝肿瘤病例中，特别是第四脑室肿瘤，主要的供血动脉从小脑后下动脉分支（PICA）发出向下进入到肿瘤内。

在对肿瘤中心部位进行肿瘤减积术时，早期识别小脑后下动脉分支，沿动脉远端来识别和烧灼肿瘤的供血动脉可有效减少失血。同样，对假定的脉络丛肿瘤，掌握主要供血动脉的位置可以让术者在肿瘤切除术中计划好以更快显露供血动脉。许多大的肿瘤可以用吸引器或超声吸引器，如Cavitron超声吸引刀（CUSA）进行切除。对于血管瘤，在抽吸肿瘤时，超声吸引刀连接部分允许将单极电凝运用于抽吸器尖端。作者和他的团队已经运用过这个少见却有用的辅助技术，特别是在实施肿瘤内部切除术时。

更重要的是，通过填塞棉片可以止血，有时也可在下面放一片吸收性明胶海绵。在填塞部位轻柔施压，术者可进行肿瘤其他部位的操作，此时临近堵塞部位逐渐止血。之后，移除棉片并进行冲洗，失血通常就可被控制住。在一块区域实施操作，把血止好再进行下一块区域的操作是很重要的。否则，术者就会面临同时要控制多个区域的出血，并且会因为出血影响视野。

其他的辅助产品有Avitene微纤维止血胶原和FloSeal止血凝胶。多年来，作者在切除脑肿瘤手术中一直将Avitene微纤维止血胶原作为止血材料。当填塞Gelfoam吸收性明胶海绵和棉片失效时，可以将压缩的Avitene微纤维止血胶原放在棉片上，然后再将带有Avitene微纤维止血胶原的棉片直接放在出血部位，轻轻压实。这种方法止血十分有效。有时，Avitene微纤维止血胶原可以被压碎放在带球囊的大注射器内，然后喷入手术区域，并用棉片覆盖。这在肿瘤切除手术收官阶段控制渗血尤其有效。过量的Avitene微纤维止血胶原会被冲走，留下几不可见薄薄的一层，即使通过手术显微镜也很难看见。当一些患者对Avitene微纤维止血胶原出现明显的排异反应后，作者于脑内停用该产品，留在硬膜外使用。在肿瘤切除手术中若无法用简单的填塞方法或双极电凝法止血时，作者选择使用FloSeal止血凝胶来替代Avitene微纤维止血胶原。运用FloSeal止血凝胶很简单，跟使用Avitene微纤维止血胶原的情况是一样的，止血效果也同样很好。一些术者更喜欢用线条状的Surgicel止血纱围绕切除空腔来控制少量渗血；作者没有这样做是因为不喜欢在手术部位留下多余材料。Avitene 微纤维止血胶原和 FloSeal 止血凝胶的优势在于止血后，它们中的大部分都可以被冲洗掉，不会有明显的残留。

如果在脑内手术中有大静脉出血，可以通过向上倾斜患者头部以减小静脉压力，注意术区有潜在的空气栓塞可能，因为其被提高到了高于心脏的水平。减少静脉压力会降低来自开放静脉的出血量，并方便术者更清楚地识别出血点。这有助于术者采取正确的应对措施，根据情况选择双极电凝止血或压迫止血。

105.2.4　脑脊髓和脊柱手术

在脊柱手术中，失血量一般比脑外科手术少很多，输血的概率也更小。前文概述的颅脑神经外科手术的基本技术也同样适用于脊柱手术，只有几点需要提一下。

在 Chiari Ⅰ型或 Chiari Ⅱ型减压手术中打开硬脑膜时，出血可能是一个重点问题。通常，在颈部切开硬脑膜造成的出血，可以通过全层缝合切缘的硬脊膜并带张力地拉伸来轻松止住。正如前文所述，在后颅窝底部穿过环形窦的硬脑膜出血可能是一个难题。需要注意的是，在 Chiari Ⅱ型减压手术中（与脊髓脊膜膨出有关）横窦的位置可能很低，甚至是在枕骨大孔的水平上。在这种情况下，如果在枕骨大孔区上方打开硬脑膜的话，有可能在切开横窦时出现严重出血。

脊柱手术中，在单极电刀辅助下切开棘突和椎板处的肌肉可以减少失血。对于多层面的椎板切除术，与使用手持咬骨钳椎板切除术相比，用骨刀或 Midas Rex（Medtronic）气钻系统的附件来切开椎板可减少失血。硬膜外的静脉出血是很容易控制的，使用双极电凝或通过在骨缘下方的硬膜外间隙外侧放置细条状 Gelfoam 吸收性明胶海绵。骨质出血通常用骨蜡控制。在硬膜外肿瘤的手术中，切除肿瘤时会有明显的出血。用于脑内肿瘤的技术也是适用的。在这种情况下，用 Avitene 微纤维止血胶原控制失血是很有效的。

医生要提前预见会出现失血的状况，其中之一就是在新生儿脊柱手术中去除脊柱纵裂的骨刺。在每次咬除骨刺的时候都可能出现出血，如果操作不慎，将会有明显的失血，相对于新生儿的血容量来说。这对新生儿是最重要的，在作者看来，这种失血对修复半侧脊髓脊膜膨出的新生儿来说几乎是致命的。作者曾经将一个大的骨刺从暴露的脊髓以及更深的一半正常脊髓中分隔出来。在尝试剔除该骨刺时，每次使用小的 Kerrison 咬骨钳咬除骨刺时都会造成动脉出血。用骨蜡可以轻松止住血，手术得以继续进行。然而，由于没有认识到累积的失血量已经很大，在用预存的复苏用血液制品前新生儿突发了严重的低血压。

105.2.5　输血适应证

尽管这里讨论的技术可以控制神经外科手术出血，但有些患者也会出现大量失血。如果其中一个目标是避免输血，那么整个团队需要达成一致，并了解这种输血的适应证和阈值。显然，如果患者因为失血出现血流动力学不稳定，那么就必须进行输血。同样的，在手术过程中，如果有明显的出血和再出血，在出现血流动力学不稳定的情况之前输血是明智之选。在某些中心，会早早实施输血以便麻醉师的及时处理能与失血同步进行。这与其他类似的情况相比，输血率不可避免会更高。同样很重要的一点是，团队要知道在术后阶段输血的阈值是多少。对于颅外手术，如颅骨重建手术，如果儿童（通常是婴儿）血流稳定，指氧饱和度正常，作者团队允许在输血前血红蛋白低至 60g/L（红细胞比容约0.18）。对于颅内手术，重症监护病房的患者往往有一个动脉输液管道和（或）中央静脉输液管道，如果孩子血流稳定，通常不会进行输血，除非是出现混合静脉血氧饱和度下降或动脉乳酸盐上升。

105.3　结　论

有很多方法可减少神经外科手术出血，然而，要成功地限制失血和输血，所有术中和术后管理团队的成员要明确这些都是手术的目标，这一点至关重要。